1000种
养生药膳

吴剑坤 于雅婷 ◎ 编

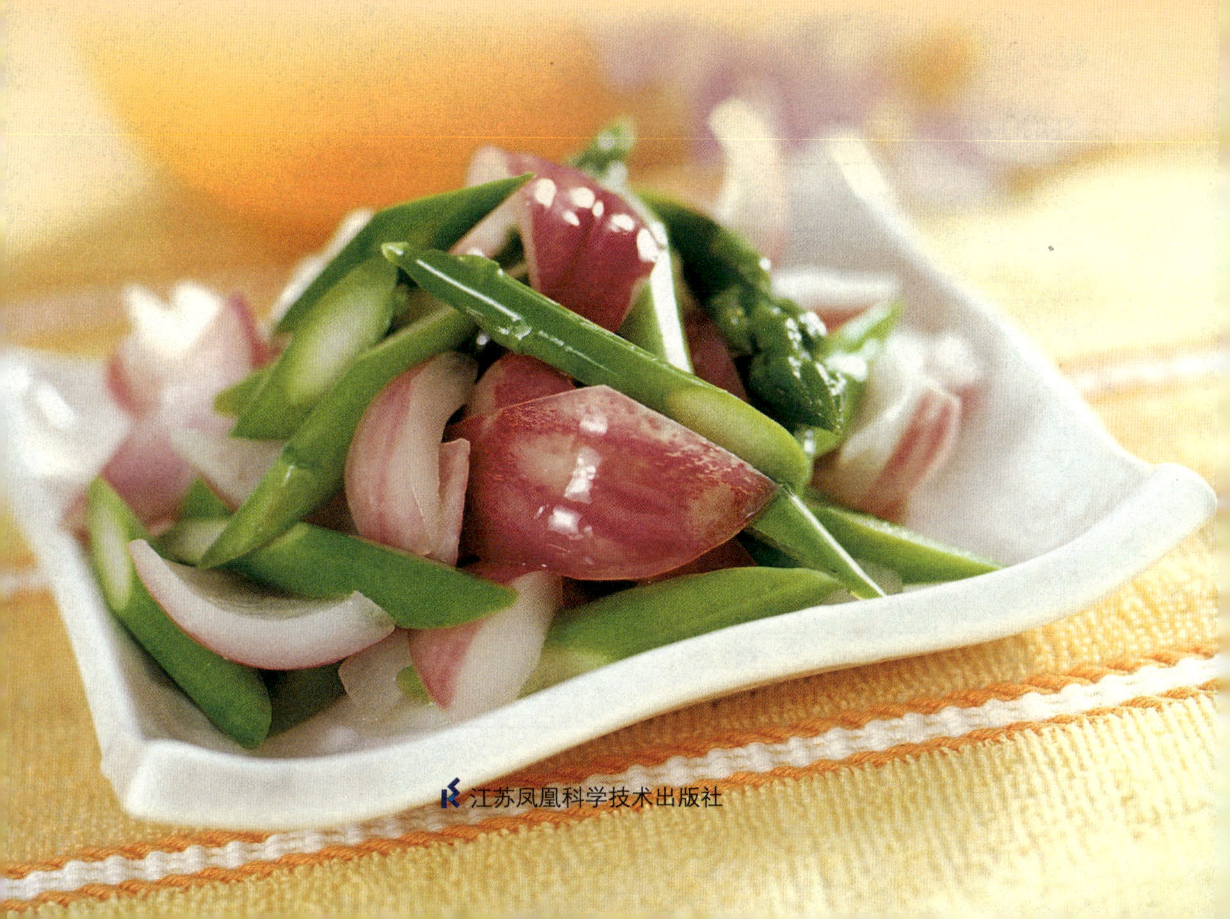

江苏凤凰科学技术出版社

图书在版编目（CIP）数据

1000种养生药膳 / 吴剑坤，于雅婷编 . -- 南京：江苏凤凰科学技术出版社，2020.1

ISBN 978-7-5537-8917-0

Ⅰ . ① 1… Ⅱ . ①吴… ②于… Ⅲ . ①食物养生—药膳 Ⅳ . ① R247.1 ② TS972.161

中国版本图书馆 CIP 数据核字 (2019) 第 164509 号

1000种养生药膳

编　　者	吴剑坤　于雅婷
责任编辑	樊　明　祝　萍
责任监制	方　晨
出版发行	江苏凤凰科学技术出版社
出版社地址	南京市湖南路1号A楼，邮编：210009
出版社网址	http://www.pspress.cn
印　　刷	天津旭丰源印刷有限公司
开　　本	718mm × 1000mm　1/16
印　　张	34
插　　页	1
版　　次	2020年1月第1版
印　　次	2020年1月第1次印刷
标准书号	ISBN 978-7-5537-8917-0
定　　价	78.00元

养生药膳，吃出健康好身体

“治病不如防病”，与其把金钱和时间花费在求医吃药上，不如花在平日的补养上。有个好身体，“百病不生”，这才是养生的最终目的。

随着生活水平的提高和生活节奏的加快，人们越来越关注自身健康，注重养生保健。中医养生以培养生机、预防疾病、延年益寿为目的，常用方法包括食养、药养、运动、针灸、按摩、拔罐等，其中食养、药养是最便捷的两种方式。由于人们普遍有“厌于药，喜于食”的心理，所以将食物和药物结合起来就成为绝佳的养生方式之一，这就是药膳。

药膳就是将中药与食物科学搭配，取药物之药性，借食物之鲜美，来实现养生、辅助防病治病之目的。药膳不仅能发挥药物的治病功效，还能满足人们的口腹之欲，且取材便捷，便于自制，因此已渐渐成为家庭餐桌上一道道普通菜肴。

药膳取材广泛，很少受到局限，日常饮食中所有常见的天然蔬果、五谷杂粮、禽蛋肉类都能用来制作药膳。药膳制作方法多样，蒸、煮、炖、熬、烩、焖、烧、炸……能满足每个家庭的需求。

食用药膳应辨证、顺时、因人而异，本书从体质调养开始，到五脏六腑的调养，再到辅助治疗多种大小疾病，以及按季节特点和不同人群的健康需求调养身心，精心挑选了1000种养生药膳。在书中，不仅有药膳的选材、制作方法的详细介绍，还有药膳养生功效以及主要食材保健价值的深度讲解，让读者能更加深入的了解常见药膳和食材的作用。在药膳制作方面，书中有完整的做法、丰富多彩的图片，实用性很强，就算是新手也会很快入门，做出既好吃又养生的药膳佳品来。书中每种药膳的取材都很常见，购买便利。

本书图文并茂，适用于指导居家日常烹制，也适宜作为健康养生礼物送给亲朋好友。衷心希望这本养生药膳集能让大家了解更多的药膳知识，进而亲自动手制作美味药膳，让自己和家人都能吃出健康好身体。

阅读导航

标题
清晰明了，便于有针对性地查找内容。

药膳名称
按选材和操作方法命名，用语简洁，方便识记。

化痰祛湿，调治痰湿体质

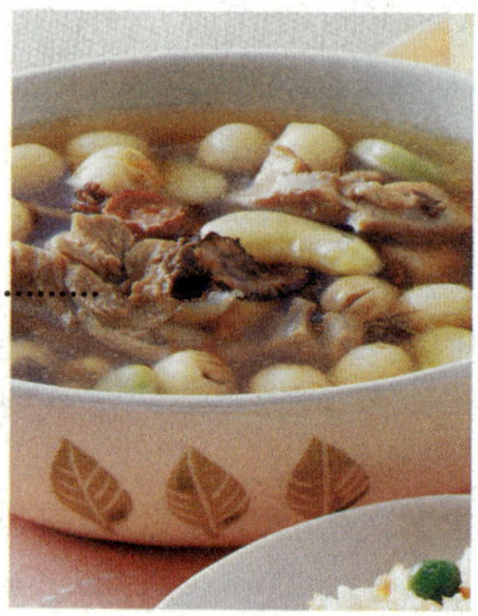

白扁豆鸡汤

材料
白扁豆100克，莲子40克，鸡腿300克，砂仁10克，盐5克。

做法
1. 将清水1500毫升、鸡腿、莲子置入锅中，以大火煮沸，转小火续煮45分钟备用。
2. 白扁豆提前泡好，洗净，沥干，放入锅中与其他材料混合，煮至白扁豆熟软。
3. 再放入砂仁，搅拌溶化，加入盐调味后即可关火。

功效
扁豆、砂仁均具有健脾化湿的功效，莲子也能祛湿化痰。因此，本菜品非常适合痰湿体质者食用。

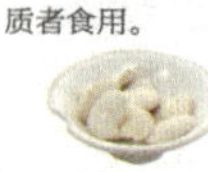
白扁豆有补脾胃、和中化湿、消暑解毒的功效，非常适合夏季食用。

白术茯苓牛蛙汤

材料
白术、茯苓各15克，白扁豆30克，芡实20克，牛蛙2只，盐5克。

做法
1. 白术、茯苓均洗净，放入砂锅，加入适量清水，用小火约煲30分钟后，倒出药汁，除去药渣。
2. 牛蛙宰洗干净，去皮，斩块；芡实、白扁豆均泡好、洗净，投入砂锅内大火煮开后转小火炖煮20分钟，再将牛蛙放入锅中炖煮。
3. 加入盐与药汁，一同煲至熟烂即可。

功效
白术、茯苓能健脾益气、利水消肿，白扁豆、牛蛙可健脾利水、清热解毒。四者同用，能有效祛除痰湿，调理体质。

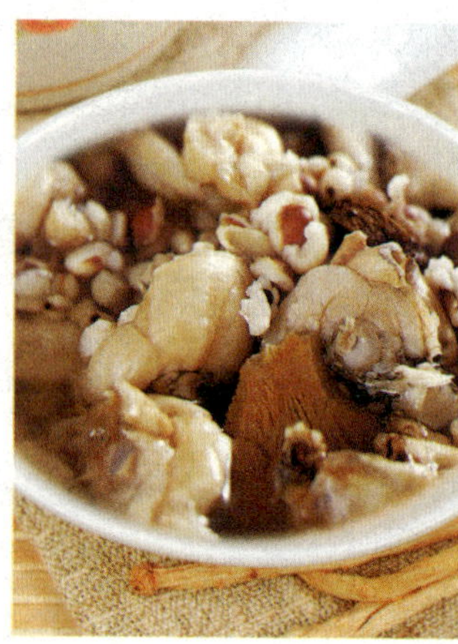

40 | 1000种养生药膳

药膳配图
精心拍摄大量药膳插图，增加了观赏性，也能有效引导读者进行实际操作。

选材与制作
介绍每种药膳的选材、用量及详尽的制作方法，可操作性强。

药膳功效
详解药膳的独特作用，读者可根据需求选择，有效地为健康加分。

1 揭开药膳的神秘面纱

2 养生看体质，吃对保健康

3 药膳调养五脏六腑

调养肝脏

调养脾胃

调养肺脏

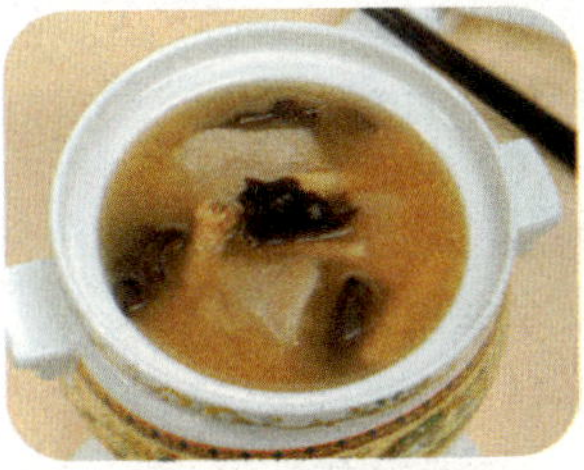

黑木耳猪尾汤

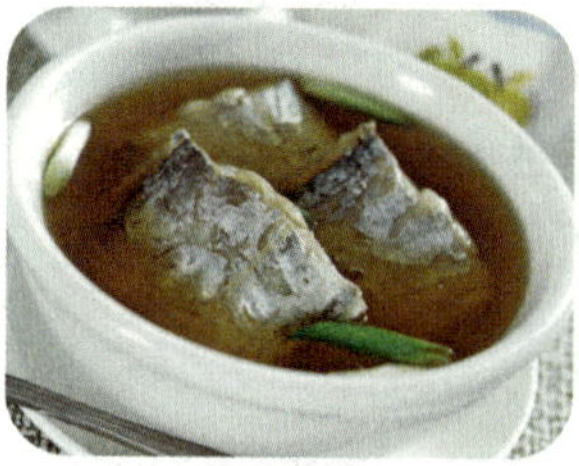
带鱼黄芪汤

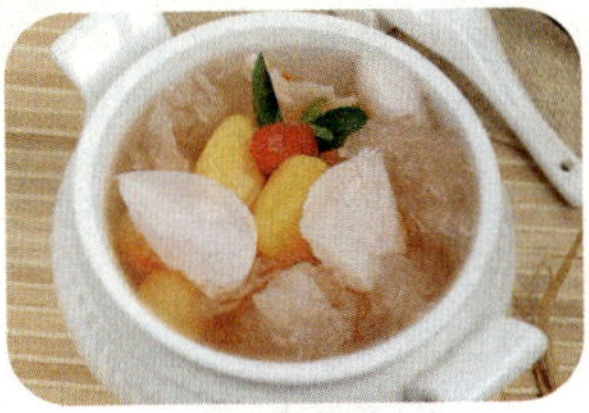
银耳雪梨百合汤

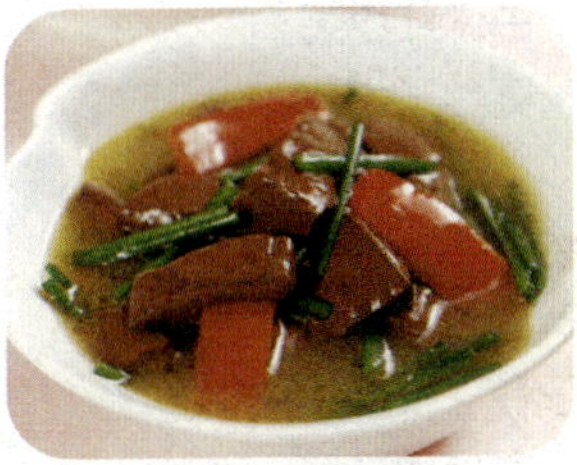

韭菜花炖猪血

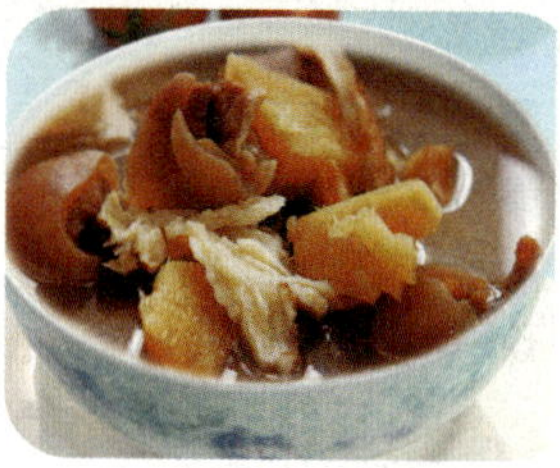

当归生姜羊肉汤

▶ 夏季药膳养生

▶ 秋季药膳养生

▶ 冬季药膳养生

6 因人施膳最相宜

▶ 男性强身保健药膳

▶女性美容美体药膳

▶老年人延年益寿药膳

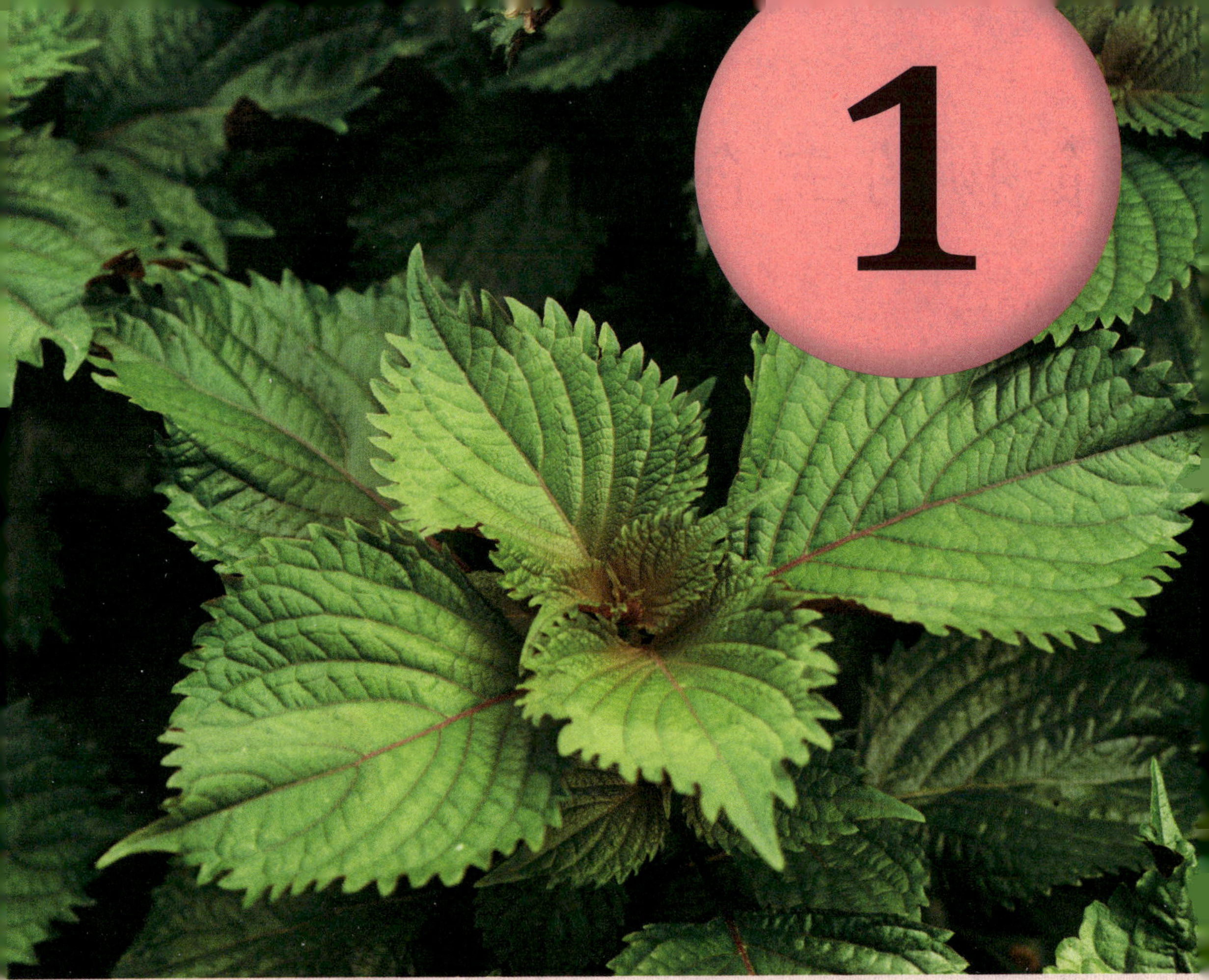

揭开药膳的神秘面纱

药膳，简而言之就是将药材与食材相配伍而做成的美食。传统中医认为，“药食同源、药食同根”。在中国人的膳食中，许多食材既是食物，也是药物。药膳寓药于食，既保持了药物的功效，又味美可口，已经成为越来越多家庭餐桌上的新宠。

食物的五色与五味

食物的五色

食物的颜色多种多样，这里所说的五色主要指黄、红、绿、黑、白五种颜色，它们分别对应人体不同的脏腑，即黄色养脾，红色养心，绿色养肝，黑色养肾，白色养肺。

黄色食物　主要作用于脾，能使人心情开朗，还能让人精神集中。

功效详解

- 有些黄色食物含有大量植物蛋白和不饱和脂肪酸，属于高蛋白低脂食物，非常适宜高脂血症、高血压患者食用。
- 黄色食物大多富含胡萝卜素和维生素C，这两种物质有很好的营养价值，能抗氧化、提高免疫力，还能护肤美容。
- 黄色食物还含有丰富的膳食纤维，与胡萝卜素和维生素C共同发挥作用，对感冒、动脉硬化有很好的预防作用。

代表食材

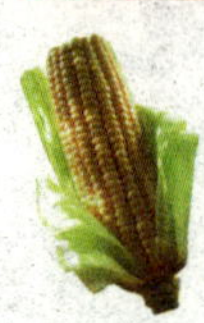
玉米

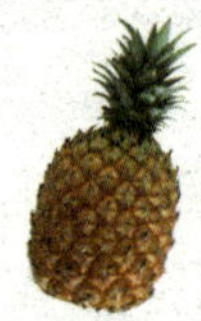
菠萝

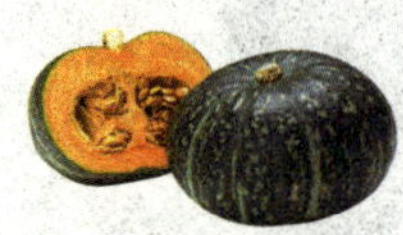
南瓜

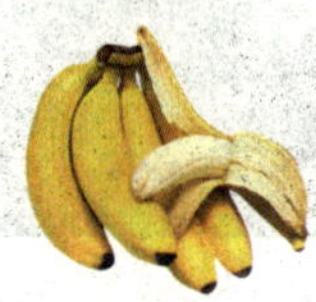
香蕉

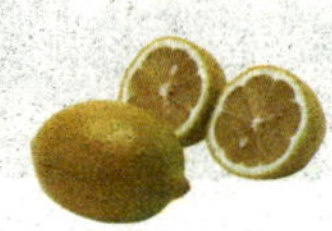
柠檬

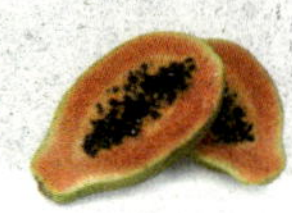
木瓜

红色食物　能给人以醒目、兴奋的感觉，可以增强食欲，还有助于减轻疲劳。

功效详解

- 这类食物大多富含具有抗氧化作用的类胡萝卜素，能清除自由基、抗衰老和抑制癌细胞生成。
- 红色食物含有番茄红素，具有抗氧化功能，可有效地预防前列腺癌。
- 红色食物大多热量较低，因此常吃能令人身体健康、体态轻盈。

代表食材

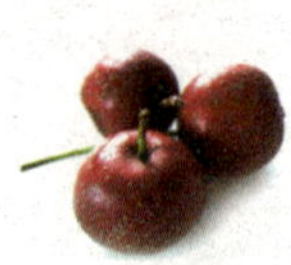
山楂

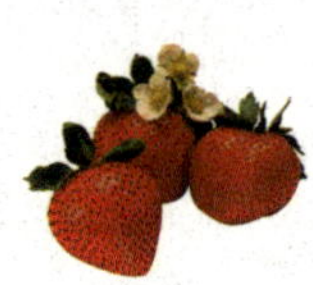
草莓

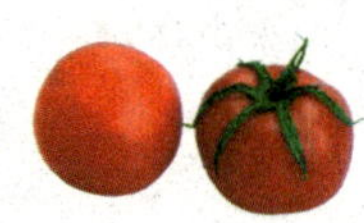
西红柿

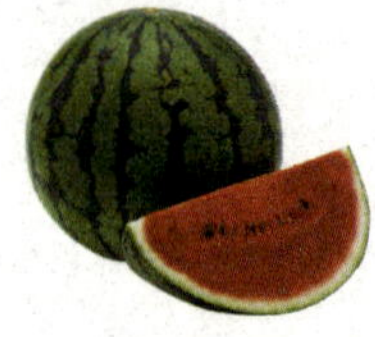
西瓜

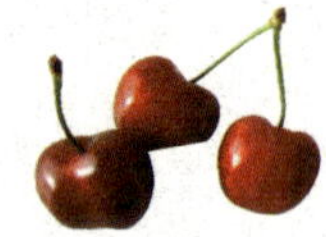
樱桃

绿色食物　帮助人体舒缓压力，调节肝胆功能，全面调理五脏。

功效详解

- 绿色食物中含有丰富的维生素、矿物质和膳食纤维，可以全面调理人体。
- 有些绿色食物中含有叶黄素或玉米黄质，这些物质具有很强的抗氧化作用，能使视网膜免遭损伤，具有保护视力的作用，可预防白内障和色素性视网膜炎等眼部疾病。

代表食材

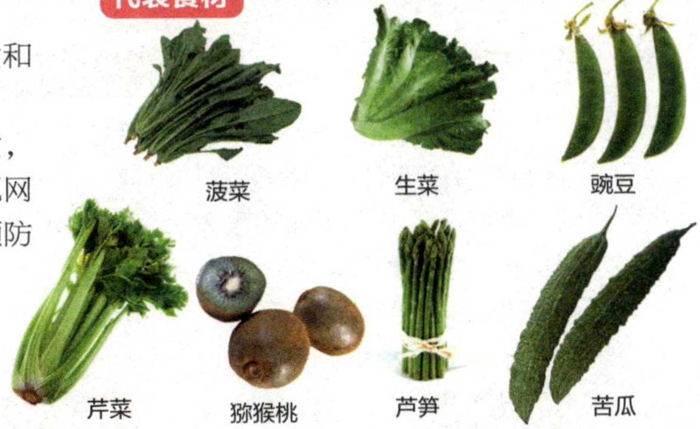
菠菜
生菜
豌豆
芹菜
猕猴桃
芦笋
苦瓜

黑色食物　大多具有补肾、利尿消水、养血补血的功效。

功效详解

- 黑色食物通常富含氨基酸和矿物质，有补肾、养血、润肤的作用。
- 黑色食物中还含有微量元素、维生素和亚油酸等营养物质，可以防治便秘、提高免疫力、美容养颜、抗衰老。
- 一些黑色水果中还含有能消除眼睛疲劳的花青素，这种物质可以增强血管弹性、清除胆固醇，是抗动脉硬化的有效成分。

代表食材

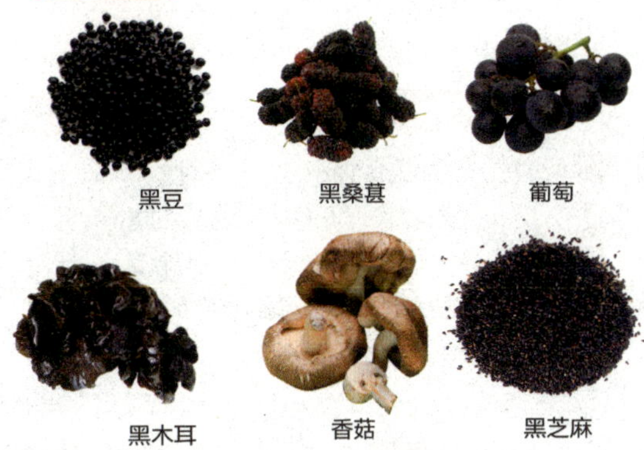

白色食物　具有防燥滋阴、润肺祛痰的功效。

功效详解

- 白色食物多富含碳水化合物、蛋白质和维生素等营养成分，具祛火消痰、润肺生咳功效。
- 白色食物一般性平味甘，四季都可食用，禁忌较少，尤其适合用于平补。
- 一些白色食物还具有安定情绪的作用，有益于防治高血压，预防高脂血症。

代表食材

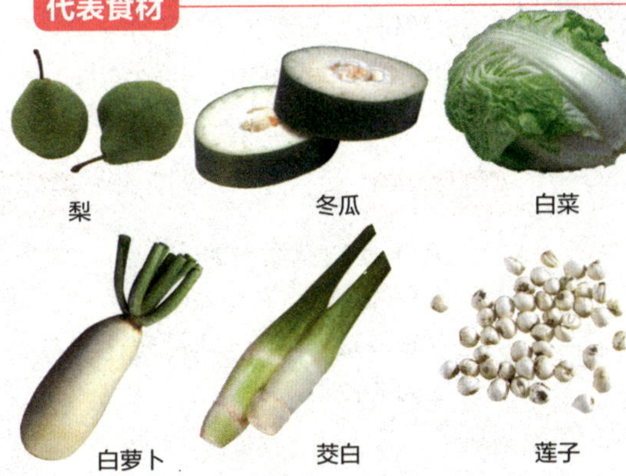
梨
冬瓜
白菜
白萝卜
茭白
莲子

食物的五味

食物的五味是指酸、苦、甘、辛、咸五种味道。中医认为不同味道的食物有着不同的食疗功效，同时它们分别作用于人体不同的脏腑，即酸入肝，苦入心，甘入脾，辛入肺，咸入肾。

酸味食物

功效详解

酸味食物有生津养阴、收敛止汗、开胃助消化的功效，适宜胃酸不足、皮肤干燥的人食用。酸味能增强肝脏功能，提高身体对钙、磷等矿物质的吸收。

代表食材

橙子、李子、西红柿、柠檬、草莓、葡萄、山楂、菠萝、柚子、猕猴桃等。

禁忌

食用过多会使皮肤无光泽，引起胃肠道痉挛，甚至消化功能紊乱。

苦味食物

功效详解

苦味食物能清热泻火、燥湿通便，适用于有热结便秘、热盛心烦等症的人。苦味食物还有利尿的作用，适合于潮湿的夏季食用，能够清热、降火。

代表食材

生菜、苦瓜、苜蓿、西蓝花、白果、杏仁等。

禁忌

不能过多食用，否则容易引起消化不良。

甘味食物

功效详解

甘味食物有滋养、补虚、止痛的功效，可健脾生肌、强健身体，能解除肌肉紧张、解除疲劳。甜食还能中和食物中的毒性物质，具有解毒的功能。

代表食材

大部分谷物和豆类、花生、白菜、南瓜、胡萝卜、红薯、甜瓜、荔枝、香蕉、红枣等。

禁忌

糖尿病患者要少食。

辛味食物

功效详解

辛味食物具有舒筋活血、发散风寒的功效，能促进新陈代谢和血液循环。辛味食物能增强消化液的分泌，有助于增进食欲、促进消化。

代表食材

茴香、辣椒、胡椒、姜、葱、蒜等。

禁忌

过多食用会损耗元气、伤及津液，导致上火。

咸味食物

功效详解

咸味食物有润肠通便、补肾强身的功效。有些咸味食物还含碘及无机盐类，可补充身体里的矿物质。

代表食材

海带、海参、甲鱼、鱼类、蛤蜊、海藻等。

禁忌

过多食用会导致高血压、血液凝滞等症状。

药材、食材的“五味”对应表

药膳的材料从狭义的角度讲，是指原料中涉及的中草药类的药食并用之品，中药多属天然药物，包括植物、动物和矿物质，而可供人类饮食的食物同样来源于此。因此，药膳中的药材和食材的来源就是相同的，这就是中医讲的“药食同源”。药材和食材的四性五味代表了各自的性质和滋味，了解这些性味，在挑选和制作药膳时就可游刃有余。

	五味	辛	酸	甘	苦	咸
	对应器官	肺	肝	脾	心	肾
药材	主要功效	活血行气，发散风寒	生津开胃，帮助消化、收敛止汗、涩肠止泻	补虚止痛、缓和药性，调和脾胃	清热泻火、解毒、除烦躁等	泻下通便、软坚散结
药材	代表药材	薄荷、大茴香、小茴香、紫苏、木香、肉桂、白芷	乌梅、五倍子、五味子、山楂、山茱萸	人参、甘草、黄芪、薏仁、山药、熟地	黄连、白果、杏仁、大黄、黄芩、白芍	芒硝、牡蛎、草决明、玉米须
药材	饮食注意	食用过多容易耗气伤津，导致便秘、上火、痔疮	食用过多容易损伤筋骨	食用过多容易发胖、伤齿，上腹胀闷；糖尿病患者应少食	适用于口干舌燥、目红耳鸣、便秘、干咳患者，多食易导致消化不良，胃病患者勿食	多食易造成血压升高、血液凝滞，心脏血管疾病、中风患者不宜多食
食材	主要功效	补气活血，促进新陈代谢	生津养阴	健脾生肌，补虚强壮	降火除烦，清热解毒	通便补肾
食材	代表食材	葱、姜、辣椒	橙子、西红柿、山楂、芒果	玉米、红薯、红枣	苦瓜、莲子	海带、紫菜
食材	饮食注意	多食伤津液，生火气	多食易损筋骨	糖尿病患者少食	胃病患者宜少食	多食易造成血压升高

药膳的烹饪方法

炖

将药物和食物一起放入锅中，加适量水，用大火烧沸（如果烹饪肉类还要去浮沫），再用小火慢慢炖烂而制成的。

时间	火候	器具
20~40分钟	大火→小火	砂锅

特点

以喝汤为主，汤色澄清爽口，原料烂熟入味，滋味鲜浓，香气醇厚。

烹饪要领

隔水炖是将原料装入容器内，置于锅中或盆中加汤水，用开水或蒸气加热炖制。不隔水炖是将原料直接放入锅内，加入汤水炖制而成。

焖

先将原料放入烧至六七成热的油中，油炝之后，再加入药物、调料和汤汁，盖上锅盖，用小火焖至熟烂。

时间	火候	器具
20~40分钟	小火	砂锅

特点

食品的特点是酥烂、汁浓、味厚，口感以柔软酥嫩为主。

烹饪要领

加入汤汁后要用小火慢炖；在原料酥软入味后，留少量味汁以保持滑嫩的口感。

煨

把药物与焯烫过的原料放在锅里，加入汤汁、调料，大火烧开后转小火进行煨制而成。

时间	火候	器具
30~90分钟	大火→小火	瓦罐、砂锅

特点

属于半汤菜，是火力最小、加热时间最长的烹饪方法之一。以酥软为主，不需要勾芡。

烹饪要领

原料可切成大块或整料，煨前不腌制，开水焯烫肉类时撇净浮沫即可。注意水面保持微沸而不沸腾。

蒸

把药膳的原料用调料拌好，做成包子，或馅料卷等，装入碗或盘中，置蒸笼内，蒸半小时后大火改小火，用蒸气蒸熟。

时间	火候	器具
30~90分钟	大火→小火	瓦罐、砂锅

特点

营养成分不受破坏，香味不流失；菜肴的形状完整，质地细嫩，口感软滑。

烹饪要领

不易熟的菜肴应放在上面，这样利于菜肴熟透；一定要等锅内水沸后再放入原料；停火后不要马上出锅，再用余温虚蒸一会更好。

煮

将药物与食物放在锅内，加入水和调料，置大火上烧沸，再用小火保持锅内温度，直到食材煮熟。

时间	火候	器具
30~90分钟	大火→小火	瓦罐、砂锅

特点

菜肴多以鲜嫩为主，也有软嫩和酥嫩的，带有一定汤液，属于半汤菜，口味以鲜香为主，浓汤则滋味浓厚。

烹饪要领

煮的时间比炖的时间短，为防止原料过度软散失味，一般先用大火烧开，再改用小火加热。

炒

先用大火将锅烧干、烧热，再加油，油烧热后再下药膳原料，翻炒加热至原料熟。

时间	火候	器具
5~10分钟	大火	锅

特点

因为加热时间短，在很大程度上保持了原料的营养成分不被破坏，对原料的味道和口感保持较好。

烹饪要领

原材料以质地细嫩、无筋骨为宜；要求火旺、油热，操作迅速；一般不用淀粉勾芡。

熘

将原料用调料腌制入味，经油、水或蒸气加工至熟后，再淋上调制好的卤汁或将加工过的原料投入卤汁中翻拌成菜。

时间	火候	器具
5~10分钟	大火→中火	砂锅

特点

滑熘以洁白滑嫩、口味咸鲜为主；软熘在口味上有咸鲜味的，也有微酸或兼具辣味的。

烹饪要领

掌握好煮或蒸的火候，一般以断生为好，时间过短不易熟，过长则失去软嫩的特点。

卤

将原料焯熟后，放入卤汁中，用中火缓慢加热，使其渗透卤汁，烹至原料入味。

时间	火候	器具
15~25分钟	中火	瓦罐、砂锅

特点

口感丰富，可软可脆，香味浓重，润而不腻，是佐酒的上乘菜肴。

烹饪要领

卤汁不宜事先熬煮，应现配制现食用；香料、盐、酱油的用量要适当，避免味道或颜色过重，影响卤菜的口味和色泽。

烧

将食物经煸、煎等方法处理后，再调味、调色，然后加入药物、汤汁和适量水，用大火煮沸，再调小火焖至卤汁稠浓即成。

时间	火候	器具
20~40分钟	大火→小火	铁锅、砂锅

特点

勾芡或不勾芡，菜品饱满光亮，入口软糯，食材充分入味，香味浓郁。

烹饪要领

原料经过油炸煎炒或蒸煮等熟处理；火力先大后小为主，加热时间的长短根据原料而定；汤汁一般为原料的 1/4 左右。

炸

将药膳原料裹糊，经调味汁腌制，或者制成丸子等，再放入油锅中炸熟。

时间	火候	器具
5~10分钟	大火→中火	铁锅

特点

水分含量低，香味浓郁，口感酥脆；软炸则口感酥软，或者外焦里嫩。

烹饪要领

油炸时油温不宜过高，防止焦煳。软炸要热油下锅，断生即出锅；干炸是在油六七成热时就下锅慢慢炸熟。

女性药膳的选用

女性激素分泌最旺盛、精力最充沛的年龄段为20～35岁。超过这一年龄段，女性就进入逐渐衰老的阶段，身体开始出现各种各样老化和衰竭的症状。

· 35~45岁 ·

气血两虚——“疲劳难耐”

虽然35～45岁仍可生育，但一过35岁，月经周期和经血量等就会逐渐发生变化，内分泌平衡被打破。这一时期生育、育儿及工作等造成的体力消耗，易导致内分泌失调、情绪不稳等问题；还会感觉发冷、彻夜难眠，清晨起床后仍然感觉疲劳难耐。

药膳选用原则

中医学将这一年龄段看做开始衰弱的气血两虚时期。这一年龄段的女性应积极摄取不使身体发冷的平性及温性食物，食用补气、养血的药膳。

推荐食材

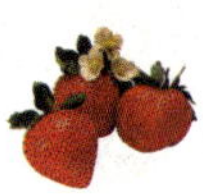
草莓

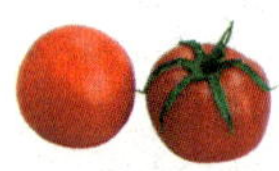
西红柿

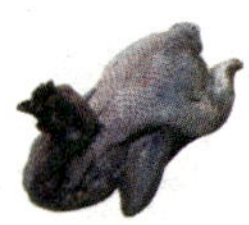
乌鸡

推荐药材

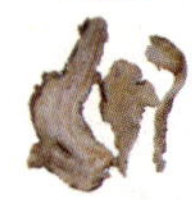
当归

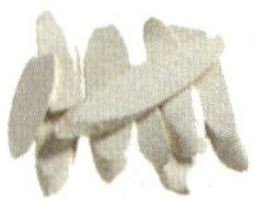
山药

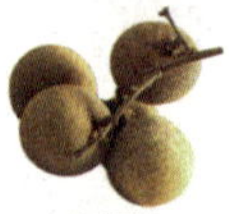
龙眼

· 45~59岁 ·

阴虚、气滞、淤血——“为更年期综合征而烦恼”

这一时期要经历从生育期过渡到非生育期的诸多重大变化。伴随着雌激素分泌的减少，易出现更年期特有的症状，如面部潮红、下半身发冷、焦躁不安、头痛腰痛等。

药膳选用原则

应多摄取有助于活血的食材和药材。气的运行淤滞，易导致焦躁忧虑等症状，因此要积极摄取有助行气的食材。

推荐食材

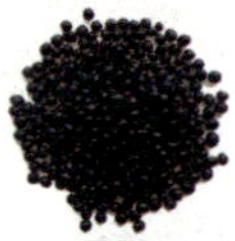
黑豆

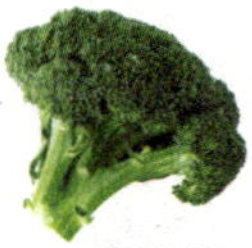
西蓝花

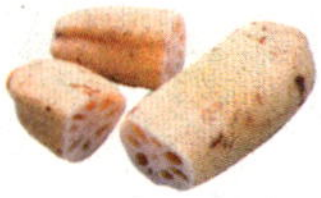
莲藕

推荐药材

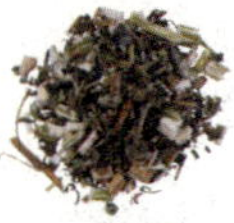
益母草

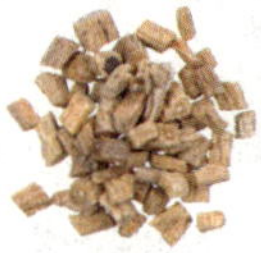
党参

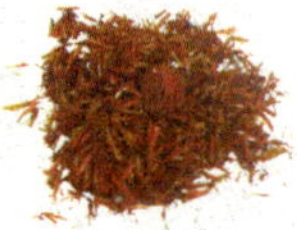
红花

· 60岁以后 ·

脾肾气虚、淤血、痰湿——“出现各种老化症状”

一过60岁，各种老化症状就显现出来：皱纹、老年斑明显，骨质变脆，腰膝疼痛，易尿频或夜间多尿，记忆力低下。身体各个器官都在衰退，容易受到阿尔茨海默症、肾脏疾病以及退行性病变的侵袭；还易患动脉硬化等心血管疾病。

药膳选用原则

此时脾肾功能下降，体内血与津液的运行不畅导致气血淤滞，容易形成淤血和痰湿体质。宜选择具有祛痰化湿、活血化淤功效的材料制作药膳。

推荐食材

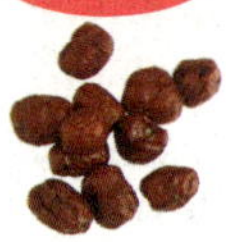
红枣

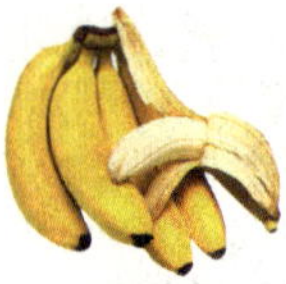
香蕉

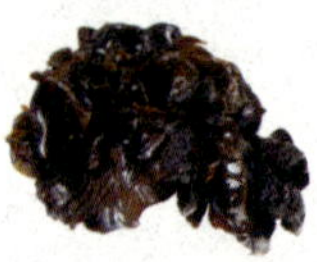
黑木耳

推荐药材

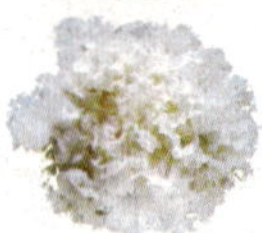
银耳

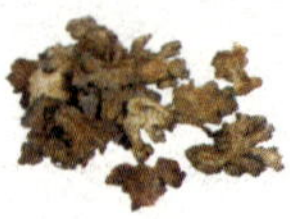
川芎

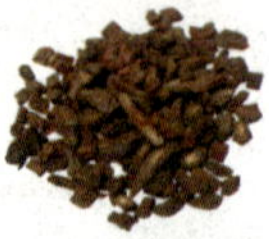
丹参

男性药膳的选用

男性的衰老是从40岁开始的。一旦进入40岁，男性身体的老化会迅速推进，各种功能的老化伴随着气虚、肾虚而出现。

·40~55岁·

气血两虚——“自我感觉精力减退”

40~55岁的男性已过盛年，开始出现身体衰老的迹象。会突然变得易疲劳，脱发、白发问题明显，自我感觉精力减退，易患高血压、糖尿病等病，患癌的概率增加。

药膳选用原则

这一时期男性的突出问题就是“肾虚”。因老化造成的肾功能减退，易导致气血少、易疲劳、性功能衰退等问题。因此应选取补气、养血益肾的材料制作药膳，改善气血不足的症状。

推荐食材

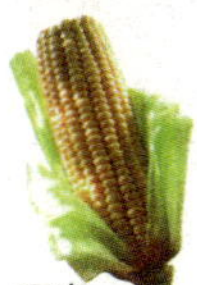
玉米

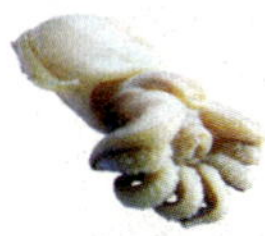
墨鱼

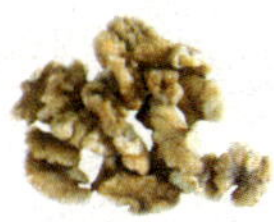
核桃仁

推荐药材

黄精

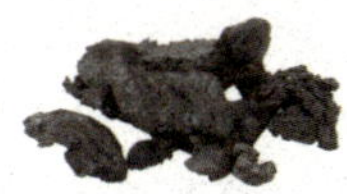
熟地

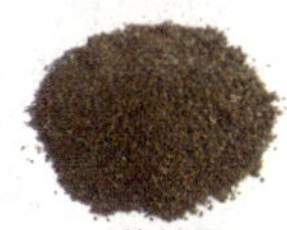
菟丝子

·55~70岁·

肾虚、淤血、气虚、气滞——“排尿及性功能衰退”

这一年龄段的男性因肾脏功能衰弱，会出现排尿障碍，越来越多的人为腰膝疼痛、前列腺肥大、阳痿等症状烦恼，开始实实在在地感到身体老化了，还易出现抑郁、焦躁易怒等情绪的变化。

药膳选用原则

此时肾功能减退，肝的功能也会下降。为提高已衰弱的器脏功能，制作药膳时应选择气血双补的食材和药材。

推荐食材

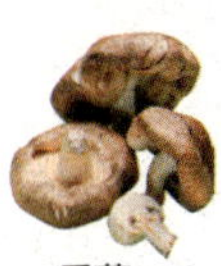
香菇

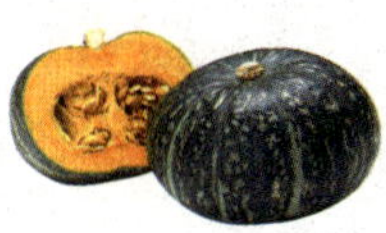
南瓜

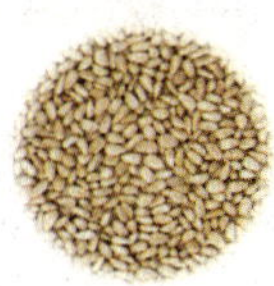
松仁

推荐药材

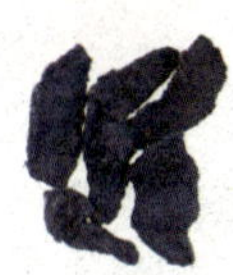
肉苁蓉

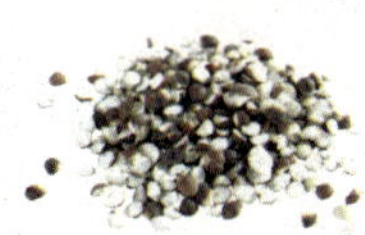
芡实

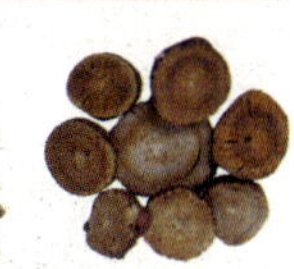
甘草

·70岁以后·

脾肾气虚、淤血、痰湿——“疲劳乏力，易生病”

身体老化的影响愈发巨大，已经表现出明显的衰老，例如内脏功能衰退，视力、听力、记忆力低下，消化功能减退，食量小导致营养不良，体力、抵抗力弱，易患感冒、肺炎等传染性疾病。

药膳选用原则

中医学认为，补不足以平衡周身，健康才能得以维持。男性老年期易出现明显的气血不足，所以应选择适宜的补气和补血的食物和药材。

推荐食材

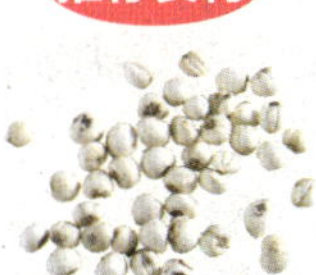
莲子

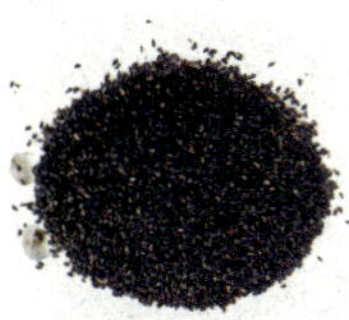
黑芝麻

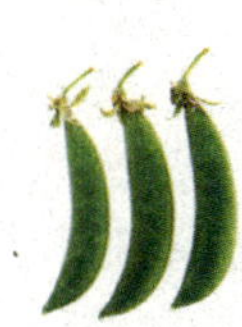
豌豆

推荐药材

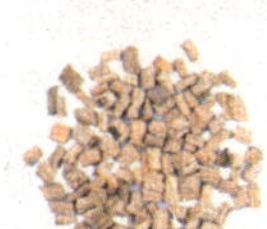
党参

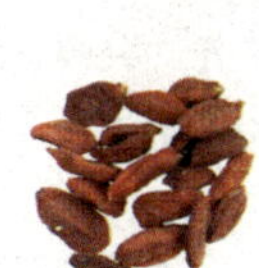
枸杞

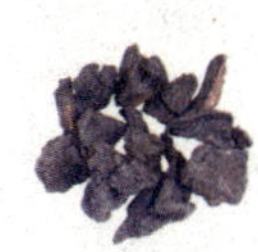
何首乌

四季药膳的选用

春

万物复苏的春季，身体阳气升，身心机能被激活。但自主神经若过于活跃，易引发身心不适、自主神经不调等问题。通过具有理气养血作用的食物恢复肝的正常功能，是春季食物养生的基础。

药膳养生原则

春季养生一般应以补益为主，合理选用益气、利血、养阳的药膳。通常北方可采用人参、熟地、当归、黄芪等；南方适宜采用党参、白术、薏米等。天气明显转暖后，则可进凉补之品，如玉竹、生地、沙参等。

药膳推荐

鸡肝菟丝子汤

材料

鸡肝100克，菟丝子15克，盐2克。

做法

将鸡肝洗净，切成小块；菟丝子洗净，装入纱布袋内，扎紧袋口。将所有材料一起放在砂锅内，加水煮沸后再改用小火煮熬30分钟左右，捞去药袋，加盐调味即可。

党参粥

材料

党参10克，大米100克，红糖10克。

做法

先将党参用温水浸泡2小时，大米洗净。在锅内加1升左右清水，大火煮沸后，把党参与大米一起放入锅中，煮至参烂粥稠、表面有油时放入红糖调味即可食用。

夏

闷热的夏季，体内易积热，喝水过多易导致水肿。身体发懒无力、无精打采、无食欲、中暑等是夏季常见症状。选择具有清热利尿作用的食物是夏季食物养生的基础。

药膳养生原则

夏季宜进行“清补”。夏季宜选用味甘淡、性寒凉的食物，以调节身体的冷热平衡。少食不易消化的糯食，蔬菜应多吃苦瓜、丝瓜、莲藕、菠菜、芹菜、茄子等，少食韭菜和辣椒等容易上火的食物。

夏季制作药膳应选择清热解暑、利尿祛湿的中药，藿香、半夏、紫苏、竹叶心、麦冬、莲心、桑叶等均可缓解暑热所致的心烦虚汗、疲惫乏力、食欲不振等症状。竹叶、荷叶、薄荷、白菊花、决明子、金银花、板蓝根、鱼腥草等也是适宜药材。

药膳推荐

绿豆百合粥

材料

鲜百合100克，绿豆25克，薏米50克，白糖5克。

做法

将百合掰成瓣，用盐稍腌渍一下，洗净；绿豆、薏米先加水煮至半熟，再加入百合，改用小火煮；至所有材料酥烂，加白糖调味即可。

薏米冬瓜汤

材料

薏米100克，冬瓜500克，姜片5克、盐3克。

做法

将冬瓜去皮洗净，切成小块。锅内加水适量，放入洗净的薏米，小火炖1小时。加入冬瓜块、姜片、盐，再炖半小时即可。

秋

在空气干燥、植物开始枯黄的秋季，人体同样缺乏滋润，易引发干咳、哮喘、皮肤干燥等问题。因此，食用具有润肤润肺、防止身体干燥的食物十分重要。

药膳养生原则

秋季风燥盛行而伤阴，脾胃也易受其影响，故秋季药膳应以清润为主，要多吃些滋阴润燥的食物。白菜、西红柿、冬瓜、银耳等都非常适合于秋季食用。

可以选用桑叶、桑白皮、太子参、西洋参等药物，能够清燥益气生津；还可配以滋阴润肺蠕肠的中药，如百合、枇杷叶、蜂蜜、沙参、麦冬、玉竹、白芍、天花粉、甘草等；也可加一些黄芪、党参、人参、白术、红枣等补中益气的中药。

药膳推荐

参竹煲老鸭

材料

沙参、玉竹各20克，老鸭1只，葱5克，姜5克，料酒10毫升，盐3克。

做法

把老鸭和药材一起放入砂锅，加水适量，煮沸后撇去浮沫，小火炖2小时，加葱、姜、料酒、盐等调料，大火再煮10分钟即可。

冰糖银耳羹

材料

银耳5克，冰糖50克。

做法

将银耳用温水浸泡30分钟，然后撕成片状，放入锅中加适量水，煮沸后，用小火煮1小时，然后加入冰糖，直至银耳炖烂为止。

冬

寒冷的冬季，人体新陈代谢降低，阳气与养分积蓄体内。在中国，冬季被认为是养生的最佳季节。暖身、促进血行、储备元气是冬季食物养生的基础。

药膳养生原则

冬季是进补的好季节，进补要注意养阳。根据中医“虚则补之，寒则温之”的原则，冬季可以选择多吃温性、热性的食物，提高机体的耐寒能力。适合冬天食用的有狗肉、牛肉、鸡肉、龟肉、羊肉、虾肉等暖性的肉食；胡萝卜、葱、蒜、韭菜、芥菜、油菜、香菜等蔬菜；还有黄豆、栗子、蚕豆、红糖、糯米、松子等。

在制作药膳时，适合选用具有补虚作用的中药，如人参、白术、红枣等补气药，杜仲、核桃仁等补阳药，当归、熟地黄、白芍等补血药，以及百合、麦冬、枸杞、玉竹等滋阴药。

药膳推荐

当归羊肉汤

材料

当归6克，羊肉500克，红枣10枚，盐3克，姜3克，食用油各适量。

做法

将羊肉洗净，加少量油煸炒，加适量水烧开。将姜、当归、红枣一同放入锅中，加盐煮烂即可。

核桃炒虾仁

材料

虾仁250克，核桃仁50克，枸杞20克，盐3克，料酒、食用油各10毫升，淀粉15克。

做法

将核桃仁加少许油煸熟，枸杞用温水浸泡20分钟。虾仁用少许料酒、淀粉拌匀。虾仁、枸杞与核桃仁一起加入锅中翻炒5分钟，加盐调味即可。

药膳材料的保存与使用

药膳材料的保存

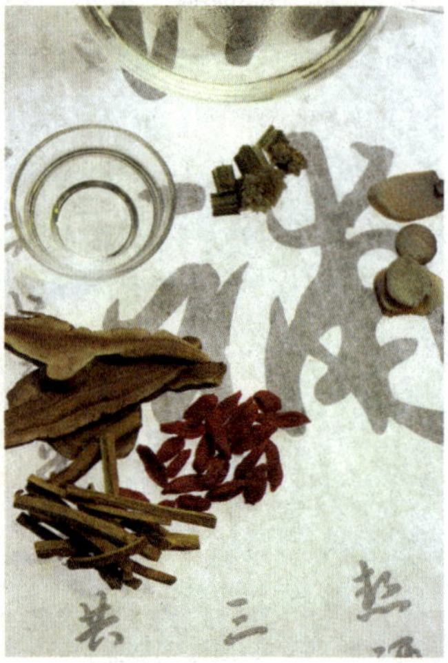

药膳材料一般都应放置在阴凉、干燥、通风处。

需要长时间保存的药材，最好放在密闭容器内或袋子里，或者冷藏。

药材都有一定的保质期，任何药材都不宜放太长时间。生虫或发霉的药材，不可继续使用。

如果药材上有残留物，要在使用前用清水浸泡半小时，用清水冲洗之后再入锅。

药材受潮后，要放在太阳下将水分晒干，或用干炒的方法将多余的水分去除。

药膳材料的使用

中药与食物相配，使“良药苦口”变为“良药可口”。药膳的制作除了要遵循相关医学理论，要符合食材、药材的宜忌搭配之外，还有一定的窍门，这样可以让药膳更具美食风味。

1. 适当添加一些甘味的药材：因为具有甘味的药材既有不错的药性，又可以增加菜肴的甜味，会使药膳的整体味道更好。

2. 用调味料降低药味：将人们日常生活中所用的糖、酒、油、盐、酱、醋等加入药膳中可以使药性变得温和，又不失药效，还可以减少药味，可谓“一举三得”。

3. 药材分量要适中：切忌做药膳时用的药材分量与熬药相同，这样会使药膳药味过重，影响菜品的味道。

4. 将药材装入布袋使用：这样可以防止药材附着在食物上，既减少了苦味，还保持了菜肴的外观和颜色。

除了以上一些诀窍，还要注意药膳的材料搭配因人而异，要根据就餐者不同的生理状况配以不同的药材，以达到健身强体、治病疗伤的功用。

特别提醒

如果不小心吃了与体质不符的药膳，要立即停止饮用、食用，要多喝开水，加速排尿，帮助代谢，或者选择与药膳寒热性质相反的食物来缓解不适的症状，但如果身体不适的症状很剧烈，则须立刻就医。

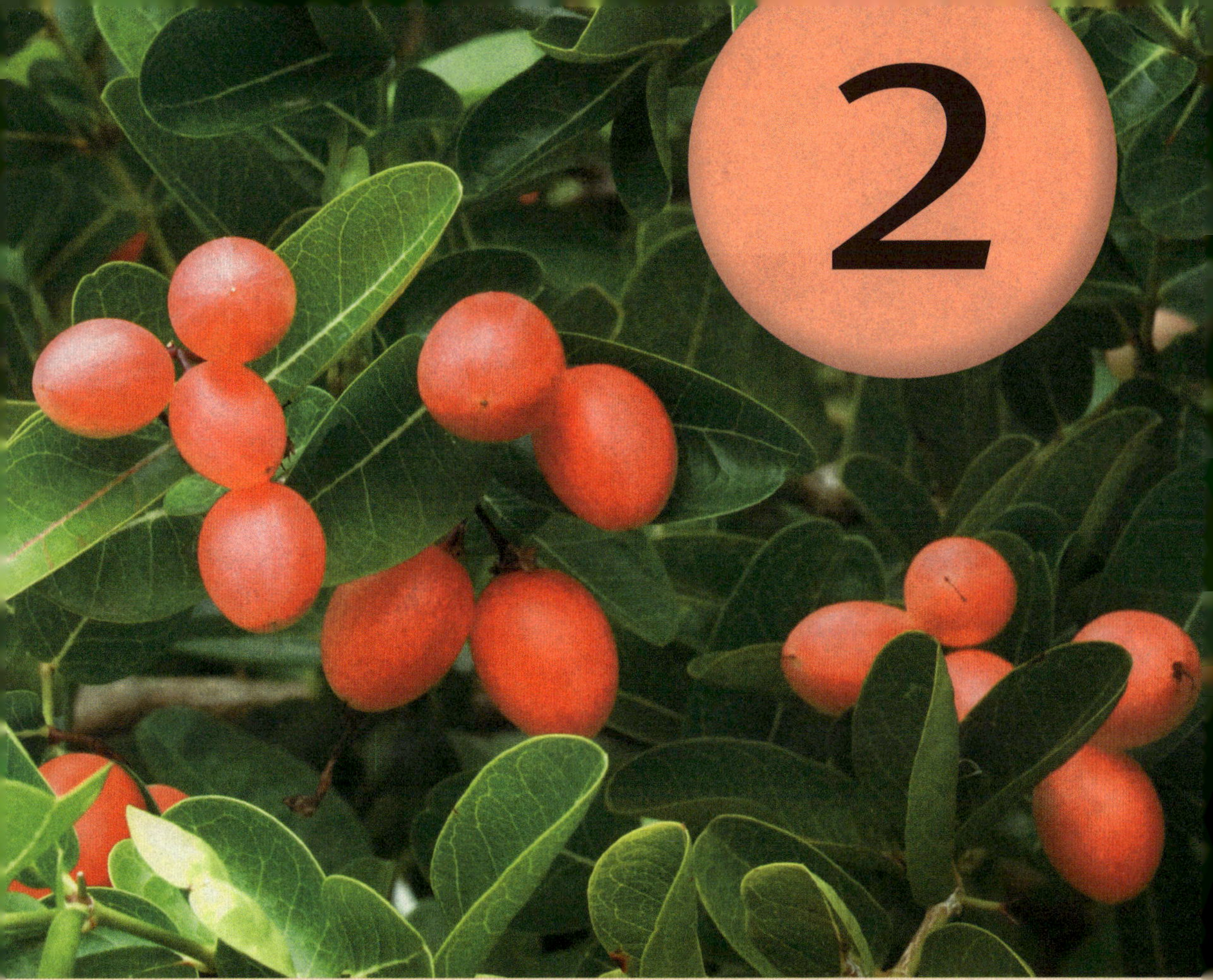

养生看体质，吃对保健康

“药食相配，药借食力，食助药威”，经常食用药膳，具有很好的养生功效。但药膳养生也需根据个人的体质选择方案。体质，是指在人的生命过程中，在先天禀赋和后天获得的基础上逐渐形成的在形态结构、生理功能、物质代谢和性格心理方面综合的、固有的一些特质。常见的体质有9种：平和体质、气虚体质、阳虚体质、阴虚体质、湿热体质、痰湿体质、血淤体质、气郁体质、特禀体质。

均衡饮食，保持平和体质

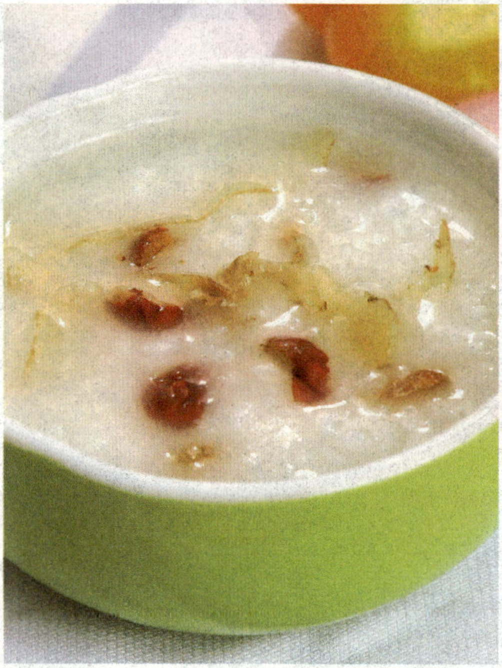

玉竹枸杞粥

材料

大米100克，玉竹30克，枸杞子20克，白糖5克。

做法

1. 大米洗净，用清水浸泡；枸杞子、玉竹分别洗净备用。
2. 锅置火上，加入清水，入大米煮至七成熟，加入玉竹、枸杞子煮至粥将成，加入白糖调味即可。

功效

此品具有滋阴润燥、益气补虚的功效。

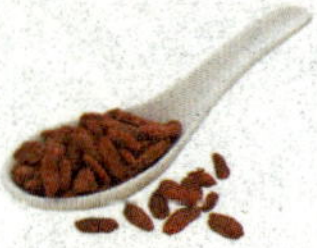

枸杞子

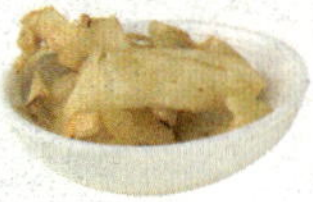

玉竹

枸杞青鱼粥

材料

青鱼肉50克，大米100克，盐3克，料酒、姜丝、枸杞子、葱花、香油各适量。

做法

1. 大米洗净；青鱼收拾干净，切块，加姜丝、料酒腌去腥味。
2. 锅置火上，注入清水，放入大米煮至五成熟。
3. 放入腌好的青鱼肉、枸杞子煮至米粒开花，加盐、香油调匀，撒上葱花即可。

功效

此粥能补气养血、调养脾胃，还能增强身体抵抗力、预防多种疾病。

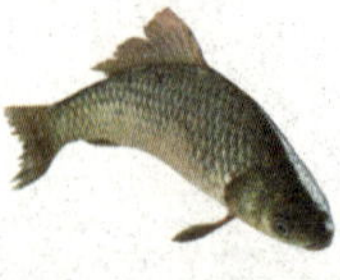

青鱼营养丰富，含有多种维生素，以及锌、钙、磷、铁、镁等矿物质，具有较强的滋补保健功效。

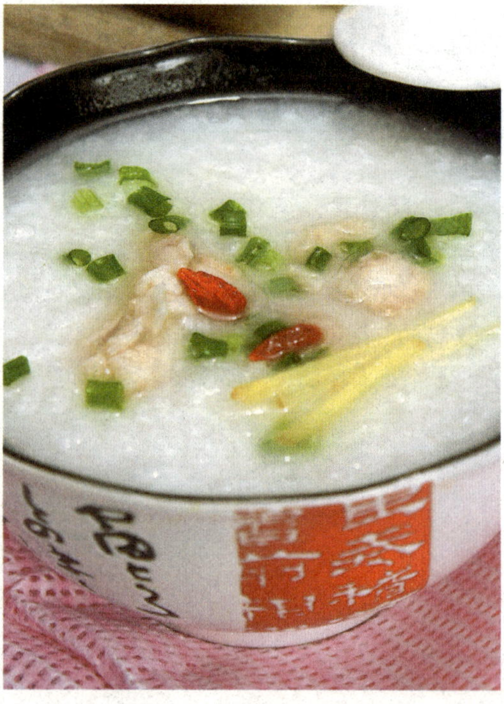

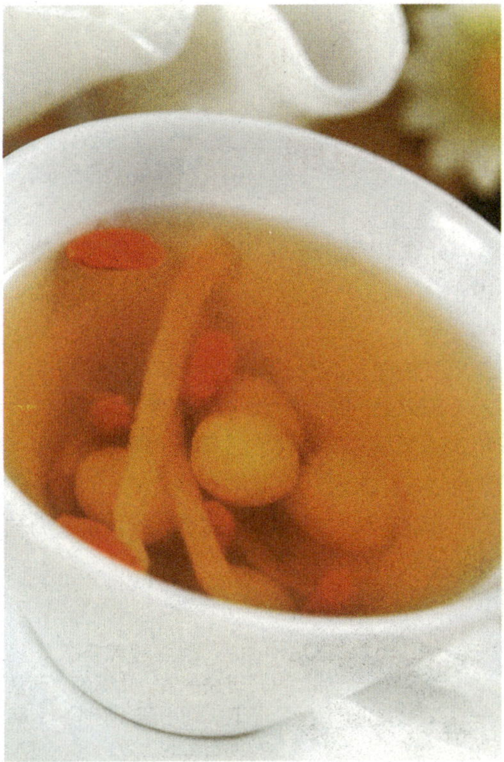

黄芪莲子茶

材料

黄芪15克，莲子、枸杞子各15克，白糖5克。

做法

1 黄芪洗净，剪碎；莲子、枸杞子分别洗净，泡发；莲子去心。

2 将黄芪、莲子、枸杞子放入锅中，加适量清水以大火煮开，转小火续煮30分钟，调入白糖即可。

功效

黄芪、莲子有补气、养心的作用。此茶能促进人体产生抗病毒的干扰素，增加抗体和免疫细胞的数量和活力，增强人体中的抗氧化剂和对病毒的抵抗力，对提高免疫功能大有助益。

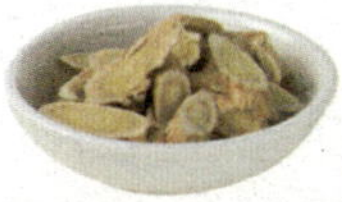

黄芪能增强机体免疫功能、保肝、利尿、抗衰老、抗应激、降压，且有较广泛的抗菌作用。

银丝煮鲫鱼

材料

鲫鱼1条，白萝卜300克，姜10克，香菜10克，高汤500毫升，盐3克，食用油10毫升。

做法

1 将鲫鱼宰杀，洗干净；白萝卜洗净切丝，姜洗净切丝，香菜洗净切段。

2 烧锅下油，待油热时，放入鲫鱼，将两面稍微煎黄煎香，放入高汤、白萝卜丝、姜丝，煮熟调入盐出锅，撒上香菜段即成。

功效

鲫鱼能补气血、温脾胃、利水湿，白萝卜能止咳化痰、开胃消食；常食白萝卜煮鲫鱼还能美容养颜。

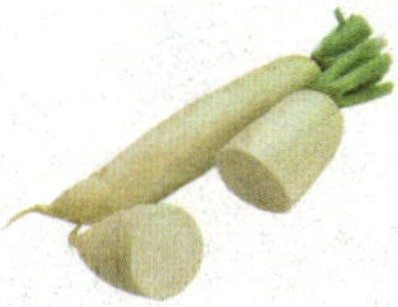

白萝卜是“蔬中最有利者”，具有促进消化、增强食欲、止咳化痰、防止便秘的作用。

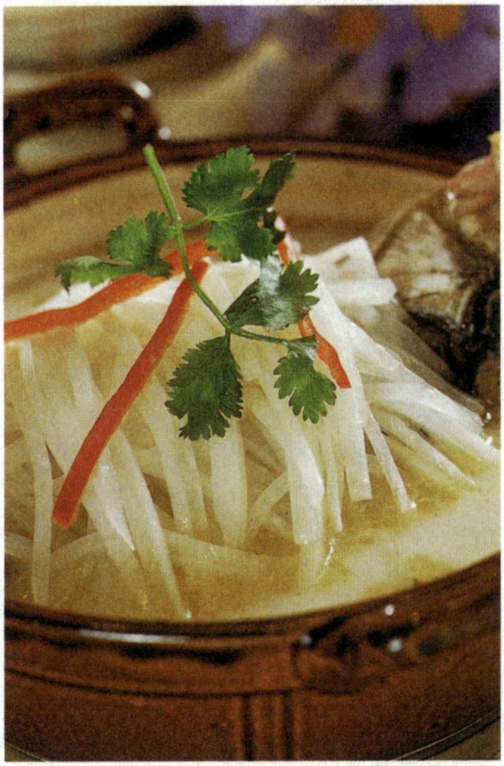

养生看体质，吃对保健康

温和进补，改善气虚体质

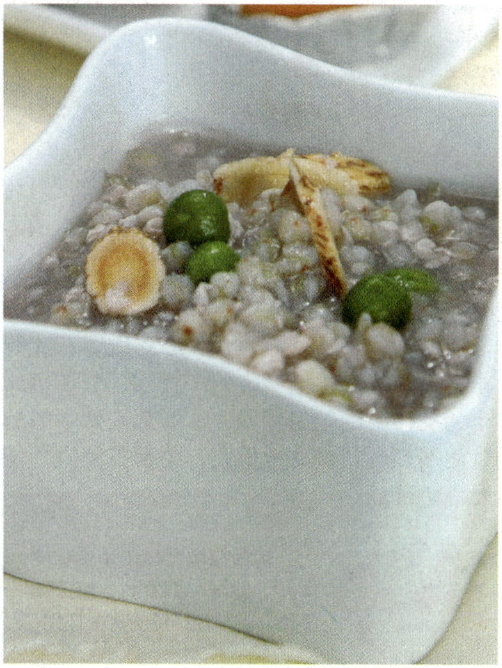

黄芪豌豆粥

材料

荞麦80克，豌豆30克，黄芪10克，冰糖10克。

做法

1. 荞麦洗净，泡发；豌豆、黄芪分别洗净。
2. 锅置火上，倒入清水，放入荞麦、豌豆煮开。
3. 加入黄芪、冰糖同煮至浓稠状即可。

功效

此品可补气养血、提高机体的抗病能力和康复能力。

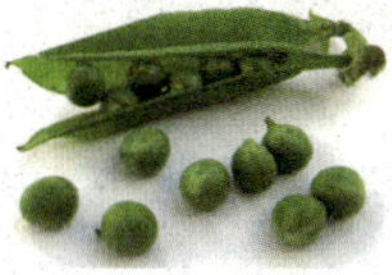

豌豆营养丰富，具有益中气、止泻痢、调营卫、利小便、消痈肿、解乳石毒的功效。

鳝鱼党参当归粥

材料

鳝鱼50克，党参、当归各20克，大米80克，盐、姜末、葱花各3克，食用油5毫升。

做法

1. 大米、党参、当归分别洗净；鳝鱼收拾干净，切段。
2. 油锅烧热，下鳝段翻炒，加盐炒熟盛出。
3. 锅内加水，入大米、党参、当归煮至五成熟；入鳝段、姜末煮至米粒开花，加盐调匀，撒上葱花即成。

功效

此品可补气益血、滋补强身。

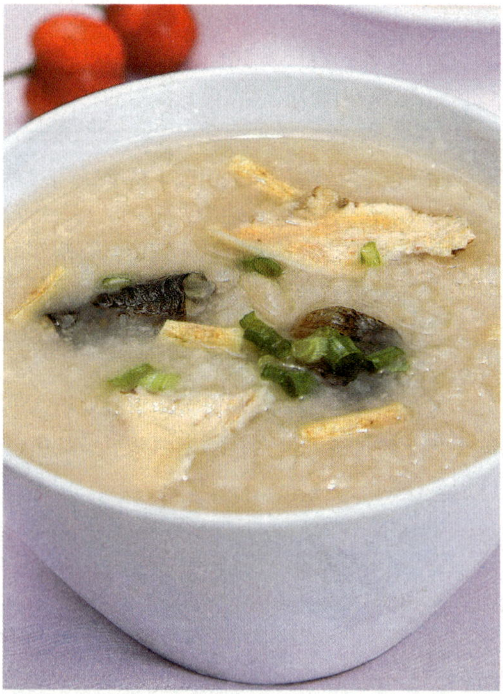

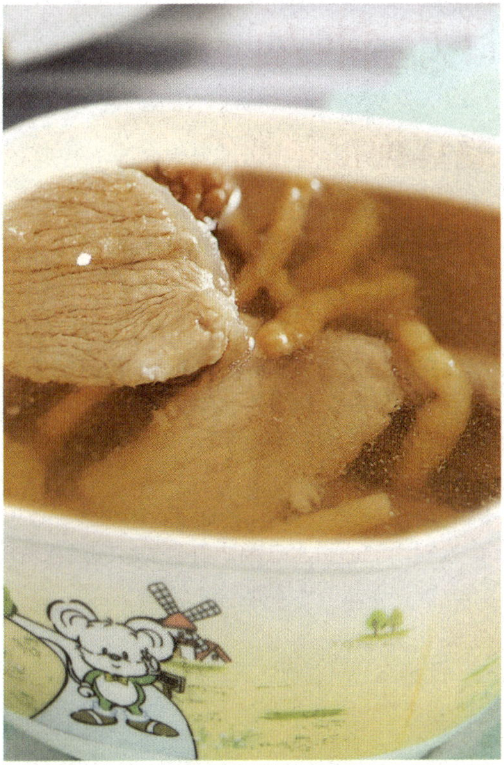

参果炖瘦肉

材料

猪瘦肉25克，太子参20克，无花果50克，盐2克。

做法

1. 太子参略洗；无花果洗净。
2. 猪瘦肉洗净切片。
3. 把全部用料放入炖盅内，加开水适量，盖好盖子，隔水炖约2小时，调味供用。

功效

太子参可补益脾肺、益气生津，无花果可健脾止泻。此品能益气养血、健胃理肠。

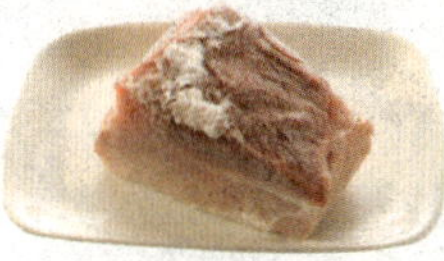

经常食用猪瘦肉可改善缺铁性贫血。

山药鳝鱼汤

材料

鳝鱼2尾，山药25克，枸杞子5克，补骨脂10克，盐5克，葱段、姜片各2克。

做法

1. 将鳝鱼处理干净，切段，汆水。
2. 山药去皮洗净，切片；补骨脂、枸杞分别洗净备用。
3. 净锅上火，调入盐、葱段、姜片，下入鳝鱼、山药、补骨脂、枸杞子煲至熟即可食用。

功效

鳝鱼具有补气养血、祛风湿的食疗功效，山药能补中益气。此菜品能调养气血，帮助改善气虚体质。

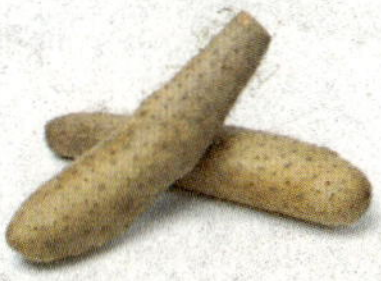

山药能补中益气、健脾养胃、补肾涩精，可用于治疗脾虚食少、久泻不止、肾虚遗精等症。

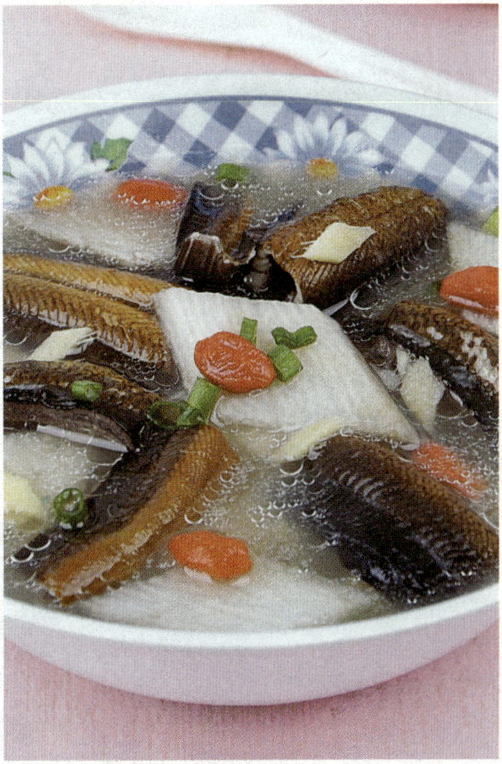

温补阳气，调理阳虚体质

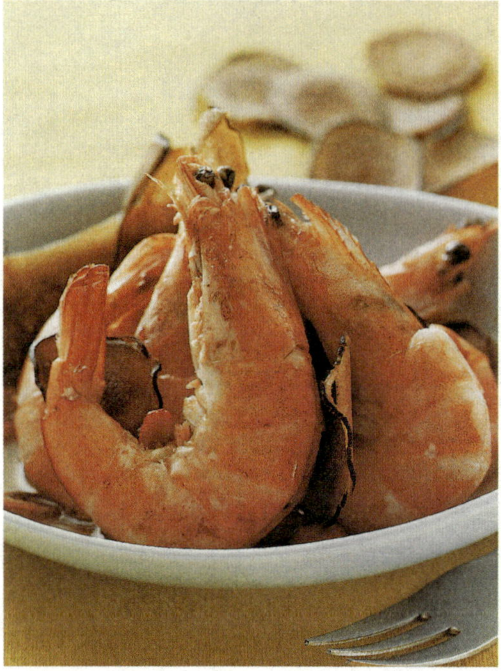

鹿茸枸杞蒸虾

材料

大白虾500克，鹿茸10克，枸杞子10克，料酒50毫升，盐3克。

做法

1 大白虾剪去须脚，自背部剪开，以牙签挑去肠泥，冲净、沥干。

2 鹿茸以火柴烧去周边绒毛；将枸杞子先以料酒浸泡20分钟。

3 虾盛盘，放入鹿茸、枸杞子、料酒汁。

4 煮锅内加适量水煮沸，将盘子移入隔水蒸8分钟，加盐调味即成。

功效

此汤能补气益血，滋养补肾。

猪肠核桃仁汤

材料

猪大肠200克，核桃仁60克，熟地15克，红枣10枚，葱末3克，姜丝3克，盐3克，料酒10毫升。

做法

1 将猪大肠反复漂洗干净，入沸水中焯2～3分钟，捞出切段；核桃仁捣碎。

2 红枣洗净；熟地洗掉浮尘。

3 锅内加水适量，放入猪大肠、核桃仁、熟地、红枣、姜丝、葱末、料酒，大火烧沸，改用小火煮40～50分钟，调入盐即成。

功效

此汤能滋补肝肾、强健筋骨。

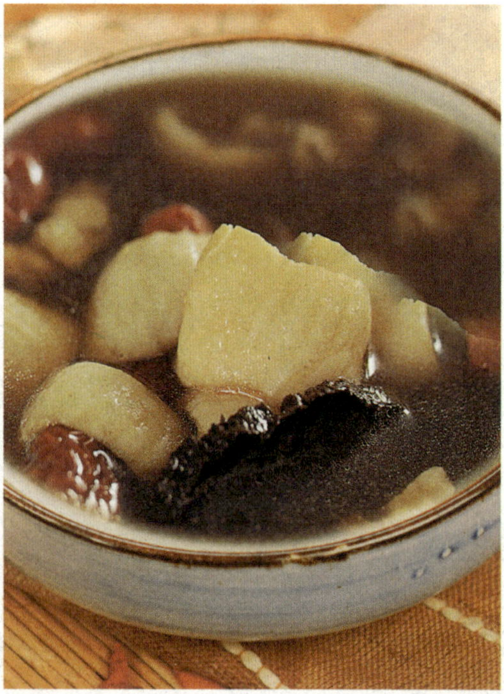

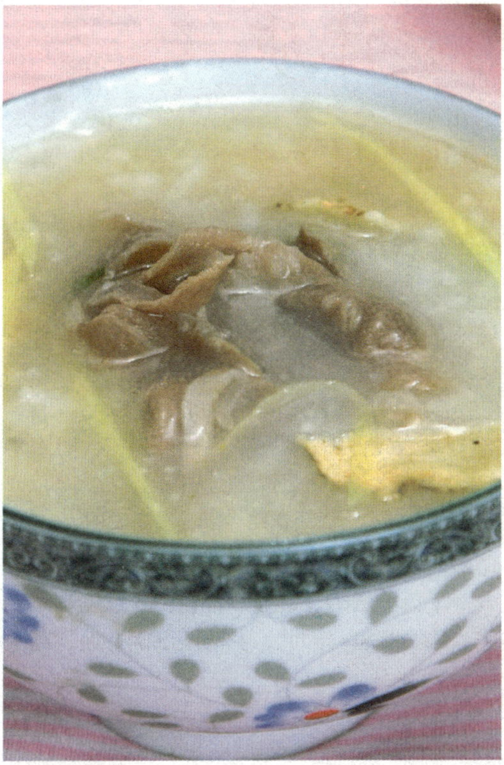

当归生姜羊肉粥

材料

当归10克，羊肉100克，大米80克，料酒3毫升，生抽5毫升，姜丝3克，盐2克，香油3毫升。

做法

1. 大米淘净，浸泡半小时；羊肉洗净，切片，用料酒、生抽腌制；当归洗净，浸泡至发透。
2. 大米、当归入锅，加适量清水，大火煮沸，下入羊肉、姜丝，转中火熬煮至米粒开花。
3. 小火熬成粥，加入盐调味，淋上香油即可。

功效

此粥能温阳散寒、活血补身。

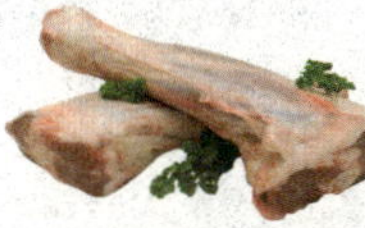

羊肉营养丰富，具有暖中补虚、补中益气、开胃健脾、益肾气、养肝明目的作用，适合男性经常食用。

核桃仁枸杞蒸糕

材料

核桃仁50克，枸杞子5克，糯米粉200克，白糖20克。

做法

1. 核桃仁切小片。
2. 糯米粉加适量水和匀，加白糖调味。
3. 煮锅加水煮开，将调好味的糯米粉移入，蒸约10分钟，将核桃仁、枸杞子撒在糕面上；继续蒸熟即可。

功效

核桃仁、枸杞子均有益肾气，适合阳虚体弱者作为滋补之用。

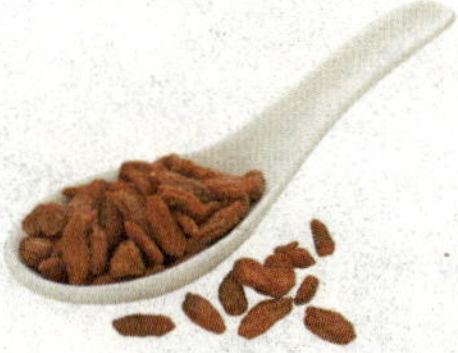

枸杞子能养肝、补肾、润肺，还有明目、降血糖、降血压等作用。

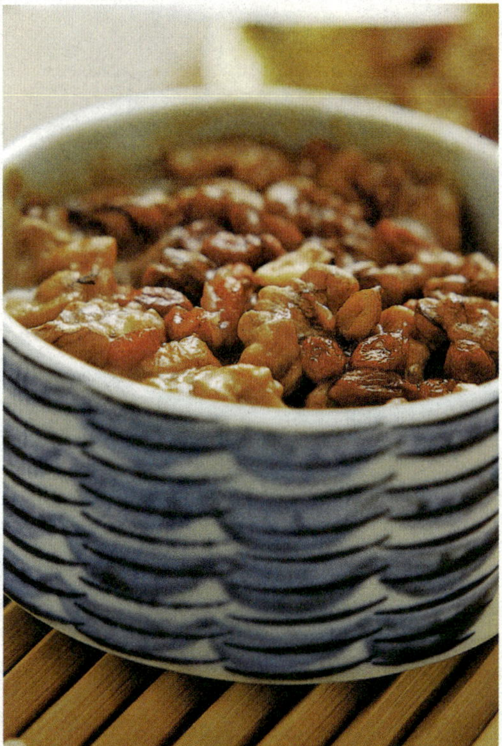

滋阴潜阳，调养阴虚体质

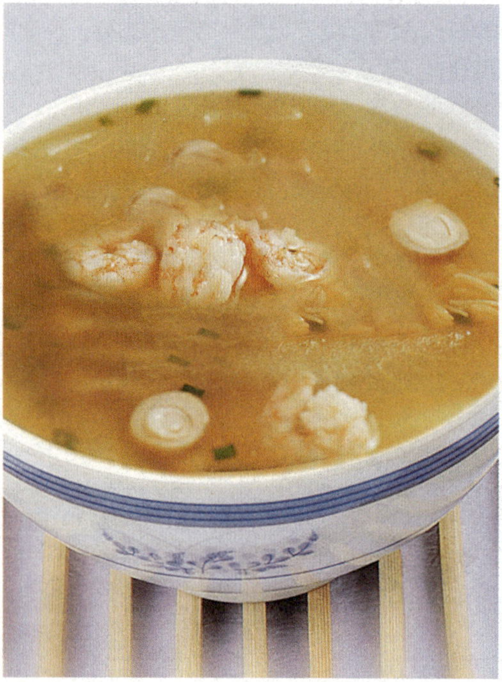

冬瓜干贝汤

材料

冬瓜200克，干贝20克，虾30克，草菇10克，姜10克，盐5克，高汤1000毫升。

做法

1. 冬瓜去皮，切成片；干贝泡发，洗净；草菇洗净，对切。
2. 虾剥去壳，挑去泥肠洗净；姜去皮，切片。
3. 炒锅上火，爆香姜片，倒入高汤，加入冬瓜、干贝、虾、草菇煮熟，加盐调味即可。

功效

干贝能滋阴、补血、补肾，冬瓜能利水消痰、祛湿解暑。因此，此汤能滋阴补血、利水祛湿。

雪梨猪腱汤

材料

猪腱500克，梨1个，无花果8个，盐5克（或冰糖10克）。

做法

1. 猪腱洗净，切块；雪梨洗净，去皮，切成块；无花果用清水浸泡，洗净。
2. 把全部用料放入清水煲内，大火煮沸后，改小火煲2小时。
3. 加盐调成咸汤或加冰糖调成甜汤即可（可根据自己的口味调用）。

功效

雪梨润肺清燥、降火解毒，无花果是排毒佳品。雪梨猪腱汤能调理阴虚体质、降火排毒，常食还有助于防癌抗癌。

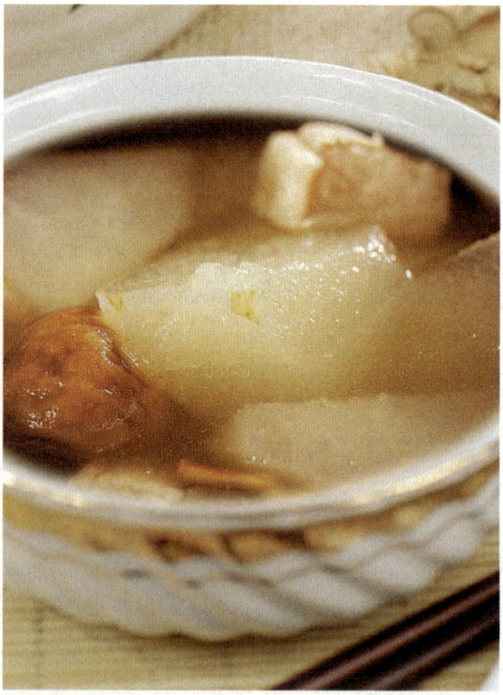

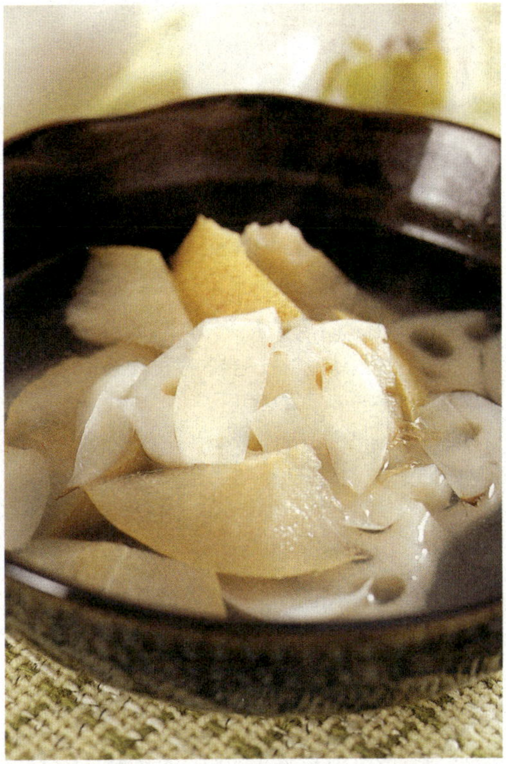

百合莲藕炖梨

材料

鲜百合200克，梨2个，莲藕250克，盐3克（或冰糖10克）。

做法

1 将鲜百合洗净，剥成小片；莲藕洗净，去节，切成小块；梨削皮，切块。

2 把梨与莲藕放入适量清水中煲2小时，再加入鲜百合片，煮约10分钟。

3 下盐（或冰糖）调味即可。

功效

百合、梨、莲藕都有滋阴润肺的作用，所以此品能滋阴泻热、润肺化痰。

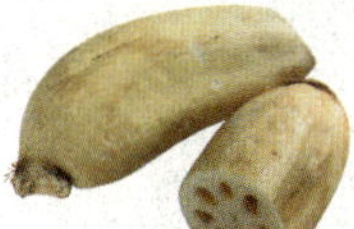

生吃鲜藕能清热解烦、解渴止呕；煮熟的莲藕具有健脾开胃、益血补心、生津止渴的作用。

百合扣南瓜

材料

南瓜750克，鲜百合150克，冰糖100克，水淀粉50克。

做法

1 南瓜洗净，削去表皮，切长条摆入碗内。

2 百合洗净，放入摆好南瓜条的碗内，再加入冰糖入蒸锅，以大火蒸15分钟左右。

3 将蒸好的百合、南瓜翻扣在碟内，汁水加水淀粉勾芡浇到南瓜表面即可。

功效

雪白的百合能滋阴润肺，金色的南瓜可安神降脂。此菜品口感软糯，甜而不腻，特别适合夏季食用。

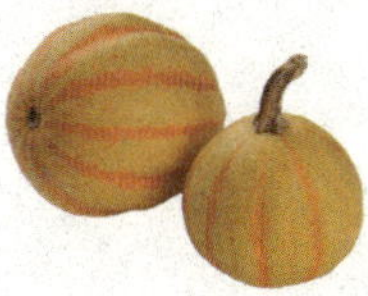

南瓜含丰富的多糖、氨基酸、活性蛋白类胡萝卜素及多种微量元素，具有解毒、帮助消化、降低血压、防癌抗癌的功效。

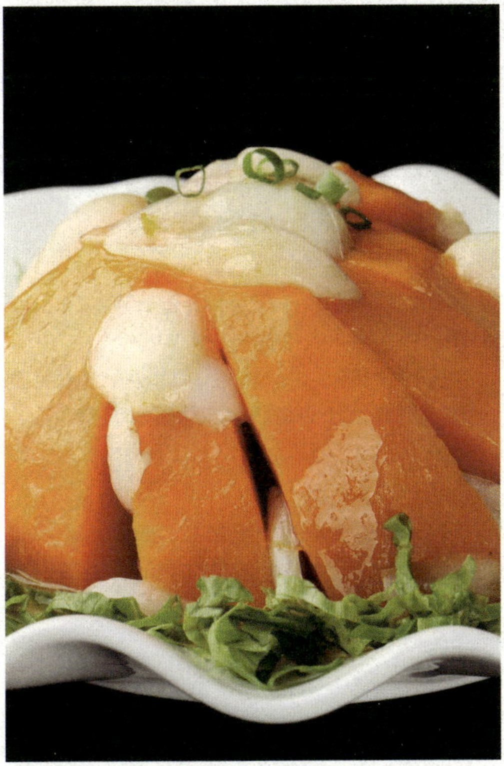

清热利湿，纠正湿热体质

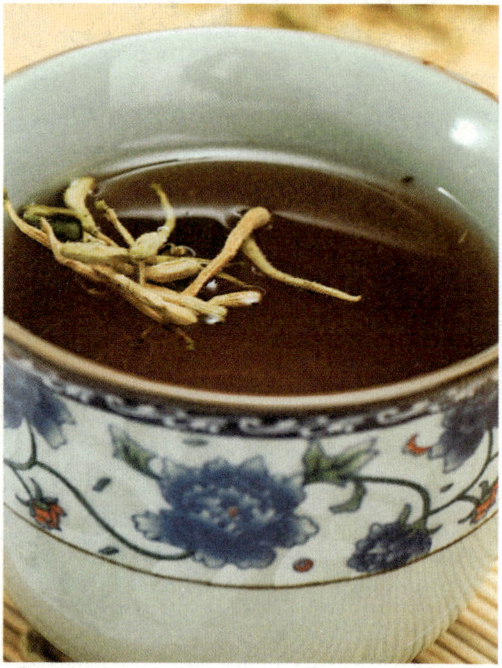

金银花饮

材料

金银花20克，山楂10克，蜂蜜250克。

做法

1. 将金银花、山楂放入锅内，加适量清水。
2. 锅置大火上烧沸，5分钟后取药液一次，再加水煎熬一次，取汁。
3. 将两次药液合并，稍冷却后放入蜂蜜，搅拌均匀即可。

功效

金银花性寒味甘，能宣散风热、清解血毒；蜂蜜能利水消肿、排毒养颜。此饮品能清热祛湿、排毒养颜。

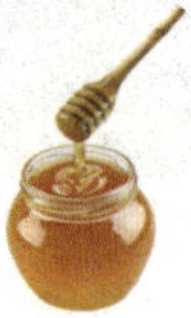

蜂蜜自古就是上等滋补饮品，具有补虚、润燥、解毒、保护肝脏、营养心肌、降血压、防止动脉硬化等作用。

兔肉薏米煲

材料

兔腿肉200克，薏米100克，红枣6枚，盐少许，葱、姜各6克，食用油10毫升。

做法

1. 兔腿均洗净剁块；薏米、红枣分别洗净。
2. 锅上火注水，入兔腿肉汆水冲净。
3. 净锅上火倒入油，将葱、姜爆香，入兔腿肉、薏米、红枣略炒，加适量水和少许盐，小火煲熟即可。

功效

薏米能清热利湿、止带下、消肿抗癌，兔肉能清热解毒、益气补虚，红枣可补益气血。三者结合有助于清热利湿、益气补虚。

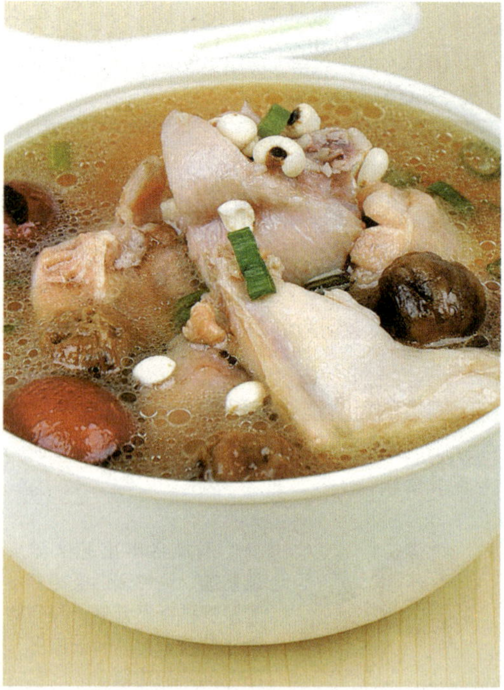

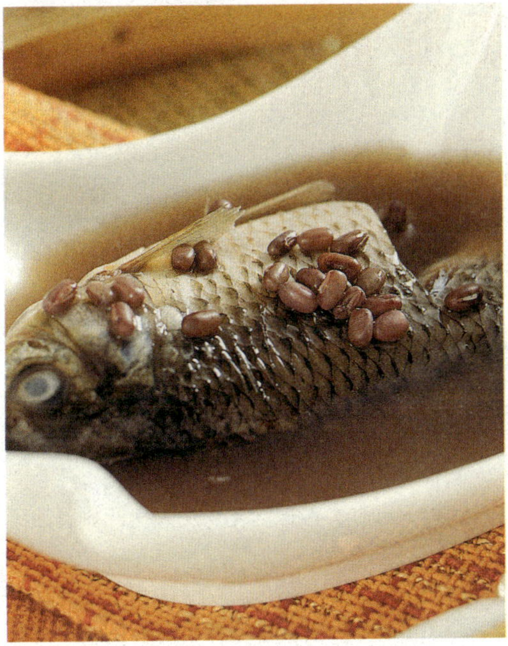

红豆炖鲫鱼

材料

红豆50克，鲫鱼1条，盐3克。

做法

1. 将鲫鱼处理干净。
2. 红豆洗净，泡发。
3. 鲫鱼和红豆放入锅内，加适量水清炖，炖至鱼和红豆熟烂，加盐调味即可。

功效

本品具有解毒渗湿、利水消肿的作用。

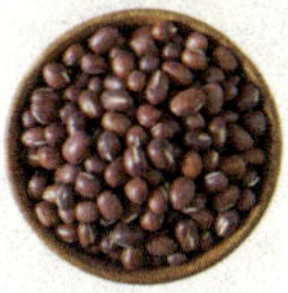

红豆美味可口，是日常生活必备的家用食材之一，具有清热解毒、利水消肿、健脾利湿、消积化淤等作用。

TIPS

在熬鲫鱼汤时，可以先用食用油将鲫鱼煎至表皮略黄，再加开水以小火慢熬，这样会使得鱼肉鲜嫩，鱼汤呈现出乳白色，味道也更鲜美。

薏米瘦肉冬瓜粥

材料

薏米80克，猪瘦肉50克，冬瓜100克，盐2克，料酒5毫升，葱8克。

做法

1. 薏米泡发，洗净；冬瓜去皮，洗净，切丁；猪瘦肉洗净，切丝；葱洗净，切葱花。
2. 锅置火上，倒入清水，放入薏米，以大火煮至开花。
3. 再加入冬瓜煮至粥呈浓稠状，放入猪肉丝煮至熟后，调入盐、料酒拌匀，撒上葱花即可。

功效

本粥具有健脾祛湿、清热解毒、利水消痰的作用。

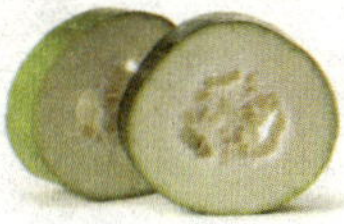

冬瓜含有糖、多种维生素和矿物质，营养丰富，具有利尿消肿、清热止渴等作用。

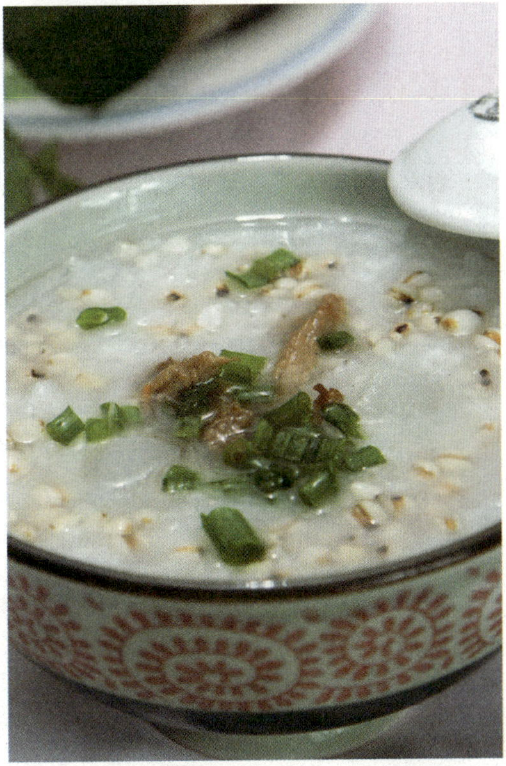

化痰祛湿，调治痰湿体质

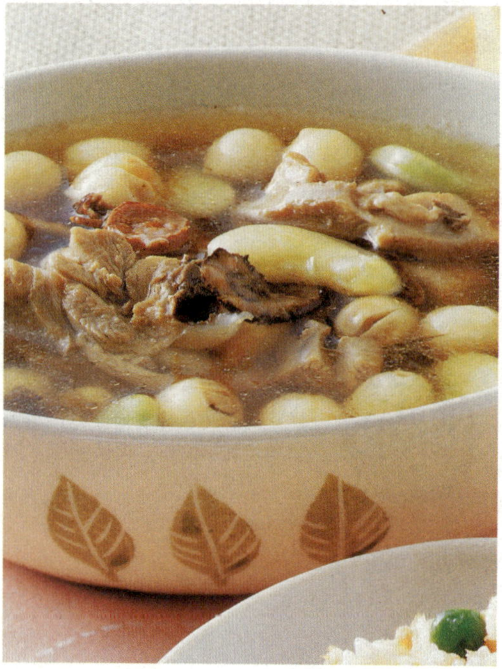

白扁豆鸡汤

材料

白扁豆100克，莲子40克，鸡腿300克，砂仁10克，盐5克。

做法

1. 将清水1500毫升、鸡腿、莲子置入锅中，以大火煮沸，转小火续煮45分钟备用。
2. 白扁豆提前泡好，洗净，沥干，放入锅中与其他材料混合，煮至白扁豆熟软。
3. 再放入砂仁，搅拌溶化，加入盐调味后即可关火。

功效

扁豆、砂仁均具有健脾化湿的功效，莲子也能祛湿化痰。因此，本菜品非常适合痰湿体质者食用。

白术茯苓牛蛙汤

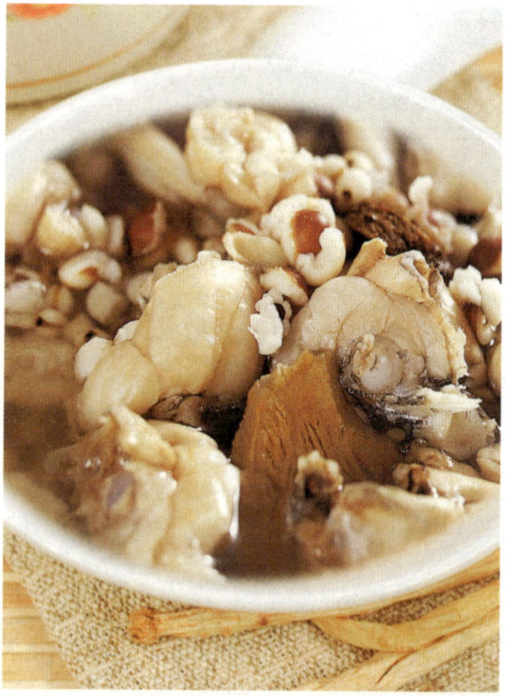

材料

白术、茯苓各15克，白扁豆30克，芡实20克，牛蛙2只，盐5克。

做法

1. 白术、茯苓均洗净，放入砂锅，加入适量清水，用小火约煲30分钟后，倒出药汁，除去药渣。
2. 牛蛙宰洗干净，去皮，斩块；芡实、白扁豆均泡好、洗净，投入砂锅内大火煮开后转小火炖煮20分钟，再将牛蛙放入锅中炖煮。
3. 加入盐与药汁，一同煲至熟烂即可。

功效

白术、茯苓能健脾益气、利水消肿，白扁豆、牛蛙可健脾利水、清热解毒。四者同用，能有效祛除痰湿，调理体质。

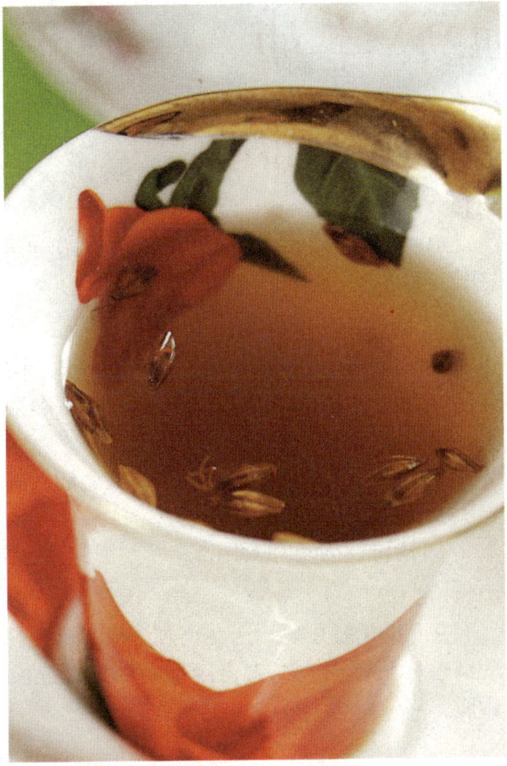

陈皮山楂麦芽茶

材料

陈皮10克，山楂10克，麦芽10克，冰糖10克。

制作

1. 将陈皮、山楂、麦芽一起放入煮锅中。
2. 加800毫升水以大火煮开，转小火续煮20分钟。
3. 再加入冰糖，小火煮至溶化即可。

功效

陈皮理气健脾、祛湿润燥，配伍山楂、麦芽，可祛湿润燥、消食化滞，痰湿体质者可经常饮用。

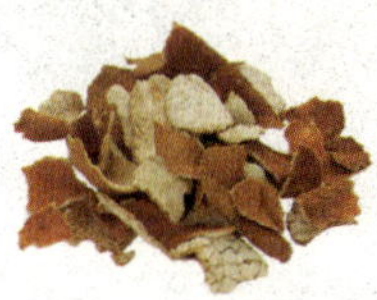

陈皮具有理气健脾、燥湿化痰的功效，可用于辅助治疗胸脘胀满、食少吐泻、咳嗽痰多。

茯苓家常面

材料

面条、胡萝卜块、牛蒡段、小白菜各100克，猪里脊、黑香菇、芹菜段各75克，茯苓10克，栀子5克，盐4克，淀粉8克。

做法

1. 清水煮沸，加入胡萝卜、牛蒡段、芹菜段、黑香菇、茯苓、栀子小火煮30分钟，去渣即为药膳高汤。
2. 小白菜洗净切小段；猪里脊两面抹上淀粉。
3. 面煮熟，盛入碗内；药膳高汤烧开，放入小白菜、猪里脊肉片煮熟，捞出放于面上，再倒入药膳高汤和盐调味即可。

功效

本品可利水渗湿、健脾宁心，非常适合痰湿体质者在夏天食用。

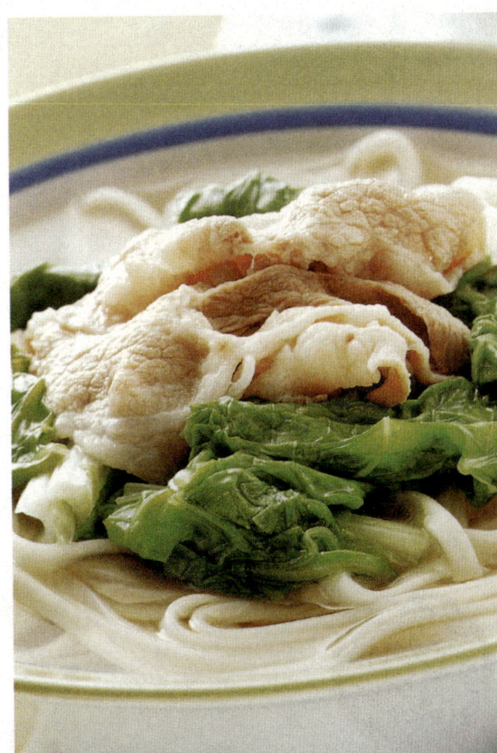

活血化淤，疏通血淤体质

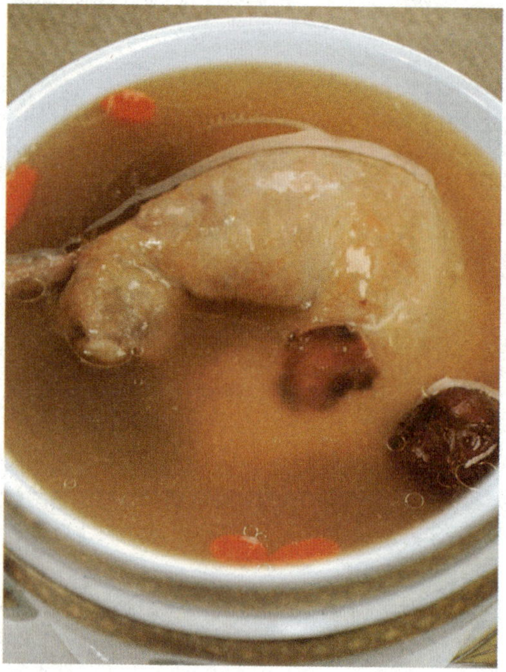

三七薤白鸡肉汤

材料

鸡肉350克，枸杞子20克，红枣10克，三七、薤白各5克，盐5克。

做法

1. 鸡肉收拾干净，斩件，汆水；三七洗净，切片；薤白洗净，切碎；枸杞子、红枣洗净，浸泡。
2. 将鸡肉、三七、薤白、枸杞子、红枣放入锅中，加适量清水，用小火慢煲。
3. 2小时后加入盐即可食用。

功效

三七能化淤止痛、活血止血；薤白能通阳散结、行气导滞。二者合用能有效调理血淤体质。

蛇舌草红豆汤

材料

红豆200克，白花蛇舌草15克，红糖10克。

做法

1. 将红豆和白花蛇舌草分别洗净，红豆以水泡发备用。
2. 将白花蛇舌草加适量水，以大火煮滚后转小火，煎煮30分钟，取药汁备用。
3. 再将药汁加红豆以小火续煮1小时，至红豆熟烂，即可加红糖调味食用。

功效

此品具有凉血解毒、活血化淤的功效。

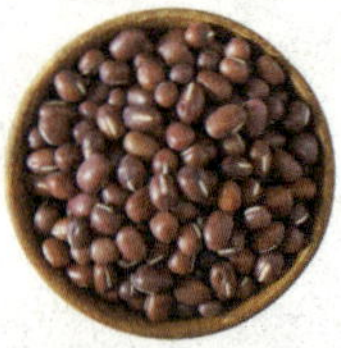

红豆美味可口，是日常生活必备的家用食材之一，具有清热解毒、利水消肿、健脾利湿、消积化淤等作用。

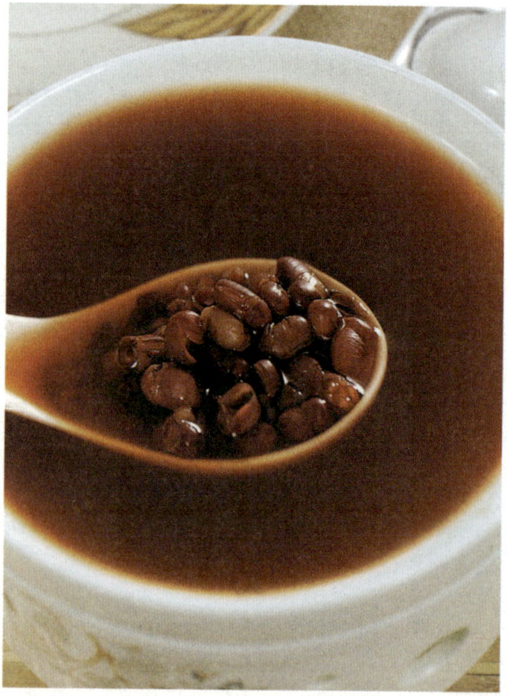

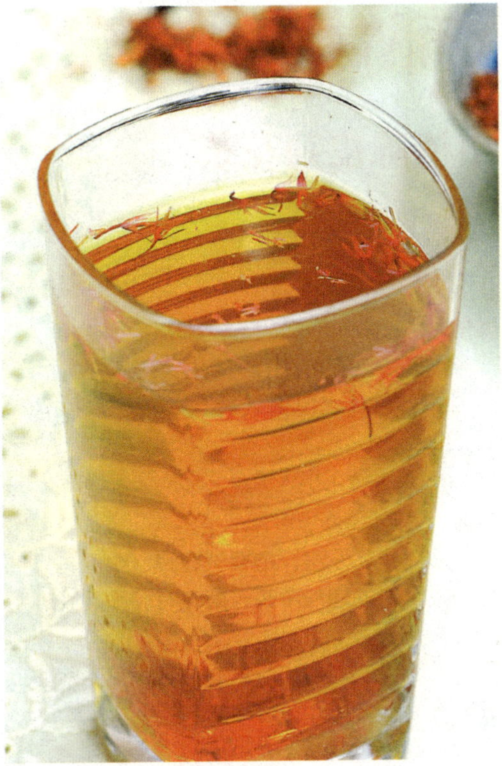

蜂蜜红花茶

材料

干燥红花1小撮，蜂蜜3毫升。

做法

1. 将红花用热开水浸泡30秒再冲净。
2. 将洗净的红花放入壶中，注入适量热开水，浸泡约3分钟，待茶稍凉，加入蜂蜜拌匀即可饮用。

功效

红花具有活血化淤、通经止痛的作用，搭配蜂蜜制成热饮非常适合调理血淤引起的闭经、痛经等。

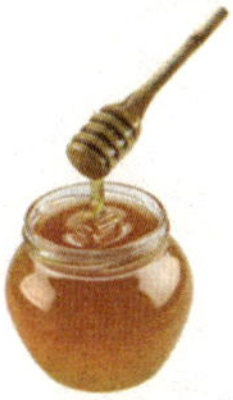

蜂蜜自古就是上等滋补饮品，具有补虚、润燥、解毒、保护肝脏、营养心肌、降血压、防止动脉硬化等作用。

益母草蛋花汤

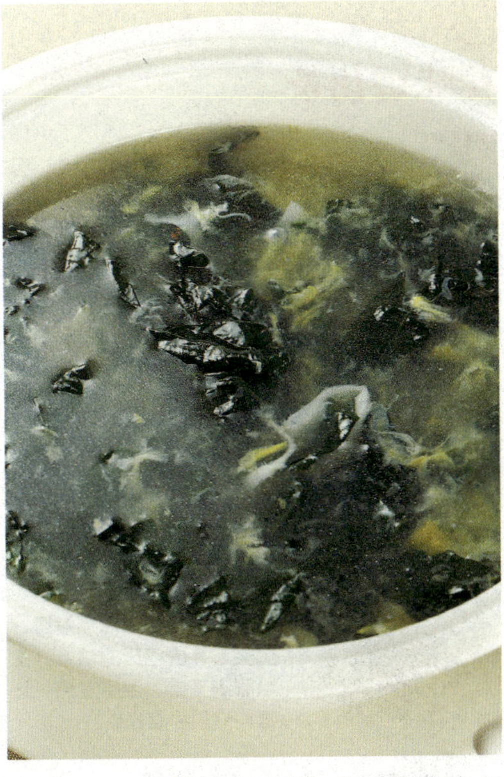

材料

益母草50克，鸡蛋2个，鸡汤适量，姜片5克，盐3克，白糖2克，胡椒粉2克。

做法

1. 益母草洗净，放入沸水中煮开。
2. 将鸡汤放入，加入盐、白糖、姜片。
3. 将鸡蛋打成蛋花，倒入汤中，煮开，加入胡椒粉即可。

功效

益母草是祛淤调经、利水消肿的良药，搭配鸡蛋制成蛋花汤不仅能治疗血淤导致的诸多病痛，还能增强体质。

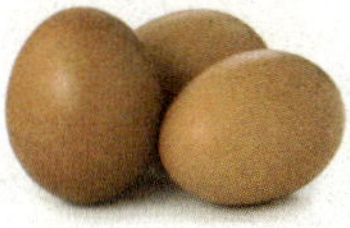

鸡蛋是扶助正气的常用食物，可补阴益血、除烦安神、补脾和胃，用于气血不足、热病烦渴、胎动不安等症。

疏肝理气，化解气郁体质

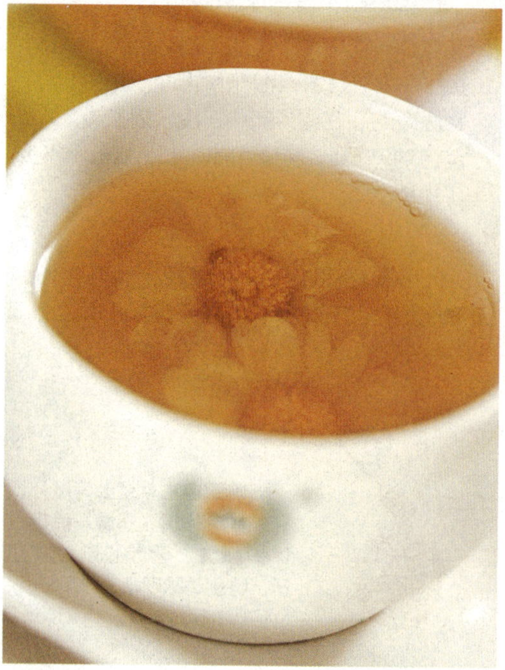

山楂陈皮菊花茶

材料

陈皮10克，山楂10克，菊花10克，冰糖10克。

做法

1. 将陈皮、山楂、菊花一起放入煮锅中。
2. 加800毫升水以大火煮开，转小火续煮20分钟。
3. 再加入冰糖，小火煮至溶化即可。

功效

陈皮味辛性温，能理气健脾、燥湿化痰，是一味常见的理气中药；菊花有保肝护肝、明目祛火的作用。因此，本花茶不仅能疏肝理气，还能保护视力，非常适合坐在电脑前的上班族饮用。

蒜味银花茶

材料

金银花30克，甘草3克，蒜20克，白糖5克。

做法

1. 将蒜去皮，洗净，捣烂。
2. 金银花、甘草分别洗净，一起放入锅中，放入蒜泥，加水600毫升，用大火煮沸即可关火。
3. 最后调入白糖搅匀即可服用。

功效

本花茶不仅有清热解毒、止痢的功效，还能行气解郁、清热除燥。

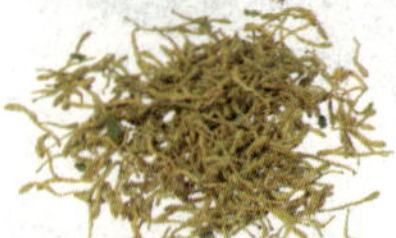

金银花具有清热解毒、抗炎、补虚疗风的功效，主治胀满下疾、温病发热，热毒痈疡和肿瘤等症。

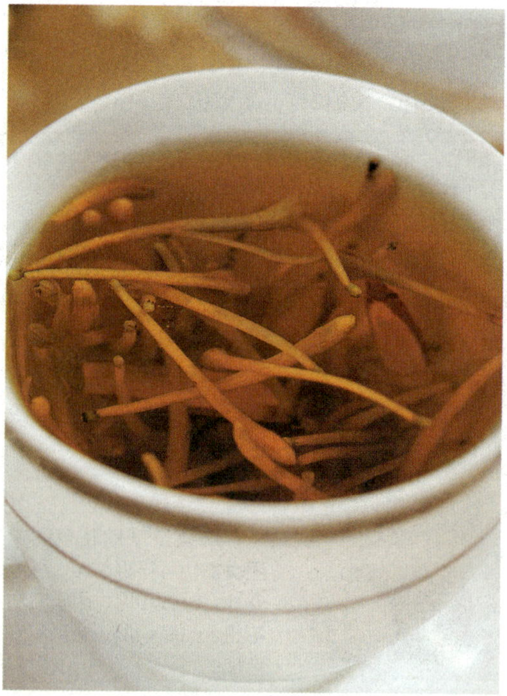

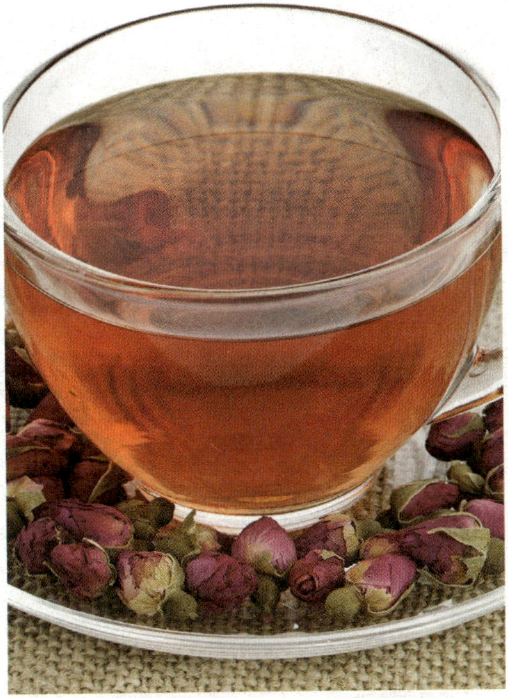

玫瑰枸杞茶

材料

干玫瑰花6朵，去核红枣3枚，黄芪片3克，枸杞子5克。

做法

1 将所有材料洗净。红枣切两半；干玫瑰花先用热开水浸泡再冲泡。

2 将所有材料放入茶壶中，倒入热开水。浸泡约3分钟，即可饮用。

功效

玫瑰花味甘性温，有疏肝解郁、活血止痛的作用；枸杞子则可保肝护肝。二者合用能有效缓解肝气郁结，也能缓解跌打伤痛。

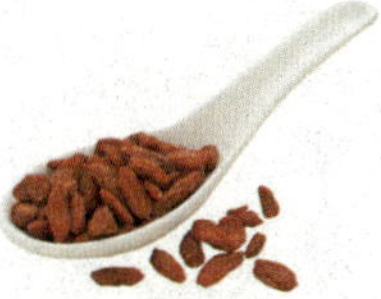

枸杞子

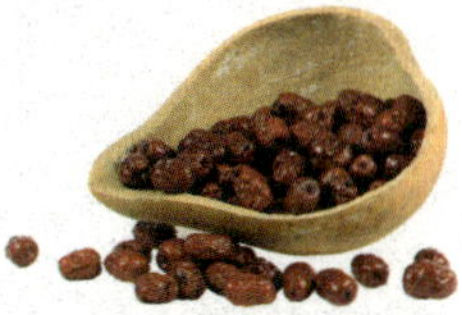

红枣

玫瑰蜜奶茶

材料

玫瑰花3～5克，蜂蜜、奶精各3毫升，红茶1包。

做法

1 将红茶包与玫瑰花置入冲茶壶内，用热开水冲开。

2 待花茶泡开，水变温后加蜂蜜调匀。

3 最后加入奶精即可。

功效

此奶茶具有理气解郁、调经化淤的作用。

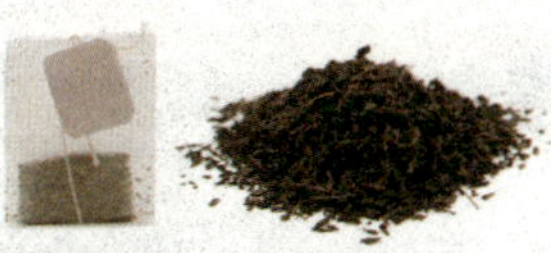

红茶具有提神消疲、生津清热、利尿排毒、健脾养胃的作用，常喝红茶还能起到抗癌的功效。

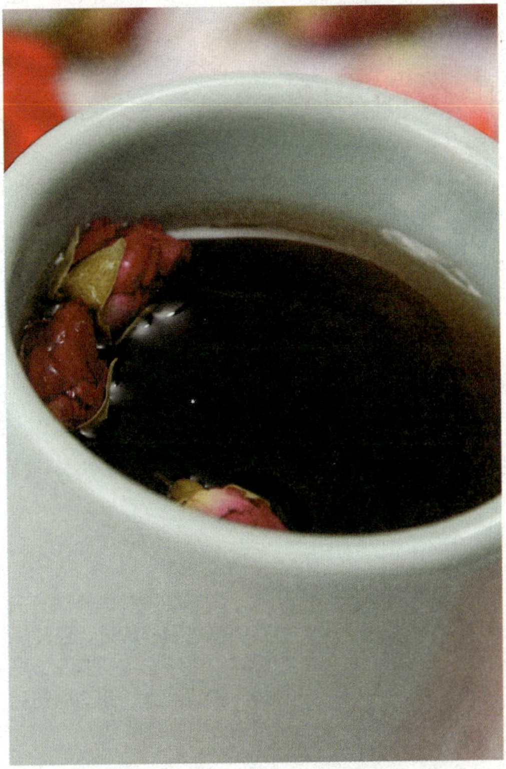

增强体质，改变特禀体质

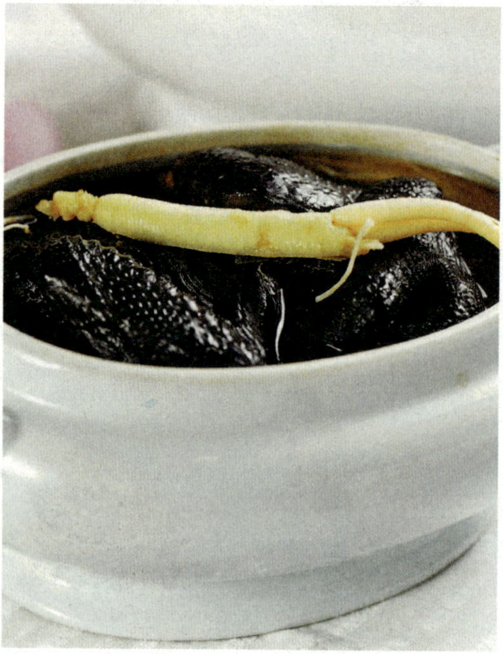

鲜人参炖乌鸡

材料

鲜人参2根，乌鸡650克，猪瘦肉200克，火腿30克，姜2片，料酒3克，盐5克。

做法

1 乌鸡处理干净；猪瘦肉洗净切小块；火腿切粒；鲜人参洗净。

2 所有肉料焯去血污，加鲜人参、姜片、料酒装入炖盅内，入锅隔水炖4小时至熟烂。

3 加入盐调味即成。

功效

此菜品能益气固表、强壮身体。

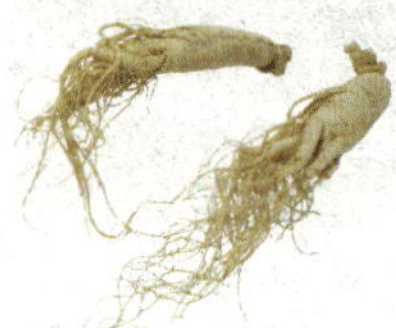

人参能调整血压、恢复心脏功能，还适用于神经衰弱及身体虚弱等症。

山药糯米粥

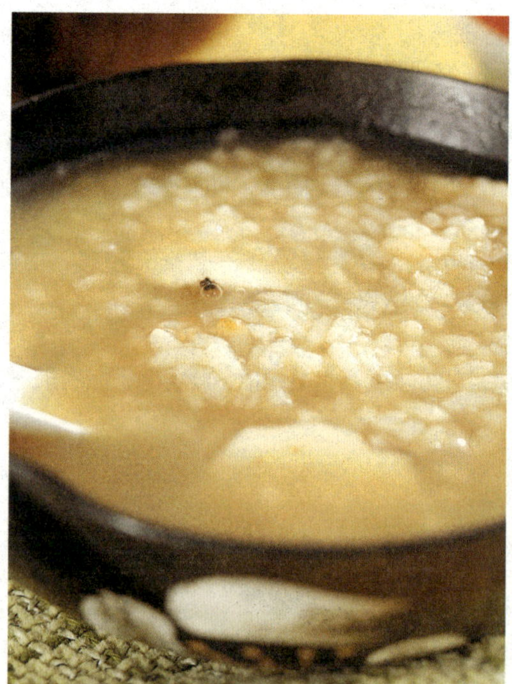

材料

山药15克，糯米50克，红糖10克，胡椒末2克。

做法

1 山药去皮，洗净，切片。

2 将糯米洗净，与山药共煮粥。

3 粥将熟时，加胡椒末、红糖，再稍煮即可。

功效

此品具有健脾暖胃、温中益气的功效，特禀体质者可常食。

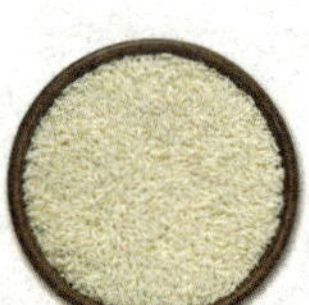

糯米能够补气养体，主要功能是温补脾胃，还能够缓解气虚所导致的盗汗、妊娠后腰腹坠胀、劳动损伤后气短乏力等症状。

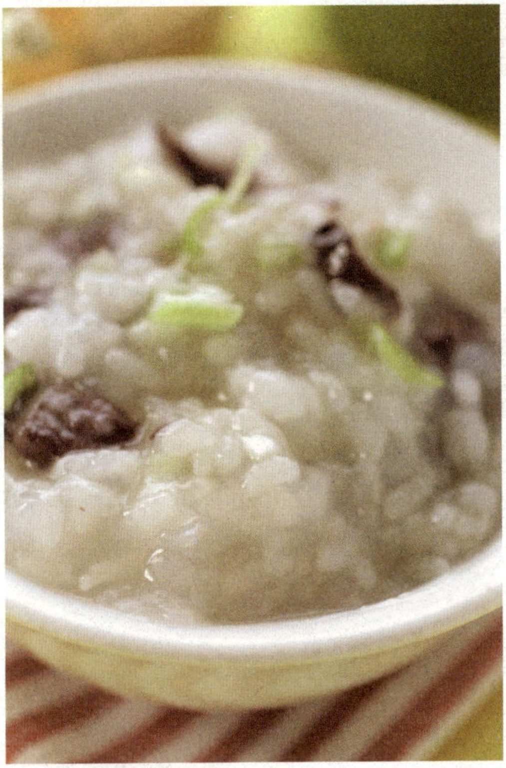

葱白乌鸡糯米粥

材料

乌鸡腿1只，糯米200克，葱白30克，盐3克。

做法

1. 糯米洗净，用清水浸泡4小时；乌鸡腿剁成块，入沸水焯去血污；葱白洗净，切成小段。
2. 在锅内注入适量凉水，放入乌鸡块大火烧开后，转小火煮20分钟，再加入糯米同煮。
3. 待米煮开后，转小火慢熬至粥黏稠，加入适量的葱段、盐，稍煮片刻后，将粥倒入碗中，即可食用。

功效

此款乌鸡糯米粥能改善特禀体质者过敏症状，对缓解过敏性鼻炎尤其有效。

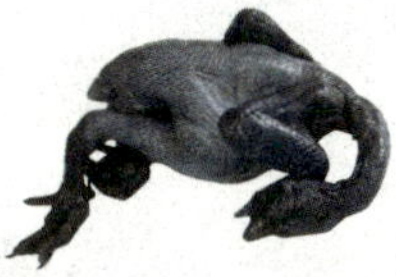

乌鸡性平、味甘，具有滋阴清热、补肝益肾、健脾止泻等作用。食用乌鸡，可延缓衰老、强筋健骨。

冰糖参枣汁

材料

党参10克，红枣15克，冰糖15克 。

做法

1. 党参、红枣分别洗净，红枣去核。
2. 二者放入锅中，加适量水，以小火加热至沸腾，续煮10分钟。
3. 加入冰糖搅拌至糖溶解后熄火，透过细滤网滤出纯净的汤汁，降温即可饮用。

功效

冰糖参枣汁能滋阴润肺、补血益气，适合特禀体质者常食。

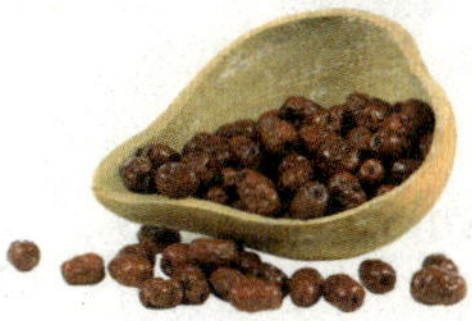

红枣具有补中益气、养血安神、健胃补脑、保护肝脏的作用，长期食用还可滋润肌肤，减少面部色斑，防止脱发。

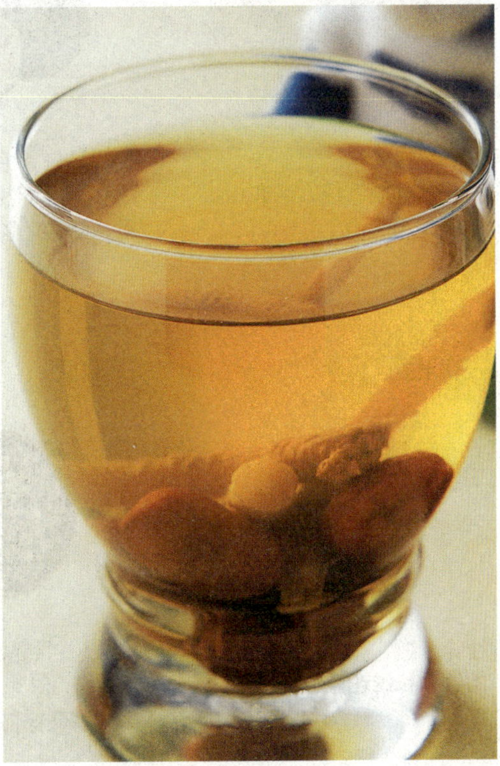

养生看体质，吃对保健康

调养体质的常用药材与食物

红枣

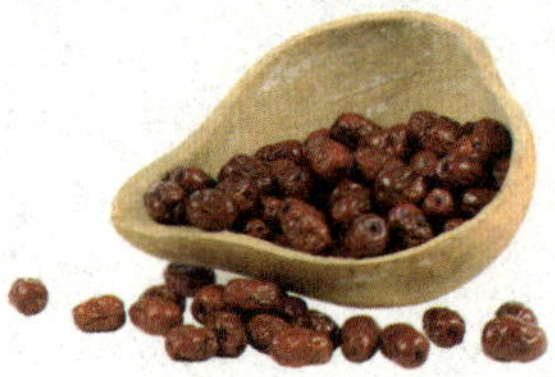

性味：甘，温。
功效：补中益气，养血安神。

核桃仁

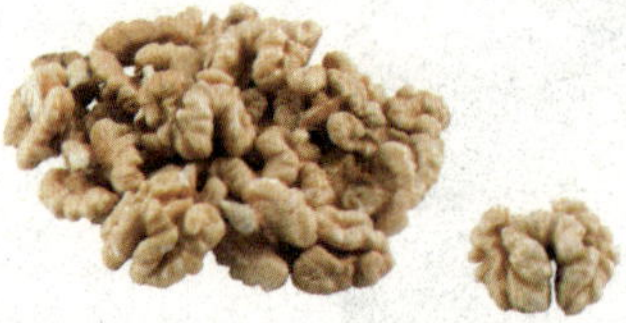

性味：甘，温。
功效：补肾温肺，润肠通便。

黄芪

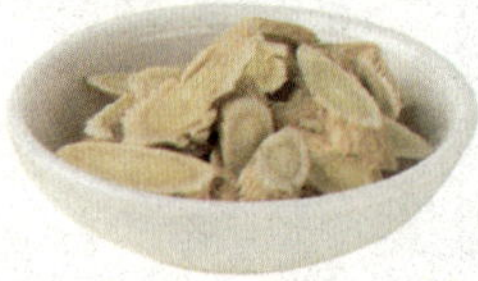

性味：甘，微温。
功效：补气健脾，升阳举陷，益卫固表，利尿消肿。

当归

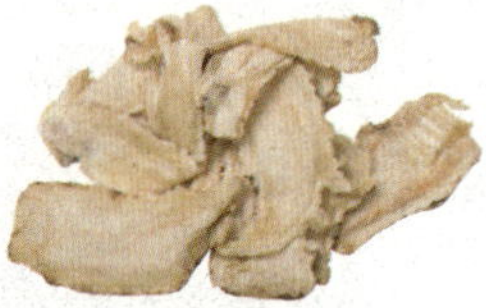

性味：甘、辛，温。
功效：补血调经，活血止痛，润肠通便。

无花果

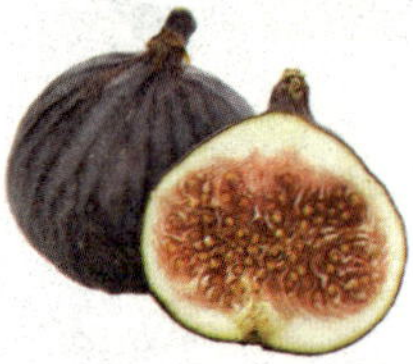

性味：甘，凉。
功效：清热生津，健脾开胃，解毒消肿。

薏米

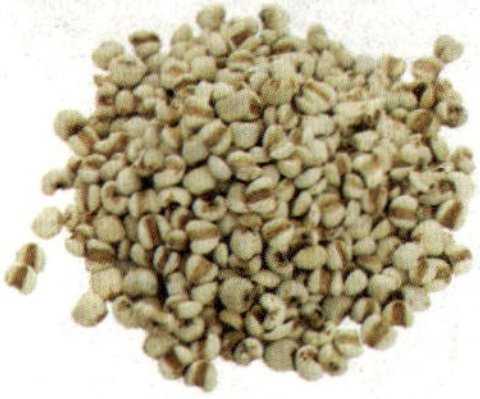

性味：甘、淡，凉。
功效：利水渗湿，健脾，除湿痹，清热排脓。

白扁豆

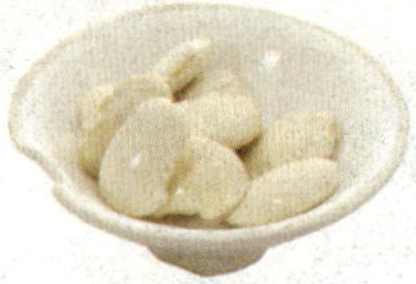

性味：甘，微温。
功效：补脾和中，解暑化湿。

红豆

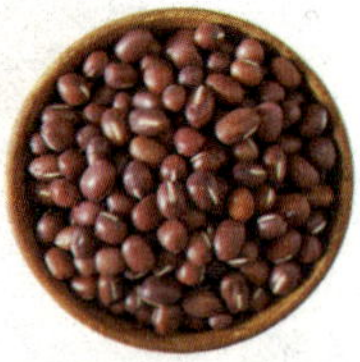

性味：甘、酸，平。
功效：利湿消肿，清热退黄，解毒排脓。

三七

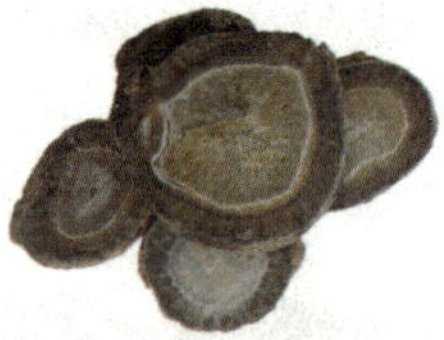

性味：甘、微苦，温。
功效：化淤止血，活血定痛，补虚强壮。

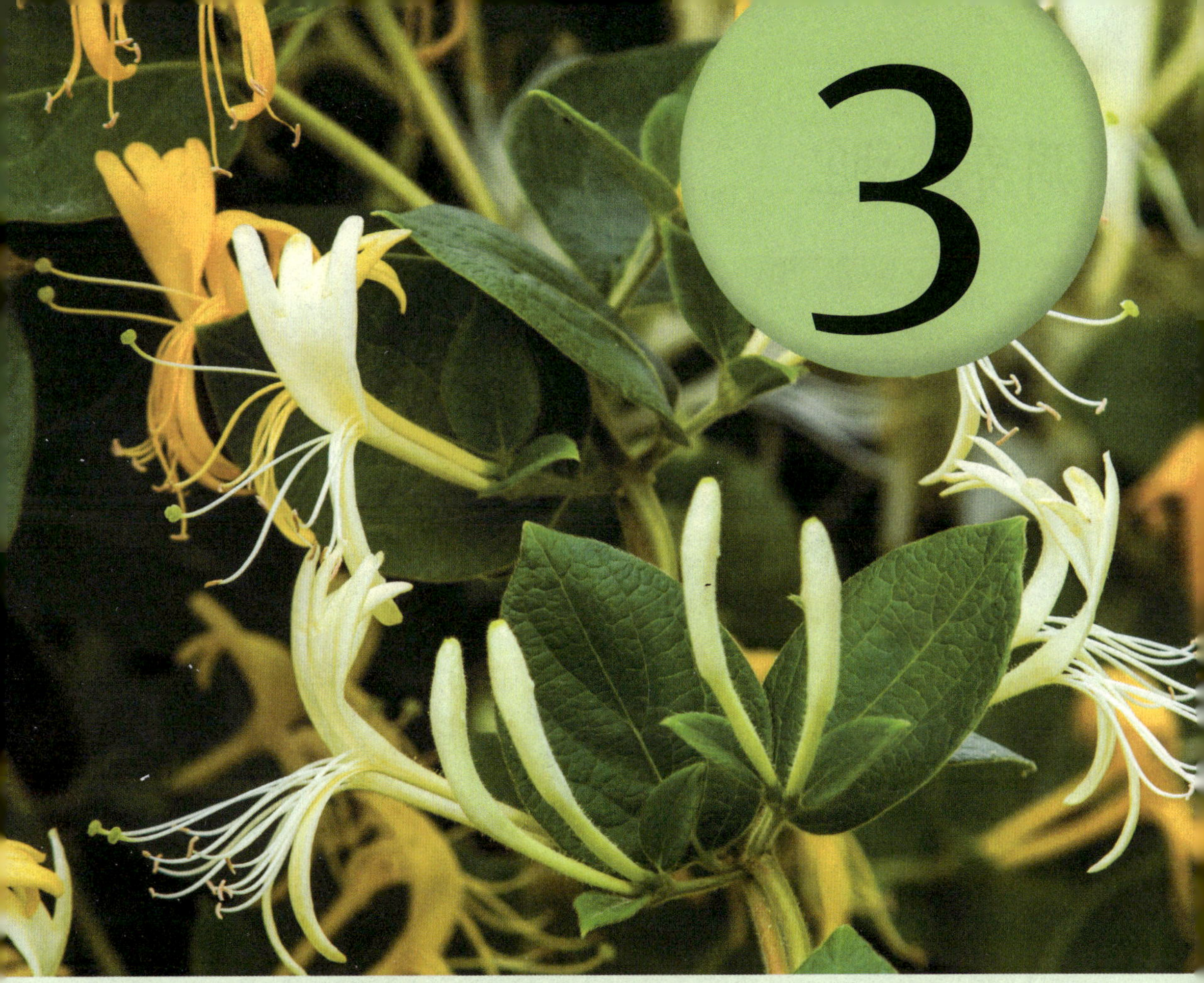

3

药膳调养五脏六腑

人体是一个统一的整体，各部位分工合作，唯有协调配合才能保证身体健康无病。要想百病不生，必须得疏通气血；要想气血通畅，必须让五脏健康运作；要想五脏协调配合，必须清除掉体内的毒素，养护好我们的“五脏神”。通气血、补五脏、清毒素，能够促进生命机体活力，从而祛除百病、延年益寿。

调养心脏

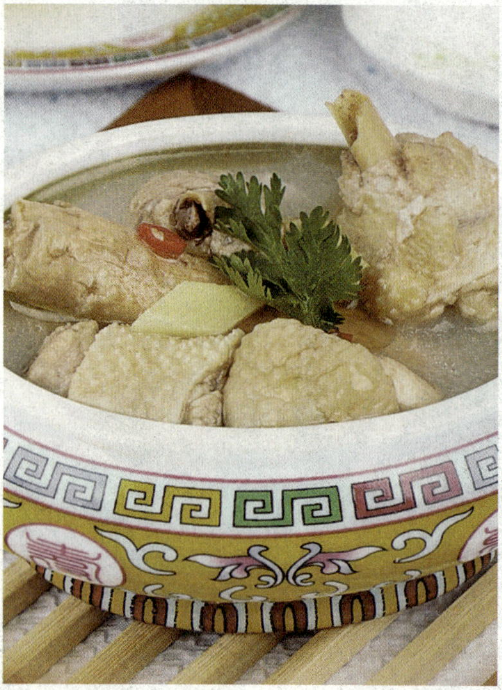

人参山鸡汤

材料

人参9克，山鸡250克，盐3克，生姜2片。

做法

1. 将山鸡洗净，斩成大小合适的块后汆水，捞出备用。
2. 人参洗净备用。
3. 汤锅上火，加水适量，下山鸡块、人参、姜片，加入盐调味，开火煲至熟即可。

功效

此汤可养心益肾、温中补脾、益气养血、补肾益精、增强免疫力，对体虚欲脱、久病虚羸、心悸气短有食疗作用。

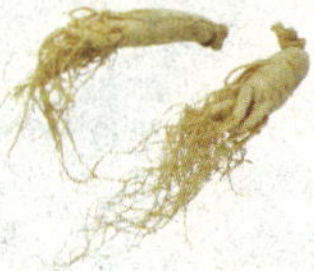

人参能调整血压、恢复心脏功能，还适用于神经衰弱及身体虚弱等症。

鲜人参乳鸽汤

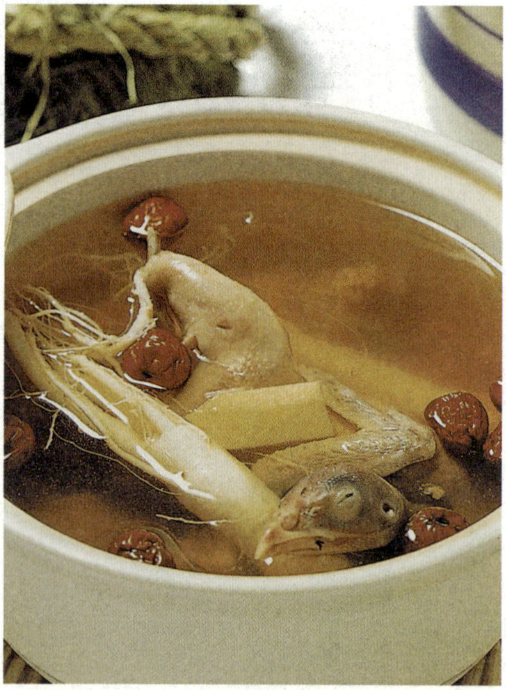

材料

鲜人参9克，乳鸽1只，红枣15克，姜5克，盐3克。

做法

1. 乳鸽收拾干净；人参洗净；红枣洗净，泡发后去核；姜洗净，去皮，切片。
2. 乳鸽入沸水中汆去血水后捞出。
3. 将乳鸽、人参、红枣、姜片一起放入汤煲中，再加适量水，以大火炖煮35分钟，加盐调味即可。

功效

此汤可补气养血、生血健体、补益心脾，对心悸气短有一定食疗作用。

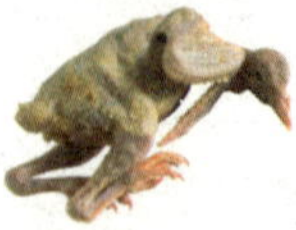

乳鸽的营养价值高，滋味鲜美，肉质细嫩，富含蛋白质，是一种无污染的生态食物。

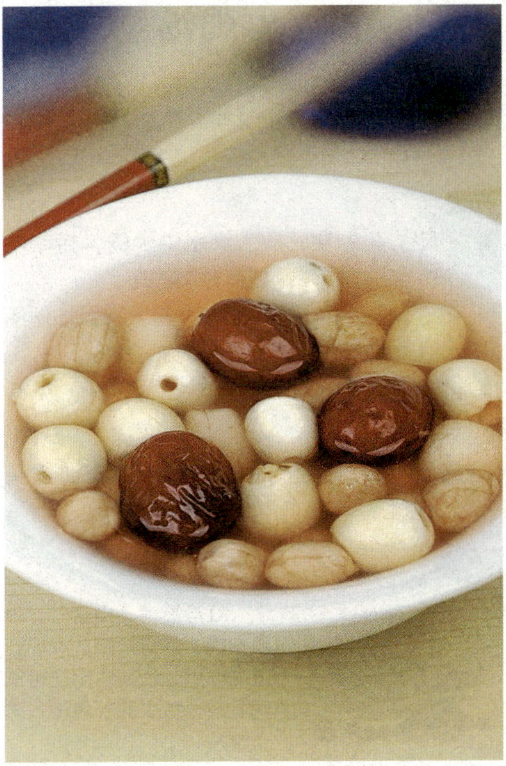

莲子红枣花生汤

材料

莲子20克，红枣15克，花生仁50克，冰糖5克。

做法

1. 将莲子、花生仁、红枣分别洗净，泡发。
2. 锅上火，加入适量清水，将莲子、花生仁、红枣下入锅中，大火烧沸，撇去浮沫，转小火慢炖10分钟，调入冰糖即可饮用。

功效

此汤可补气养心、清热降火、补脾止泻，对心慌心悸、失眠健忘等症有食疗作用。

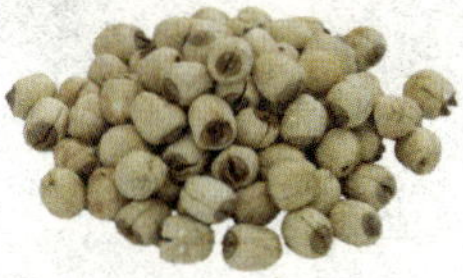

莲子中的钙、磷和钾的含量丰富，具有益心补肾、健脾止泻、固精安神的作用。莲心具有强心作用，还能祛火助眠、降低血压。

五味子炖肉

材料

五味子5克，黄芩15克，猪瘦肉200克，白果30克，盐3克。

做法

1. 猪瘦肉洗净，切片。
2. 五味子、白果、黄芩分别洗净。
3. 炖锅放火上，加入适量清水，放入五味子、白果、黄芩与猪瘦肉，炖至肉熟，加入盐调味即可。

功效

本品可补肺益肾、补气宁心，对失眠健忘、肺虚喘嗽、心肺气虚型肺心病有一定辅助疗效。

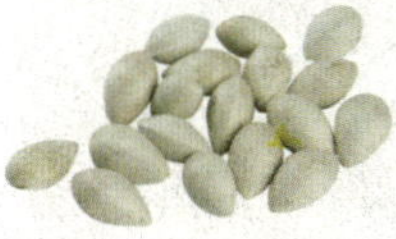

白果营养丰富，具有益肺气、治咳喘、止带虫、缩小便、平皱皱、护血管、增加血流量的作用。

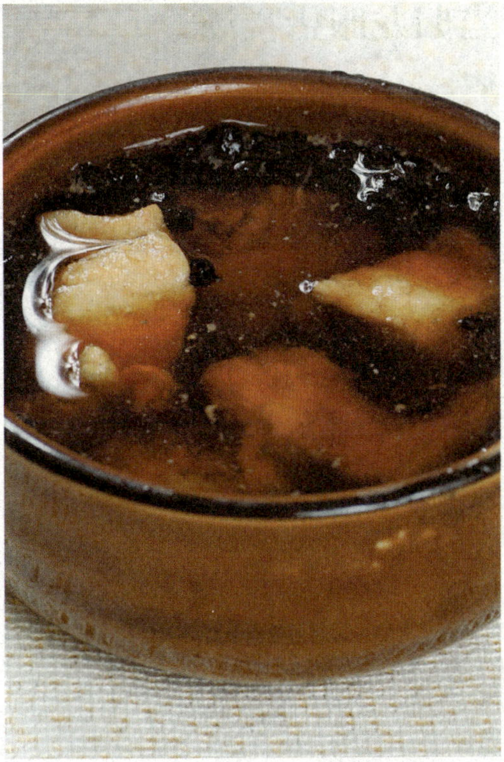

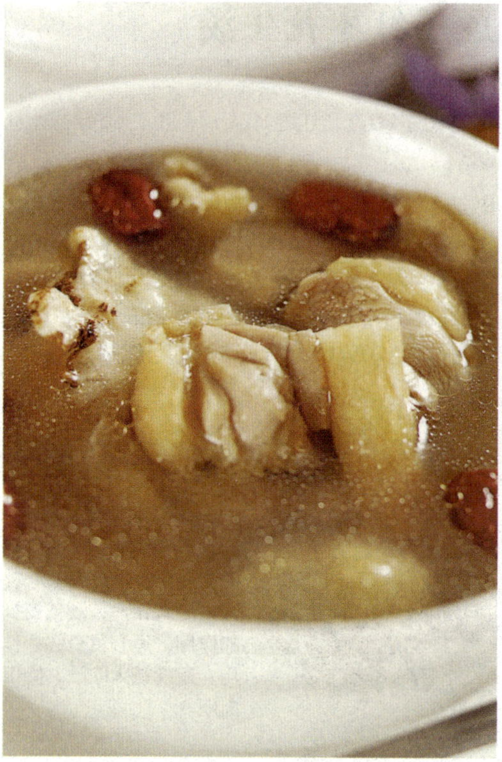

当归党参红枣鸡汤

材料

党参15克，当归12克，红枣8枚，鸡腿1只，盐2克。

做法

1. 鸡腿洗净剁块，放入沸水中汆烫，捞起冲净；当归、党参、红枣分别洗净。
2. 鸡腿、党参、当归、红枣一起入锅，加适量水以大火煮开，转小火续炖30分钟。
3. 起锅前加盐调味即可。

功效

此汤可补血健脾、益气补虚，对血虚头痛、气短心悸等症有食疗作用。

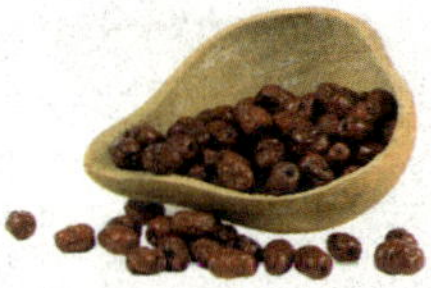

红枣具有补中益气、养血安神、健胃补脑、保护肝脏的作用，长期食用还可滋润肌肤，减少面部色斑，防止脱发。

当归龙眼猪腰汤

材料

猪腰150克，龙眼肉30克，当归10克，红枣姜片适量，盐1克。

做法

1. 猪腰洗净，切开，除去白色筋膜；当归、龙眼肉分别洗净。
2. 锅中注水烧沸，入猪腰汆水去除血沫，捞出切块。
3. 将适量清水放入煲内，大火煲滚后加入所有食材，改用小火煲2小时，加盐调味即可。

功效

此汤可养血安神、补血益气，对失眠心悸有食疗作用。

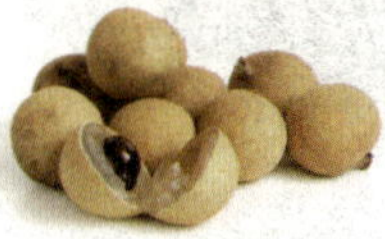

龙眼肉富含维生素P和维生素K，具有补虚益智、补益心脾、养血安神的功效，还有保护血管的作用。

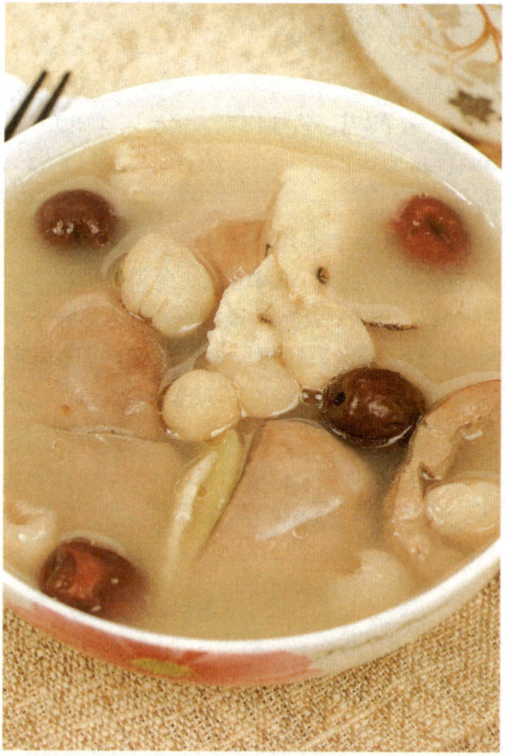

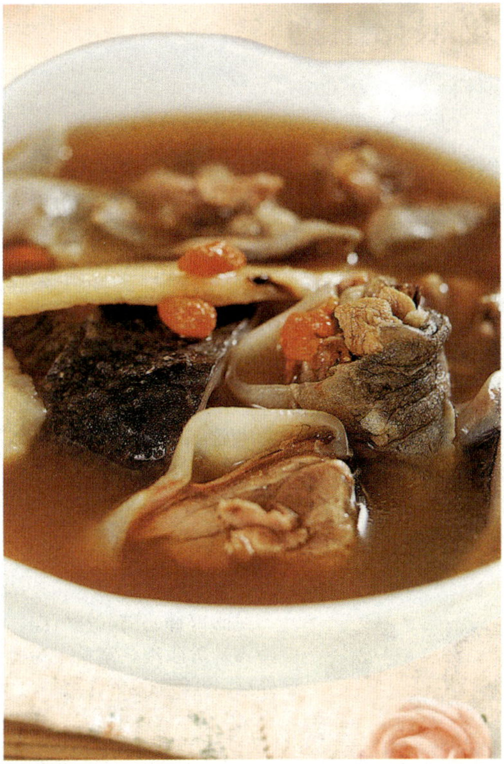

阿胶枸杞炖甲鱼

材料

甲鱼1只，山药100克，枸杞子6克，阿胶10克，生姜1片，料酒5毫升，清鸡汤700毫升，盐3克。

做法

1. 甲鱼宰杀，洗净，切成中块；山药削皮洗净切块、枸杞子用温水浸透洗净。
2. 将甲鱼、清鸡汤、山药、枸杞子、生姜、料酒置于炖盅，盖上盅盖，隔水炖。
3. 待锅内水开后用中火炖1小时，放入阿胶后再用小火炖30分钟，最后调入盐即可。

功效

此汤可滋阴补血、益气补虚，对心悸失眠、冠心病具有一定的食疗作用。

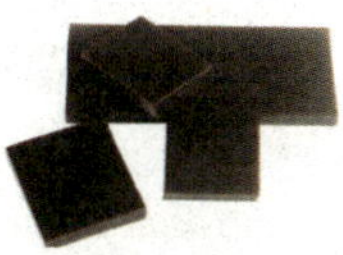

阿胶为补血养血、滋阴润燥的良药，具有润肺止咳、止血生血、定痛安胎的作用，长期食用还能美容养颜。

生地煲排骨

材料

排骨500克，生地15克，生姜50克，盐5克。

做法

1. 排骨洗净，斩成小段；生地洗净；生姜洗净，去皮，切成片。
2. 将排骨放入炒锅中炒至断生，捞出备用。
3. 取炖盅，放入排骨、生地、生姜和适量清水，隔水炖1小时，最后加入盐调味即可。

功效

此汤可滋阴清心、凉血补血，对失眠多梦、五心发热等症有食疗作用。

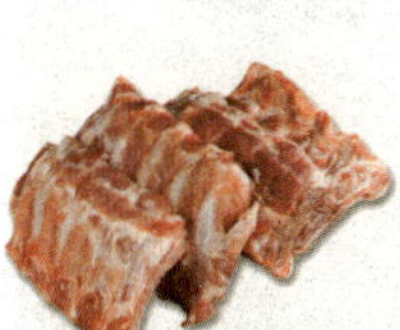

排骨具有滋阴壮阳、益精补血、强壮体格的功效。排骨含有大量磷酸钙、骨胶原、骨黏蛋白等，特别适用于给幼儿和老人补充钙质。

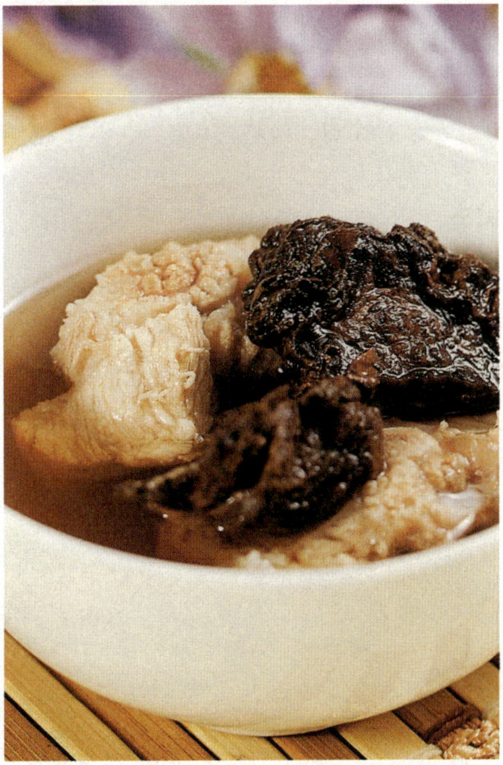

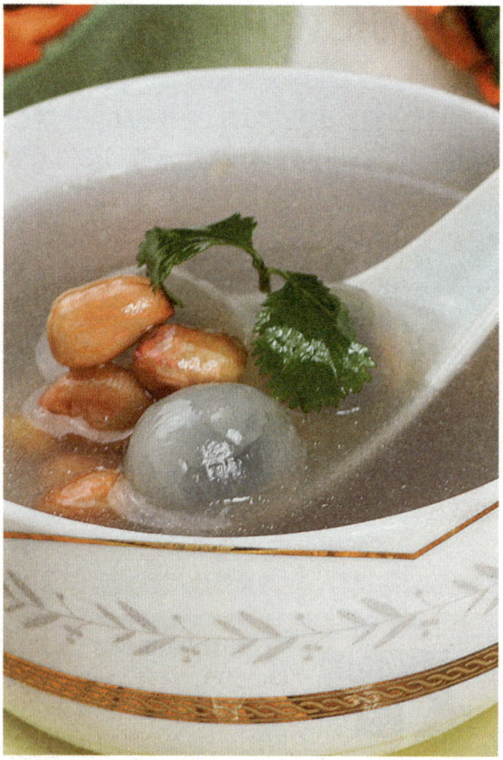

龙眼花生汤

材料

龙眼25克，生花生仁30克，白糖5克。

做法

1. 将龙眼去壳，取肉。
2. 生花生仁洗净，再浸泡20分钟。
3. 锅中加水，将龙眼肉和生花生仁一起下入其中，煮30分钟后，加白糖调味即可。

功效

此汤能养血补脾、养心安神，对失眠心悸、神经衰弱、病后需要调养及体质虚弱的人有良好的食疗作用。

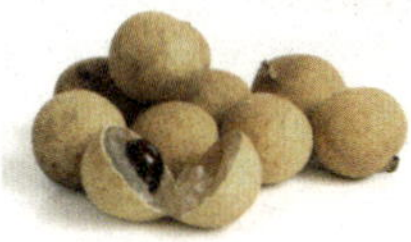

龙眼能补心脾、益气血、健脾胃、养肌肉，常食还有美容养颜、延年益寿的作用。

龙眼山药红枣汤

材料

龙眼肉60克，山药150克，红枣15克，冰糖10克。

做法

1. 山药削皮洗净，切小块；红枣洗净。
2. 汤锅内加适量水，煮沸，加入山药块煮沸，再下红枣。
3. 待山药熟透、红枣松软，将龙眼肉剥散加入；待龙眼肉之香甜味融入汤中，加冰糖调味即可。

功效

此汤能养心安神、益气补血、健脾和胃。

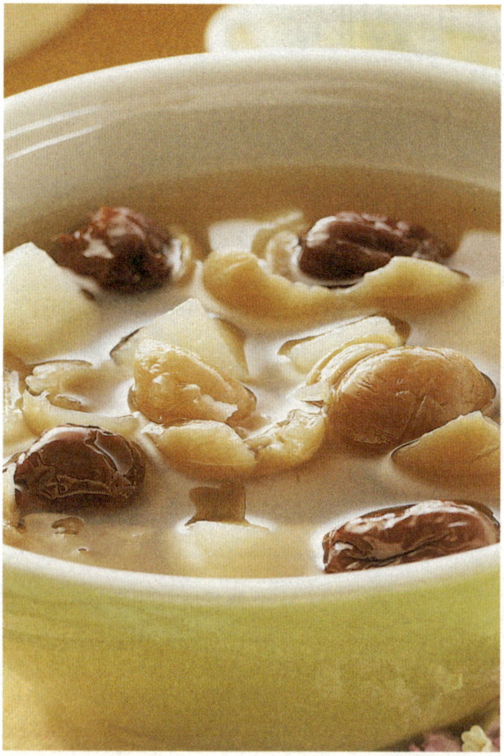

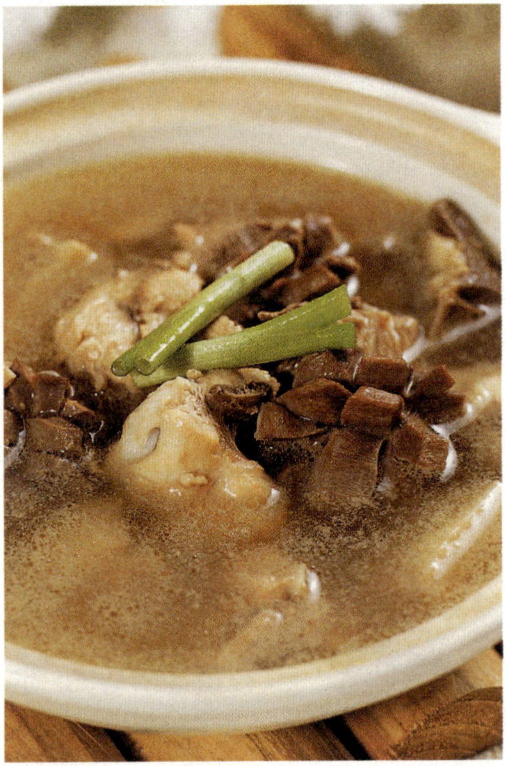

益智仁鸭汤

材料

净鸭肉250克，净鸭肾1个，猪油50毫升，益智仁5克，白术10克，葱白5克，料酒15毫升，生姜3片，盐3克。

做法

1. 鸭肉洗净，切块；鸭肾处理干净，切成4块；生姜洗净，拍松；葱白切段。
2. 汤锅上火，加猪油烧热，入鸭肉、鸭肾、葱白、生姜，爆炒5分钟，倒入料酒，翻炒5分钟，盛入砂锅内。
3. 加适量水，再加益智仁、白术，小火炖3小时，放盐调味即可。

功效

此汤可清肺解热、养心安神、健脾益气，对咳嗽痰多、阴虚阳亢之头晕头痛有食疗作用。

益智仁猪骨汤

材料

益智仁5克，猪尾骨400克，盐3克，白萝卜半根、玉米1根。

做法

1. 益智仁洗净；猪尾骨洗净斩件，以滚水汆烫，捞出。
2. 锅中加清水煮滚，下入益智仁、猪尾骨同煮约15分钟。
3. 将白萝卜、玉米分别洗净，切块，同入锅中续煮至熟，加盐即可。

功效

此汤可补脑醒神、养心安神。

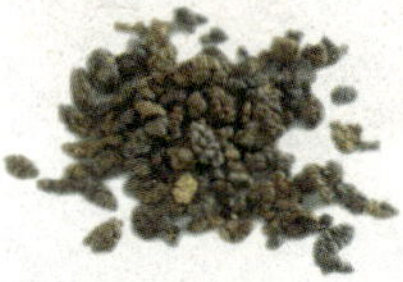

益智仁不仅有收涩、健脾开胃的作用，还有强心和抗癌的功效，并能促进机体的能量代谢、改善记忆力。

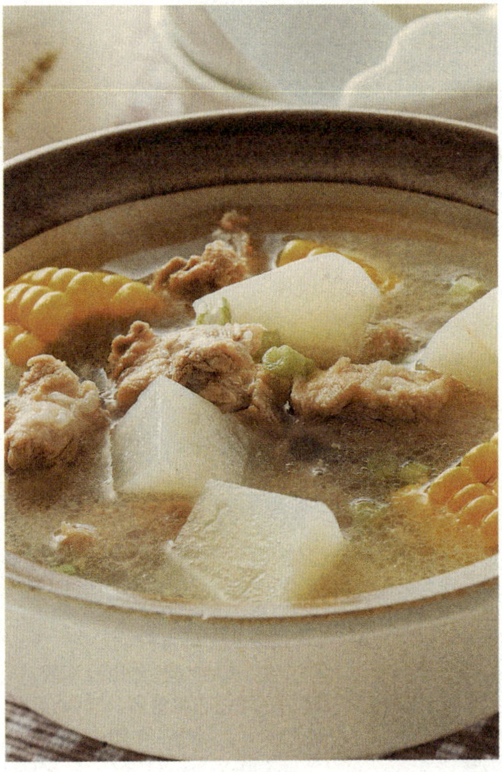

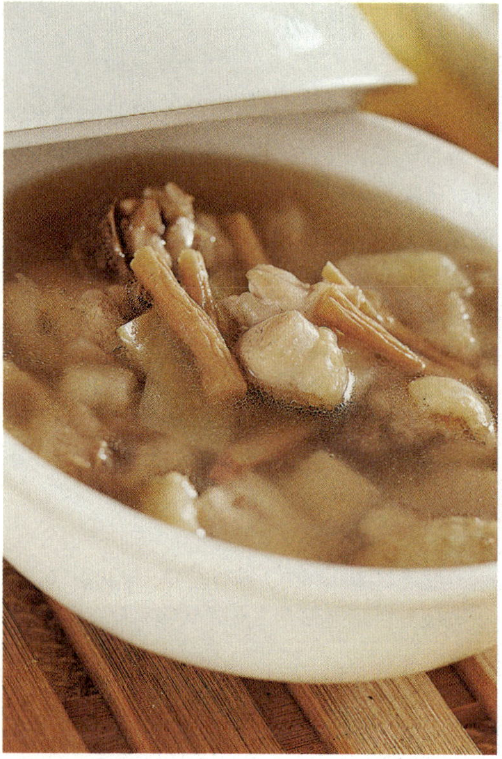

党参茯苓鸡汤

材料

鸡腿1只，党参15克，茯苓10克，红枣8枚，盐2克。

做法

1. 鸡腿洗净剁块，放入沸水中汆烫，捞起冲净；党参、茯苓、红枣洗净。
2. 鸡腿、党参、茯苓、红枣一起放入锅中，加适量水以大火煮开，转小火续煮30分钟。
3. 起锅前加盐调味即可。

功效

此汤可温中益气、除湿补血、养心安神，对气血不足、痰饮眩悸、心神不安等症有食疗作用。

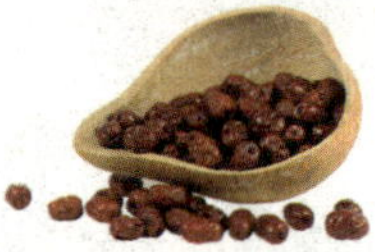

红枣

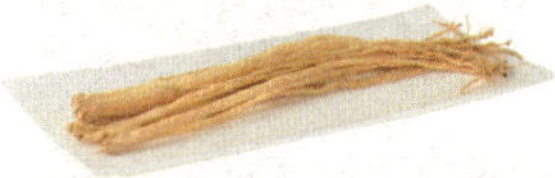

党参

莲子猪心汤

材料

莲子20克，红枣15枚，枸杞子15克，猪心1个，盐3克。

做法

1. 将猪心洗净，入锅中加以煮熟捞出，用清水冲洗干净，切成片。
2. 将莲子、红枣、枸杞子分别洗净、泡发。
3. 锅上火，加水适量，将莲子、红枣、枸杞子、猪心片下入锅中，小火煲2小时，加盐调味即可饮用。

功效

此汤可补中祛湿、养血安神，对心虚失眠、心烦气躁、惊悸、自汗等症有食疗作用。

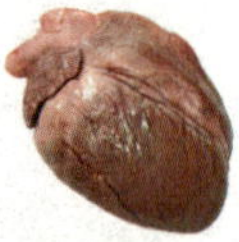

猪心含有蛋白质、钙、磷、铁、多种维生素以及烟酸等，对加强心肌营养、增强心肌收缩力有明显的作用。

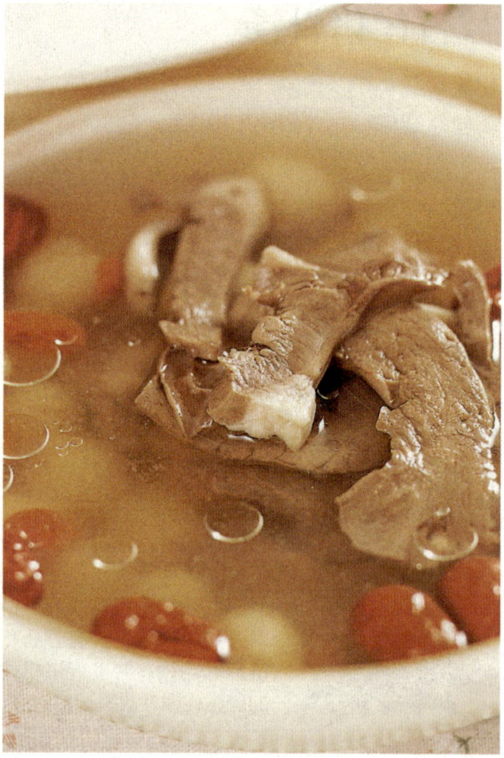

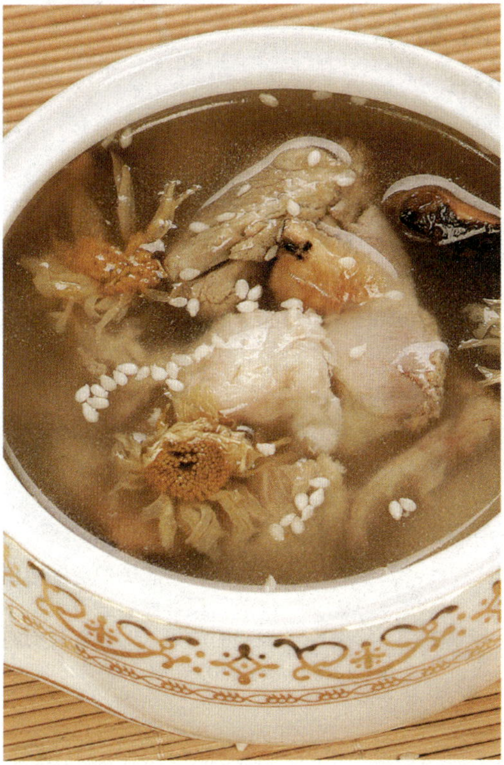

茯苓菊花瘦肉汤

材料

猪瘦肉400克，茯苓10克，菊花3～5朵、白芝麻1克，盐5克。

做法

1. 猪瘦肉洗净，切块；茯苓洗净，切片；菊花、白芝麻分别洗净。
2. 将猪瘦肉放入煮锅中汆水，捞出备用。
3. 将猪瘦肉、茯苓、菊花放入炖锅中，加入适量清水，炖2小时，调入盐，撒上白芝麻，关火后加盖焖片刻即可。

功效

此汤滋阴润燥、补虚安神、利水渗湿，对水肿、脾虚泄泻、心悸失眠、小便不畅等症有食疗作用。

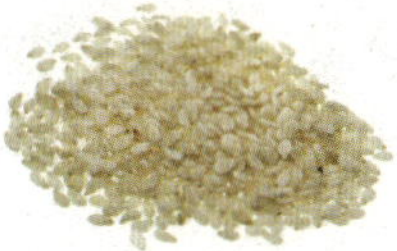

芝麻味甘、性平，具有补血明目、祛风润肠、生津通乳、益肝养发、强身健体、抗衰老的作用。

酸枣仁黄豆炖鸭

材料

鸭半只，黄豆200克，酸枣仁15克，夜交藤10克，姜片5克，盐5克，高汤750毫升。

做法

1. 将鸭收拾干净，斩块；黄豆、酸枣仁、夜交藤均洗净备用。
2. 将鸭块与黄豆一起放入锅中汆水后捞出。
3. 将高汤倒入锅中，放入鸭块、黄豆、酸枣仁、夜交藤、姜片，炖1小时，加盐调味即可。

功效

此汤可调节情绪、滋阴解热、宁心安神，对虚烦不眠、惊悸怔忡、心烦易怒、失眠多梦、虚汗等症有食疗作用。

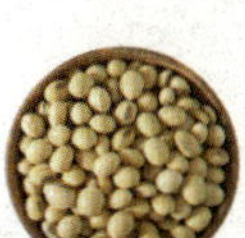

黄豆不仅能为人体提供丰富的蛋白质和维生素，还具有滋补养心、祛风明目、清热利水、活血解毒等作用。

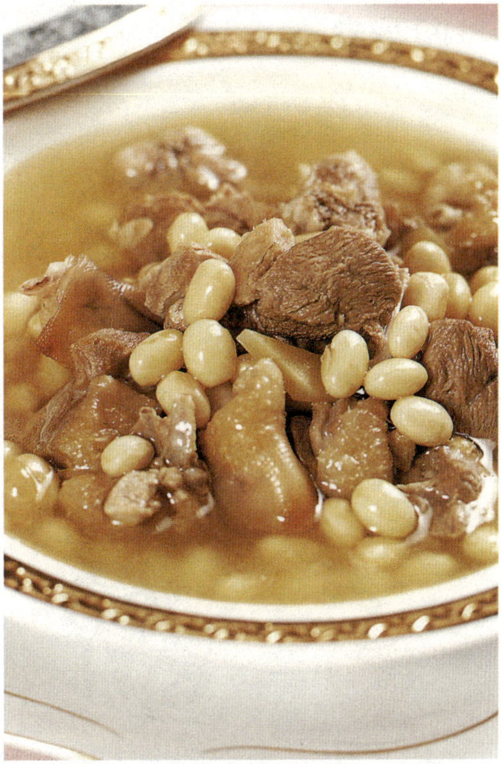

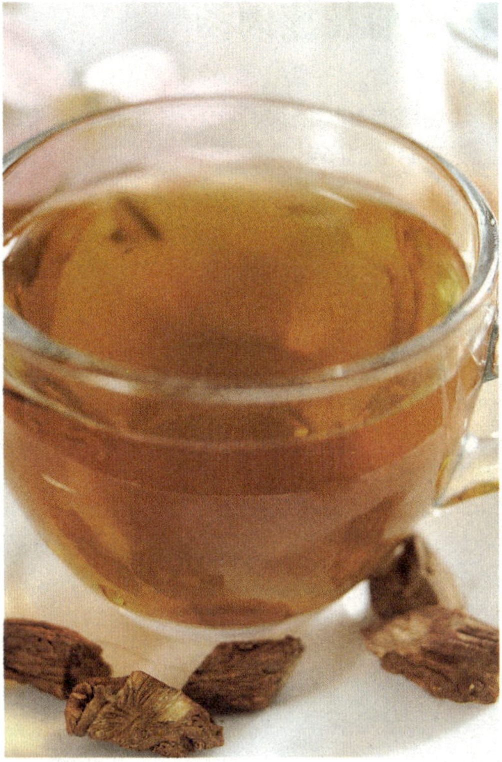

苦参茶

材料

苦参、茶叶各10克。

做法

1. 将苦参、茶叶洗净，晾干，分别研成粗末；放入热水瓶中，冲入半瓶开水，旋紧瓶塞。
2. 静置10～20分钟后。
3. 用纱布隔住瓶口过滤，将茶水倒入杯中即可。

功效

本品可清热泻火、养心护心，常服对心悸气短有辅助治疗作用。

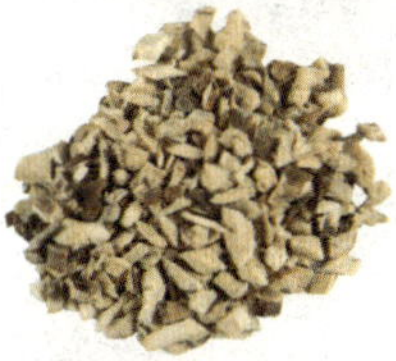

苦参是清热护心的苦口良药，具有养心护心、清热燥湿的功效，对心脏疾病有一定治疗作用。

当归苦参饮

材料

当归5克，苦参5克，蜂蜜8毫升。

做法

1. 将当归、苦参用清水洗净，晾干。
2. 将当归、苦参一起放入锅中，加入适量清水煎煮，用纱布隔离药渣，去渣取汁。
3. 最后倒入茶杯中，加入蜂蜜调匀即可。

功效

本品可凉血护心、清热润燥。

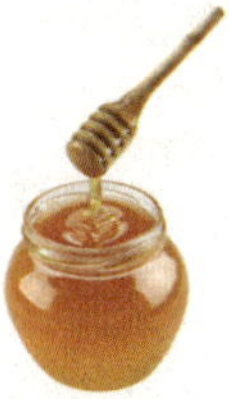

蜂蜜

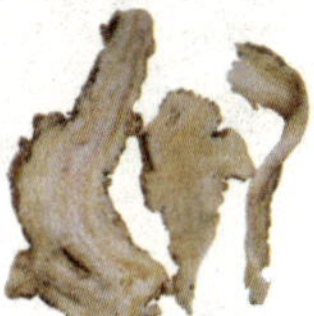

当归

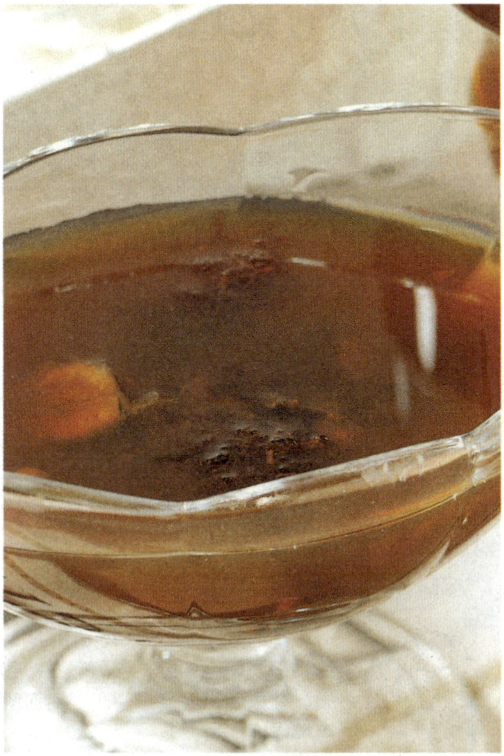

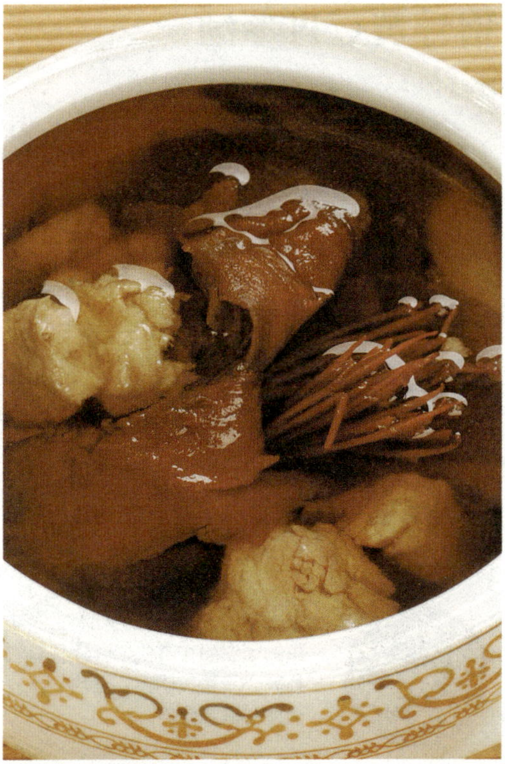

生地木棉花瘦肉汤

材料

猪瘦肉300克，生地、木棉花各10克，盐3克。

做法

1. 猪瘦肉洗净，切件，氽水；生地洗净，切片；木棉花洗净。
2. 锅置火上，加水烧沸，放入猪瘦肉、生地慢炖1小时。
3. 放入木棉花再炖半小时，加入盐调味即可。

功效

此汤可滋阴润燥、凉血清心，对五心烦热、热病伤津、燥咳等症有食疗作用。

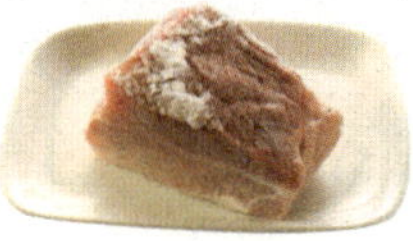

猪瘦肉含有丰富的蛋白质及脂肪、碳水化合物、钙、铁、磷等营养成分，可作为病后体弱、产后血虚、面黄羸瘦者的营养滋补品。

黄连甘草汁

材料

黄连、甘草各5克，白糖10克。

做法

1. 将黄连、甘草分别用清水洗净。
2. 将洗净的黄连、甘草一起放入炖盅内，锅内注入适量清水，隔水蒸煮5分钟。
3. 白糖煎水，冷却后倒入茶杯中即可饮用。

功效

本品可清热护心、杀菌消炎。

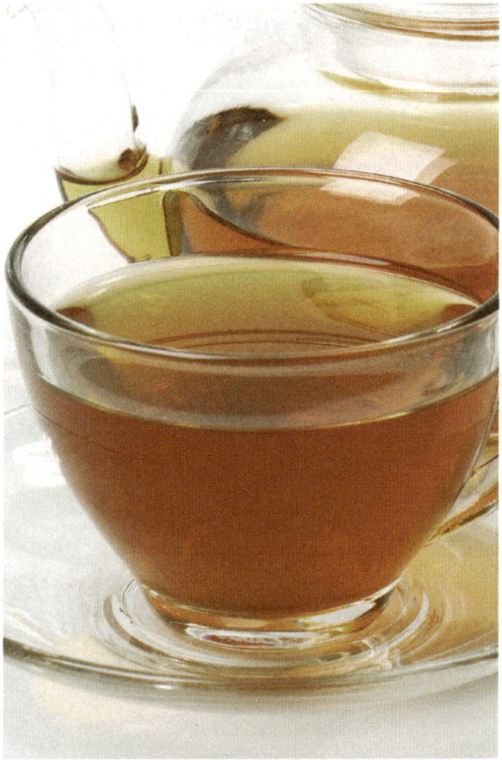

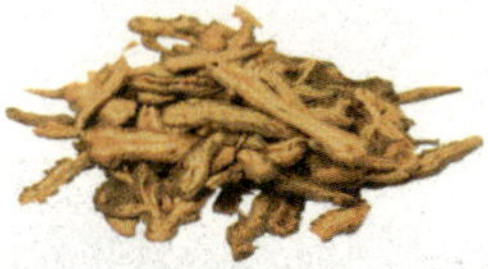

黄连为清热泻心火的良药，还有解毒杀虫的功效，对治疗热毒、伤寒、热盛心烦、痞满呕逆、菌痢、热泻腹痛、肺结核、吐衄、消渴等有一定作用。

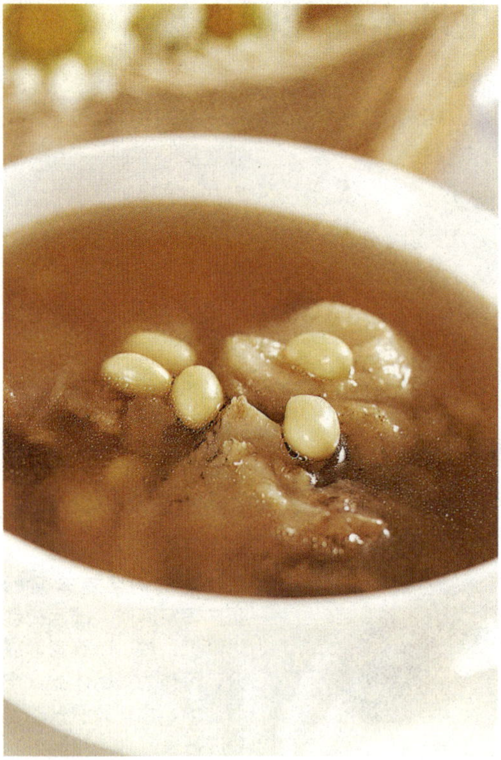

猪骨黄豆丹参汤

材料

猪骨1200克，黄豆250克，丹参15克，桂皮9克，盐6克，料酒10毫升。

做法

1. 将猪骨洗净，捣碎；黄豆去杂，洗净，泡发。
2. 丹参、桂皮用干净纱布袋包好，备用。
3. 砂锅内加适量水，放入猪骨、黄豆、药袋，以大火烧沸，改用小火煮约1小时，拣出药袋，调入盐、料酒即可。

功效

此汤可补血护心、健脾益气、养血生津，对心悸气短、心神不宁有食疗作用。

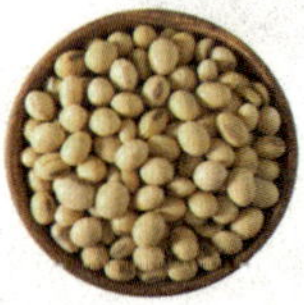

黄豆不仅能为人体提供丰富的蛋白质和维生素，还具有滋补养心、祛风明目、清热利水、活血解毒等作用。

酸枣仁莲子炖鸭

材料

鸭半只，莲子100克，酸枣仁15克，莲须20克，芡实50克，龙骨10克，牡蛎10克，盐5克。

做法

1. 将酸枣仁、龙骨、牡蛎、莲须放入纱布袋中，将袋口扎紧。
2. 鸭肉放入沸水中汆烫，捞起，冲净；莲子、芡实分别洗净，泡发。
3. 将以上所有材料一起盛入汤锅，加入1500毫升水，以大火煮沸，转小火续煮40分钟，加盐调味即可。

功效

此汤可养心润肺、滋阴润燥、宁心安神，对五心烦躁、失眠多梦、脾虚泻痢、自汗盗汗等症有食疗作用。

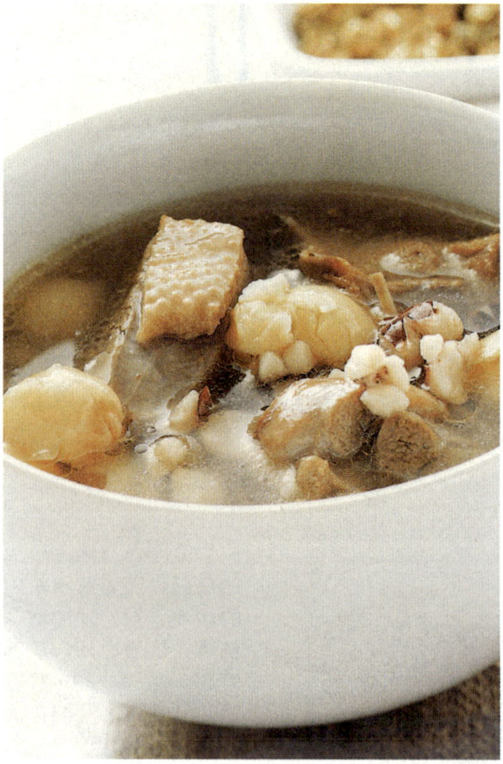

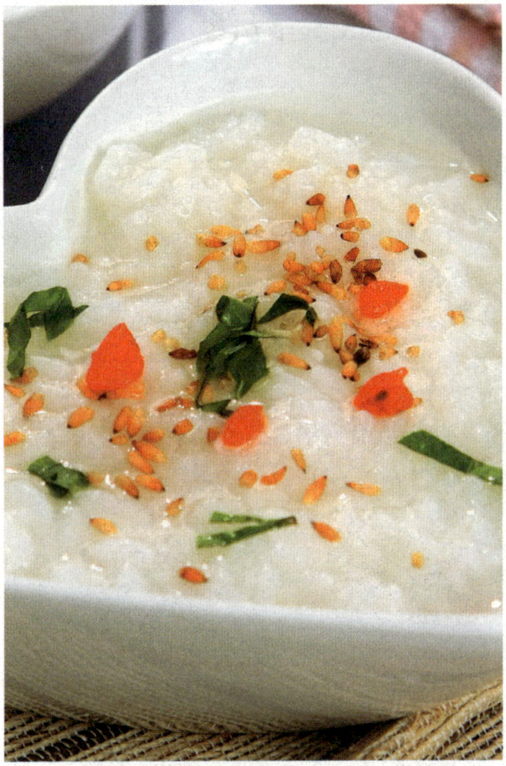

柏子仁粥

材料

柏子仁15克，大米80克，盐3克，熟芝麻2克，葱末3克。

做法

1. 大米洗净，浸泡1小时；柏子仁洗净。
2. 锅置火上，加入适量清水，放入大米，以大火煮至米粒开花。
3. 加入柏子仁，以小火煮至浓稠状，调入盐拌匀，最后撒上熟芝麻、葱末即可。

功效

本品可养心安神、润肠通便，对惊悸、失眠、遗精、盗汗、便秘等症有食疗作用。

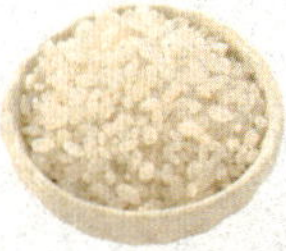

大米

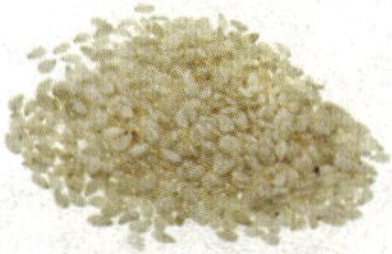

芝麻

红枣柏子仁小米粥

材料

小米100克，红枣10枚，柏子仁15克，白糖5克。

做法

1. 红枣、小米分别洗净，放入碗内，泡发；柏子仁洗净备用。
2. 砂锅洗净，置于火上，将红枣、柏子仁放入砂锅内，加清水煮熟后转入小火。
3. 最后加入小米，共煮成粥，至黏稠时加入白糖，搅拌均匀即可。

功效

本品可补血益气、养心安神，对失眠、多梦、神经衰弱等症有食疗作用。

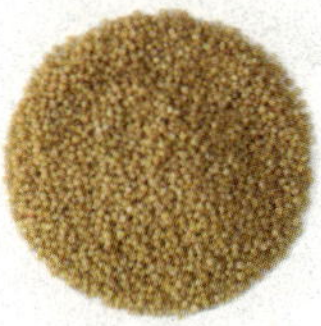

小米是一种健康食物，具有健脾和胃、补益虚损、和中益肾、除热解毒的作用，小米粥还有安神的功效。

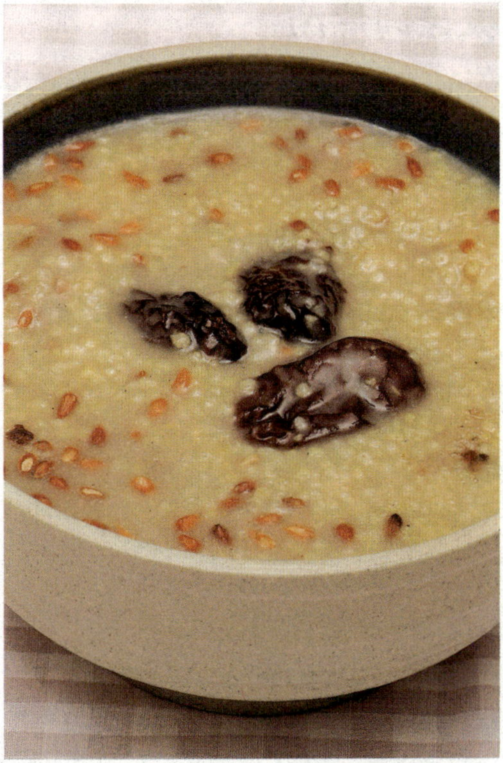

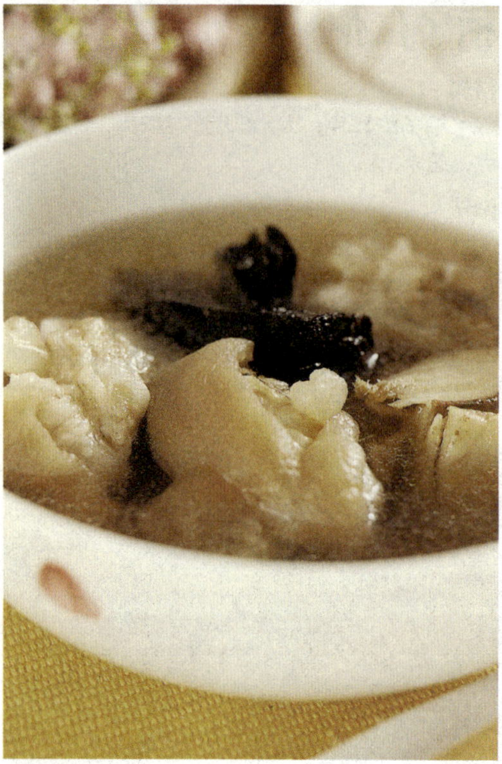

灵芝黄芪猪蹄汤

材料

猪蹄600克，灵芝12克，黄芪15克，盐3克。

做法

1. 将猪蹄洗净，斩块；灵芝洗净，切块；黄芪洗净。
2. 将灵芝、黄芪、猪蹄同放于砂锅中。
3. 注入适量清水，炖3小时，再加盐调味即可。

功效

此汤活血通络、养心益智、益气补虚，对神经衰弱、心悸气短、身体虚弱等症有食疗作用。

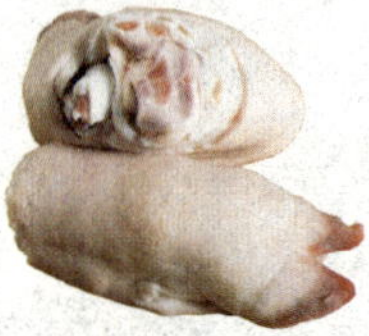

猪蹄性平，味甘咸，具有补虚弱、填肾精、健足膝等功效，含有丰富的胶原蛋白，不仅美容，也对老年人神经衰弱、失眠有一定治疗作用。

灵芝肉片汤

材料

猪瘦肉150克，党参10克，灵芝12克，盐3克，香油3毫升，葱花、姜片各5克。

做法

1. 将猪瘦肉洗净，切片；党参、灵芝用温水略泡备用。
2. 净锅上火倒油，将葱花、姜片爆香，放入肉片煸炒，倒入水烧开。
3. 放入党参、灵芝，调入盐，小火煲至肉熟，淋入香油即可。

功效

此汤可补气安神、养心益智、健脾养胃，对气血不足、劳倦乏力、消渴羸瘦、热病伤津、便秘、燥咳等病症有食疗作用。

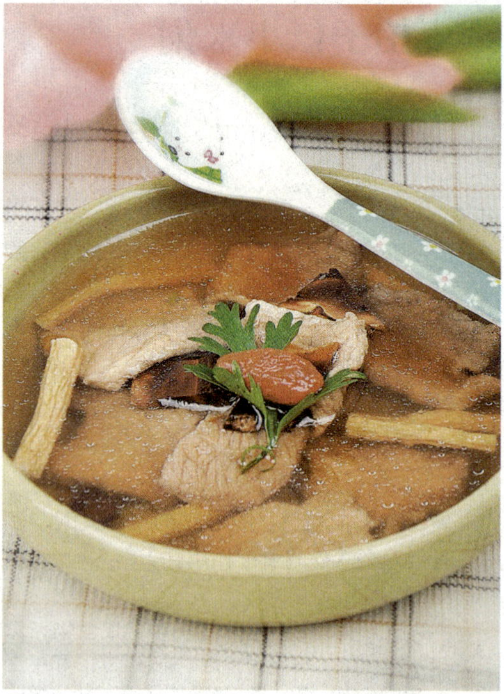

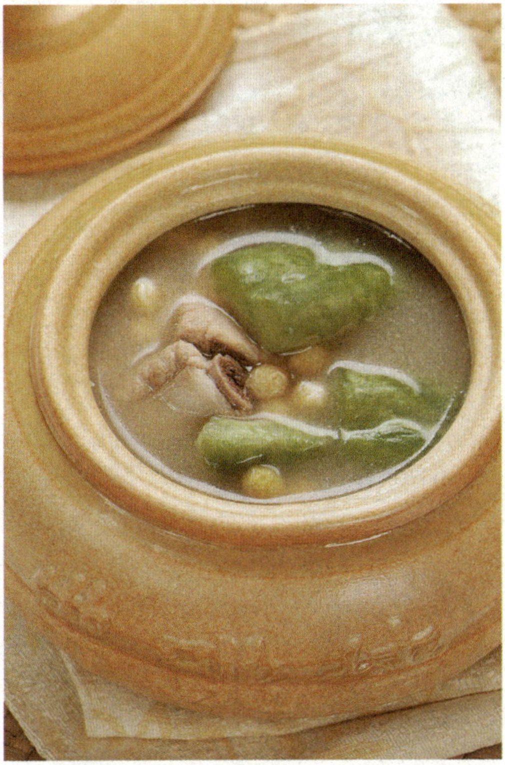

苦瓜黄豆排骨汤

材料

排骨150克，苦瓜1/4根、黄豆20克，盐3克。

做法

1. 排骨洗净，剁块；苦瓜去皮洗净，切大块；黄豆洗净，泡发。
2. 热锅上水烧开，将排骨放入，氽尽血水，捞出冲净。
3. 瓦煲注水烧开，放入排骨、黄豆，用大火煲沸，放入苦瓜，改小火煲煮2小时，加盐调味即可。

功效

此汤可清热除烦、养心益智、润肠生津。

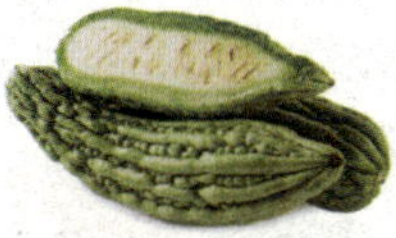

苦瓜味苦性寒，具有清热祛暑、明目解毒、降压降糖、利尿凉血、解劳清心、益气壮阳的作用，含有清脂、减肥的特效成分，可以加速排毒。

红豆牛奶

材料

红豆15克，低脂鲜奶190毫升，冰糖5克。

做法

1. 红豆洗净，浸泡8小时。
2. 红豆放入锅中，开中火煮约30分钟，再用小火焖煮约30分钟。
3. 将红豆、冰糖、低脂鲜奶放入碗中，搅拌均匀即可。

功效

红豆性微寒，味微苦、甘，具有清热解毒、补血养颜之功效；牛奶养心安神、补脑益智。二者同食，效果加倍。

牛奶味甘，性平、微寒，具有补虚损、益肺胃、生津润肠的作用，还可养心安神、补脑益智、美白肌肤。

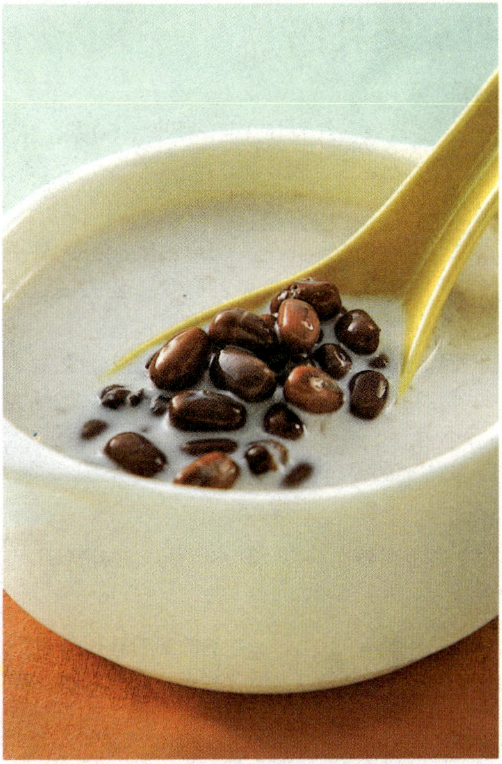

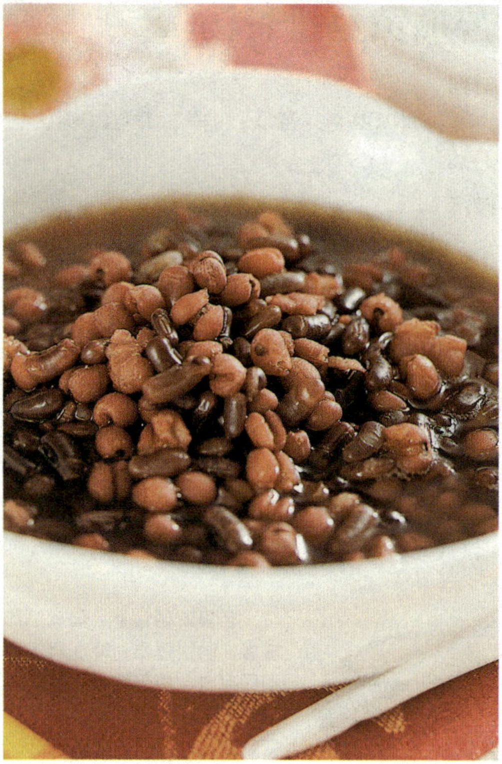

红豆薏米汤

材料

红豆100克，薏米100克，盐3克（或白糖3克）。

做法

1. 红豆洗净，用清水泡发。
2. 薏米洗净，用清水浸泡半小时。
3. 锅上火，加入清水500毫升，加入红豆、薏米，大火烧开，转小火焖煮2小时，最后加入盐或白糖调味即可。

功效

此汤可利水消肿、清热解毒、滋补心神。

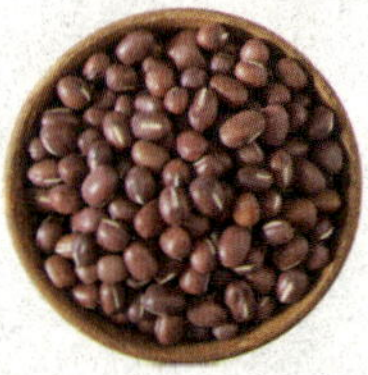

红豆美味可口，是日常生活必备的家用食材之一，具有清热解毒、利水消肿、健脾利湿、消积化淤等作用。

红豆煲乳鸽

材料

乳鸽1只，红豆100克，胡萝卜50克，盐3克，胡椒粉2克，姜10克。

做法

1. 胡萝卜去皮，洗净，切片；乳鸽去内脏洗净，焯烫；红豆洗净，泡发；姜去皮，洗净，切片。
2. 锅上火，加适量清水，放入姜片、红豆、乳鸽、胡萝卜片，大火烧开后转小火煲约2小时。
3. 起锅前调入盐、胡椒粉即可。

功效

本品可养血补心、利水除湿、滋补肾阴。

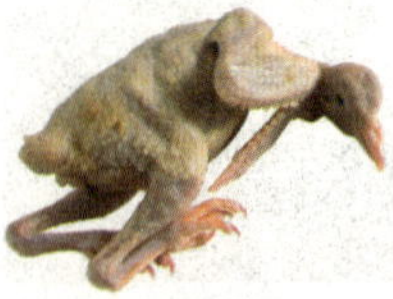

鸽肉的营养价值高，滋味鲜美，肉质细嫩，富含蛋白质，是一种无污染的生态食物。

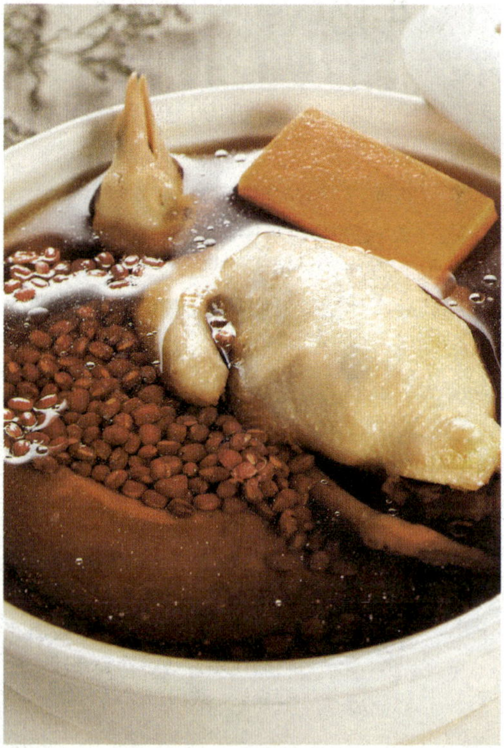

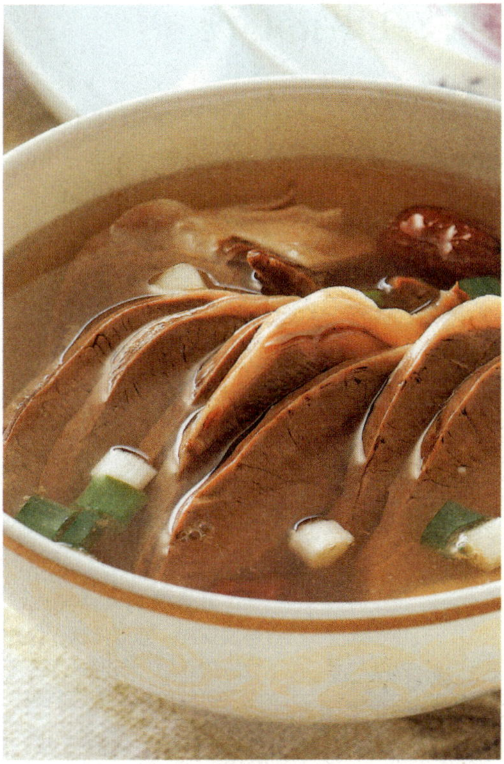

菖蒲猪心汤

材料

猪心1个，石菖蒲15克，丹参10克，远志5克，当归10克，红枣6枚，盐、葱花各3克。

做法

1. 猪心洗净，汆去血水，煮熟，捞出切片。
2. 将所有药材洗净，置入锅中加水熬煮成汤。
3. 将切好的猪心放入已熬好的汤中煮沸，加盐、葱花即可。

功效

此汤可开窍醒神、化湿和胃、宁神益志，对热病神昏、痰厥、健忘、耳鸣有食疗作用。

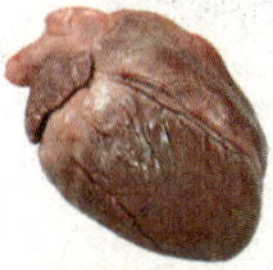

猪心含有蛋白质、钙、磷、铁、多种维生素以及烟酸等，对加强心肌营养，增强心肌收缩力有食疗作用。

双枣莲藕炖排骨

材料

莲藕600克，排骨250克，红枣10枚，黑枣10枚，盐6克。

做法

1. 排骨洗净斩件，汆烫，去浮沫，捞起冲净。
2. 莲藕削皮，洗净，切成块；红枣、黑枣分别洗净去核。
3. 将所有材料盛入锅内，加水适量，煮沸后转小火炖约2小时，加盐调味即可。

功效

此汤可养血健骨、清热利湿、补脾生津，能延缓衰老，对贫血、高血压和肝硬化有食疗作用。

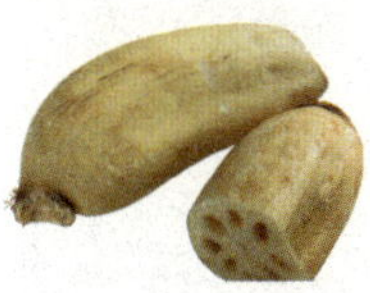

生吃鲜藕能清热解烦，解渴止呕；煮熟的莲藕具有健脾开胃、益血补心、止渴生津的作用。

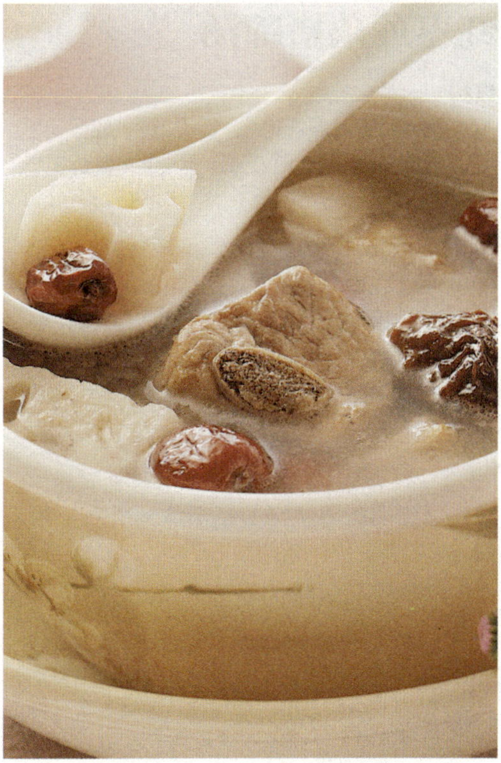

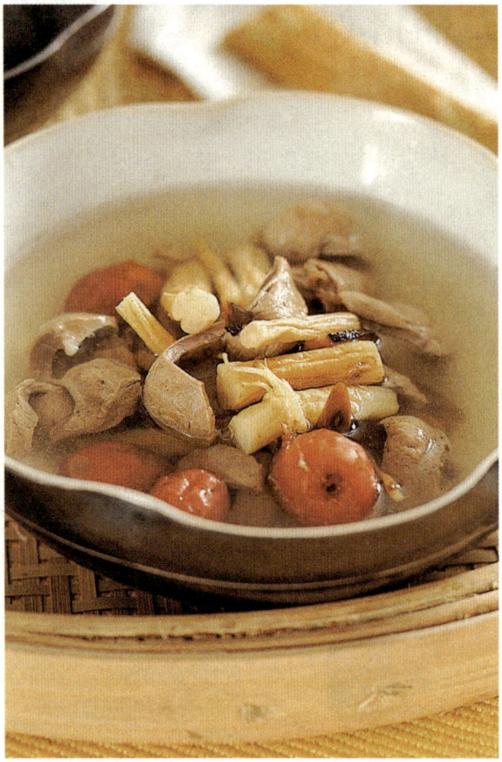

桂枝红枣猪心汤

材料

猪心半个，桂枝5克，党参10克，红枣6枚，盐3克。

做法

1. 将猪心挤去血水，放入沸水中汆烫，捞出冲洗净，切片。
2. 桂枝、党参、红枣分别洗净放入锅中，加适量水，以大火煮开，转小火续煮30分钟。
3. 放入猪心片，再转中火煮熟，加盐调味即可。

功效

此汤可补血益气、安神定惊，对气血不足、气短心悸、心慌失眠等症有食疗作用。

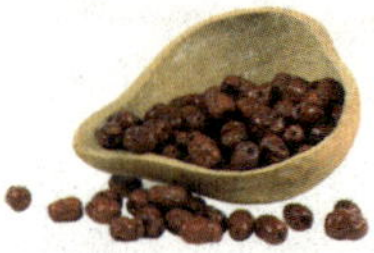

红枣具有补中益气、养血安神、健胃补脑、保护肝脏的作用，长期食用还可滋润肌肤，减少面部色斑，防止脱发。

红枣莲藕猪蹄汤

材料

莲藕、猪蹄各250克，红枣2颗，当归5克，黑豆20克，清汤1000毫升，盐5克，姜片3克。

做法

1. 将莲藕洗净切成块；猪蹄洗净斩块。
2. 黑豆、红枣洗净浸泡20分钟。
3. 净锅上火倒入清汤，放入姜片、当归，烧开后放入猪蹄、莲藕、黑豆、红枣煲至熟，加盐调味即可。

功效

此汤可滋阴养血、活血通乳、补虚强心，对气血虚弱所致缺奶，老年体弱所致神经衰弱、失眠有食疗作用。

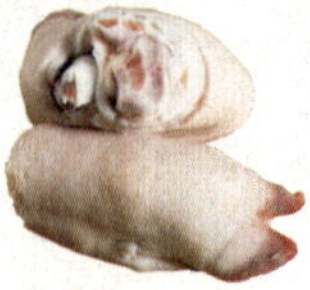

猪蹄性平，味甘咸，具有补虚弱、填肾精、健足膝等功效；其含有丰富的胶原蛋白，不仅能美容，也对老年人神经衰弱、失眠有一定治疗作用。

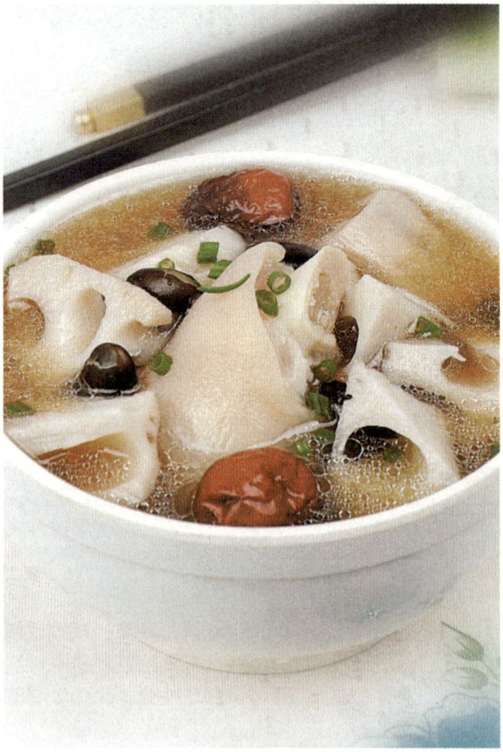

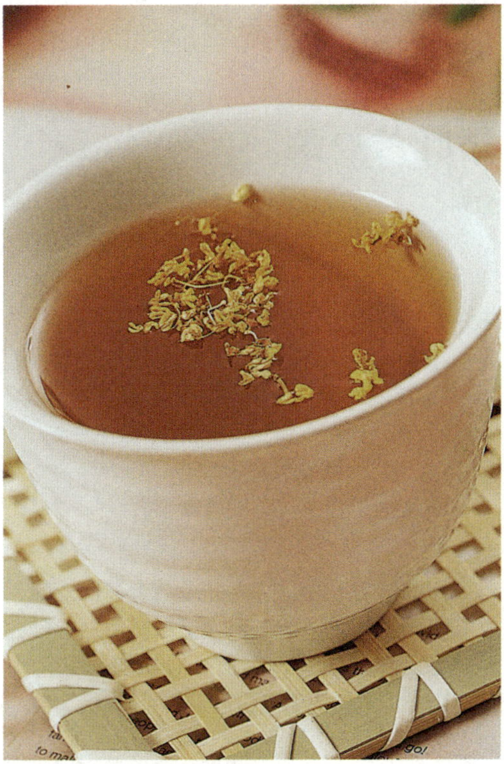

莲子桂花饮

材料

莲子100克，黄连5克，桂花25克，冰糖末5克。

做法

1. 黄连、桂花洗净，装入纱布袋，扎紧袋口；莲子洗净。
2. 锅中放入莲子、纱布袋，加入适量清水，以大火烧开，改用小火煎煮50分钟。
3. 加入冰糖末拌匀，关火，晾凉后去渣取汁即可。

功效

本品可补中益气、降火健脾、清心安神，对心神不宁、心烦失眠、口渴烦躁、口舌生疮有食疗作用。

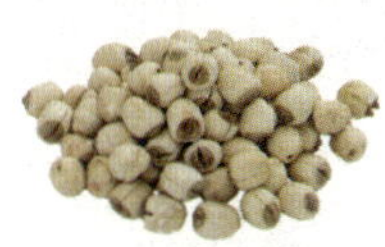

莲子

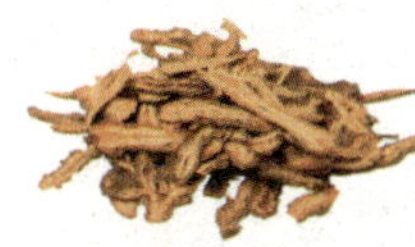

黄连

苦瓜菊花瘦肉汤

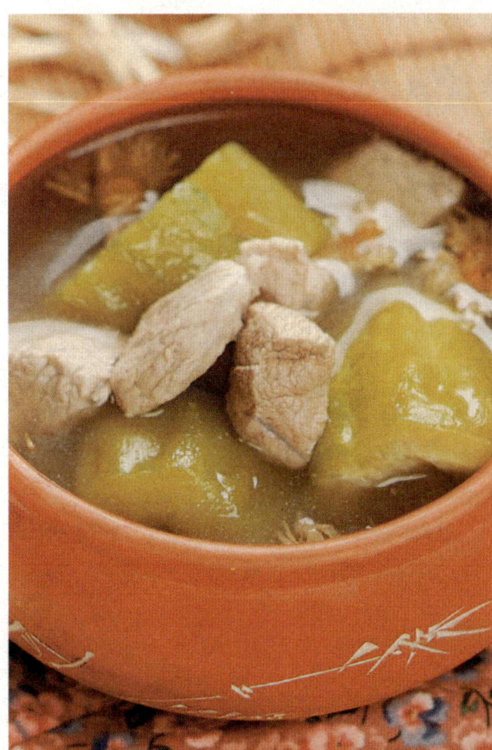

材料

猪瘦肉400克，苦瓜200克，菊花20克，盐5克。

做法

1. 猪瘦肉洗净，切块，氽水；苦瓜洗净，去子去瓤，切片；菊花洗净，用水浸泡。
2. 将猪瘦肉放入沸水中氽一下，捞出洗净。
3. 锅中注水，烧沸，放入猪瘦肉、苦瓜、菊花小火炖1.5小时，加入盐调味，出锅即可。

功效

此汤可滋阴润燥、清热明目、养血强心，对消渴羸瘦、痢疾、便秘、疮肿、热病烦渴、痱子过多、小便短赤等症有食疗作用。

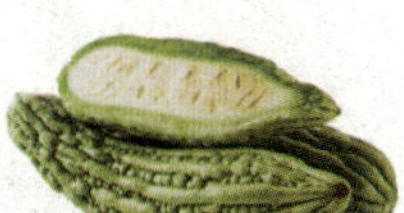

苦瓜味苦性寒，具有清热祛暑、明目解毒、降压降糖、利尿凉血、解劳清心、益气壮阳的作用，还含有清脂、减肥的特效成分，可以加速排毒。

调养肝脏

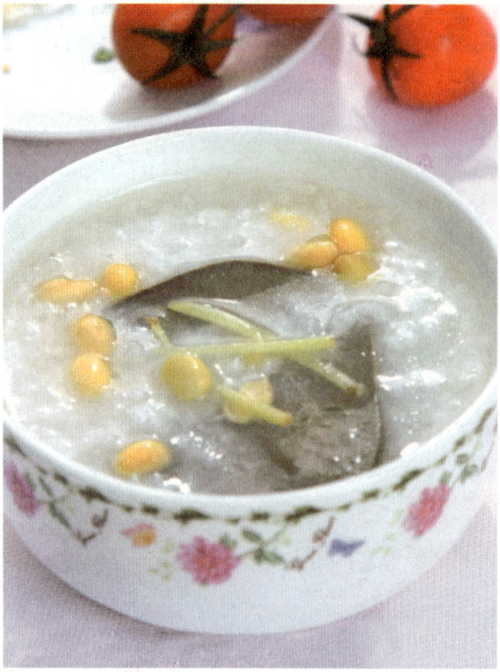

猪肝黄豆粥

材料

大米80克，猪肝、黄豆各100克，姜丝、盐各3克。

做法

1. 取大米洗净，浸泡半小时；黄豆洗净，泡发；猪肝切片，汆水，捞出后洗净。
2. 将大米、猪肝、黄豆一起放入锅中，大火烧沸，转小火熬煮成粥。
3. 加入姜丝、盐，拌匀即可食用。

功效

猪肝味甘、性温，入肝经，有补血健脾、养肝明目的功效。黄豆富含蛋白质、钙、锌、铁、磷等营养物质，能有效预防脂肪肝的形成。因此，本粥为养肝护肝的滋补佳品。

归芪白芍瘦肉汤

材料

当归、黄芪各10克，白芍10克，猪瘦肉60克，盐2克。

做法

1. 将当归、黄芪、白芍分别用清水洗净；猪瘦肉洗净，切块。
2. 锅洗净，置于火上，注入适量清水，将当归、黄芪、白芍与猪瘦肉一起放入锅内炖熟。
3. 最后加盐调味即可。

功效

此汤可补气活血、疏肝和胃、养肝护肝，对体质虚弱、胁肋疼痛者有食疗作用。

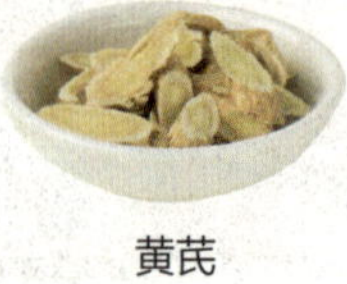

黄芪

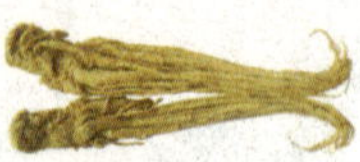

当归

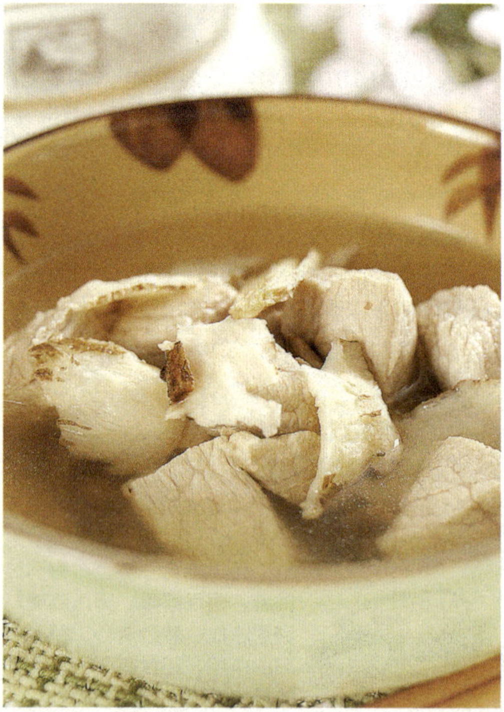

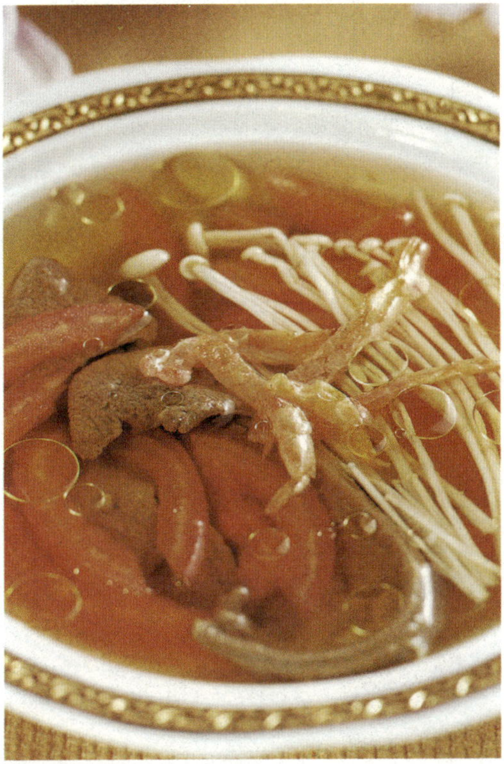

西红柿猪肝汤

材料

猪肝150克，金针菇50克，西红柿1个，鸡蛋1个，盐3克，酱油3毫升。

做法

1. 猪肝洗净切片；西红柿入沸水中稍烫，去皮，切块；金针菇洗净；鸡蛋打散。
2. 将切好的猪肝放入沸水中氽去血水。
3. 锅上火，加入油，放入猪肝、金针菇、西红柿，加入适量清水煮10分钟，淋入蛋液，调入盐、酱油即可。

功效

此汤可凉血平肝、养肝补肝、清热利尿，对肝血亏虚引起的两目干涩、目赤肿痛、口腔溃疡、口舌生疮有食疗作用。

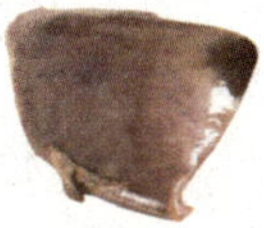

猪肝味甘、苦，性温，含有丰富的维生素A、维生素B_2、维生素C和铁，具有补肝、明目、补血养血的作用。

鳝鱼土茯苓汤

材料

鳝鱼100克，蘑菇100克，当归8克，土茯苓10克，赤芍10克，盐2克，料酒10毫升。

做法

1. 鳝鱼处理干净，切成小段；蘑菇洗净；当归、土茯苓、赤芍分别洗净。
2. 将锅上火，加入适量清水，并将除盐之外的所有材料放入锅中，以大火煮沸，转小火续煮20分钟。
3. 最后加入盐调味即可。

功效

此汤可补肝养血、清热利尿、降压降脂。

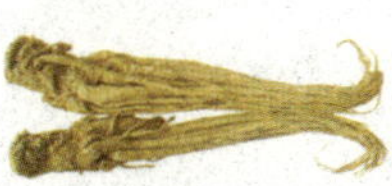

当归为伞形科植物当归的根，性温，味甘、辛；归肝经、心经、脾经。有补血活血、调经止痛、润肠通便的功效，属补虚药下属分类的补血药。

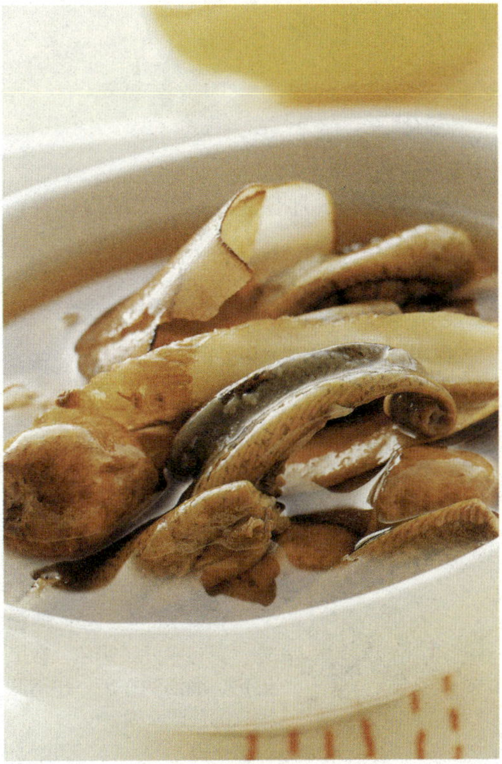

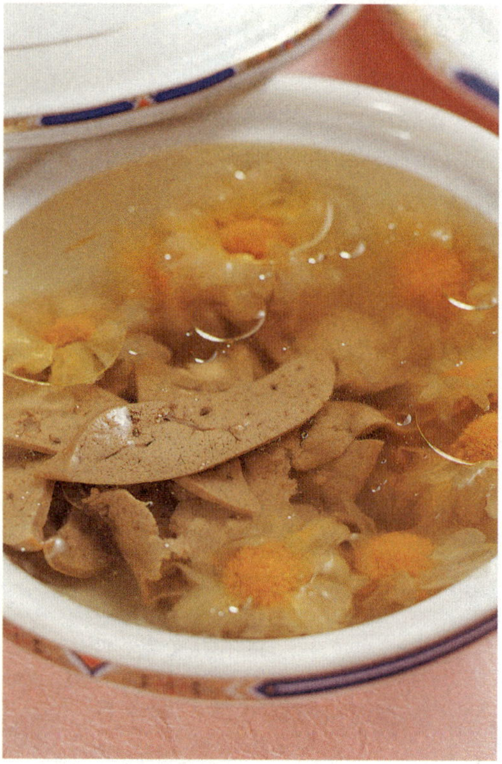

菊花羊肝汤

材料

鲜羊肝200克，菊花5克，生姜片、葱花各5克，盐2克，料酒10毫升，胡椒粉1克，蛋清淀粉15克，食用油适量

做法

1. 鲜羊肝洗净，切片；菊花洗净，浸泡。
2. 羊肝片入沸水中稍汆一下，用盐、料酒、蛋清淀粉浆好。
3. 锅内加油烧热，下姜片煸出香味，注水，加入羊肝片、胡椒粉、盐煮至汤沸，下菊花、葱花煲至熟即可。

功效

此汤可清热祛火、疏风散热、养肝明目，对消除眼睛疲劳、恢复视力有食疗作用。

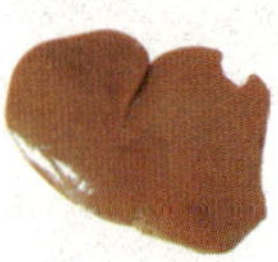

羊肝富含维生素A和铁，具有养肝、明目、补血、清虚热的作用。

茯苓菊花茶

材料

菊花5克，茯苓7克，绿茶2克。

做法

1. 将茯苓磨粉，加少许水搅拌均匀以化开粉末，成汁。
2. 菊花、绿茶分别洗净。
3. 将茯苓汁、菊花、绿茶一起放入杯中，用300毫升左右的开水冲泡即成。

功效

此茶可清肝明目、疏风散热，对口干、火旺、目涩、眼睛疲劳、由脾胃气虚引起的虚胖、面部水肿有食疗作用。

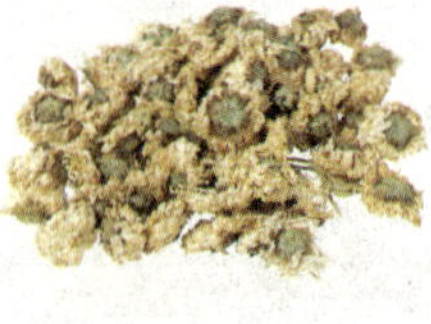

菊花味甘、苦，性微寒，具有平肝、明目、散风清热、消渴的作用，是清肝泻火的首选食物。

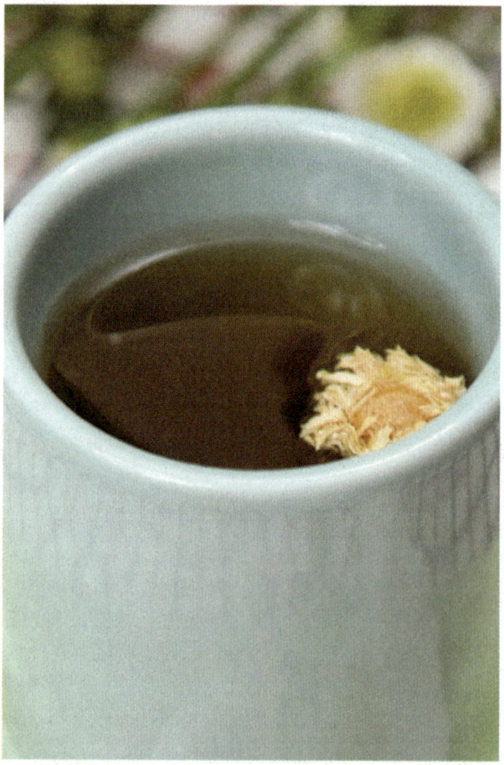

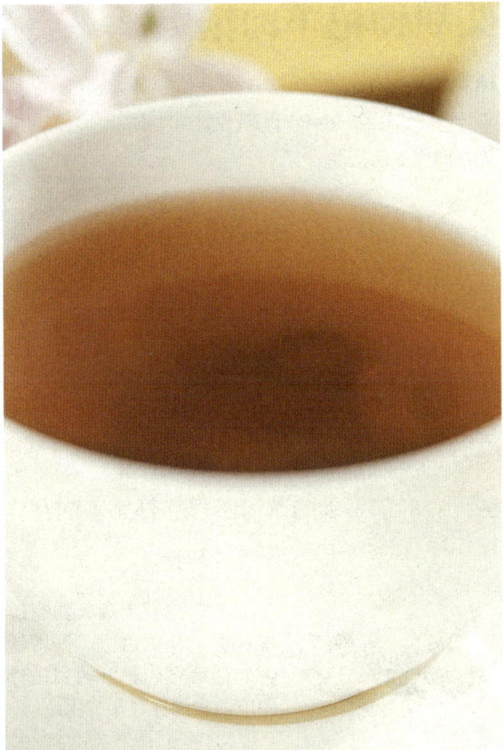

牡丹皮杏仁茶

材料

牡丹皮9克，杏仁12克，枇杷叶10克，绿茶12克，红糖20克。

做法

1. 将杏仁用清水洗净，晾干，碾碎。
2. 牡丹皮、绿茶、枇杷叶分别用清水洗净，与杏仁碎一起放入锅中，加入适量清水，煎汁，去渣。
3. 最后放入红糖煮至溶化，倒入杯中即可饮服。

功效

本品可活血消淤、止咳化痰、清肝祛火。

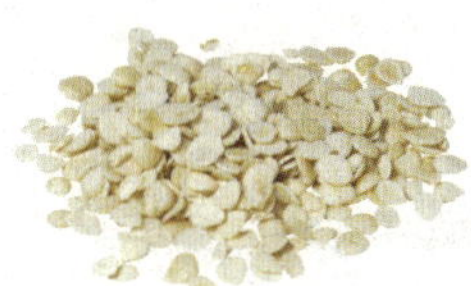

杏仁具有润肺、止咳、滑肠、消积食、散滞气的作用，而且杏仁能降低血液中的胆固醇，对保持心脏健康有益。

牡丹皮菊花茶

材料

金银花20克，牡丹皮9克，菊花、桑叶各9克，杏仁6克，芦根10克（鲜品加倍），蜂蜜5毫升。

做法

1. 将金银花、牡丹皮、菊花、桑叶、杏仁、芦根用水略冲洗。
2. 放入锅中加适量水煎煮30分钟，将汤盛出。
3. 待凉后再加入蜂蜜即可。

功效

本品能清热祛火、疏风散热、养肝明目，对口干、火旺、目涩，由风、寒、湿引起的肢体疼痛有食疗作用。

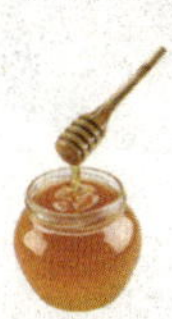

蜂蜜

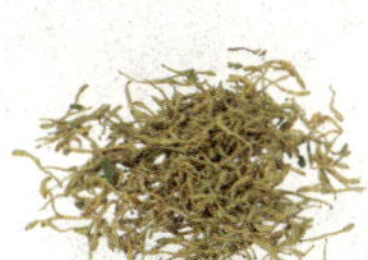

金银花

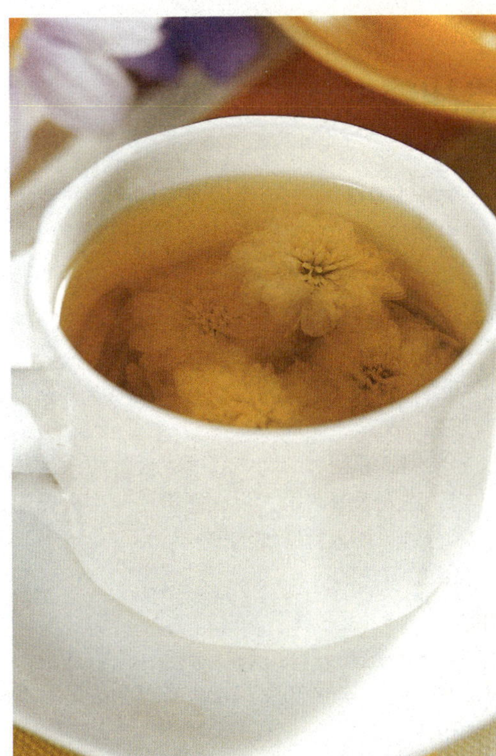

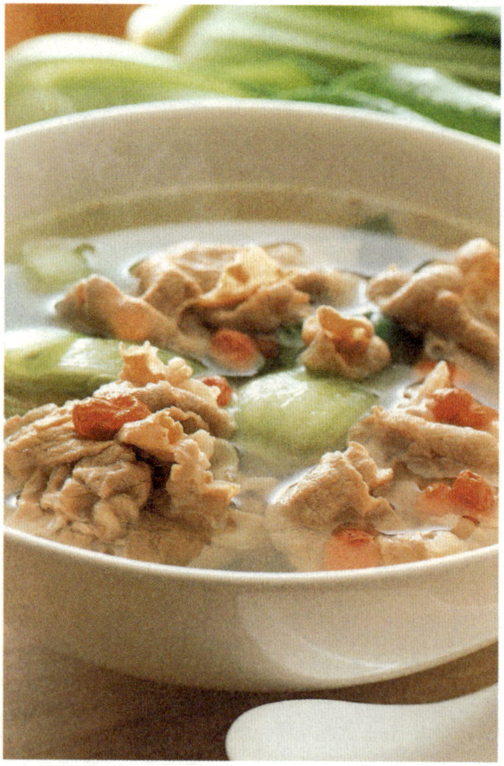

柴胡枸杞羊肉汤

材料

柴胡3克，枸杞子10克，羊肉片200克，油菜200克，盐5克。

做法

1. 柴胡冲净，放入煮锅中加适量水熬药汁，熬到约剩3/4，去渣留汁。
2. 油菜洗净切段；枸杞子放入药汁中煮软，羊肉片入锅，并加入油菜。
3. 待肉片熟，加盐调味即可。

功效

此汤可疏肝解郁、健脾和胃、升托内脏，对肝郁引起的茶饭不思、郁郁寡欢有食疗作用。

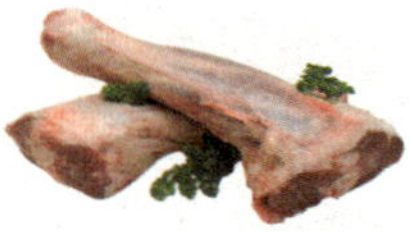

羊肉营养丰富，具有暖中补虚、补中益气、开胃健脾、益肾气、养肝明目的作用，适合男性经常食用。

柴胡猪肝汤

材料

猪肝180克，柴胡5克，蝉花10克，熟地12克，红枣6颗，盐2克，姜3片，淀粉3克，胡椒粉2克，香油2毫升。

做法

1. 柴胡、蝉花、熟地、红枣洗净；猪肝洗净，切薄片，加淀粉、胡椒粉、香油腌渍片刻；姜去皮洗净，切片。
2. 将柴胡、蝉花、熟地、红枣、姜片放入瓦煲内，注入适量清水，大火煲沸后改中火煲约20分钟，加入猪肝煲约5分钟。
3. 加入盐调味即可。

功效

此汤可滋补肝肾、聪耳明目、疏肝升阳，对口苦耳鸣、头晕目眩、眼睛干涩、疲劳有食疗作用。

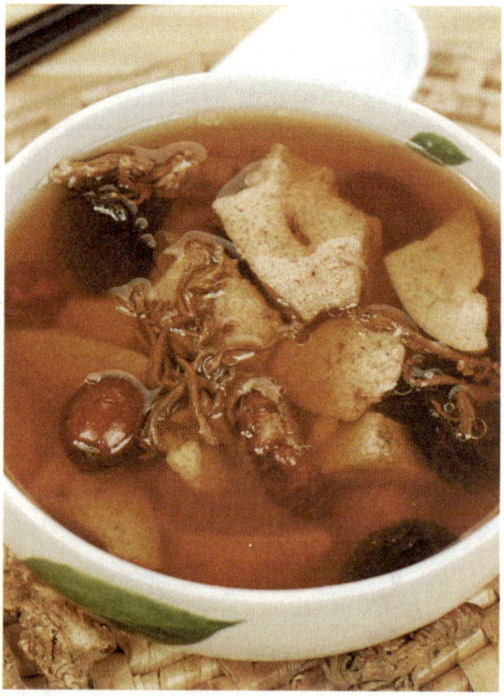

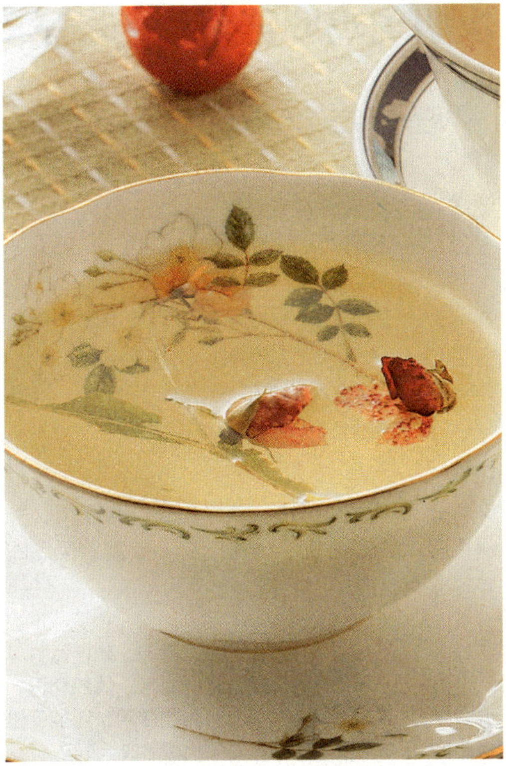

莲心香附茶

材料

莲心3克，香附9克。

做法

1. 将莲心、香附分别放入清水中冲洗干净，倒入洗净的锅中。
2. 加入350毫升水，先以大火煮，水开后转小火煮至约剩250毫升，不必久煮久熬。
3. 取出饮用。

功效

本品可理气疏肝、强心降压、调经止痛，对抑郁症、高血压、月经不调、经闭、痛经有一定的食疗作用。

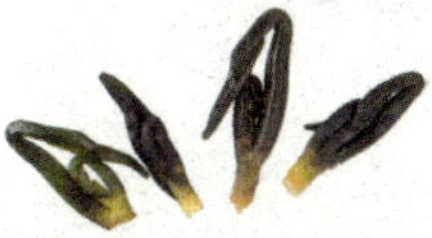

莲心是莲子中间青绿色的胚，其味清苦，但却具有极好的降压祛脂之效，具有清心火、平肝火、泻脾火、降肺火、止血、涩精的作用。

川芎香附茶

材料

炒香附9克，川芎10克，茶叶6克。

做法

1. 炒香附、川芎洗净，晾干，研为细末，混匀，装入纱布袋中。
2. 锅中加入适量清水，加入茶叶，大火煮沸。
3. 转小火，放入纱布袋，焖煮15分钟，取清汁饮用即可。

功效

本品可疏肝解郁、散淤止痛，对因肝气郁结日久以致头痛、疲劳、情绪波动有食疗作用。

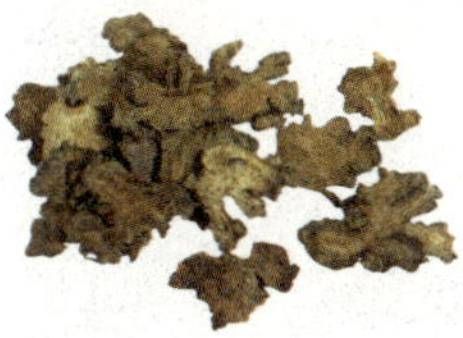

川芎味辛，性温，具有活血行气、祛风止痛的作用。

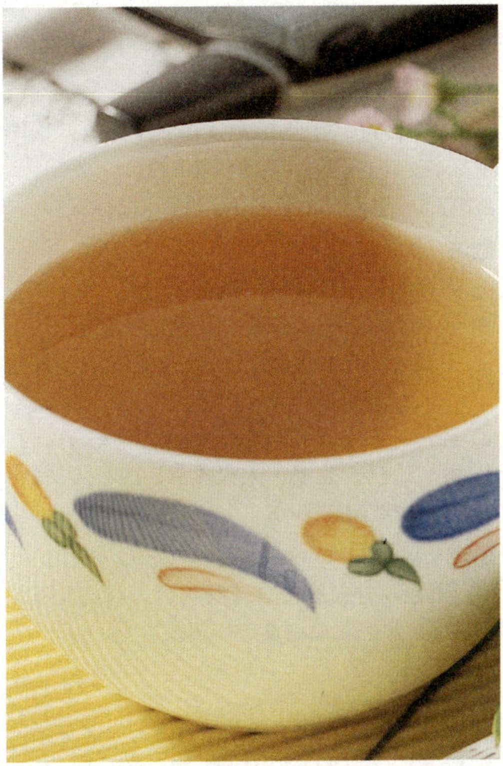

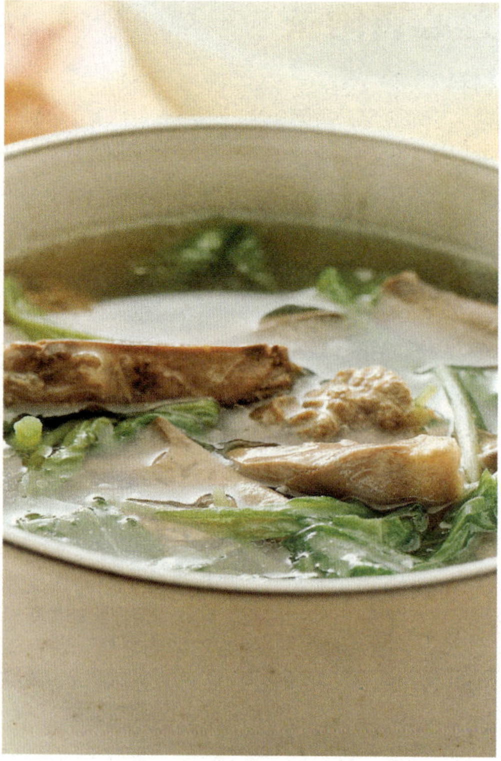

决明子鸡肝苋菜汤

材料

苋菜250克，鸡肝2副，决明子15克，盐2克。

做法

1. 苋菜剥取嫩叶和嫩梗，洗净，沥干；鸡肝洗净，切片，冲净。
2. 决明子装入纱布袋扎紧袋口，放入煮锅中，加水1200毫升熬成药汁，捞出药袋。
3. 在药汁中加入苋菜，煮沸后下肝片，再煮开，加盐调味即可。

功效

此汤可清肝明目、疏风止痛，对肝炎、肝硬化腹水、高血压、小儿疳积、夜盲、风热眼痛等症有食疗作用。

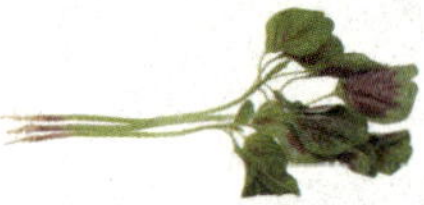

苋菜性凉，味道微甘，具有清肝明目、清热利湿、凉血解毒的作用，还能促进骨骼生长和造血。

决明子杜仲鹌鹑汤

材料

鹌鹑1只，杜仲15克，山药100克，决明子15克，枸杞子15克，红枣6枚，生姜5片，盐3克。

做法

1. 鹌鹑洗净，去内脏，剁成块。
2. 杜仲、枸杞子、红枣、山药洗净备用；决明子装入纱布袋扎紧袋口，入煮锅中，加水1200毫升熬成药汁，捞出药袋。
3. 药汁中加入鹌鹑块、杜仲、枸杞子、红枣、山药、生姜，大火煮沸后改小火煲1小时，加盐调味即可。

功效

此汤可补益肝肾、疏肝明目，对高血压、夜盲症、风热眼痛有食疗作用。

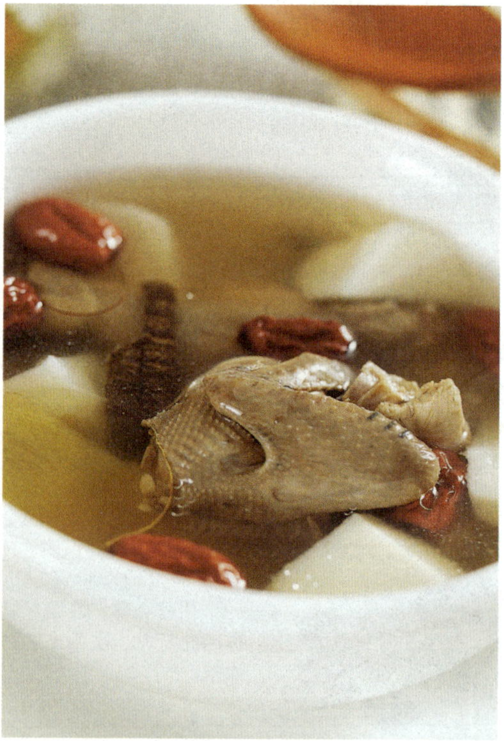

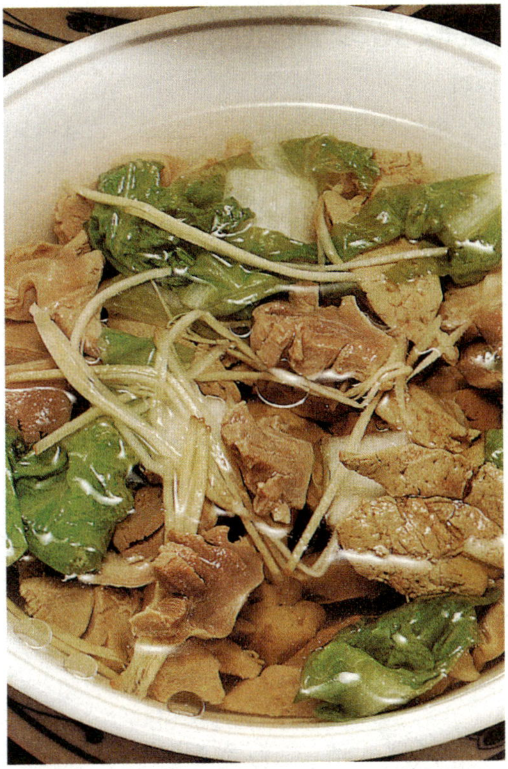

猪肝白菜汤

材料

猪肝300克，小白菜适量，盐5克，料酒10毫升，水淀粉20毫升，香油2毫升，姜丝2克。

做法

1. 猪肝洗净，切成薄片，入水汆烫，捞出。
2. 锅上火，加入适量清水，大火煮沸，放入小白菜、盐、姜丝，最后再把猪肝加入，煮熟。
3. 用水淀粉勾芡，淋上料酒、香油即可。

功效

此汤可补血养肝、清热明目，对目赤、水肿、心烦有食疗作用。

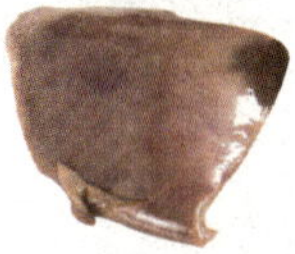

猪肝味甘、苦，性温，含有丰富的维生素A、维生素B_2、维生素C和铁，具有补肝、明目、补血养血的作用。

鳝鱼苦瓜枸杞汤

材料

鳝鱼300克，苦瓜40克，枸杞子10克，高汤800毫升，盐3克。

做法

1. 将鳝鱼处理干净，去骨切成鳝鱼片，汆水；苦瓜洗净，去子、切片；枸杞子洗净备用。
2. 净锅上火，倒入高汤，放入鳝鱼片、苦瓜、枸杞子，大火烧开，适当熬煮，最后调入盐，煲至熟即可。

功效

此汤可清热解毒、清肝明目、降糖降压，对风湿痹痛、疮肿、热病烦渴、痱子、眼结膜炎、小便短赤、糖尿病、高血压有食疗作用。

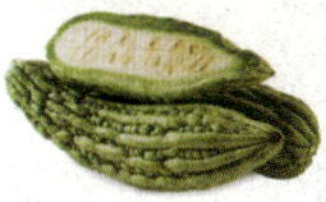

苦瓜味苦性寒，具有清热祛暑、明目解毒、降压降糖、利尿凉血、解劳清心、益气壮阳的作用，还含有清脂、减肥的特效成分，可以加速排毒。

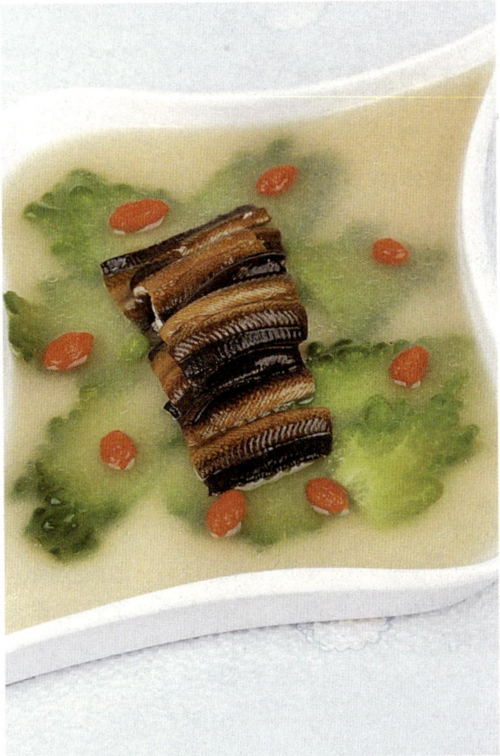

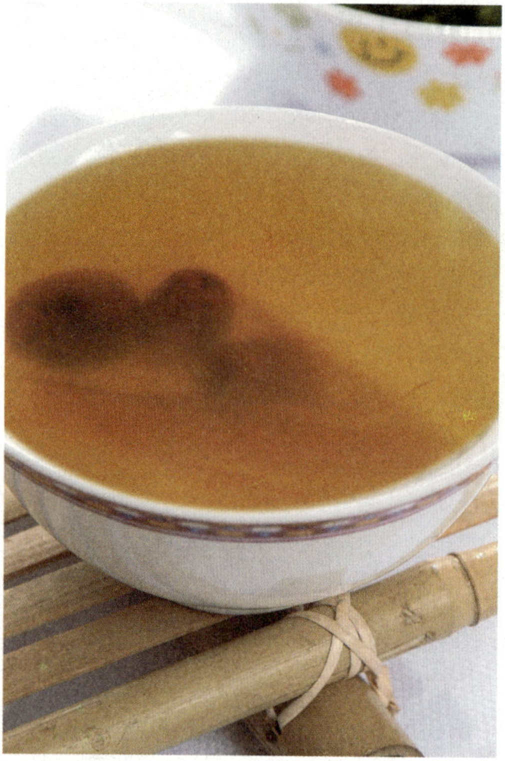

虎杖党参蜜

材料

虎杖15克，党参15克，红枣、莪术各10克，山药15克，蜂蜜10克。

做法

1. 将党参、山药、虎杖、红枣、莪术分别洗净，用水浸泡1小时。
2. 将党参、山药、虎杖、红枣、莪术放入瓦罐，加适量水，小火慢煎1小时，滤出药汁500毫升。
3. 加水再煎，滤出汁300毫升。将两次所取的药汁与蜂蜜放入锅中，小火煎5分钟，冷却即可。

功效

本品可清热解毒、利胆止痛、破血散结，对慢性病毒性肝炎、肝癌、肝脏肿大疼痛有食疗作用。

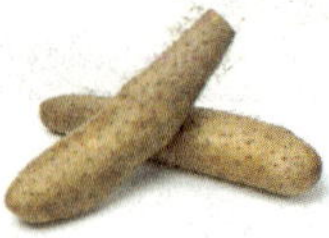

山药具有补中益气、健脾养胃、补肾涩精的功效，可用于治疗脾虚食少、久泻不止、肾虚遗精等病症。

虎杖泽泻茶

材料

虎杖10 克，泽泻10 克，红枣15克，蜂蜜20克。

做法

1. 红枣洗净，温水浸泡30分钟，留浸泡液，去枣核，备用。
2. 将泽泻、虎杖分别洗净，加水适量煎煮2次，每次30分钟，合并滤汁，倒回砂锅中。
3. 在砂锅中加入红枣及其浸泡液，小火煮15分钟，加入蜂蜜拌匀即可。

功效

本品可利湿退黄、清热降脂、散淤止痛，对痰湿内阻型脂肪肝、小便不利、水肿胀满、高脂血症有食疗作用。

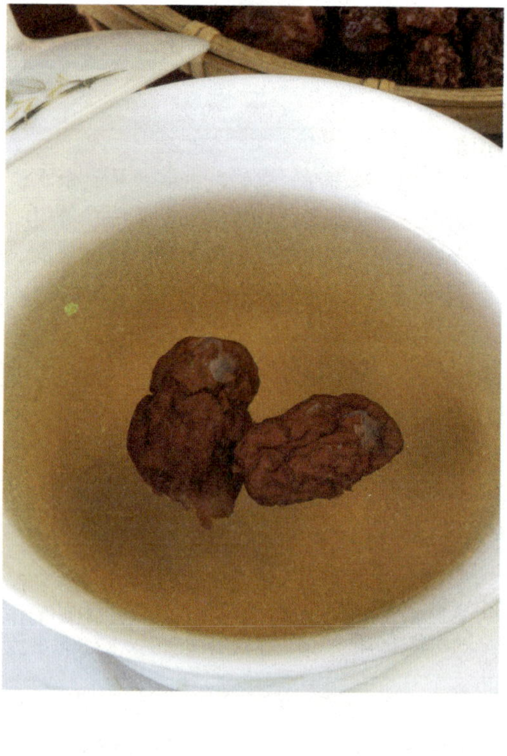

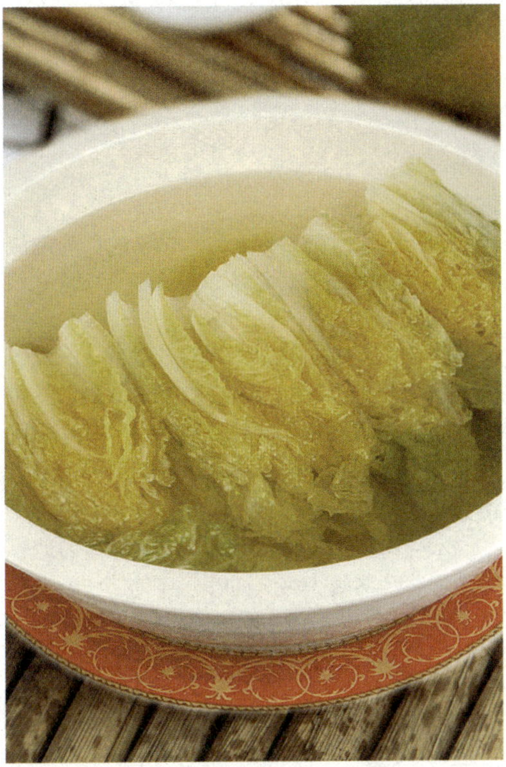

柴胡白菜汤

材料

柴胡15克，白菜200克，盐3克，香油2毫升。

做法

1. 将白菜洗净，掰开；柴胡洗净。
2. 在锅中放水，放入白菜、柴胡，用小火煮10分钟。
3. 出锅时放入盐，淋上香油即可。

功效

此汤具有和解表里、疏肝理气、清肝利胆的功效，可辅助治疗脂肪肝、抑郁症等。

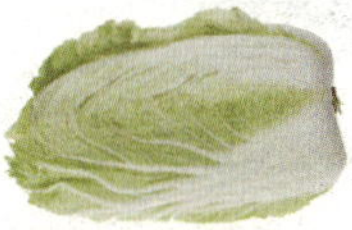

白菜中含有丰富的钙、铁、钾、膳食纤维等，具有较高的营养价值，其主要作用是益胃生津、清热除烦。

冬瓜豆腐汤

材料

泽泻15克，冬瓜200克，豆腐100克，虾米50克，盐3克，香油3毫升，高汤1000毫升。

做法

1. 将冬瓜去皮、瓤，洗净，切片；虾米用温水浸泡，洗净；豆腐洗净，切片；泽泻洗净。
2. 净锅上火倒入高汤，调入盐。
3. 加入冬瓜、豆腐、虾米、泽泻煲至熟，淋入香油即可。

功效

此汤具有利水渗湿、泄热解毒、清肝利胆的功效，对脂肪肝、高脂血症、肥胖症均有一定的食疗作用。

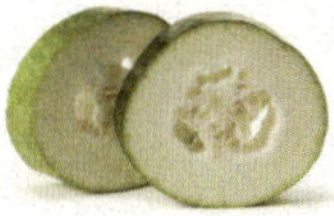

冬瓜含有糖、多种维生素和矿物质，营养丰富，具有利尿消肿、清热止渴等作用。

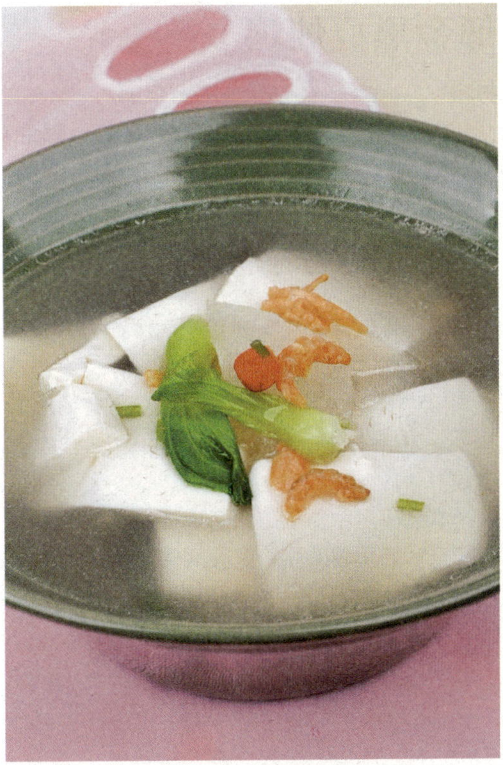

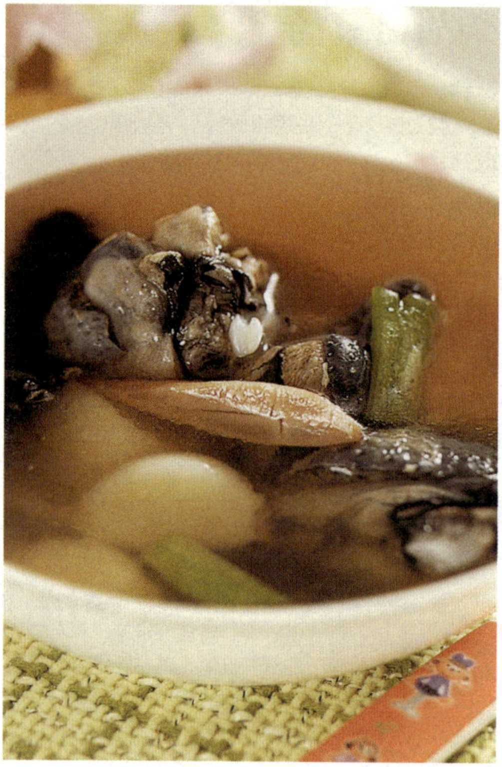

三七乌鸡汤

材料

三七6克，乌鸡肉500克，姜、葱、盐各5克，蒜10克。

做法

1. 三七洗净，切成绿豆大小的粒；乌鸡肉洗净；蒜去皮洗净，切片；姜洗净，切片；葱洗净，切段。
2. 乌鸡放入蒸盆内，加入蒜片、姜片、葱段，在鸡身上抹匀盐，把三七、郁金放入鸡腹内，注入300毫升清水。
3. 把蒸盆置蒸笼内，用大火蒸50分钟即成。

功效

本品可行气解郁、理气止痛、凉血破淤，对胸腹胁肋诸痛、热病神昏、肝气郁结有食疗作用。

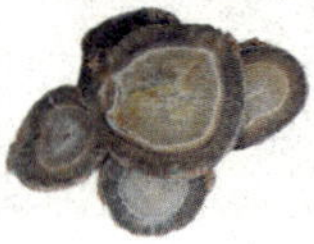

三七味甘、微苦，性温，具有止血、散淤、消肿、定痛的作用。

郁金黑豆炖鸡

材料

鸡腿1只，黑豆150克，牛蒡100克，郁金9克，盐5克。

做法

1. 黑豆洗净，用清水浸泡30分钟；牛蒡削皮，洗净，切块。
2. 鸡腿剁块，入开水中汆烫后捞出备用。
3. 黑豆、牛蒡、郁金先下锅，加适量水煮沸，转小火炖15分钟，再下入鸡肉续炖至肉熟豆烂，加盐调味即可。

功效

本品可温中益气、疏肝理气、补精填髓，对肝气郁结引起的胸胁脘腹疼痛、月经不调、黄疸尿赤有食疗作用。

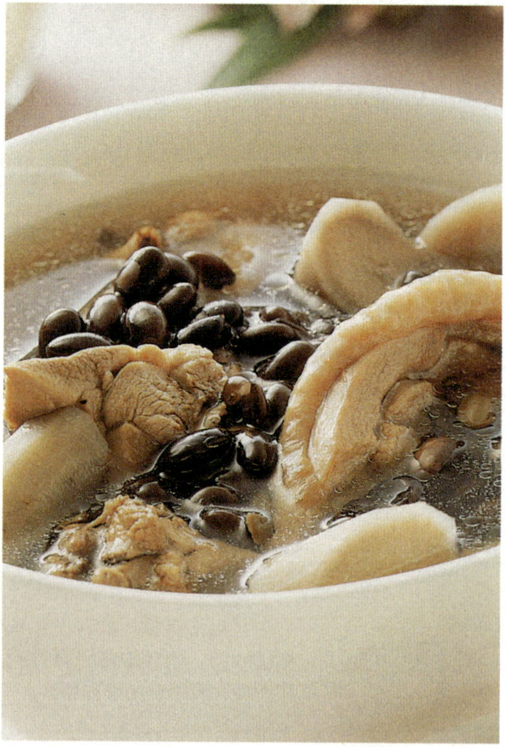

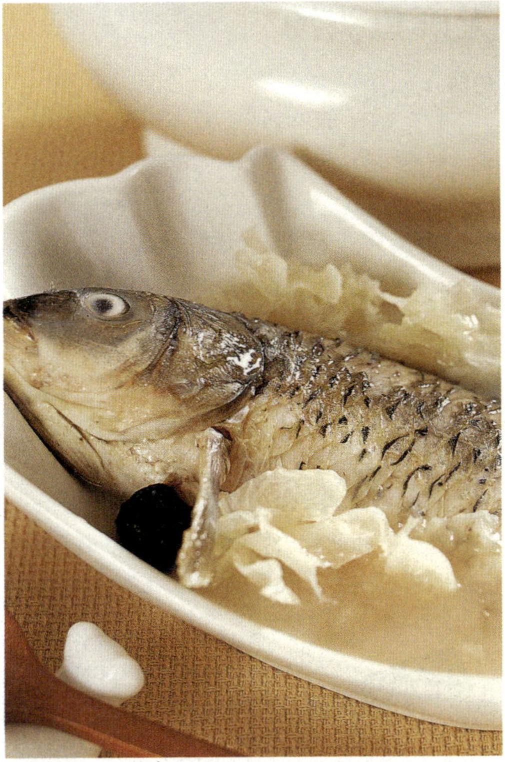

乌梅银耳鲤鱼汤

材料

鲤鱼300克，干银耳100克，乌梅6颗，盐5克，姜3片、食用油10毫升。

做法

1. 鲤鱼去鳞，去内脏，清洗干净；起油锅，放食用油少许，放入姜片，爆至香味出来后，再放入鲤鱼，煎至金黄。
2. 干银耳泡发，洗净，切成小朵，同鲤鱼一起放入炖锅，加水适量。
3. 加入乌梅，以中火煲1小时，待汤色转成奶白色，加盐调味即可。

功效

此汤补中益气、活血止痛，对气虚、气郁导致的肝胆疾病有辅助疗效。

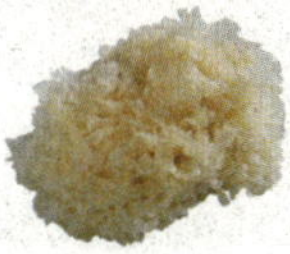

银耳具有润肺生津、滋阴养胃、益气安神、强心健脑等作用，为优良的滋补食物。

乌梅汁

材料

乌梅10颗，冰糖5克。

做法

1. 将乌梅洗净；汤锅上火，加入适量清水，加入乌梅，大火煮开。
2. 转用小火慢慢炖煮，直至汤色变成深棕色透明、梅肉化开为止。
3. 继续煎煮，将汤汁煮成浓缩汁，加冰糖调味即可。

功效

本品可健脾和胃、补养肝肾、理气止痛，还可帮助预防中暑、提高食欲、降血压、降血脂。

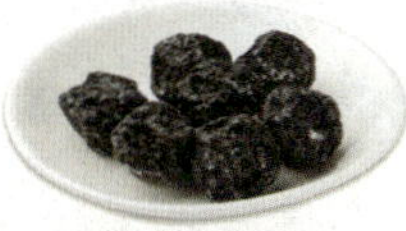

乌梅味酸、涩，性平，具有保护肠胃、缓解便秘、增进食欲、抗衰老、解毒止呕等作用。

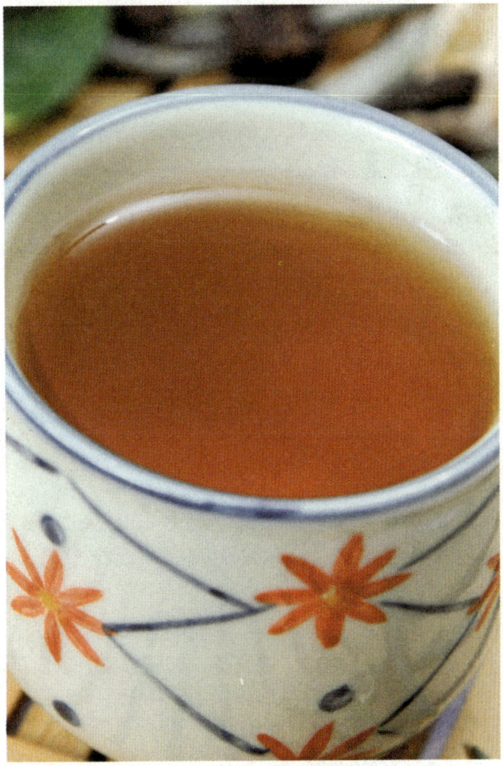

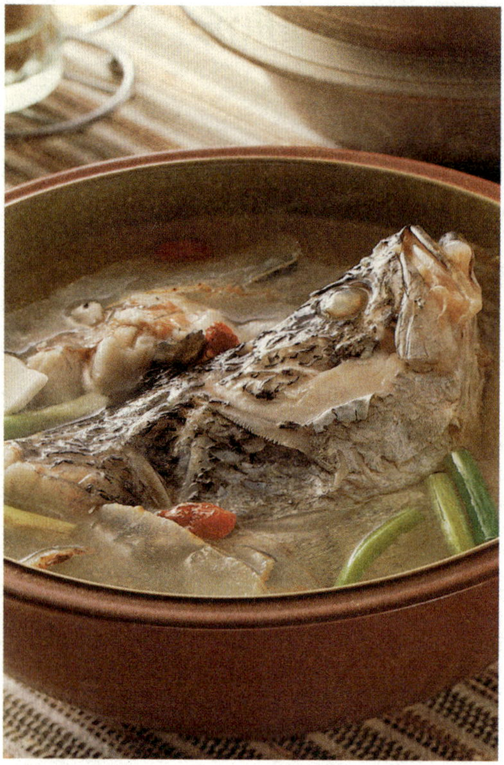

天麻鱼头汤

材料

鱼头1个，天麻15克，茯苓2片，枸杞子10克，葱段5克，料酒10毫升，姜5片，盐3克。

做法

1. 天麻、茯苓洗净，入锅中，加水5碗，煎汤，熬成3碗。
2. 鱼头用开水氽烫一下捞起。
3. 将鱼头和姜片放入煮开的天麻、茯苓汤中，待鱼煮至快熟，放入枸杞子、料酒，稍煮片刻，放入葱段，加盐调味即可。

功效

此汤可平抑肝阳、健脑安神，对偏正头痛、眩晕、肢体麻木、癫痫抽搐以及高血压有一定的食疗作用。

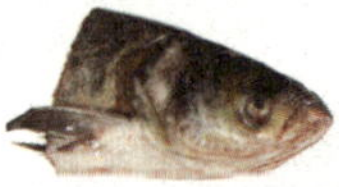

鱼头营养高、口味好，富含人体必需的卵磷脂和不饱和脂肪酸，对降低血脂、健脑及延缓衰老有好处。

天麻黄精炖乳鸽

材料

乳鸽1只，天麻、黄精、枸杞子各10克，盐、葱各3克，姜3片。

做法

1. 乳鸽收拾干净；天麻、黄精洗净稍泡；枸杞子洗净泡发；葱洗净切段。
2. 热锅注水烧沸，放入乳鸽氽去血渍，捞起。
3. 炖盅注入水，放入天麻、黄精、枸杞子、乳鸽，大火煲沸后改为小火煲1小时，放入葱段，加盐调味即可。

功效

本品可平抑肝阳、息风降压，对高血压、动脉硬化、中风、阿尔茨海默症有食疗作用。

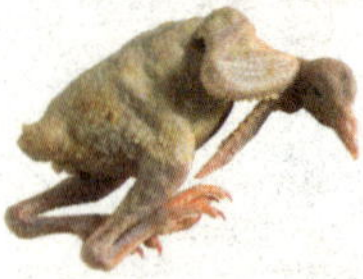

乳鸽的营养价值高，滋味鲜美，肉质细嫩，富含蛋白质，是一种无污染的生态食物。

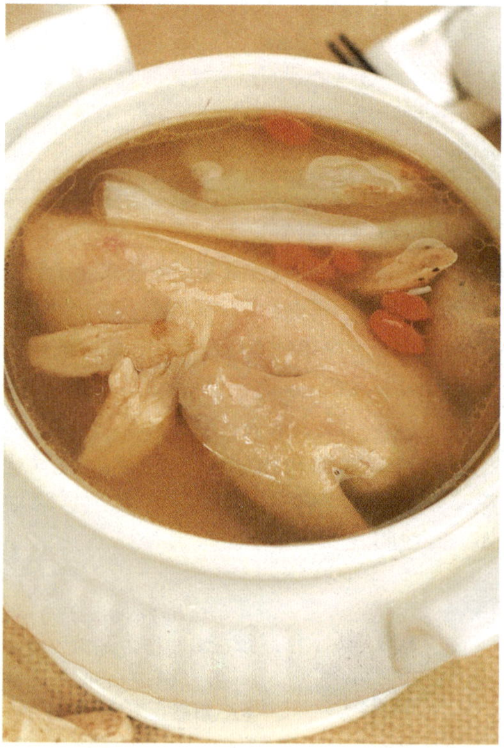

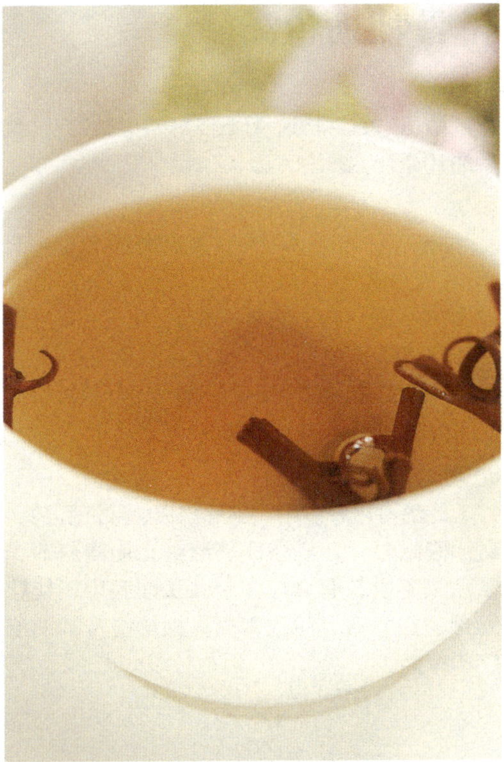

钩藤白术饮

材料

钩藤10克，白术30克，冰糖20克。

做法

1. 白术用清水洗净，放入洗净的锅中，加入300毫升水，以小火煎煮半小时。
2. 钩藤用清水洗净，放入煮白术的锅中，以小火再煎煮10分钟。
3. 加入冰糖，一边煮一边轻轻搅拌，煮至冰糖溶化后关火，待凉后即可服用。

功效

本品可清肝明目、滋阴潜阳，对夜盲症、维生素A缺乏有食疗作用。

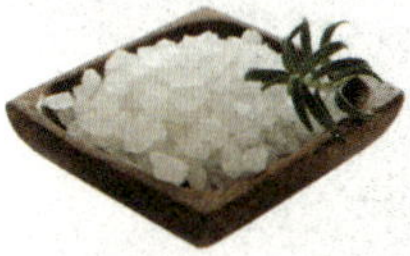

冰糖老少皆宜，对肺燥咳嗽、干咳无痰、咳痰带血等症状有一定缓解作用。冰糖的甜味清爽不腻，适合煲制各种滋补食品。

天麻钩藤饮

材料

天麻10克，钩藤9克，黄芩9克，杜仲8克。

做法

1. 天麻、钩藤、黄芩、杜仲分别洗净备用。
2. 将天麻、钩藤、黄芩、杜仲一起放进锅内，加入600毫升水，大火将水煮开后续煮8分钟。
3. 使用干净纱布滤去药渣，将药汁倒入杯中即可饮用。

功效

本品可平肝潜阳、息风止痉，对小儿惊风、高热神昏有食疗作用。

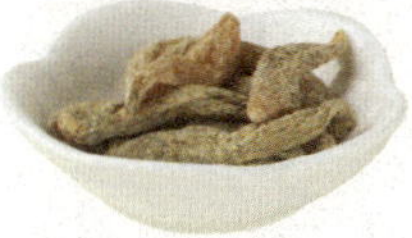

天麻性味甘平，具有平息肝风、平抑肝阳、止痛定痉的作用。

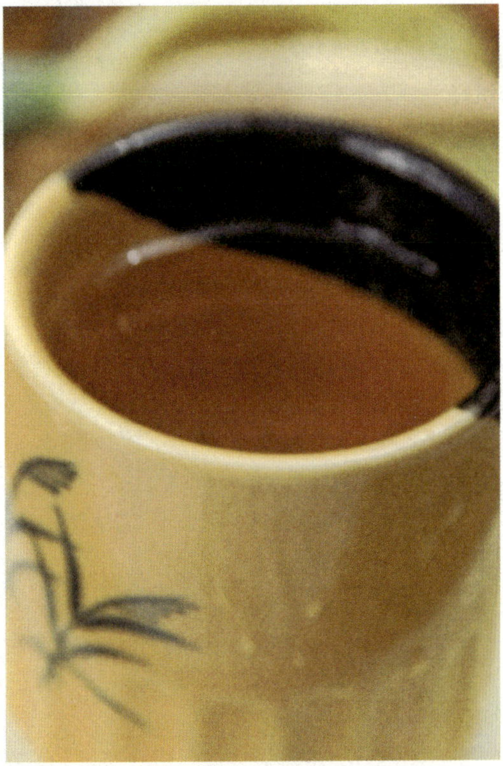

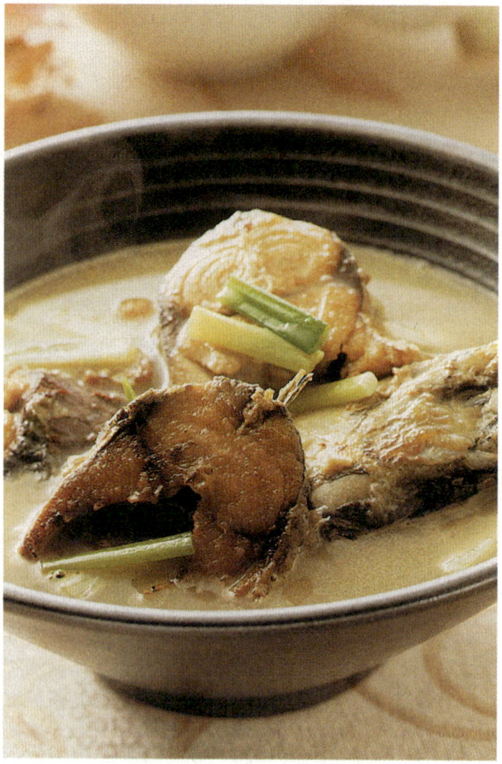

排骨牡蛎鱼汤

材料

鲭鱼1条，排骨、牡蛎各50克，盐2克，食用油10毫升，葱段5克。

做法

1. 排骨、牡蛎冲洗干净，入锅加1500毫升水熬成高汤。
2. 鲭鱼去腮、肚，洗净、切段，拭干，入油锅炸至酥黄，捞起。
3. 将炸好的鱼放入高汤中，熬至汤汁呈乳黄色时，加葱段、盐调味即成。

功效

此汤可平肝潜阳、平肝息风、敛汗固精，对惊痫眩晕、自汗盗汗、遗精、崩漏带下、溃疡久不收口有食疗作用。长期服用还能壮筋骨、益寿命，可改善男人性功能及辅助治疗不育症。

牡蛎豆腐汤

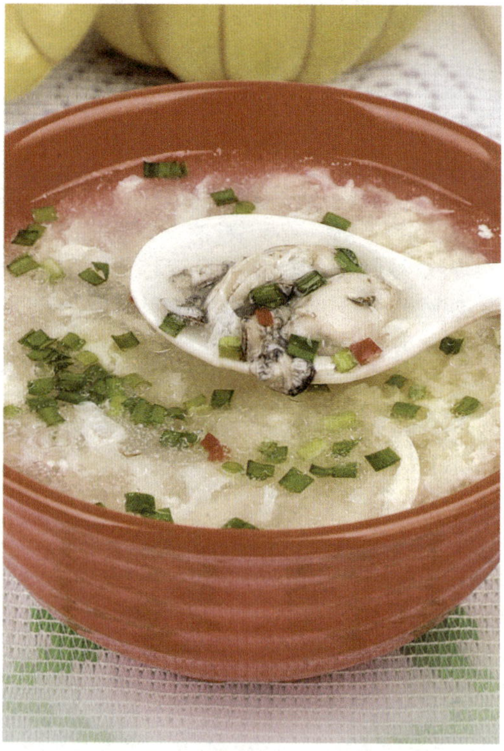

材料

牡蛎肉、豆腐各100克，鸡蛋1个，韭菜50克，盐2克，葱段3克，香油2毫升，高汤800毫升，食用油5毫升。

做法

1. 将牡蛎肉洗净泥沙；豆腐洗净，切成细丝；韭菜洗净，切末；鸡蛋打入碗中。
2. 起油锅，将葱炝香，倒入高汤，下入牡蛎肉、豆腐丝，调入盐煲至入味。
3. 再下入韭菜末、鸡蛋液，淋入香油即可。

功效

此汤可平肝息风、潜阳敛阴、清热润燥。

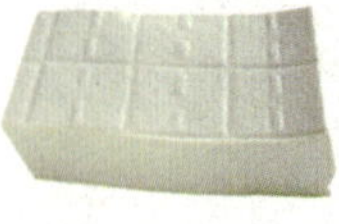

豆腐营养价值很高，其味甘、咸，性寒，具有宽中益气、调和脾胃、消除胀满、通大肠浊气、清热散血的作用。

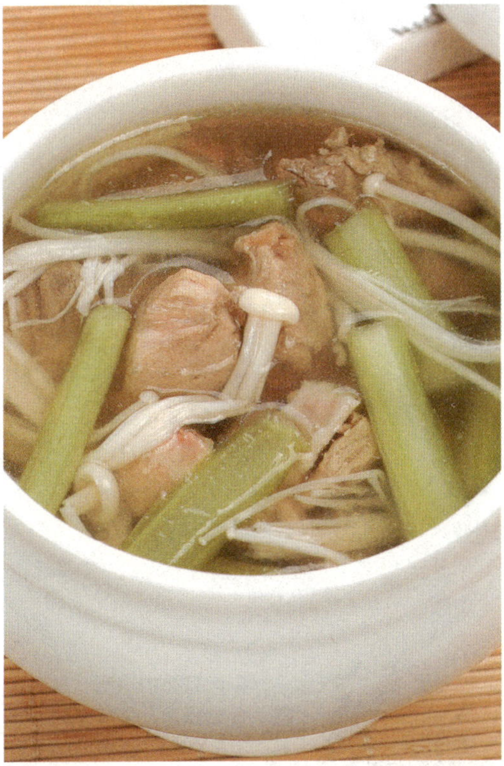

芹菜金针菇瘦肉汤

材料

猪瘦肉300克，金针菇50克，芹菜100克，响螺3个，盐5克。

做法

1. 猪瘦肉洗净，切块；金针菇洗净，浸泡；芹菜洗净，切段；响螺洗净，取肉。
2. 猪瘦肉、响螺肉放入沸水中氽去血水后捞出。
3. 锅中注水，烧沸，放入猪瘦肉、金针菇、芹菜、响螺肉慢炖2.5小时，加入盐调味即可。

功效

此汤可平肝明目、平息肝风、滋阴润肠，对黄疸、头痛头晕、消渴羸瘦、热病伤津、便秘有食疗作用。

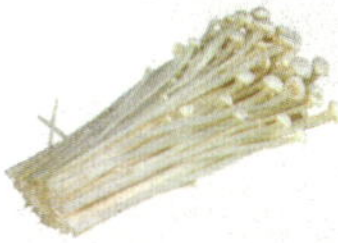

金针菇富含B族维生素、维生素C以及多种氨基酸，可降低人体内胆固醇含量，缓解疲劳，抑制癌细胞，提高身体免疫力。

芹菜西洋参瘦肉汤

材料

芹菜、猪瘦肉各150克，西洋参10克，盐3克。

做法

1. 芹菜洗净，去叶，梗切段；猪瘦肉洗净，切块；西洋参洗净，切丁，浸泡。
2. 将猪瘦肉放入沸水中氽烫，洗去血污。
3. 将芹菜、猪瘦肉、西洋参放入沸水锅中小火慢炖2小时，再改为大火，加入盐调味，拌匀即可出锅。

功效

此汤可清热除烦、平肝明目、利水消肿，对高血压、头痛、头晕、暴热烦渴、黄疸、水肿、小便热涩不利有食疗作用。

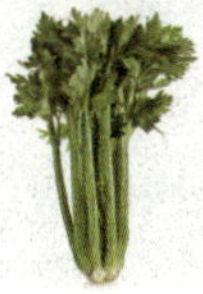

芹菜具有镇静安神、利尿消肿、平肝降压、养血补虚、清热解毒、防癌抗癌、醒酒保胃、美白护肤的作用。

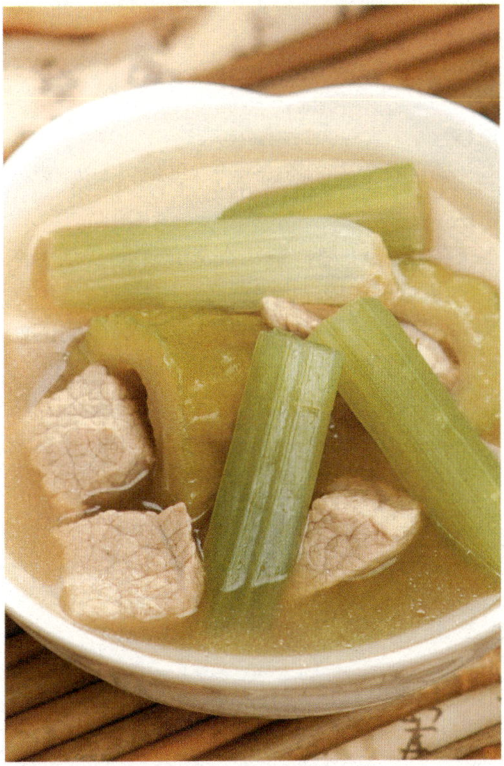

调养脾胃

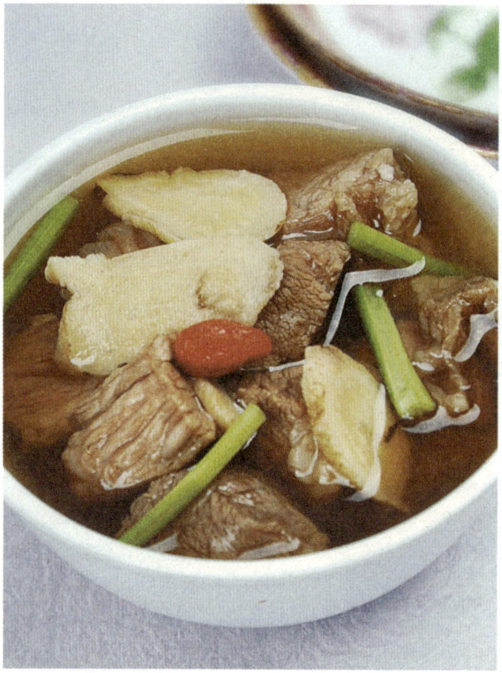

黄芪牛肉汤

材料

黄芪9克，牛肉450克，盐5克，葱段2克，香菜30克。

做法

1. 将牛肉洗净，切块，汆水；香菜择洗净，切段；黄芪用温水洗净。
2. 净锅上火倒入水，下入牛肉、黄芪煲至熟。
3. 撒入葱段、香菜，最后用盐调味即可食用。

功效

此汤具有益气固表、补中固脱、滋养脾胃的功效。

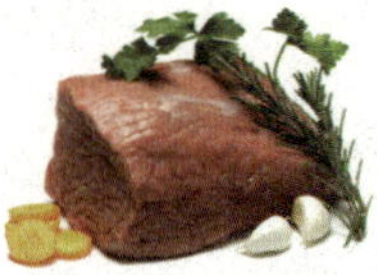

牛肉有补中益气、滋养脾胃、强健筋骨、化痰息风、止渴止涎的作用，还能增强免疫力，补充体力。

黄芪煲鹌鹑

材料

黄芪10克，山药100克，鹌鹑1只，盐2克。

做法

1. 鹌鹑收拾干净；黄芪洗净，泡发；红枣洗净，切开去核；扁豆洗净，泡发。
2. 锅入水烧开，将鹌鹑放入，汆尽表面的血水，捞起洗净。
3. 将黄芪、红枣、白扁豆、鹌鹑放入砂锅，加水后用大火煲沸，改小火煲2小时，加盐调味即可。

功效

此汤具有益气固表、健体养胃的功效。

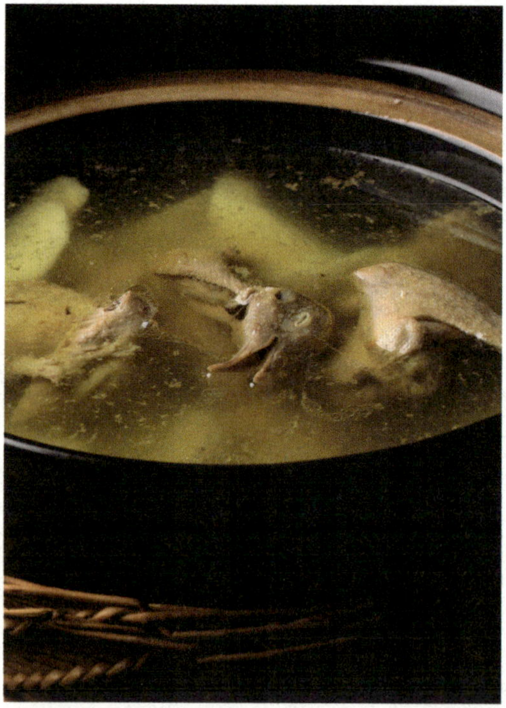

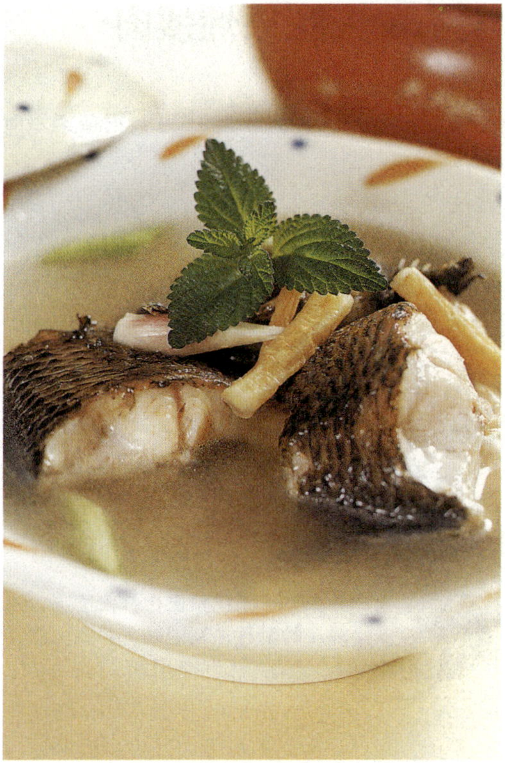

党参生鱼汤

材料

党参15克，生鱼1条，胡萝卜50克，料酒、酱油各10毫升，姜片、葱段各10克，盐5克，高汤200毫升、食用油10毫升。

做法

1. 将党参洗净泡透，切成段；胡萝卜洗净，切成块。
2. 生鱼宰杀洗净，切段，放入六成熟的食用油中煎至两面金黄后捞出备用。
3. 锅中留少许底油烧热，放入姜片、葱段爆香，再放入煎好的鱼、料酒、党参、胡萝卜及剩余调味料，烧煮至熟，盛盘即成。

功效

此汤具有补中益气、补脾健胃的功效。

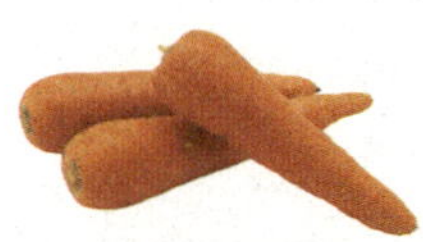

胡萝卜含有丰富的维生素A和胡萝卜素，具有保护视力、下气补中、健胃消食、调养五脏的作用。

青豆党参排骨汤

材料

党参15克，青豆50克，排骨100克，盐3克。

做法

1. 青豆浸泡洗净；党参润透后洗净，切段。
2. 排骨洗净，斩块，放入热水中汆烫后捞起。
3. 将青豆、党参、排骨放入煲内，加水以小火煮约1小时，再加盐调味即可食用。

功效

此汤具有补中益气、健脾养胃、益精补血的功效。

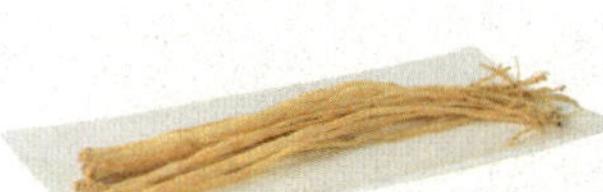

党参，是一味传统补益药，具有补气健脾、生津养血的作用。

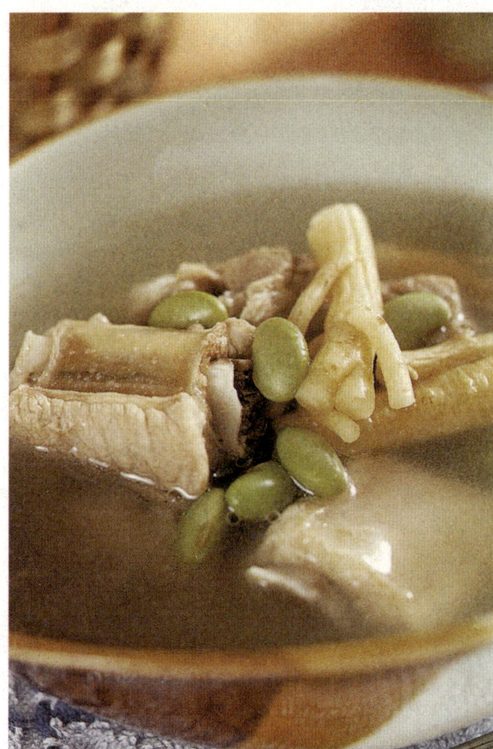

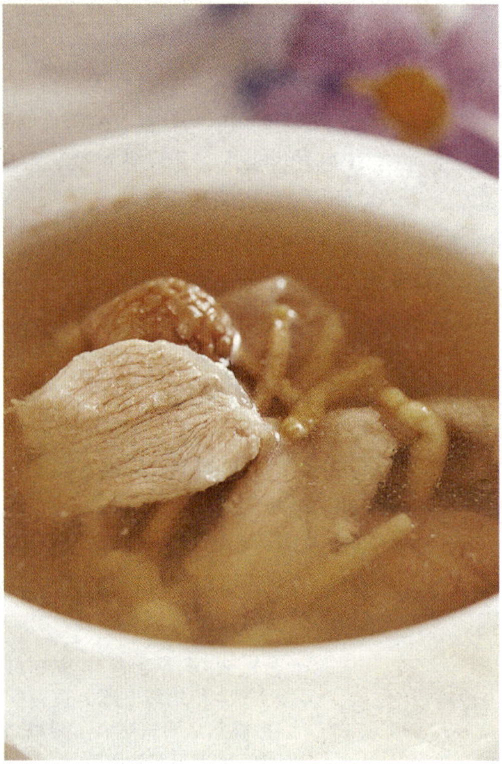

太子参无花果炖瘦肉

材料

无花果20克，太子参15克，猪瘦肉200克，盐3克。

做法

1. 太子参略洗，无花果洗净，猪瘦肉洗净切片。
2. 把全部用料放入炖盅内，加开水适量，盖好，隔滚水炖约2小时，加盐调味即可食用。

功效

此汤具有补气益血、健脾生津的功效。

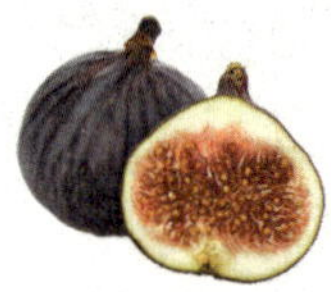

无花果具有健胃清肠、消肿解毒、利咽喉、开胃驱虫、预防便秘的作用。

太子参黄芪浮小麦茶

材料

浮小麦30克，太子参15克，黄芪8克，玉竹6克，冰糖5克。

做法

1. 将太子参、黄芪、浮小麦、玉竹分别用清水漂洗干净备用。
2. 净锅置火上，加水适量，大火煮开，放入太子参、黄芪、浮小麦、玉竹煮沸后转小火煮30分钟即可关火，滤去药渣，留汁，再加入冰糖即可。

功效

此茶具有益气固表、健脾益肺的功效。

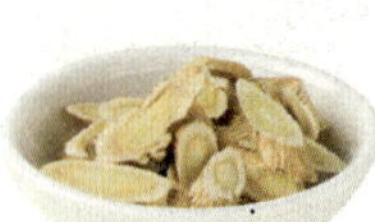

黄芪能增强机体免疫功能、保肝、利尿、抗衰老、抗应激、降压，且有较广泛的抗菌作用。

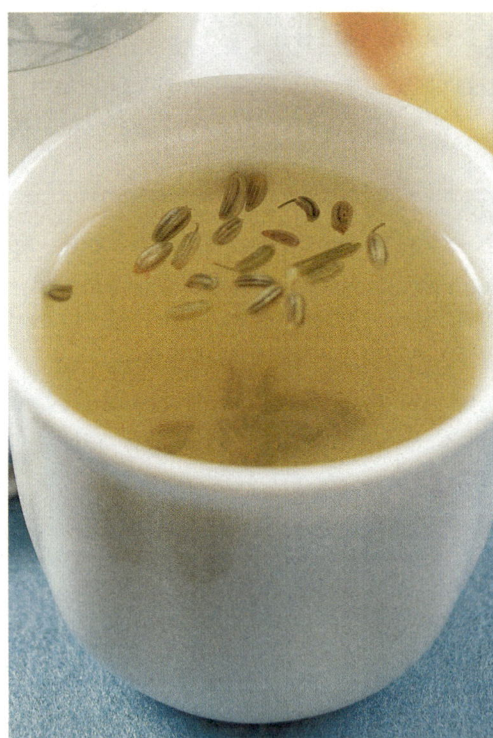

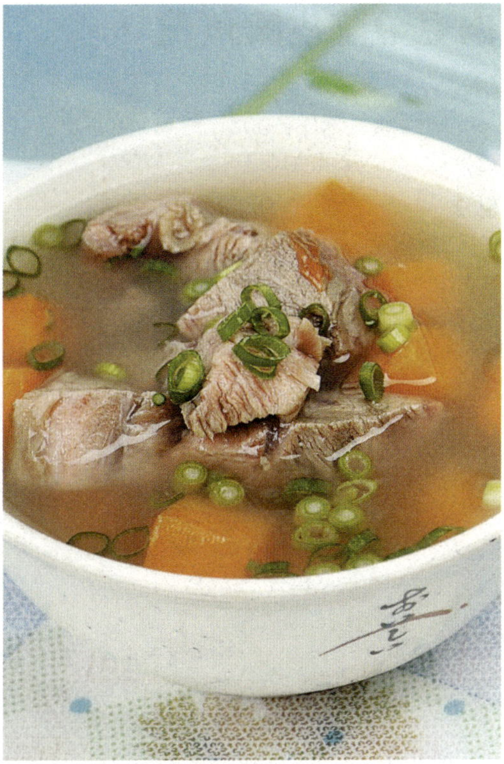

胡萝卜牛肉煲

材料

酱牛肉250克，胡萝卜100克，高汤1000毫升，盐、葱花各3克。

做法

1. 将酱牛肉洗净、切块；胡萝卜去皮、洗净，切块。
2. 净锅上火倒入高汤，放入酱牛肉、胡萝卜煲至熟、撒上葱花即可。

功效

胡萝卜有补肝明目、清热解毒的作用，牛肉可补中益气、滋养脾胃、强健筋骨、化痰息风、止渴止涎。此汤具有补脾益胃、补肝明目的功效。

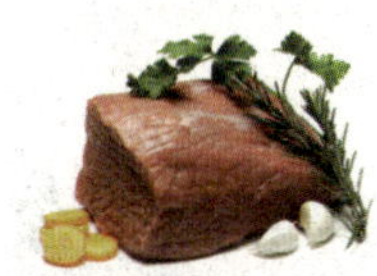

牛肉有补中益气、滋养脾胃、强健筋骨、化痰息风、止渴止涎的作用，还能增强免疫力，补充体力。

西红柿牛肉煲

材料

酱牛肉200克，西红柿150克，土豆100克，高汤1000毫升，盐3克，葱花5克。

做法

1. 将酱牛肉、西红柿、土豆收拾干净，均切块。
2. 净锅上火倒入高汤，放入酱牛肉、西红柿、土豆，煲至熟。最后调入盐、撒入葱花即可。

功效

牛肉可补中益气、强健筋骨、滋养脾胃，西红柿可生津止渴、健胃消食，土豆可缓急止痛、通利大便。此汤具有和胃调中、健脾益气的功效。

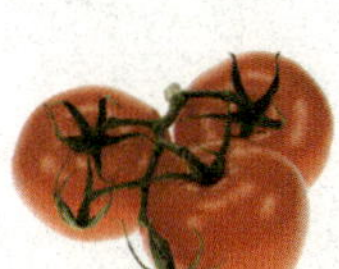

西红柿中维生素A、维生素C的比例合适，所以常吃可增强血管功能，预防血管老化，还具有止血、降压、利尿、健胃消食、生津止渴、清热解毒、凉血平肝的作用。

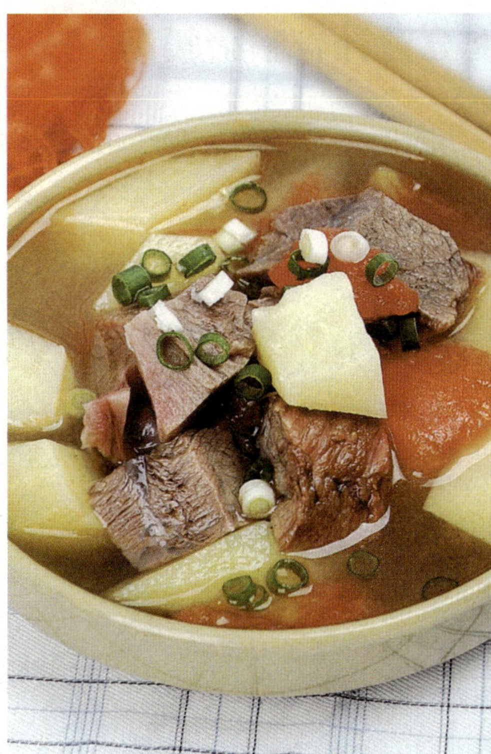

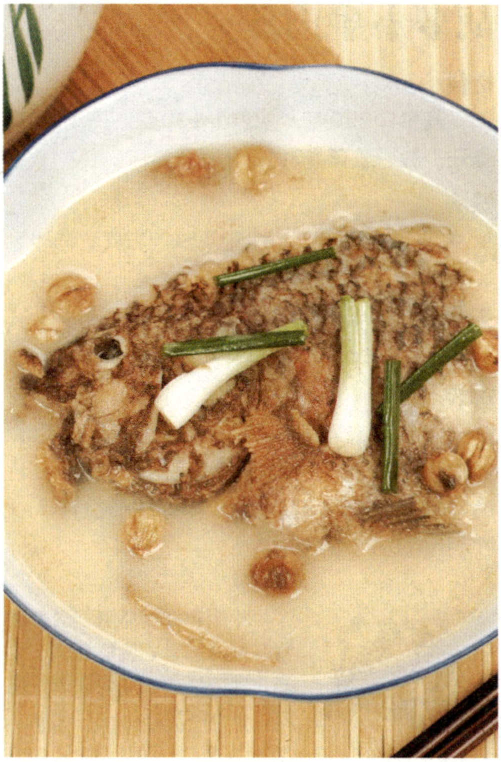

肉豆蔻陈皮鲫鱼羹

材料

肉豆蔻、陈皮各5克，鲫鱼1条，葱段15克，盐3克、食用油10毫升。

做法

1. 鲫鱼宰杀后收拾干净，斩成两段后下入热油锅煎香；肉豆蔻、陈皮均洗净。
2. 锅置火上，倒入适量清水，放入鲫鱼，待水烧开后加入肉豆蔻、陈皮煲至汤汁呈乳白色。
3. 加入葱段继续熬煮20分钟，调入盐即可。

功效

肉豆蔻可温中行气、涩肠止泻、开胃消食，陈皮可理气开胃、燥湿化痰，鲫鱼调中益气。所以，此汤具有温中行气、开胃消食的功效。

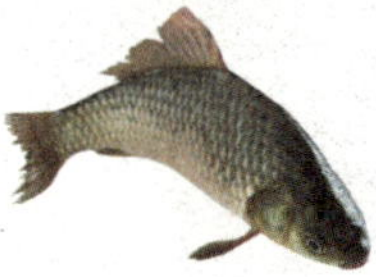

鲫鱼营养丰富，所含的蛋白质质优、齐全、易于消化吸收，具有很强的滋补保健功效。

肉豆蔻补骨脂猪腰汤

材料

肉豆蔻、补骨脂各9克，猪腰100克，枸杞子、姜、葱花各5克，盐3克。

做法

1. 猪腰洗净，切开，除去白色筋膜；肉豆蔻、补骨脂、枸杞子洗净；姜洗净，去皮，切片。
2. 锅加水烧开，放入猪腰氽去表面血水，捞出洗净。
3. 用瓦煲装水，在大火上滚开后放入猪腰、肉豆蔻、补骨脂、枸杞子、姜，以小火煲2小时后调入盐、葱花即可。

功效

此汤具有温补脾胃、补肾壮阳、安胎止泻的功效。

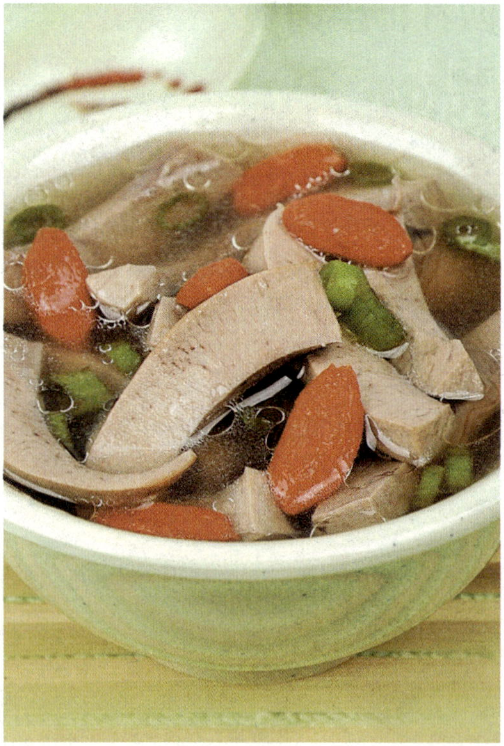

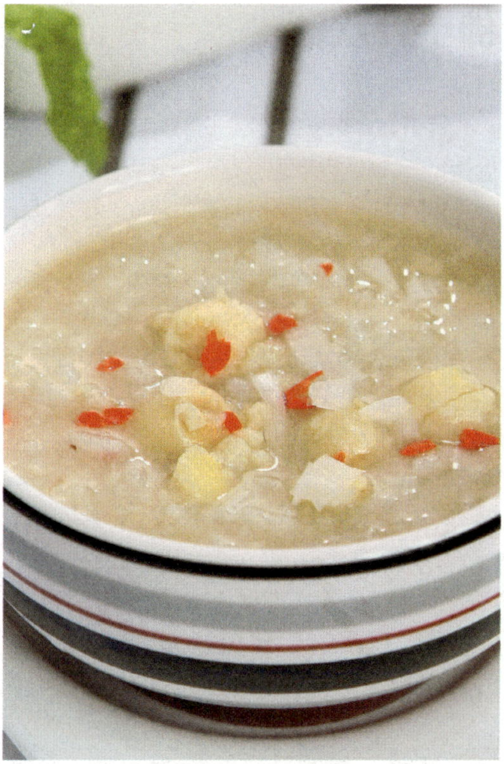

莲子糯米粥

材料

莲子30克，糯米100克，蜂蜜5毫升。

做法

1 将糯米、莲子分别洗净，用清水泡发。
2 把糯米、莲子放入锅内，加适量清水，置火上煮。
3 煮至莲子熟，晾温后放入蜂蜜调匀即可。

功效

糯米可补中益气、健脾养胃、止虚汗，莲子可清心醒脾、补脾止泻、养心安神。此粥具有健脾止泻、开胃消食的功效。

酸枣玉竹糯米粥

材料

酸枣仁、玉竹、灯芯草各3克，糯米100克，盐2克。

做法

1 糯米洗净，泡发，捞出沥干水分；酸枣仁洗净；玉竹、灯芯草均洗净，切段。
2 锅置火上，倒入清水，放入糯米，以大火煮开。
3 加入酸枣仁、玉竹、灯芯草同煮片刻，再以小火煮至浓稠状，调入盐拌匀即可。

功效

此粥具有清心降火、生津益胃的功效。

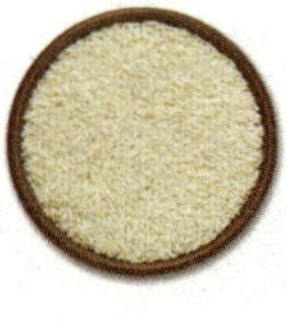

糯米能够补气养体，主要功能是温补脾胃，还能够缓解气虚所导致的盗汗、妊娠后腰腹坠胀、劳动损伤后气短乏力等症状。

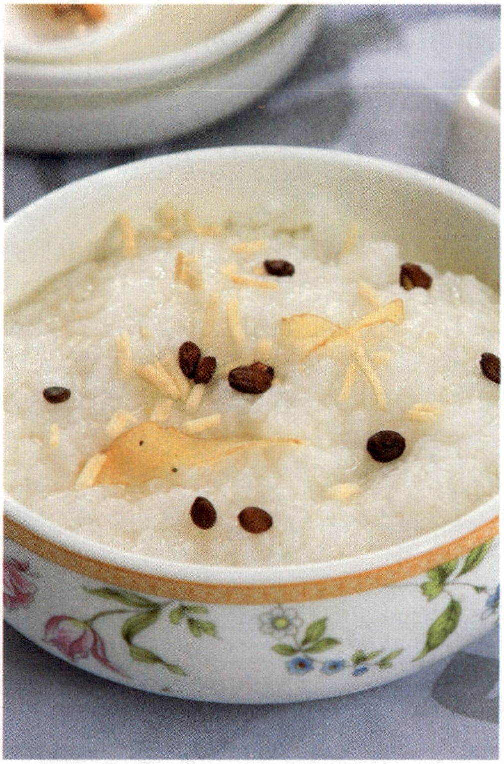

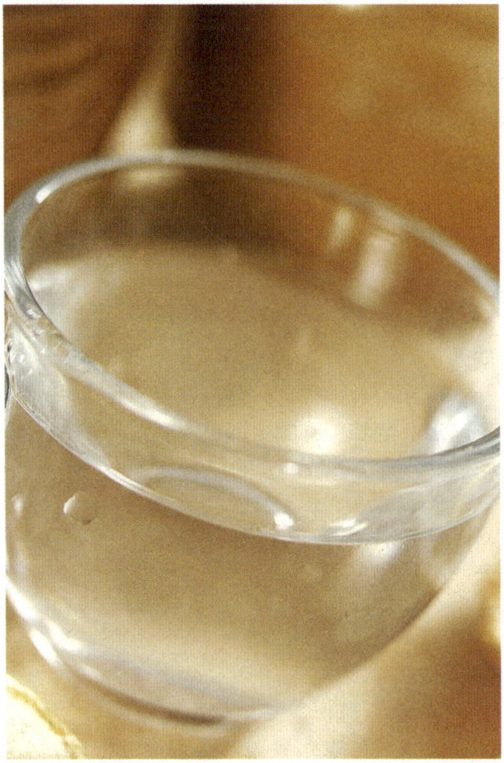

佛手合欢酒

材料

佛手、合欢皮各9克，白酒1000毫升。

做法

1. 将佛手洗净，用清水润透后切片，再切成正方形小块，待风吹略收水气后备用。
2. 合欢皮洗净与佛手一同放入瓶内，然后注入白酒，密封浸泡。
3. 每隔5日，将坛搅拌或摇动1次，10日后即可开封，滤去药渣即成。每日2次，每次30毫升。

功效

此品能健胃止呕、疏肝理气、解郁安神。

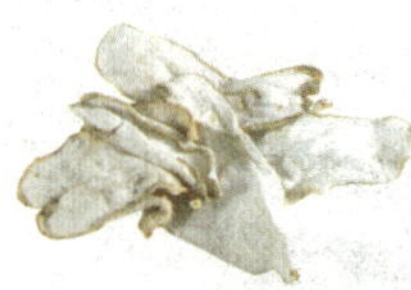

佛手全身都是宝，根、茎、叶、花、果均可入药，有理气化痰、止呕消胀、疏肝理气、和胃等作用。

佛手元胡猪肝汤

材料

佛手、元胡各9克，制香附、甘草各6克，猪肝100克，盐、姜丝、葱花各2克。

做法

1. 将佛手、元胡、制香附、甘草洗净；猪肝洗净，切片。
2. 将佛手、元胡、制香附、甘草放入锅内，加适量水煮沸，再用小火煮15分钟左右。
3. 加入猪肝片，放适量盐、姜丝、葱花，煮熟后即可食用。

功效

此汤具有行气止痛、疏肝和胃的功效。

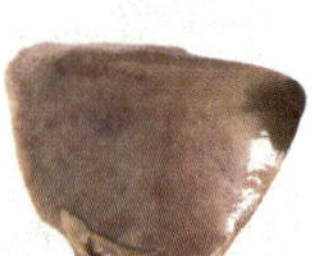

猪肝味甘、苦，性温，含有丰富的维生素A、维生素B_2、维生素C和铁，具有补肝、明目、补血养血的作用。

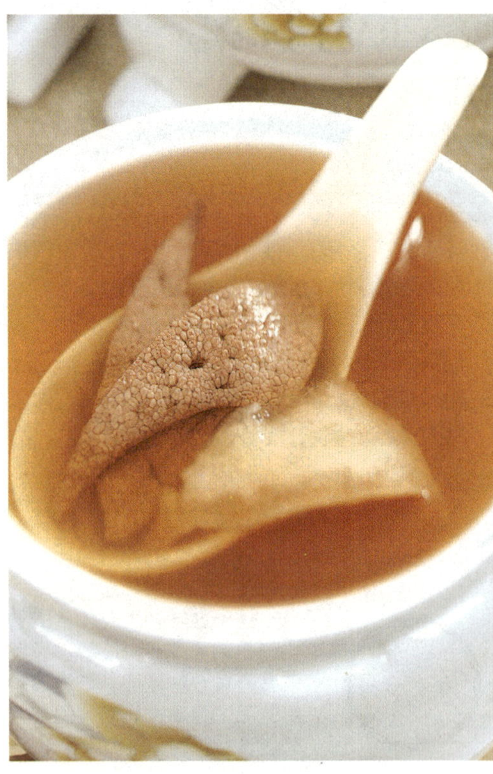

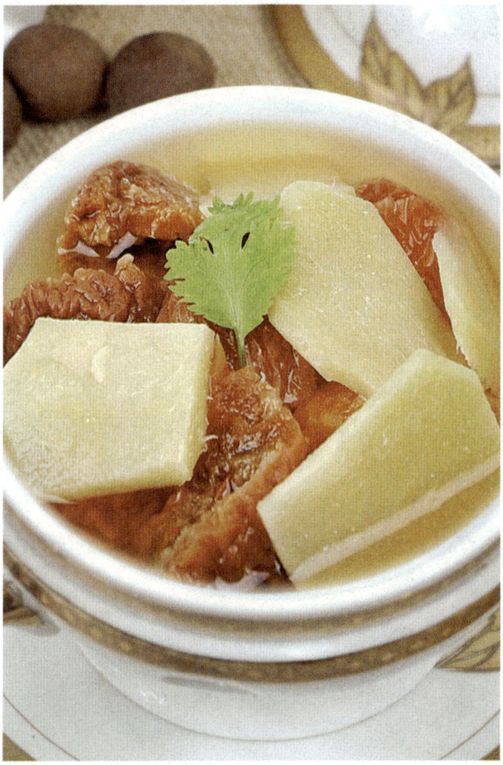

话梅高良姜汤

材料

高良姜10克，话梅50克，冰糖8克。

做法

1. 将话梅洗净，切成两半；高良姜洗净后，去皮，切片。
2. 净锅上火倒入矿泉水，放入话梅、姜片煮开。
3. 调入冰糖煮25分钟即可（可按个人喜好增减冰糖的分量）。

功效

高良姜有温脾胃、祛风寒、行气止痛的作用，话梅可健胃止呕、敛肺、温脾止血、消肿解毒、生津止渴。此汤具有健胃止呕、生津止渴的功效。

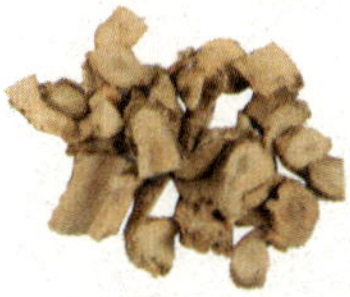

高良姜具有抗氧化、抗溃疡、抗腹泻、抗肿瘤、抗菌、抗凝血、抗血栓、降血压及镇痛等作用，临床应用于胃脘疼痛及脘腹胀满之症。

高良姜山楂粥

材料

高良姜15克，大米90克，山楂30克，鲜枸杞叶2克，盐2克。

做法

1. 大米泡发洗净；高良姜洗净，切片；山楂洗净，切片；枸杞叶洗净。
2. 锅置火上，注水后，放入大米、高良姜、山楂，用大火煮至米粒开花。
3. 放入枸杞叶，改用小火煮至粥成，调入盐拌匀即成。

功效

高良姜可温胃散寒、消食止呕，山楂可开胃消食、化淤止痛。此粥具有温胃消积、健脾止呕、减肥祛淤的功效。

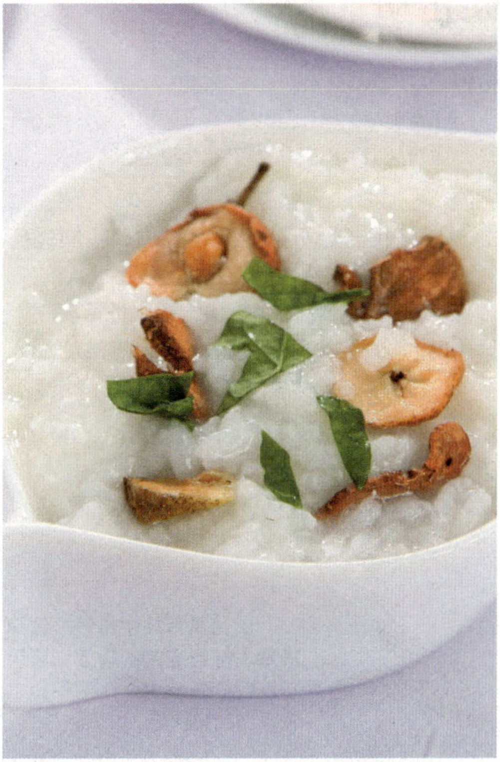

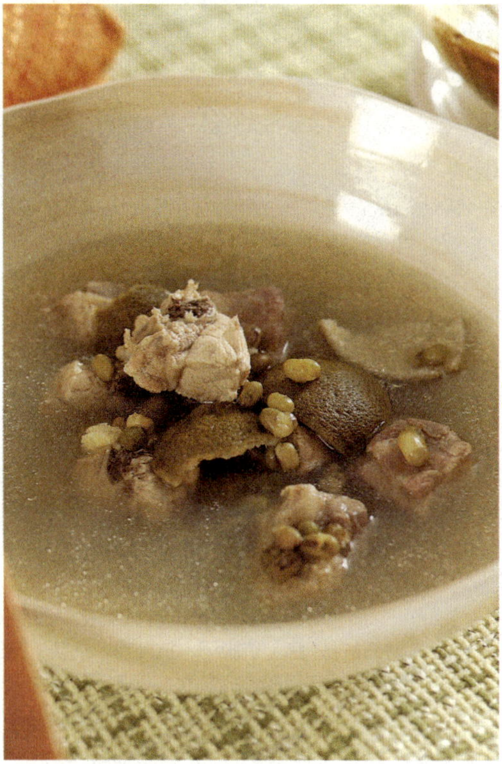

绿豆陈皮排骨汤

材料

陈皮10克，绿豆60克，排骨250克，盐3克，生抽3毫升。

做法

1. 绿豆拣去杂物和坏豆，清洗干净，备用。
2. 排骨洗净斩件，汆水；陈皮浸软，刮去瓤，洗净。
3. 锅中加适量水，放入陈皮先煲开，再将排骨、绿豆放入煮10分钟，改小火再煲3小时，最后加入适量盐、生抽调味即可食用。

功效

陈皮能理气健脾、燥湿化痰，与绿豆一同做汤具有理气调中、开胃消食、降压降脂的食疗效果。

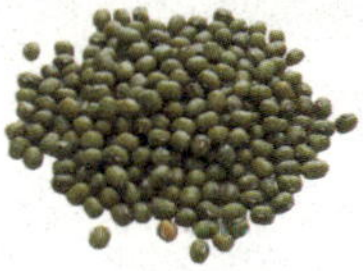

绿豆味甘，性寒，具有清热解毒、消肿、利尿、祛痘、补益元气等作用。

陈皮鸽子汤

材料

陈皮10克，山药30克，干贝15克，鸽子1只，猪瘦肉150克，蜜枣3颗，盐3克。

做法

1. 陈皮、山药、干贝洗净，浸泡；猪瘦肉切块，蜜枣去核洗净。
2. 鸽子去内脏，洗净，斩块，汆水备用。
3. 将清水2000毫升放入瓦煲内，煮沸后加入以上用料，大火煮沸后，改用小火煲1小时，加盐调味即可。

功效

此汤具有补脾健胃、调精益气的功效。

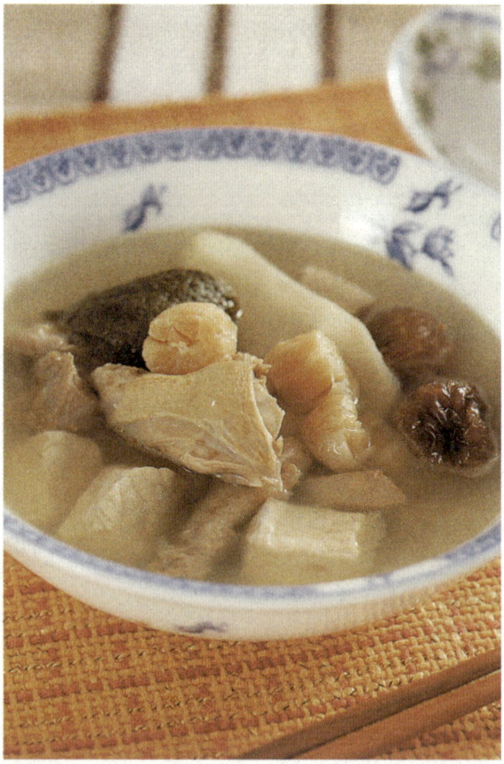

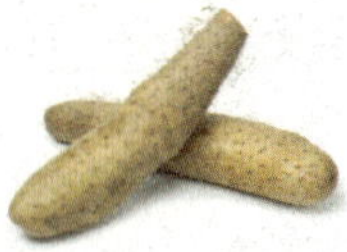

山药具有补中益气、健脾养胃、补肾涩精的功效，可用于治疗脾虚食少、久泻不止、肾虚遗精等病症。

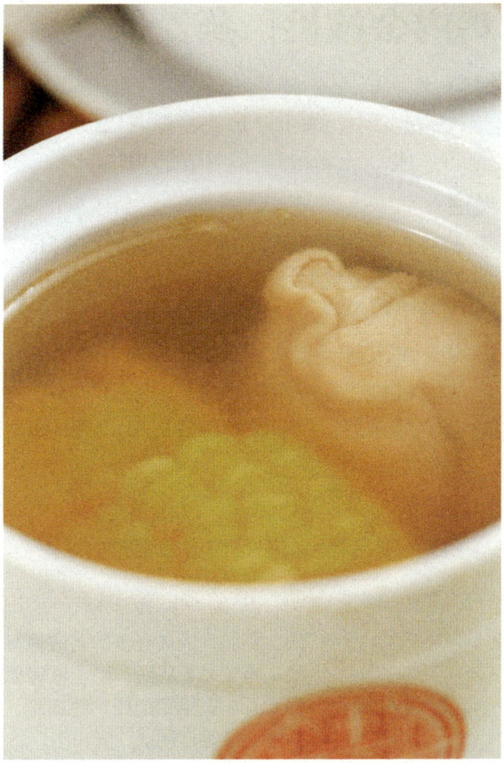

玉米猪肚汤

材料

猪肚200克，玉米1根，姜1片，盐3克。

做法

1. 猪肚洗净汆水；玉米洗净切段。
2. 将所有原材料放入盅内加水，隔水用中火蒸2小时。
3. 最后放入盐调味即可。

功效

玉米可开胃益智、宁心活血、调理中气；猪肚可补虚损、健脾胃。此汤具有健脾补虚、防治便秘的食疗效果。

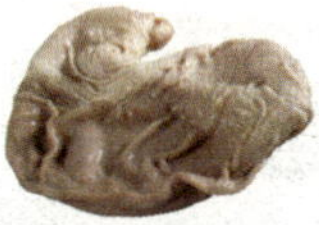

猪肚为猪的胃，富含蛋白质、钙、钾、钠、镁、铁等元素和多种维生素，是人们健脾胃的佳品。

玉米山药猪胰汤

材料

猪胰1条，玉米1根，山药15克，盐5克。

做法

1. 猪胰洗净，去脂膜，切件；玉米洗净，斩成2~3段。
2. 山药洗净，浸泡20分钟后切块。
3. 把以上全部材料放入煲内，加清水适量，大火煮沸后，小火煲2小时加盐即可食用。

功效

此汤具有调中理气、健脾养胃的作用。

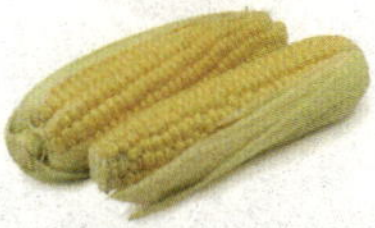

玉米适合每个年龄阶段的人群食用，具有促进大脑发育、缓解压力、降低血压和血脂、防癌抗癌等作用。

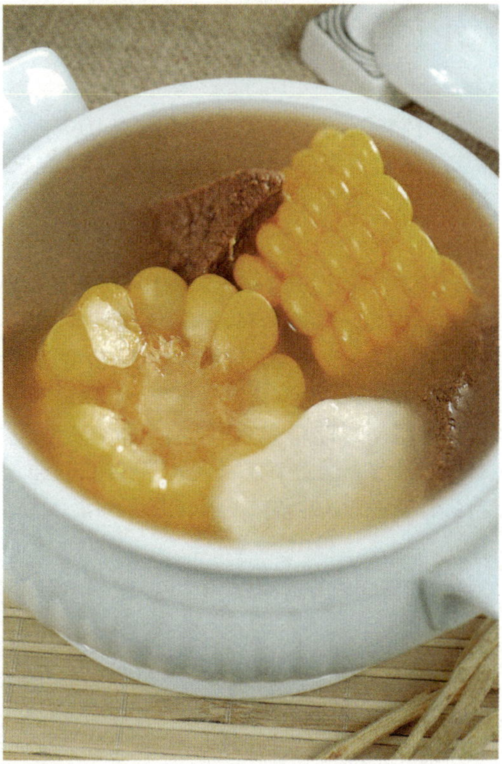

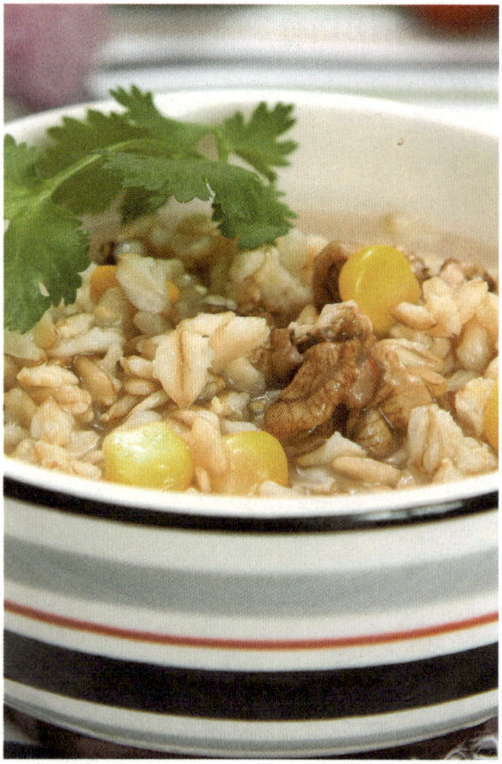

鸡内金核桃仁燕麦粥

材料

核桃10个，海金沙15克，鸡内金粉10克，燕麦100克，玉米粒10克、白糖5克。

做法

1. 核桃去壳留仁，捣碎；海金沙用纱布包扎好。
2. 锅置火上，加水600毫升，大火煮开，加入海金沙纱布袋小火煮20分钟后，拣去药袋，加入燕麦煮熟，再加入鸡内金粉、玉米粒、核桃仁煮成稠粥。
3. 最后加入适量白糖调匀，每日早、晚空腹温热服食。

功效

此粥具有利尿排石、和胃消食的功效。

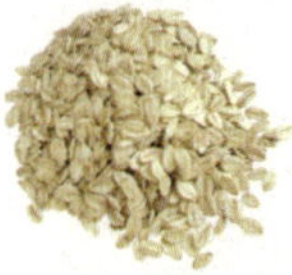

燕麦含有亚油酸、蛋白质、脂肪、人体必需的各种氨基酸、维生素E及钙、磷、铁等微量元素，有稳定血压、降血脂、润肠通便等作用。

鸡内金山药炒甜椒

材料

山药150克，鸡内金、天花粉各10克，红甜椒、新鲜香菇各60克，玉米粒、青豆各35克，盐3克，食用油10毫升。

做法

1. 鸡内金、天花粉放入纱布袋，和清水置入锅中，煮沸，约15分钟后关火，滤取药汁备用；山药去皮洗净，切薄片；红甜椒洗净，去蒂头和子，切片；香菇洗净，切片。
2. 炒锅倒入油加热，放入所有材料翻炒2分钟。
3. 倒入药汁，盖上锅盖以大火焖煮约2分钟，打开锅盖加入盐调味，拌匀即可食用。

功效

此药膳具有开胃消食、消积除胀的作用。

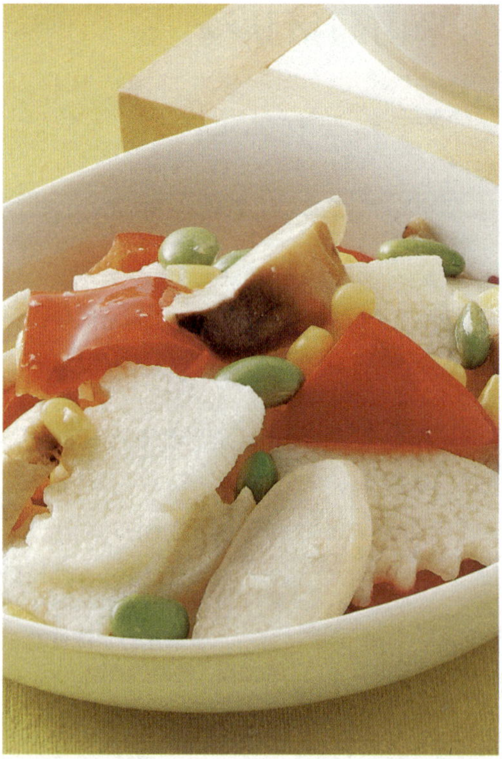

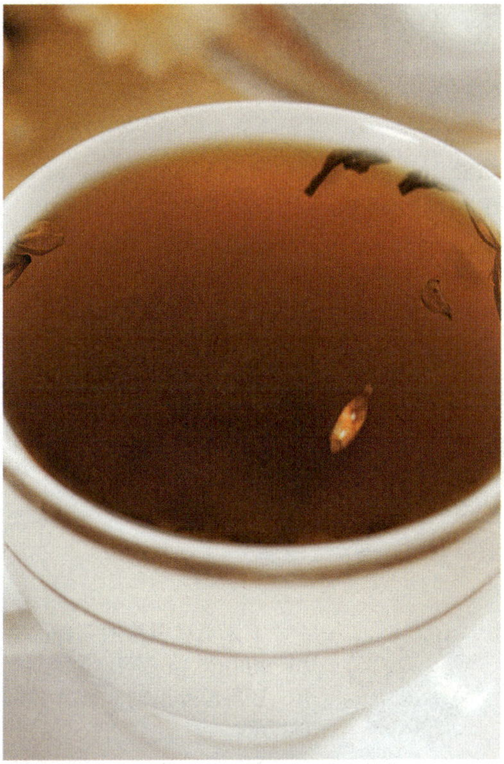

麦芽山楂饮

材料

炒麦芽10克，炒山楂片10克，红糖5克。

做法

1. 取炒麦芽、炒山楂片放入锅中，加1碗水煮。
2. 煮15分钟后加入红糖稍煮。
3. 滤去渣，取汁常饮。

功效

炒麦芽善消食，除积滞；山楂解肉食油腻，行积滞。二药合用，既消食又开胃，且味酸甜美，儿童乐于饮用。

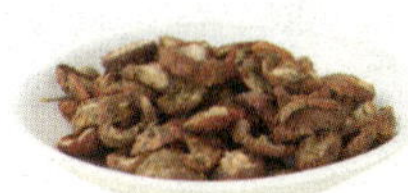

山楂味酸甘，性温，具有消食健胃、行气散淤、调理血脂的作用。

山楂苹果粥

材料

山楂干15克，苹果50克，大米100克，冰糖5克，葱花3克。

做法

1. 大米淘洗干净，用清水浸泡；苹果洗净切小块；山楂干用温水稍泡后洗净。
2. 锅置火上，放入大米，加适量清水煮至八成熟。
3. 再放入苹果、山楂干煮至米烂，放入冰糖调匀，撒上葱花即可。

功效

山楂能消食化积、活血化淤；苹果能生津止渴、益脾止泻、和胃降逆。此粥具有益气和胃、消食化积的功效。

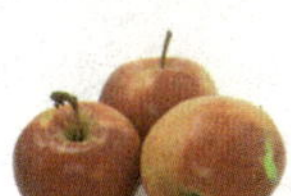

苹果

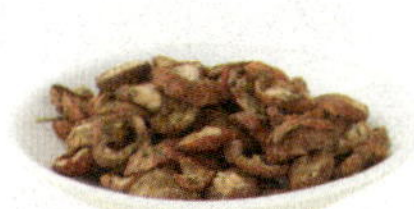

山楂

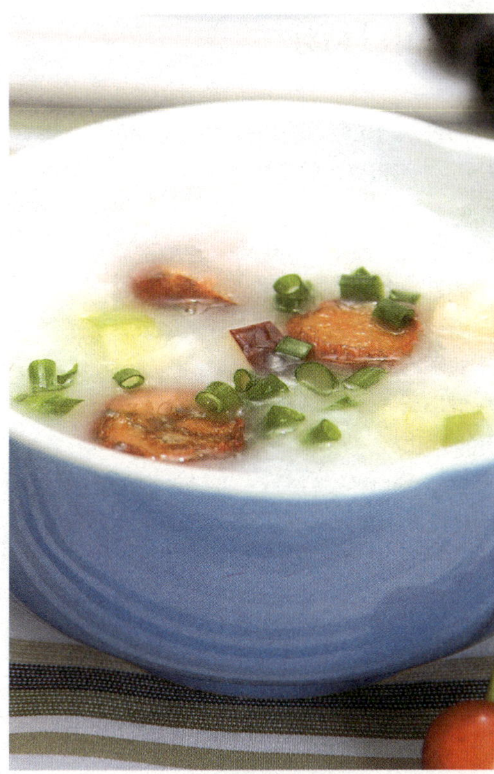

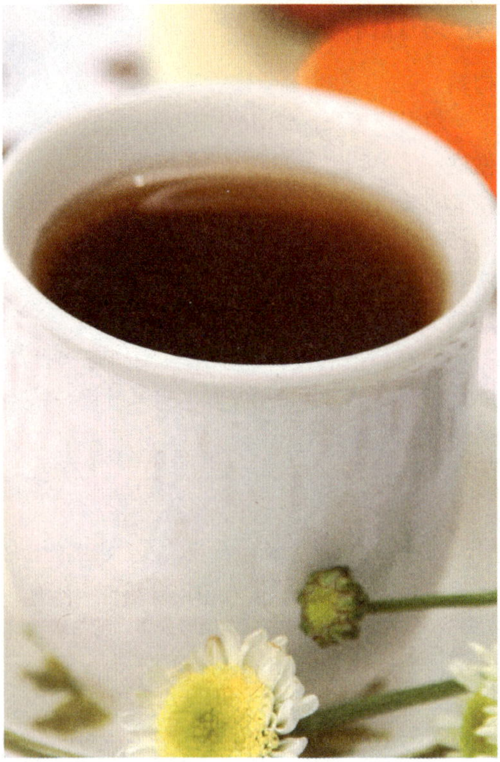

薏米红枣茶

材料

薏米50克，红枣25克，绿茶2克。

做法

1. 将绿茶用沸水冲泡；红枣洗净，去核备用。
2. 把薏米与红枣混合，放入锅中，注入适量清水一起煮至软烂。
3. 放入绿茶汁，再一起煮3分钟，待稍凉即可饮用。

功效

此茶能清热利湿、健脾益气。常饮可以使皮肤光泽细腻，消除粉刺、雀斑、老年斑、妊娠斑、蝴蝶斑，对脱屑、痤疮、皲裂、皮肤粗糙等有良好的食疗效果。

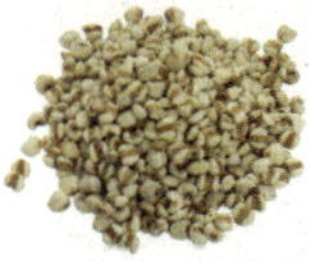

薏米具有很高的营养价值和药用价值，不仅可作为粮食食用，还具有利水消肿、健脾养胃的作用。

薏米银耳汤

材料

薏米100克，龙眼肉10颗、红枣2颗，银耳50克，红糖6克，莲子10克。

做法

1. 将薏米、莲子、龙眼肉、红枣洗净浸泡；干银耳泡发，洗净，撕成小朵。
2. 汤锅上火倒入水，放入薏米、银耳、莲子、龙眼肉、红枣煲至熟。
3. 最后调入红糖搅匀即可。

功效

此汤具有健脾益胃、益气补血的功效，常食能护肤养颜、滋补生津，可辅助治疗脾胃虚弱、肺胃阴虚等。

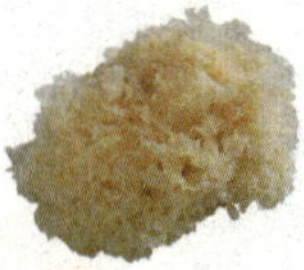

银耳具有润肺生津、滋阴养胃、益气安神、强心健脑等作用，为优良的滋补食物。

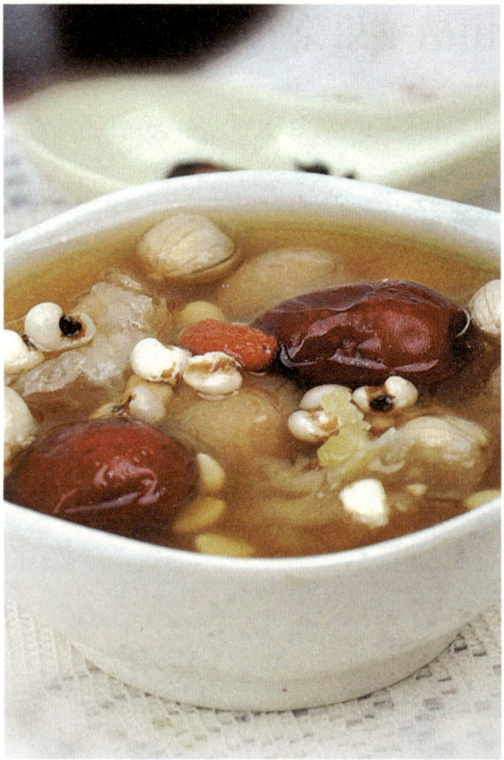

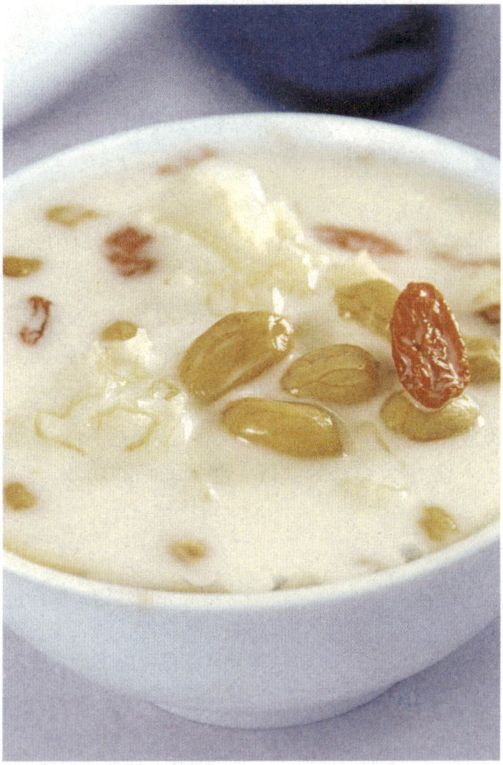

牛奶炖花生

材料

花生仁50克，枸杞子20克，干银耳30克，牛奶1500毫升，冰糖5克。

做法

1 将干银耳泡发、洗净、撕成小朵；枸杞子、花生仁分别洗净。
2 锅置火上，放入牛奶，加入银耳、枸杞子、花生仁，煮至花生仁烂熟。
3 最后加入冰糖调匀即可。

功效

花生仁能补脾胃、养血增乳；枸杞子、银耳可滋阴润肺；牛奶味甘性温，具有生津止渴、补益气血、补虚健脾等功效。牛奶中的纯蛋白含量高，四者同食能使健脾益胃效果加倍，常饮此品还能美容养颜。

花生香菇鸡爪汤

材料

鸡爪250克，花生仁45克，香菇4朵，高汤1000毫升，盐4克。

做法

1 将鸡爪洗净，去趾甲；花生仁洗净，泡发；香菇洗净，切片备用。
2 净锅上火倒入高汤，放入鸡爪、花生仁、香菇煲至熟后，加入盐调味即可食用。

功效

花生仁能调节肠胃功能，香菇可益胃助食，鸡爪富含胶原蛋白，本品不仅能健脾养胃，还能滋润皮肤、延缓衰老。

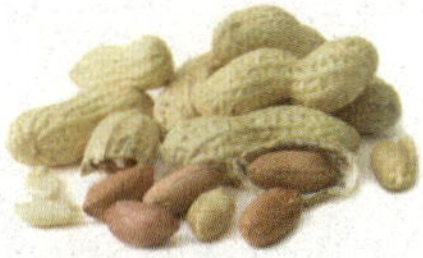

花生仁含多种营养物质，具有抗老化、凝血止血、养血通乳、促进发育、增强记忆等作用。

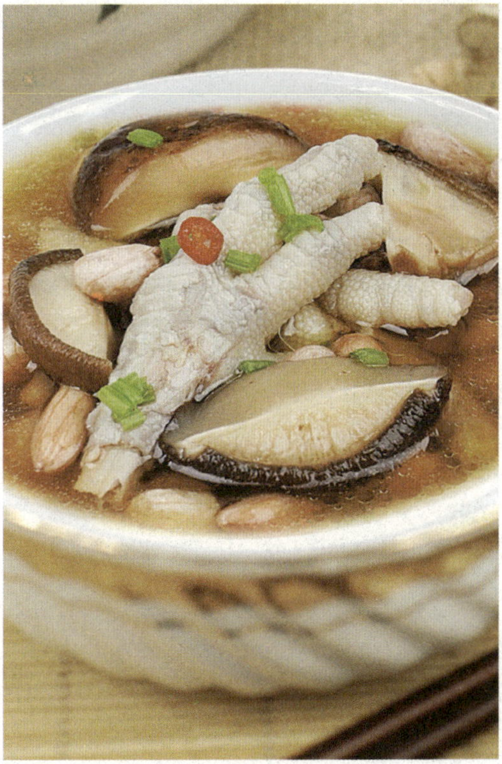

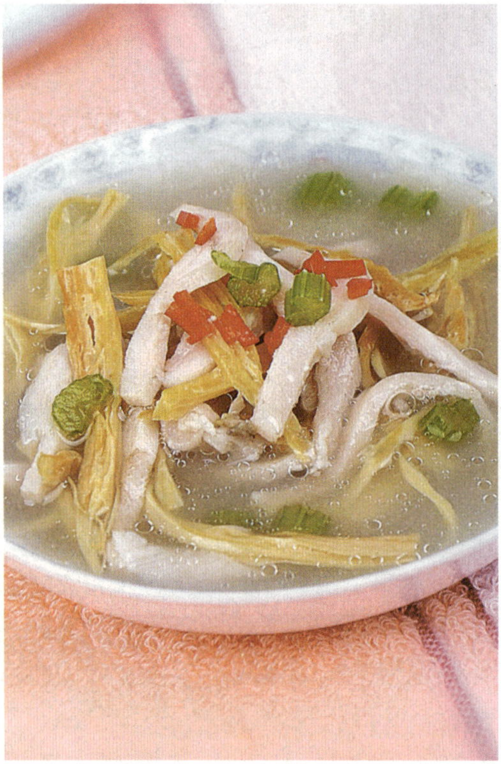

腐竹猪肚汤

材料

熟猪肚100克，水发腐竹50克，香油4毫升，红椒末少许、姜末5克，盐2克。

做法

1. 将熟猪肚切成丝；水发腐竹洗净，切成丝备用。
2. 净锅上火倒入油，将姜末、红椒末炝香，下入熟猪肚、水发腐竹煸炒片刻，然后倒入水，调入盐烧沸，淋入香油即可食用。

功效

此汤具有补脾健胃、健脑降脂的功效。

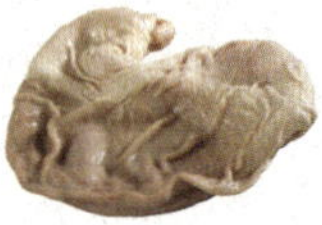

猪肚为猪的胃，富含蛋白质、钙、钾、钠、镁、铁等元素和多种维生素，是人们健脾胃的佳品。

薏米肚条煲

材料

猪肚500克，薏米300克，枸杞20克，姜、蒜各5克，高汤200毫升，盐3克，食用油适量。

做法

1. 猪肚洗净切条，汆水沥干；薏米、枸杞分别洗净；姜、蒜洗净切碎。
2. 炒锅加油烧热，加入姜、蒜爆香后，倒入高汤、猪肚、薏米、枸杞大火烧开，转小火炖烂。
3. 加入盐调入味即可。

功效

此汤具有健胃补虚、除湿利水的功效。

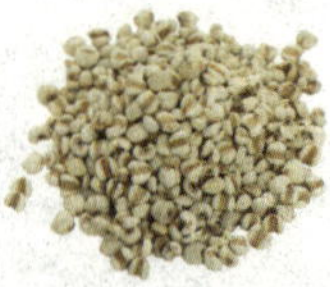

薏米具有很高的营养价值和药用价值，不仅可作为粮食食用，还具有清热利湿、除痹的作用。

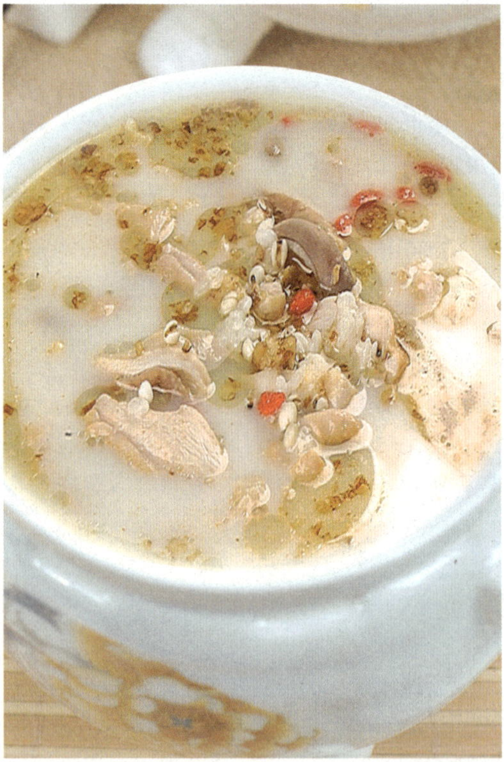

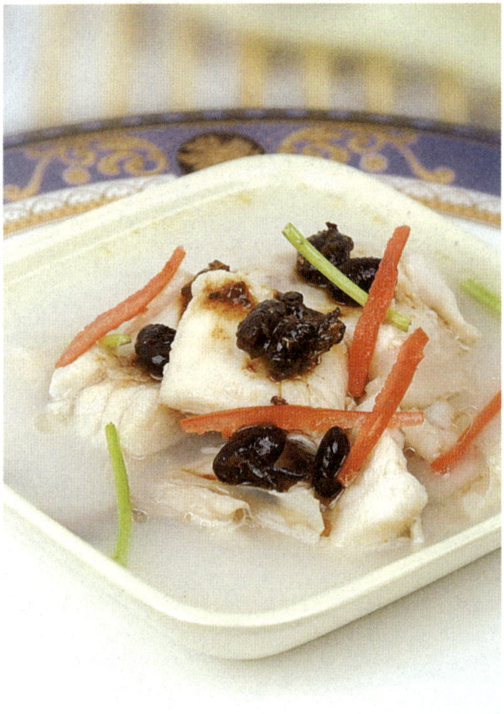

豆豉鲫鱼汤

材料

豆豉150克，鲫鱼100克，清汤1000毫升，红椒丝5克，盐2克，姜片3克。

做法

1. 将豆豉剁碎；鲫鱼洗净，斩块，备用。
2. 净锅上火倒入清汤，调入盐、姜片、红椒丝，放入鲫鱼烧开，撇去浮沫，再放入风味豆豉煲至熟即可。

功效

豆豉能和胃除烦、解腥毒；鲫鱼益气健脾、利水消肿、清热解毒。此汤具有温中健脾、消谷除胀的功效。

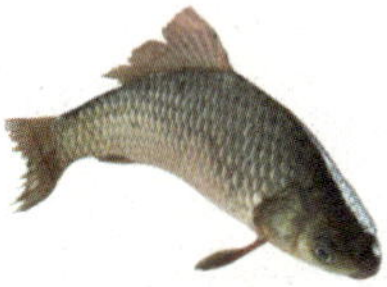

鲫鱼营养丰富，所含的蛋白质质优、易于消化吸收，具有很强的滋补保健功效。

蘑菇豆腐鲫鱼汤

材料

豆腐175克，鲫鱼1条，蘑菇45克，清汤1000毫升，盐4克，姜片10克，香油5毫升。

做法

1. 豆腐洗净，切厚片；鲫鱼收拾干净，斩块；蘑菇洗净，切块备用。
2. 净锅上火，倒入清汤，调入盐，放入姜片、鲫鱼、豆腐、蘑菇烧开，煲至熟，淋入香油即可。

功效

此汤具有健脾开胃、通络下乳的功效。

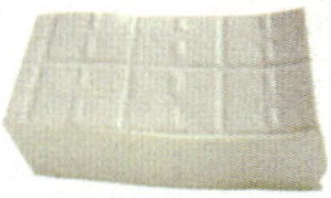

豆腐营养价值很高，其味甘、咸，性寒，具有宽中益气、调和脾胃、消除胀满、通大肠浊气、清热散血的作用。

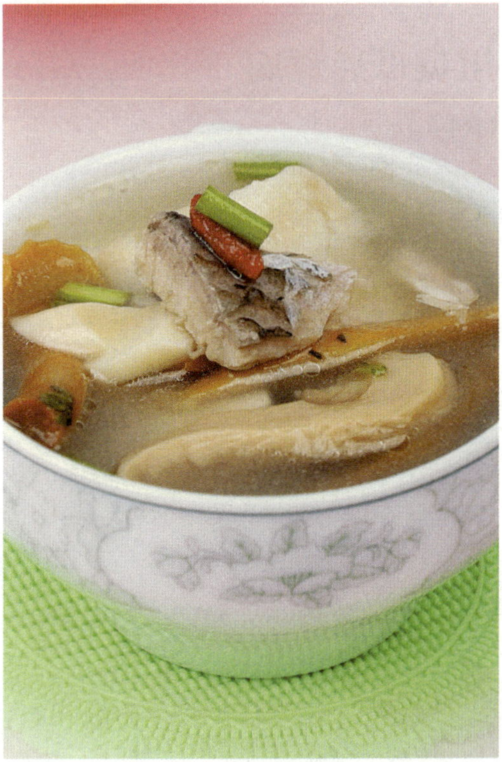

调养肺脏

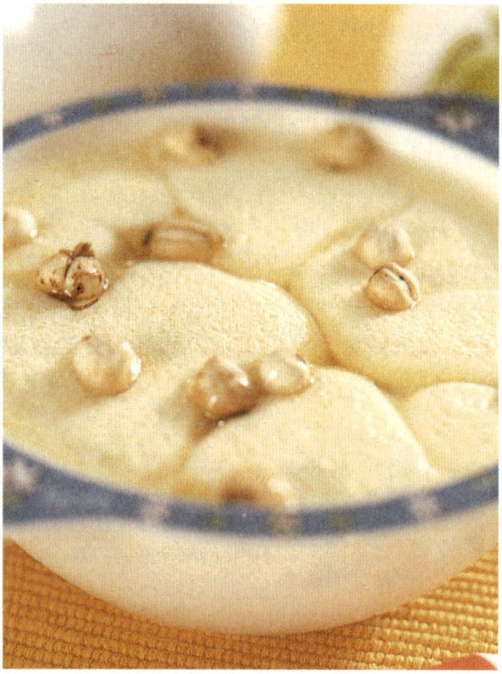

川贝母炖鸡蛋

材料

川贝母6克，鸡蛋2个，盐2克。

做法

1. 川贝母洗净备用。
2. 鸡蛋打入碗中，加入少许盐，搅拌均匀。
3. 将川贝母放入鸡蛋中，入蒸锅蒸6分钟即可。

功效

此品具有清热化痰、生津、止咳的功效。

川贝母炖豆腐

材料

豆腐300克，川贝母10克，冰糖5克。

做法

1. 川贝母打碎或研成粗米状；冰糖打粉碎。
2. 豆腐放炖盅内，再放入川贝母、冰糖，盖好，隔滚水小火炖约1小时，吃豆腐及川贝母。

功效

豆腐能宽中益气、调和脾胃、消除胀满，川贝母可润肺止咳、清热化痰、散结消肿。此品具有润肺止咳、清热润燥的功效。

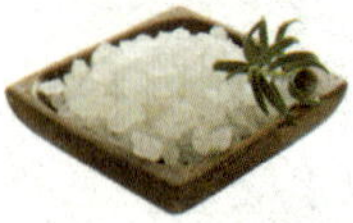

冰糖老少皆宜，对肺燥咳嗽、干咳无痰、咯痰带血等症状有一定缓解作用。冰糖的甜味清爽不腻，适合煲制各种滋补食品。

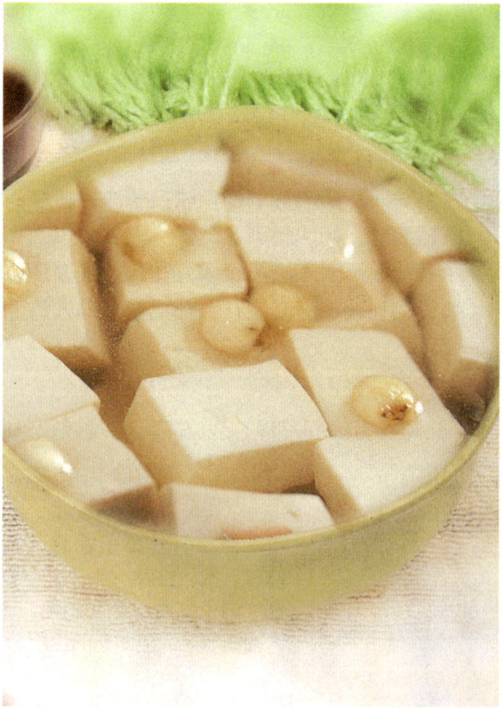

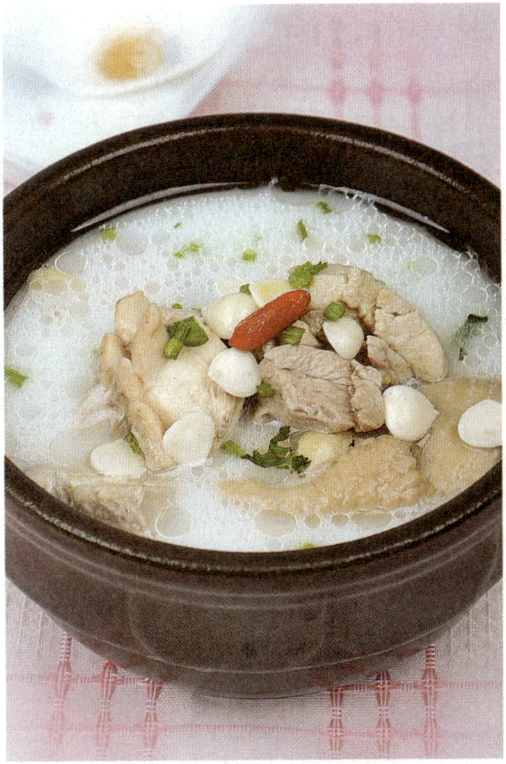

椰子杏仁鸡汤

材料

椰子1个，杏仁9克，鸡腿肉45克，葱花、枸杞子、盐各2克。

做法

1. 将椰子汁倒出；杏仁洗净；鸡腿肉洗净，斩块备用。
2. 净锅上火倒入水，放入鸡块汆水，捞出洗净。
3. 净锅上火倒入椰子汁，下入鸡块、杏仁烧沸煲至熟，调入盐、撒上葱花，枸杞子即可。

功效

杏仁可祛痰止咳、平喘、润肠，所以此品具有润肺止咳、下气除喘的功效。

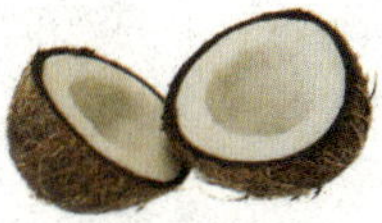

椰子果肉具有补虚强壮、清暑解渴的作用。

杏仁苹果生鱼汤

材料

南、北杏仁各9克，苹果450克，生鱼500克，猪瘦肉150克，红枣5克，盐5克，姜2片，食用油10毫升。

做法

1. 生鱼收拾干净；炒锅下油，爆香姜片，将生鱼两面煎至金黄色。
2. 猪瘦肉洗净，汆水；南、北杏仁用温水浸泡，去皮、尖；苹果去皮、核，一个切成4块。
3. 将清水放入瓦煲内，煮沸后加入所有原材料，大火煲滚后，改用小火煲15分钟，加盐调味即可。

功效

此品具有清热祛风、润肺止咳、美容养颜的功效。

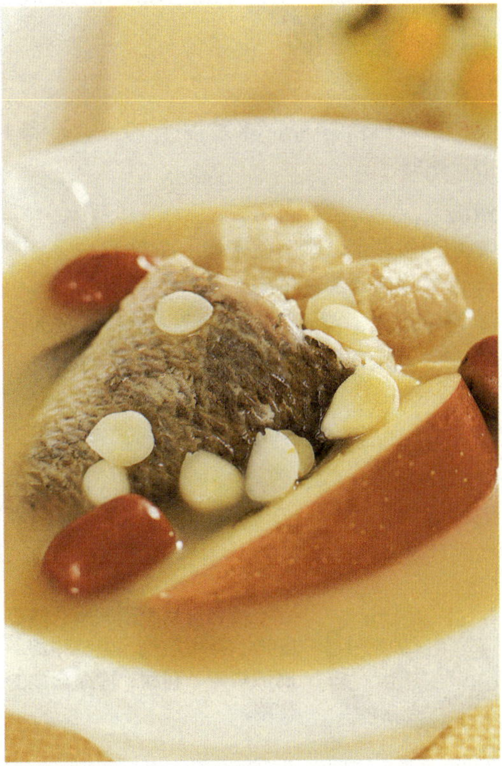

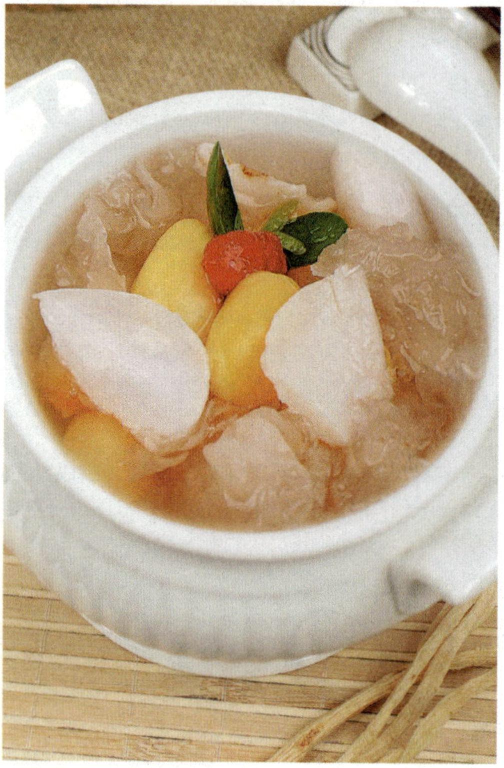

银耳百合汤

材料

白果40克，水发百合15克，干银耳20克，冰糖10克。

做法

1. 将白果洗净；干银耳泡发洗净撕成小朵；水发百合洗净。
2. 净锅上火倒入水烧开，下入白果、银耳、水发百合煲至熟。
3. 放入冰糖，煲至完全溶化即可。

功效

白果可敛肺定喘、止带缩尿；百合可清火、润肺、安神；银耳可滋阴润肺、美容护肤。此品具有补气养血、滋阴润肺、强心健体的功效。

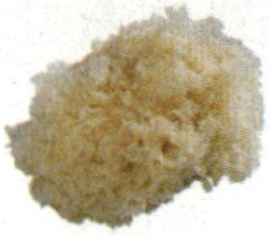

银耳

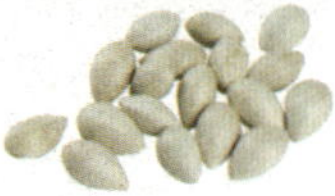

白果

百合沙参汤

材料

水发百合15克，水发莲子30克，沙参1根，冰糖5克。

做法

1. 将水发百合、水发莲子均洗净备用。
2. 沙参用温水清洗备用。
3. 净锅上火，倒入矿泉水，调入冰糖，放入沙参、水发莲子、水发百合煲至熟即可。

功效

百合可清火润肺、养心安神；莲子清心醒脾、补脾止泻、养心安神；沙参可清热养阴、润肺止咳。此品具有养阴润肺、滋阴补血的功效。

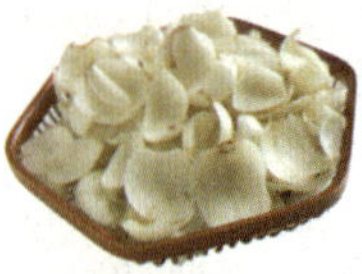

百合具有养阴润肺、清心安神、补中益气、健脾和胃、清热解毒、利尿、凉血止血的作用。

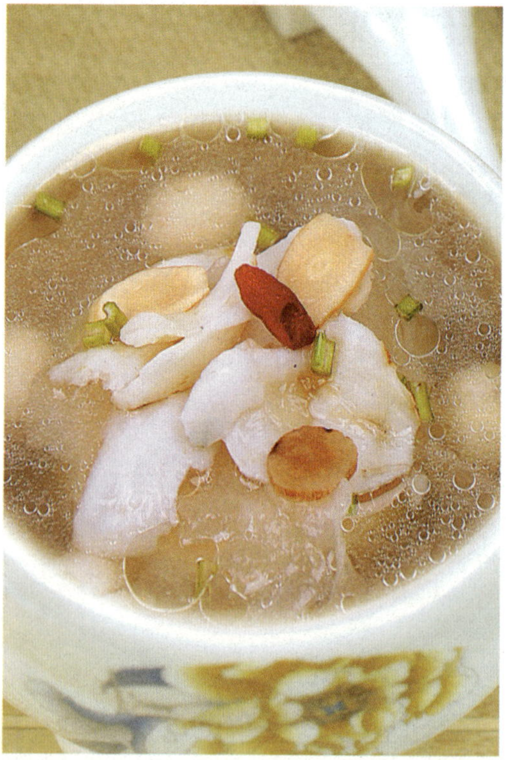

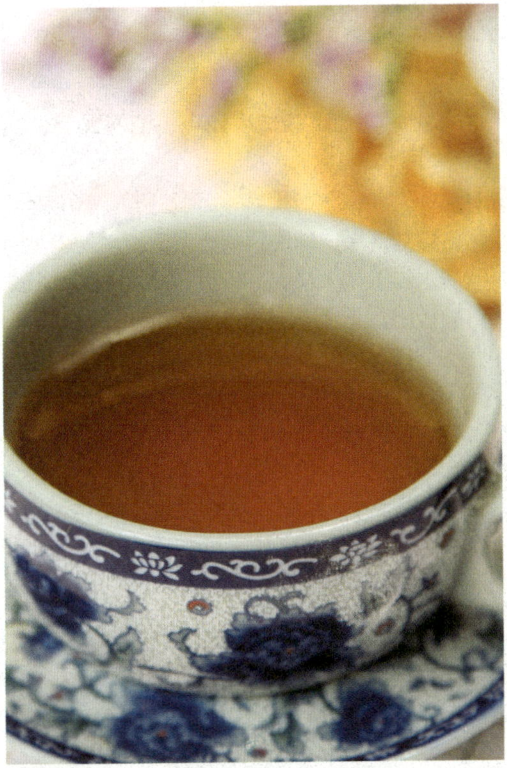

灵芝玉竹麦冬茶

材料

灵芝5克，麦冬6克，玉竹3克，蜂蜜5毫升。

做法

1. 将灵芝、麦冬、玉竹分别洗净，一起放入锅中，加水600毫升，大火煮开，转小火续煮10分钟即可关火。
2. 将煮好的灵芝玉竹麦冬茶滤出，倒入杯中，待茶稍凉后加入蜂蜜，搅拌均匀即可饮用。

功效

灵芝可补气安神、止咳平喘；麦冬、玉竹都可滋阴生津、润肺止咳。此品具有滋阴润燥，止咳平喘、增强体质的功效。

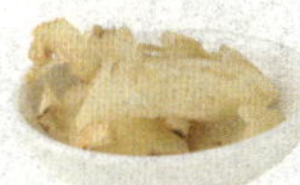

玉竹具有养阴润燥、生津止渴的作用，还可治疗心力衰竭。

麦冬竹茹茶

材料

麦冬10克，竹茹10克，绿茶3克，冰糖10克。

做法

1. 麦冬、竹茹洗净备用。
2. 将麦冬、竹茹、绿茶放入砂锅中，加400毫升清水。
3. 煮至水剩约250毫升，去渣取汁，再加入冰糖煮至溶化，搅匀即可。

功效

麦冬有滋阴生津、润肺止咳、清心除烦的作用；竹茹可清热化痰、除烦止呕；冰糖补中益气、和胃润肺。此品具有养阴生津、润肺止咳的功效。

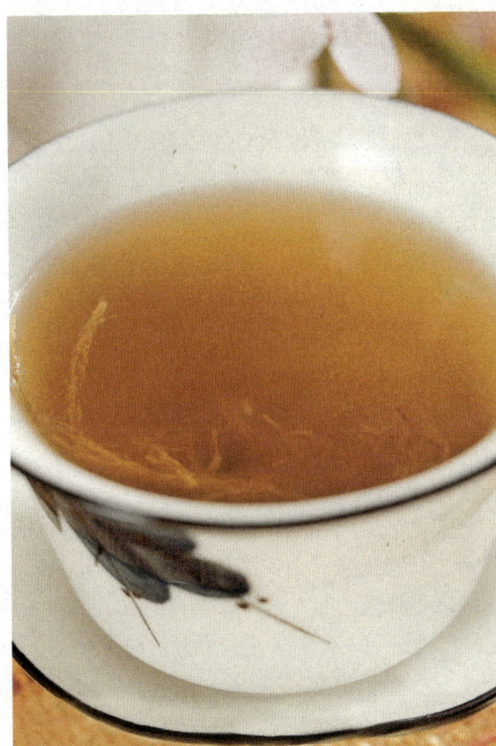

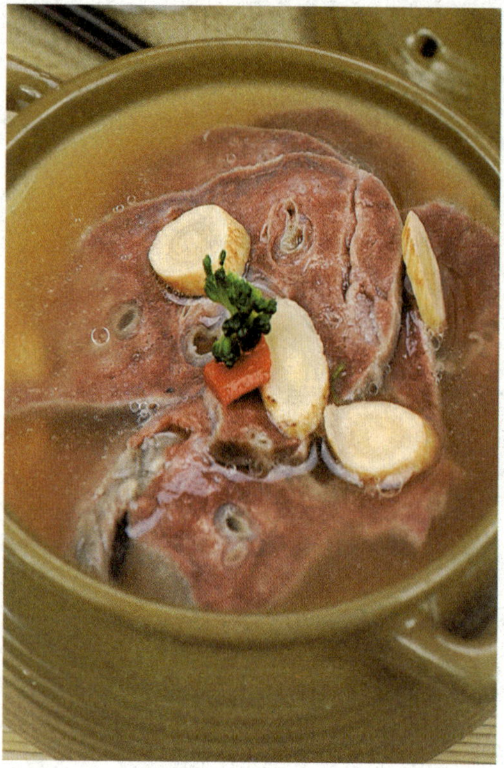

沙参煲猪肺

材料

猪肺300克，沙参片12克，桔梗10克，盐3克。

做法

1. 将猪肺洗净，切块；锅至火上，注入适量的清水，以大火烧沸，将猪肺放入沸水中氽烫后捞出。
2. 沙参片、桔梗分别用清水洗净。
3. 净锅上火倒入水，调入盐，放入猪肺、沙参片、桔梗煲至熟即可。

功效

沙参能清热养阴、润肺止咳；桔梗可宣肺祛痰、利咽排脓；猪肺可补虚、止咳、止血。此品具有滋阴清肺、益气补虚的功效。

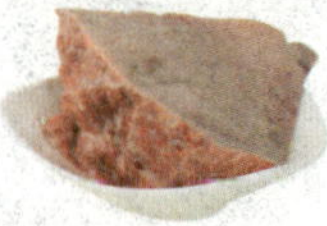

猪肺具有补肺、止咳、止血的功效。

玉竹沙参焖老鸭

材料

老鸭1只，玉竹、北沙参各15克，生姜3片，盐、葱花各3克。

做法

1. 将老鸭收拾干净，氽去血水，斩件；北沙参、玉竹、生姜分别洗净；北沙参切块，玉竹切片，生姜去皮切片。
2. 净锅上火，加入老鸭、玉竹、北沙参、生姜，用大火煮沸，转小火煨煮1小时，加盐、葱花调味即可。

功效

玉竹可滋阴润肺、养胃生津；沙参可清热养阴、润肺止咳；老鸭清热健脾、滋阴润肺。此品具有益气补虚、润肺生津的功效。

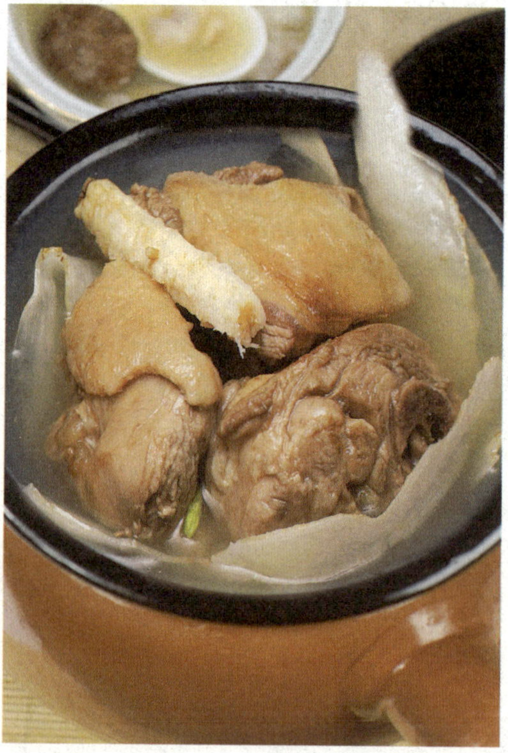

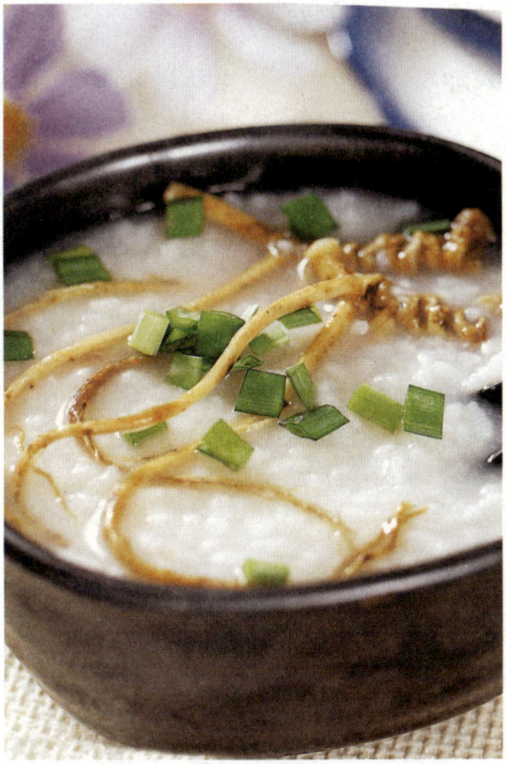

人参蜂蜜粥

材料

人参3克，蜂蜜50克，生姜片5克，韭菜末5克，大米100克。

做法

1. 将人参洗净置清水中浸泡1夜。
2. 将泡好的人参连同泡参水与洗净的大米一起放入砂锅中，小火煨粥。
3. 待粥将熟时放入蜂蜜、姜片、韭菜末调匀，再煮片刻即成。

功效

人参、蜂蜜能滋阴润肺、调中补气，二者合用效果加倍。本品还有丰肌泽肤的作用。

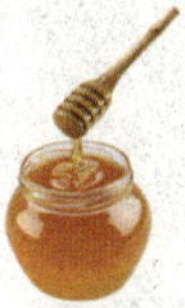

蜂蜜自古就是上等滋补饮品，具有补虚、润燥、解毒、保护肝脏、营养心肌、降血压、防止动脉硬化等作用。

参麦玉竹茶

材料

沙参10克，麦冬10克，玉竹10克，冰糖5克。

做法

1. 将沙参切段，同麦冬、玉竹一起盛入锅中，加适量水以大火煮开。
2. 转小火续煮20分钟，放入冰糖，取汁喝饮。

功效

此汤可滋阴润肺、生津养胃，既适用于燥咳痰黏、阴虚劳嗽，又可治阴虚感冒之发热咳嗽、咽痛口渴，还能治热伤胃阴，舌干食少及消渴等症。

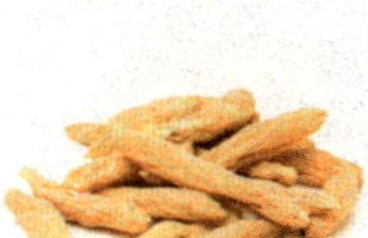

麦冬为百合科植物麦冬的块根，含多种甾体皂苷和高异黄酮类化合物。气微香，味微甜。性微寒，味甘、微苦；归心、肺、胃经。有养阴生津、润肺清心的功效。

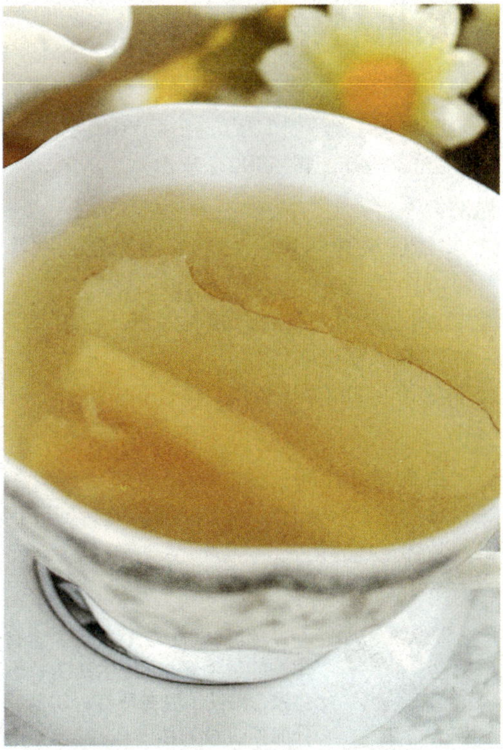

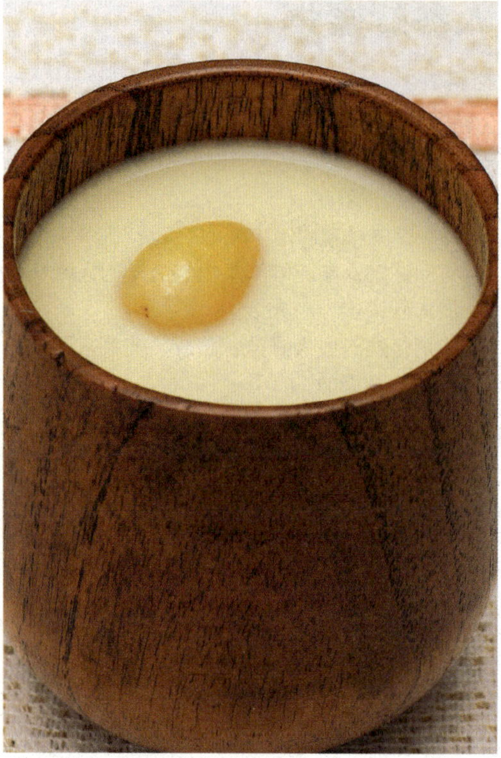

白果蒸鸡蛋

材料

白果5克，鸡蛋2个，盐1克。

做法

1. 白果洗净，去壳去皮；鸡蛋加盐打匀，加温水调匀成蛋汁，滤去浮沫，盛入碗内，加入白果。
2. 锅中加水，待水滚后转中小火隔水蒸蛋，每隔3分钟左右掀一次锅盖，让蒸气逸出，保持蛋面不起气泡，约蒸15分钟即可。

功效

白果能敛肺气、定喘嗽、止带浊、缩小便。所以，此品具有温肺益气、定咳祛痰的功效。

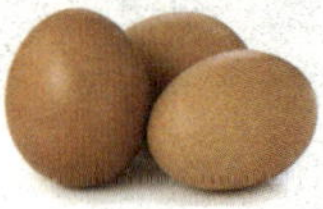

鸡蛋是扶助正气的常用食物，可补阴益血、除烦安神、补脾和胃，可用于气血不足、热病烦渴、胎动不安等。

白果玉竹猪肝汤

材料

白果8克，玉竹10克，猪肝200克，盐3克，香油2毫升，高汤800毫升。

做法

1. 将猪肝洗净切片；白果、玉竹分别洗净备用。
2. 净锅上火倒入高汤，放入猪肝、白果、玉竹，调入盐烧沸。
3. 淋入香油即可装盘食用。

功效

白果清肺止咳；玉竹滋阴润肺、养胃生津；猪肝可补肝明目、养血。此品具有保肝护肾、敛肺定喘的功效。

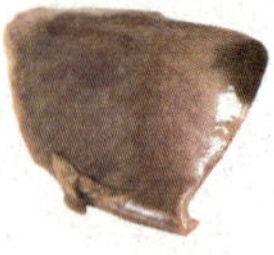

猪肝味甘、苦，性温，含有丰富的维生素A、维生素B_2、维生素C和铁，具有补肝、明目、补血养血的作用。

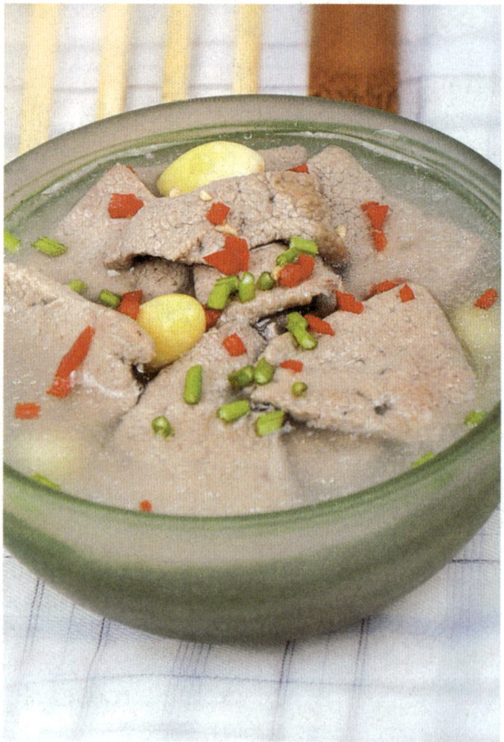

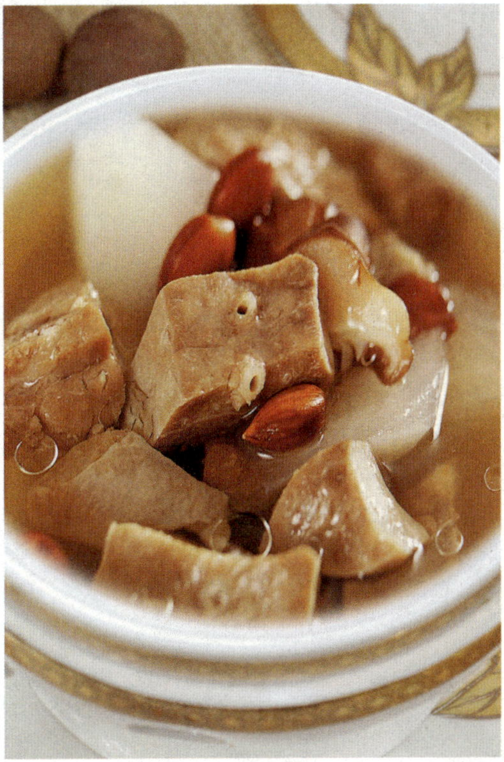

南杏萝卜炖猪肺

材料

猪肺250克，上汤1000毫升，南杏仁4克，白萝卜100克，花菇50克，生姜2片，盐5克。

做法

1. 猪肺反复冲洗干净，切成大件；南杏仁、花菇浸透洗净；萝卜洗净，带皮切成中块。
2. 将猪肺、南杏仁、花菇、白萝卜块、姜片连同上汤倒进炖盅，盖上盅盖，隔水炖煮，先用大火炖30分钟，再用中火炖50分钟，后用小火炖1小时。
3. 炖好后，加盐调味即可。

功效

此品具有清热化痰、止咳平喘的作用。

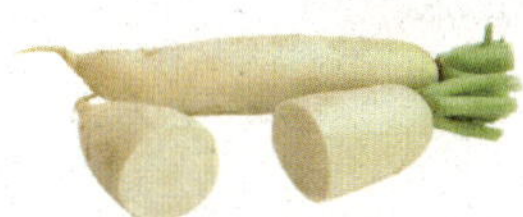

白萝卜

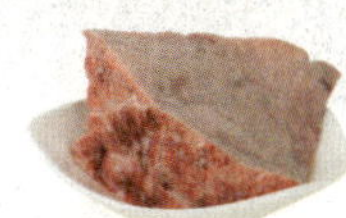

猪肺

浙贝母白果粥

材料

浙贝母、白果各10克，莱菔子15克，大米100克，盐2克，香油2毫升。

做法

1. 浙贝母、白果、莱菔子、大米洗净，一起装入瓦煲内。
2. 加入2000毫升清水，大火烧开后改为小火慢煮成粥样，下盐，淋香油，调匀即可。
3. 分2次空腹服用。

功效

本品具有清热润肺、下气平喘、止咳化痰、健脾消食的功效。

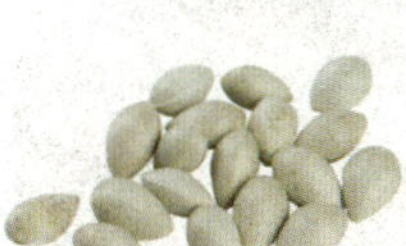

白果营养丰富，具有益肺气、治咳喘、止带虫、缩小便、平皴皱、护血管、增加血流量的作用。

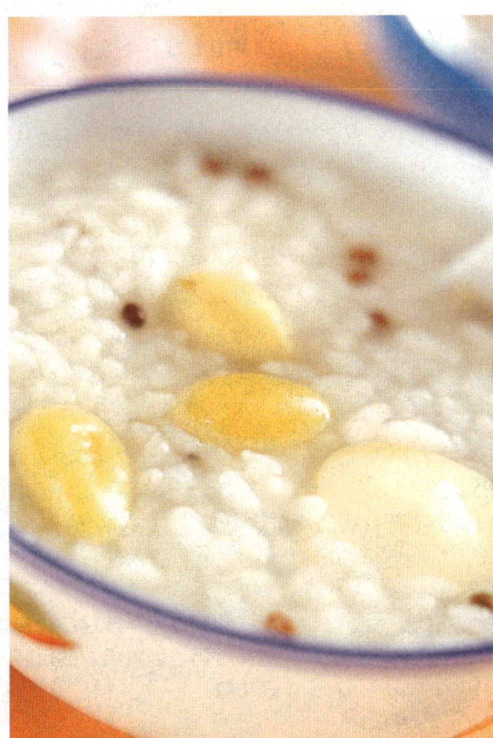

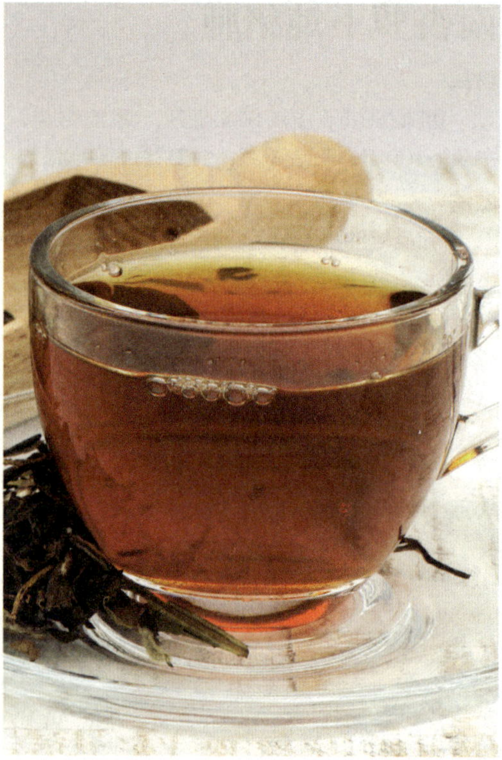

罗汉果银花玄参饮

材料

罗汉果半个，金银花6克，玄参8克，薄荷3克，蜂蜜5毫升。

做法

1. 将罗汉果、金银花、玄参、薄荷均洗净备用。
2. 锅中加水600毫升，大火煮开，放入罗汉果、玄参煎煮2分钟，再加入薄荷、金银花煮沸。
3. 滤去药渣，加入适量蜂蜜调匀即可饮用。

功效

罗汉果可清热润肺、止咳化痰、润肠通便；金银花清热解毒；玄参清热凉血、泻火解毒。此品具有清肺化痰、止咳利咽的功效。

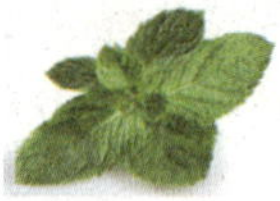

薄荷含有薄荷醇，具有防腐杀菌、利尿、化痰、健胃、促消化等作用。

罗汉果杏仁猪蹄汤

材料

猪蹄100克，杏仁5克，罗汉果半个，姜片5克，盐3克。

做法

1. 猪蹄洗净，切块；杏仁、罗汉果均洗净。
2. 锅里加水烧开，将猪蹄放入氽尽血渍，捞出洗净。
3. 把姜片放进砂锅中，注入清水烧开，放入杏仁、罗汉果、猪蹄，大火烧沸后转用小火煲炖3小时，加盐调味即可。

功效

此品具有清热润肺、止咳化痰的功效。

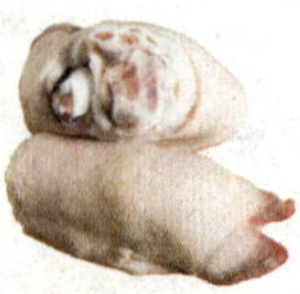

猪蹄性平，味甘咸，具有补虚弱、填肾精、健足膝等功效。

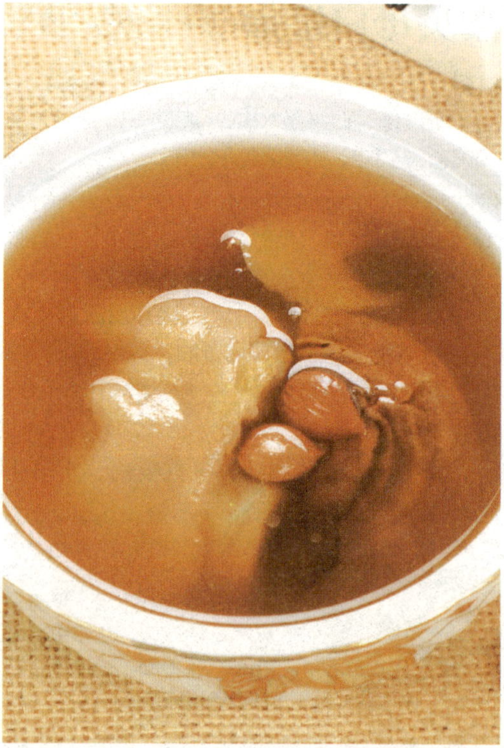

川贝母杏仁粥

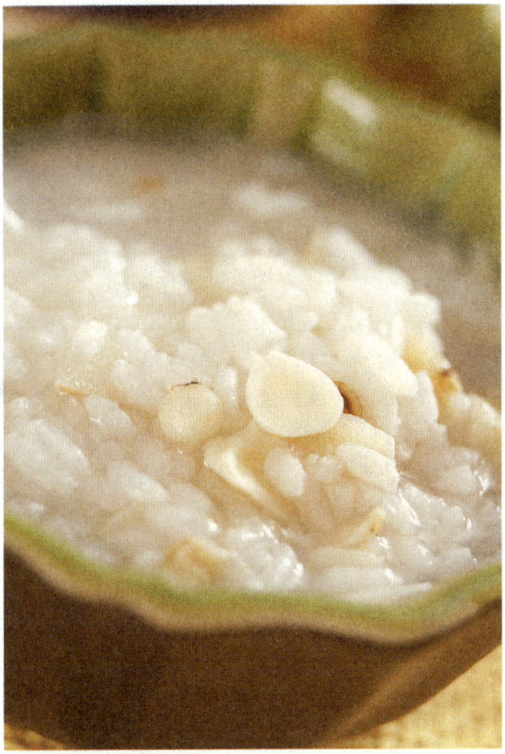

材料

川贝母、杏仁各10克，百合20克，大米100克，梨1个，蜂蜜30克。

做法

1. 将川贝母、杏仁、百合洗净，梨洗净后捣烂挤汁，一同放入锅内。
2. 和洗净的大米一起加水煮粥，粥将熟时，加入蜂蜜，再煮片刻即可。
3. 空腹服食。每天一次，10天为1个疗程。

功效

本品具有化痰止咳、滋阴润肺、清热通便的作用。

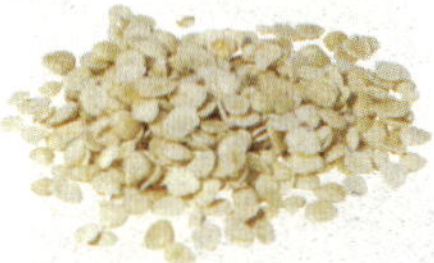

杏仁具有润肺、止咳、滑肠、消积食、散滞气的作用，而且杏仁能降低血液中的胆固醇，对保持心脏健康有益。

枇杷叶粥

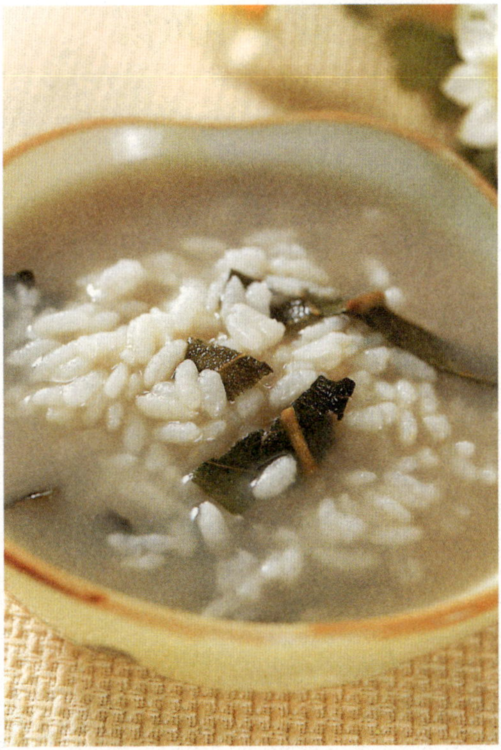

材料

枇杷叶15克，大米100克，冰糖10克。

做法

1. 将枇杷叶放入清水中洗净，去净枇杷叶上的茸毛。
2. 将枇杷叶放入锅中加水煎煮30分钟。
3. 加入大米、冰糖，煮成稀粥即可。

功效

本品具有清热润肺、止咳化痰的作用。

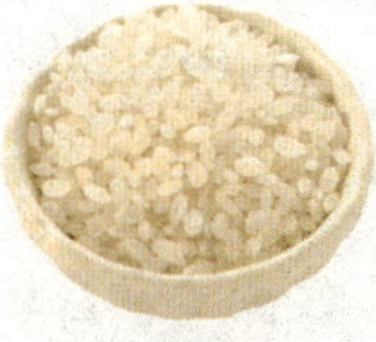

大米味甘淡，其性平和，是滋补之物，每日食用，能益脾胃、除烦渴。

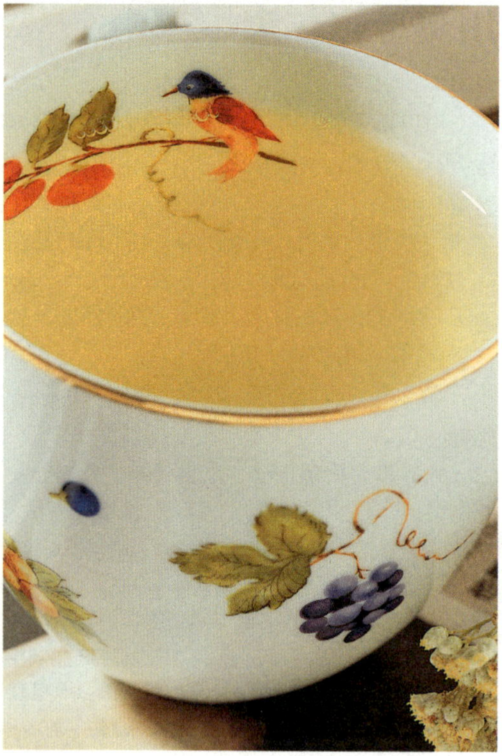

玉竹西洋参茶

材料

玉竹20克，西洋参9克，蜂蜜15克。

做法

1. 先将玉竹与西洋参用沸水600毫升冲泡30分钟。
2. 滤渣，待温凉后，加入蜂蜜拌匀即可。

功效

西洋参可益肺阴、补气养身；玉竹可滋阴润肺、养胃生津；蜂蜜可调补脾胃、缓急止痛、润肺止咳、润肠通便、润肤生肌、解毒。此品具有补气养肺、清热生津的功效。

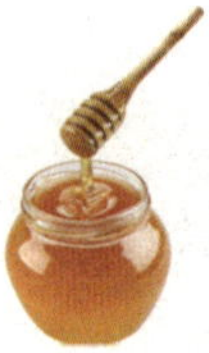

蜂蜜自古就是上等滋补饮品，具有补虚、润燥、解毒、保护肝脏、营养心肌、降血压、防止动脉硬化等作用。

西洋参无花果甲鱼汤

材料

西洋参9克，无花果20克，甲鱼500克，红枣3颗，生姜、盐各5克。

做法

1. 将甲鱼的血放净，并与适量清水一同放入锅内，加热至水沸；西洋参、无花果、红枣分别洗净；生姜洗净，切片。
2. 将甲鱼捞出，去表皮、内脏，洗净，汆水。
3. 将2000毫升清水放入瓦煲内，煮沸后加入所有原材料，大火煲沸后改用小火煲2小时，加盐调味即可。

功效

此品具有滋阴润肺、防癌抗癌的作用。

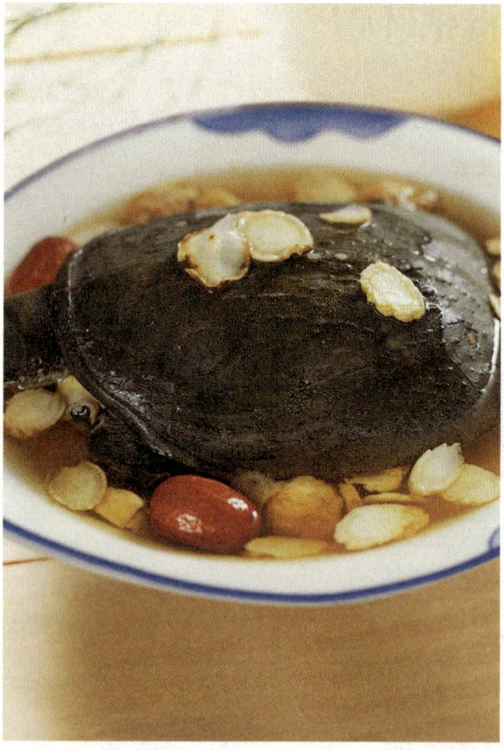

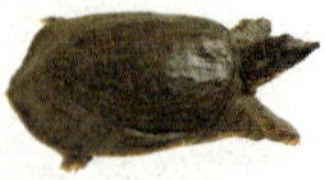

甲鱼肉性平、味甘，具有滋阴凉血、补益调中、补肾健骨、散结消痞等作用。

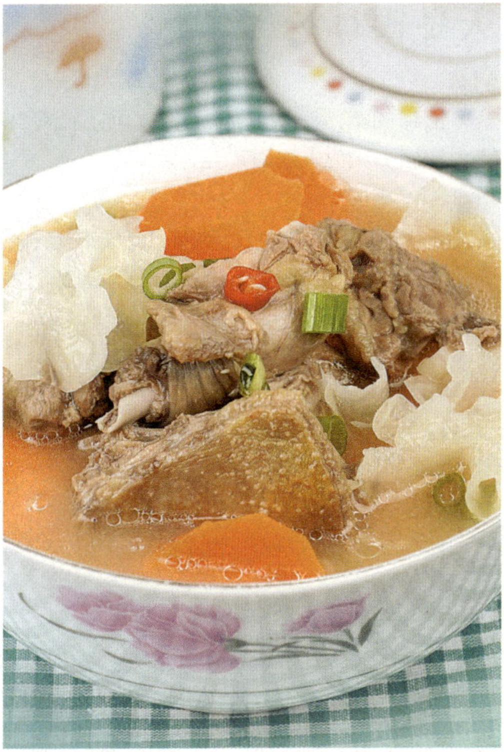

鸽子银耳胡萝卜汤

材料

鸽子1只，水发银耳20克，胡萝卜20克，盐4克。

做法

1. 将鸽子洗净，剁块，汆水；水发银耳洗净，撕成小朵；胡萝卜去皮，洗净，切小块备用。
2. 汤锅上火倒入水，放入鸽子、胡萝卜、水发银耳，调入盐煲至熟即可。

功效

此品具有滋养和血、补气养肺的功效。

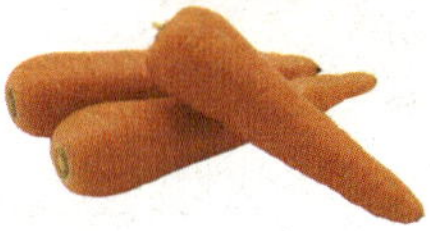

胡萝卜含有丰富的维生素A和胡萝卜素，具有保护视力、下气补中、健胃消食、调养五脏的作用。

菠萝银耳红枣甜汤

材料

菠萝125克，水发银耳20克，红枣8颗，白糖10克。

做法

1. 菠萝去皮，洗净，切块；水发银耳洗净，撕成小朵；红枣洗净，备用。
2. 汤锅上火倒入水，放入菠萝、水发银耳、红枣煲至熟，调入白糖搅匀即可食用。

功效

菠萝可解暑止渴、消食止泻，银耳可润肺生津、滋阴养胃、益气安神、强心健脑。此品具有滋阴祛燥、补血润肺的功效。

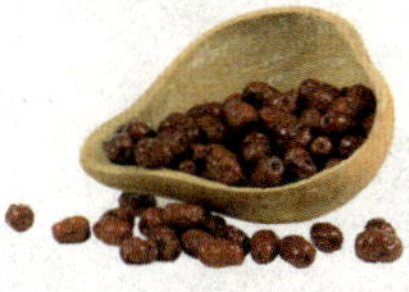

红枣具有补中益气、养血安神、健胃补脑、保护肝脏的作用，长期食用还可滋润肌肤，减少面部色斑，防止脱发。

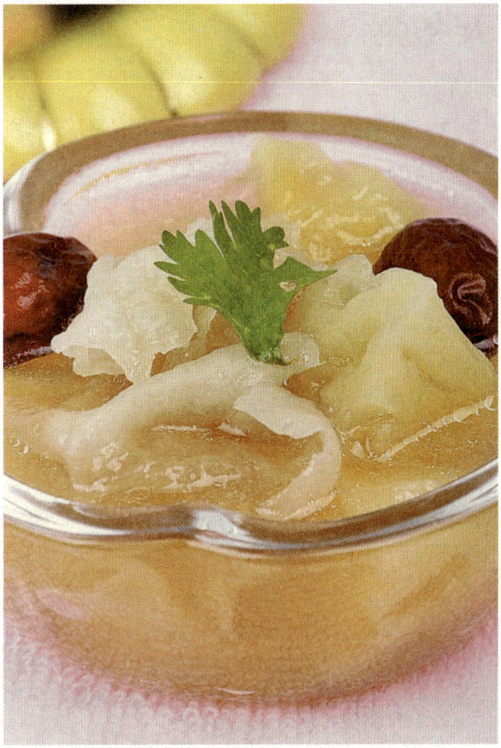

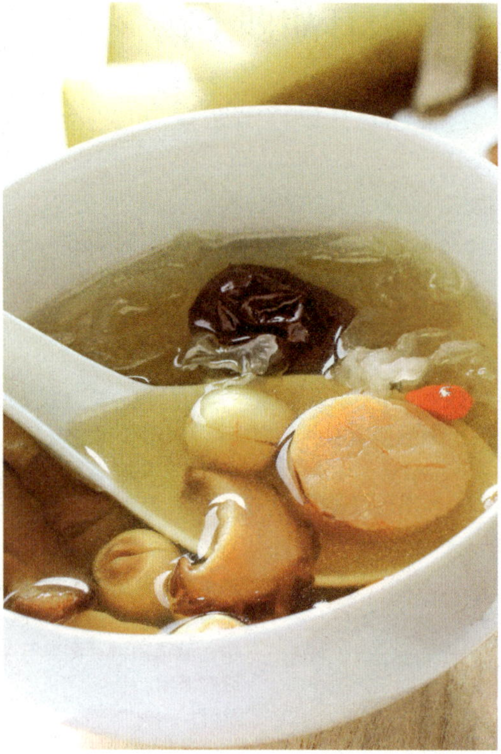

天冬银耳汤

材料

银耳20克，天冬15克，莲子30克，红枣15克，枸杞子10克，冰糖10克，盐2克。

做法

1. 先将银耳用温水泡开，洗净，撕成小朵（去掉根部发黄的部分），加入少许盐放在清水中待用；莲子泡发。
2. 天冬、红枣、枸杞子分别洗净。
3. 取汤锅加入适量的清水上火加热，放入银耳、天冬、红枣、枸杞子、莲子，煮至熟，再加入冰糖调味即可。

功效

此品具有滋阴润肺、生津美容的功效。

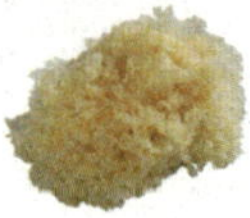

银耳具有润肺生津、滋阴养胃、益气安神、强心健脑等作用，为优良的滋补食物。

天冬粥

材料

大米100克，天冬15克，麦冬10克，白糖3克，葱5克。

做法

1. 大米泡发洗净；天冬、麦冬分别洗净；葱洗净，切葱花。
2. 锅置火上，倒入清水，放入大米，以大火煮开。
3. 加入天冬、麦冬煮至粥呈浓稠状，撒上葱花，调入白糖拌匀即可。

功效

此品具有滋阴润肺、生津止渴、降低血糖的功效。

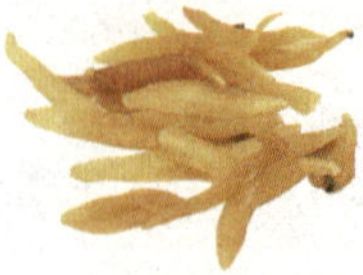

天冬是滋阴降火的止咳中药材，具有养阴生津、润肺清心的功效，适用于老年慢性气管炎患者润燥化痰和滋补身体。

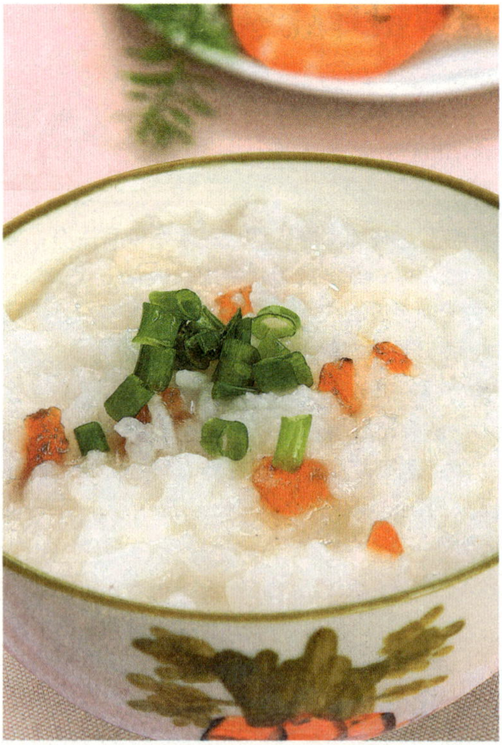

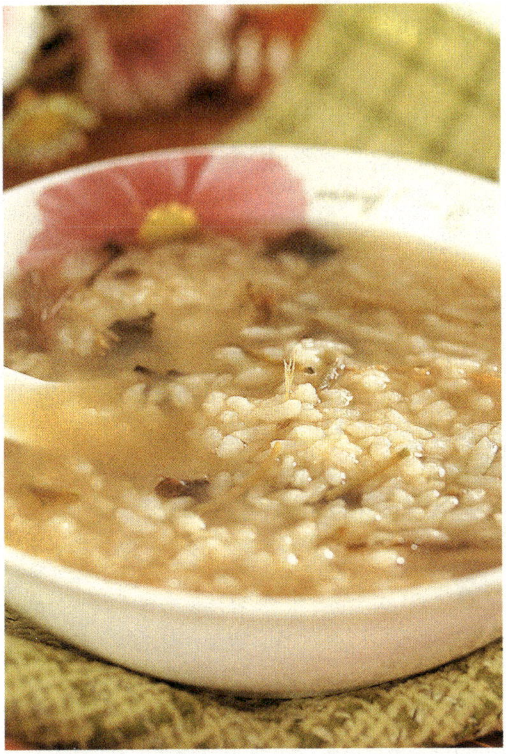

鱼腥草粥

材料

鱼腥草、金银花、生石膏各20克，竹茹9克，大米100克，冰糖30克。

做法

1 将大米淘洗备用；鱼腥草、金银花、生石膏、竹茹洗净，用水煎汤。

2 放入大米、药汁及适量水，共煮为粥。

3 最后加冰糖，稍煮即可。

功效

金银花可清热解毒、疏利咽喉、消暑除烦；生石膏可清热泻火、除烦止渴；竹茹有清热化痰，除烦止呕的作用。此品具有清热润肺、生津止渴、消炎化痰的功效。

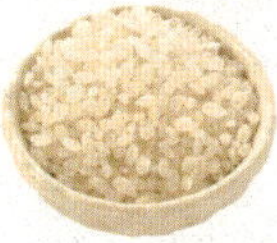

大米味甘淡，其性平和，是滋补之物，每日食用，能益脾胃、除烦渴。

柴胡梨汤

材料

柴胡6克，梨1个，红糖5克。

做法

1 分别把柴胡、梨洗净，梨切成块。

2 柴胡、梨放入锅内，加500毫升水，先用大火煮沸，再改小火煮15分钟。

3 滤渣，调入红糖拌匀即可。

功效

柴胡可透表泄热、疏肝解郁、升举阳气；梨可止咳化痰、清热降火、养血生津、润肺祛燥。此汤具有透表泄热、清热除燥的功效。

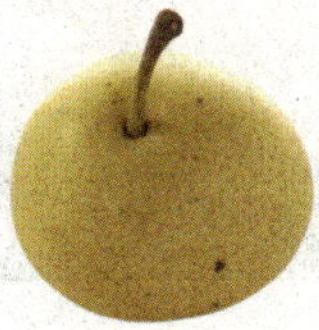

梨含有果糖、粗纤维、钙、磷、铁等营养物质，具有降低血压、养阴清热、润肺止咳的功效。

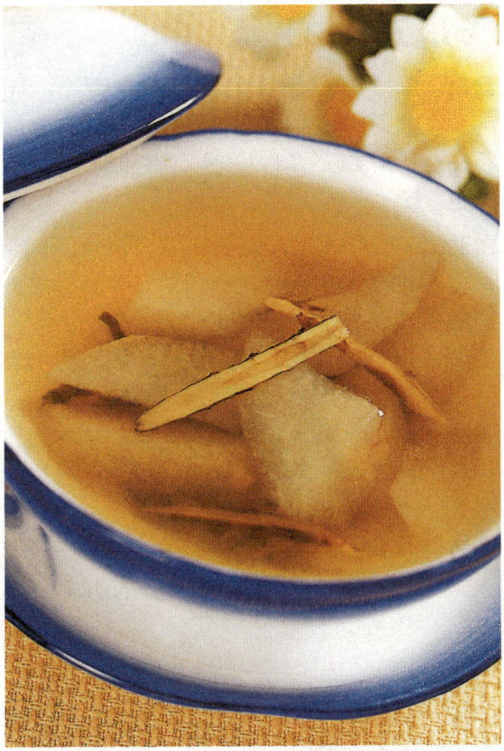

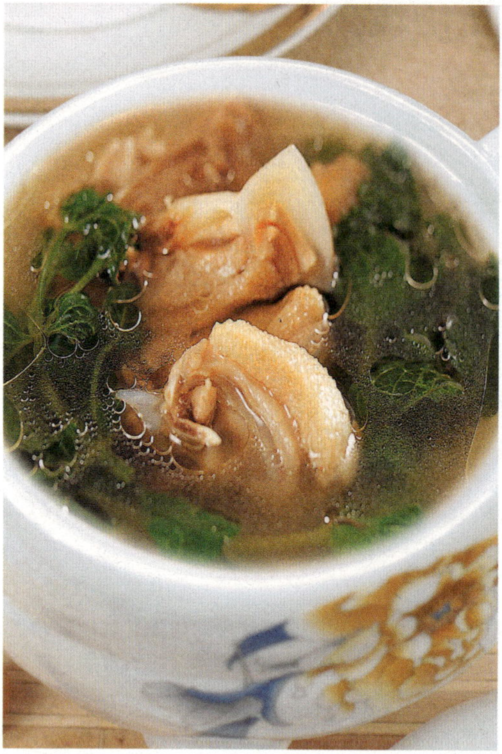

薄荷鸭汤

材料

鸭400克，薄荷100克，生姜10克，盐5克，胡椒粉2克，食用油适量。

做法

1. 鸭洗净，斩成小块；薄荷洗净，摘取嫩叶；生姜切片。
2. 锅中加水烧沸，放入鸭块氽去血水，捞出。
3. 净锅加油烧热，放入生姜、鸭块炒干水分，加入适量清水，倒入煲中煲30分钟，再撒入薄荷叶、盐、胡椒粉调匀即可。

功效

本品能滋养肺胃、健脾利水。

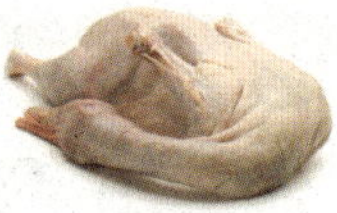

鸭肉性味甘、寒，入肺、胃、肾经，有滋补、养胃、补肾、除痨热骨蒸、消水肿、止热痢、止咳化痰等作用。

冬瓜薏米鸭汤

材料

红枣、薏米各10克，冬瓜200克，鸭1只，姜10克，盐3克，胡椒粉2克，香油5毫升、食用油适量。

做法

1. 冬瓜洗净，切块；鸭收拾干净，剁件；姜洗净去皮，切片；红枣洗净；薏米洗净。
2. 锅上火，油烧热，爆香姜片，加入清水烧沸，下鸭肉氽烫后捞起。
3. 将鸭肉转入砂钵内，放入红枣、薏米烧开后，再放入冬瓜煲至熟，调入盐、胡椒粉，淋入香油拌匀即可。

功效

此汤具有清热利湿、清肺生津的功效。

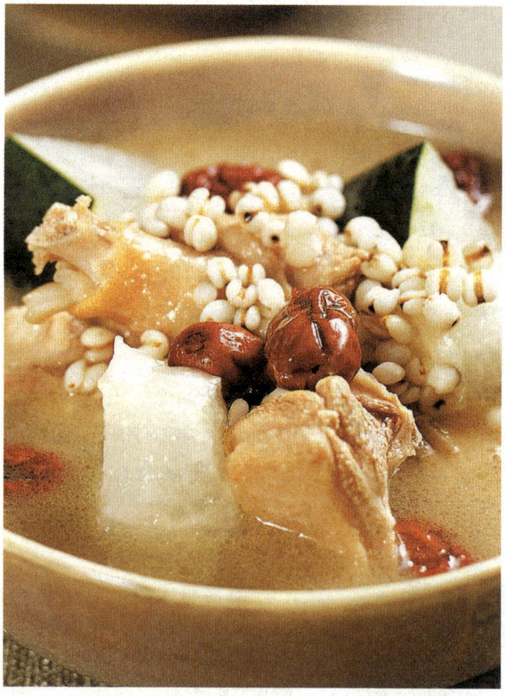

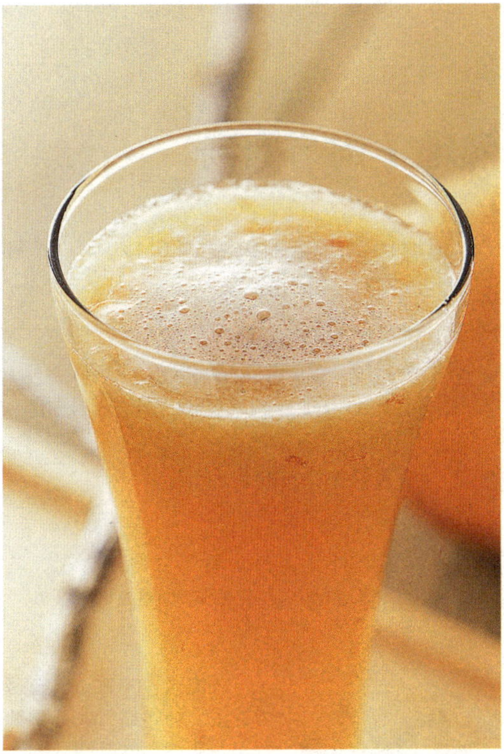

莲花蜜茶

材料

莲花3朵，蜂蜜5毫升。

做法

1. 莲花用开水冲洗一遍。
2. 将莲花放入锅中，注入500毫升清水，煮至水沸。
3. 待茶稍微凉后，加入蜂蜜拌匀即可饮用。

功效

莲花可清心解暑，蜂蜜可补虚润燥、清肺生津。此品具有清火解毒、宁心安神的功效。

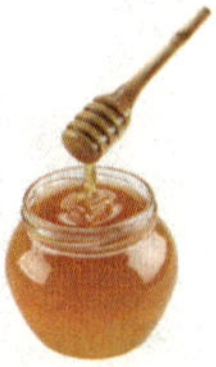

蜂蜜自古就是上等滋补饮品，具有补虚、润燥、解毒、保护肝脏、营养心肌、降血压、防止动脉硬化等作用。

哈密瓜蜂蜜汁

材料

哈密瓜220克，蜂蜜30毫升，豆浆180毫升。

做法

1. 将哈密瓜洗净，去掉皮、去子，切成小块。
2. 在豆浆中加入蜂蜜，倒入榨汁机中搅拌均匀。
3. 将哈密瓜块放入榨汁机，搅打成汁即可饮用。

功效

此饮具有补肺润燥、清热防暑的功效。哈密瓜不仅是夏天消暑的水果，而且还能够有效防止皮肤被晒出斑来。配以蜂蜜食用，补肺润燥的功能更佳。

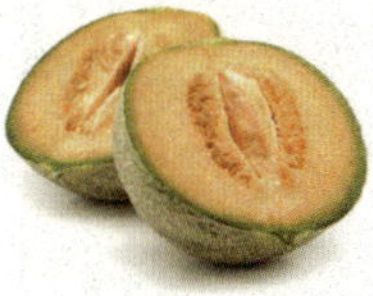

哈密瓜性寒，味甘，含糖分、膳食纤维、胡萝卜素等，食用后对人体造血功能有促进作用，可以用来作为贫血的食疗之品。

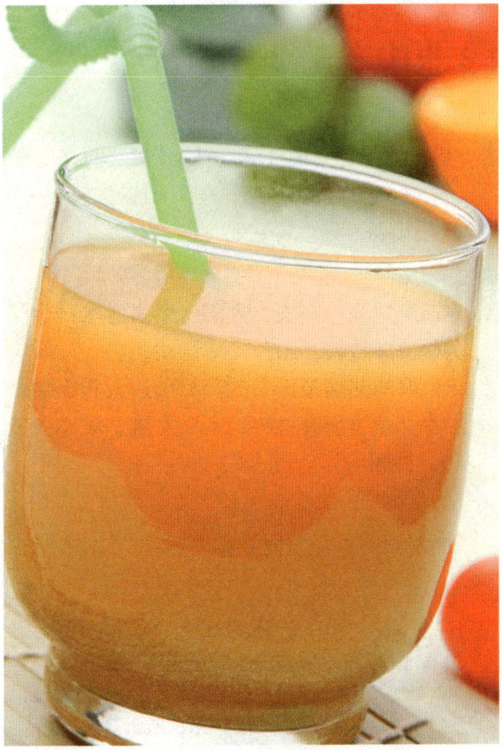

调养肾脏

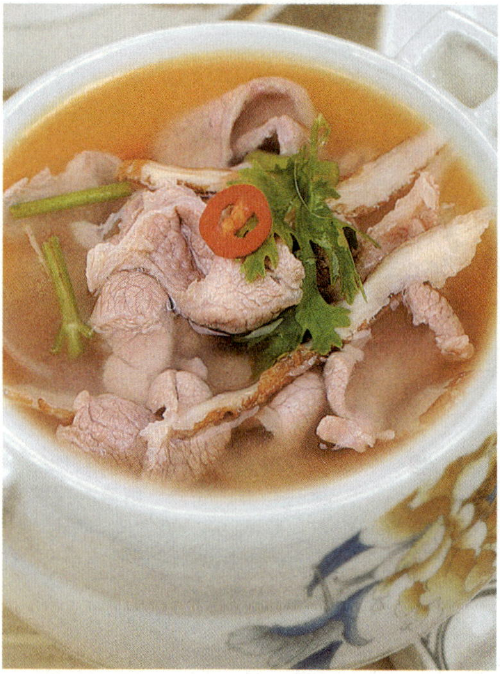

熟地羊肉当归汤

材料

熟地10克，当归10克，羊肉175克，洋葱50克，盐2克，香菜末3克。

做法

1. 将羊肉洗净，切片；洋葱洗净，切块。
2. 汤锅上火倒入水，放入羊肉、洋葱、熟地、当归，调入盐煲至熟。
3. 最后撒入香菜末即可。

功效

此汤能够补肾，有助阳气生发之功效，是在冬春季节进补的一道非常不错的药膳。

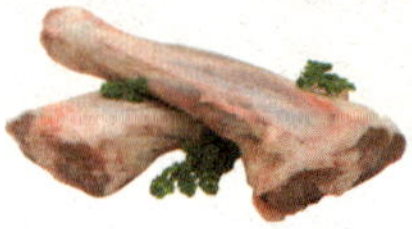

羊肉营养丰富，具有暖中补虚、补中益气、开胃健脾、益肾气、养肝明目的作用，适合男性经常食用。

熟地山药乌鸡汤

材料

熟地10克，山药15克，山茱萸、丹皮、茯苓、泽泻、桔梗各10克，车前子、牛膝各7.5克，附子5克，乌鸡腿1只，盐2克。

做法

1. 将乌鸡腿洗净剁块，入沸水汆去血水；全部药材洗净装袋；山药去皮切块。
2. 将汆好的鸡腿及所有的药材袋放入煮锅中，加水至盖过所有材料，大火煮沸，转小火炖40分钟即可。

功效

此汤具有补益气血、强肾益精的功效。

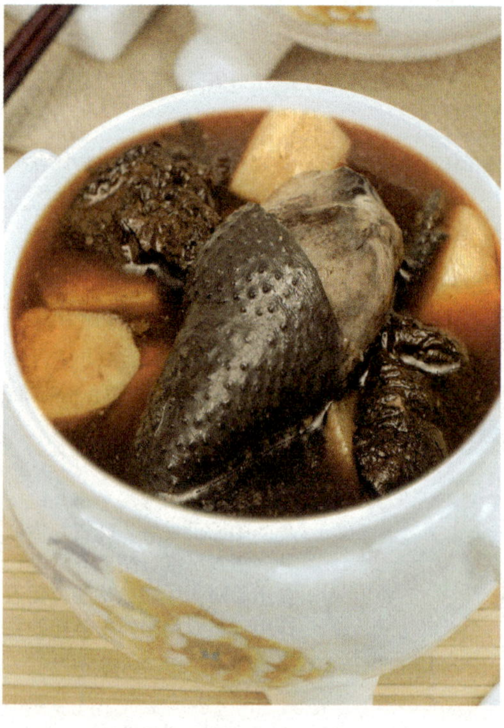

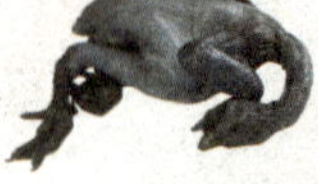

乌鸡性平、味甘，具有滋阴清热、补肝益肾、健脾止泻等作用。食用乌鸡，可提高生理机能、延缓衰老、强筋健骨。

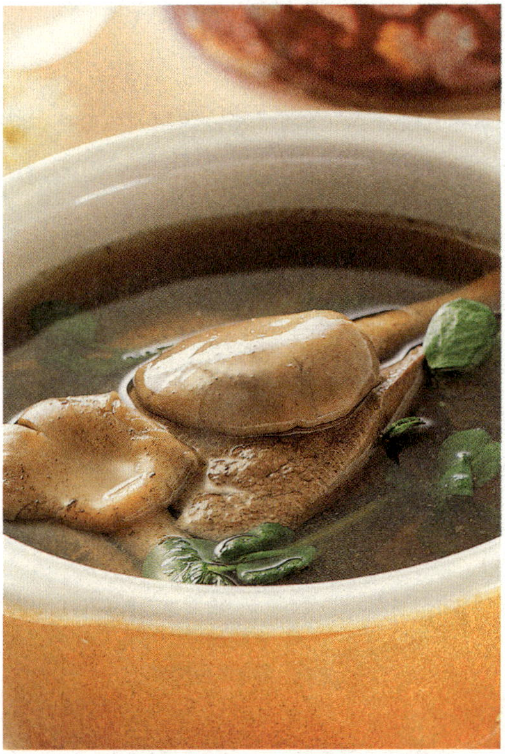

首乌黄精猪肝汤

材料

何首乌10克，黄精5克，猪肝200克，胡萝卜1根，鲍鱼菇6片，葱1根，姜1小块，豌豆苗10克，盐3克。

做法

1. 将以上药材和食材洗净；胡萝卜切块，猪肝切片，豌豆苗、葱均切段，姜切片；将何首乌、黄精煎水去渣留用。
2. 猪肝片用开水汆去血水。
3. 将药汁煮开，将所有食材放入锅中，煮熟后加盐调味即成。

功效

此汤可补肾养肝、乌发防脱、补益精血。

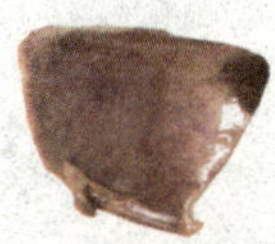

猪肝味甘、苦，性温，含有丰富的维生素A、维生素B_2、维生素C和铁，具有补肝、明目、补血养血的作用。

黄芪鸡肉汤

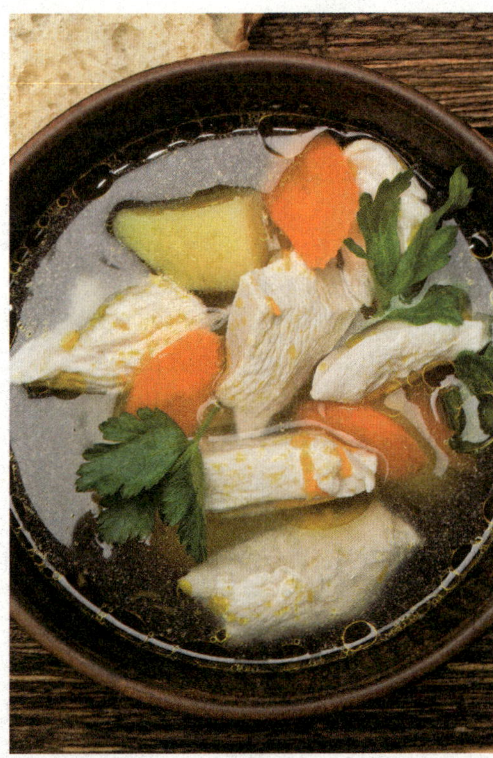

材料

鸡肉500克，猪瘦肉300克，土豆、胡萝卜各50克，香菜2克黄芪10克，生姜10克，盐5克。

做法

1. 将黄芪洗净；生姜去皮，切片；猪瘦肉洗净，切成厚块。土豆和胡萝卜分别洗净，切块。
2. 将鸡肉洗净，切成小块，和猪肉一起放入沸水中汆去血水后，捞出。
3. 锅内注入适量水，下入备好的材料大火煲沸后，再改小火煲2小时，加盐调味，最后撒上香菜即可。

功效

此汤具有补肾益气、养血固精的功效。

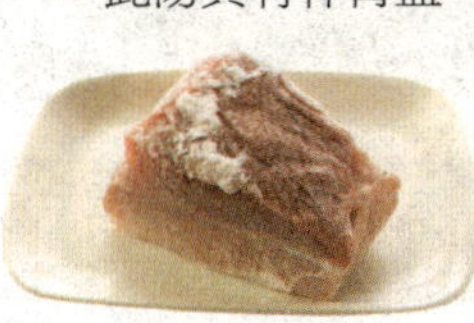

经常食用猪瘦肉可改善缺铁性贫血。

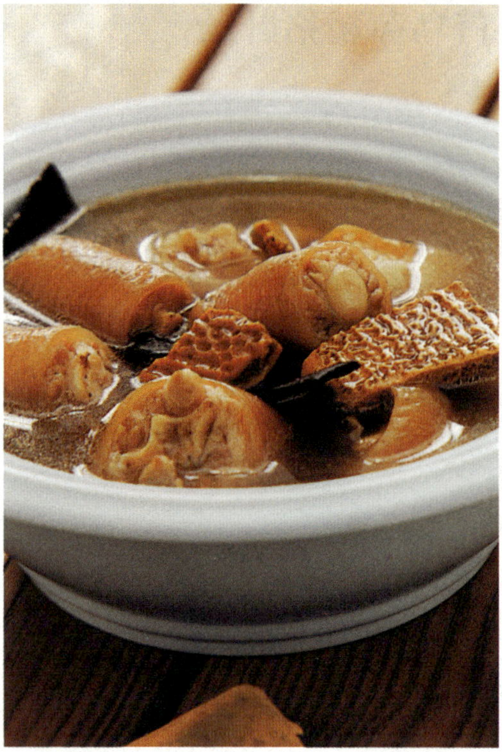

龟板杜仲猪尾汤

材料

龟板25克，炒杜仲5克，猪尾600克，盐5克。

做法

1. 猪尾剁段洗净，氽烫捞起，再用水冲净。
2. 龟板、炒杜仲分别冲净。
3. 将上述材料盛入炖锅，加适量水以大火煮开，转小火炖40分钟，加盐调味即可食用。

功效

此汤具有补肾健骨、壮腰强筋的功效，能增强身体平衡能力、提高免疫力。

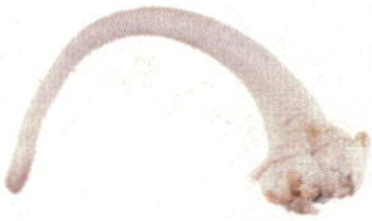

猪尾富含胶原蛋白，除了能美容，还有补腰力、益骨髓的功效。

杜仲羊肉萝卜汤

材料

杜仲5克，羊肉200克，白萝卜50克，羊骨汤400毫升，盐3克，料酒、胡椒粉、姜片、辣椒油各适量。

做法

1. 羊肉洗净切块，氽去血水；白萝卜洗净，切成滚刀块。
2. 将杜仲用纱布袋包好，同羊肉、羊骨汤、白萝卜、料酒、胡椒粉、姜片一起下锅，加水烧沸后小火炖1小时，加盐、辣椒油调味即可。

功效

此汤具有补肝肾、强筋骨、安胎的功效。

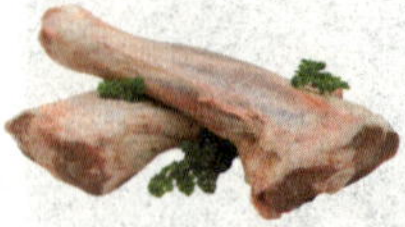

羊肉营养丰富，具有暖中补虚、补中益气、开胃健脾、益肾气、养肝明目的作用，适合男性经常食用。

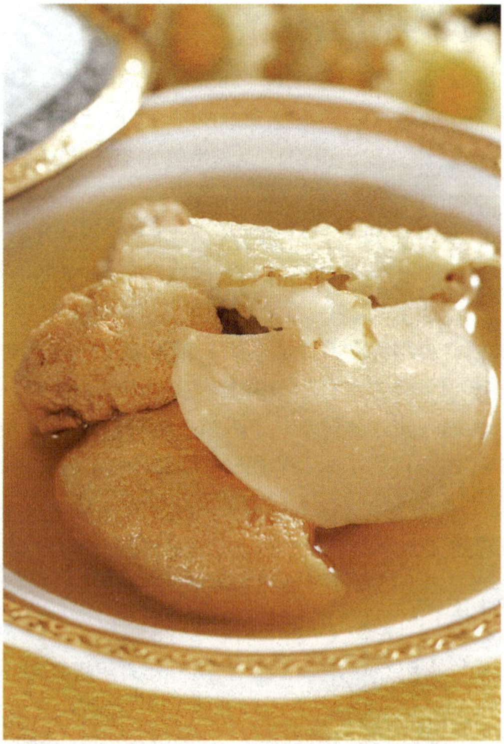

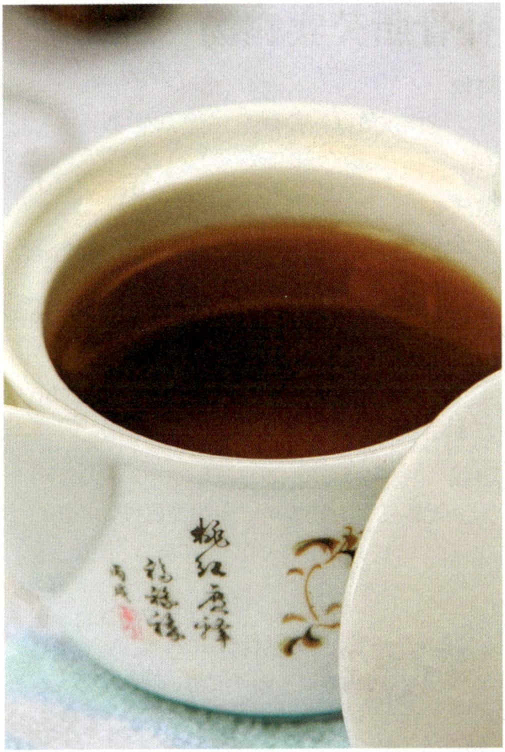

威灵仙牛膝茶

材料

威灵仙、牛膝各10克，黑芝麻500克，茶包、白糖各适量。

做法

1. 将威灵仙和牛膝洗净，拍碎。
2. 往杯中放入茶包，注入开水浸泡，再将黑芝麻、威灵仙和牛膝一起放进茶水里，加盖闷15分钟左右。
3. 去渣留汁，加入白糖调味即可。

功效

本品具有补肾虚、通经络、强筋骨之功效。

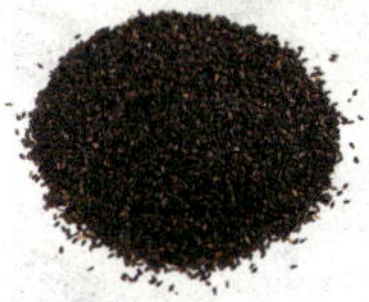

黑芝麻具有润肠、通乳、补肝、益肾、养发、强身体、抗衰老等功效，对肝肾不足所致的多种病症有益。

牛膝猪腰汤

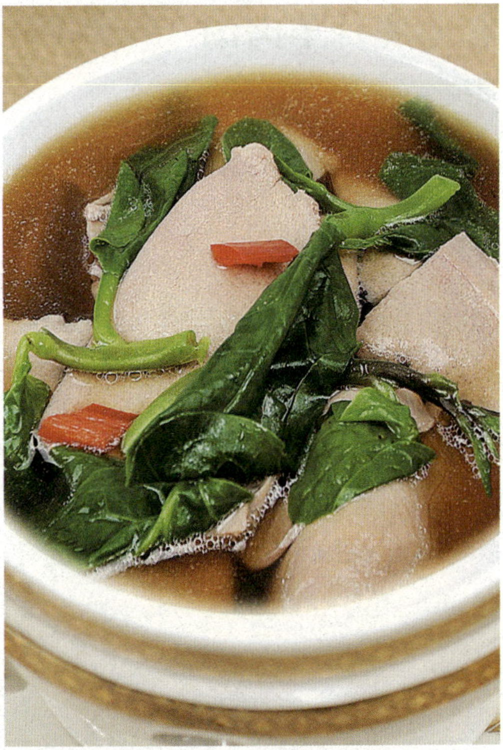

材料

韭菜子10克，三七10克，续断10克，牛膝15克，猪腰300克，菠菜20克，盐3克，葱末、姜末各5克，米醋、食用油各10毫升。

做法

1. 将猪腰洗净，切片，汆水。
2. 韭菜子、三七、续断、牛膝、菠菜分别洗净备用。
3. 净锅上火倒入油，将葱、姜炝香，倒入水，调入盐、米醋，放入猪腰、韭菜子、三七、续断、牛膝，小火煲至熟即可。

功效

本汤具有补益肝肾、强筋健骨的作用。

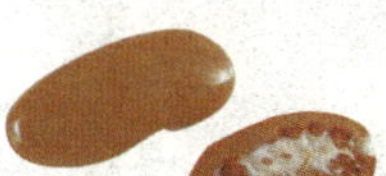

猪腰性平，味甘、咸，具有补肾气、通膀胱、消积滞、止消渴之作用。

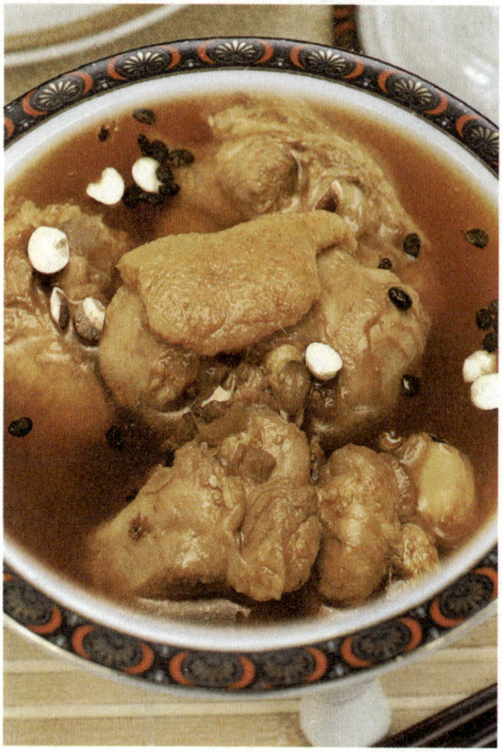

补骨脂芡实鸭汤

材料

鸭肉300克，补骨脂15克，芡实50克，盐2克。

做法

1. 鸭肉洗净，放入沸水中汆烫，去掉血水，捞出；芡实淘洗干净。
2. 将芡实与补骨脂、鸭肉一起盛入锅中，加入适量水，大约盖过所有的原料。
3. 用大火将汤煮开，再转用小火续炖约30分钟，调入盐即可。

功效

此品具有大补虚劳、补肾助阳的功效。

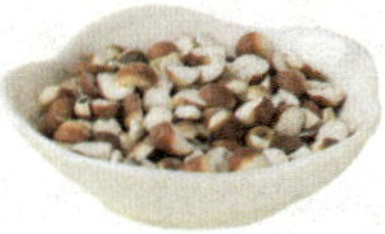

芡实性平，味甘、涩，具有补中益气、滋养强身、固肾涩精、健脾止泻、解暑热酒毒的功效。

红枣鹿茸羊肉汤

材料

鹿茸5克，红枣5颗，羊肉300克，盐3克，生姜3片，葱花3克，食用油5毫升。

做法

1. 将羊肉洗净、切片。
2. 鹿茸、红枣分别洗净备用。
3. 净锅上火倒入油爆香姜片，加适量水烧开，下入羊肉、鹿茸、红枣，煲至熟透，加盐调味，撒葱花即可。

功效

本品能补肾壮阳、益气补虚，对肾阳不足、精血亏虚所致的畏寒肢冷、阳痿早泄、宫寒不孕、尿频遗尿有食疗作用。

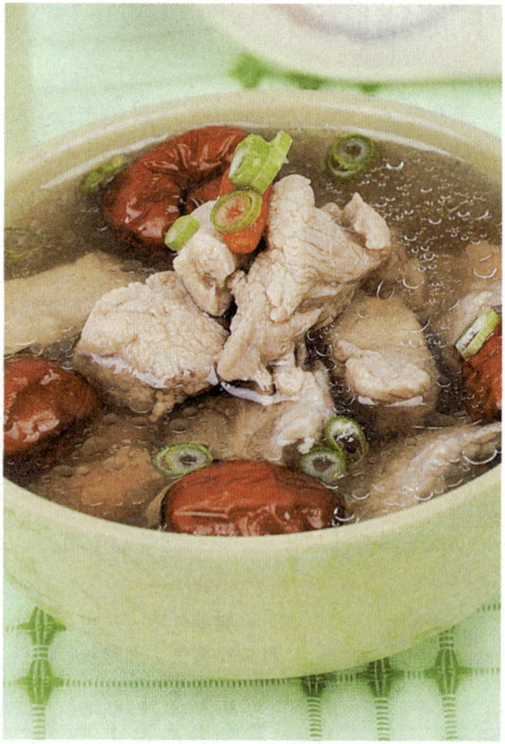

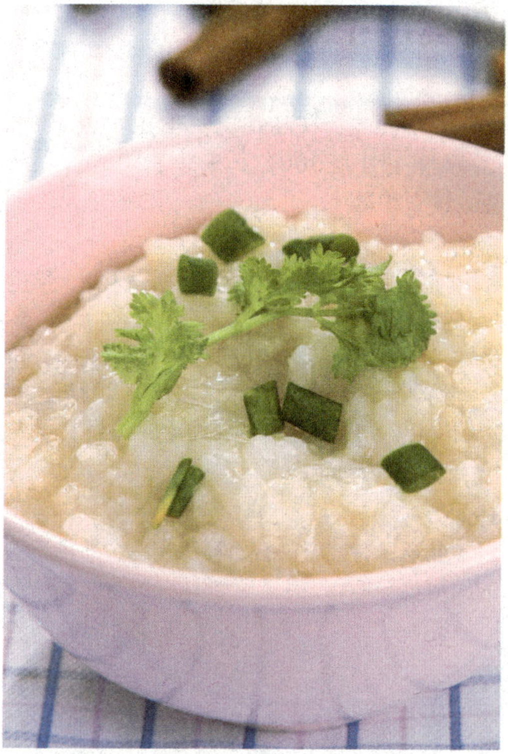

肉桂粥

材料

肉桂5克，大米100克，白糖3克，葱花、香菜各3克。

做法

1. 大米泡发半小时后捞出，沥干水分；肉桂洗净，加水煮好，取汁，待用。
2. 锅置火上，加入适量清水，放入大米，以大火煮开，再倒入肉桂汁。
3. 以小火煮至浓稠状，调入白糖拌匀，再撒上香菜、葱花即可。

功效

此粥具有温补元阳、健脾养胃的功效。

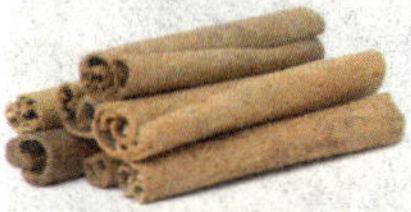

肉桂味辛、甘，性热，多用作调味料，具有补元阳、暖脾胃、除积冷、通血脉的作用。

鹿茸炖乌鸡

材料

乌鸡250克，鹿茸10克，香菇20克，枸杞子5克，盐5克。

做法

1. 将乌鸡洗净，入沸水中氽去血水，捞出；鹿茸、香菇、枸杞子洗净备用。
2. 将鹿茸、香菇、枸杞子和乌鸡装入炖盅内，炖盅内加适量开水，加盖，移入锅中，以小火隔水炖熟。
3. 拣去鹿茸，加盐调味即可。

功效

本品可补肾壮阳、增强体质。

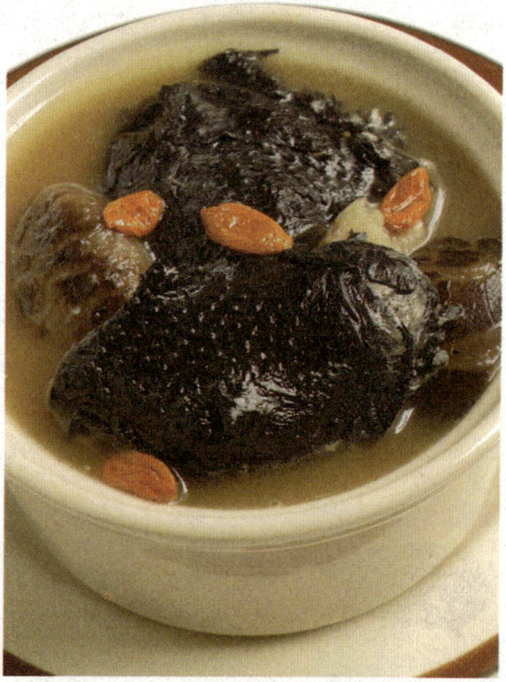

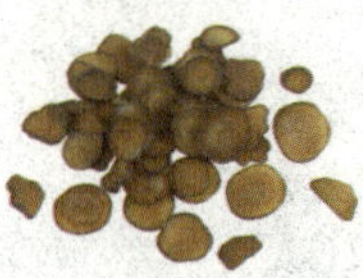

鹿茸能壮元阳、补气血、益精髓，尤其适合肾阳虚者食用。

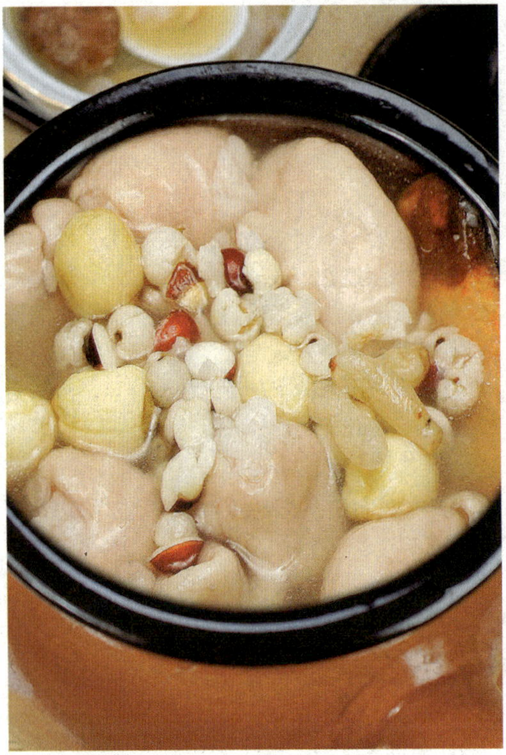

芡实莲子薏米汤

材料

芡实15克，茯苓15克，淮山15克，薏米100克，猪小肠500克，干莲子100克，盐4克，料酒30毫升。

做法

1. 将猪小肠处理干净，放入沸水中汆烫，捞出剪成小段。
2. 将芡实、茯苓、淮山、莲子、薏米洗净，与猪小肠一起入锅，加水至盖过所有材料，淋上料酒，煮沸后用小火炖约30分钟，快熟时加盐调味即可。

功效

此汤具有养心益智、补脾止泻、补肾涩精的作用。

甲鱼芡实汤

材料

芡实15克，枸杞子5克，红枣4颗，甲鱼300克，盐3克，姜片2克。

做法

1. 将甲鱼收拾干净，斩块，汆水。
2. 芡实、枸杞子、红枣分别洗净备用。
3. 净锅上火倒入水，放入盐、姜片，放入甲鱼、芡实、枸杞子、红枣煲至熟即可。

功效

此汤具有滋阴壮阳、强筋壮骨、补肾涩精、化淤和延年益寿的作用。

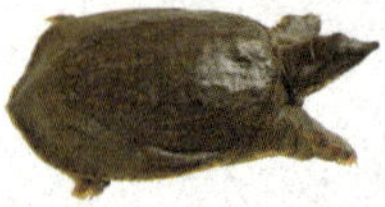

甲鱼肉性平、味甘，具有滋阴凉血、补益调中、补肾健骨、散结消痞等作用。

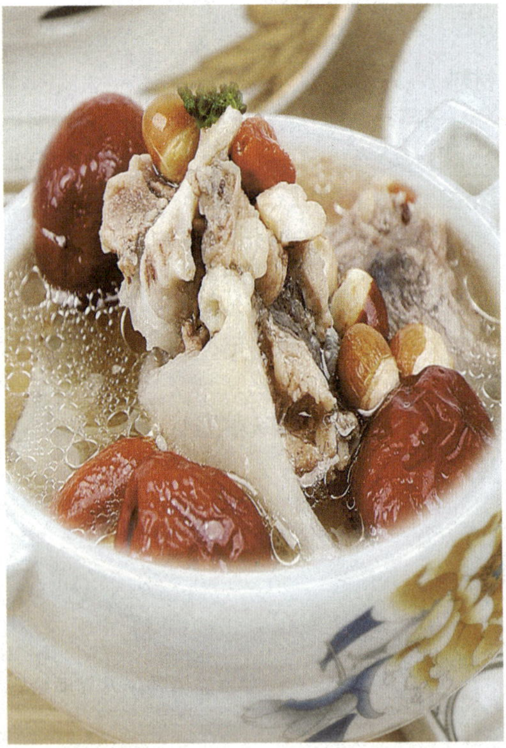

莲子黑米粥

材料

韭菜子10克，龙眼肉40克，红枣5颗 ，黑米100克，莲子25克，白糖5克。

做法

1. 莲子洗净，提前泡发、去心；黑米洗净后以温水泡1小时。
2. 红枣泡发，洗净；韭菜子洗净。
3. 砂锅洗净，倒入泡发的黑米，加适量水，用中火煮滚后转小火，再放进莲子、红枣、龙眼肉、韭菜子，续煮40~50分钟，直至粥变黏稠，最后加入白糖调味即可。

功效

此汤具有助阳固精、滋补肝肾、补血养血之功效。

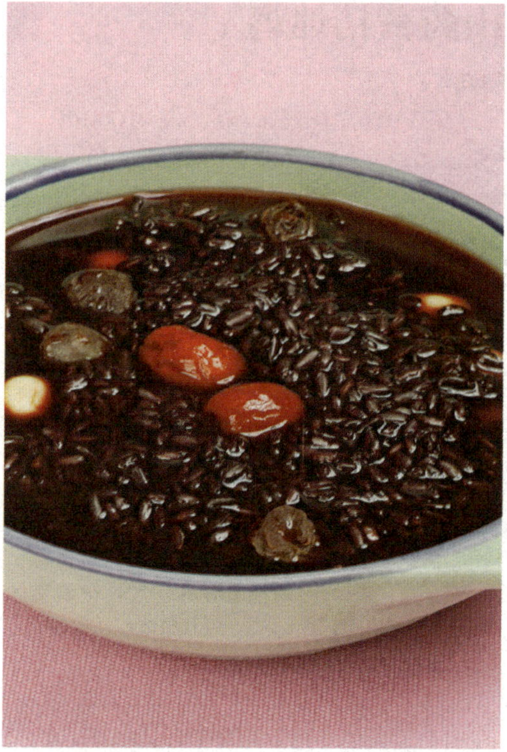

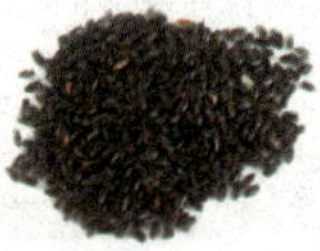

黑米色泽乌黑，营养价值非常高，具有健脾开胃、补肝明目、滋阴补肾、益气强身、养精固肾的功效，是抗衰美容、防病强身的滋补佳品。

黑米红豆茉莉粥

材料

黑米50克，红豆30克，茉莉花2克，莲子、花生仁各20克，白糖5克。

做法

1. 黑米、莲子、花生仁、红豆均泡发洗净；茉莉花洗净。
2. 锅置火上，倒入清水，放入黑米、红豆、莲子、花生仁煮开。
3. 加入茉莉花同煮至浓稠状，调入白糖拌匀即可。

功效

此粥具有滋阴补肾、强精固肾、利水除湿的功效。

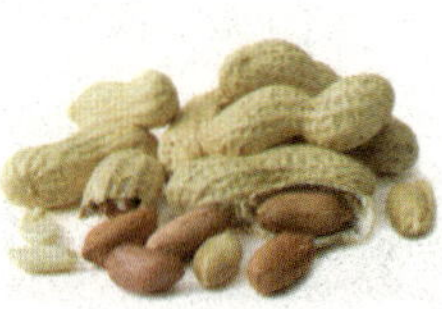

花生仁含多种营养物质，具有抗老化、凝血止血、养血通乳、促进发育、增强记忆等作用。

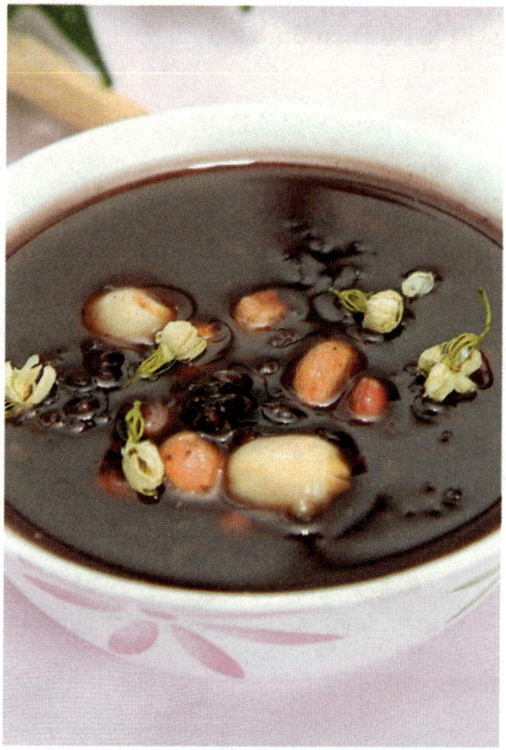

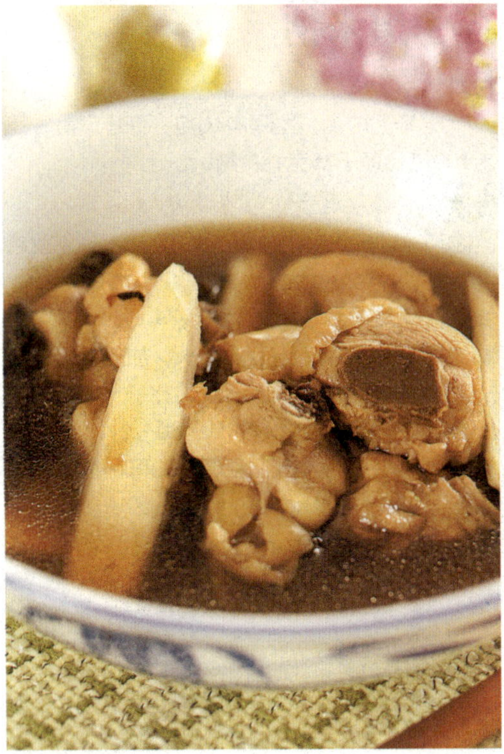

山药黄精炖鸡

材料

黄精10克，山药100克，鸡肉1000克，盐4克。

做法

1. 将鸡肉洗净，切块；黄精、山药分别洗净，备用。
2. 把鸡肉、黄精、山药一起放入炖盅。
3. 隔水炖熟，放入盐调味即可。

功效

本品具有补中益气、益肾养肝的功效。

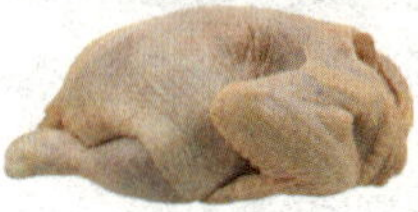

鸡肉含有蛋白质、维生素E等，常食可增强体力、强壮身体、补中益气。

黄芪枸杞炖乳鸽

材料

黄芪30克，枸杞子30克，乳鸽200克，盐3克。

做法

1. 先将乳鸽去毛及内脏，洗净，斩件；黄芪、枸杞子分别洗净，备用。
2. 将乳鸽与黄芪、枸杞子同放炖盅内，加适量水，隔水炖熟，加盐调味即可。

功效

本品可补中益气、固肾强肝。

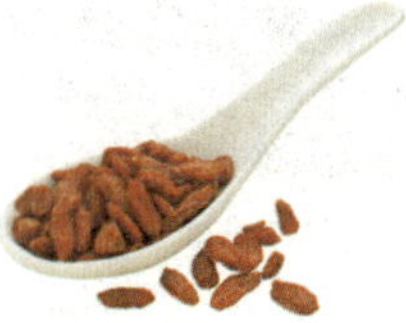

枸杞子

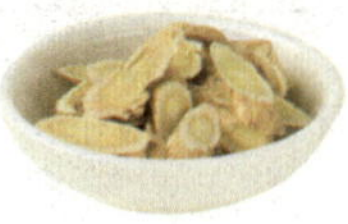

黄芪

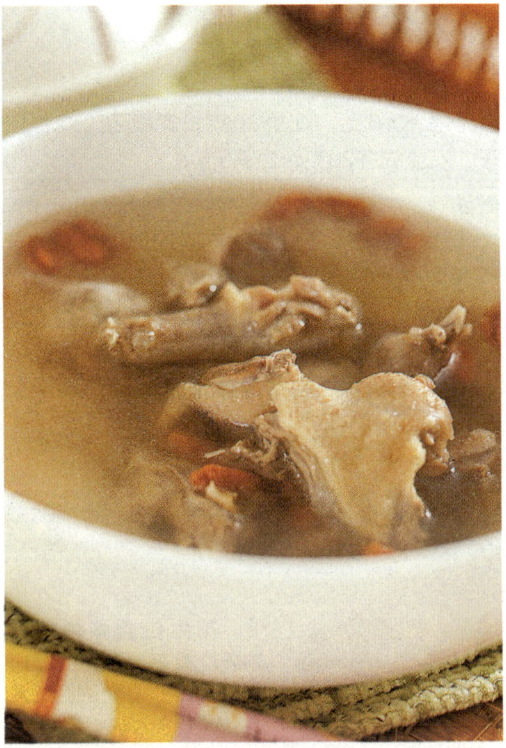

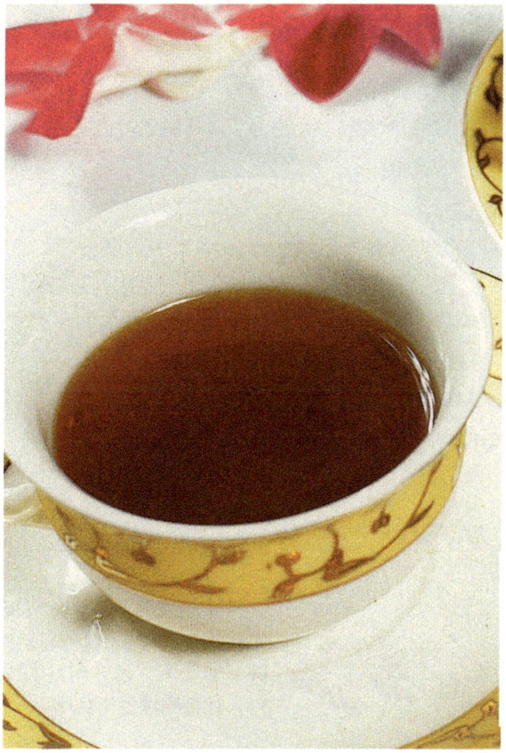

菟丝子苁蓉饮

材料

菟丝子10克，肉苁蓉10克，枸杞子20颗，冰糖10克。

做法

1. 将菟丝子、肉苁蓉、枸杞子分别洗净，备用。
2. 将菟丝子、肉苁蓉、枸杞子、冰糖一起放入锅中，加水后煲20分钟。
3. 将煮好的茶倒入杯中即可饮用。

功效

此饮具有补肝肾、益精髓、安胎的功效。

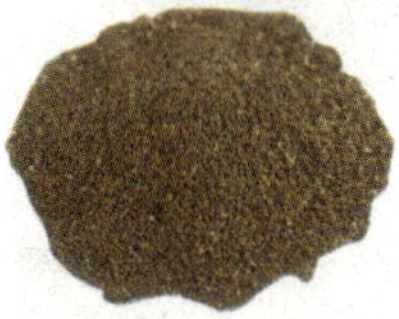

菟丝子味辛、甘，性平，具有滋补肝肾、固精缩尿、安胎、明目、止泻的作用。

苁蓉海参鸽蛋

材料

肉苁蓉15克，水发海参2头，鸽蛋12个，葱段10克，蒜头5克，胡椒粉2克，淀粉10克，盐3克，食用油5毫升。

做法

1. 将海参处理干净，汆熟；鸽蛋煮熟去壳。鸽蛋裹上淀粉，炸至金黄色，备用。
2. 锅中放油，放入葱段、蒜头爆香，加适量水烧开，加海参、肉苁蓉，烧沸后用小火煮40分钟，再加鸽蛋煨制10分钟，加盐、胡椒粉调味即成。

功效

海参具备补肾益精、养血润燥、除湿利尿的功效，肉苁蓉为滋补肝肾的良药。因此，本品具有强肝补肾、养血润燥的食疗作用。

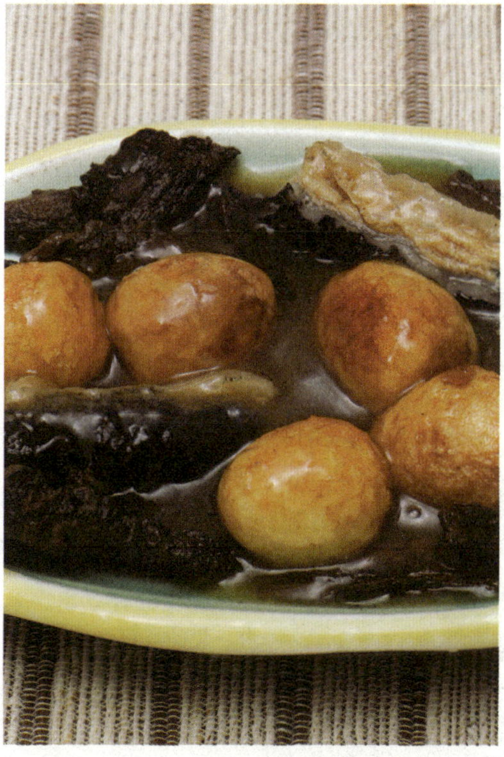

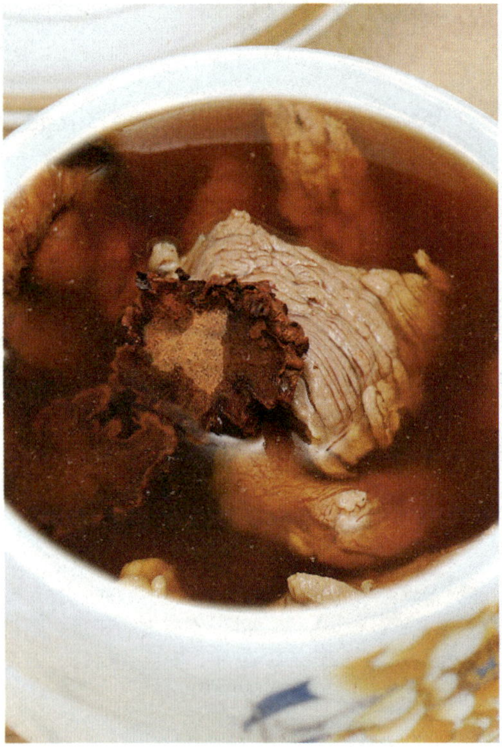

锁阳羊肉汤

材料

锁阳10克，生姜3片，羊肉250克，香菇5朵，盐3克。

做法

1. 将羊肉洗净切块，放入沸水中汆烫一下，捞出；香菇洗净，切丝；锁阳、生姜分别洗净。
2. 将上述材料放入锅中，加适量清水，大火煮沸后，再用小火慢慢炖煮至软烂。
3. 起锅前，加盐调味即可。

功效

此汤具有补肾、益精血、润燥的功效。

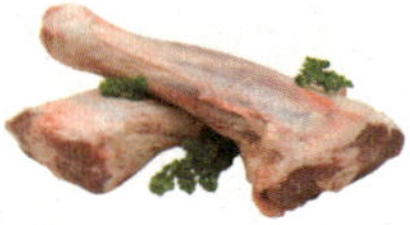

羊肉营养丰富，具有暖中补虚、补中益气、开胃健脾、益肾气、养肝明目的作用，适合男性经常食用。

锁阳炒虾仁

材料

锁阳10克，山楂10克，腰果15克，虾仁100克，姜5克，葱10克，盐2克、食用油适量。

做法

1. 把锁阳、腰果、虾仁分别洗净；山楂洗净去核切片；姜洗净切片；葱洗净切段。
2. 锅置火上，加油烧热，加入核桃仁，小火炸香，捞出；锁阳、山楂煎药汁待用。
3. 姜、葱入油锅爆香，放入虾仁、盐、药汁，再加入已炸香的腰果，炒匀即成。

功效

本品可补肾壮阳、强腰壮骨。

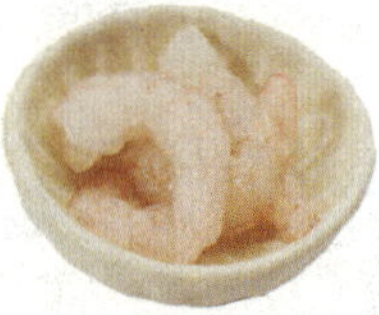

虾仁营养丰富，具有保护心血管、降低胆固醇、预防高血压，以及通乳的作用。

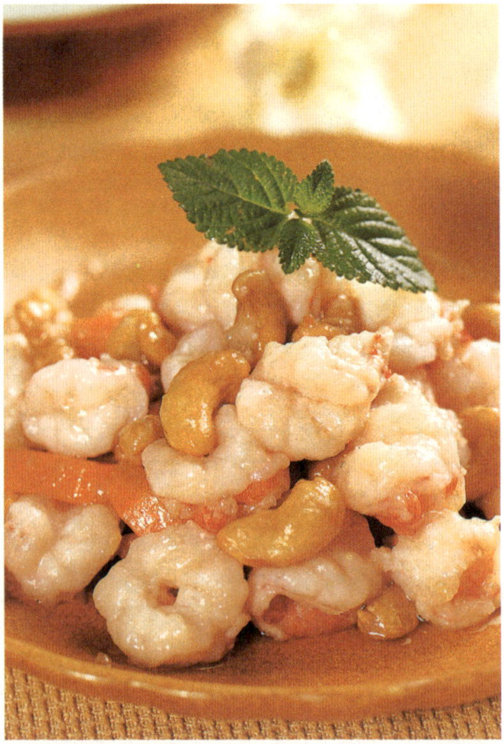

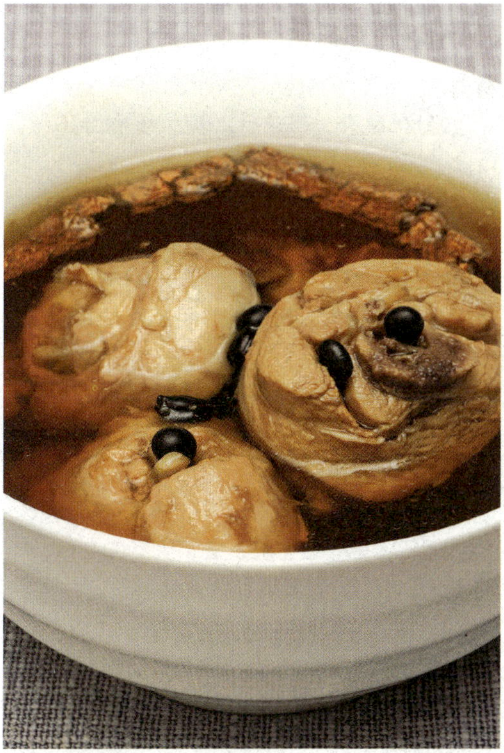

巴戟黑豆鸡汤

材料

巴戟天15克，黑豆100克，胡椒粒15克，鸡腿150克，盐3克。

做法

1. 将鸡腿剁块，放入沸水中汆烫，捞出洗净。
2. 将黑豆淘净，和鸡腿及洗净的巴戟天、胡椒粒一道放入锅中，加水至盖过材料。
3. 以大火煮开，再转小火续炖40分钟，加盐调味即可。

功效

此汤具有补益肾阳、强筋壮骨的功效。

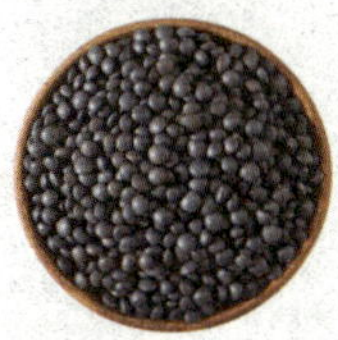

黑豆性平，味甘，具有补脾、利水、解毒的功效，对于各种水肿、体虚、中风、肾虚等病症有显著疗效。

巴戟羊藿鸡汤

材料

巴戟天、淫羊藿各15克，红枣8颗，鸡腿1只，料酒5毫升，盐4克。

做法

1. 鸡腿剁块，汆烫后捞出冲净。
2. 所有材料盛入煲中，加水以大火煮开，转小火续炖30分钟。
3. 最后加料酒、盐调味即可。

功效

本品具有滋补肾阳、强壮筋骨、祛风湿痹痛的功效。

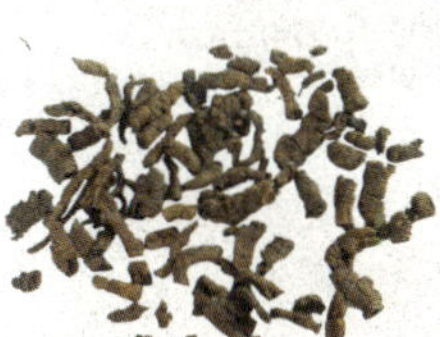

巴戟天味辛、甘，性微温，具有补肾助阳、祛风除湿、强筋壮骨的作用，还能提高免疫力、增强抗应激能力。

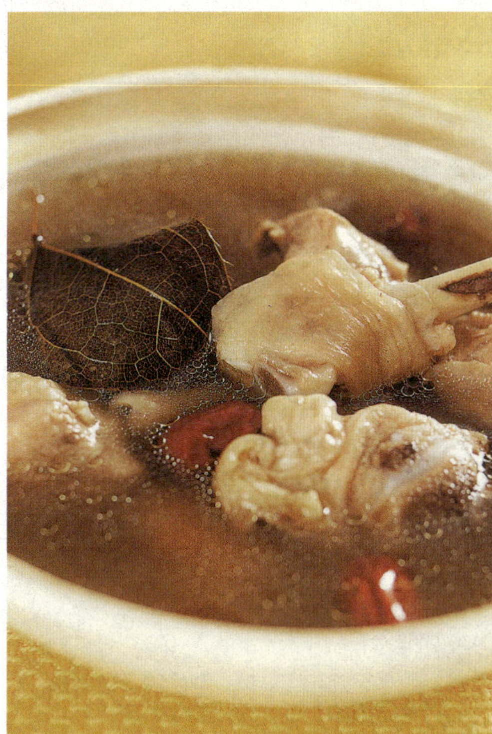

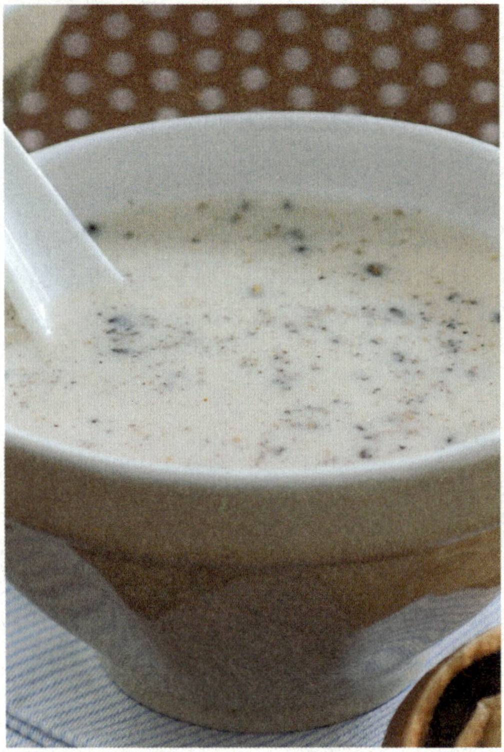

黑芝麻豆浆

材料

蜂蜜5毫升，黑芝麻20克，核桃仁10克，黄豆80克。

做法

1. 将黄豆洗净，在清水中浸泡8小时；核桃仁洗净剥去外皮备用。
2. 炒锅烧热，放入黑芝麻炒香（炒过的芝麻打出来才有香味）。
3. 将黄豆捞出，与核桃、黑芝麻一起放入豆浆机中加水搅打成豆浆，过滤后加蜂蜜调味即可。

功效

本品具有补益五脏、滋阴润肠的功效，常喝还有助于美容养颜、益肾健脑。

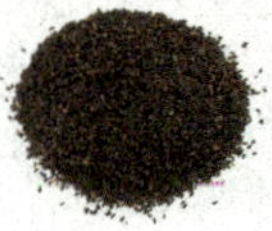

黑芝麻具有润肠、通乳、补肝、益肾、养发、强身体、抗衰老等功效。

虫草炖鸭

材料

冬虫夏草5根，公鸭1只，枸杞子、姜片、葱花、陈皮末各5克，胡椒粉2克，盐3克。

做法

1. 将冬虫夏草用温水洗净。
2. 鸭收拾干净，斩块，汆去血水，捞出。
3. 将鸭块与虫草加水用大火煮开，再用小火炖软后加入枸杞子、姜片、葱花、陈皮末、胡椒粉、盐调味后即可。

功效

本品具有益气补虚、补肾强身的作用。

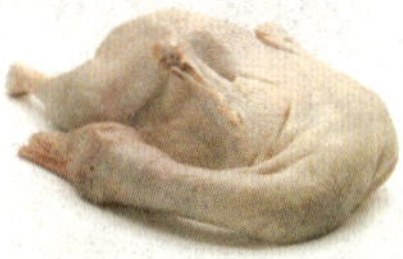

鸭肉性味甘、寒，入肺、胃、肾经，有滋补、养胃、补肾、除痨热骨蒸、消水肿、止热痢、止咳化痰等作用。

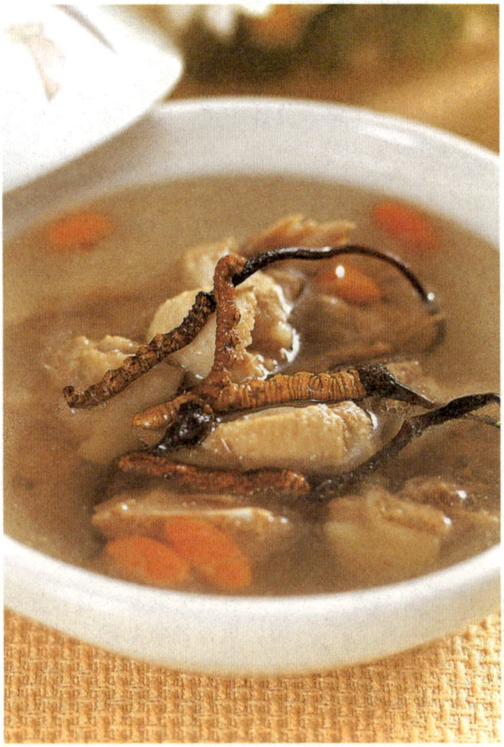

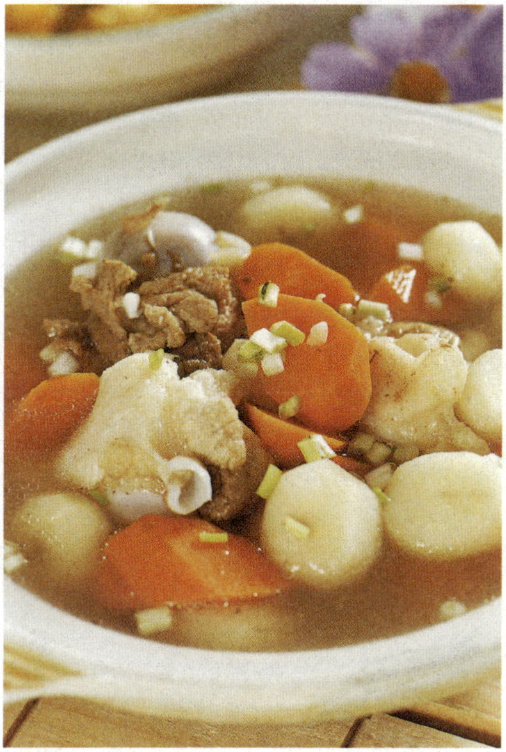

胡萝卜荸荠煲排骨

材料

荸荠100克，胡萝卜80克，排骨300克，姜10克，盐6克，胡椒粉2克，料酒5毫升，高汤1000毫升，葱花2克。

做法

1. 胡萝卜洗净，切滚刀块；姜去皮，切片；排骨斩件，荸荠洗净去皮。
2. 锅中注水烧开，放入排骨氽烫去血水，捞出沥水。
3. 将高汤倒入煲中，加入以上所有材料煲2小时，调入盐、胡椒粉、葱花和料酒即可。

功效

本品可清热解毒、凉血生津、补肾益肺。

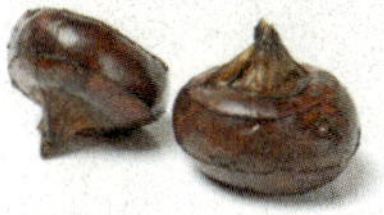

荸荠性寒，具有清热解毒、凉血生津、利尿通便、化湿祛痰、消食除胀的作用，还含有一定降血压、抗癌的功效。

银耳荸荠糖水

材料

银耳150克，荸荠12个，冰糖20克，枸杞子3克。

做法

1. 将干银耳放入冷水中泡发后，洗净，撕成小朵。
2. 锅中加水烧开，放入银耳、荸荠煲30分钟。
3. 待熟后，再加入枸杞子、冰糖，烧至冰糖溶化即可。

功效

此品具有滋阴润燥、清热利湿、补肾益肺的功效。

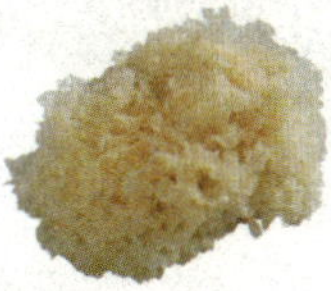

银耳具有润肺生津、滋阴养胃、益气安神、强心健脑等作用，为优良的滋补食物。

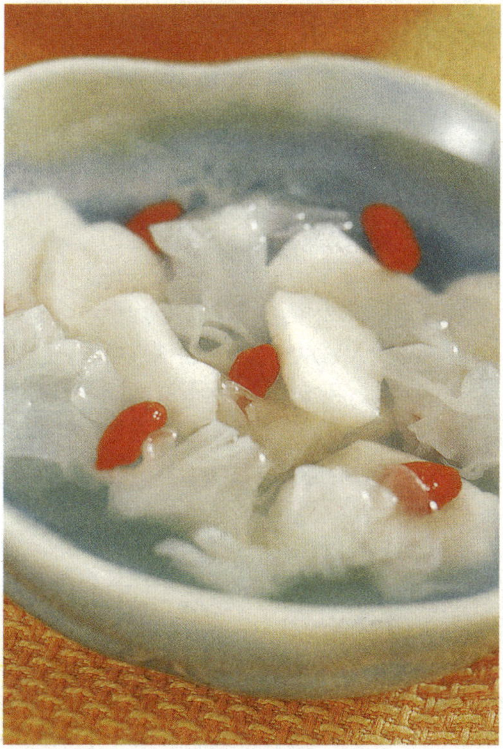

药膳调养五脏六腑

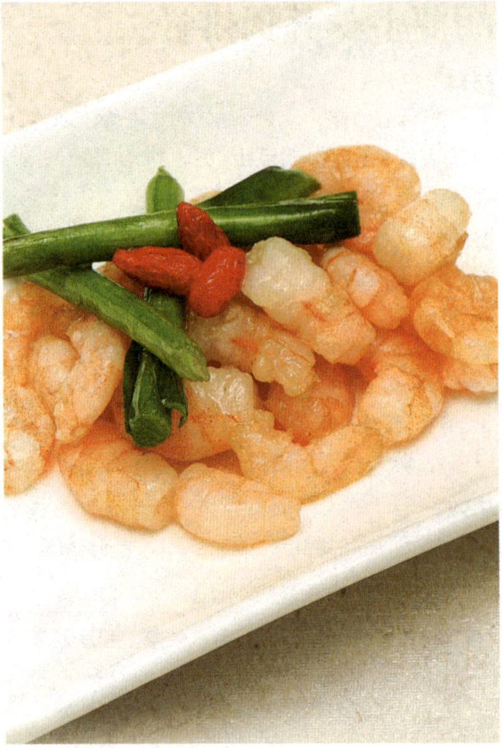

枸杞韭菜炒虾仁

材料

枸杞子10克，虾200克，韭菜250克，盐5克，料酒20毫升，淀粉10克，食用油5毫升。

做法

1. 将虾去壳，虾线洗净；韭菜洗净切段；枸杞子洗净泡发。
2. 将虾仁放入淀粉、盐、料酒腌渍5分钟。
3. 锅置火上放油烧热，放入虾仁、韭菜、枸杞子炒至熟，调入盐即可。

功效

本品具有补肾壮阳、温肾行气、滋阴、健胃的功效。

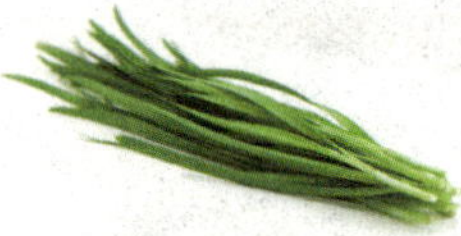

韭菜性温，味辛，具有增进食欲、健胃消食、散淤活血、杀菌消毒、护肤明目、补气壮阳、调经散寒的作用。

核桃仁拌韭菜

材料

核桃仁300克，韭菜150克，白糖10克，白醋3毫升，盐3克，香油8毫升，食用油20毫升。

做法

1. 韭菜洗净，焯熟，切段。
2. 锅内放入油，待油烧至五成热，放入核桃仁炸成浅黄色捞出。
3. 在碗中放入焯好的韭菜、白糖、白醋、盐、香油拌匀，和核桃仁一起装盘即成。

功效

本品具有促进胃肠蠕动、补肾壮阳、预防便秘的功效。

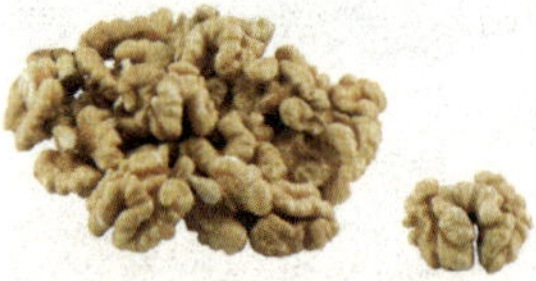

核桃仁具有润肺强肾、降低血脂、预防冠心病的功效，长期食用具有益寿养颜，抗衰老等作用。

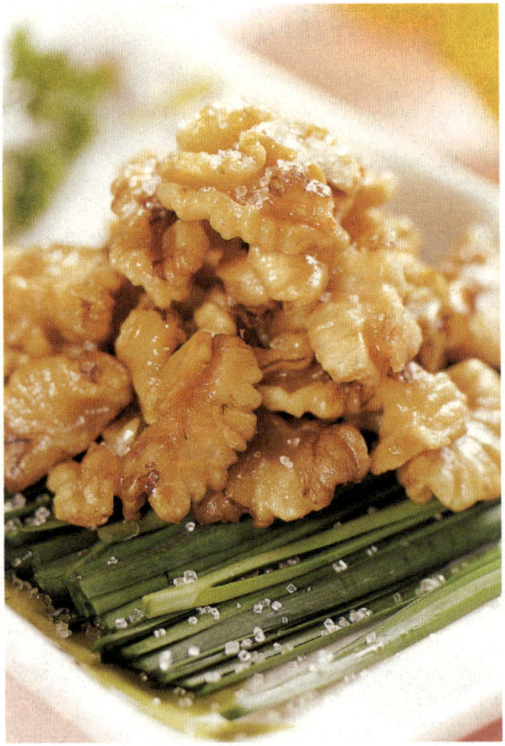

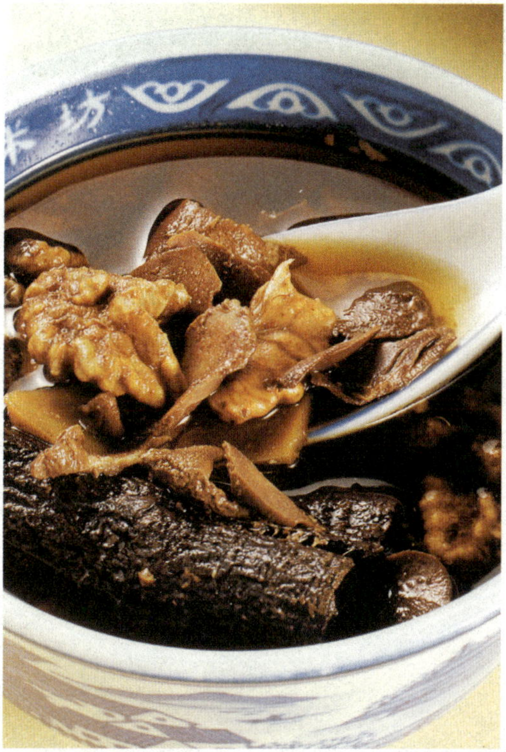

核桃仁杜仲猪腰汤

材料

核桃50克，猪腰100克，杜仲10克，盐3克。

做法

1. 核桃去壳，取出核桃仁；猪腰洗净，切成小块；杜仲洗净。
2. 将核桃、杜仲放入炖盅中，再放入猪腰，加入清水。
3. 将炖盅放置炖锅中，炖90分钟，调入盐即可食用。

功效

本品补肾强腰、强筋壮骨，对肾虚所致的腰椎间盘突出、腰膝酸痛有食疗作用。

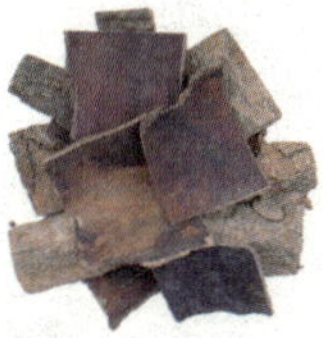

杜仲味甘，性温，具有补益肝肾、强筋壮骨、调理冲任、固经安胎的作用。

枸杞核桃煲猪腰

材料

猪腰100克，核桃仁20克，枸杞子20克，黄芪、党参各10克，红枣10颗，盐4克，姜3片。

做法

1. 猪腰洗净，切开，除去白色筋膜，放入沸水锅中，汆去血水，洗净。
2. 枸杞子、核桃仁、党参、黄芪、红枣分别洗净；姜洗净，切片。
3. 瓦煲内放入适量水，在大火上滚开，放入所有材料，煲2小时后调入盐即可。

功效

枸杞子核桃煲猪腰具有补养肝肾、健筋强骨的作用。

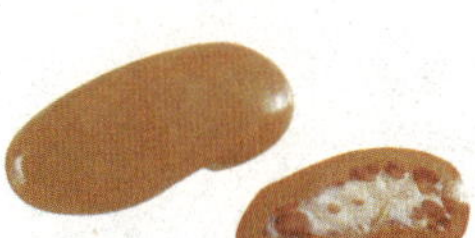

猪腰性平，味甘、咸，具有补肾气、通膀胱、消积滞、止消渴之作用。

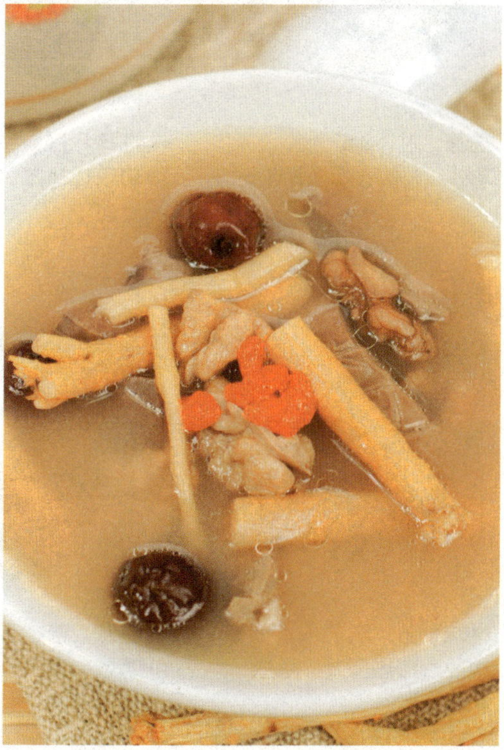

调养五脏的常用药材与食物

杜仲

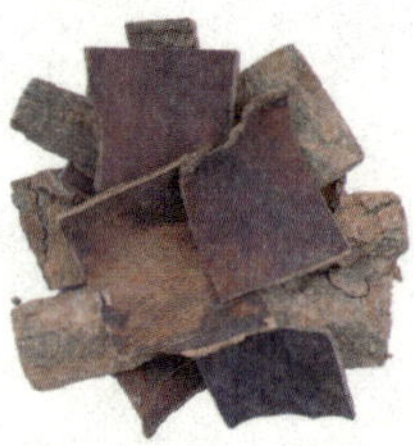

性味：甘，温。
功效：补肝肾，强筋骨，安胎。

人参

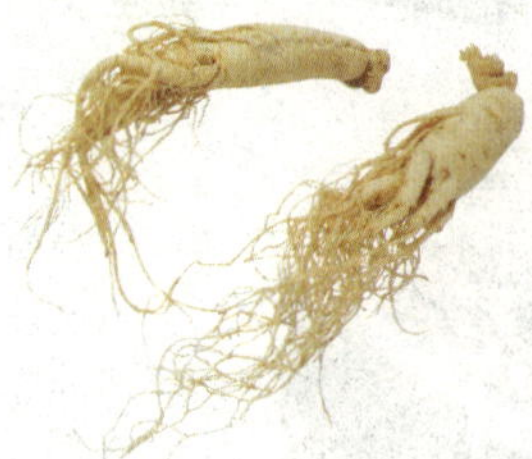

性味：甘、微苦，微温。
功效：大补元气，补脾益肺，生津止渴，安神益智。

莲子

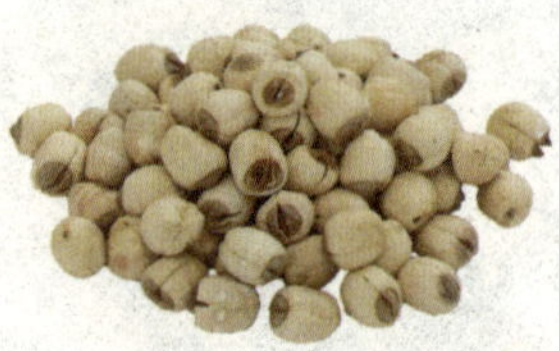

性味：甘、涩，平。
功效：益肾固精，补脾止泻，止带，养心安神。

龙眼

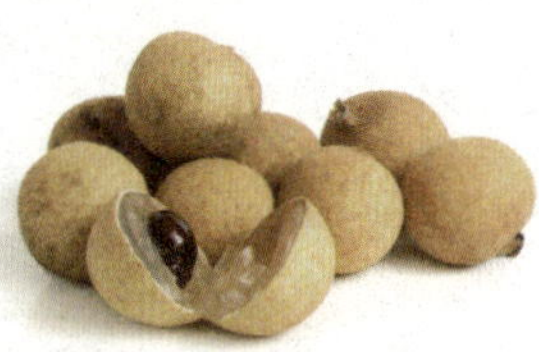

性味：甘，温。
功效：补益心脾，养血安神。

阿胶

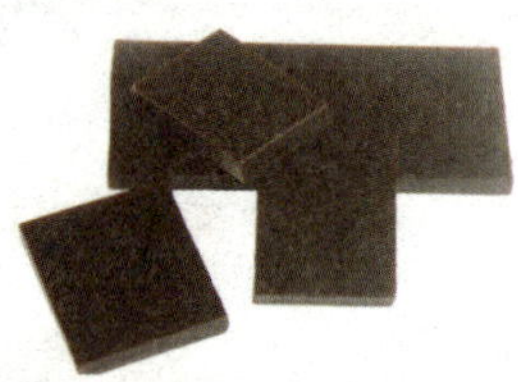

性味：甘，平。
功效：补血，滋阴，润肺，止血。

益智仁

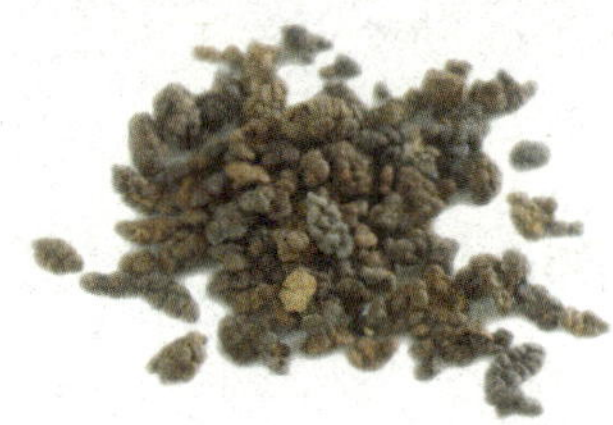

性味：辛，温。
功效：暖肾固精，缩尿止遗，温脾开胃，纳气平喘。

苦参

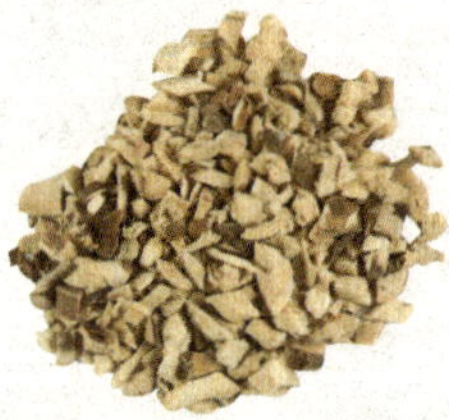

性味：苦，寒。
功效：清热燥湿，杀虫，利尿。

黄连

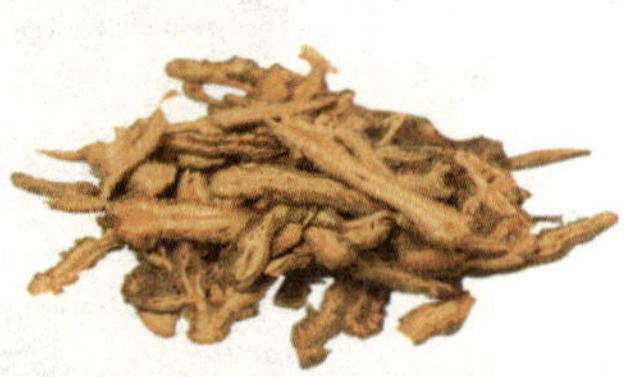

性味：苦，寒。
功效：清热燥湿，泻火解毒，消渴安神。

红枣

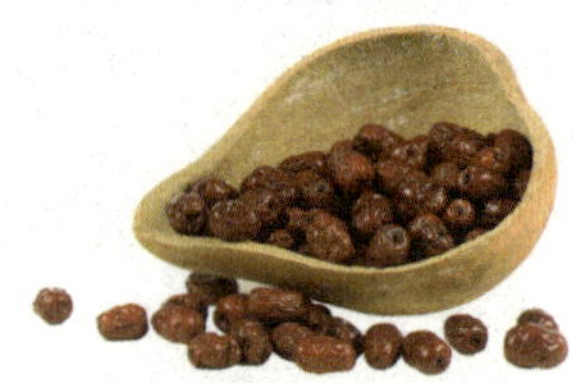

性味：甘，温。
功效：补中益气，养血安神。

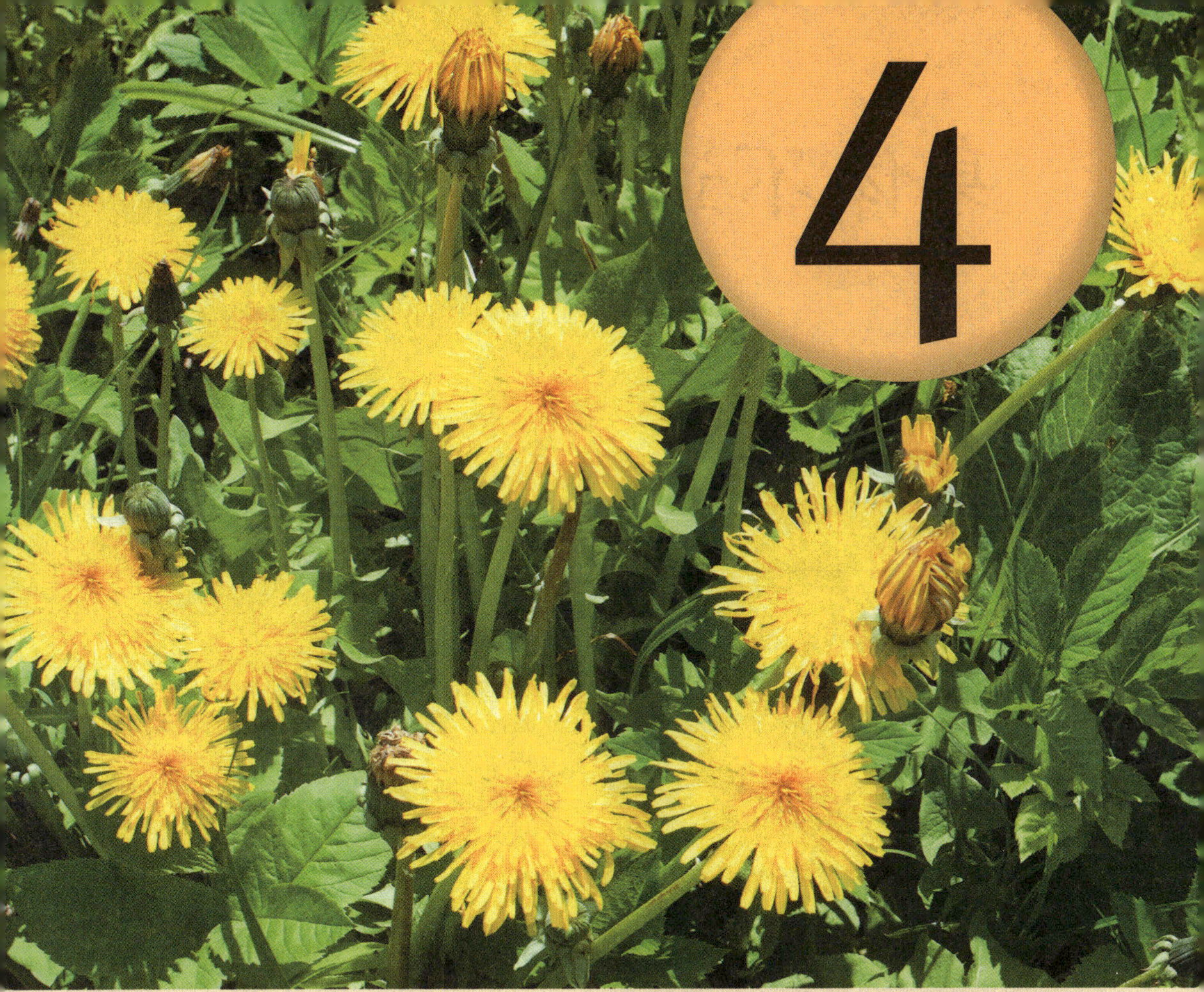

祛病疗疾，良药不苦口

人难免生病。小到感冒、咳嗽，大到癌症，都会给人们带来难忍的病痛。良药苦口，也给身体带来另一种煎熬。而将中药与食物相配，就能做到药借食味、食助药性，变“良药苦口”为“良药可口”。药膳是充分发挥中药效能的美味佳肴，能满足人们“厌于药，喜于食”的天性。

身体不适症状

耳鸣

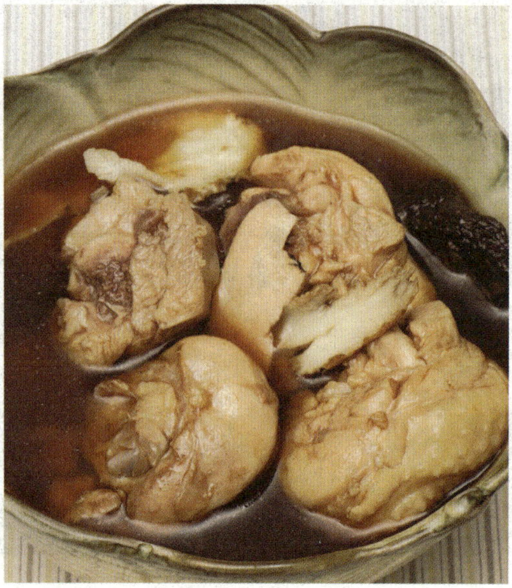

熟地当归鸡

材料

熟地20克，当归20克，白芍10克，鸡腿1只，盐3克。

做法

1. 鸡腿洗净剁成块，放入沸水中汆烫后，捞起冲净；当归、白芍、熟地放入清水快速清洗干净。
2. 将鸡腿和所有药材放入炖锅中，加适量水以大火煮开，转小火续炖30分钟。
3. 最后加盐调味，即可出锅。

功效

本品具有补血补肾的作用，适合肾虚引起的耳鸣，也适合贫血患者食用。

黄精黑豆塘虱汤

材料

黑豆200克，黄精15克，生地10克，陈皮3克，塘虱鱼1条，盐5克。

做法

1. 黑豆放入锅中，不必加油，炒至豆衣裂开，用水洗净，晾干水。
2. 塘虱鱼洗净，去鱼鳃、泥肠、内脏；黄精、生地、陈皮分别用水洗净。
3. 加入适量水，猛火煲至水滚后放入全部材料，用中火约煲至黑豆软熟，加入盐调味即可。

功效

此汤对肝肾阴虚引起的耳鸣有很好的补益作用。

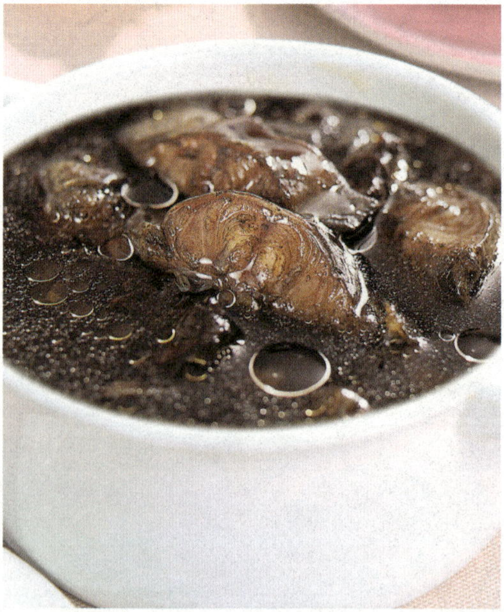

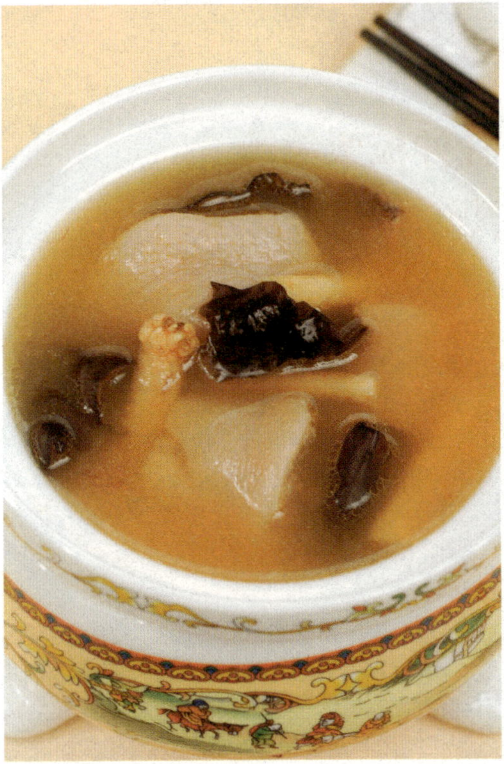

黑木耳猪尾汤

材料

猪尾100克，生地、黑木耳各少许，盐2克。

做法

1. 猪尾洗净，斩成段；生地洗净，切段；黑木耳泡发洗净，撕成小片。
2. 净锅上水烧开，放入猪尾汆透，捞起洗净。
3. 将猪尾、黑木耳、生地放入炖盅，加入适量水，大火烧开后改小火煲40分钟，加盐调味即可。

功效

黑木耳具有增强红细胞运氧功能的作用，对耳鸣患者有很好的辅助疗效。

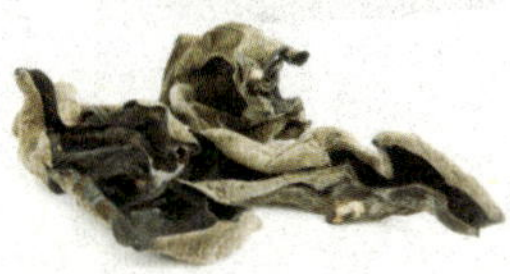

黑木耳是著名的山珍，具有补气养血、润肺止咳、止血、降压、降血、抗癌、延缓衰老等作用。

虾皮炒西葫芦

材料

西葫芦300克，无盐虾皮100克，盐2克，食用油10毫升、酱油5毫升。

做法

1. 将西葫芦洗净，切片；虾皮洗净。
2. 锅中加水烧沸，放入西葫芦焯烫片刻，捞起，沥干水。锅中油烧热，放入虾皮炸至金黄色，捞起。
3. 锅中留少量油，倒入西葫芦和虾皮翻炒，再调入酱油和盐炒匀即可。

功效

肾开窍于耳，耳鸣多与肾虚有关；虾皮具有补肾的作用，其含有丰富的镁元素，对听力有重要的保护作用。

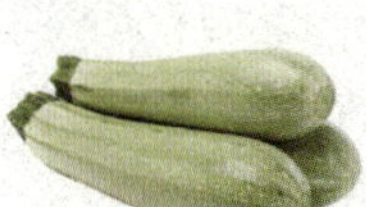

西葫芦富含植物纤维、矿物质和维生素等物质，具有清热利尿、除烦止渴、润肺止咳、消肿散结的作用。

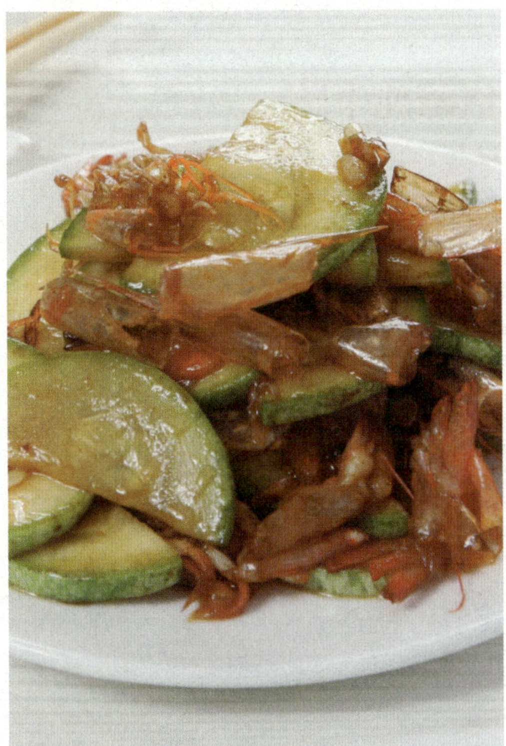

腰肌劳损

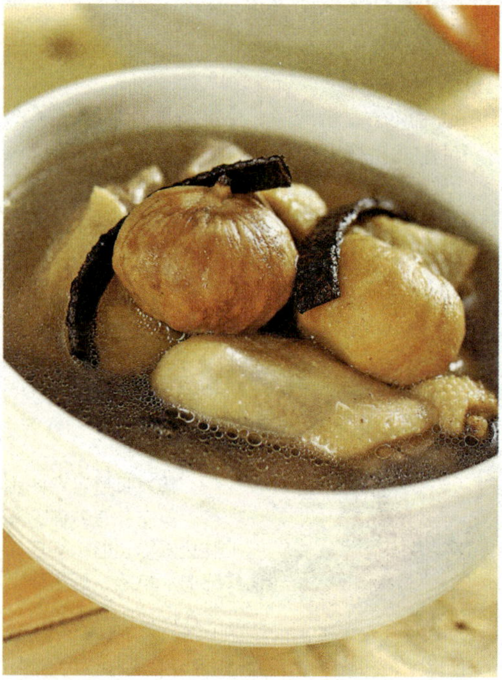

杜仲板栗鸽汤

材料

乳鸽400克，板栗150克，杜仲15克，盐4克。

做法

1. 乳鸽洗净，切块；板栗入开水中煮5分钟，捞起后剥去外膜；杜仲洗净。
2. 乳鸽块入沸水中氽烫，捞起冲净后沥干。
3. 将鸽肉、板栗和杜仲放入锅中，加适量水后用大火煮开，再转小火慢煮30分钟，加盐调味即可。

功效

杜仲具有补肝肾、强筋骨、安胎气等功效，可治疗腰脊酸疼，足膝痿弱等症；鸽肉具有补肾益气养血之功效；板栗可补益肾气。三者配伍同用，对肝肾亏虚引起的腰酸腰痛有很好的食疗效果。

猪蹄炖牛膝

材料

猪蹄1只，牛膝15克，西红柿1个，盐3克。

做法

1. 猪蹄剁成块，放入沸水氽烫，捞起冲净。
2. 西红柿洗净，在表皮轻划数刀，放入沸水烫到皮翻开，捞起去皮，切块。
3. 将备好的材料和牛膝一起盛入锅中，加适量水以大火煮开，转小火续煮3小时，加盐调味即可。

功效

本品能活血调经、祛淤疗伤，可改善腰部扭伤、肌肉拉伤等症状。猪蹄可调补气血，牛膝可行气活血，还能补肾强腰，对腰部损伤、肌肉挫伤均有一定的疗效。

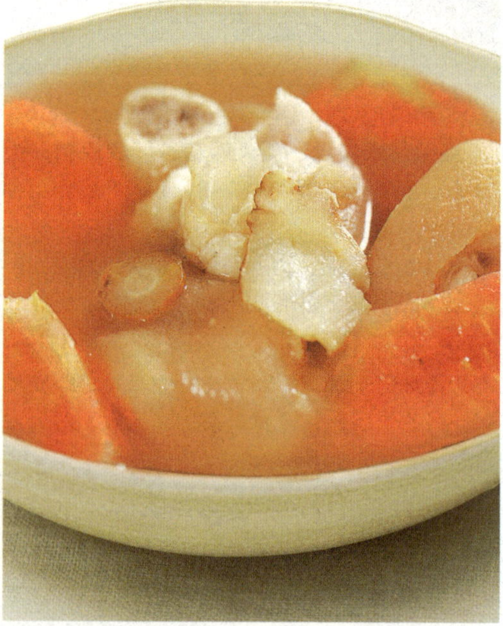

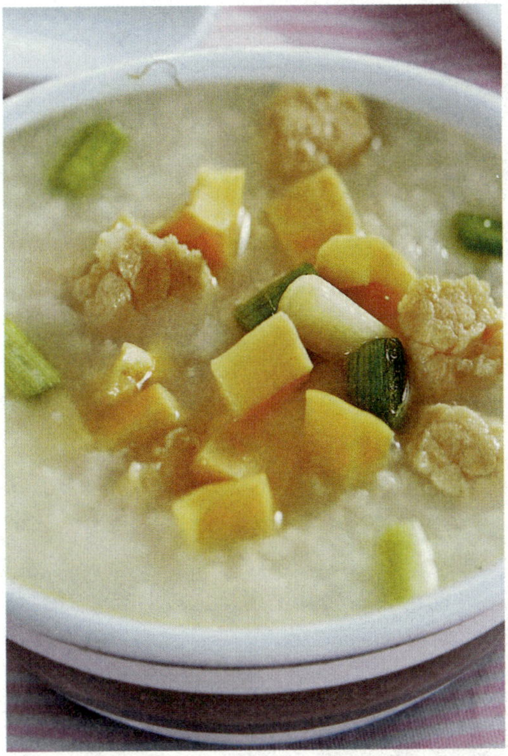

墨鱼粥

材料

干墨鱼200克，大米500克，猪瘦肉30克，白胡椒粉8克，姜汁15毫升，葱花3克，盐5克。

做法

1. 将干墨鱼用清水泡软，撕去皮、骨，洗净，切成丁；猪瘦肉洗净，切丁；大米淘洗干净。
2. 锅内注水，放入干墨鱼、猪瘦肉、白胡椒粉、姜汁烧开，炖至五成熟。
3. 放入大米熬成粥，调入盐、撒上葱花即成。

功效

墨鱼能补益精气、养血滋阴；猪瘦肉具有滋阴润燥、补虚养血的功效。二者与大米共用，能强身健体、调和血脉，对腰肌劳损有一定的疗效。

独活当归粥

材料

独活25克，当归20克，生姜15克，大米100克，蜂蜜5毫升。

做法

1. 将独活、当归、生姜均洗净。
2. 独活、当归先入锅加水适量，大火煮开后转小火煎煮半小时。
3. 捞去药渣，留汁，放入大米、生姜煮粥，待粥的温度低于60℃时加入蜂蜜即可食用。

功效

独活能祛风胜湿、散寒止痛，能治风寒湿痹、腰膝酸痛、手脚挛痛。因此，本品能散寒除湿、活血止痛、通络除痹，适合风寒湿痹引起的腰部酸痛患者食用。

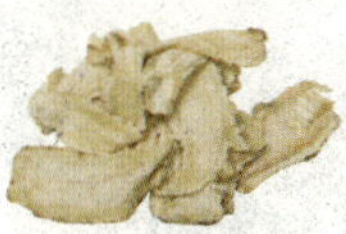

当归具有补血和血、调经止痛、润燥滑肠的功效，为调经止痛的理血圣药。

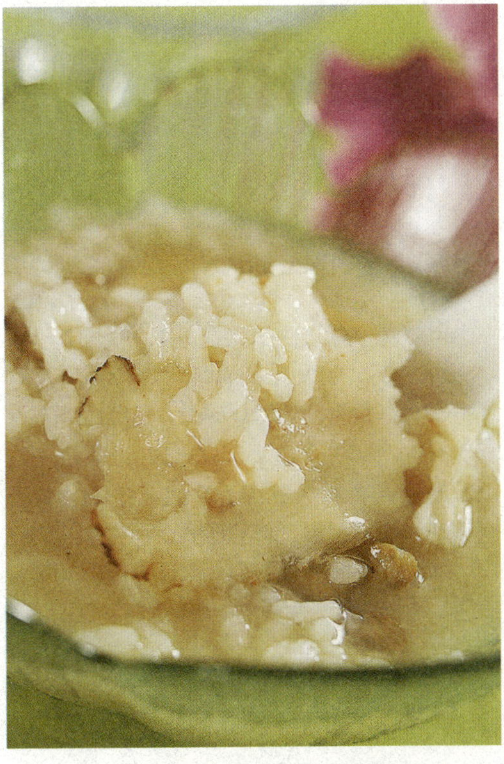

祛病疗疾，良药不苦口

咳嗽

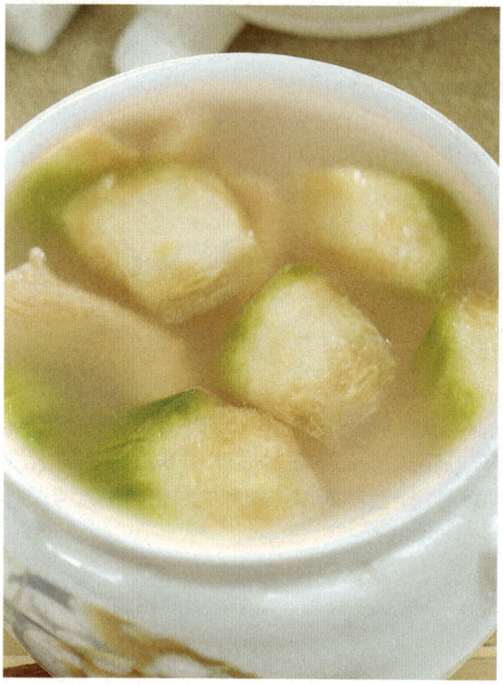

丝瓜鸡片汤

材料

丝瓜150克，鸡胸肉200克，生姜5克，盐3克，淀粉10克。

做法

1. 丝瓜去皮，切成块；姜切片；鸡胸肉洗净，切小块。
2. 将鸡肉片用淀粉、盐腌渍入味。
3. 锅中加水烧沸，放入姜片，放入鸡肉片、丝瓜煮熟即可。

功效

此汤具有润肺化痰、止咳平喘、美肌润肤、解毒通便的功效。

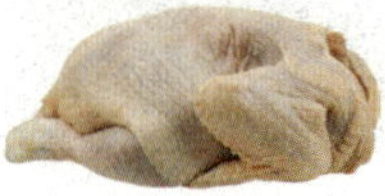

鸡肉含有蛋白质、维生素E等，常食可增强体力、强壮身体、补中益气。

丝瓜银花饮

材料

金银花40克，丝瓜500克。

做法

1. 丝瓜、金银花分别洗净，丝瓜去皮切成菱形块状。
2. 锅中加水1000毫升，放入丝瓜、金银花，大火煮开后转中火煮5分钟即可。
3. 可分数次食用，每次300毫升，每日3～5次。

功效

此饮具有清热解毒、祛风化痰的功效。金银花有清热解毒、疏利咽喉、消暑除烦的作用，可治疗暑热症、泻痢、流感、疮疖肿毒、急慢性扁桃体炎、牙周炎等病。

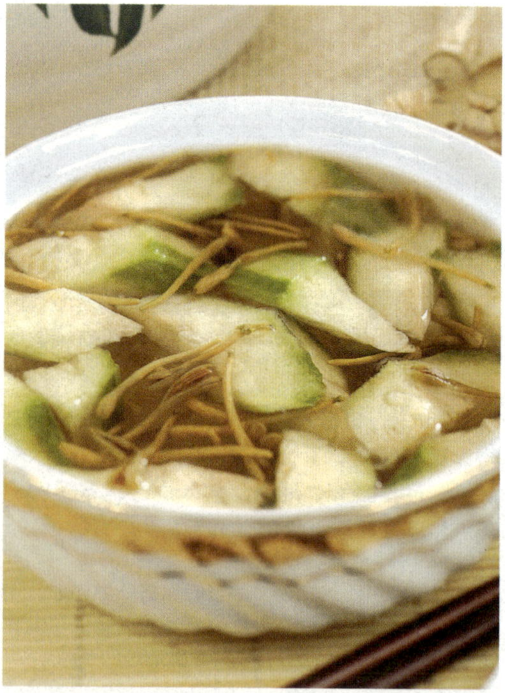

核桃仁冰糖炖梨

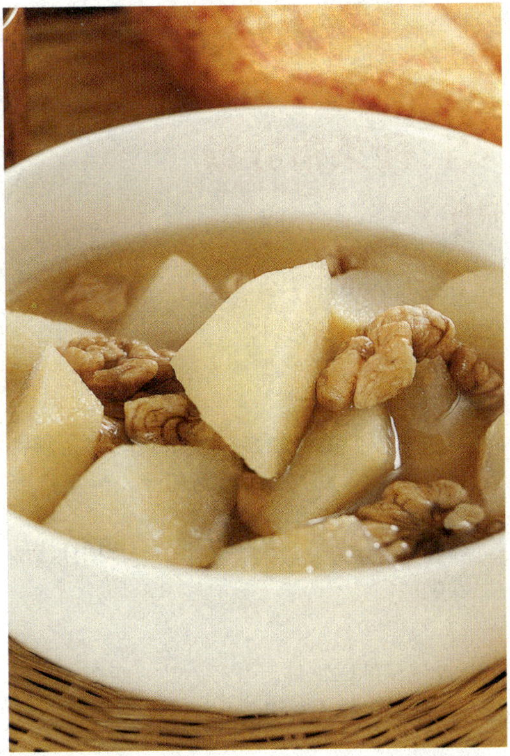

材料

核桃仁、冰糖各30克，梨150克。

做法

1. 梨洗净，去皮去核，切块；核桃仁洗净。
2. 将梨块、核桃仁放入煲中，加入适量清水，用小火煲30分钟，再下入冰糖调味即可。

功效

此品具有生津润燥、止咳化痰的功效。无论是与药配伍，还是单独生吃、水煮、作糖蘸、烧菜，核桃仁都有补血养气、补肾益精、止咳平喘、润燥通便等良好功效。

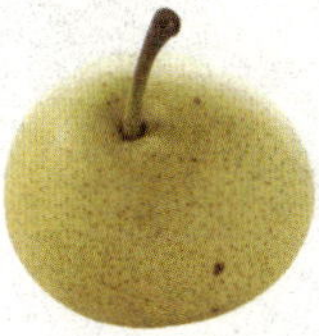

梨含有果糖、粗纤维、钙、磷、铁等营养物质，具有降低血压、养阴清热、润肺止咳的功效。

香附陈皮炒肉

材料

猪瘦肉200克，香附10克，陈皮3克，盐3克，食用油5毫升。

做法

1. 先将香附、陈皮洗净，陈皮切丝备用；猪瘦肉洗净，切片备用。
2. 在锅内放少许油，烧热后，放入肉片，煸炒片刻。
3. 加少许清水烧至猪瘦肉熟，放入陈皮、香附及盐煸炒几下即可。

功效

陈皮能理气健脾、燥湿化痰、宣肺止咳，香附能理气调中。二者一同做菜能健脾理气，止咳化痰。

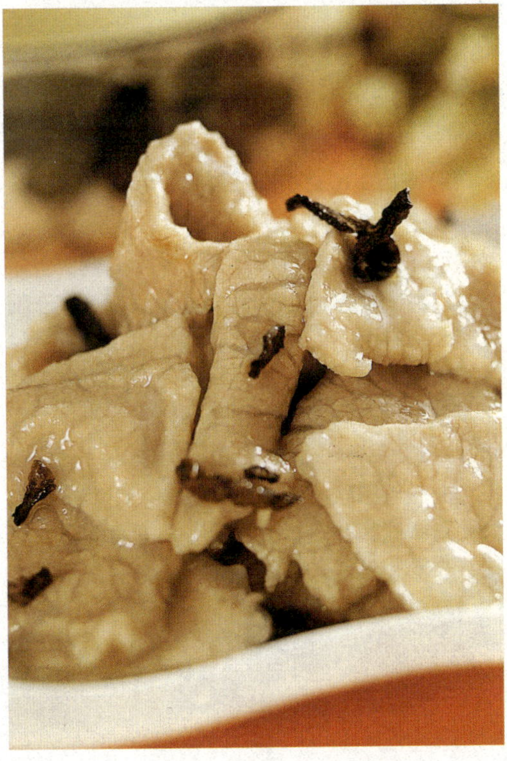

失眠

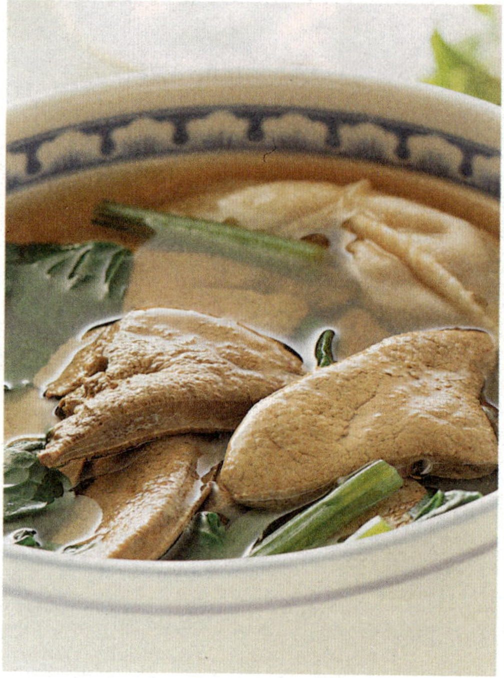

双仁菠菜猪肝汤

材料

酸枣仁、柏子仁各10克，猪肝200克，菠菜20克，盐5克。

做法

1. 猪肝洗净，切片，以沸水氽烫后捞出；菠菜去根，洗净，切段。
2. 将酸枣仁、柏子仁装在纱布袋内，扎紧；将纱布袋入锅加4碗水熬药汁，熬至约剩3碗水。
3. 猪肝与菠菜一同放入药汁中，烧开后加盐调味即成。

功效

此汤可健脑镇静、滋补心肝，适合心血亏虚、失眠多梦的人食用。

灵芝红枣瘦肉汤

材料

猪瘦肉300克，灵芝4克，红枣2颗，盐5克。

做法

1. 将猪瘦肉洗净、切片；灵芝、红枣分别洗净备用。
2. 净锅上火倒入水，放入猪瘦肉烧开，撇去浮沫，放入灵芝、红枣煲至熟，调入盐即可。

功效

灵芝可益气补心、补肺止咳；红枣补气养血；猪肉健脾补虚。三者同用，可调理心脾功能，改善失眠、贫血等症状。

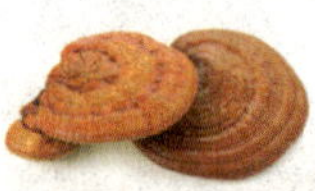

灵芝是养心益智、抗老防衰的佳品，具有补气安神、止咳平喘的功效。

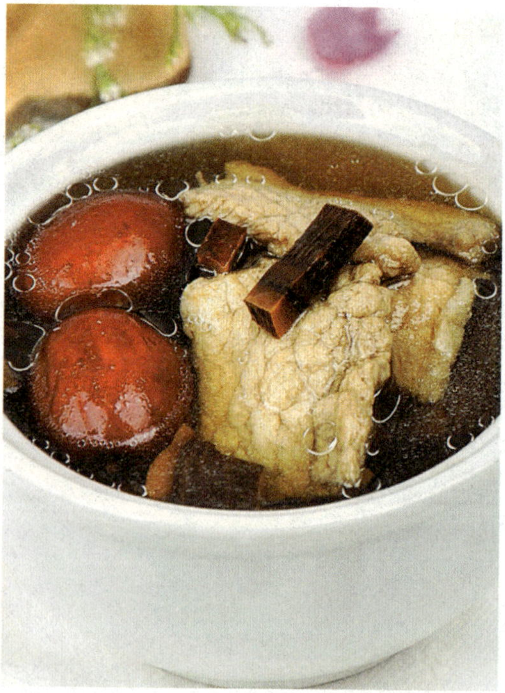

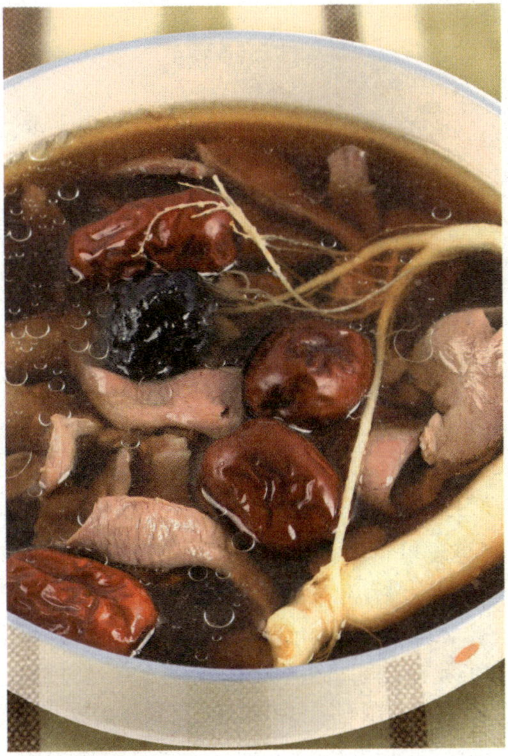

龙眼煲猪心

材料

猪心1个，龙眼35克，红枣15克，党参10克，姜片15克，黑木耳10克，盐5克，香油2毫升。

做法

1. 猪心洗净，去肥油，切片；红枣洗净，去核；党参洗净，切段。
2. 猪心片焯去血水，捞出沥干水分。
3. 砂锅上火，加水适量，将猪心、红枣、龙眼、党参、黑木耳、姜片放入锅中，大火煮沸后改小火煲约1小时，以盐、香油调味即可。

功效

本品具有养血、补心、安神强壮的养生效用，长期食用还有美容的作用。

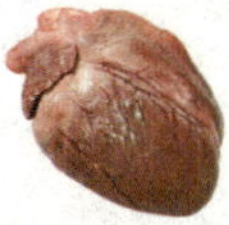

猪心含有蛋白质、钙、磷、铁、多种维生素以及烟酸等，对加强心肌营养，增强心肌收缩力有食疗作用。

山药益智仁扁豆粥

材料

山药30克，扁豆15克，大米100克，益智仁10克，冰糖10克。

做法

1. 大米、益智仁均泡发洗净；扁豆洗净，去筋切段；山药去皮，洗净，切块。
2. 锅置火上，加水后放入大米、山药、益智仁，用大火煮至米粒开花。
3. 再放入扁豆，改用小火煮至粥成，放入冰糖煮至溶化即可。

功效

山药补脾养胃、生津益肺、补肾涩精；大米调理脾胃。二者合用，能补气健脾、祛湿止涎、养心安眠，可改善失眠多梦、心烦等症状。

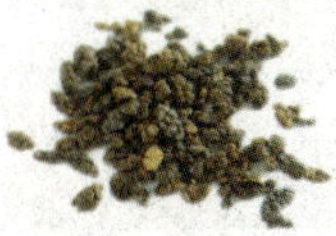

益智仁味辛，性温，具有温脾、暖肾、固气、涩精的功效，能温补心脾、益气安神、延缓衰老。

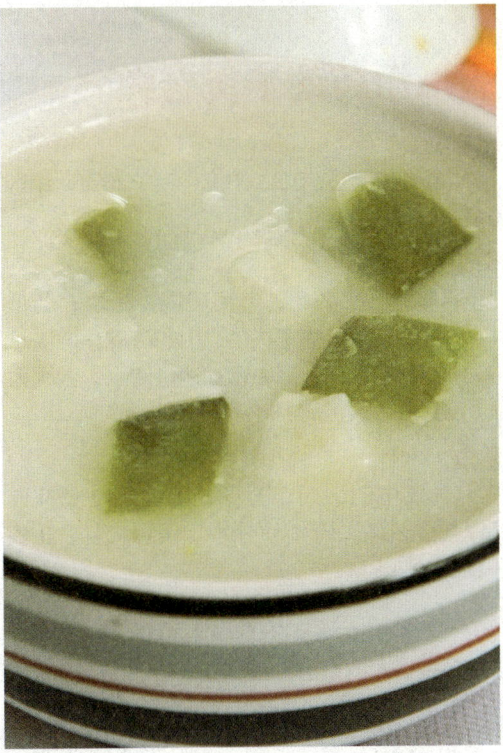

倦怠疲劳

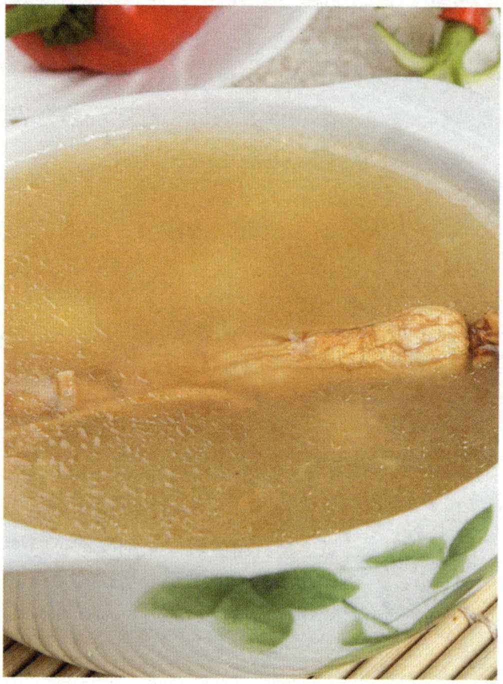

太子参莲子羹

材料

菠萝150克，莲子300克，太子参10克，冰糖10克水淀粉20毫升。

做法

1. 太子参泡软，洗净，切片；菠萝切块。
2. 莲子洗净放碗中，加水，再加入冰糖、太子参，上蒸笼蒸至莲子熟烂后取出。
3. 锅内加清水，放入冰糖熬化，下入菠萝、莲子、太子参，连同汤汁一起下锅，烧开后用水淀粉勾芡，盛入碗内即可食用。

功效

本品中太子参能益气健脾、生津润肺；莲子能健脾止泻、固精安神。适当食用对脾虚体倦、食欲不振、病后虚弱有一定食疗功效。

节瓜山药莲子煲老鸭

材料

老鸭400克，节瓜150克，莲子20克，山药50克，盐5克。

做法

1. 所有材料都洗净，老鸭切块，氽水；节瓜去皮，切片；莲子洗净；山药去皮，切块。
2. 所有材料入锅，锅中添加适量清水，大火煮沸后改小火慢炖2.5小时，调入盐即可。

功效

本汤中的山药、莲子、老鸭都是滋补佳品，食用后有助于养胃补肾、缓解疲劳、止咳化痰。

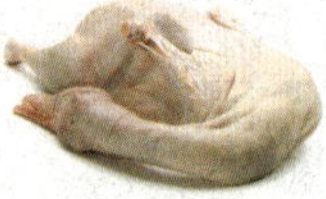

鸭肉性味甘、寒，入肺、胃、肾经，有滋补、养胃、补肾、除痨热骨蒸、消水肿、止热痢、止咳化痰等作用。

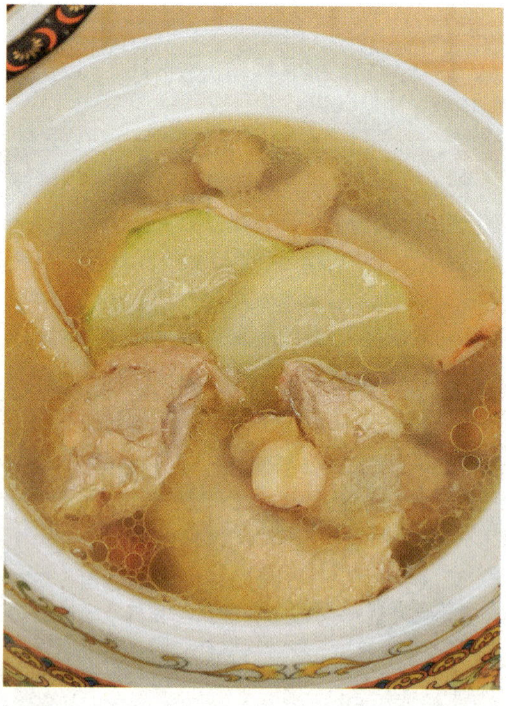

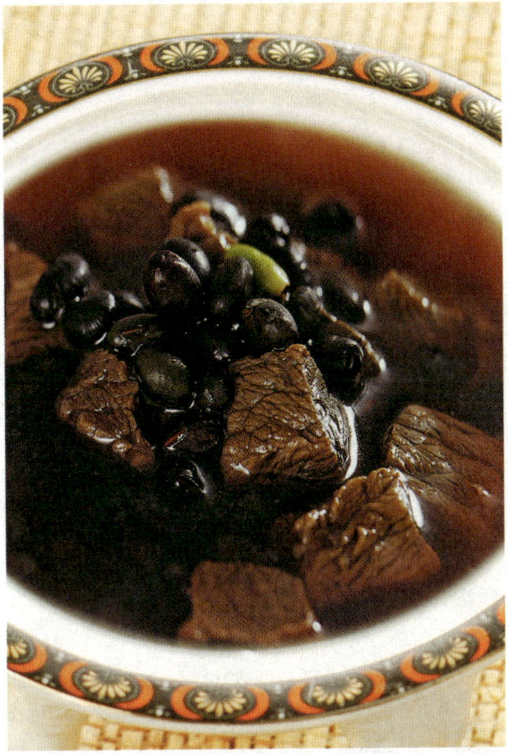

黑豆牛肉汤

材料

黑豆200克，牛肉500克，生姜15克，盐5克。

做法

1. 黑豆淘净，泡发沥干；生姜洗净，切片。
2. 牛肉切块，放入沸水中汆烫，捞起冲净。
3. 黑豆、牛肉、姜片盛入煮锅，加适量水以大火煮开，转小火慢炖2小时，加盐调味即可。

功效

牛肉营养价值高，滋补效果佳，B族维生素含量尤其丰富。B族维生素对健全神经组织、维护神经系统健康具有重要作用，并有助于促进精力集中及提高记忆力。

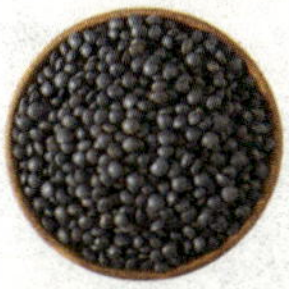

黑豆性平，味甘，具有补脾、利水、解毒的功效，对于各种水肿、体虚、中风、肾虚等病症有显著疗效。

龙眼干老鸭汤

材料

老鸭500克，龙眼干20克，生姜3片，盐6克。

做法

1. 老鸭去毛和内脏洗净，切块，放入锅汆烫；龙眼干洗净；生姜洗净切片。
2. 将老鸭肉、龙眼干、生姜放入锅中，加适量水，用小火慢炖2小时，最后调入盐即可。

功效

鸭肉有养胃滋阴、大补虚劳的作用；龙眼干乃传统的补血补益食物，可补益心脾、养血宁神。本品对缓解压力、消除疲劳有很好的作用。

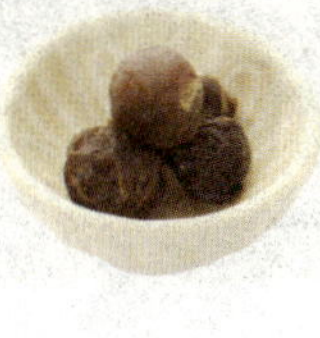

龙眼干性平，味甘，含有维生素B_1、维生素B_2、抗坏血酸等成分，具有益气补血、安神定志、养血安胎的功效。

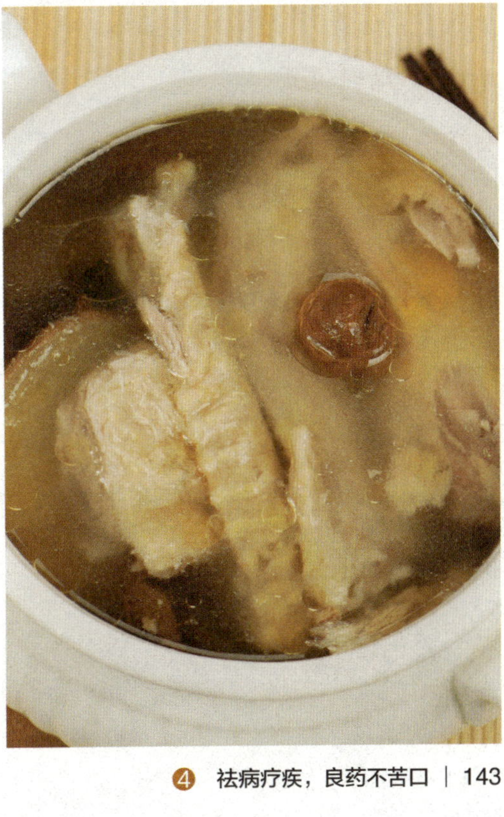

祛病疗疾，良药不苦口

贫血

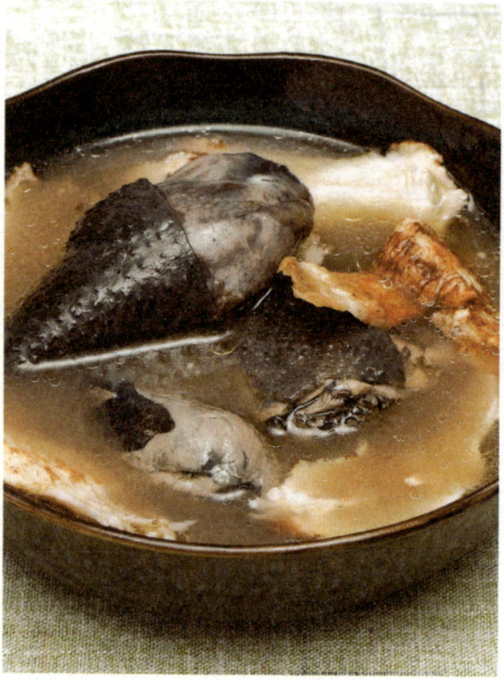

归芪乌鸡汤

材料

当归、黄芪各15克，乌鸡1只，盐3克。

做法

1. 乌鸡洗净剁块，放入沸水中汆烫去血水。
2. 当归、黄芪分别洗净备用。
3. 乌鸡和当归、黄芪一道入锅，加适量水，大火煮开，转小火续炖2小时，煮至乌鸡肉熟烂，加盐调味即可。

功效

此汤有造血功能，能促进血液循环和新陈代谢，适合贫血、体虚等患者食用。

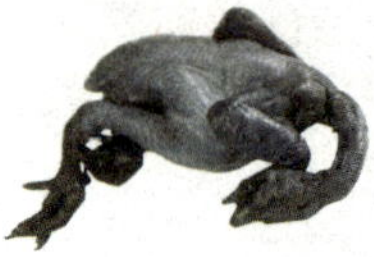

乌鸡性平、味甘，具有滋阴清热、补肝益肾、健脾止泻等作用。食用乌鸡，可延缓衰老、强筋健骨。

黄芪鸡汁粥

材料

黄芪15克，母鸡1000克，大米100克，盐5克。

做法

1. 将母鸡剖洗干净，切块，熬成鸡汤备用。
2. 将黄芪洗净；大米淘洗干净备用。
3. 将鸡块、鸡汤和黄芪混合，倒入锅中，加入大米煮粥，加盐调味即可。

功效

本品具有益气血、填精髓的功效，适合气血亏虚的贫血患者食用，症见少气懒言、体虚多病、抵抗力差。

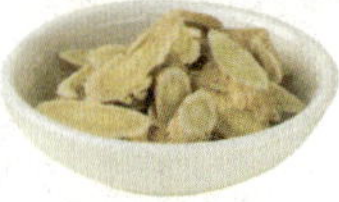

黄芪

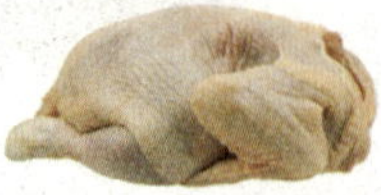

母鸡

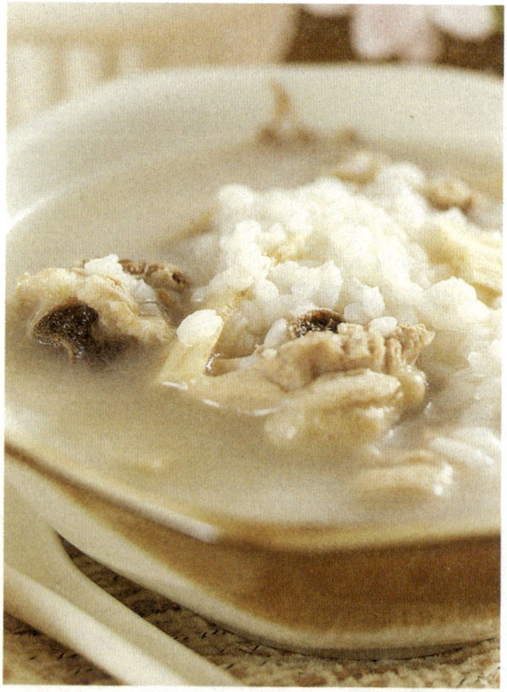

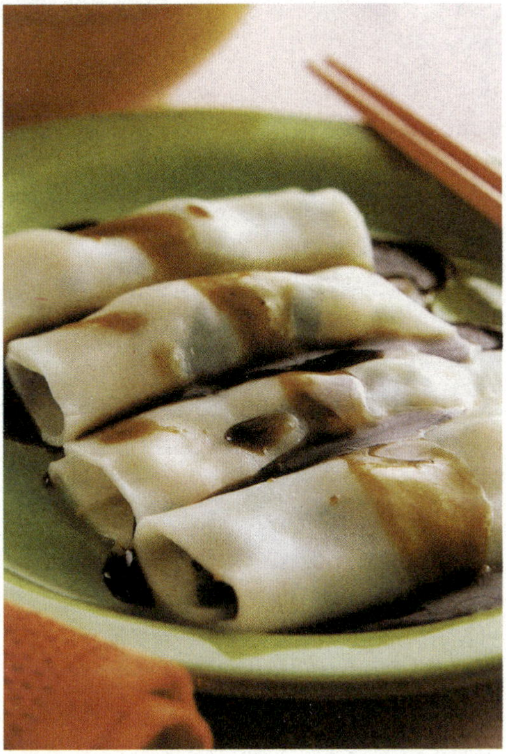

熟地双味河粉

材料

熟地5克，枸杞子3克，红枣5颗，虾仁20克，韭菜80克，猪肉丝40克，香菜10克，河粉100克。

做法

1. 将枸杞、熟地、红枣加水煎汁。
2. 所有材料处理干净，一片河粉包入猪肉和韭菜，另一片河粉包入虾仁和韭菜，切段，摆盘。
3. 蒸熟淋上药汁，撒上香菜即可。

功效

熟地能补血养阴，治疗血虚萎黄、眩晕心悸等疾病。与枸杞子、红枣共同食用，能使补血效果加倍。

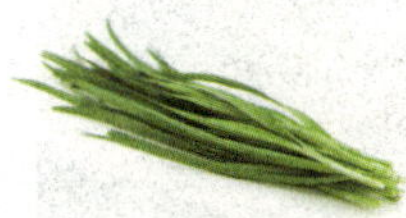

韭菜性温，味辛，具有增进食欲、健胃消食、散淤活血、杀菌消毒、护肤明目、补气壮阳、调经散寒的作用。

蝉花熟地猪肝汤

材料

蝉花10克，熟地12克，猪肝180克，红枣6颗，盐3克，姜片3片，淀粉10克，胡椒粉2克，香油2毫升。

做法

1. 蝉花、熟地、红枣分别洗净；猪肝洗净，切片，加淀粉、胡椒粉、香油腌渍片刻。
2. 将蝉花、熟地、红枣、姜片放入瓦煲内，加水煲沸后改小火煲30分钟，放入猪肝片煮熟，加盐调味即可。

功效

此汤能滋补肝肾、养阴补血，适合贫血、肝肾亏虚、两目昏花者食用。

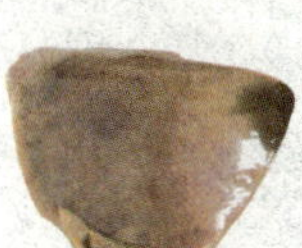

猪肝味甘、苦，性温，含有丰富的维生素A、维生素B_2、维生素C和铁，具有补肝、明目、补血养血的作用。

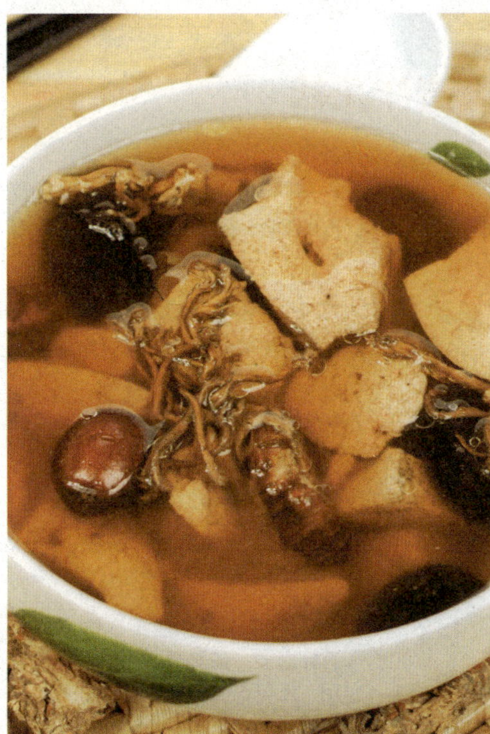

烦躁易怒

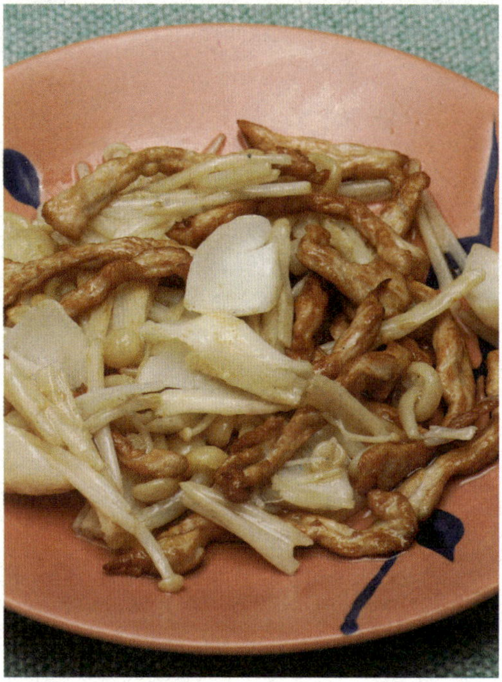

金针百合鸡丝

材料

鸡胸脯肉20克，金针菇200克，新鲜百合1个，盐2克，胡椒粉2克，食用油5毫升。

做法

1. 将鸡胸脯肉洗净去血水，切丝备用；百合剥瓣，处理干净；金针菇去蒂，洗净备用。
2. 热锅入油，陆续放入鸡丝、金针菇、百合、胡椒粉，加少量清水翻炒。
3. 炒至百合呈半透明状，加盐调味即可。

功效

鸡肉具有温中健脾、养血补肝的功效，金针菇补肝，百合清火润肺。三者搭配食用可调理肝脾、降火清热、缓解烦躁不安的情绪。

蜂蜜桂花糕

材料

白糖100克，牛奶200毫升，桂花蜂蜜10毫升，琼脂20毫升，蜜糖8毫升。

做法

1. 将琼脂放入水中，用慢火煮至融化，再加入白糖，煮至白糖完全溶解，再倒入牛奶拌匀。
2. 琼脂未完全冷却前加入桂花蜂蜜拌匀，冷却后，再加入蜜糖调匀即可。

功效

牛奶、桂花蜂蜜和琼脂都具有清热、泻火和安神的作用，可祛烦除躁、稳定情绪。

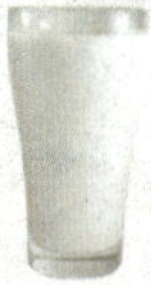

牛奶味甘，性平、微寒，具有补虚损、益肺胃、生津润肠的作用，还可养心安神，补脑益智、美白肌肤。

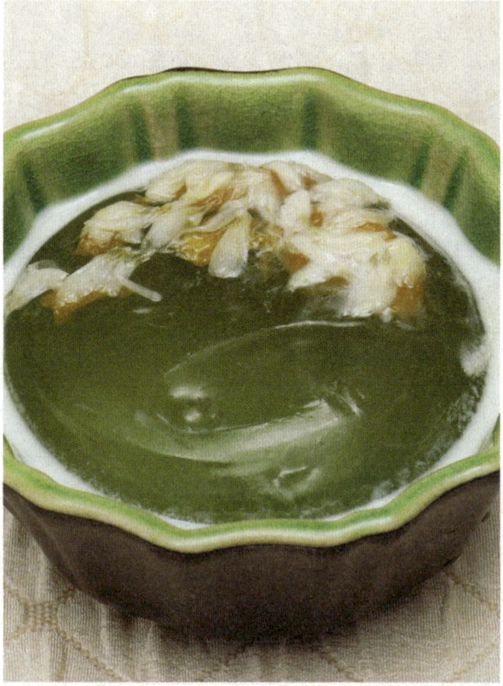

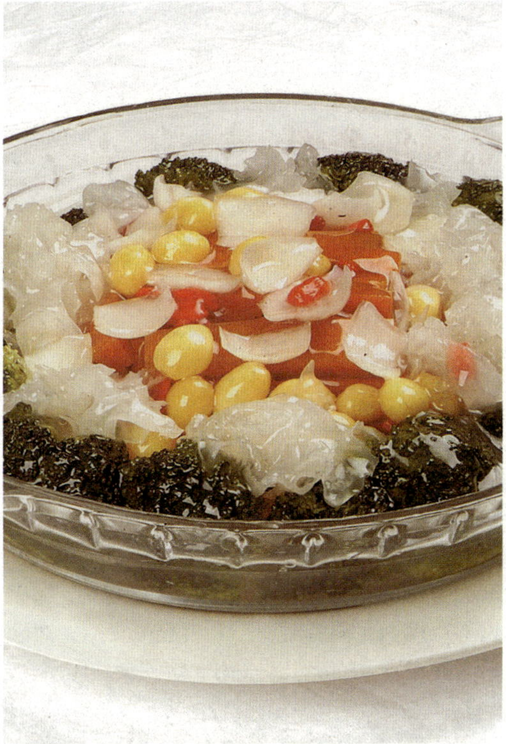

五色蒸南瓜

材料

白果、百合、银耳各100克，西蓝花250克，南瓜300克，枸杞子50克，盐33克，清汤1000毫升，水淀粉各适量。

做法

1. 将所有材料洗净；西蓝花切小朵；百合、银耳分别切片，与白果一起泡发；南瓜切小块。
2. 锅上火，倒入清汤，烧开后放入全部材料，调入盐，装盘上笼蒸约3分钟，以水淀粉勾芡即可。

功效

白果敛肺气，可防肝火上炎；百合、银耳、枸杞子、南瓜、西蓝花都有清热泄火之功效，适宜情绪不稳定者食用。

菊花枸杞茶

材料

枸杞子10克，杭菊花5克，绿茶包1袋。

做法

1. 将枸杞子、杭菊花与绿茶一起放入保温杯。
2. 冲入沸水500毫升，加盖闷15分钟，滤渣即可饮用。

功效

枸杞子润肺泄火，杭菊花调气解毒、疏散风热，绿茶提神清心。常饮此茶可起到降火清热、安心除烦的作用。

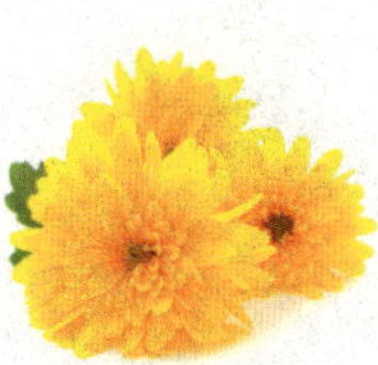

杭菊花有白色和黄色两种，采收盛开的花朵，经烘干后可作香料、药用，冲泡菊花茶饮用可疏散风热、平肝明目、清热解毒。

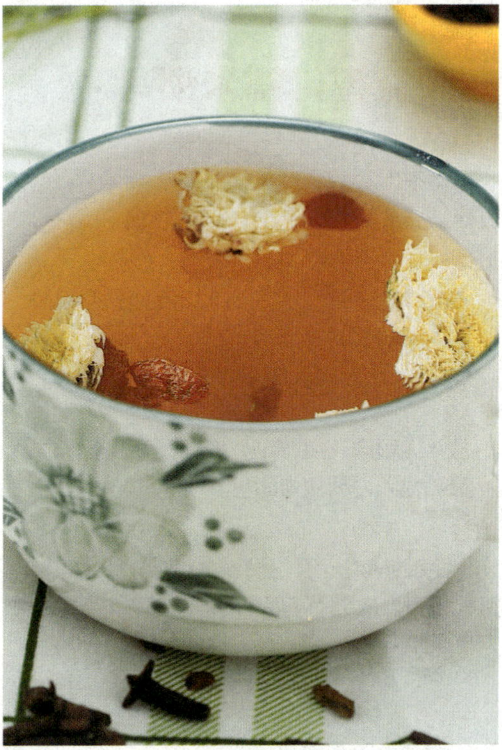

尿频

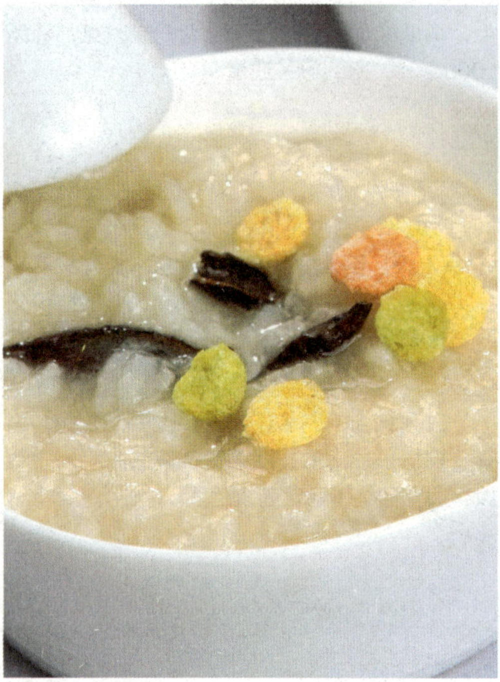

金樱糯米粥

材料

糯米80克，金樱子3克，白糖3克。

做法

1. 糯米洗净，泡发；金樱子洗净，放入锅中，加适量清水煎煮，取药汁备用。
2. 糯米入锅，加水适量，用大火煮至米粒开花。
3. 倒入金樱子药汁，转小火煮至粥稠，调入白糖即可食用。

功效

金樱子归肾、膀胱经，可收敛固涩、缩尿止泻；糯米可健脾温胃。二者配伍食用，对因肾虚脾虚所致的夜尿频多有一定的食疗作用。

龙眼益智仁糯米粥

材料

龙眼肉20克，益智仁15克，糯米100克，白糖、姜丝各5克。

做法

1. 糯米淘洗干净，放入清水中浸泡；龙眼肉、益智仁分别洗净备用。
2. 锅置火上，放入糯米，加适量清水煮至八成熟。
3. 放入龙眼肉、益智仁、姜丝，再煮至米烂。
4. 最后放入白糖调匀即可。

功效

龙眼补脾止泻，益智仁暖肾缩尿，糯米可温补强身。故此粥适宜因体虚或脾、肾虚所致的夜尿频多者。

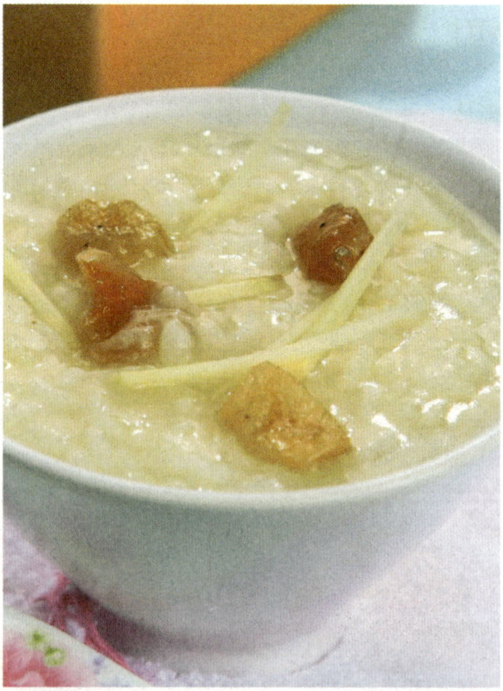

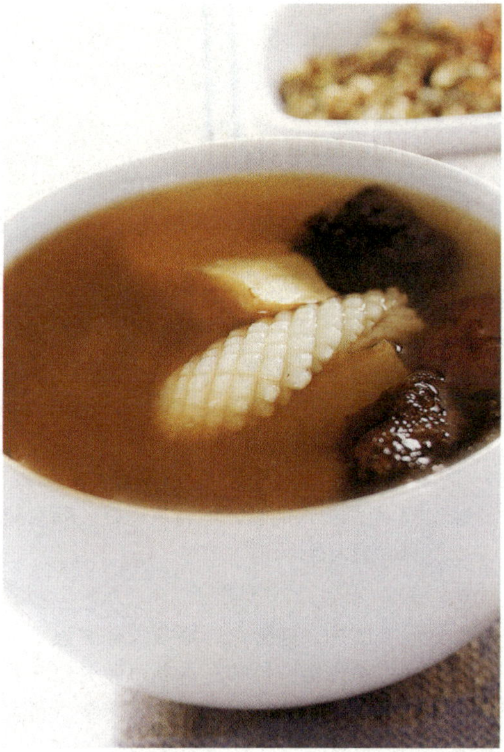

海螵蛸鱿鱼汤

材料

鱿鱼100克，补骨脂15克，桑螵蛸、红枣各10克，海螵蛸50克，盐、葱花、姜各3克。

做法

1. 将鱿鱼泡发，洗净切丝；海螵蛸、桑螵蛸、补骨脂、红枣分别洗净。
2. 将海螵蛸、桑螵蛸、补骨脂装入纱布袋中，放入水中煎煮30分钟后取汁。
3. 在药汁中放入鱿鱼、红枣，同煮至鱿鱼熟后，加盐、葱花、姜调味即可。

功效

鱿鱼与红枣可养胃补虚，补骨脂、桑螵蛸、海螵蛸皆可温肾止泻，搭配食用可使夜尿频多患者，减少排尿次数。

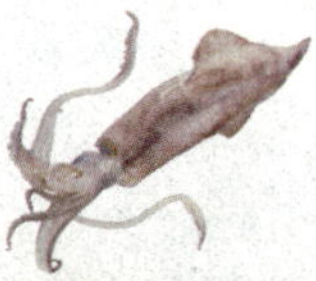

鱿鱼的营养价值很高，性味酸平，具有补虚养气、滋阴养颜、抵抗疲劳等功效，可降低血液中胆固醇的浓度、调节血压、保护神经纤维、活化细胞。

桑螵蛸红枣鸡汤

材料

鸡腿1只，桑螵蛸10克，红枣8颗，盐4克。

做法

1. 鸡腿剁块，洗净，汆去血水。
2. 将桑螵蛸、红枣、鸡腿一同装入锅，加适量水，用大火煮开，再改小火炖1小时，最后加盐调味即可。

功效

桑螵蛸可补肾益血，鸡腿和红枣都具有强身健体的功效。本品可增强体质和提高免疫力，对夜尿频多者有一定的食疗作用。

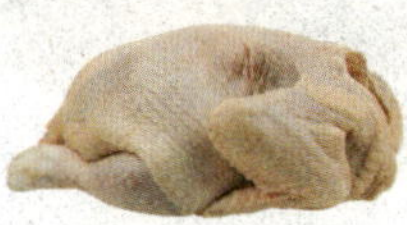

鸡肉含有蛋白质、维生素E等，常食可增强体力、强壮身体、补中益气。

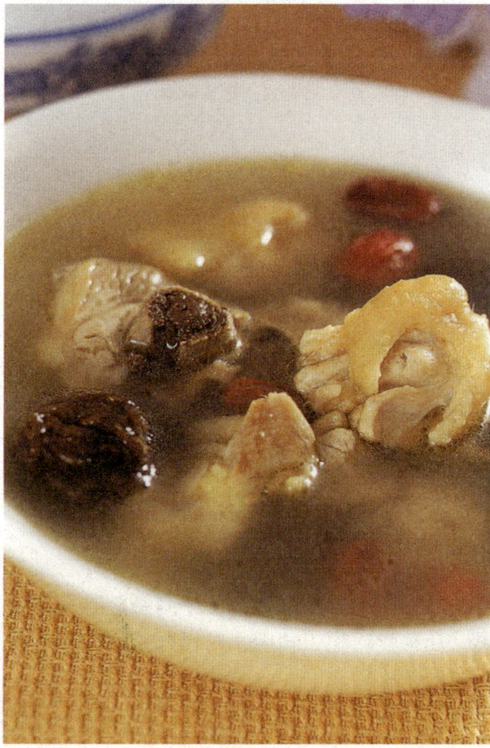

畏寒肢冷

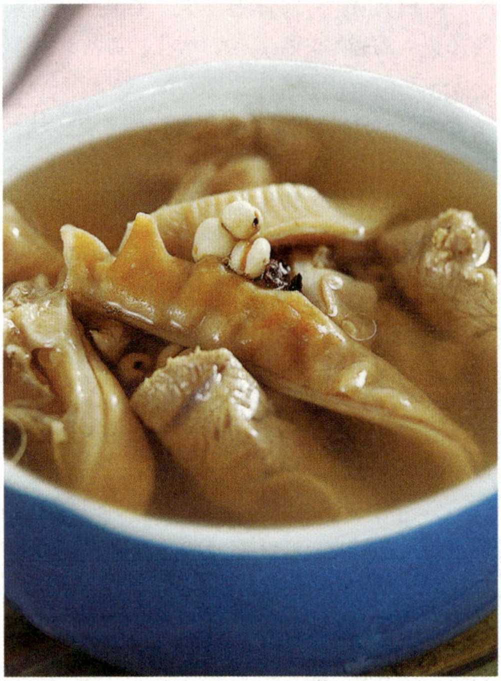

生姜肉桂炖猪肚

材料

猪肚150克，猪瘦肉50克，肉桂5克，薏米25克，生姜15克，盐3克。

做法

1. 将猪肚里外反复洗净，焯水后切成长条；猪瘦肉洗净后切成块。
2. 生姜去皮，洗净，用刀将姜拍烂；肉桂浸透洗净，刮去粗皮；薏米淘洗干净。
3. 将以上用料放入炖盅，加清水适量，隔水炖2小时，调入盐即可。

功效

猪肚补虚损、健脾胃；猪瘦肉补虚强身；肉桂养血；薏米健脾补肺。本品可促进血液循环、强化胃功能，还能散寒湿，畏寒肢冷者食之有一定的效果。

吴茱萸板栗羊肉汤

材料

枸杞子20克，羊肉150克，板栗30克，吴茱萸、桂枝各10克，盐3克。

做法

1. 将羊肉洗净，切块；板栗去壳，洗净切块；枸杞子洗净。
2. 吴茱萸、桂枝分别洗净，煎取药汁。
3. 锅内加适量水，放入羊肉块、板栗块、枸杞子，大火烧沸，改用小火煮40分钟，再倒入药汁，续煮10分钟，调入盐即成。

功效

羊肉、吴茱萸、桂枝均有暖宫散寒及温经活血的作用，板栗、枸杞子有滋阴补肾的效果。几种食材配伍同用，对畏寒怕冷患者有很好的食疗效果。

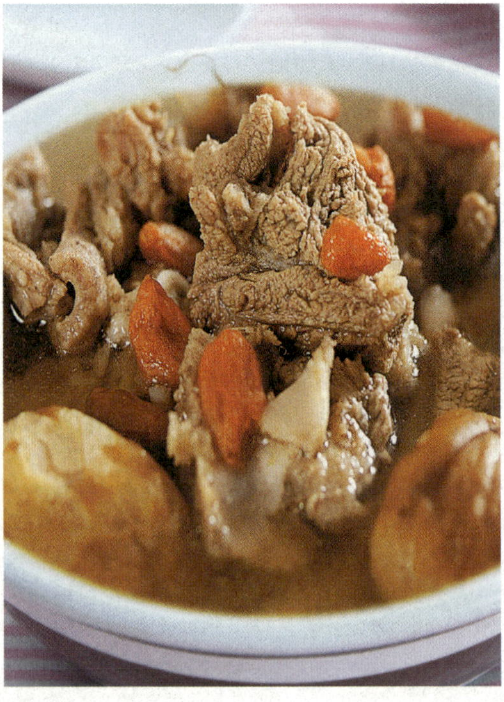

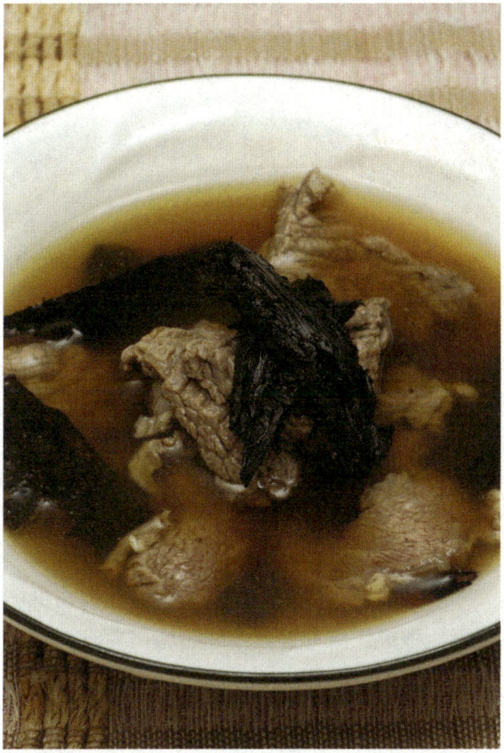

三味羊肉汤

材料

羊肉250克，熟附子15克，杜仲15克，熟地15克，盐、葱花、姜片各5克。

做法

1. 将羊肉洗净，切块。
2. 将熟附子、杜仲和熟地放入纱布袋扎好。
3. 将羊肉、药包、姜片放入锅中，加水以没过材料。
4. 用大火煮沸，改小火慢炖至熟烂，起锅前捞去药袋，加盐、葱花调匀即成。

功效

羊肉性热，暖中补虚，补中益气；熟附子温经逐寒，杜仲、熟地皆可理气养血，补肝肾。四味都能温补阳气、驱除身体内的寒气。

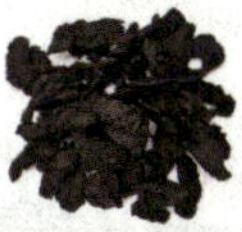

熟地为玄参科植物地黄的块根经加工炮制而成，具有补血滋阴功效，可用于血虚萎黄、心悸失眠、月经不调等症。

肉桂煲虾丸

材料

虾丸150克，猪瘦肉50克，肉桂5克，薏米25克，生姜15克，盐3克，香油2毫升。

做法

1. 虾丸对切；猪瘦肉洗净，切块；生姜洗净，拍烂；肉桂洗净；薏米淘净。
2. 将以上材料放入炖煲，待锅内水开后，改小火炖1小时，加少许香油、盐调味即可。

功效

虾丸和猪瘦肉都有补虚强身、增强人体免疫力的作用；肉桂养血；薏米健脾补肺。此品可活血通络、祛寒暖体、增强体质。

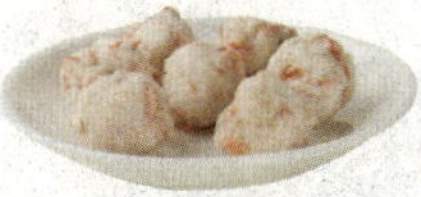

虾丸的营养极为丰富，不仅蛋白质含量高，还含有其他丰富的营养物质，且易消化，是老少皆宜的营养佳品。

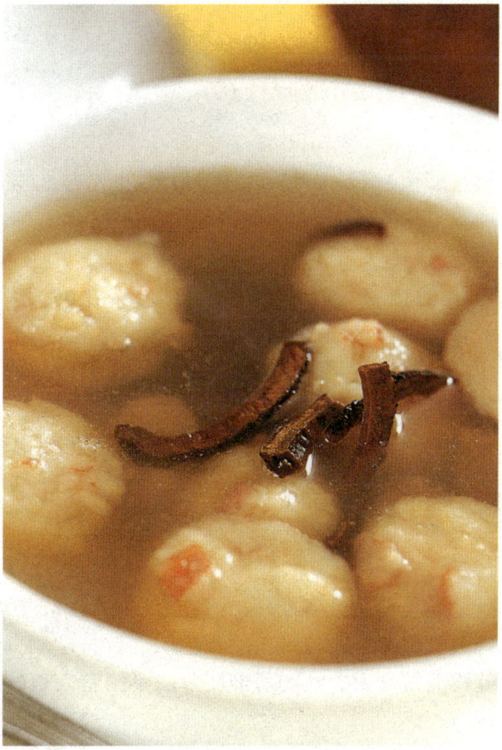

食欲不振

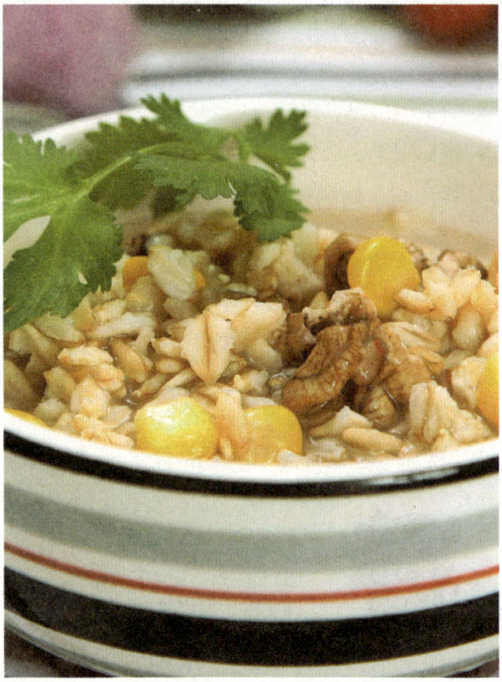

燕麦核桃仁粥

材料

燕麦50克，核桃仁、玉米粒各10克，鲜奶200毫升，白糖3克。

做法

1. 燕麦泡发洗净；核桃仁洗净去杂质。
2. 锅置火上，加入少量水，倒入鲜奶，放入燕麦煮开。
3. 加入核桃仁、玉米粒同煮至浓稠状，调入白糖拌匀即可。

功效

燕麦具有益肝和胃之功效，玉米亦可健脾益胃，核桃仁滋补肝肾。三者皆可调理肝脏功能，促进胃的消化功能，故此粥适宜食欲不振者食用。

山楂山药鲫鱼汤

材料

鲫鱼1条、山楂、山药各30克，盐、姜片、葱花各5克，食用油20毫升。

做法

1. 鲫鱼去鳞、腮和内脏，洗净切块；山楂、山药分别洗净。
2. 炒锅加油烧热，放姜爆香，再放入鱼块稍煎，取出备用。
3. 将全部材料装入煲锅中，加水适量，以大火煮沸，再改小火炖30分钟，调入盐、撒上葱花即可。

功效

鲫鱼药用价值极高，可补虚弱、温胃；山药滋阴养脾；山楂具有消食化积之效，是消食健胃的好帮手。此汤可促使食欲不振者恢复好胃口。

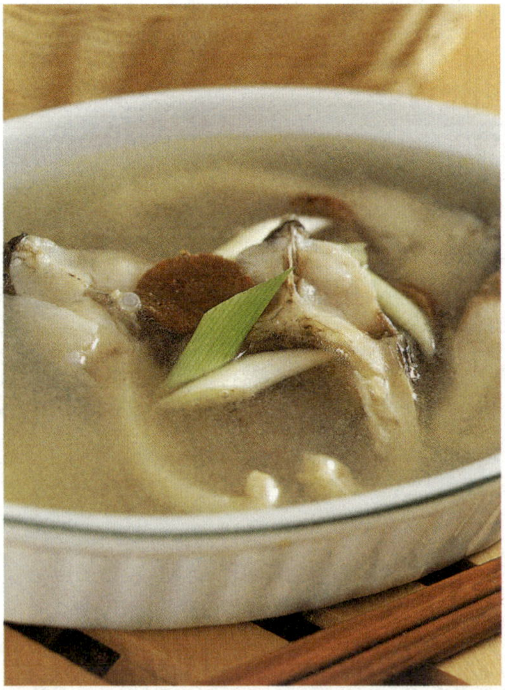

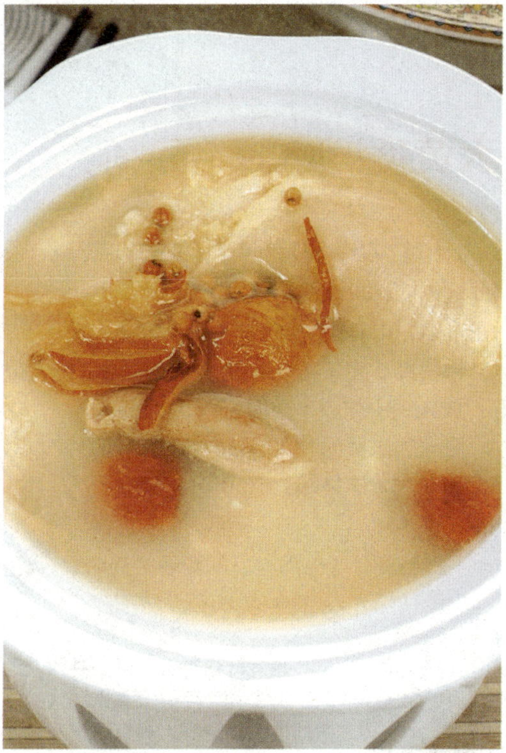

胡椒猪肚汤

材料

猪肚1个，蜜枣5颗，胡椒15克，盐5克，生粉15克。

做法

1 猪肚加盐、生粉搓洗，用清水漂洗干净。

2 将洗净的猪肚入沸水中氽烫，刮去白膜后捞出，将胡椒放入猪肚中，以线缝合。

3 将猪肚放入砂煲中，加入蜜枣，再加入适量清水，大火煮沸后改小火煲2小时，猪肚拆去线，加盐调味，取汤和猪肚食用。

功效

胡椒可暖胃健脾，猪肚能健脾益气、提升内脏功能。两者合用，对因脾胃受损而食欲不振者有补益作用。

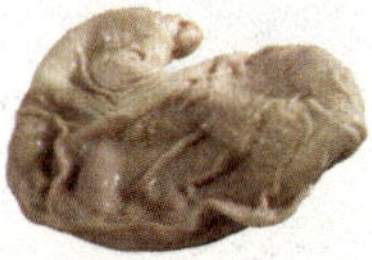

猪肚为猪的胃，富含蛋白质、钙、钾、钠、镁、铁等元素和多种维生素，是人们健脾胃的佳品。

山楂麦芽猪腱汤

材料

猪腱250克，山楂20克，麦芽10克，盐2克。

做法

1 山楂洗净，切开去核；麦芽洗净；猪腱洗净，斩块。

2 锅上水烧开，将猪腱氽去血水，取出洗净。

3 瓦煲内注水用大火烧开，放入猪腱、麦芽、山楂，改小火煲2.5小时，加盐调味即可。

功效

山楂、麦芽均可健脾益胃，消食化积，改善脾虚腹胀、饮食积滞等症状。

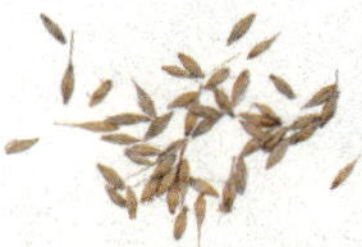

麦芽味甘，性平，含淀粉酶、转化糖酶、蛋白质、蛋白分解酶、B族维生素、卵磷脂、麦芽糖、葡萄糖等成分，能消化米面类食物，并可回乳。

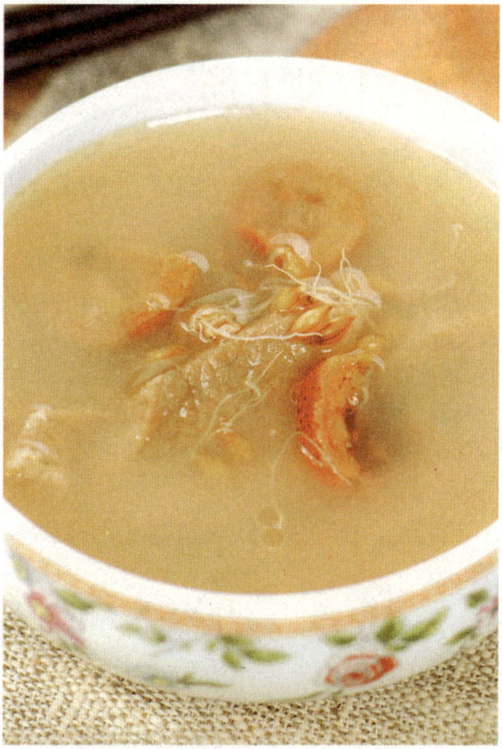

祛病疗疾，良药不苦口

便秘

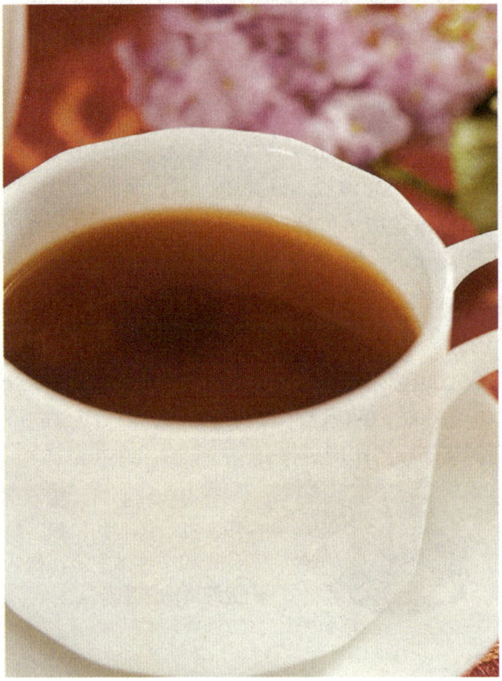

大黄番泻叶茶

材料

大黄10克，番泻叶4克，蜂蜜20克。

做法

1. 番泻叶用清水洗净。
2. 锅洗净，置于火上，注入适量清水，将大黄放入锅中煎煮半小时。
3. 熄火加入番泻叶、蜂蜜，加盖闷10分钟，倒出茶水分次饮用。

功效

此品具有清热泻火、润肠通便的功效。

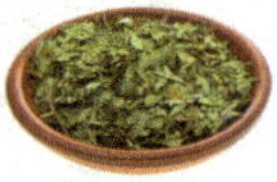

番泻叶含有番泻甙，并含葱酮衍生物：芦荟大黄素、大黄酚、大黄酸等，具有泻下及抗菌作用。番泻叶对肠道有一定刺激性，建议尽量少用。

黄连杏仁萝卜汤

材料

黄连5克，杏仁20克，白萝卜500克，盐3克。

做法

1. 黄连用清水洗净备用；杏仁放入清水中浸泡，去皮；白萝卜用清水洗净，切块。
2. 将白萝卜与杏仁、黄连一起放入碗中，然后将碗移入蒸锅中，隔水炖。
3. 待白萝卜炖熟后，加入盐调味即可。

功效

此品具有润肠通便、清热泻火、止咳化痰的功效。

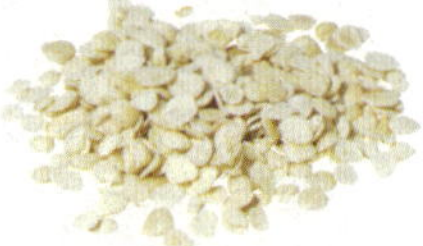

杏仁具有润肺、止咳、滑肠、消积食、散滞气的作用，而且杏仁能降低血液中的胆固醇，对保持心脏健康有益。

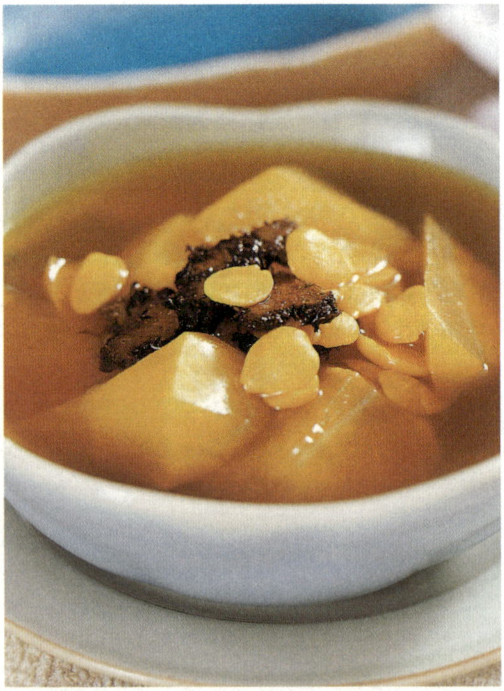

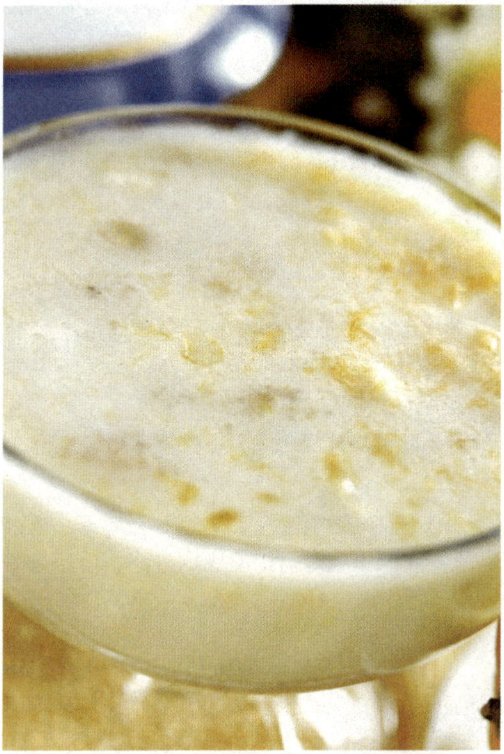

香蕉蜂蜜牛奶

材料

牛奶200毫升，香蕉半根，橙子半个，蜂蜜10克。

做法

1 香蕉、橙子去皮，与蜂蜜一起放入榨汁机内搅拌。
2 待搅至黏稠状时，加入热牛奶，再搅拌10秒钟。
3 待温度适宜后即可食用。

功效

香蕉富含粗纤维，可促进胃肠蠕动，排毒通便；蜂蜜可润燥排毒。经常便秘的人食用此品有良好的食疗效果。

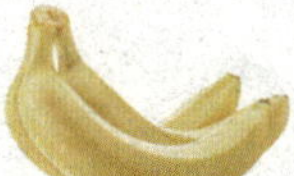

香蕉味甘性寒，可清热润肠，促进肠胃蠕动，但脾虚泄泻者却不宜食用。

薏米炖土豆

材料

薏米50克，土豆200克，料酒10毫升，姜5克，盐3克，香油15毫升，香茅叶2克。

做法

1 将薏米洗净，去杂质；土豆去皮，洗净，切成3厘米见方的块；姜拍松。
2 将薏米、土豆、姜、料酒同放入炖锅内，加水后置大火上烧沸。
3 转小火炖煮35分钟，加入盐、香油，香茅叶即成。

功效

薏米具有健脾利湿、有益肠胃的功效，能促进体内血液和水分的新陈代谢；土豆可缓急止痛、通利大便。

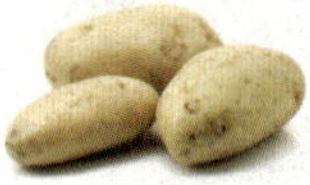

土豆中含有丰富的膳食纤维，有助于促进胃肠蠕动、疏通肠道。

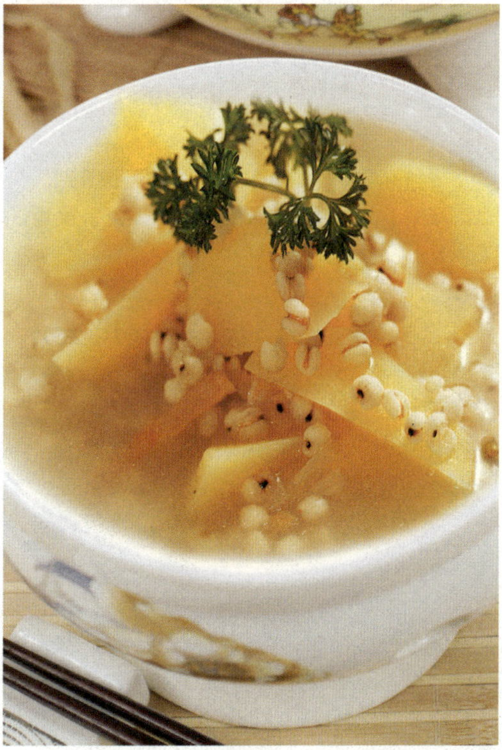

祛病疗疾，良药不苦口

盗汗

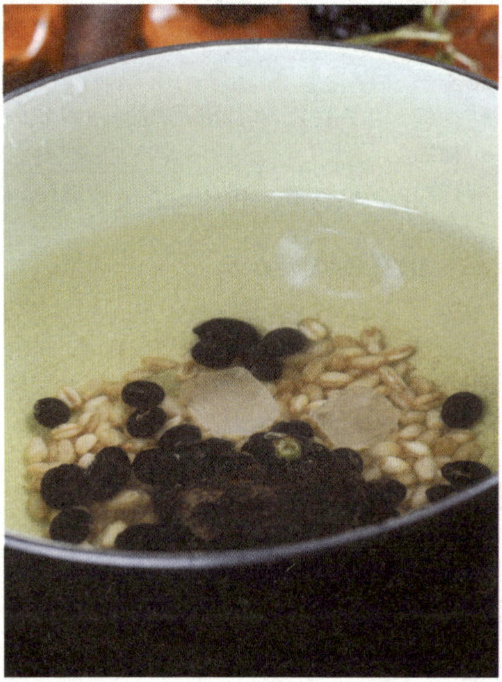

浮小麦黑豆茶

材料

黑豆、浮小麦各30克，黑枣2颗，冰糖2颗。

做法

1. 将黑豆、浮小麦、莲子、黑枣均洗净，放入锅中，加适量水，大火煮开，转小火煲至熟烂。
2. 调入冰糖搅拌溶化即可，代茶饮用。

功效

浮小麦可敛阴固汗，黑豆滋阴补肾，黑枣益气补血。本品对更年期潮热盗汗、自汗有很好的改善作用。

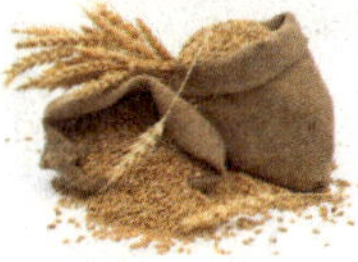

小麦是在全国各地广泛种植的谷类作物，其颖果含蛋白质、糖类、糊精、脂肪、膳食纤维等，可入药，具有养心安神、除烦之功效。

带鱼黄芪汤

材料

带鱼500克，黄芪15克，炒枳壳10克，料酒20毫升，盐5克，葱段、姜片各5克，食用油20毫升。

做法

1. 将黄芪、枳壳洗净，装入纱布袋中，扎紧，制成药包。
2. 将带鱼去头，斩成段，洗净。
3. 锅上火放入油，将鱼段放入锅内稍煎，再放入清水适量，放入药包、料酒、盐、葱段、姜片，煮至鱼肉熟，拣去药包、葱、姜即成。

功效

带鱼补虚益血，黄芪可益气补虚，枳壳能行气散结。三者合用，可通过行气散结、益气养血和补虚来减少盗汗的发生。

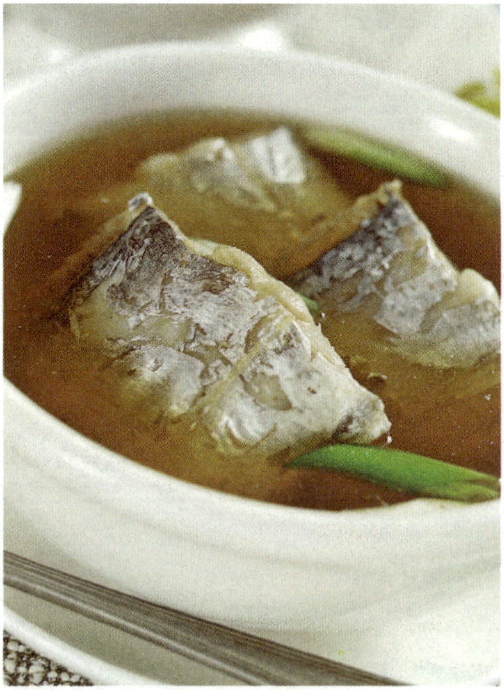

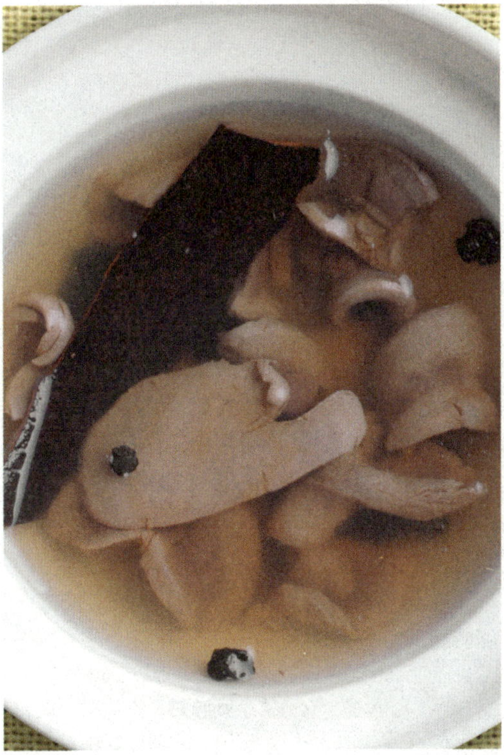

五味子爆羊腰

材料

羊腰500克，杜仲15克，五味子6克，蒜末、盐各5克，淀粉10克，食用油15毫升。

做法

1. 羊腰洗净，切小块。
2. 杜仲、五味子洗净煎汁，将淀粉倒入药汁拌匀，裹到切好的羊腰上面。
3. 烧热油锅，放入备好的羊腰爆炒，熟透后，再放入蒜末、盐，炒匀即可。

功效

羊腰可治肾虚；杜仲补肝肾，强筋骨；五味子补肾收汗。三者配伍同食，可促使肾功能恢复，从而达到增强体质的效果，适宜自汗或盗汗者食用。

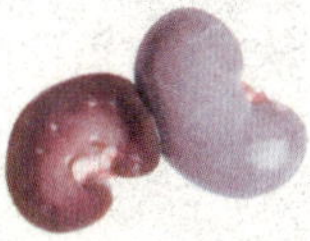

羊腰味甘，性温，入肾经，有生精益血、壮阳补肾的作用。

砂仁木耳猪肚汤

材料

猪肚250克，木耳100克，西洋参25克，砂仁10克，乌梅10克，盐5克。

做法

1. 木耳以冷水泡发，洗净；西洋参洗净；乌梅洗净去核；砂仁洗净。
2. 猪肚刷洗干净，汆水，切片。
3. 将猪肚、木耳、西洋参、乌梅、砂仁放入瓦煲内，大火烧沸后再以小火煲2小时，再加盐调味即可。

功效

猪肚有补气健脾的功效，砂仁可行气调中、和胃健脾。诸药配伍可调和营卫，用于脾胃气虚所致的自汗、盗汗等症。

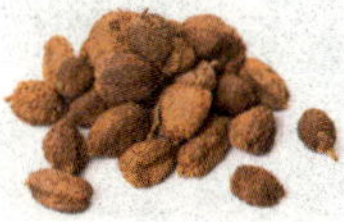

砂仁，为姜科植物阳春砂、绿壳砂或海南砂的干燥熟果实。可化湿开胃、温脾止泻、理气安胎。

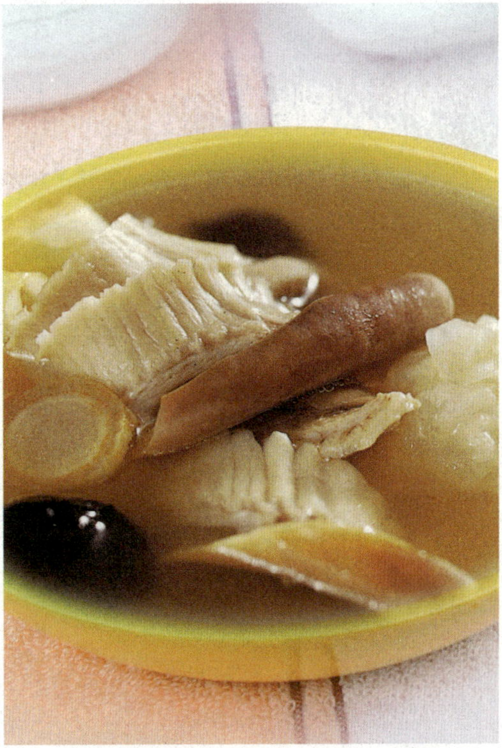

祛病疗疾，良药不苦口

腹泻

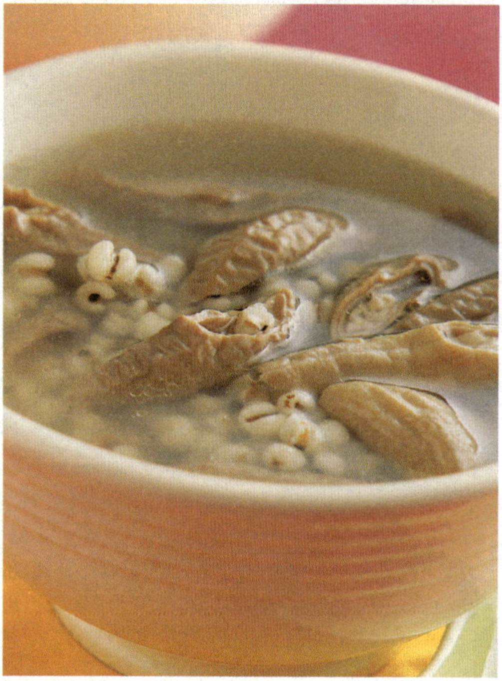

薏米猪肠汤

材料

薏米20克，猪小肠120克，料酒5克，盐3克。

做法

1. 薏米洗净，用热水浸泡1小时；猪小肠放入开水中氽烫至熟，切小段。
2. 锅中加适量清水，将猪小肠、薏米放入锅中以大火煮沸，再转中火煮30分钟。
3. 食用时倒入料酒和盐调匀即成。

功效

本品具有健脾渗湿、除痹止泻的功效，对寒湿痹痛、脾虚腹泻有食疗作用。

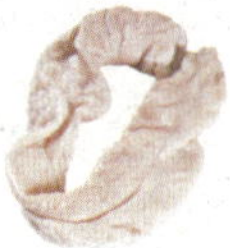

猪小肠味甘，性微寒，具有清热、祛风、止血的作用，主治便血、血痢、痔疮、脱肛等。

蒜肚汤

材料

山药50克，猪肚1000克，蒜、生姜、盐各5克。

做法

1. 将猪肚去脂膜，洗净，切块。
2. 芡实洗净；山药去皮，洗净，切片；蒜去皮，洗净。
3. 将所有材料放入锅内，加水煮2小时，至蒜煮烂、猪肚熟即可。

功效

本品能健脾止泻、涩肠抗菌，对饮食不洁引起的细菌性腹泻、大便次数增多、黏腻不爽等症有食疗作用。

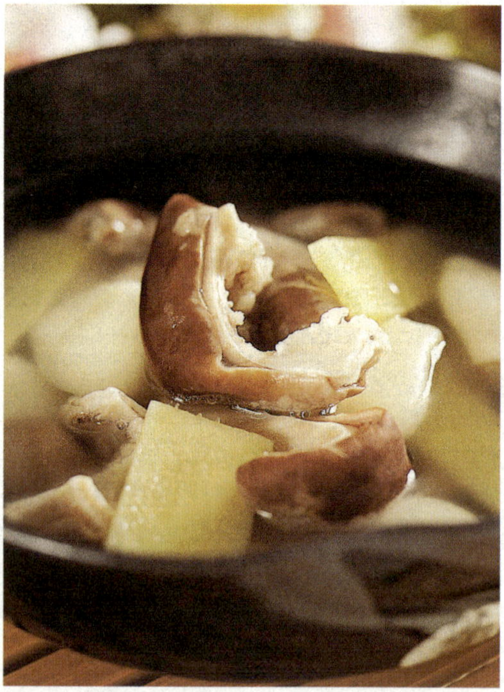

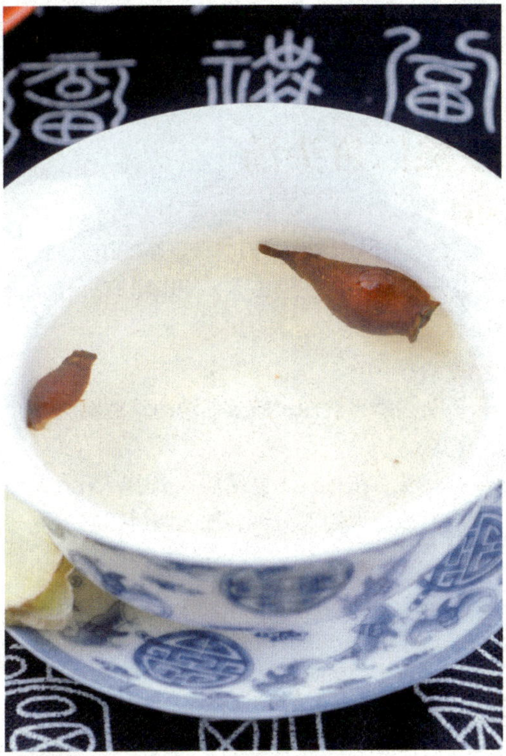

金樱子茶

材料

金樱子10克。

做法

1 将金樱子洗净去毛，捣碎。
2 将金樱子末用纱布袋包好，放入保温瓶中，加沸水冲泡。
3 加盖闷20分钟，以2颗金樱子点缀，代茶频饮。

功效

此茶能固精涩肠、缩尿止泻，可用于治疗多种腹泻。

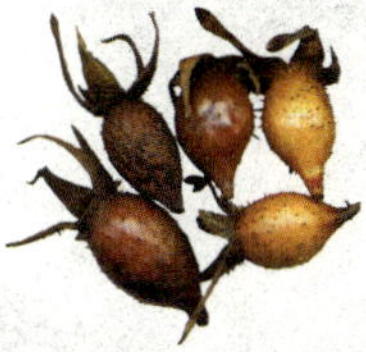

金樱子为收涩药，具有固精缩尿、涩肠止泻的作用。

双花饮

材料

金银花、白菊花各20克，冰糖10克。

做法

1 将金银花、白菊花分别洗净。
2 将金银花、白菊花放入净锅内，加水煎煮。
3 最后调入冰糖，煮至溶化即可。

功效

本品能清热解毒、涩肠止泻，对细菌性肠炎引起的泄泻、痢疾等有食疗作用。

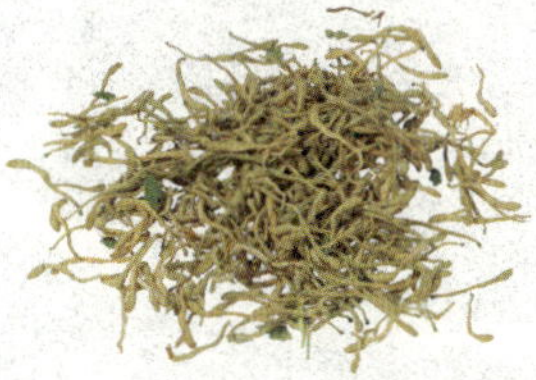

金银花具有清热解毒、抗炎、补虚疗风的功效，主治胀满下痢、温病发热、热毒痈疡和肿瘤等症。

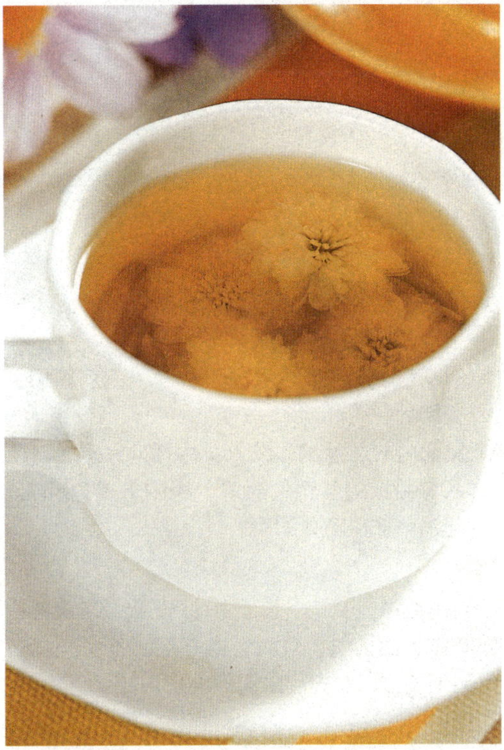

头晕目眩

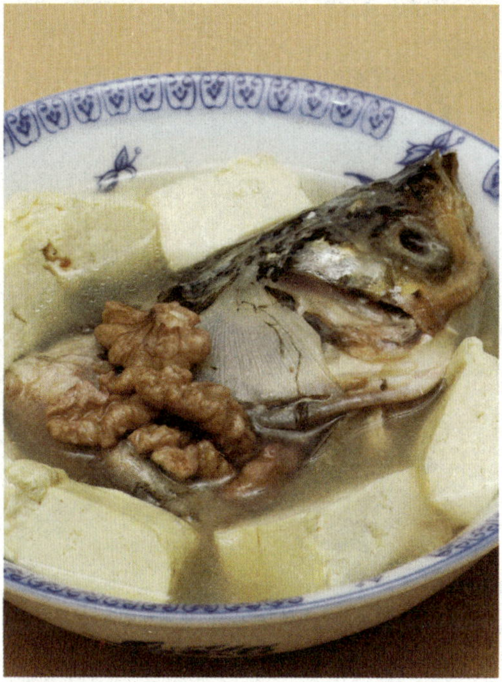

核桃仁鱼头汤

材料

鱼头1个，核桃仁30克，豆腐250克，料酒15毫升，姜10克，葱15克，胡椒粉3克，鸡油3毫升。

做法

1. 鱼头去鳞，洗净；核桃仁洗净；豆腐洗净，切块。
2. 将鱼头、核桃仁、豆腐放入锅中，用大火煮沸后改小火炖30分钟，加入调料稍炖即可。

功效

核桃仁有益气养血之功效，豆腐和鱼头的蛋白质高、脂肪低，可降血脂、降血压。故此汤对由贫血、高血压所致的头晕目眩有很好的食疗作用。

黑豆苁蓉汤

材料

淡菜200克，黑豆250克，肉苁蓉10克，生姜3片，盐5克。

做法

1. 铁锅不加油，倒入黑豆炒至裂开，用清水洗去浮渣，晾干。
2. 肉苁蓉、淡菜、生姜分别洗净，肉苁蓉和生姜切片备用。
3. 煲锅内放适量水，放入姜片开大火煮沸，放入黑豆、肉苁蓉、淡菜，用中火煲1小时，起锅前加盐调味即可。

功效

黑豆益气补虚、降血脂；淡菜、肉苁蓉皆补肝肾、益精血，可治气血不足。三者同食，可治因气虚、血虚而出现的头晕目眩。

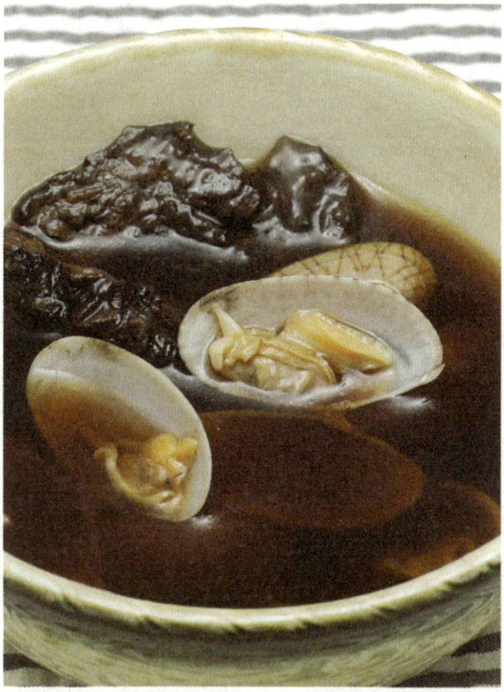

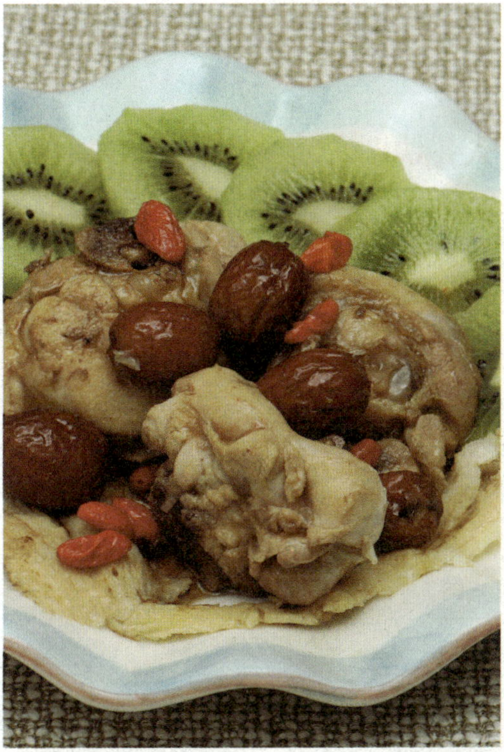

红枣当归鸡腿

材料

鸡腿100克，猕猴桃80克，红枣5克，当归2克，枸杞子、酱油、料酒、食用油各适量。

做法

1. 红枣、当归放入碗中，倒入些许料酒浸泡3小时。
2. 鸡腿用酱油拌匀，放置5分钟后入油锅炸至两面呈金黄色，取出，切块。
3. 取砂锅放入鸡腿块，倒入适量料酒、红枣、枸杞子、当归，转中火煮15分钟，捞出装盘。
4. 猕猴桃洗净，剥皮，切片，摆盘即可。

功效

鸡肉温中健脾、滋补养身，猕猴桃调理中气，红枣、当归益气补血。此品可促进人体血液循环，从而使脑部供血正常，减少头晕目眩症状的发生。

枸杞菊花粥

材料

枸杞子20克，大米100克，菊花5克，白糖10克。

做法

1. 枸杞子、大米分别洗净，泡发。
2. 砂锅加水，放入枸杞子、大米，先用大火煮开，后改小火慢熬。
3. 待大米开花、枸杞子煮烂，放入菊花，加盖闷5分钟，再加白糖拌匀即成。

功效

枸杞子益气养血；大米补中益气、滋阴健脾；菊花具有疏风清热之功效，可治头痛、眩晕。三味配伍，对由气虚、血虚而致头晕目眩者有一定的帮助。

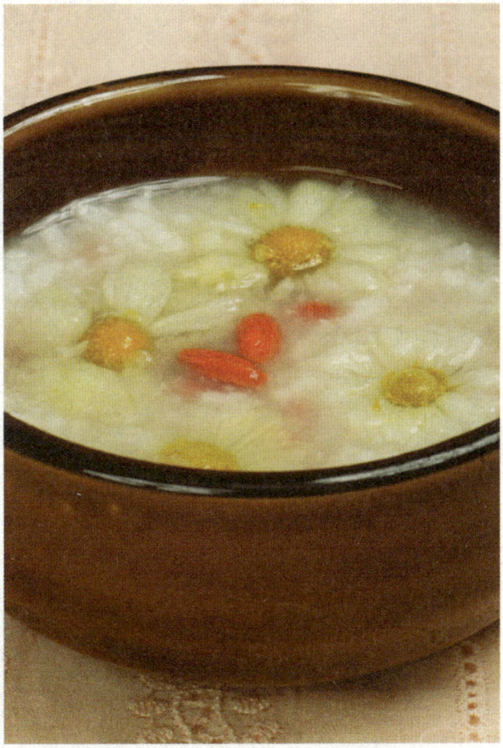

偏头痛

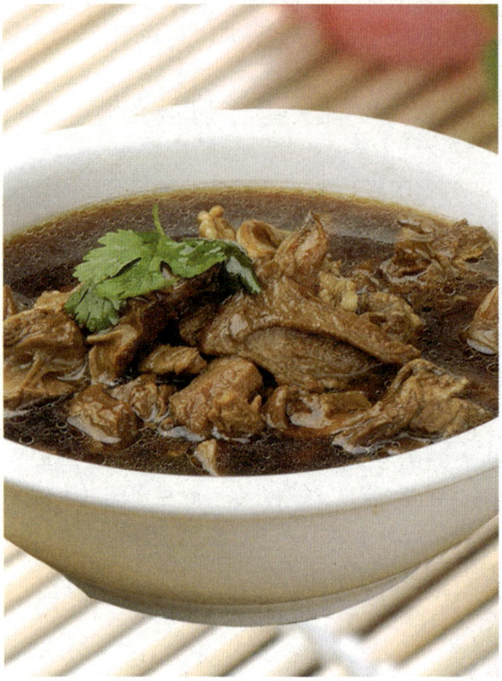

天麻地龙炖牛肉

材料

牛肉500克，天麻、地龙各10克，盐5克，胡椒粉2克，葱段、姜片各5克，酱油、料酒、食用油各20毫升。

做法

1. 牛肉洗净，切块，入锅加水烧沸，略煮后将牛肉捞出，牛肉汤待用。
2. 天麻、地龙分别洗净。
3. 油锅烧热，加葱段、姜片煸香，加酱油、料酒和牛肉汤烧沸，加盐、胡椒粉、牛肉、天麻、地龙同炖至牛肉烂，拣去葱段、姜片即可。

功效

天麻能治疗眩晕、头风头痛、肢体麻木、半身不遂、语言謇涩；牛肉能强骨健体。因此，本品有平肝息风、通络止痛的功效。

延胡索橘皮饮

材料

柴胡10克，延胡索15克，鲜橘皮15克，丝瓜10克，白糖5克。

做法

1. 先将丝瓜去皮，洗净切块；柴胡、延胡索洗净，煎汁去渣备用。
2. 将橘皮洗净，与丝瓜块一起放入锅中，加水600毫升，大火煮开后转小火续煮15分钟。
3. 倒入药汁，煮沸后即可关火，加少许白糖，代茶饮。

功效

延胡索可理气通络，化淤止痛；柴胡可疏肝理气、调畅情绪；丝瓜清热利湿、通络散结；橘皮理气止痛。四者合用，对肝郁气滞的头痛者有一定的食疗效果。

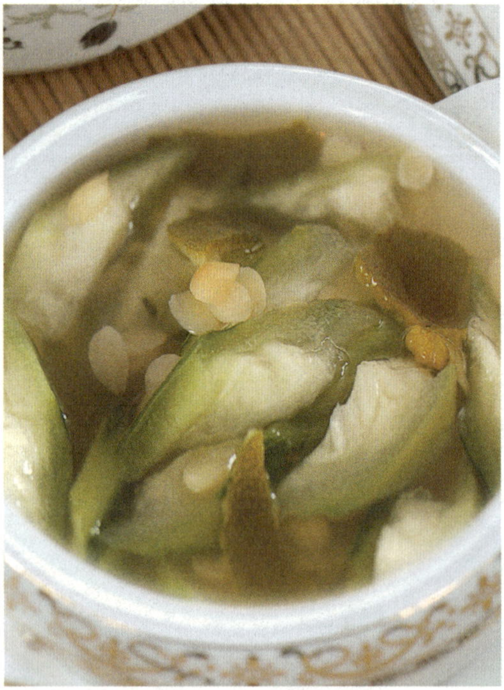

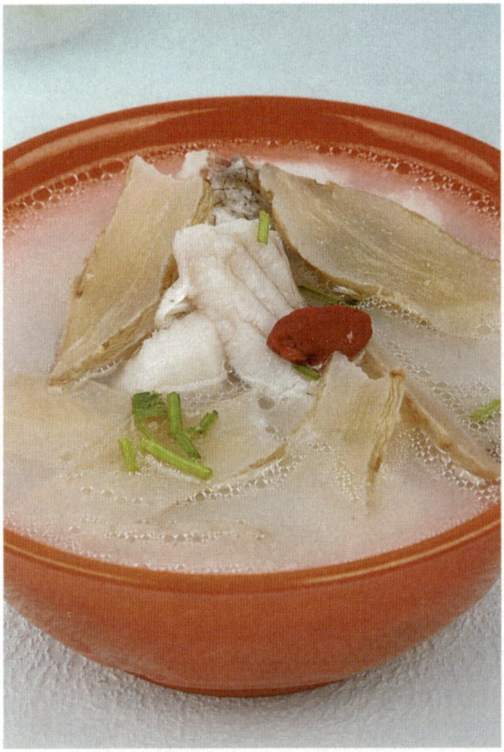

天麻川芎鱼头汤

材料

鲢鱼头半个，干天麻10克，川芎10克，枸杞子2克盐5克。

做法

1. 将鲢鱼头洗净，斩块；干天麻、川芎分别用清水洗净，浸泡。
2. 锅洗净，置于火上，注入适量清水，放入鲢鱼头、天麻、川芎、枸杞子煲至熟。
3. 最后加盐调味即可。

功效

天麻息风定惊，川芎行气开郁、祛风燥湿、活血止痛。因此，本品具有息风止痉、祛风通络、行气活血的作用，适合各种头痛眩晕症患者食用。

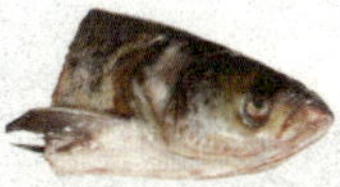

鱼头营养价值高，口味好，富含人体必需的卵磷脂和不饱和脂肪酸，对降低血脂、健脑及延缓衰老有好处。

蒜蓉丝瓜

材料

丝瓜300克，蒜20克，盐3克，生抽10毫升，食用油15毫升。

做法

1. 丝瓜去皮后洗净，切成块状，排入盘中。
2. 蒜去皮，剁成蓉，放入油锅中爆香，再加盐、生抽搅匀，舀出淋于丝瓜排上。
3. 将丝瓜入锅蒸5分钟即可。

功效

丝瓜能清暑凉血、祛风化痰、通经络、行血脉，还能用于治疗热病；大蒜能杀菌、促进食欲、调节血脂、血压、血糖。两者合用，对血淤头痛有一定的食疗作用。

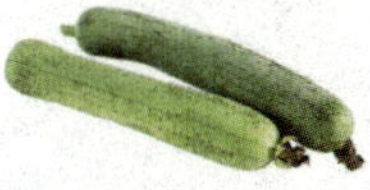

丝瓜有清暑凉血、解毒通便、祛风化痰、润肌美容、通经络、行血脉、下乳汁、调理月经不调等功效。

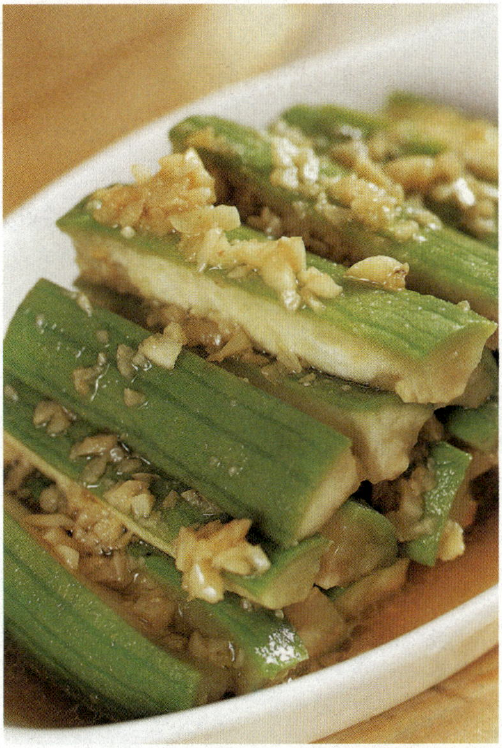

神经衰弱

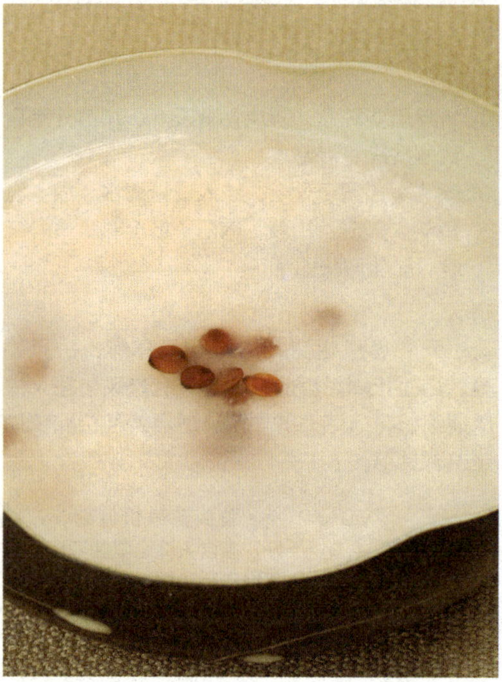

酸枣仁粥

材料

酸枣仁15克，大米100克，白糖5克。

做法

1. 将酸枣仁、大米分别洗净；酸枣仁切成碎末。
2. 砂锅洗净，置于火上，倒入大米，加水煮至粥将熟，加入酸枣仁末搅拌均匀，再煮片刻。
3. 起锅前，加入白糖拌匀即可。

功效

酸枣仁能宁心安神，辅助治疗失眠、神经衰弱等疾病；大米能补虚损、益精气、安心神。因此，本粥特别适合调理神经衰弱。

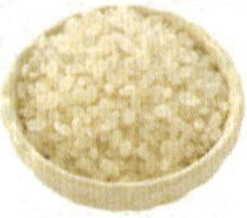

大米味甘淡，其性平和，是滋补之物，每日食用，能益脾胃、除烦渴。

莲子芡实猪心粥

材料

莲子10克，芡实15克，龙眼肉10克，红枣15克，猪心50克，大米150克，姜丝、盐各3克，香油2毫升，葱花2克。

做法

1. 大米洗净，泡好；猪心洗净，切成薄片；龙眼肉、红枣洗净；莲子浸泡半小时；芡实淘净。
2. 锅中注水，放入大米煮沸，放入剩余材料，转中火熬煮。
3. 慢火熬煮成粥，调入盐、姜丝，淋香油，撒上葱花即可。

功效

此粥能补益心脾、安心助眠，可辅助治疗神经衰弱。

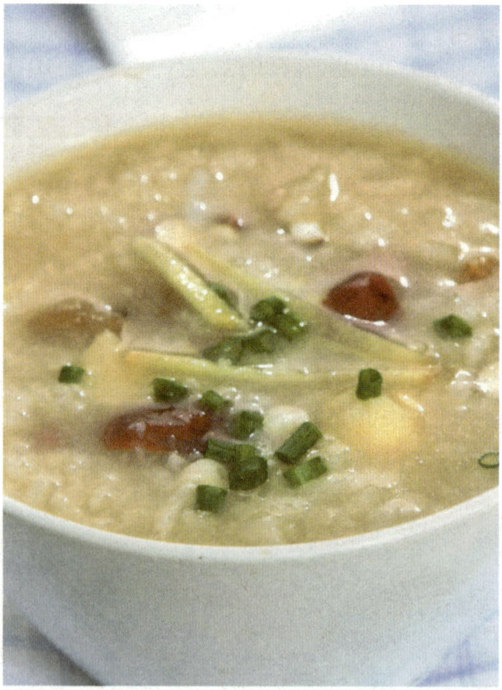

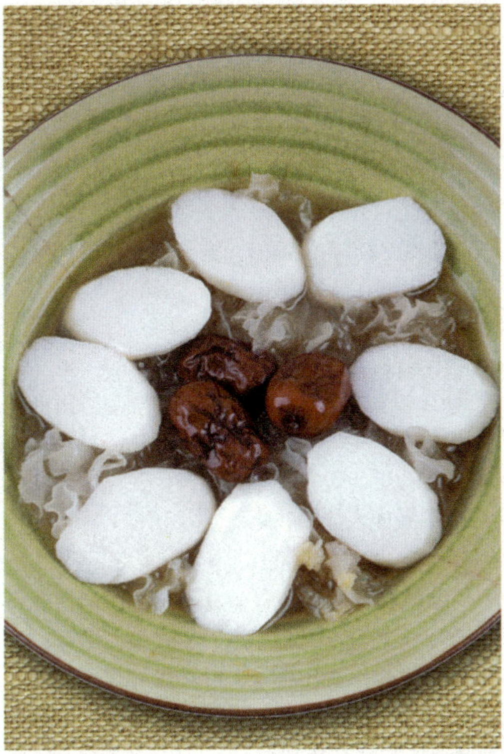

龙眼山药红枣汤

材料

龙眼肉50克，山药100克，红枣6颗，冰糖10克。

做法

1. 山药削皮洗净，切小片；红枣、龙眼肉分别洗净，将龙眼肉切碎。
2. 锅中加适量水煮开，加入山药煮沸，再放入红枣；待山药熟透、红枣松软，将龙眼肉碎加入。
3. 续煮待龙眼肉充分胀开即可熄火，可加适量冰糖调味。

功效

此汤能补益心血、养心安神，可用于神经衰弱、失眠多梦、心悸怔忡、气短神疲等病症的调养。

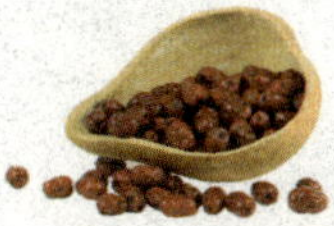

红枣具有补中益气、养血安神、健胃补脑、保护肝脏的作用。

百合汁

材料

鲜百合100克，椰奶30克，姜片15克，冰糖5克，冰块30克。

做法

1. 将百合洗净，用热水煮熟后，以冷水浸泡片刻，沥干备用。
2. 将百合、姜片、椰奶与冰糖倒入搅拌机中，加350毫升冷开水搅打成汁。
3. 将蔬果汁倒入杯中，加入适量冰块即可。

功效

百合汁能润肺止咳、宁心安眠，有缓解神经衰弱的功效，还能改善睡眠状况。

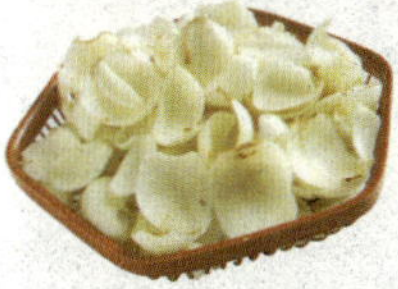

百合具有养阴润肺、清心安神、补中益气、健脾和胃、清热解毒、利尿、凉血止血的作用。

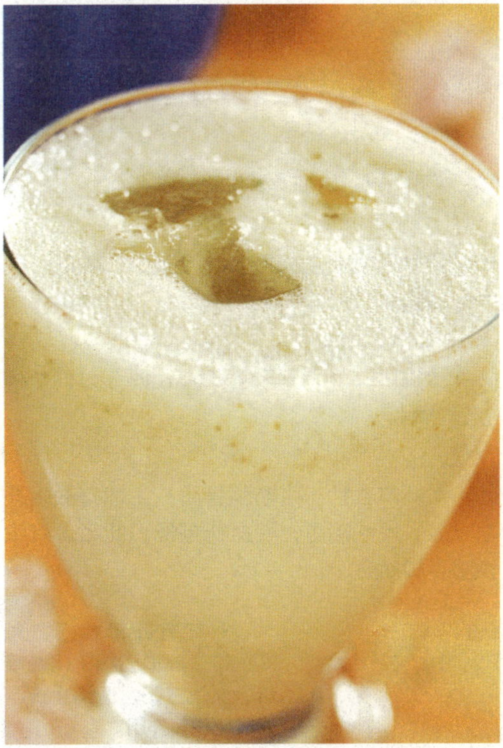

手脚抽筋

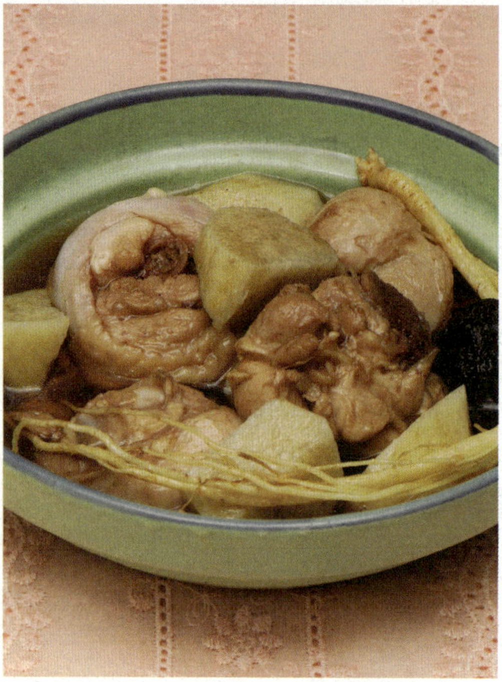

黄精蒸母鸡

材料

母鸡1000克，黄精、党参、山药各15克，生姜、川椒、盐各5克。

做法

1. 将所有材料洗净；生姜切片；川椒切丝。
2. 鸡肉剁块，氽烫3分钟后放入蒸锅，再加入黄精、党参、山药、生姜、川椒，上火蒸2小时。
3. 开锅后放入盐调味即可。

功效

黄精有补肾养血、益气补虚的作用；党参可治脾肺虚弱、气血不足，促进气血循环；山药补虚养神，强壮筋骨；母鸡可补虚，增强体质。此品可养肾补虚、强筋骨，对手脚抽筋者有很好的食疗作用。

地黄对虾汤

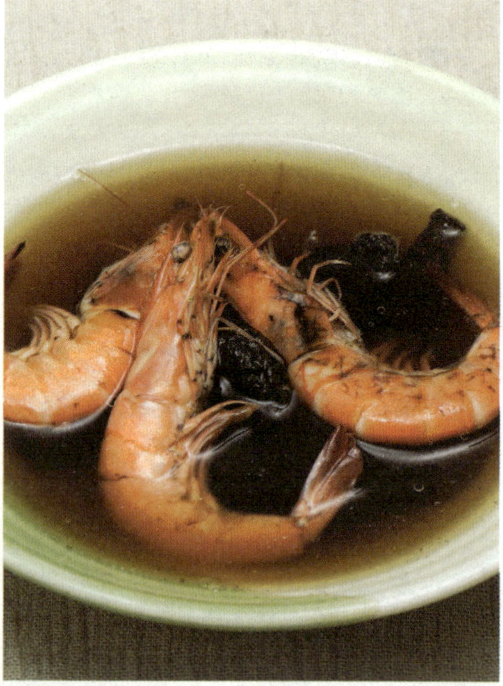

材料

对虾3只，生地15克，盐3克。

做法

1. 将对虾洗净，去肠泥、沥水，对虾氽烫去腥。
2. 生地洗净。
3. 起锅加水，放入对虾、生地，炖30分钟，加盐调味即成。

功效

对虾富含钙，可增强骨质；生地有滋阴补血之效，可治阴虚，使血行顺畅。此品可有效预防手脚抽筋。

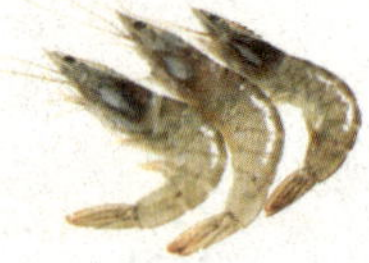

对虾有补肾壮阳、通乳抗毒、养血固精、化淤解毒、益气滋阳、通络止痛、开胃化痰等作用。

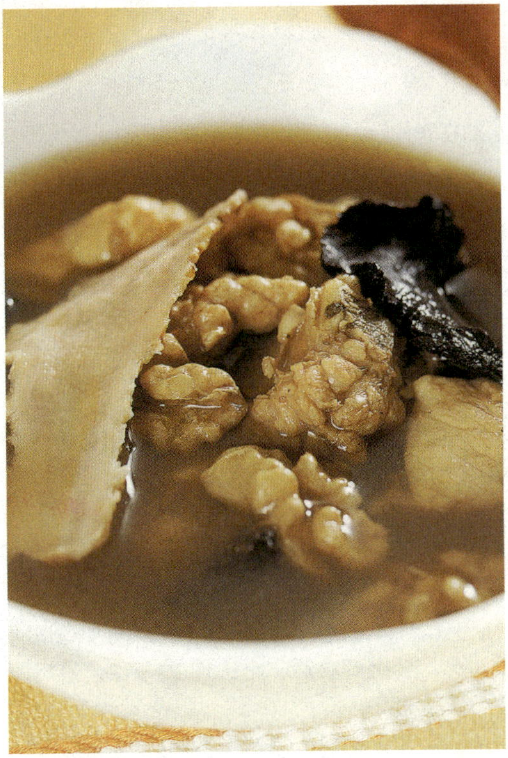

核桃仁排骨汤

材料

排骨200克，核桃仁100克，何首乌20克，当归、熟地各15克，桑寄生15克，盐3克。

做法

1. 排骨洗净，剁成大块，放入开水中汆烫后捞出备用。
2. 将核桃仁、何首乌、当归、熟地、桑寄生分别洗净。
3. 再将备好的所有材料加适量清水以小火煲2小时，起锅前加盐调味即可。

功效

排骨滋阴补血，核桃仁、何首乌温补肺肾，当归、熟地补血，桑寄生补肝肾、强筋骨。六味同食可滋补肝肾，促进血液循环，对手脚抽筋者有很好的食疗效果。

天麻苦瓜酿肉

材料

天麻4克，川芎4克，茯苓4克，苦瓜300克，猪肉馅150克，红椒末5克，盐2克，白胡椒粉2克，料酒2毫升，香油2毫升，水淀粉8毫升。

做法

1. 苦瓜洗净，切成高度约2厘米的圆柱状，用汤匙挖出中间的子和白膜后铺于盘中。
2. 猪肉馅加入调味料搅拌均匀，用汤匙填入苦瓜内。
3. 将川芎、茯苓、天麻煎汁并用水淀粉勾芡淋于苦瓜上，放入蒸笼中蒸熟即可。

功效

天麻、茯苓皆可补虚、养肾，川芎活血养肝，苦瓜滋养肝肾，猪肉补虚强身。五者搭配食用可使气血通畅、身体强健，对手脚抽筋者有一定的食疗作用。

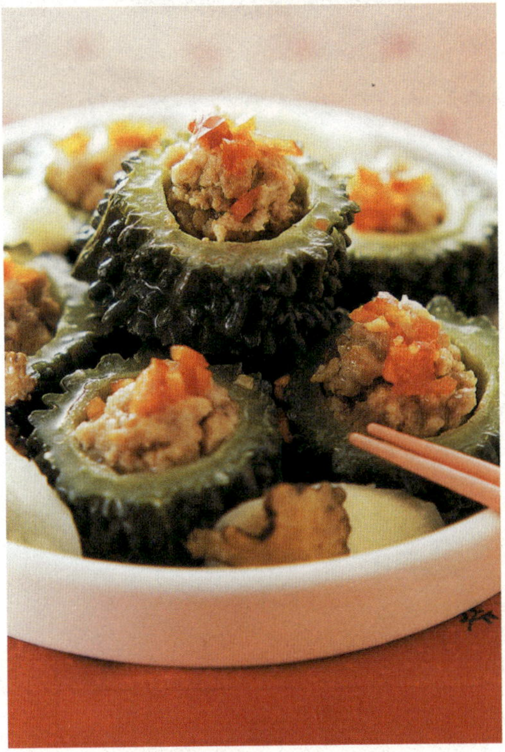

常见疾病

慢性胃炎

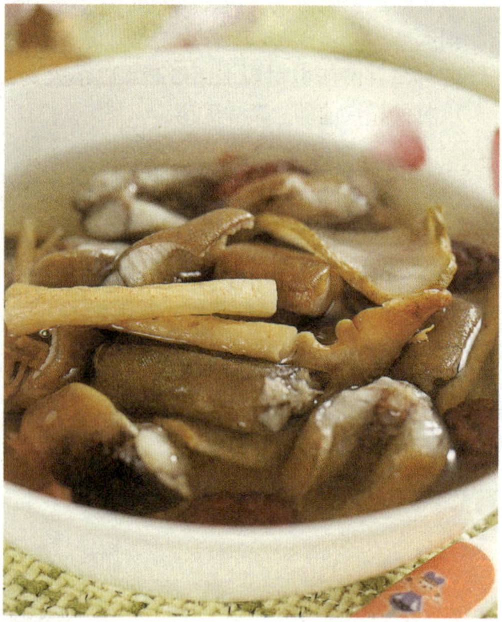

党参鳝鱼汤

材料

鳝鱼200克，党参15克，红枣10克，佛手、半夏各5克，盐3克。

做法

1. 将鳝鱼去鳞及内脏，洗净切段。
2. 党参、红枣、佛手、半夏分别洗净。
3. 把党参、红枣、佛手、半夏、鳝鱼加适量清水，大火煮沸后，小火炖40分钟，最后调入盐即可。

功效

此汤具有温中健脾、行气止痛的功效。

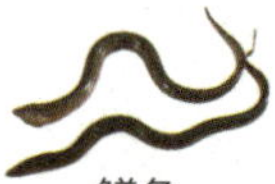
鳝鱼

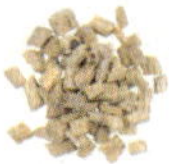
党参

白果煲猪小肚

材料

猪小肚100克，扁豆15克，白术10克，白果5颗，姜片15克，盐3克。

做法

1. 猪小肚洗净，切丝；白果炒熟，去壳。
2. 扁豆、白术洗净，装入纱布袋，扎紧袋口。
3. 将猪小肚、白果、药袋、姜片一起放入砂锅，加适量水，煮沸后改小火炖煮1小时，捞出药袋丢弃，加盐调味即可。

功效

此汤具有补气健脾、化湿止泻的功效。

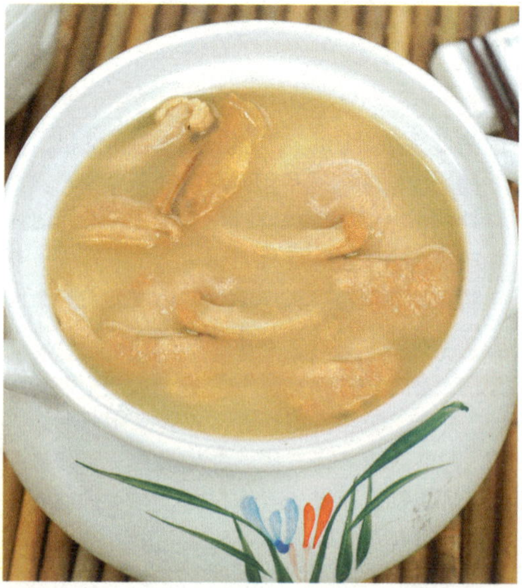

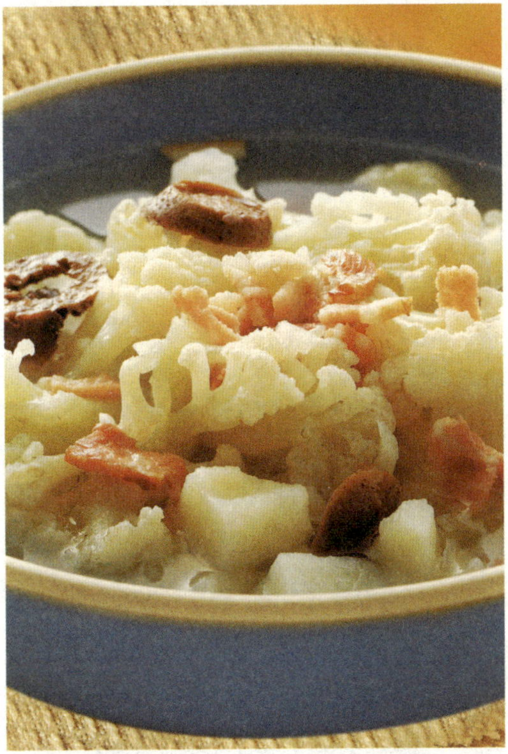

山楂菜花土豆肉汤

材料

菜花200克，土豆150克，猪瘦肉100克，山楂、桂枝、白芍各10克，盐、黑胡椒粉各3克。

做法

1. 将桂枝、白芍煎汁；菜花洗净掰成小朵；土豆洗净去皮切小块；猪瘦肉洗净切小丁。
2. 锅中加水并倒入药汁以大火煮沸。
3. 将土豆、菜花、猪瘦肉、山楂放入锅中，煮熟后加盐、黑胡椒粉调匀即可。

功效

此汤具有健胃消食、温胃止痛的功效，可辅助治疗慢性胃炎。

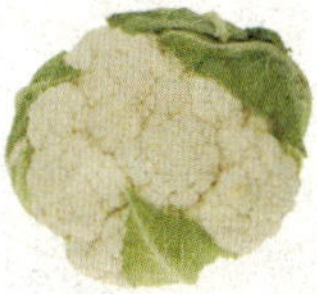

菜花含有丰富的营养物质，具有防癌抗癌、净化血管、解毒护肝、补充维生素C、清热解渴、利尿通便的作用。

山药猪胰汤

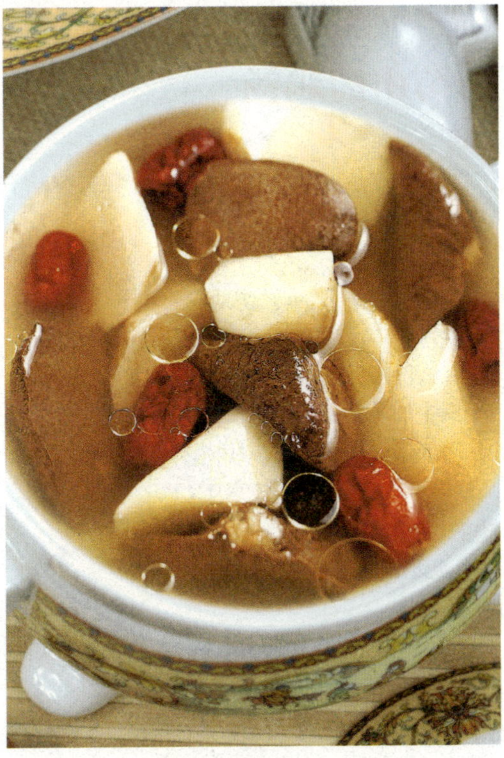

材料

猪胰200克，山药100克，红枣、生姜各10克，葱15克，盐4克。

做法

1. 猪胰洗净，切块；山药洗净，去皮，切块；红枣洗净，去核；生姜洗净，切片；葱择好洗净，切段。
2. 锅上火，注入适量水烧开，放入猪胰，稍煮片刻，捞起沥水。
3. 将猪胰、山药、红枣、姜片、葱段放入瓦煲内，加水煲2小时，最后调入盐拌匀即可。

功效

此汤具有健脾补肺、益胃补肾的功效。

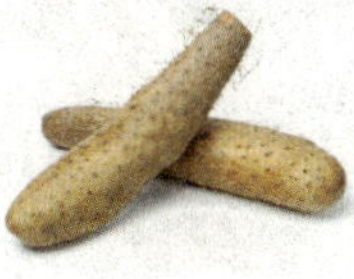

山药具有补中益气、健脾养胃、补肾涩精的功效，可用于食疗脾虚食少、久泻不止、肾虚遗精等症。

胃及十二指肠溃疡

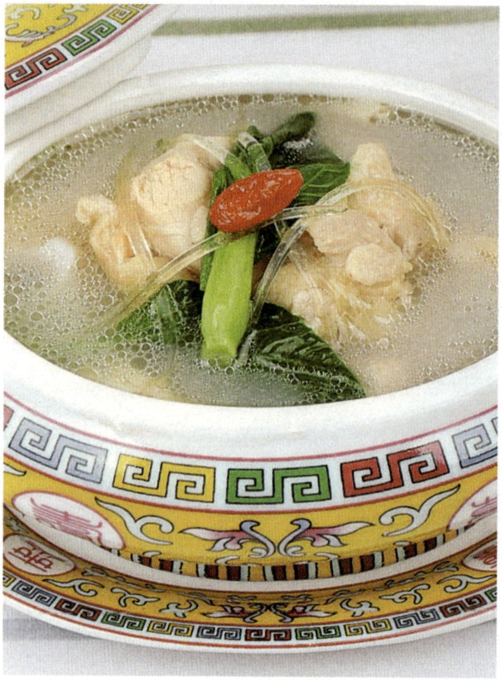

白芍椰子鸡汤

材料

白芍10克，椰子肉100克，鸡肉150克，菜心30克，盐3克，枸杞子2克。

做法

1. 将椰子肉洗净，切块；白芍洗净。
2. 鸡肉洗净斩块，汆水；菜心洗净。
3. 煲锅上火倒入水烧开，放入椰子肉、鸡块、白芍，煲至快熟时，调入盐，放入菜心煮熟即可。

功效

此汤具有益气生津、清热养胃的功效。

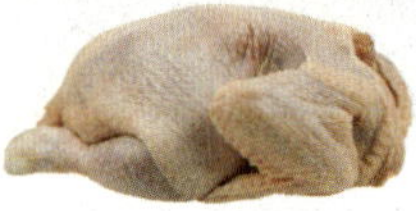

鸡肉含有蛋白质、维生素E等，常食可增强体力、强壮身体、补中益气。

白芍山药鸡汤

材料

山药50克，鸡肉40克，白芍10克，枸杞子5克，盐3克。

做法

1. 山药去皮，洗净，切块状；白芍及枸杞子洗净。
2. 鸡肉洗净、剁块，放入沸水中汆去血水。
3. 锅中加入适量水，将山药、白芍、莲子、鸡肉放入；水沸腾后，转中火煮至鸡肉熟烂，加枸杞，调入盐即可食用。

功效

此汤能补气健脾、敛阴养胃。

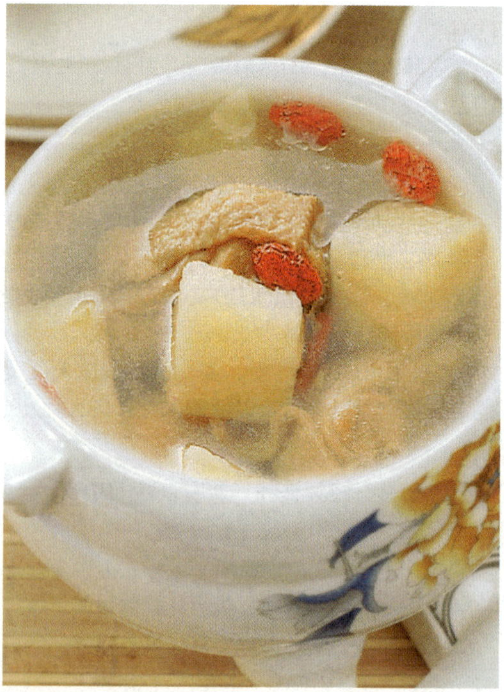

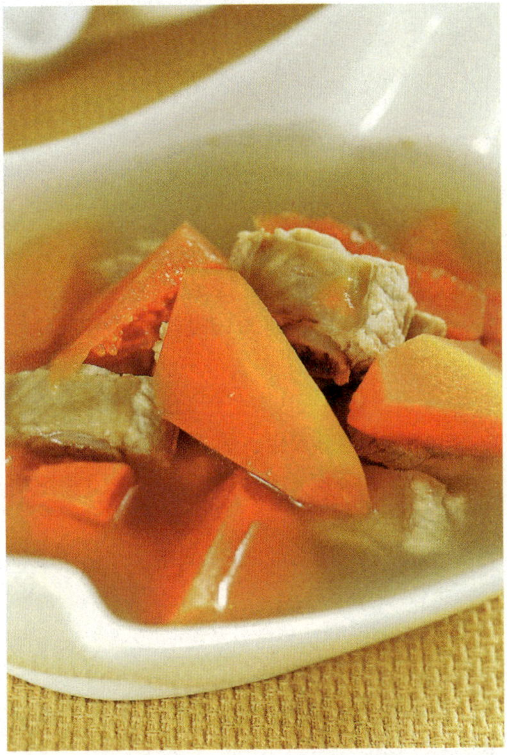

生姜米醋炖木瓜

材料

生姜5克，白芍5克，木瓜100克，米醋少许。

做法

1. 木瓜洗净，切块；生姜洗净，切片；白芍洗净。
2. 将木瓜、生姜、白芍一同放入砂锅，加米醋和水，用小火炖至木瓜熟，最后将白芍捡出即可。

功效

本品能补气益血、解郁调中、消积止痛，可辅助治疗上消化道溃疡、抑郁症、厌食症等病症。

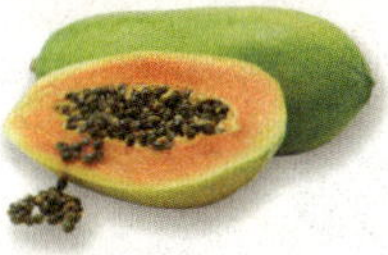

木瓜性平、微寒，味甘，富有营养且热量低，具有消暑解渴、润肺止咳、保健美容的作用。

麦芽乌梅饮

材料

山楂10克，炒麦芽15克，乌梅2颗，白糖30克。

做法

1. 将山楂、乌梅、麦芽分别洗净。
2. 加水1000毫升，放入山楂、乌梅、炒麦芽，煮沸后小火续煮20分钟。
3. 滤渣后加入白糖调味即可。

功效

此茶饮能行气消胀、滋阴养胃，可用于上消化道溃疡，症见胃肠胀气、反胃呕酸等症的辅助治疗。

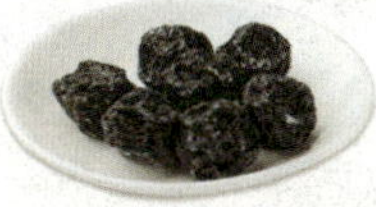

乌梅味酸、涩，性平，具有保护肠胃、缓解便秘、增进食欲、抗衰老、解毒止呕等作用。

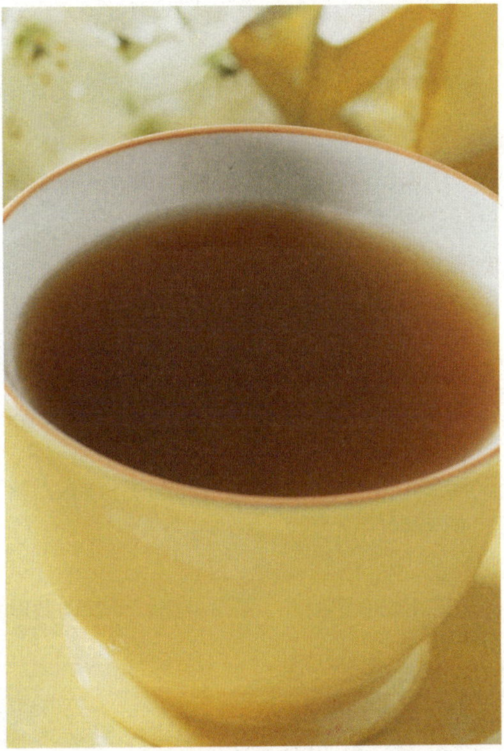

胃下垂

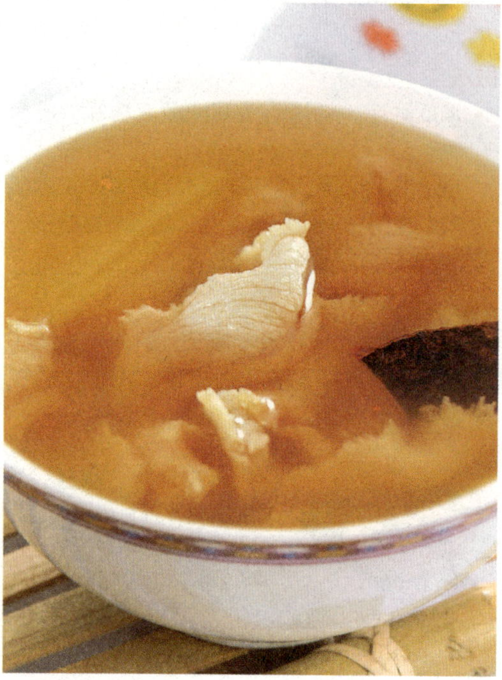

黄芪牛肚汤

材料

牛肚1000克，鲜荷叶半张，白术、黄芪、升麻、神曲各10克，生姜3片，桂皮2片，茴香、胡椒粉各2克，料酒10毫升，盐5克，醋3毫升。

做法

1. 将鲜荷叶垫于锅底，放上洗净的牛肚和药材，加水烧沸后中火炖30分钟，取出牛肚切小块。
2. 复入砂锅，加料酒、茴香和桂皮，小火煨2小时。
3. 加调料继续煨，至牛肚烂熟即可。

功效

此汤能升阳举陷、健脾补胃，对胃下垂有辅助治疗作用。

枣参茯苓粥

材料

红枣、白茯苓、人参各10克，大米100克，白糖8克。

做法

1. 大米泡发，洗净；人参洗净，切小块；白茯苓洗净；红枣洗净去核，切开。
2. 锅置火上，注入清水后，放入大米，用大火煮至米粒开花，放入人参、白茯苓、红枣同煮至沸。
3. 改用小火煮至粥浓稠闻见香味时，放入白糖调味即可。

功效

此粥能益脾和胃、益气补虚，可辅助调理胃下垂。

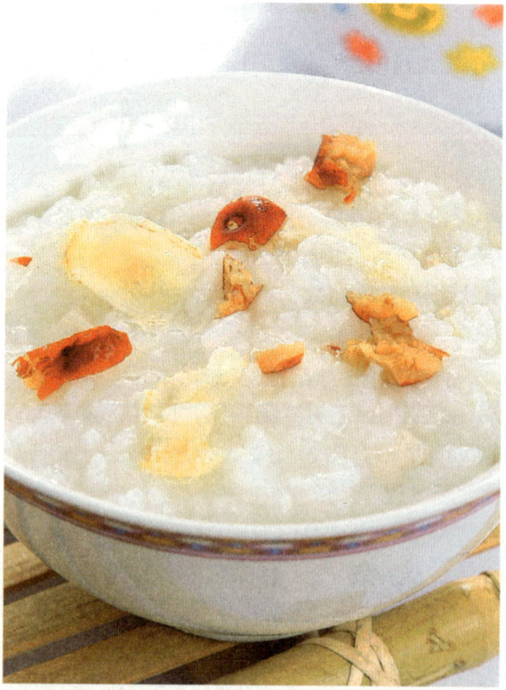

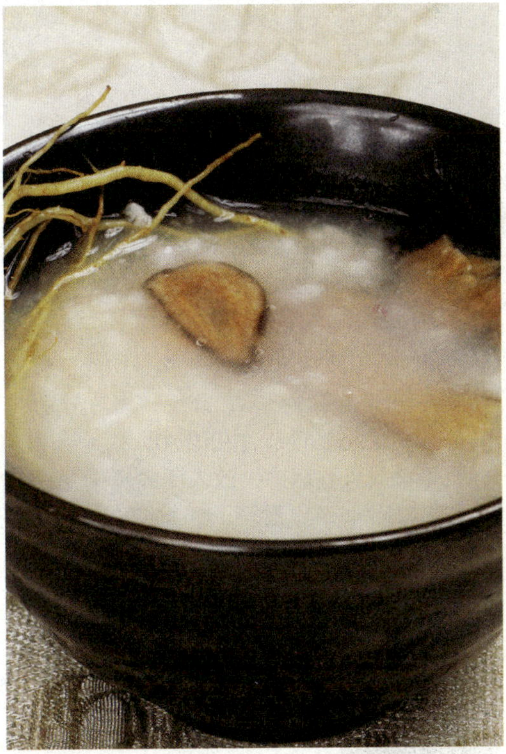

白术党参茯苓粥

材料

红枣5颗，党参、白术、茯苓各15克，甘草3克，薏米50克，盐3克。

做法

1. 将红枣、薏米洗净，红枣去核。
2. 将白术、党参、茯苓、甘草洗净，加入适量水煮沸后，以小火煎至水剩一半，过滤取出药汁。
3. 在煮好的药汁中加入薏米、红枣，以大火烧开，再转小火熬煮成粥，最后加入盐调味即可。

功效

此品可健脾化湿、补中益气，能辅助治疗胃下垂。

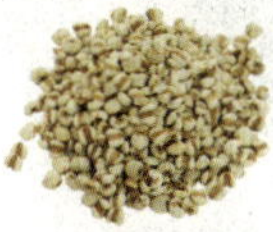

薏米具有很高的营养价值和药用价值，不仅可作为粮食食用，还具有清热利湿、除痹的作用。

南瓜薏米粥

材料

南瓜40克，薏米20克，大米70克，盐2克，葱花8克。

做法

1. 大米、薏米均泡发，洗净；南瓜去皮，洗净，切丁。
2. 锅置火上，倒入清水，放入大米、薏米，以大火煮开。
3. 加入南瓜煮至浓稠状，调入盐拌匀，撒上葱花即可。

功效

大米具养胃功效；薏米可利水消肿、健脾祛湿、舒筋除痹、清热排脓。此粥具有降糖止渴、健脾祛湿的功效。

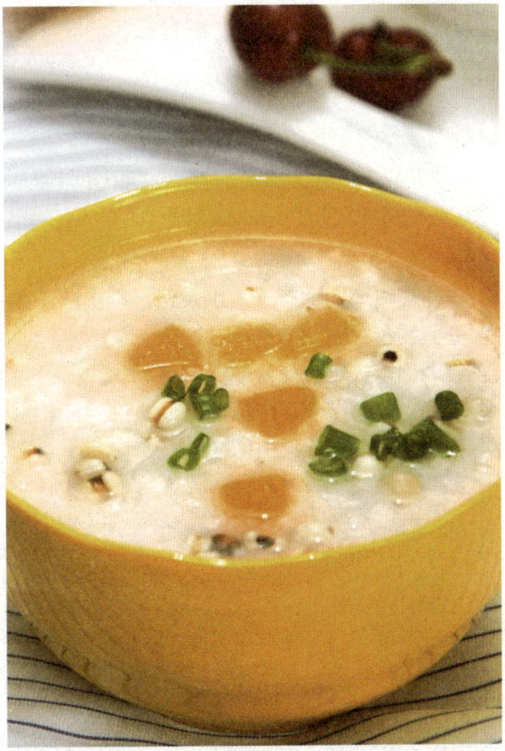

胃癌

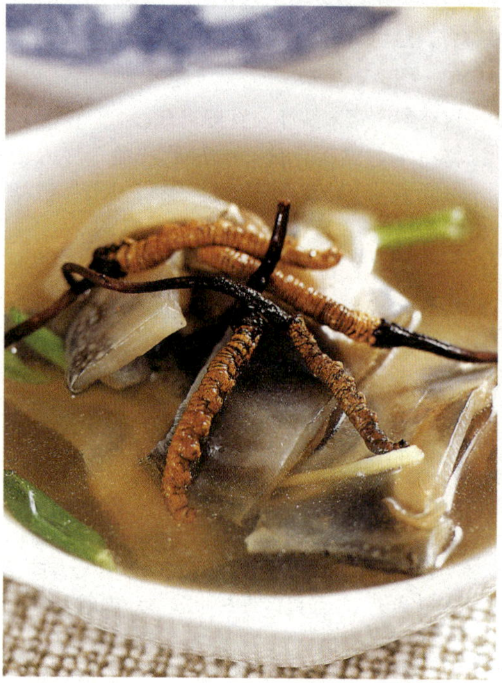

虫草红枣炖甲鱼

材料

甲鱼1只，冬虫夏草3克，红枣、紫苏各10克，料酒10毫升，盐、葱、姜各5克。

做法

1. 甲鱼收拾干净，切块；姜洗净，切片；葱洗净，切段；冬虫夏草、红枣、紫苏分别洗净，红枣、紫苏装入纱布袋中，扎紧备用。
2. 将甲鱼放入砂锅中，放入冬虫夏草、纱布袋，加料酒、盐、葱段、姜片炖2小时即可。

功效

本品具有益气补虚、养肺补心的功效，适合胃癌患者调补身体。

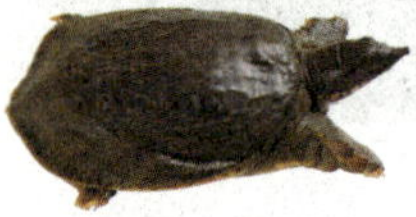

甲鱼肉性平、味甘，具有滋阴凉血、补益调中、补肾健骨、散结消痞等作用。

佛手娃娃菜

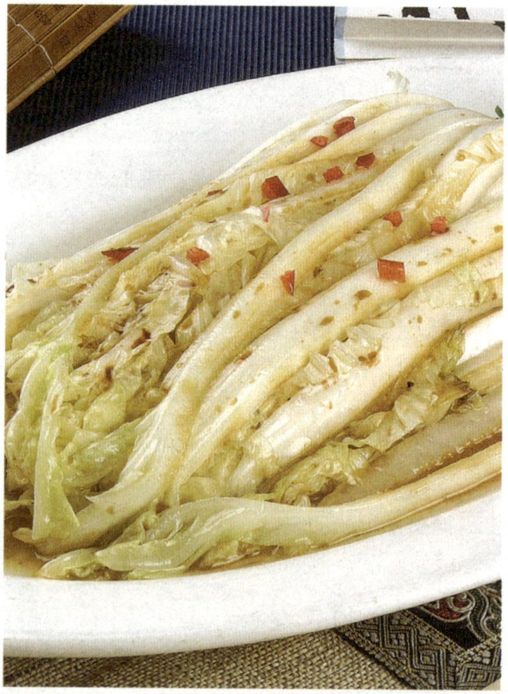

材料

娃娃菜350克，佛手10克，红甜椒10克，盐3克，生抽8毫升，香油10毫升。

做法

1. 娃娃菜洗净切细条，入水氽熟，捞出沥干水分，装盘；红甜椒洗净，切末；佛手洗净，放进锅里加水煎汁，取汁备用。
2. 用盐、红甜椒末、生抽、香油、佛手汁调成味汁，淋在娃娃菜上即可。

功效

此菜能防癌抗癌、开胃消食。

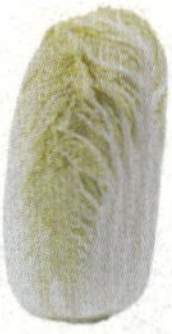

娃娃菜具有养胃生津、除烦解渴、利尿通便、清热解毒的功效。

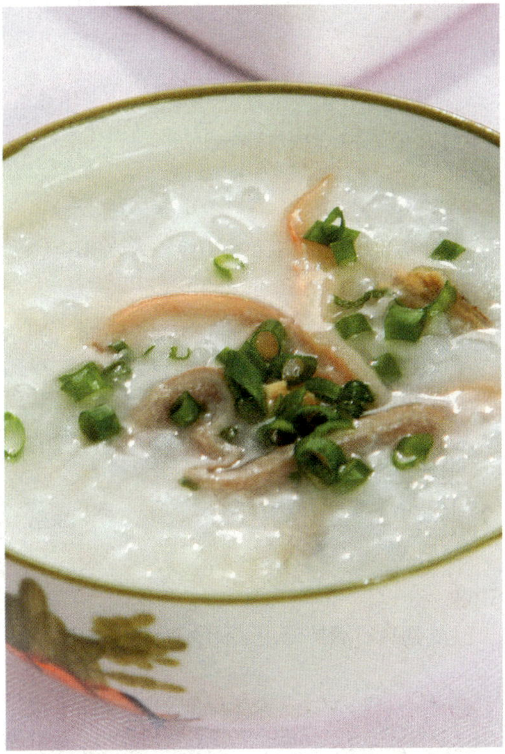

白术猪肚粥

材料

白术12克，升麻10克，猪肚100克，大米80克，盐3克，葱花5克。

做法

1. 大米淘净，浸泡半小时后，捞起沥干水分；猪肚洗净，切成细条；白术、升麻分别洗净。
2. 大米入锅，加入适量清水，以大火烧沸，放入猪肚、白术、升麻，转中火熬煮。
3. 待米粒开花，改小火熬煮至粥浓稠，加盐调味，撒上葱花即可。

功效

此粥具有补脾益气、健胃消食的功效。

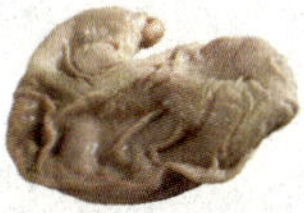

猪肚为猪的胃，富含蛋白质、钙、钾、钠、镁、铁等元素和多种维生素，是人们健脾胃的佳品。

杨桃蜜汁

材料

杨桃1个，蜂蜜3毫升。

做法

1. 将杨桃洗净，切小块，放入榨汁机（或豆浆机）中。
2. 倒入冷开水（或纯净水）至下水位线，榨成果汁。
3. 打好汁后过滤，根据口味加入适量蜂蜜搅拌均匀即可。

功效

杨桃汁含有充足的水分和膳食纤维，能清燥润肠，还能清除肺胃积热，适合胃癌患者食用。

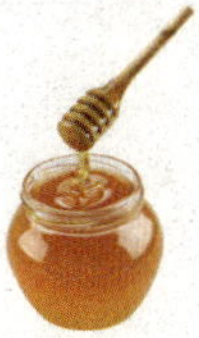

蜂蜜自古就是上等滋补饮品，具有补虚、润燥、解毒、保护肝脏、营养心肌、降血压、防止动脉硬化等作用。

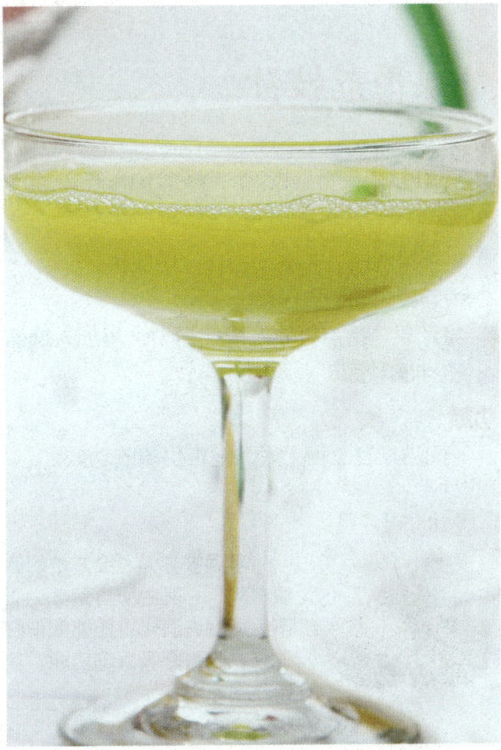

结肠炎

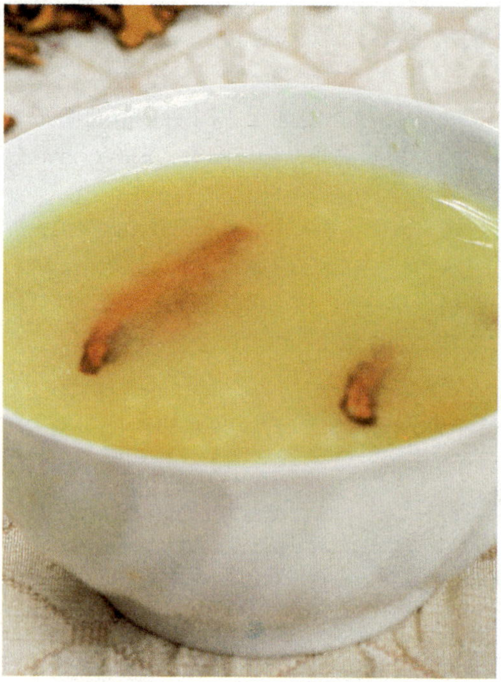

黄连白头翁粥

材料

川黄连10克，白头翁20克，大米30克。

做法

1. 将川黄连、白头翁洗净，放入砂锅，加水600毫升，大火煎煮10分钟，取少许药材和汁备用。
2. 另起锅，加清水400毫升，放入淘洗过的大米煮至米开花。
3. 大米中加入上述药材和汁，煮成粥，晾温。每日3次，温热服食。

功效

此粥具有清热燥湿、泻火解毒的作用。

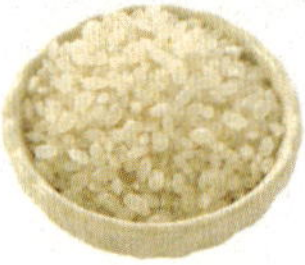

大米味甘淡，其性平和，是滋补之物，每日食用，能益脾胃、除烦渴。

苹果番荔枝汁

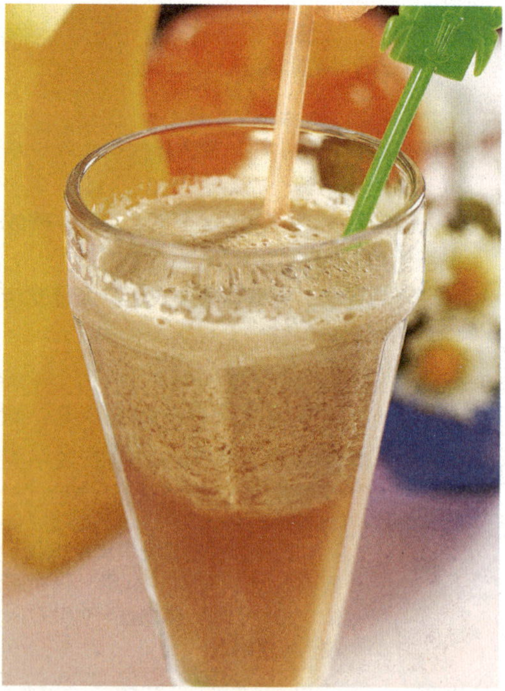

材料

苹果1个，番荔枝2个，蜂蜜10毫升。

做法

1. 将苹果洗净，去皮，去核，切成块。
2. 番荔枝去壳，去子。
3. 将苹果、番荔枝放入搅拌机中，再加入蜂蜜搅拌30秒即可。

功效

此品具有涩肠止泻、健胃生津的功效。

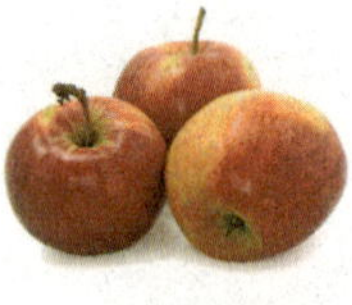

苹果被称为“全方位的健康水果”，其中所含营养物质不仅能促进消化，还能保护心血管，改善呼吸系统功能，美容养颜。

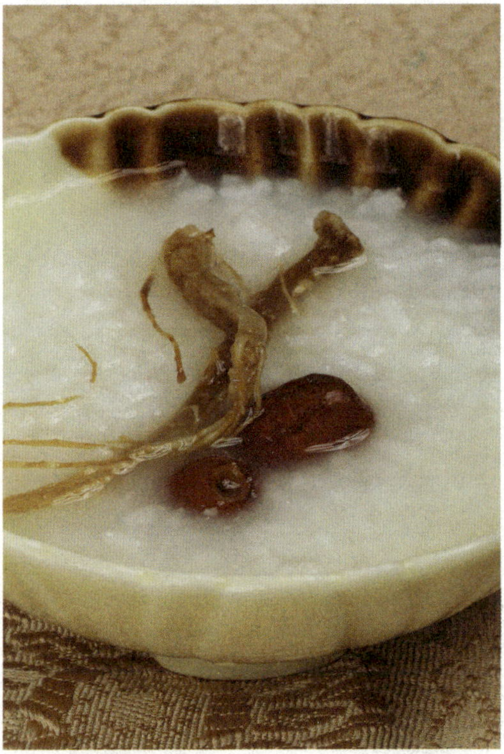

人参红枣羹

材料

人参5克，大米50克，红枣10颗，白糖5克。

做法

1. 将人参洗净；大米洗净泡软；红枣洗净泡发。
2. 砂锅中放入人参，倒清水煮沸，转小火煎煮，滤去残渣，保留人参的汤汁备用。
3. 参汤中加大米和红枣，续煮至变稠即可熄火。起锅前，加入适量白糖调味即可。

功效

本品具有大补元气、健脾养血等功效。

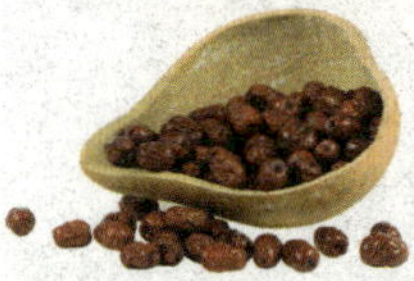

红枣具有补中益气、养血安神、健胃补脑、保护肝脏的作用，长期食用还可滋润肌肤，减少面部色斑，防止脱发。

山药白扁豆粥

材料

山药25克，白扁豆20克，大米100克，盐2克，香油2毫升，葱5克。

做法

1. 白扁豆洗净；山药去皮洗净，切小块；葱洗净，切葱花；大米洗净。
2. 锅内注水，放入大米、白扁豆，用大火煮至米粒绽开，放入山药。
3. 改用小火煮至粥成闻见香味时，放入盐、香油调味，撒上葱花即可食用。

功效

此品可补脾和中、化湿消暑，可辅助调理结肠炎。

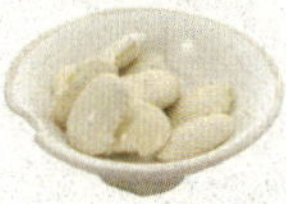

白扁豆有补脾胃、和中化湿、消暑解毒的功效，非常适合夏季食用。

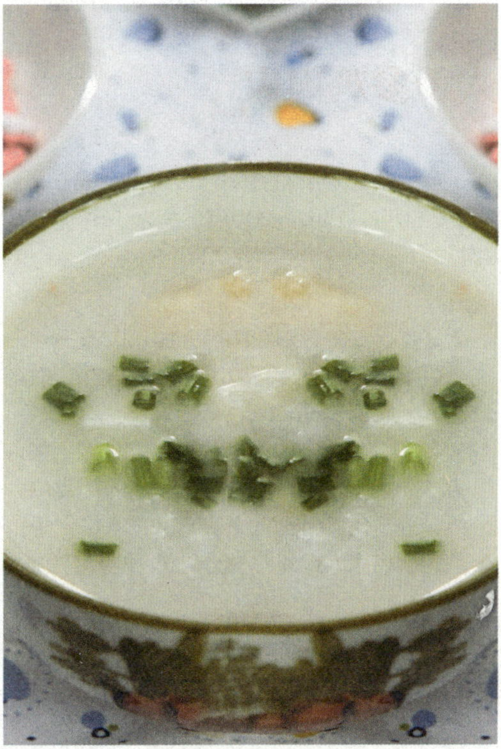

痢疾

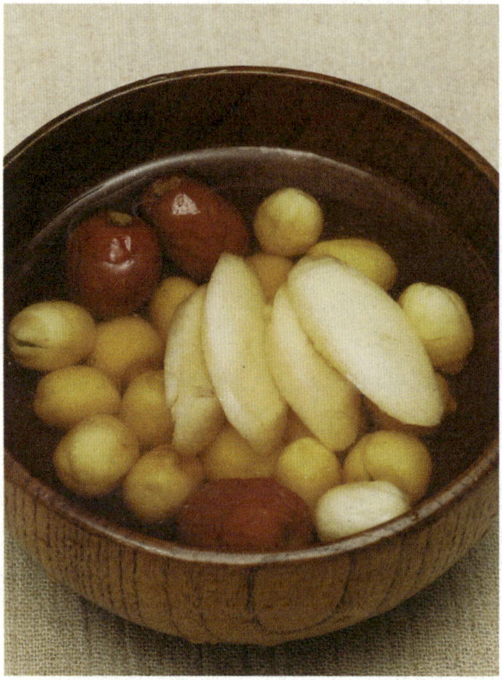

参片莲子汤

材料

人参片10克，红枣10克，莲子40克，冰糖10克。

做法

1 红枣、莲子泡发，洗净；人参片洗净。
2 莲子、红枣、人参片放入炖盅，加水至盖满材料，移入蒸笼，隔水中火蒸30分钟。
3 再加入冰糖续蒸10分钟，取出即可食用。

功效

本品具有益气补虚、养心安神、健脾益肺等功效，能辅助治疗脾虚导致的痢疾腹泻，还能调治男性遗精、女性带下等病症。

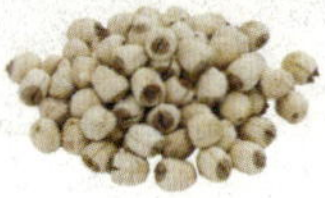

莲子

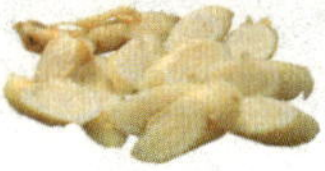

人参片

太子参鸡肉盅

材料

太子参30克，红枣25克，枸杞子15克，鲜山药50克，鸡胸肉200克，胡萝卜50克，盐3克。

做法

1 太子参、红枣分别洗净后，加1500毫升水一起用大火煮沸，再转小火熬40分钟，取药汁；枸杞子洗净。
2 鸡胸肉、胡萝卜、山药洗净后剁成泥，加入盐搅拌均匀，用手捏成球状，放入小盅内，倒入备好的药汁至七分满，并放入枸杞子。
3 将鸡肉盅用大火蒸约40分钟即可。

功效

本品能敛汗固表、健脾止泻。

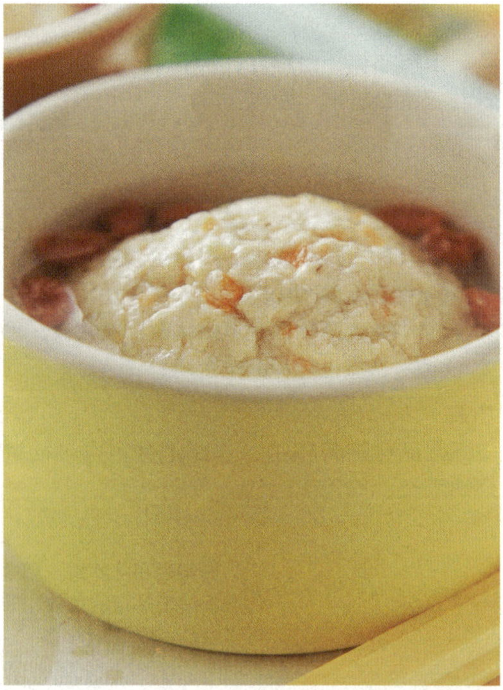

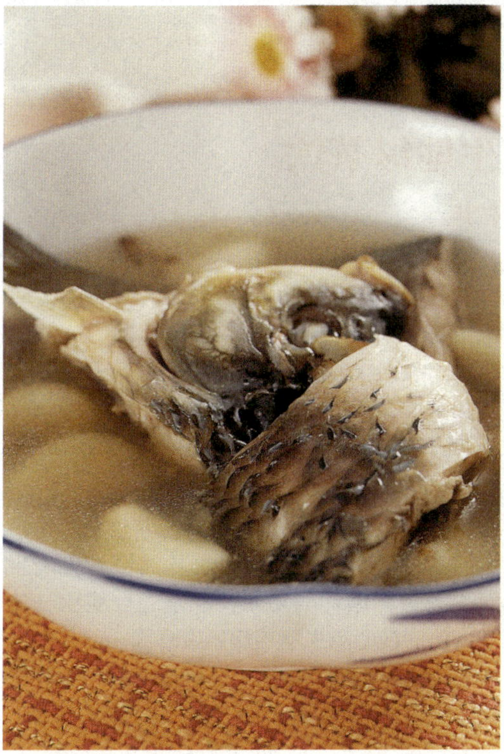

大蒜白芨鲤鱼汤

材料

白芨15克，鲜马齿苋100克，鲤鱼1条，大蒜10克，盐5克。

做法

1 将鲤鱼去鳞、鳃及内脏，洗净，切成段。

2 大蒜去皮洗净，切片；白芨、鲜马齿苋洗净，大火煎煮，取汁备用。

3 鲤鱼与大蒜，白芨、鲜马齿苋汁一同煮汤，鱼肉熟后调入盐即可食用。

功效

本品能解毒消肿、排脓止血，对细菌性痢疾（症见腹痛、泻下脓血便等，可伴高热神昏等症状）有食疗作用。

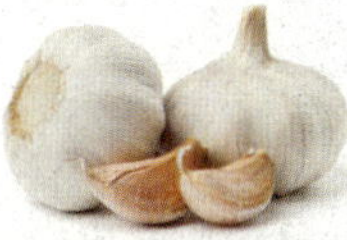

大蒜性温，味辛，具有杀虫解毒、消炎、祛寒健胃的作用。

赤芍菊花茶

材料

赤芍12克，菊花15克，秦皮10克，冬瓜皮20克，蜂蜜5毫升。

做法

1 将所有的药材和冬瓜皮清洗干净。

2 将赤芍、菊花、秦皮、冬瓜皮一起放入锅中煎煮成药汁。

3 去除药渣，晾温后调入蜂蜜即可。

功效

本品能清热解毒、活血凉血，对痢疾、荨麻疹、带状疱疹、急性肠炎等均有食疗作用。

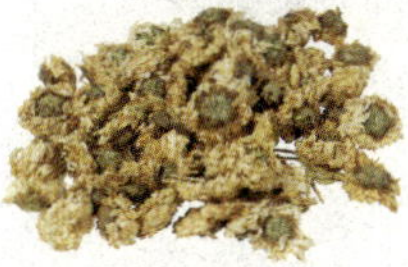

菊花味甘、苦，性微寒，具有平肝、明目、散风清热、消渴的作用，是清肝泻火的首选食物。

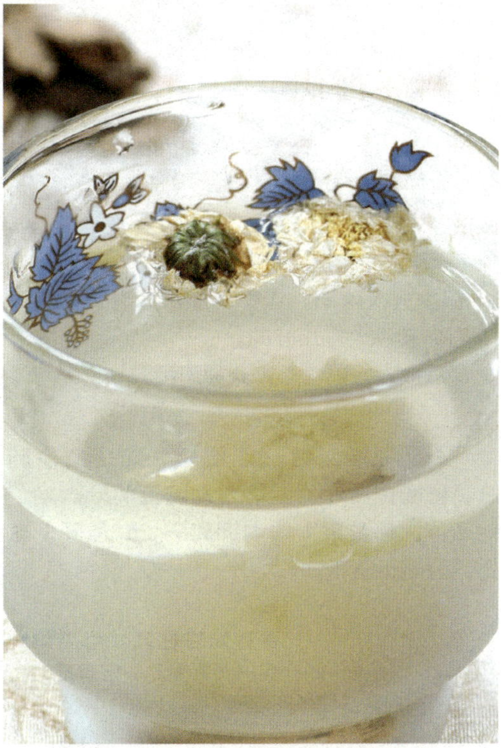

痔疮

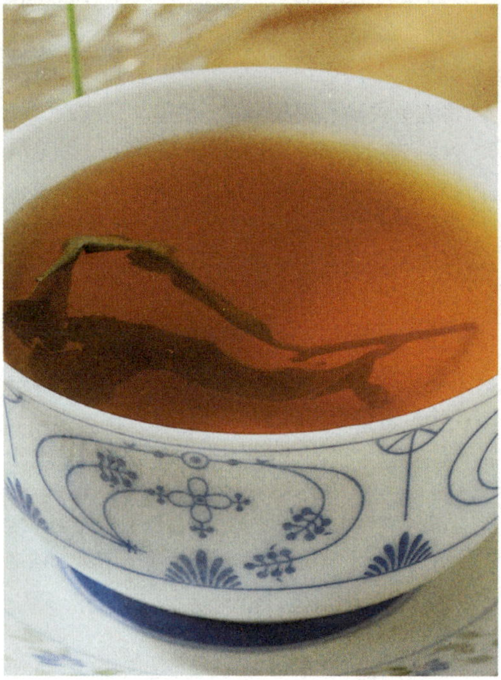

生地绿茶饮

材料

绿茶6克，生地5克，冰糖10克。

做法

1. 将绿茶、生地分别洗净。
2. 先将生地入锅，放入适量清水，大火煮沸转小火煮30分钟后关火。
3. 滤去药渣，放入绿茶，加入冰糖，加盖闷5分钟即可饮用。

功效

本品具有清热解毒、润肠通便、养阴生津、改善微循环的功效，非常适合便秘、痔疮、癌症或心脑血管疾病患者食用。但是由于本品中的生地性寒而滞，故脾虚湿滞、腹满便溏者均不宜食用。

冰糖炖香蕉

材料

香蕉2根，红枣、冰糖各10克。

做法

1. 香蕉剥皮，切段备用。
2. 锅中放入冰糖、红枣，加水适量，大火煮开，转小火煮15分钟。
3. 最后放入香蕉续煮10分钟即可。

功效

本品能清肠胃、通便秘、防痔疮清肺热、整肠排毒作用，能帮助肠道清除毒素，辅助抗忧郁及平衡体内钾离子，有益降低血压，防抽筋痉挛。

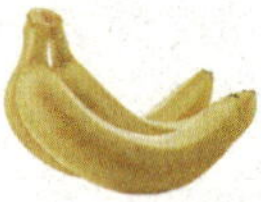

香蕉味甘性寒，可清热润肠，促进肠胃蠕动，但脾虚泄泻者却不宜。

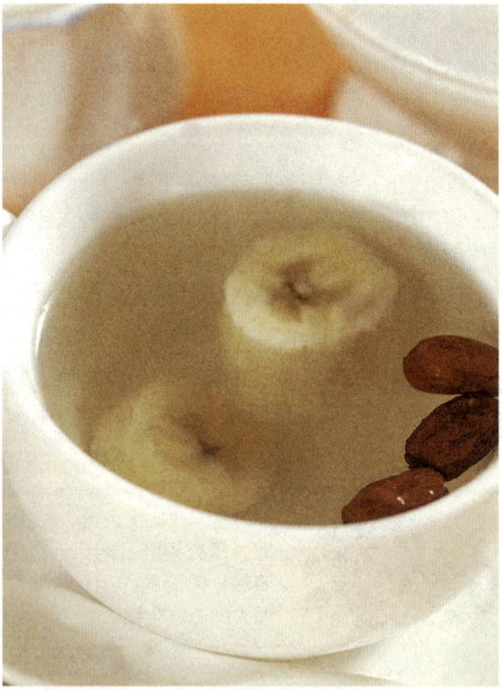

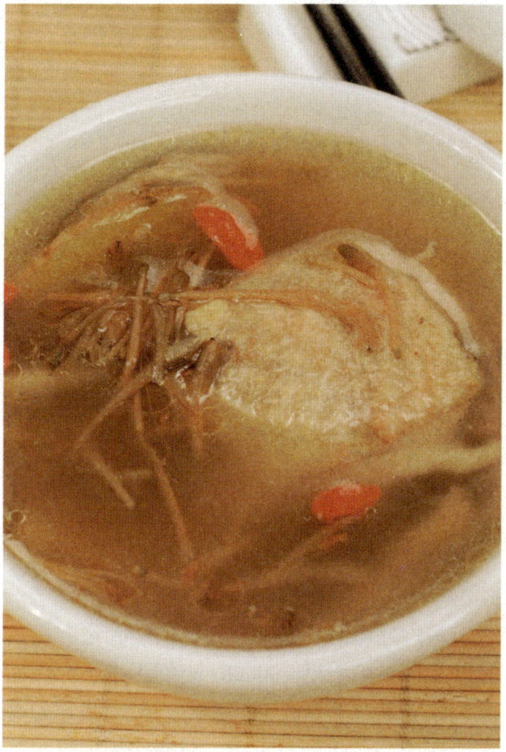

金银花鸭汤

材料

老鸭350克，金银花、生姜、枸杞子各20克，盐4克。

做法

1. 老鸭去毛和内脏，洗净，切件；金银花洗净，浸泡；生姜洗净，切片；枸杞子洗净，浸泡。
2. 锅中注水，烧沸，放入老鸭、生姜和枸杞子，以小火慢炖。
3. 1小时后放入金银花，再炖1小时，调入盐即可。

功效

金银花能清热解毒，治温病发热、热毒血痢、痈疡、肿毒、瘰疬、痔漏；鸭肉具有养胃滋阴、清肺解热、大补虚劳、利水消肿之功效。二者合用，能清热解毒、利水消肿，对痔疮有一定的防治功效。

槐花牛蒡粥

材料

槐花15克，大米80克，牛蒡15克，红甜椒碎3克，白糖3克。

做法

1. 大米淘洗干净，放冷水中浸泡半小时后，捞出沥干水分；槐花、牛蒡分别洗净，加适量水熬取药汁。
2. 锅置火上，倒入清水，放入大米，以大火煮至米粒开花。
3. 加入槐花牛蒡汁煮至粥浓稠，调入白糖、撒上红甜椒碎拌匀即可。

功效

槐花能凉血止血、清肝泻火，适用于血热出血症、目赤头胀头痛及眩晕症；大米温中健脾。因此，此粥具有清热润肠、凉血止血之功效，适合痔疮出血、便血等出血患者食用。

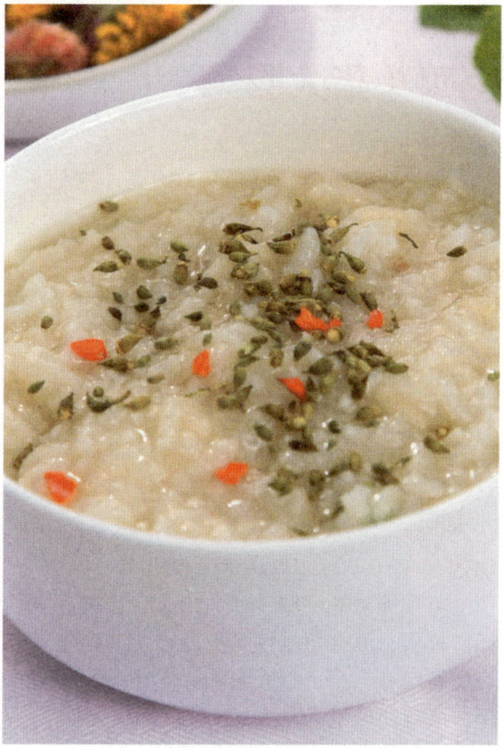

慢性肠炎

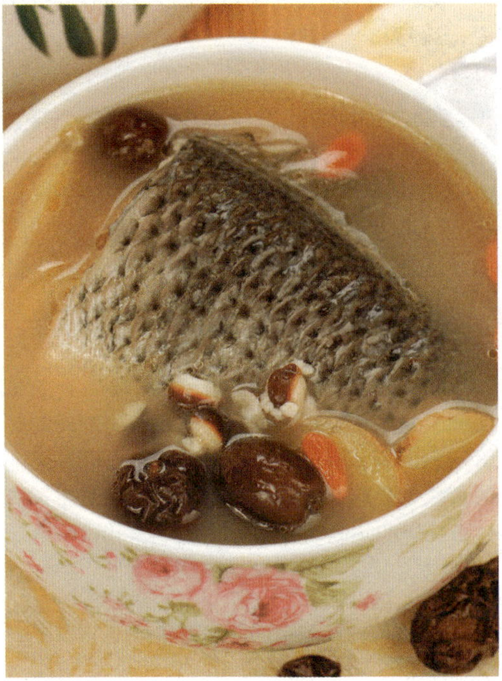

芡实红枣生鱼汤

材料

生鱼200克，淮山、枸杞子各10克，芡实20克，红枣3枚，盐、胡椒粉各3克，姜2片。

做法

1. 生鱼去鳞和内脏，洗净，切段后放入沸水稍烫；淮山洗净。
2. 枸杞子、芡实、红枣均洗净浸软。
3. 锅置火上，倒入适量清水，放入生鱼、姜片煮开，再加入淮山、枸杞子、芡实、红枣煲至熟，最后加入盐、胡椒粉调味。

功效

鱼肉补体虚、健脾胃；芡实能固肾涩精、补脾止泻，治遗精、淋浊、小便不禁、大便泄泻；红枣益气补血、健脾和胃，对便溏乏力有食疗作用。几者结合食用，对慢性肠炎有一定的食疗作用。

苋菜头猪大肠汤

材料

猪大肠200克，苋菜头100克，枸杞子5克，盐3克，姜片5克，薄荷叶1克。

做法

1. 猪大肠洗净，切段；苋菜头、枸杞子均洗净。
2. 锅注水烧开，放入猪大肠氽透。
3. 将猪大肠、姜片、枸杞子、苋菜头一起放入炖盅内，注入清水，大火烧开后再用小火煲2.5小时，加盐调味，最后以薄荷叶装饰即可。

功效

苋菜能清热利湿、凉血止血、止痢，主治赤白痢疾，适合急慢性肠炎患者、痢疾患者、大便秘结者食用；猪大肠能清热止痢。两者合用，可辅助治疗下痢脓血等症。

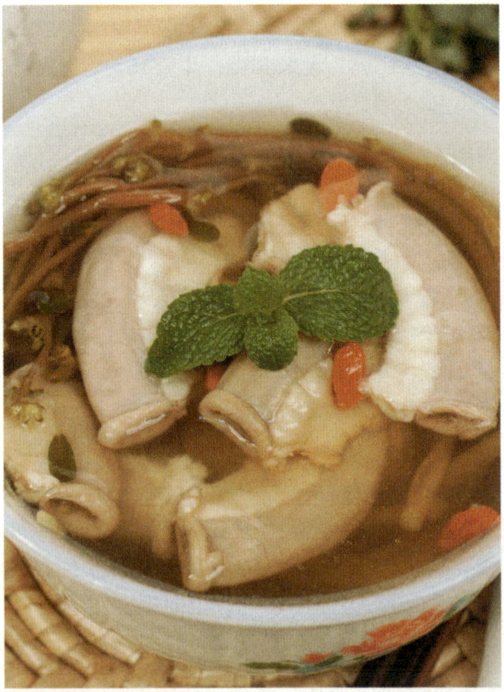

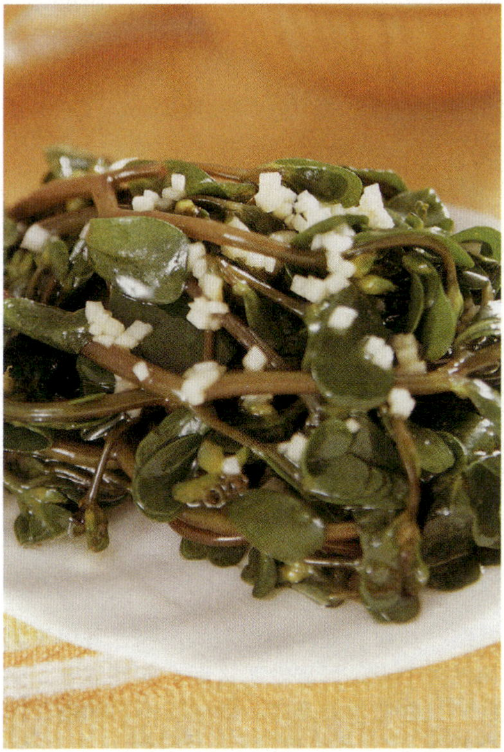

蒜蓉马齿苋

材料

马齿苋300克，大蒜10克，盐3克，食用油10毫升。

做法

1. 马齿苋洗净；大蒜洗净，去皮，剁成蓉。
2. 将洗净的马齿苋下入沸水中稍汆后，捞出。
3. 锅中加油烧热，下入蒜蓉爆香后，再下入马齿苋、盐翻炒均匀即可。

功效

本品具有清热解毒、凉血止痢、消炎杀菌的功效，非常适合慢性肠炎患者食用。

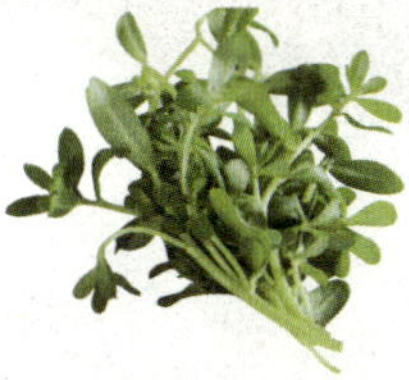

马齿苋具有清热解毒、消肿止痛的功效，对肠道传染病，如肠炎、痢疾等有独特的食疗作用。

山药大蒜蒸鲫鱼

材料

鲫鱼350克，山药100克，大蒜、葱、姜、盐、料酒各5克。

做法

1. 鲫鱼处理干净，用料酒、盐腌15分钟；大蒜、葱洗净，切小段；姜洗净，切小片。
2. 山药去皮洗净切片，铺于碗底，放上鲫鱼。
3. 碗中加调味料后放蒸笼上蒸30分钟，最后拣去大蒜、姜片即可。

功效

大蒜能消炎杀菌，促进食欲，抗肿瘤，保护肝脏，保护胃黏膜；山药能补脾止泻、生津益肺、补肾涩精。本品具有益气健脾、消炎止泻的作用，适合慢性肠炎患者食用。

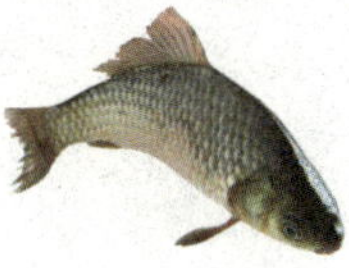

鲫鱼营养丰富，所含的蛋白质质优、种类齐全、易于消化吸收，具有很强的滋补保健功效。

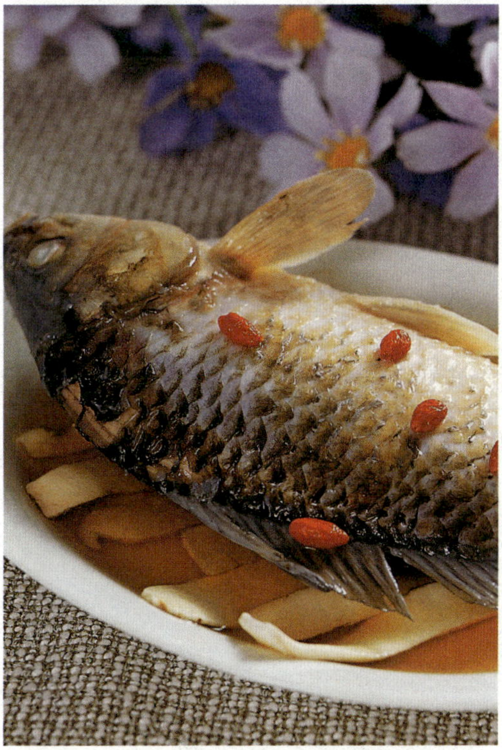

祛病疗疾，良药不苦口

风湿性关节炎

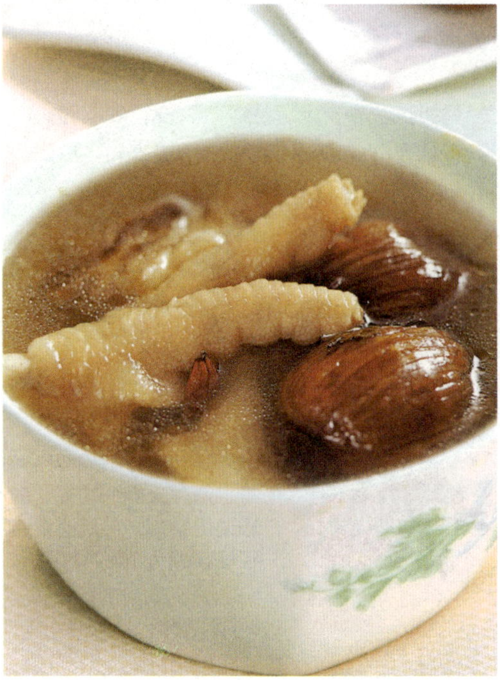

桑寄生连翘鸡爪汤

材料

桑寄生30克，连翘15克，鸡爪400克，蜜枣2颗，盐5克。

做法

1. 桑寄生、连翘、蜜枣均洗净。
2. 鸡爪洗净，去爪甲，斩件，入沸水锅中汆烫。
3. 将1600毫升清水放入瓦煲内，煮沸后加入除盐以外的所有材料，大火煲开后，改用小火煲2小时，加盐调味即可。

功效

桑寄生能补肝肾、强筋骨、除风湿、通经络、益血，还可治疗风湿痹痛，适用于风湿性关节炎、风湿性肌炎而有腰膝酸软、痛痹和其他血虚表现者，取其有舒筋活络、镇痛的作用。

土茯苓鳝鱼汤

材料

鳝鱼、蘑菇各100克，当归8克，土茯苓、赤芍各10克，盐3克，料酒10克。

做法

1. 将鳝鱼洗净，切小段；当归、土茯苓、赤芍、蘑菇分别洗净。
2. 将原材料放入锅中，加水，以大火煮沸后转小火续煮40分钟。
3. 加入盐、料酒调味即可。

功效

土茯苓可祛风除湿、清热解毒；鳝鱼可祛风通络。二者合用，对湿热痹痛型风湿性关节炎有很好的疗效。

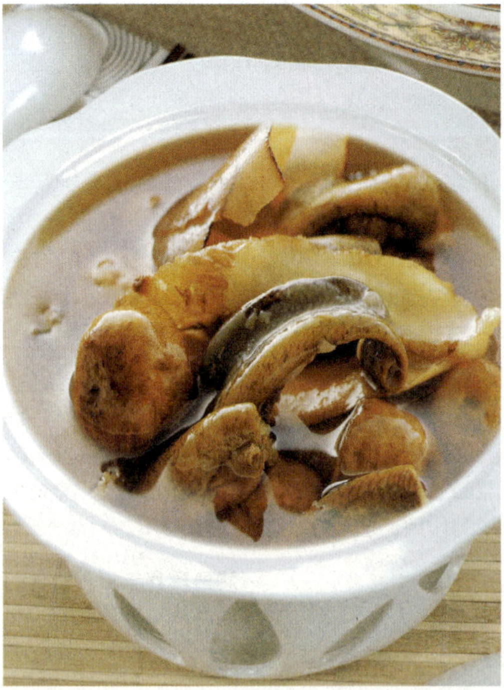

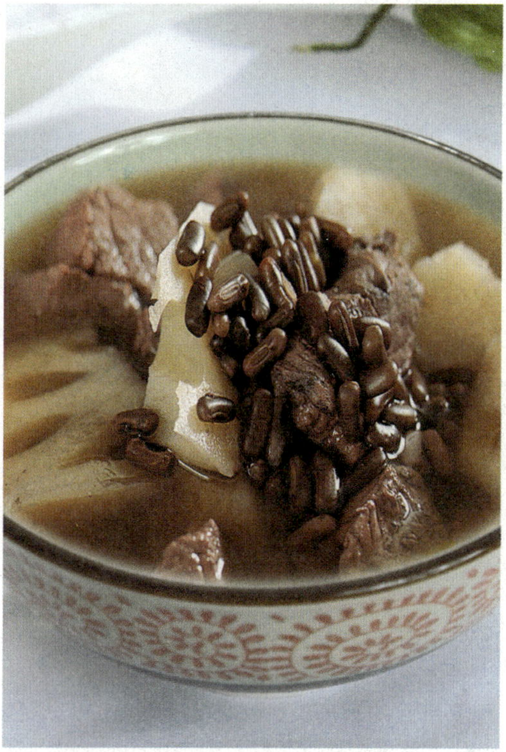

莲藕红豆汤

材料

猪瘦肉250克，莲藕300克，红豆50克，蒲公英15克，盐5克，料酒10毫升。

做法

1 将猪瘦肉洗净，切块；莲藕去节，去皮，洗净，切块；红豆去杂质，洗净。
2 蒲公英洗净，用纱布包好，扎紧。
3 锅内加适量水，放入猪瘦肉、莲藕、红豆，以及蒲公英药袋，大火烧沸，用小火煮1小时，最后加盐、料酒调味即可。

功效

蒲公英清热解毒，利尿散结；红豆具有清热解毒、消肿止痛、祛湿除痹等功效，对风湿热痹引起的关节红、肿、热、痛有较好的疗效；莲藕滋阴养血，强壮筋骨。三者配伍，可辅助治疗风湿性关节炎。

红豆核桃仁粥

材料

红豆30克，核桃仁20克，大米70克，白糖3克，葱花3克。

做法

1 大米、红豆均泡发洗净；核桃仁洗净。
2 锅置火上，倒入清水，放入大米、红豆同煮至开花。
3 加入核桃仁煮至粥浓稠，调入白糖拌匀，撒上葱花即可食用。

功效

红豆能清热解毒、消肿止痛；核桃仁能补肾温肺，治疗腰痛脚弱之症。二者搭配，有辅助治疗风湿性关节炎的作用。

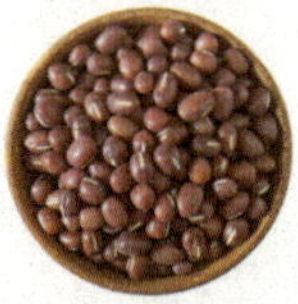

红豆美味可口，是日常生活必备的家用食材之一，具有清热解毒、利水消肿、健脾利湿、消积化淤等作用。

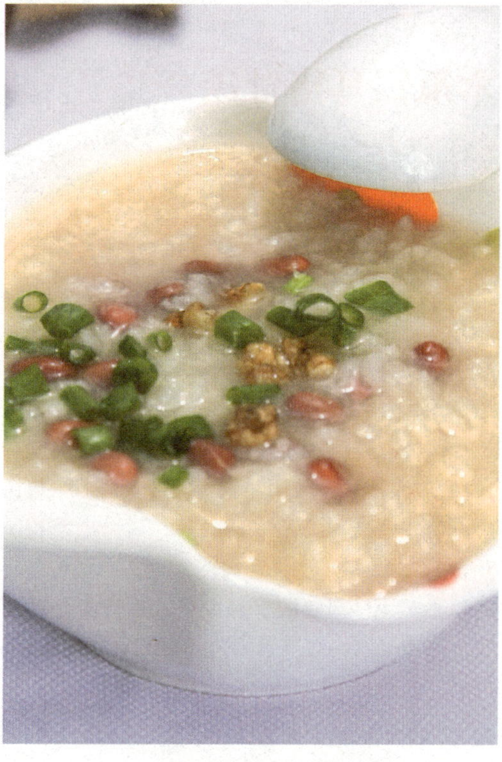

祛病疗疾，良药不苦口

肩周炎

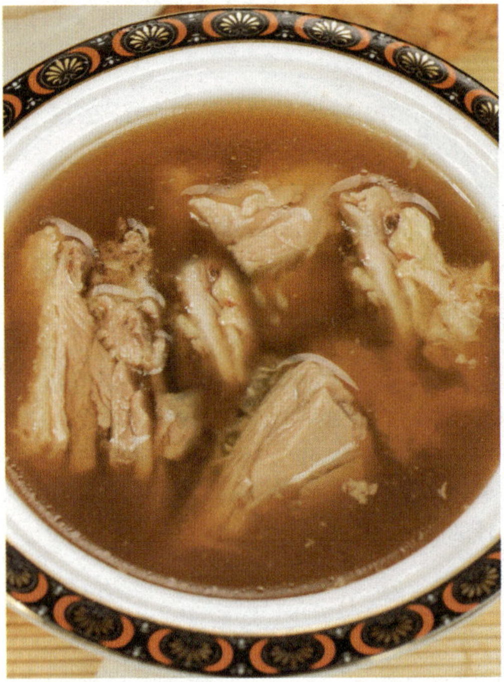

党参柴胡排骨汤

材料

羌活、独活、川芎、细辛各5克，党参15克，柴胡10克，茯苓、甘草、枳壳、干姜各5克，排骨250克，盐4克。

做法

1. 所有药材洗净，一起煎煮后取药汁备用。
2. 排骨斩块，入沸水中汆烫，捞起冲净，放入炖锅，加药汁，再加水至盖过材料，以大火煮开，转小火炖约2小时。
3. 最后加盐调味即可。

功效

川芎能行气开郁、祛风燥湿、活血止痛；细辛能疏散风寒、解热镇痛，可用于感受风寒湿邪所致的肩周炎，缓解肩周疼痛症状。因此，本品具有祛湿散寒、理气止痛的功效，适合肩周炎、风湿性关节炎、风湿夹痰者食用。

木瓜银耳猪骨汤

材料

木瓜100克，银耳10克，猪骨150克，盐3克，香油4克。

做法

1. 木瓜去皮，洗净切块；银耳洗净，泡发，撕小片；猪骨洗净，斩块。
2. 热锅入水烧开，放入猪骨，汆尽血水，捞出洗净。
3. 将猪骨、木瓜放入瓦煲，注入水，大火烧开后放入银耳，改用小火炖煮2小时，加盐、香油调味即可。

功效

木瓜可祛风除湿、通经络，猪骨可补钙壮骨。两者同用，对肩周炎有一定的食疗功效。

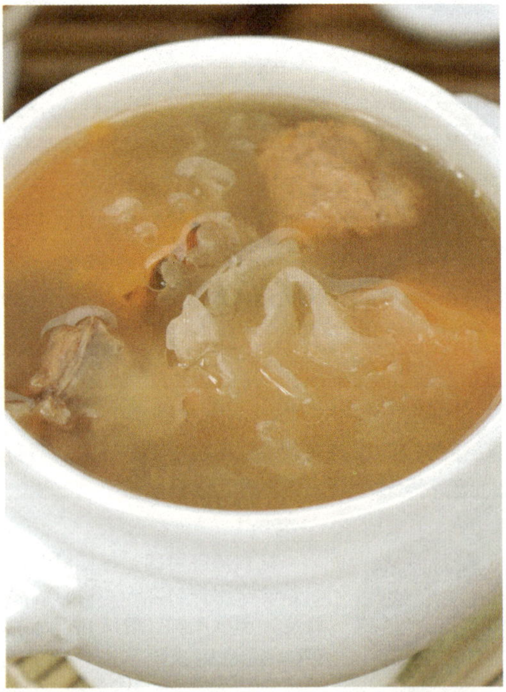

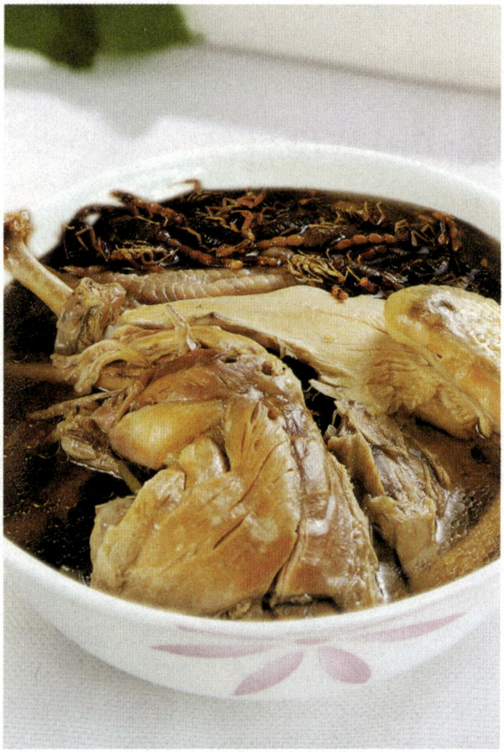

蝎子炖鸡

材料

蝎子25克，鸡1只，猪肉100克，火腿20克，盐3克，白糖5克，鸡汁1000毫升，食用油20毫升。

做法

1. 锅中注水烧开，分别放入蝎子、鸡、猪肉、火腿氽烫，捞出沥水。
2. 锅中油烧热，放入氽烫过的蝎子炒香，盛出。
3. 将所有原材料放入炖盅内，调入盐、白糖、鸡汁，炖1.5小时即可。

功效

蝎子可通经活络、消肿止痛、攻毒散结，对治疗风湿痹痛引起的肩周炎、风湿性关节炎、中风等均有疗效。

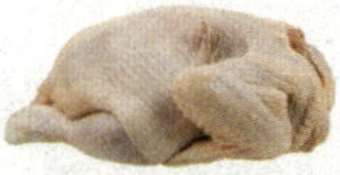

鸡肉含有蛋白质、维生素E等，常食可增强体力、强壮身体、补中益气。

川乌姜粥

材料

川乌5克，大米50克，姜丝2克，蜂蜜5毫升。

做法

1. 把川乌洗净备用。
2. 大米洗净加水煮粥，粥快熟时加入川乌，改用小火慢熬，待熟后加入姜丝，待温凉后加蜂蜜，搅匀即可。
3. 每日1剂，趁热服用。

功效

川乌善于祛风除湿、温经散寒，有明显的止痛作用，可祛散寒湿、通利关节、温经止痛，生姜同食，散寒除湿的效果更佳，对肩周炎有一定的食疗作用。

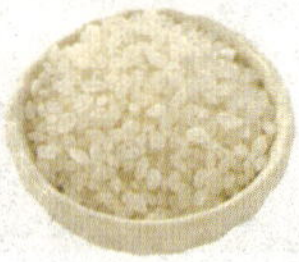

大米味甘淡，其性平和，是滋补之物，每日食用，能益脾胃、除烦渴。

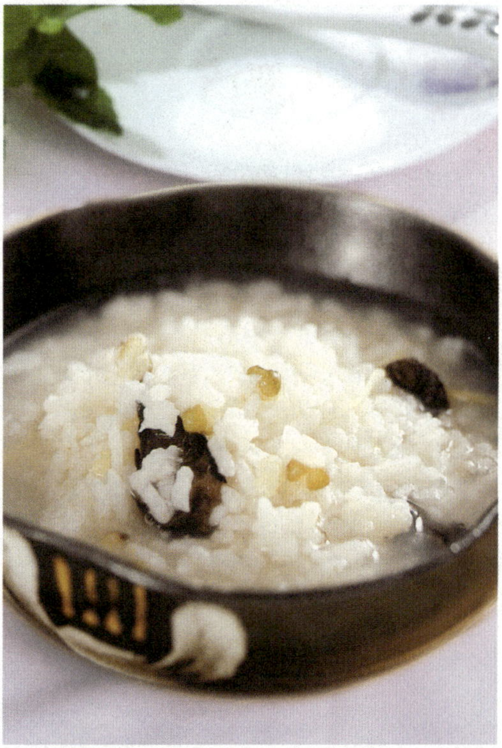

祛病疗疾，良药不苦口

颈椎病

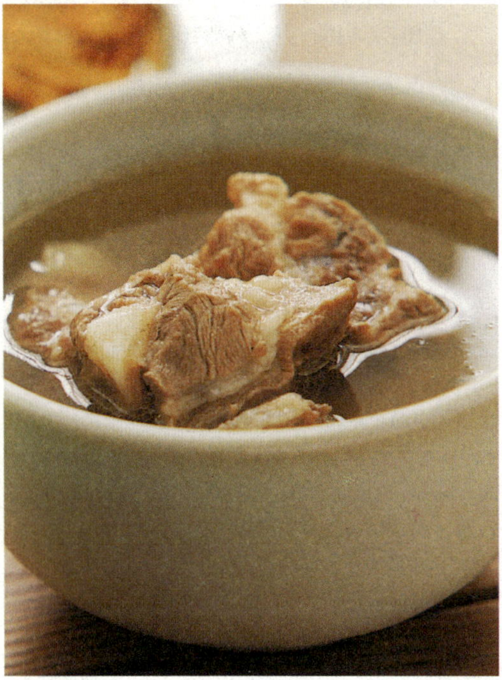

羌活川芎排骨汤

材料

羌活、独活、川芎、鸡血藤各10克，党参、茯苓、枳壳各8克，排骨250克，姜片5克，盐4克。

做法

1. 将所有药材洗净，煎取药汁，去渣备用。
2. 排骨斩块，汆烫，捞起冲净，放入炖锅，加入熬好的药汁和姜片，再加水盖过材料，以大火煮开。
3. 转小火炖约2小时，加盐调味即可。

功效

羌活具有散寒解表、祛风除湿、止痛的功效，用于治疗风湿，凡有关节肌肉风湿者都可应用。因此，本品散寒除湿、行气活血、益气强身等功效，适合颈椎病患者食用。

排骨桂枝板栗汤

材料

排骨350克，桂枝20克，板栗100克，玉竹20克，枸杞子3克，盐5克，高汤1500毫升。

做法

1. 将排骨洗净，切块，汆水。
2. 桂枝洗净。
3. 净锅上火倒入高汤，调入盐，放入排骨、桂枝、板栗、玉竹、枸杞子煲至熟即可。

功效

桂枝能发汗解肌、温经通脉，舒筋通络，可缓解颈椎疼痛。因此，本品具有温经散寒、行气活血的功效，适合气血运行不畅引起的颈椎病患者食用。

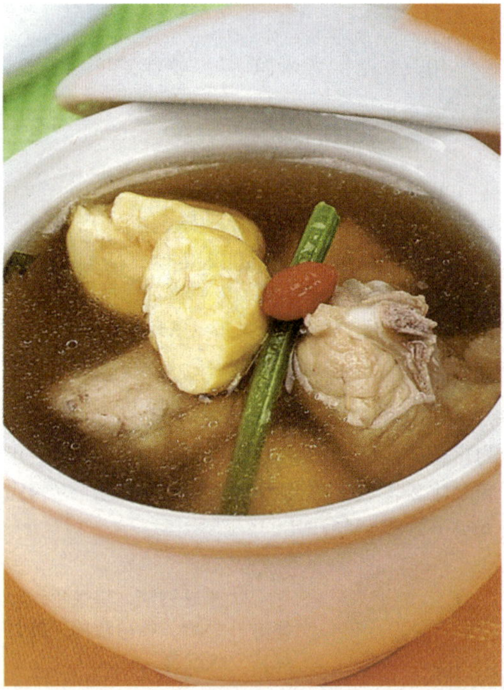

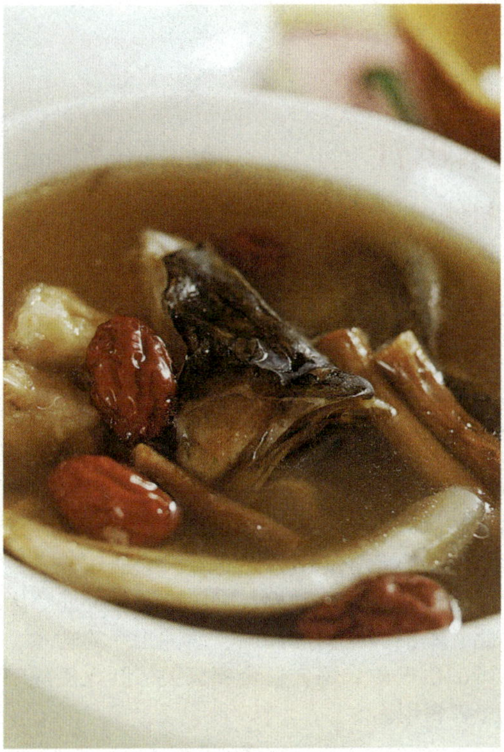

川芎白芷鱼头汤

材料

川芎、白芷各10克，生姜5片，鳙鱼头1个，红枣5颗，盐5克，食用油20毫升。

做法

1. 将鱼头洗净，去鳃，起油锅，放入鱼头煎至微黄，取出；川芎、白芷、姜片、红枣分别洗净。
2. 把川芎、白芷、姜片、红枣、鱼头一起放入炖锅内，加适量开水，炖锅加盖，小火隔水炖2小时，最后以盐调味即可。

功效

本品能散寒解表、舒筋止痛，适合颈椎病患者食用。

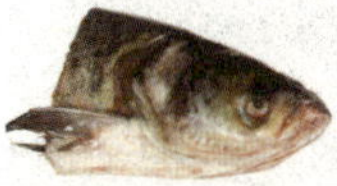

鱼头营养价值高、口味好、富含人体必需的卵磷脂和不饱和脂肪酸，对降低血脂、健脑及延缓衰老有好处。

骨碎补脊骨汤

材料

骨碎补15克，猪脊骨500克，红枣 4 颗，盐5克。

做法

1. 骨碎补洗净，浸泡1小时；红枣洗净。
2. 猪脊骨斩件，洗净，汆水。
3. 将2000毫升清水放入瓦煲内，煮沸后加入骨碎补、猪脊骨、红枣，大火煲开后，改用小火煲3小时，再加盐调味即可。

功效

骨碎补有活血续伤、补肾强骨之功效，能活血散淤、消肿止痛、续筋接骨。因此，本品具有活血祛淤、强筋壮骨的功效，适合颈椎病、腰椎间盘突出症以及淤血凝滞之骨折患者食用。

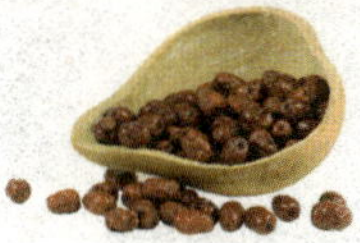

红枣具有补中益气、养血安神、健胃补脑、保护肝脏的作用。

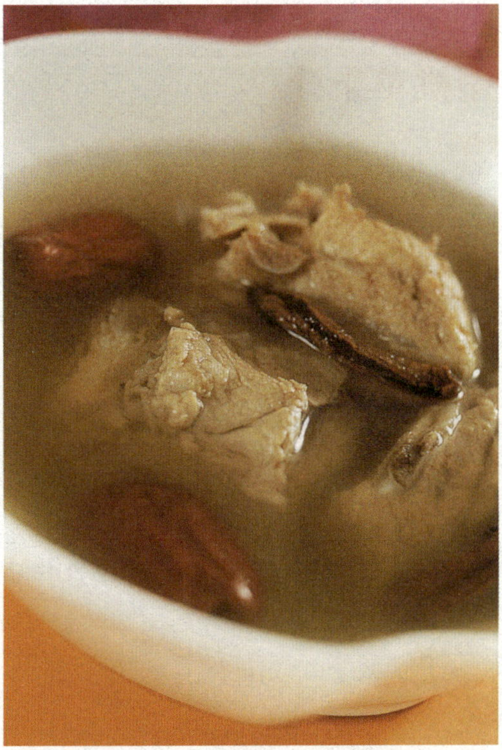

痛风

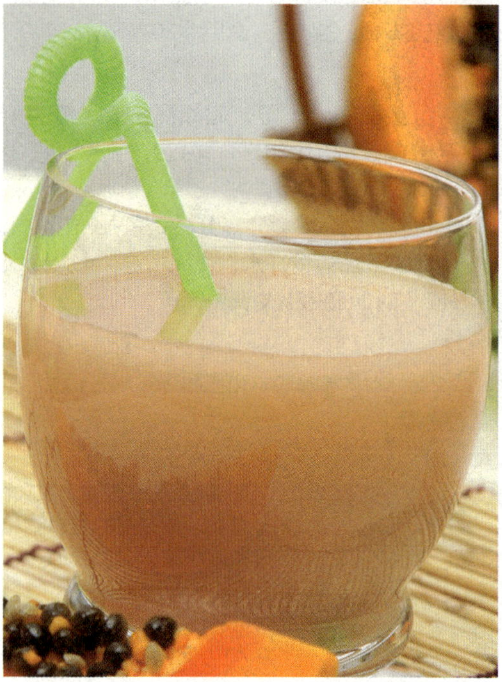

木瓜汁

材料

木瓜100克，菠萝60克，柠檬汁5毫升，冰水150毫升。

做法

1. 将木瓜和菠萝去皮，木瓜去子，洗净。
2. 将木瓜和菠萝均切成小块。
3. 将木瓜、菠萝、柠檬汁、冰水放入榨汁机一起搅打成汁即可。

功效

木瓜能舒筋络、活筋骨、降血压，主治肌肤麻木、关节肿痛、脚气、手足抽筋。因此，本品具有清热利湿、消肿止痒的功效，可加快机体代谢，适合痛风关节肿大疼痛的患者食用。

樱桃苹果汁

材料

樱桃300克，苹果1个。

做法

1. 将苹果洗净，切小块，榨汁，滤去残渣后备用。
2. 将樱桃洗净，切小块，放入榨汁机中榨汁，滤去残渣后备用。
3. 将以上两个步骤所得的果汁混合搅匀即可。

功效

本品具有祛风除湿的功效，可有效改善痛风所见的关节红、肿、热痛等症状。但要注意，樱桃中的钾含量高，肾病患者不宜食用。

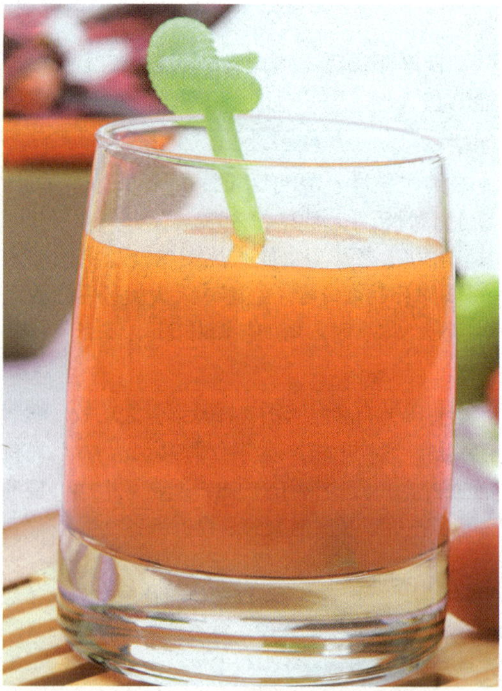

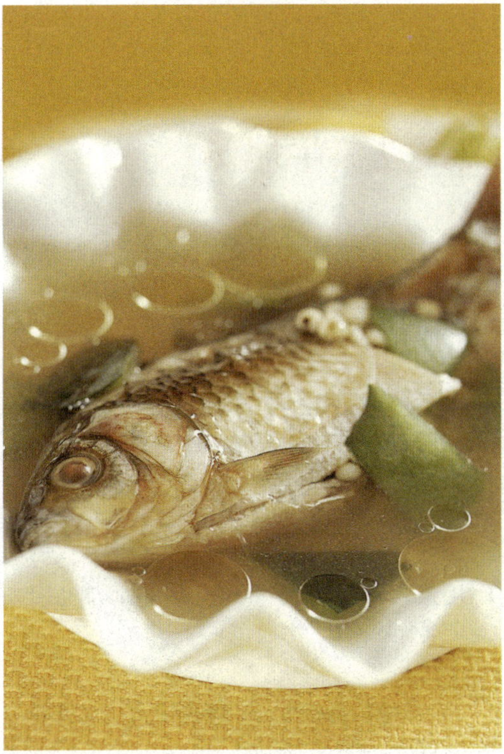

薏米瓜皮鲫鱼汤

材料

冬瓜皮60克，薏米150克，鲫鱼250克，生姜3片，盐5克。

做法

1. 将鲫鱼剖洗干净，去内脏，去鳃；冬瓜皮、薏米分别洗净。
2. 将冬瓜皮、薏米、鲫鱼、生姜片放进汤锅内，加适量清水，盖上锅盖。
3. 用中火烧开，转小火再煲30分钟，加盐调味即可。

功效

冬瓜皮可利水消肿、清热解毒；薏米可清热健脾、利尿排脓；鲫鱼补气健脾、利水通淋。三者配伍，有助于祛风除湿，促进体内尿酸排泄，缓解痛风症状。

苹果燕麦牛奶

材料

苹果1个，燕麦20克，牛奶30毫升，白糖5克。

做法

1. 苹果洗净，切小块。
2. 将苹果、燕麦、牛奶一起放入冰沙机中拌匀。
3. 盛出后，加入白糖调味即可。

功效

本品具有加强尿酸排泄的功效，可缓解痛风症状。长期食用本品，对于高脂血症、脂肪肝也有很好的防治作用。

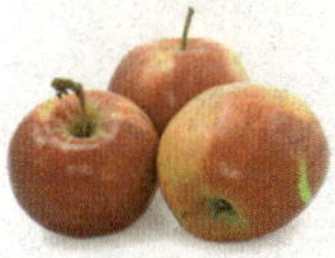

苹果被称为“全方位的健康水果”，其中所含营养物质不仅能促进消化，还能保护心血管，改善呼吸系统功能，美容养颜。

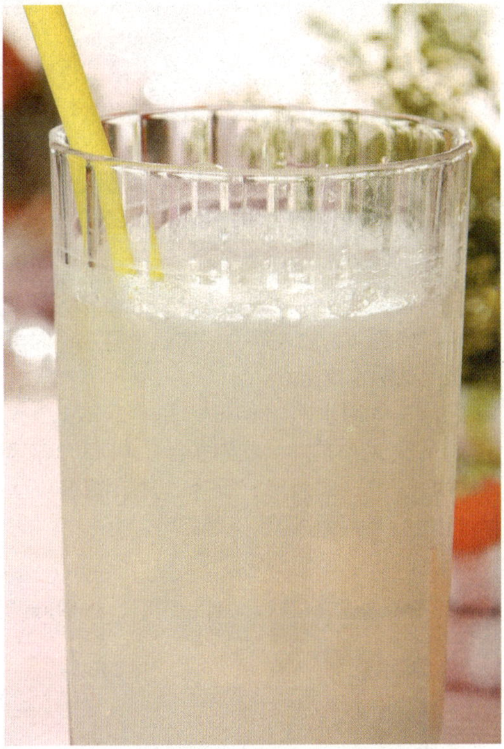

坐骨神经痛

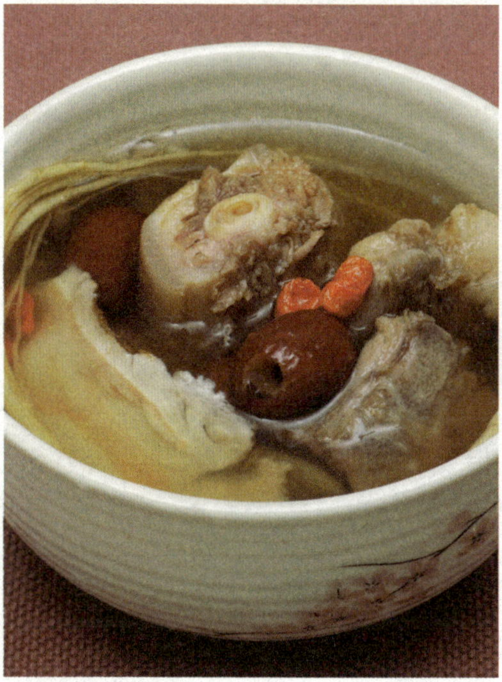

黄芪党参牛尾汤

材料

红枣5颗，黄芪20克，党参、当归各10克，枸杞子15克，牛尾1条，牛肉250克，牛筋100克，盐5克。

做法

1. 牛肉洗净，切块；牛筋用清水浸泡30分钟，再放入开水中清煮15分钟；牛尾洗净，斩成寸段；红枣、黄芪、党参、当归、枸杞子分别洗净。
2. 将以上食材放入锅中，加水没过所有材料。
3. 用大火煮沸后，转小火煮2小时，加盐调味即可。

功效

本品能补肾养血、强腰壮膝、益气固精，适宜辅助治疗坐骨神经痛。

制附子蒸羊肉

材料

制附子10克，鲜羊肉1000克，葱段、姜片各5克，料酒20毫升，肉清汤1000毫升，盐5克，熟猪油10克，胡椒粉2克。

做法

1. 将羊肉洗净，放入锅中，加适量清水将之煮至七成熟，捞出。
2. 制附子先用水煎1个小时，取汁，取1个大碗依次放入羊肉、制附子汁、料酒、熟猪油、葱段、肉清汤、姜片、盐、胡椒粉。
3. 再放入沸水锅中隔水蒸熟即可。

功效

本品具有散寒除湿、温经通络、止痹痛的作用。

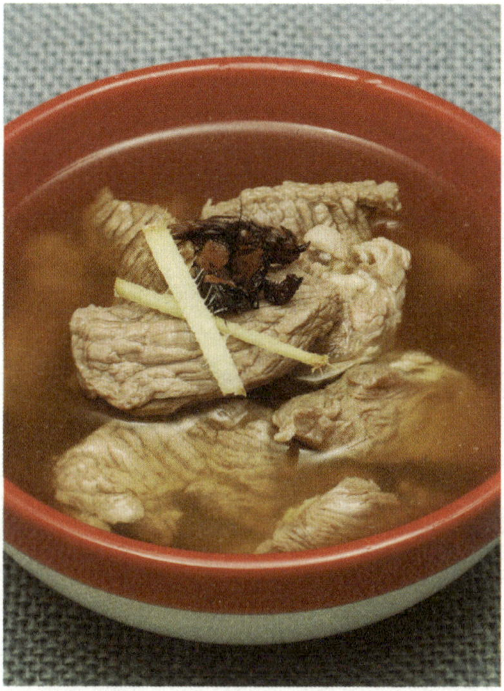

猪腰黑米花生粥

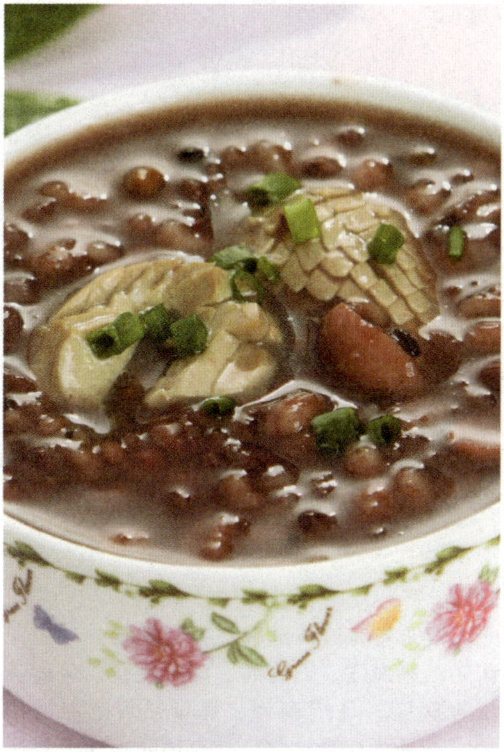

材料

薏米、红豆各30克，猪腰、黑米、花生仁、绿豆各50克，盐、葱花各5克。

做法

1. 猪腰洗净，去腰臊，切花刀；花生仁洗净；黑米、薏米、绿豆、红豆淘净，分别泡发。
2. 黑米、薏米、绿豆、红豆放入锅，加适量水煮沸，放入花生仁，中火熬煮半小时。
3. 等黑米煮至开花，放入猪腰，待猪腰变熟，加入盐调味，撒上葱花即可。

功效

此品可补肾强腰、益气养血，有助于缓解坐骨神经病。

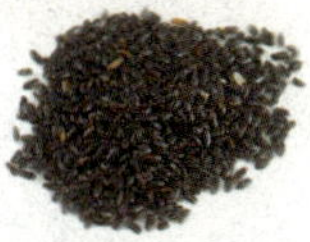

黑米色泽乌黑，营养价值非常高，具有健脾开胃、补肝明目、滋阴补肾、益气强身、养精固肾的功效，是抗衰美容、防病强身的滋补佳品。

桑寄生竹茹汤

材料

桑寄生40克，竹茹10克，红枣8颗，鸡蛋2个，冰糖10克。

做法

1. 桑寄生、竹茹分别洗净；红枣洗净，去核备用。
2. 将鸡蛋用水煮熟，去壳备用。
3. 桑寄生、竹茹、红枣加水以小火煲约90分钟，加入鸡蛋，再加入冰糖煮沸即可。

功效

本汤具有舒筋活络、强腰膝、止痹痛的作用，可用于辅助治疗坐骨神经痛、腰痛等症。

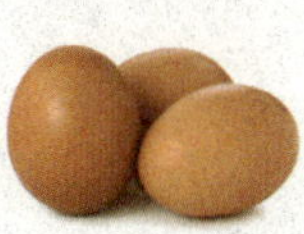

鸡蛋是扶助正气的常用食材，可补阴益血、除烦安神、补脾和胃，可用于气血不足、热病烦渴、胎动不安等。

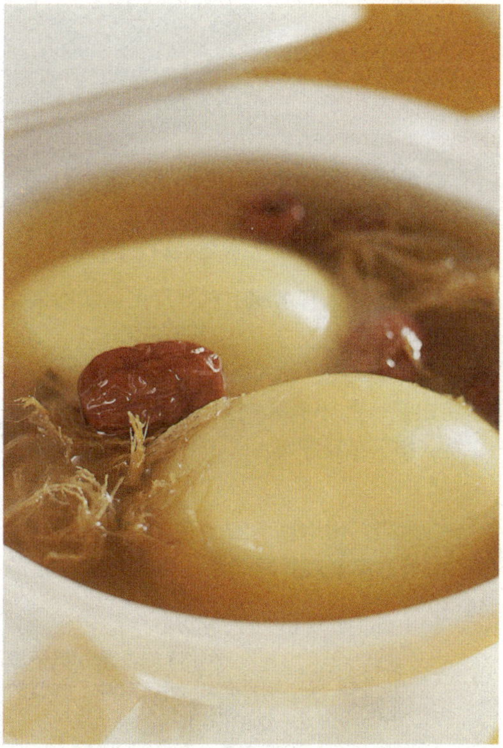

骨质疏松

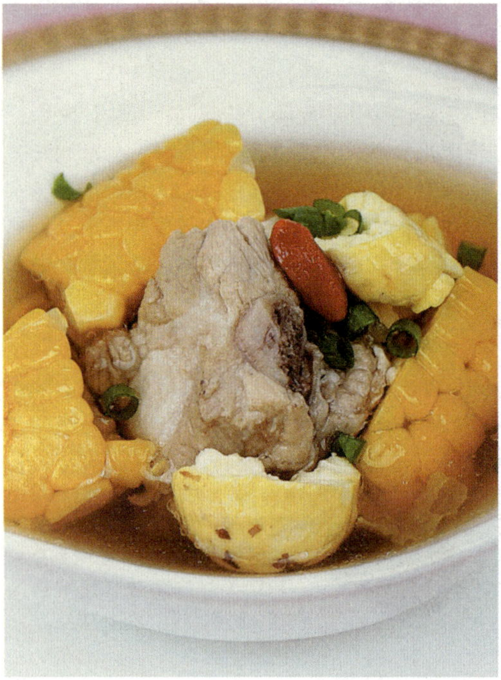

板栗玉米排骨汤

材料

猪排骨350克，玉米棒200克，板栗50克，盐3克，葱花、姜末各5克，高汤1000毫升，食用油20毫升。

做法

1. 将猪排骨洗净，剁成块，汆水。
2. 玉米棒洗净，切块；板栗洗净。
3. 净锅上火倒入油，将葱、姜爆香，下入高汤、猪排骨、玉米棒、板栗，调入盐煲至熟即可。

功效

板栗具有养胃健脾、补肾强腰之功效，可防治高血压、冠心病、动脉硬化、骨质疏松等病症，是抗衰老、延年益寿的滋补佳品。本品可补肾壮骨、补充钙质，缓解骨质疏松的症状。

蛤蜊炖蛋

材料

蛤蜊250克，鸡蛋3个，葱6克，红枣2颗，盐4克。

做法

1. 蛤蜊洗净放入开水锅中煮至开壳，取出来洗净泥沙。
2. 鸡蛋打入碗中，加入调味料打散。
3. 将蛤蜊、红枣放入鸡蛋中，入蒸锅蒸10分钟，撒上葱花即可。

功效

蛤蜊和鸡蛋均富含维生素D，对骨骼有很好的益处，常食对骨质增生的患者也有一定的食疗效果。

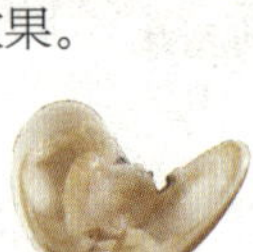

蛤蜊味咸性寒，具有滋阴润燥、利尿消肿、软坚散结的作用。

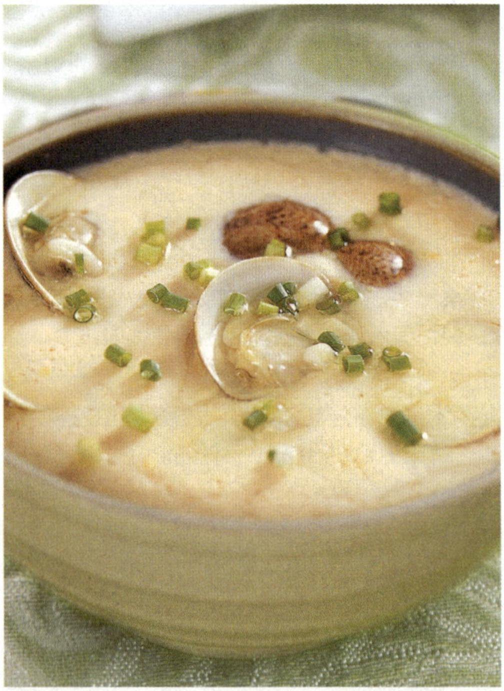

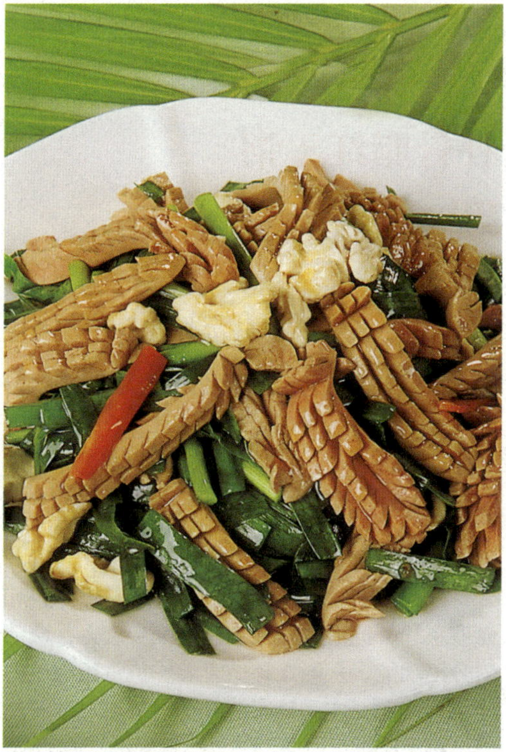

韭菜核桃仁炒猪腰

材料

韭菜、猪腰各150克，核桃仁20克，红椒30克，盐3克，鲜汤800毫升，水淀粉80毫升，食用油20毫升。

做法

1. 韭菜洗净切段；猪腰洗净，切花刀，再横切成条，放入沸水中氽烫去血水，捞出控干；红椒洗净，切丝。
2. 盐、水淀粉和鲜汤搅成芡汁；油锅烧热，加入腰花、韭菜、核桃仁、红椒翻炒，调入水淀粉勾芡即可。

功效

肾主骨，韭菜、猪腰、核桃均是补肾的佳品，对骨质疏松有很好的防治作用。

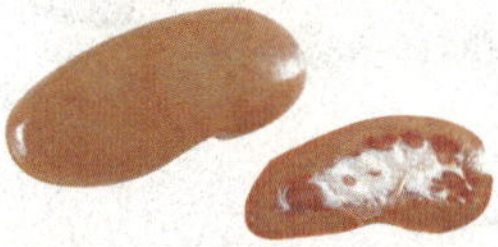

猪腰性平，味甘、咸，具有补肾气、通膀胱、消积滞、止消渴之作用。

黑豆猪皮汤

材料

猪皮200克，黑豆50克，红枣10颗（去核），盐3克。

做法

1. 猪皮刮干净，或者可用火炙烤去毛，放入开水氽烫，待冷却之后切块。
2. 黑豆、红枣分别用清水洗净，浸泡半小时，放入砂锅里，加适量水，煲至豆烂。
3. 加猪皮再煲1小时，直到猪皮软化，便可加入适量盐，用勺子搅拌均匀即可。

功效

黑豆具有祛风除湿、调中下气、活血、解毒、利尿、明目等功效。本品具有补肾壮骨、补充胶原蛋白、补血养颜等功效，适合骨质疏松、腰椎间盘突出、皮肤粗糙的患者食用。

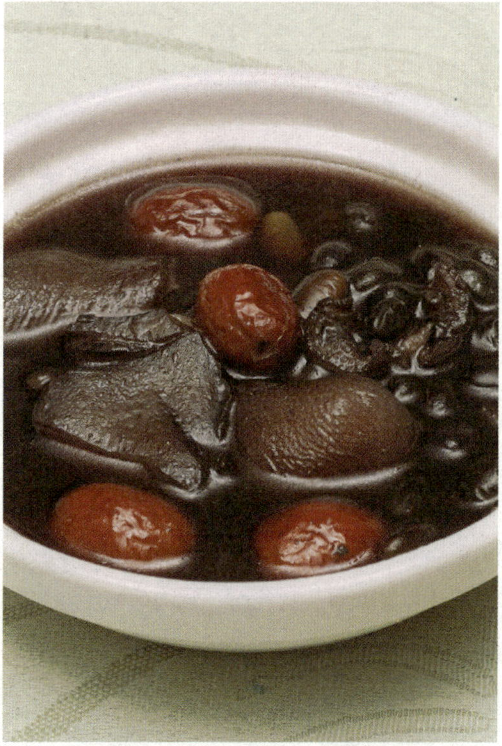

骨质增生

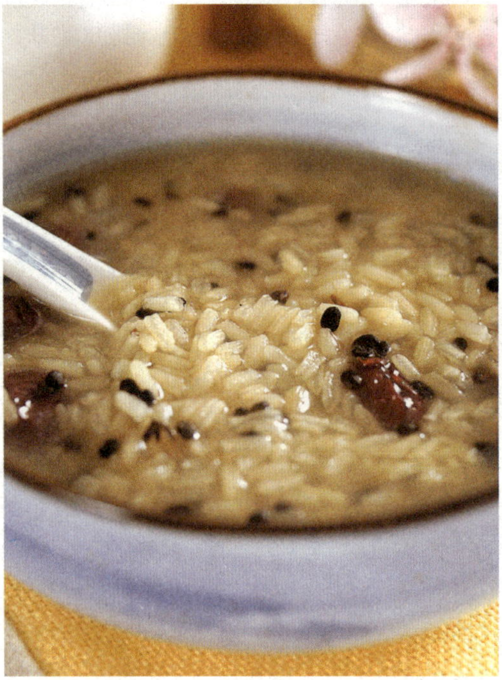

补骨脂红枣粥

材料

补骨脂20克，糯米100克，红枣6枚。

做法

1. 补骨脂洗净，放入锅加水适量，大火煮开后转小火煎15分钟，滤去药渣留汁备用；红枣洗净。
2. 糯米洗净入锅，加入补骨脂药汁、红枣，煮成粥即可。
3. 趁热分2次服用。

功效

补骨脂补肾助阳，且能通过调节神经和血液系统，促进骨髓造血，增强免疫力，调节内分泌功能，从而发挥抗衰老、抗骨质增生的作用。因此，本品具有温补脾肾、益气健脾功效，对骨质增生有一定的食疗效果。

三七冬菇炖鸡

材料

三七12克，冬菇30克，鸡肉500克，红枣15枚，姜丝、蒜泥各5克，盐5克。

做法

1. 将三七洗净；冬菇洗净，以温水泡发。
2. 把鸡肉洗净，斩块；红枣洗净。
3. 将所有材料放入砂煲中，加入姜、蒜，注入适量水，小火炖至鸡肉烂熟，加盐调味即可。

功效

三七能散淤止痛、活血消肿，对骨质增生引起的关节疼痛、肢体麻木均有疗效；冬菇能补肝肾、健脾胃、益气血；鸡肉能温中益气、补精添髓、益五脏、补虚损。因此，本品对体质虚弱、骨质增生有一定的食疗功效。

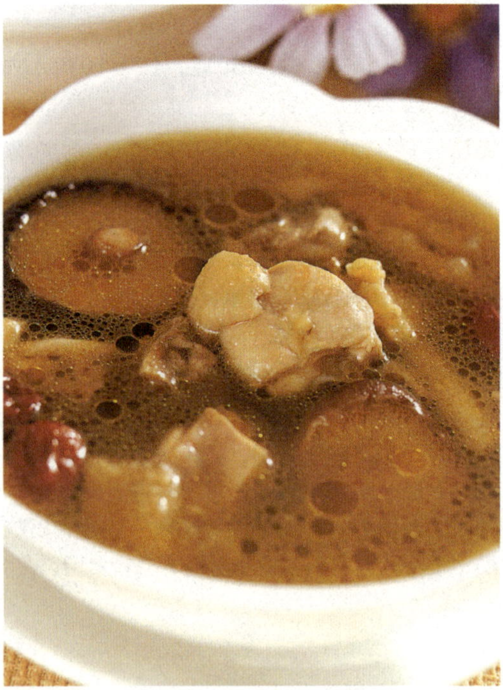

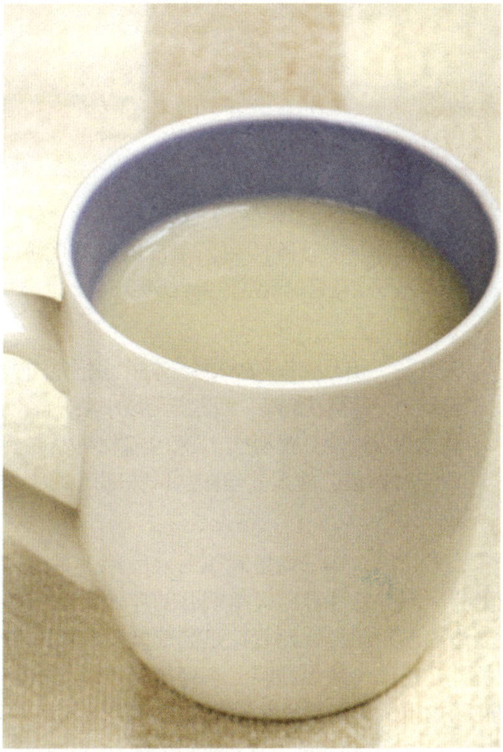

生地黑豆奶

材料

青仁黑豆200克，生地8克，玄参、麦冬各10克，白糖适量。

做法

1. 青仁黑豆洗净，浸泡至豆子膨胀，沥水。
2. 生地、玄参、麦冬洗净后放入纱布袋内，置入锅中，以小火加热至沸腾，约5分钟后滤取药汁备用。
3. 将青仁黑豆与药汁混合，放入豆浆机内搅拌均匀，过滤出豆浆加白糖即可。

功效

常食黑豆可抗衰老、预防骨质退行性病变。本品具有滋阴养血、补肾壮骨、补充钙质的功效，适合骨质增生的患者食用。

排骨板栗鸡爪汤

材料

鸡爪2只，猪排骨175克，板栗肉120克，油菜10克，枸杞子5克，盐3克，酱油10毫升。

做法

1. 将鸡爪用清水洗净，放入沸水中氽烫后捞出；猪排骨用清水洗净，斩大块，放入沸水中氽烫后捞出。
2. 板栗肉、油菜、枸杞子放入清水中洗净。
3. 锅洗净，置于火上，倒入适量清水，调入盐、酱油，放入鸡爪、猪排骨、板栗肉、油菜、枸杞子，煲至熟即可。

功效

板栗能养胃健脾、补肾强腰，可防治高血压、冠心病、动脉硬化、骨质疏松等病症；猪排骨能补脾润肠、养血健骨。因此，本品具有补肾壮骨的功效，适合颈椎病、骨质疏松或骨质增生患者食用。

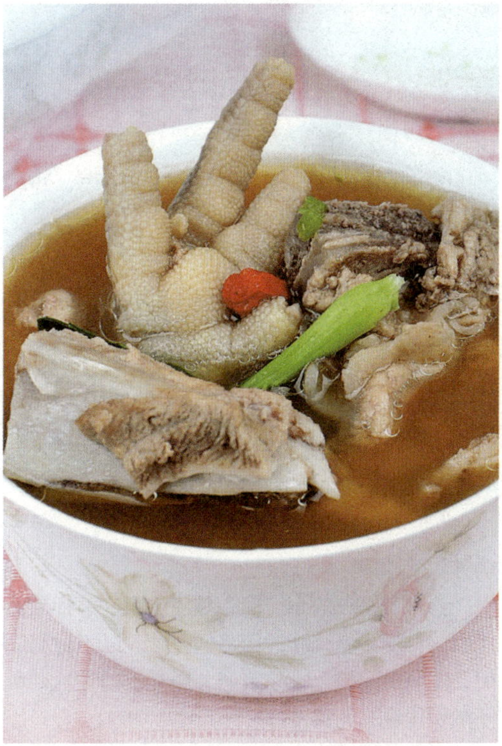

急性乳腺炎

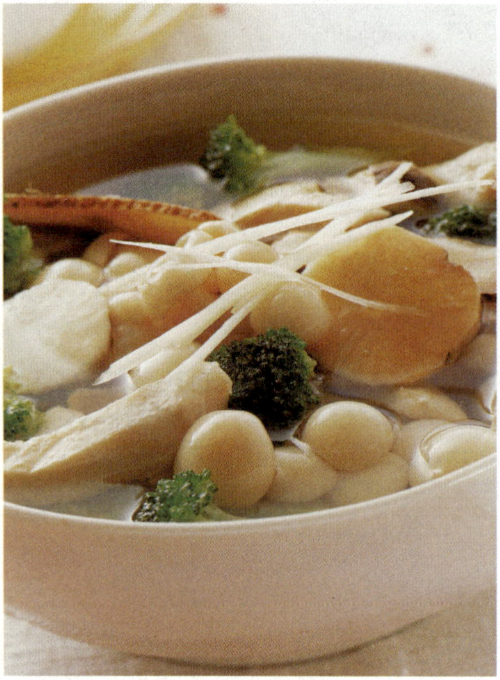

金针菇金枪鱼汤

材料

天花粉、知母各10克，金枪鱼肉200克，金针菇、西蓝花各150克，姜丝5克，盐5克。

做法

1. 天花粉、知母洗净，放入纱布袋；金枪鱼肉、金针菇、西蓝花洗净；西蓝花掰成小朵。
2. 清水注入锅中，放入纱布袋和全部材料煮沸。
3. 取出纱布袋，放入姜丝和盐调味即可。

功效

天花粉、知母均是清热泻火良药，对内热壅盛引起的急性乳腺炎有很好的疗效；金枪鱼能清热滋阴通乳；西蓝花是治疗乳腺疾病的良蔬；金针菇可清热滋阴、防癌抗癌。以上搭配炖汤食用，可缓解急性乳腺炎的症状。

金银花茅根猪蹄汤

材料

金银花、桔梗、白芷、茅根各15克，猪蹄1只，黄瓜35克，盐6克。

做法

1. 将猪蹄洗净，切块，汆水；黄瓜去子，洗净，切滚刀块备用。
2. 将金银花、桔梗、白芷、茅根洗净装入纱布袋，扎紧。
3. 汤锅上火倒入水，放入猪蹄、药袋，调入盐烧开，煲至快熟时，放入黄瓜，捞出药袋，续煮至猪蹄烂熟即可。

功效

金银花清热解毒，白芷敛疮生肌，茅根凉血止血，桔梗排脓消肿，猪蹄通乳汁。以上材料同用，能清热消肿、排脓敛疮、通乳，对哺乳期乳汁淤积导致的乳腺炎有很好的食疗功效。

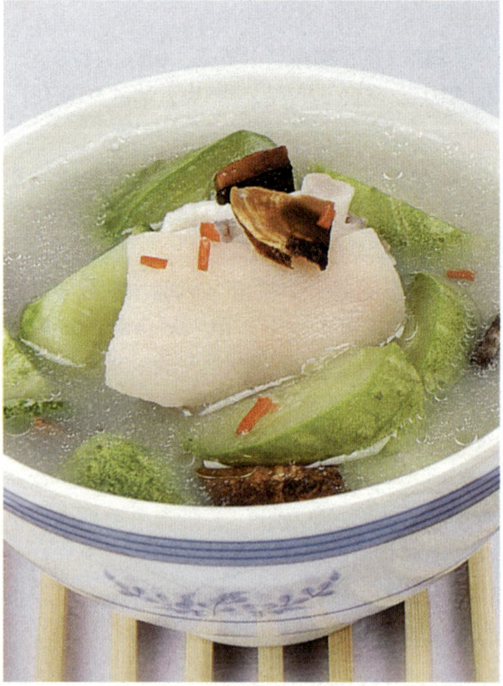

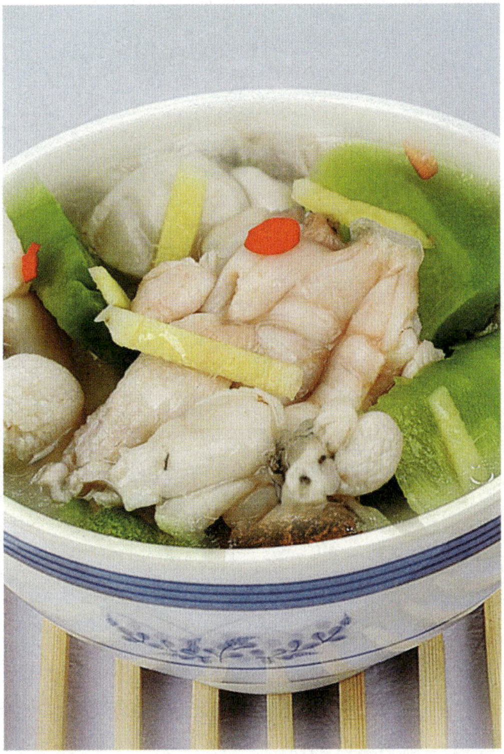

苦瓜牛蛙汤

材料

紫花地丁、蒲公英各15克，苦瓜200克，牛蛙200克，清汤800毫升，盐、姜片、枸杞子各5克。

做法

1. 将苦瓜去子，洗净，切厚片，用盐水稍泡；紫花地丁、蒲公英分别洗净。
2. 牛蛙处理干净斩块，汆水备用。
3. 净锅上火倒入清汤，调入盐、姜片烧开，放入牛蛙、苦瓜、紫花地丁、蒲公英煲至熟即可。

功效

紫花地丁、蒲公英均有清热解毒、消肿排脓的作用；苦瓜可泻火解毒；牛蛙能清热利尿。三者合用，对各种热毒性炎症均有疗效，如急性乳腺炎、腮腺炎等。

大黄蒲公英茶

材料

生大黄2克，蒲公英15克，荆芥穗10克。

做法

1. 将蒲公英、荆芥穗分别洗净，放入锅中，加水600毫升，大火煮开，转小火续煮5分钟。
2. 再将生大黄放入锅中，续煮1分钟即可关火。
3. 滤去生大黄、荆芥穗，取汁饮用。

功效

蒲公英为中医传统清热解毒药材，药理研究表明，蒲公英有良好的抗炎、抗病毒作用，可用于临床多种感染性疾病，如急性乳腺炎、肺脓肿、腮腺炎、化脓性咽喉炎等。大黄外用可消肿敛疮，对热毒炽盛的病症也有较好的效果。

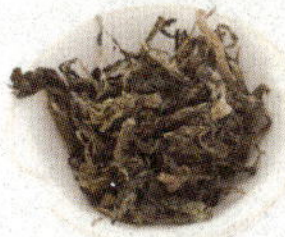

蒲公英味苦甘，性寒，富含维生素A、维生素C及钾，具有清热解毒、利尿散结的作用。

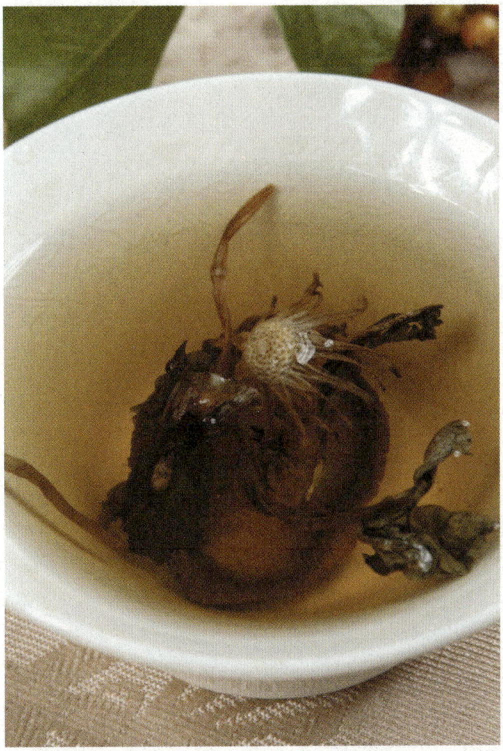

感冒

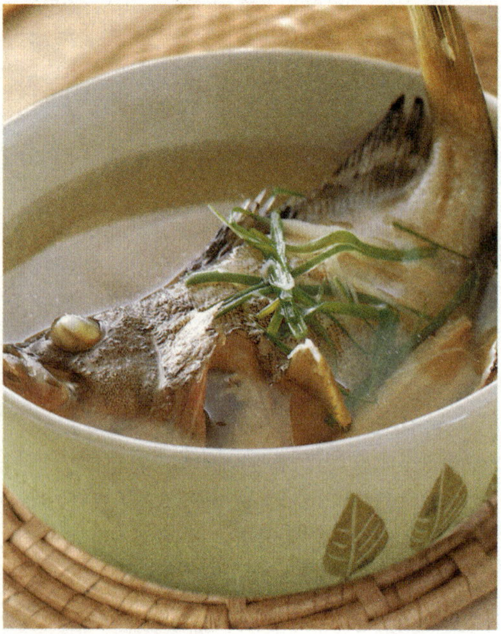

黄芪山药鱼汤

材料

黄芪15克，山药20克，鲫鱼1条，姜、葱、盐各5克。

做法

1. 将鲫鱼去鳞、去腮、内脏，洗净，在鱼两侧各划一刀；姜洗净，切丝；葱洗净，切成葱花。
2. 将黄芪、山药放入锅中，加适量水煮沸，然后转小火熬煮约15分钟后转中火，放入鲫鱼煮约30分钟。
3. 鲫鱼煮熟后，放入姜、葱，盐调味即可。

功效

鲫鱼可益气健脾，黄芪可益气补虚，山药可补养肺气。三者搭配同食，对体虚反复感冒者有一定的食疗效果。

韭菜葱白粥

材料

大米100克，葱白、韭菜各10克，胡萝卜10克，盐3克。

做法

1. 大米泡发洗净；葱白洗净；韭菜洗净切段；胡萝卜洗净切丁。
2. 锅置火上，注入清水，放入大米，煮至米粒绽开时，放入葱白、韭菜、胡萝卜。
3. 改用小火煮至粥成，调入盐搅匀即可。

功效

本粥能发汗解表、散寒通阳，适宜风寒感冒患者食用。

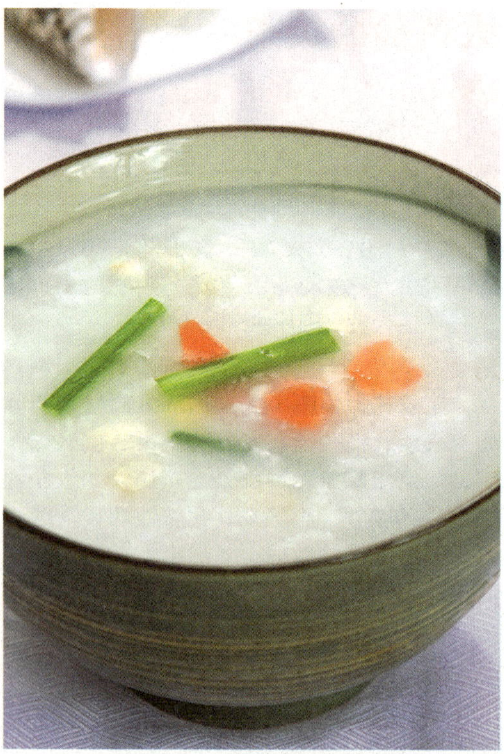

紫苏叶卷蒜瓣

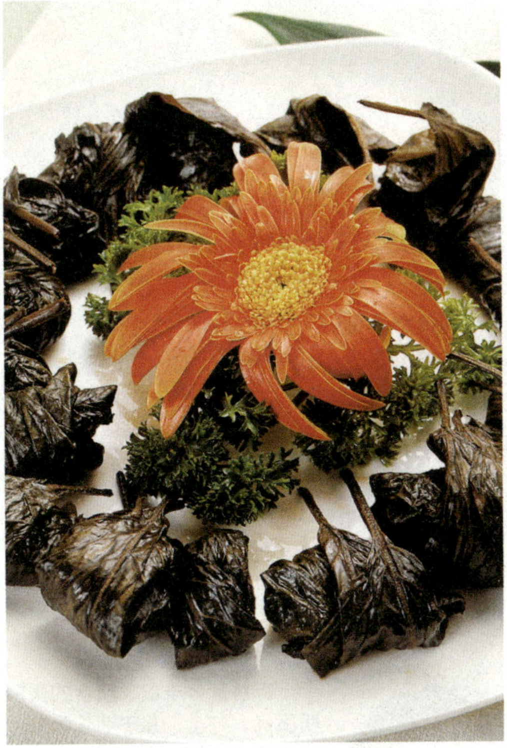

材料

紫苏叶150克，蒜瓣200克，盐2克，生抽5毫升，糖3克，香油3毫升，菊花一朵，欧芹叶5克。

做法

1. 将紫苏叶、蒜瓣、菊花、欧芹叶用凉开水冲洗后，沥干水分。
2. 将紫苏叶、蒜瓣在糖盐水中泡30分钟，取出沥干水分；将盐、生抽、糖、香油放在一个小碗中搅拌均匀。
3. 将菊花、欧芹叶放在盘中装饰。把蒜瓣一个一个地卷在苏子叶中，食用时蘸调匀的调味料。

功效

紫苏叶发散风寒、发汗固表，大蒜可解毒杀菌、抵抗病毒。本品于感受风寒引起感冒时食用可有效改善症状；平常食用可增强抵抗力，预防感冒。

参芪炖牛肉

材料

党参、黄芪各20克，牛肉250克，盐3克，姜片5克，料酒20毫升，香油2毫升，葱花5克。

做法

1. 牛肉洗净，切块；党参、黄芪分别洗净，党参切段。
2. 将党参、黄芪与牛肉同放于砂锅中，注入适量清水，大火烧开后，撇去浮沫，加入姜片和料酒，转小火慢炖。
3. 至牛肉酥烂，拣出黄芪、姜片，放入盐调味，淋入香油、撒上葱花即可。

功效

党参、黄芪均有补气固表及益脾健胃的功效，牛肉可强健体魄、增强抵抗力。三者合用，对体质虚弱易感冒者有一定的补益功效。

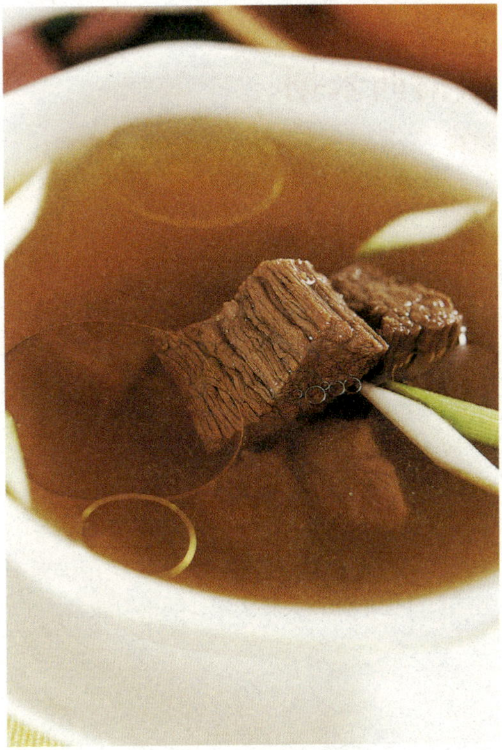

中暑

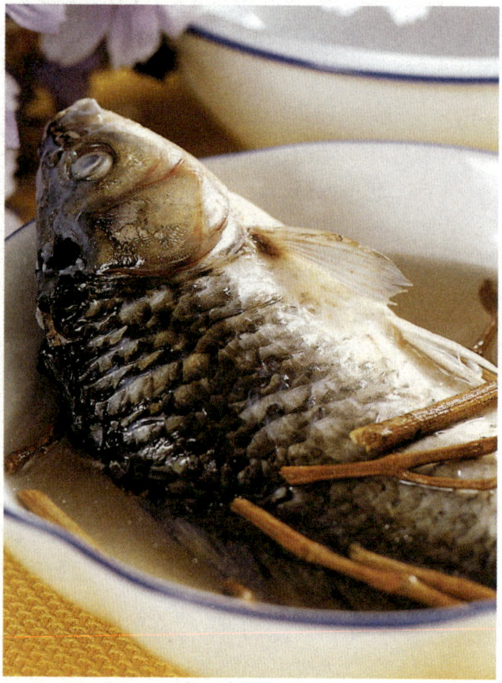

藿香蒸鲫鱼

材料

藿香15克，鲫鱼1条，盐5克。

做法

1. 鲫鱼宰杀剖好，洗净；藿香洗净。
2. 将鲫鱼和藿香放于碗中，加入盐调味，再放入蒸锅内。
3. 清蒸至熟便可食用。

功效

本品能和中祛暑、利水渗湿，对受暑湿邪气而头痛、恶心呕吐、口味酸臭等有食疗作用。

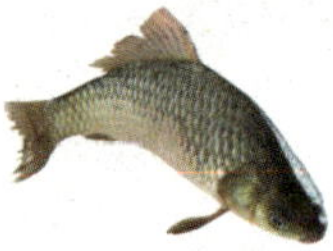

鲫鱼营养丰富，所含的蛋白质质优、齐全、易于消化吸收，具有很强的滋补保健功效。

薄荷西米粥

材料

嫩薄荷叶15克，枸杞子适量，西米100克，盐3克。

做法

1. 西米洗净，用温水泡至透亮，过冷水备用；薄荷叶洗净，切碎；枸杞子洗净。
2. 锅置火上，注入清水后，放入西米用大火煮至米粒开花。
3. 放入薄荷叶、枸杞子，改用小火煮至粥成，调入盐拌匀即可。

功效

本品能解暑发汗、清热利咽，可用于夏季暑热、汗出不畅、头痛头晕、咽干口燥者。

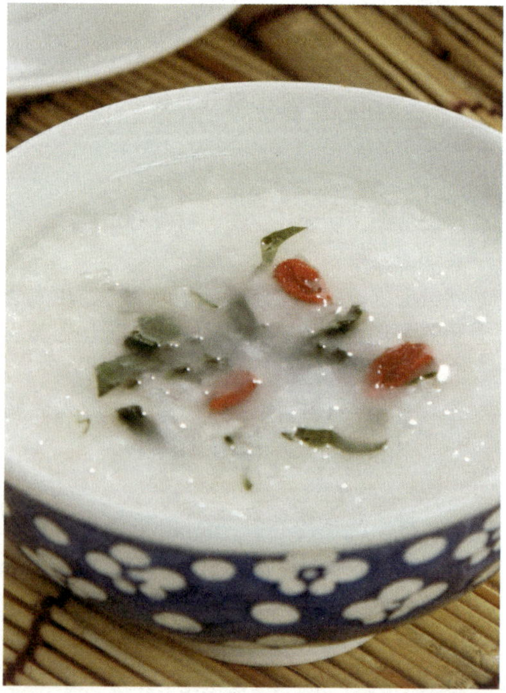

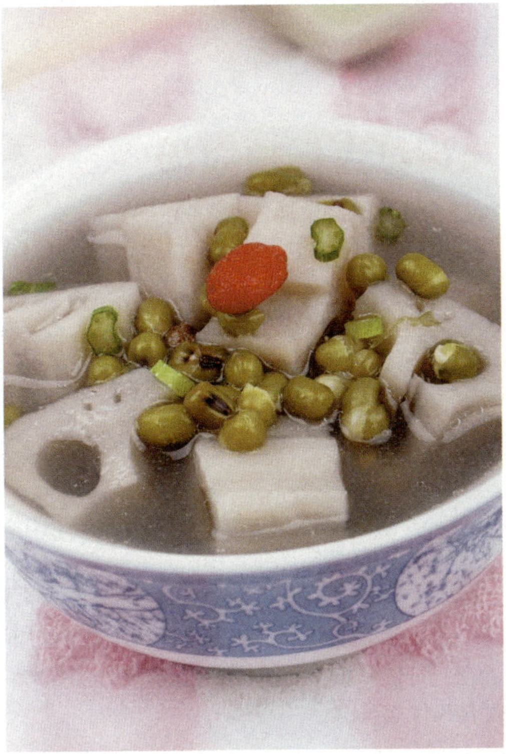

莲藕绿豆汤

材料

甜杏仁30克，莲藕150克，绿豆35克，盐2克，葱花、枸杞子3克。

做法

1. 将莲藕洗净去皮，切块；绿豆淘洗净；甜杏仁洗净。
2. 净锅上火倒入水，放入莲藕、绿豆、杏仁煲至熟。
3. 最后调入盐搅匀、撒上葱花、枸杞子即可。

功效

本品能清热解暑、滋阴凉血，夏季多食可预防中暑。

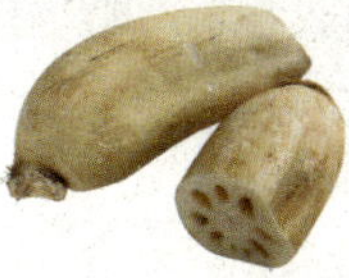

生吃鲜藕能清热解烦、解渴止呕；煮熟的莲藕具有健脾开胃、益血补心、止渴生津的作用。

银耳雪梨百合汤

材料

百合30克，雪梨1个，银耳40克，枸杞子3克，白果10克，蜂蜜10毫升。

做法

1. 将雪梨洗净，去核，切小块；百合、银耳分别泡发洗净，银耳撕成小朵。
2. 往锅内加入适量水，将雪梨、百合、银耳、枸杞子、白果放入锅中煮至熟透。
3. 调入蜂蜜搅拌即可食用。

功效

本品能养阴清热、润肺生津，可用于调养夏季中暑、头昏脑胀等症状。

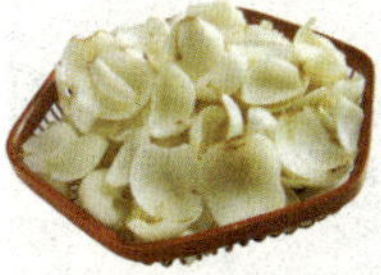

百合具有养阴润肺、清心安神、补中益气、健脾和胃、清热解毒、利尿、凉血止血的作用。

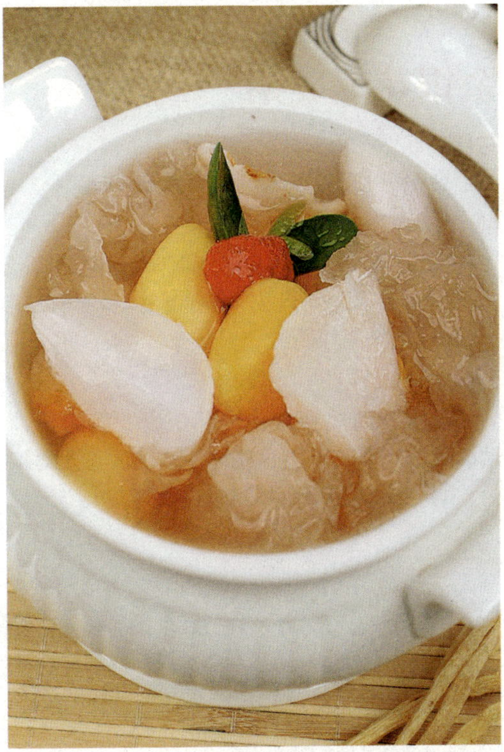

祛病疗疾，良药不苦口

流行性脑膜炎

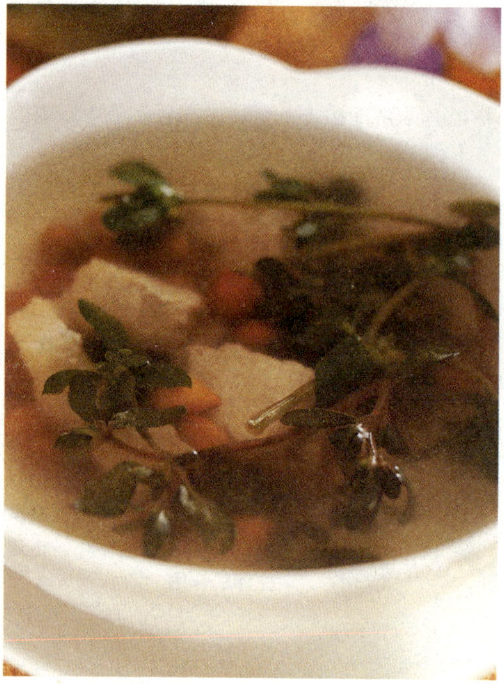

马齿苋杏仁瘦肉汤

材料

鲜马齿苋100克，甜杏仁50克，板蓝根10克，猪瘦肉150克，盐3克。

做法

1. 马齿苋摘嫩枝后洗净；猪瘦肉洗净，切块；甜杏仁、板蓝根分别洗净。
2. 将猪肉块、马齿苋、甜杏仁、板蓝根放入锅内，加适量清水。
3. 大火煮沸后，改小火煲2小时，板蓝根取出丢弃，用盐调味即可食用。

功效

本品能清热解毒、利尿散结，可用于辅助治疗流行性脑膜炎、流感、急性结膜炎等病毒性传染性疾病。

金银花绿豆粥

材料

金银花30克，绿豆50克，大米100克。

做法

1. 将绿豆泡发；金银花加水煎药汁备用。
2. 取金银花药汁与淘洗干净的大米、泡好的绿豆一同煮成粥即可。

功效

此粥能清热解毒、消肿止痛，可用于辅助治疗流行性脑膜炎、流行性感冒、急性腮腺炎、咽喉炎、疔疮疖肿等热证。

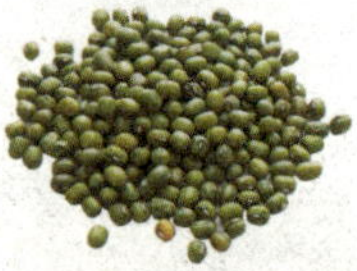

绿豆味甘，性寒，具有清热解毒、消肿、利尿、祛痘、补益元气等作用。

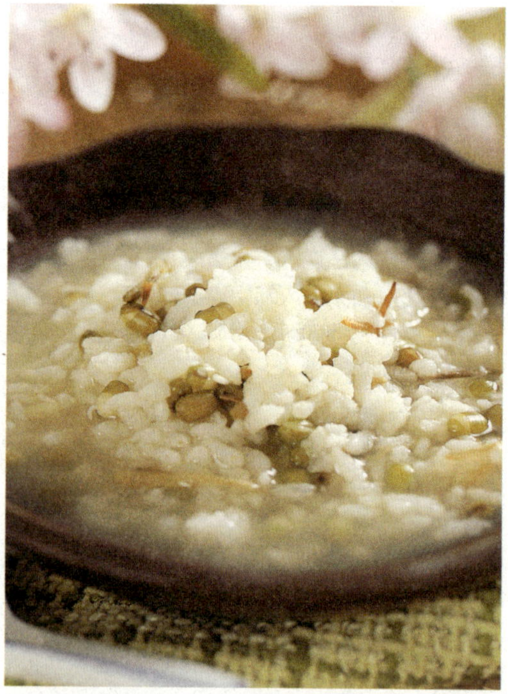

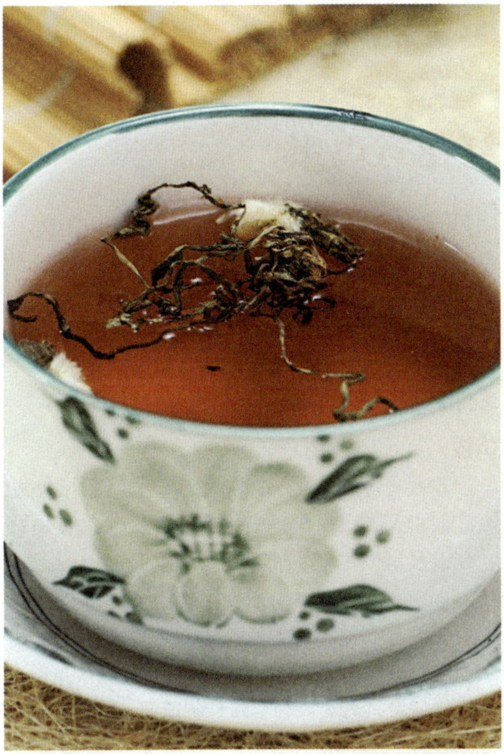

蒲公英茶

材料

蒲公英30克。

做法

1. 将蒲公英用清水洗净，放入锅中。
2. 往锅里加入适量水，用大火煮沸后，转小火再煮20分钟。
3. 趁热去除茶渣，以干蒲公英点缀，静置待凉即可饮用。

功效

此茶能解毒排脓、利尿通淋，可用于辅助治疗流行性脑膜炎、急性乳腺炎、感冒发热、急性支气管炎等病症。

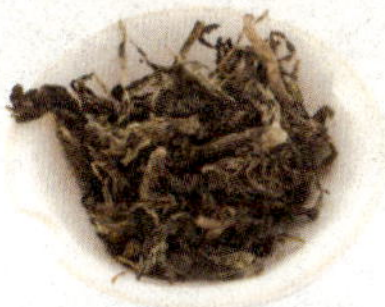

蒲公英味苦甘，性寒，富含维生素A、维生素C及钾，具有清热解毒、利尿散结的作用。

菊花枸杞绿豆汤

材料

枸杞子10克，干菊花8克，绿豆120克，红糖8克。

做法

1. 将绿豆淘洗干净；枸杞子、干菊花分别用温水洗净备用。
2. 净锅上火倒水烧开，放入绿豆煮至快熟时，再放入枸杞子、干菊花煲至熟透。
3. 最后调入红糖搅匀即可。

功效

此汤能清热解毒、养肝明目，可用于辅助治疗流行性脑膜炎、急性结膜炎等疾病，以及缓解头痛、眩晕、目赤等不适症状。

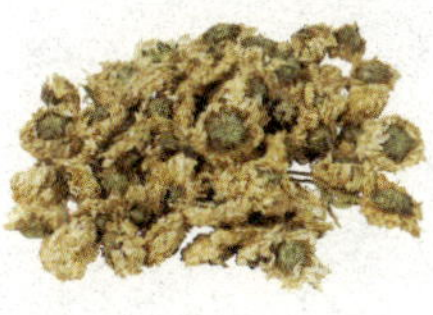

菊花味甘、苦，性微寒，具有平肝、明目、散风清热、消渴的作用。

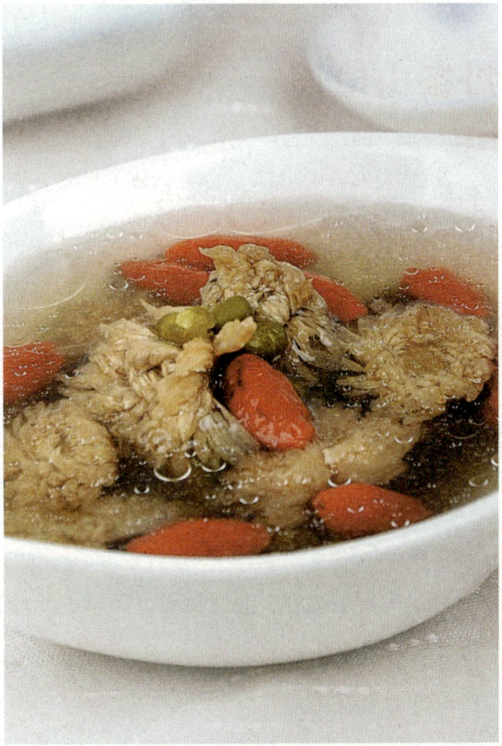

祛病疗疾，良药不苦口

冠心病

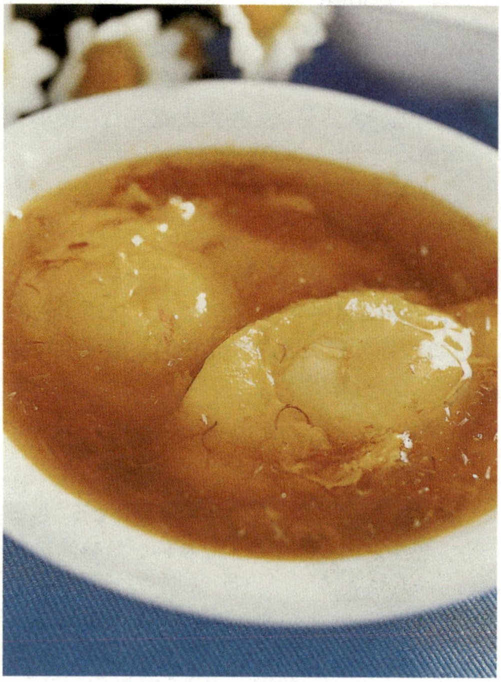

红花煮鸡蛋

材料

红花30克，鸡蛋2个，盐3克。

做法

1 将红花洗净，加水煎煮成汁。

2 再往红花汤汁中打入鸡蛋煮至蛋熟。

3 蛋熟后加入盐即可。

功效

本品能活血祛淤、理气止痛，可用于辅助治疗淤血阻滞型冠心病，降低血管内血液黏稠度，以及缓解心脏绞痛难忍等症状。

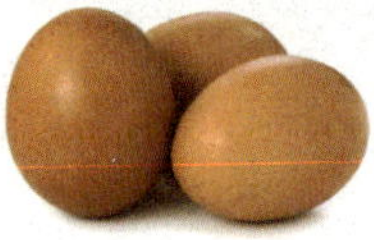

鸡蛋是扶助正气的常用食材，可补阴益血、除烦安神、补脾和胃，可用于气血不足、热病烦渴、胎动不安等。

丹参山楂粥

材料

丹参20克，干山楂30克，大米100克，冰糖5克，葱花3克。

做法

1 大米洗净，放入水中浸泡；干山楂用温水泡好后洗净。

2 丹参洗净，用纱布袋装好扎紧封口，放入锅中加清水熬汁。

3 锅置火上，放入大米煮至七成熟，放入山楂，倒入丹参汁煮至粥将成时，放冰糖调匀，撒入葱花即可。

功效

此品可行气疏肝、活血化淤，可辅助治疗冠心病。

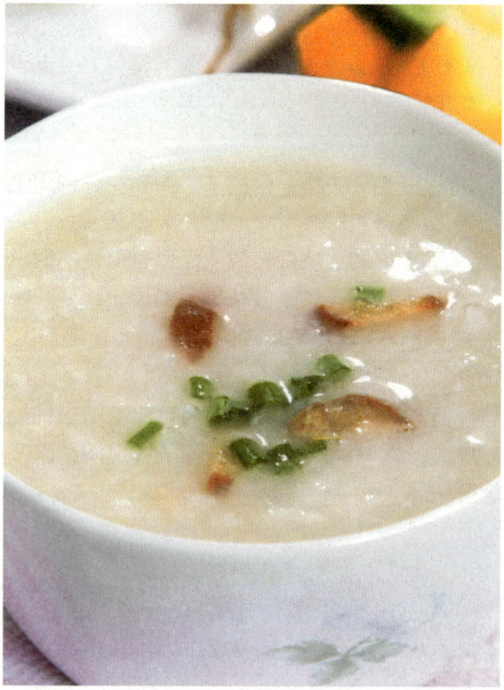

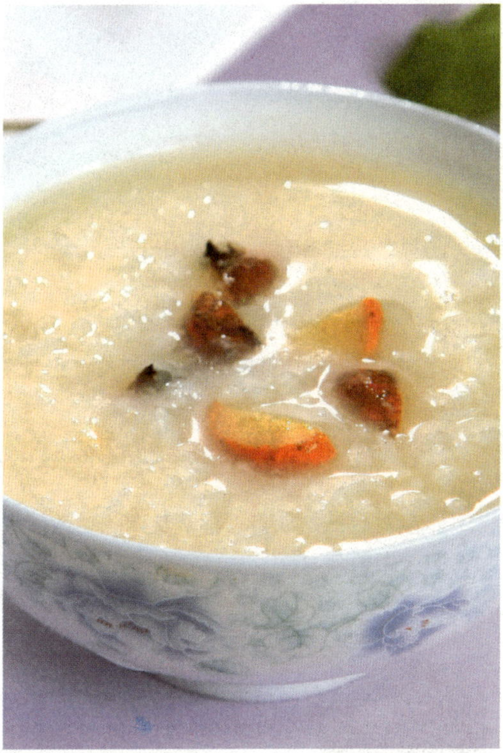

山楂冰糖羹

材料

山楂30克，大米100克，冰糖5克。

做法

1. 大米洗净，入清水中浸泡半小时；山楂洗净。
2. 净锅置火上，放入大米，加适量清水煮至七成熟。
3. 再放入山楂煮至米粒开花，放入冰糖煮溶后调匀即可食用。

功效

山楂有活血化淤的作用。本品适合心血淤阻患者食用。此羹还具有消食开胃、疏肝理气、养阴生津的功效。

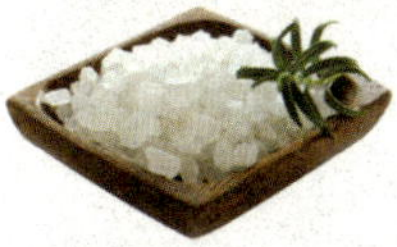

冰糖老少皆宜，对肺燥咳嗽、干咳无痰、咯痰带血等症状有一定缓解作用。冰糖的甜味清爽不腻，适合煲制各种滋补食品。

灵芝丹参粥

材料

灵芝30克，丹参5克，三七3克，大米50克，白糖10克。

做法

1. 将大米淘洗干净；丹参、灵芝、三七均洗净。
2. 水煮沸后，将三味药材放入水中煎15分钟。
3. 煎好后过滤去丹参、三七，在其中加入大米，用小火煮成稀粥，调入白糖即可。

功效

本品具有补益气血、活血化淤、养心安神的功效。

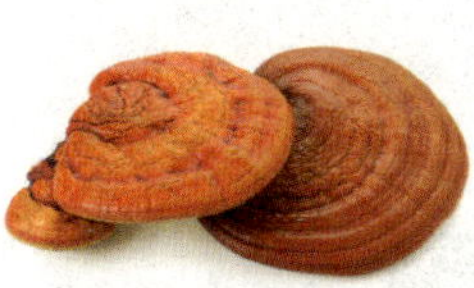

灵芝是养心益智、抗老防衰的佳品，具有补气安神、止咳平喘的功效。

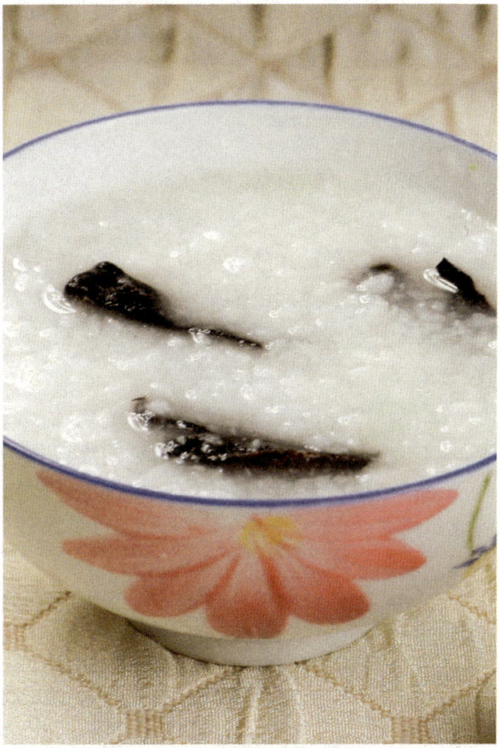

心肌炎

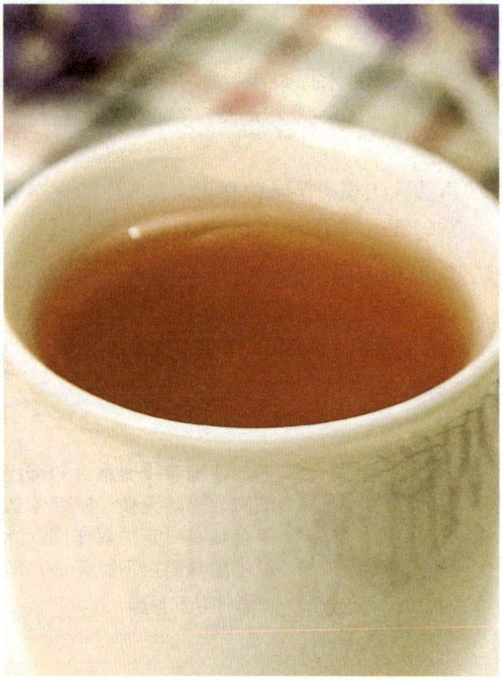

防风苦参饮

材料

防风、苦参各5克，蜂蜜10毫升。

做法

1. 防风、苦参均用清水洗净。
2. 将防风、苦参一起放入锅中，加入适量水煎煮，去渣取汁。
3. 待晾凉后，加入蜂蜜调味即可服用。

功效

本品具有抵抗病毒、消炎止痛的功效，适合心肌炎患者食用。

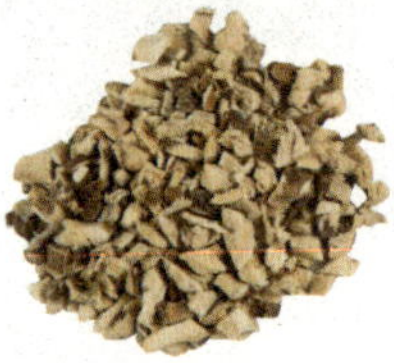

苦参是清热护心的苦口良药，具有养心护心、清热燥湿的功效，对心脏疾病有一定的治疗作用。

丁香绿茶

材料

丁香3克，绿茶5克。

做法

1. 将丁香、绿茶洗净放入杯中。
2. 用开水冲泡，然后倒出茶水留茶叶。
3. 再放入开水浸泡，1~2分钟后即可饮用。

功效

本品具有抵抗病毒、消炎止痛的功效，适合心肌炎患者食用。本品还可用来治疗胃热呕吐、食欲不振、食后腹胀以及肝气郁结、胸胁疼痛等病症。

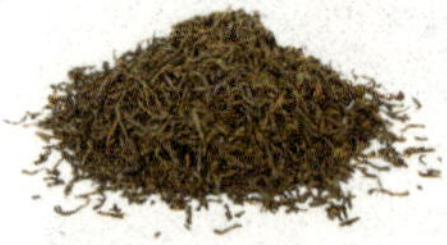

绿茶有一定药理作用，具有提神清心、清热解暑、消食化痰、祛腻减肥、清心除烦、解毒醒酒、生津止渴、降火明目、止痢除湿等功效。

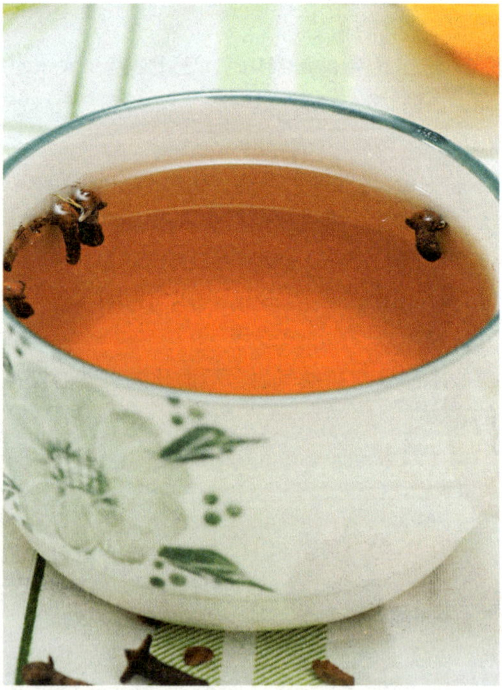

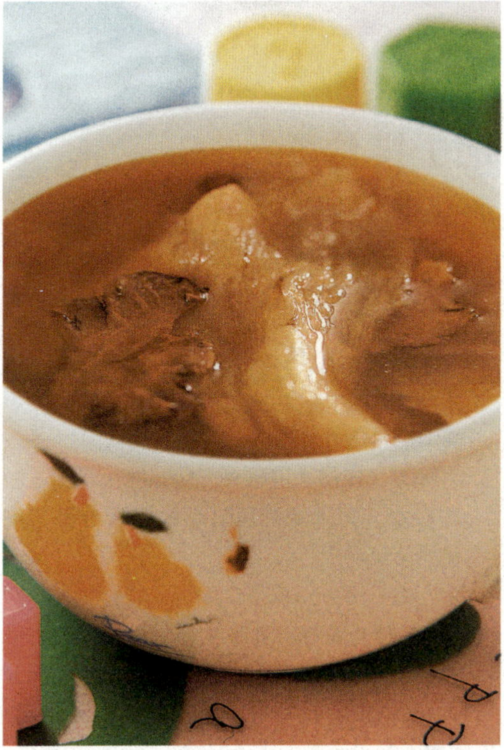

天麻川芎枣仁茶

材料

天麻6克，川芎5克，枣仁10克。

做法

1 将天麻洗净，用淘米水泡软后切片。

2 将川芎、枣仁分别洗净。

3 将川芎、枣仁、天麻一起放入煲中，加水煮20分钟，拣去枣仁即可。

功效

本品具有行气活血、平肝潜阳的功效，适合高血压、动脉硬化、冠心病、心肌炎等患者食用，症见头痛、头晕、四肢麻痹等。

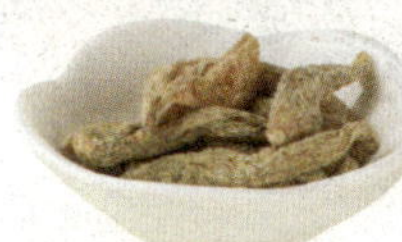

天麻性味甘平，具有平肝息风、平抑肝阳、止痛定痉的作用。

三七丹参茶

材料

三七、丹参各8克。

做法

1 三七、丹参分别洗净。

2 将三七、丹参放入锅中，加水适量，大火煮开后转小火煎煮15分钟。

3 滤去药渣后即可饮用。

功效

本品具有凉血活血、通脉化淤的功效，适合淤血痹阻的冠心病患者食用，症见心前区疼痛如针刺、面唇色紫暗、舌上有淤斑、心律不齐等。亦适合心肌炎患者食用。

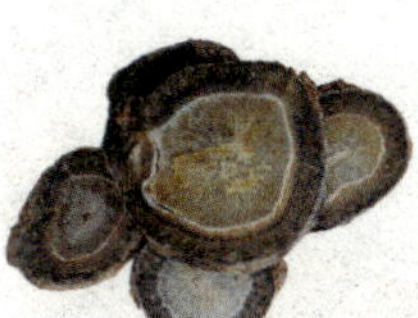

三七味甘、微苦，性温，具有止血、散淤、消肿、定痛的作用。

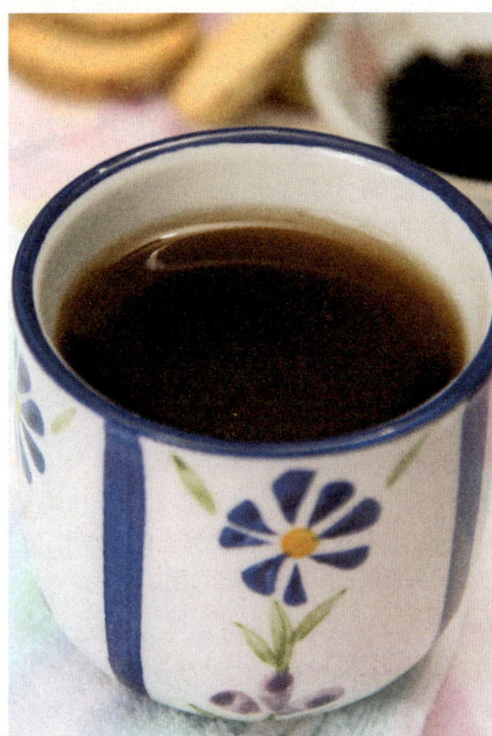

心律失常

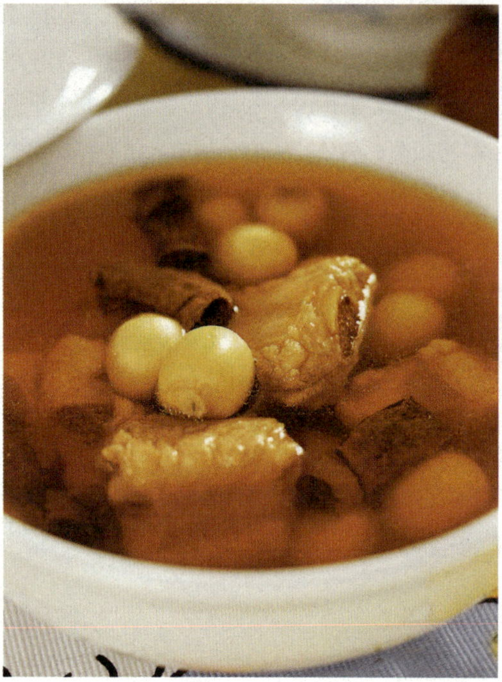

莲子排骨汤

材料

莲子150克，排骨200克，生姜5克，巴戟天5克，盐4克。

做法

1. 莲子泡发去心；排骨洗净，剁成小块；生姜洗净，切成片；巴戟天洗净，切成小段。
2. 锅中加水烧开，下入排骨氽水后捞出。
3. 将排骨、莲子、巴戟天、生姜放入汤煲，加适量水，大火烧沸后以小火炖45分钟，加盐调味即可。

功效

莲子养心安神、补脾止泻，健脾宁心；排骨补脾润肠、补中益气、养血健骨；巴戟天补肾阳、壮筋骨。三者合用，对失眠、多梦、身体虚弱、心律失常的患者有一定的食疗作用。

桂枝莲子粥

材料

桂枝20克，莲子30克，地龙10克，大米100克，白糖5克，葱花3克。

做法

1. 大米淘洗干净，用清水浸泡；桂枝洗净，切小段；莲子、地龙分别洗净备用。
2. 锅置火上，注入清水，放入大米、莲子、地龙、桂枝熬煮至粥成。
3. 放入白糖稍煮，撒上葱花即可。

功效

此粥具有温经通络、息风止痉的作用，适合心律失常以及冠心病患者食用。

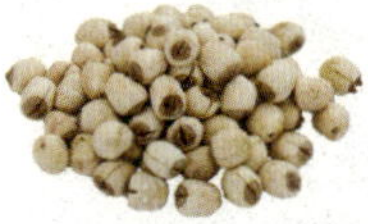

莲子

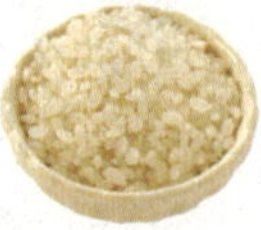

大米

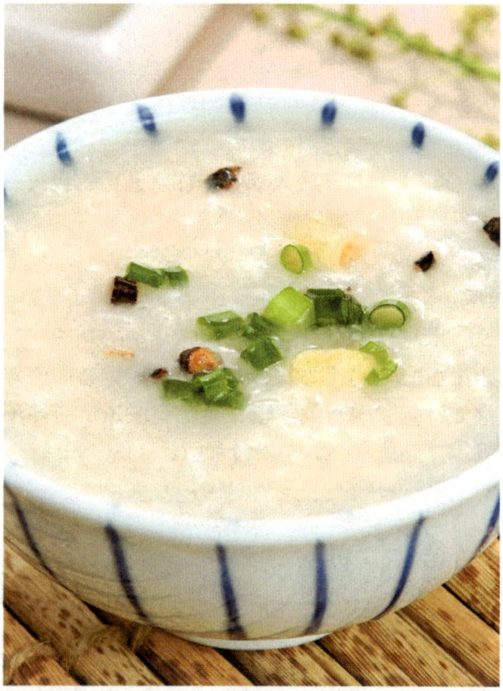

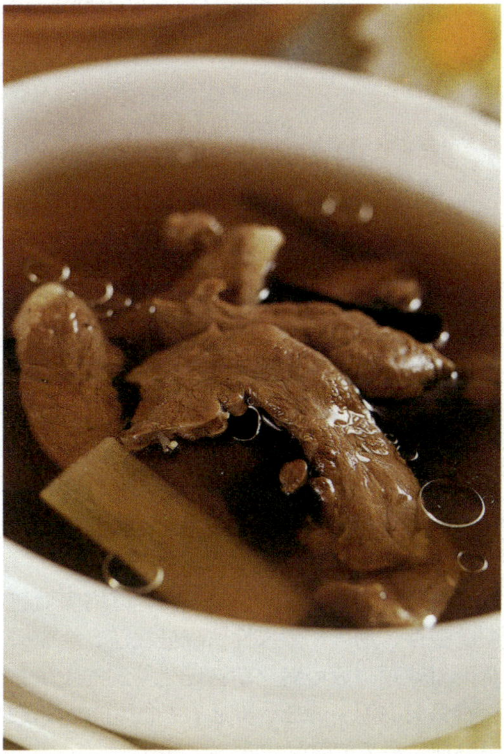

灵芝猪心汤

材料

灵芝20克，猪心1个，姜片3片，盐3克，香油2毫升。

做法

1. 将猪心剖开，洗净，切片；灵芝去柄，洗净切碎，与猪心同放于大瓷碗中。
2. 加入姜片、盐和清水300毫升。
3. 将瓷碗放入锅内盖好，隔水蒸至熟烂，调入盐调味，淋入香油即可。

功效

本品能益气养心、健脾安神，对心律失常、气短乏力、心悸等症有食疗作用。

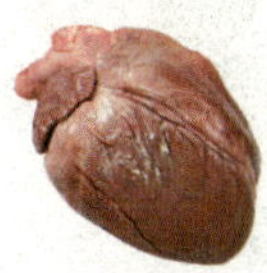

猪心含有蛋白质、钙、磷、铁、多种维生素以及烟酸等，对加强心肌营养，增强心肌收缩力有食疗作用。

黄芪小麦粥

材料

黄芪10克，小麦50克，冰糖5克。

做法

1. 将小麦洗净，浸泡；黄芪洗净，切成小段备用。
2. 将黄芪与小麦一同放进锅内，加水煮成粥。
3. 最后加入冰糖，拌匀后早晚服食即可。

功效

本品能养心安神、补中益气，对心律不齐、急促喘息、食欲不振等症有食疗作用。

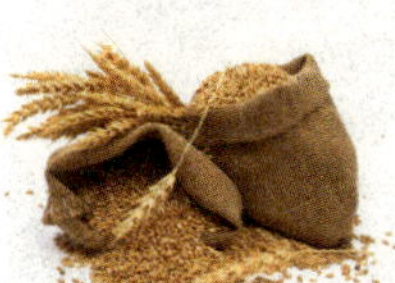

小麦是在全国各地广泛种植的谷类作物，其颖果含蛋白质、糖类、糊精、脂肪、膳食纤维等，可入药，具有养心安神、除烦之功效。

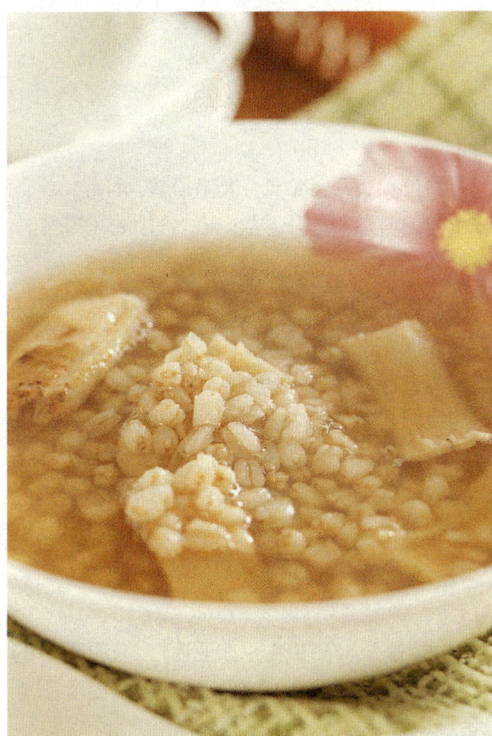

高血压

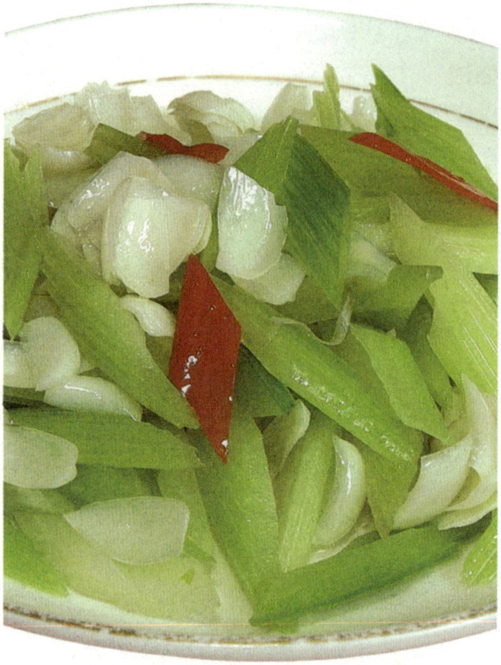

芹菜拌百合

材料

芹菜250克，鲜百合100克，红椒30克，盐3克，香油20毫升。

做法

1. 将芹菜洗净，斜切成小段；鲜百合洗净；红椒洗净，切块。
2. 锅中水烧开，放入切好的芹菜、百合、红椒汆水至熟，捞出沥干水分，装盘待用。
3. 加入香油和盐搅拌均匀即可。

功效

芹菜含有丰富的维生素P，可以增强血管壁的弹性、韧度和致密性，降低血压、血脂，从而有效预防冠心病、动脉硬化等病的发生；百合具有滋阴、降压、养心安神的功效，可改善高血压患者的睡眠状况。

大蒜绿豆牛蛙汤

材料

牛蛙5只，绿豆40克，大蒜10瓣，海带10克，姜片5克，料酒20毫升，盐5克，食用油10毫升。

做法

1. 牛蛙宰杀洗净，汆烫，捞起备用；绿豆洗净，泡水；海带洗净，切片备用。
2. 大蒜去皮，用刀背稍拍一下；锅放火上，加油烧热，将大蒜放入锅里炸至金黄色，待蒜味散出盛起备用。
3. 另取一锅，注入热水，再放入绿豆、牛蛙、海带片、姜片、大蒜、料酒，以中火炖2小时，起锅前加上盐调味即可。

功效

牛蛙是一种高蛋白、低脂肪、低胆固醇的营养食物，非常适合高血压、高脂血症及肥胖患者食用。

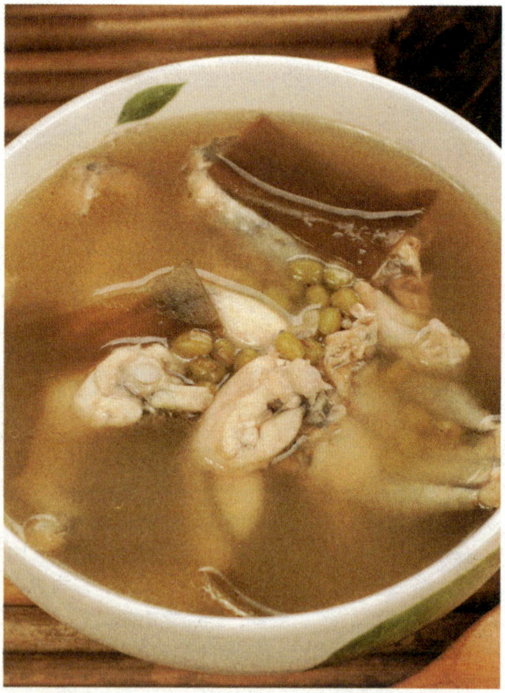

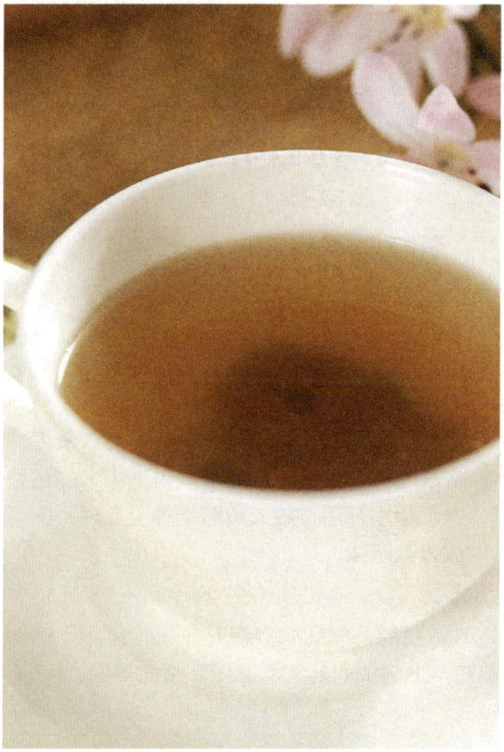

山楂绿茶饮

材料

山楂片25克，绿茶2克，蜂蜜5毫升。

做法

1. 将山楂片洗净。
2. 将绿茶、山楂片放入锅中，加水500毫升，大火煮沸即可关火。
3. 滤去渣，留汁，待茶的温度低于60℃时，再加入蜂蜜调匀即可饮用。

功效

本品中山楂和绿茶均有降低人体胆固醇水平的作用，山楂还有明显扩张血管和降低血压的作用。常饮本品能有效地预防高血压以及动脉粥样硬化。

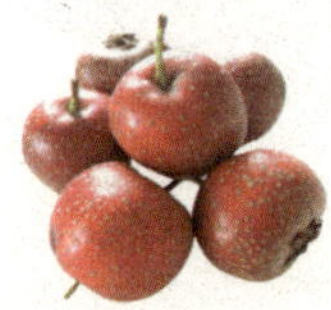

山楂味酸甘，性温，具有消食健胃、活血化淤、调理血脂的作用。

海带豆腐汤

材料

女贞子15克，海带结20克，豆腐150克，葱丝、盐各5克。

做法

1. 海带结洗净，泡发；豆腐洗净，切丁；女贞子洗净。
2. 水煮沸后，先放入女贞子煮10分钟。
3. 再放入海带结、豆腐和葱丝煮10分钟，待熟后放盐调味即可。

功效

此汤清热滋阴、降低血压、软坚散结，适合高血压、甲状腺肿大等症的患者食用。

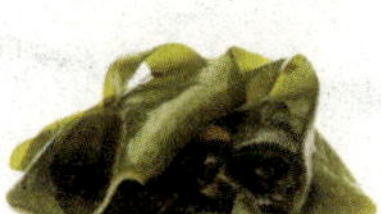

海带性寒味咸，具有消痰软坚、泄热利水、止咳平喘、祛脂降压的作用。

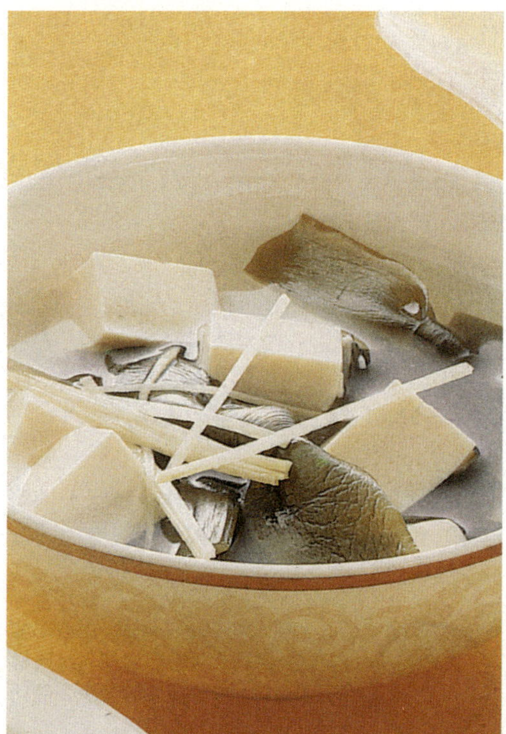

低血压

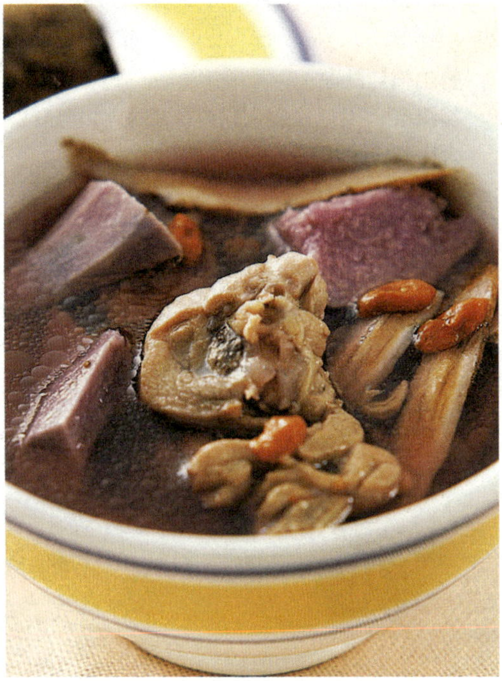

紫山药当归鸡汤

材料

紫山药35克，当归、枸杞子各8克，鸡腿70克，盐3克。

做法

1. 紫山药去皮，洗净，切滚刀块；当归、枸杞子均洗净。
2. 鸡腿洗净，剁成适当大小，再用沸水氽烫。
3. 将紫山药、当归、枸杞子放入锅中，加适量水，待水开后，放入鸡腿续煮至熟烂，即可放入盐调味。

功效

本品能补气活血、提升血压，可用于辅助治疗气血虚弱引起的低血压、贫血等症。

青鱼糯米粥

材料

白术15克，青鱼250克，糯米100克，盐、葱花、姜丝各5克。

做法

1. 将青鱼宰杀，去内脏，洗净，切片。
2. 将糯米淘洗干净；白术洗净。
3. 将以上材料同放入锅内，加水煮至熟透，加入盐调味后撒上葱花、姜丝即可。

功效

此粥能健脾益气、升提血压，可用于辅助治疗脾胃气虚引起的低血压或伴少气懒言、食欲不振等症。

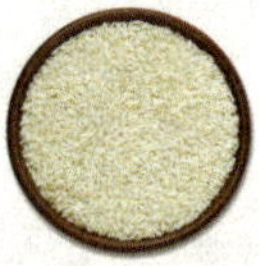

糯米能够补气养体，主要功能是温补脾胃，还能够缓解气虚所导致的盗汗，妊娠后腰腹坠胀，劳动损伤后气短乏力等症状。

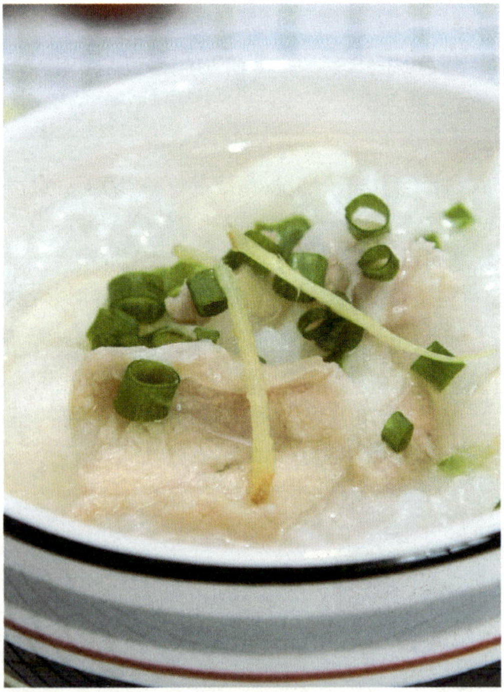

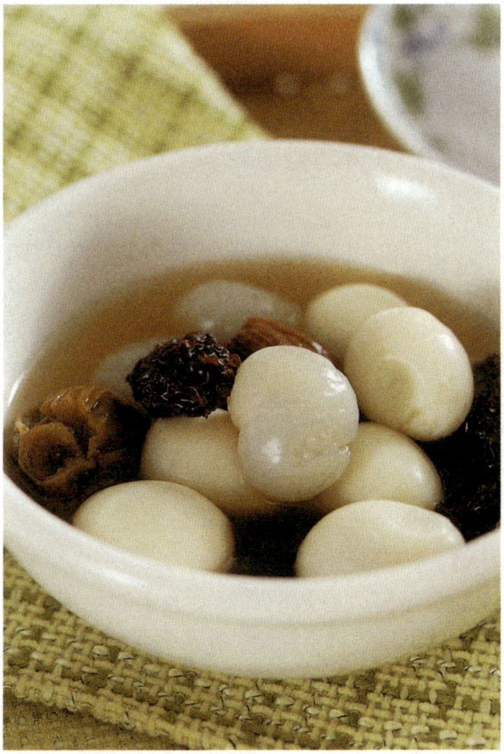

龙眼黑枣汤

材料

龙眼50克，黑枣30克，冰糖10克。

做法

1. 龙眼去壳，去核，洗净；黑枣洗净。
2. 锅中加水烧开，放入黑枣煮5分钟后，加入龙眼。
3. 一起煮25分钟，再放入冰糖煮至溶化即可。

功效

此汤能益脾胃、补气血、安心神，可辅助治疗虚劳瘦弱、低血压、贫血、失眠等症。

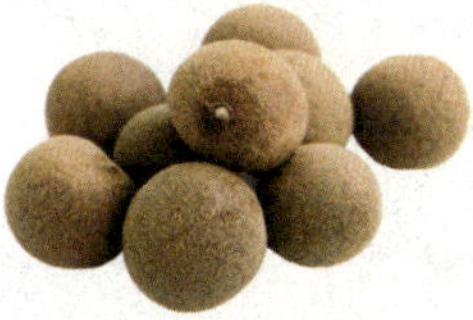

龙眼富含维生素P和维生素K，具有补虚益智、补益心脾、养血安神的功效，还有保护血管健康的作用。

人参红枣茶

材料

人参8克，红枣6颗，红茶10克，冰糖10克。

做法

1. 将人参洗净备用；红枣去核，洗净备用。
2. 将人参、红枣、红茶一起放入锅中，煮成茶饮。
3. 拣去红枣、茶叶，加入适量冰糖调味饮用。

功效

此汤能补充元气、增强体质，可用于辅助治疗虚劳、肺虚劳嗽、贫血、低血压等症。

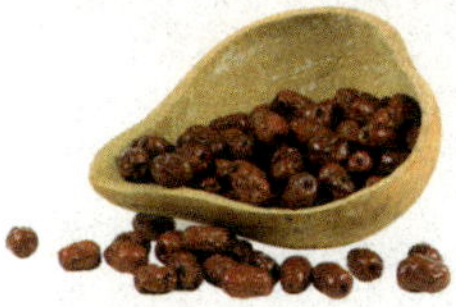

红枣具有补中益气、养血安神、健胃补脑、保护肝脏的作用，长期食用还可滋润肌肤，减少面部色斑，防止脱发。

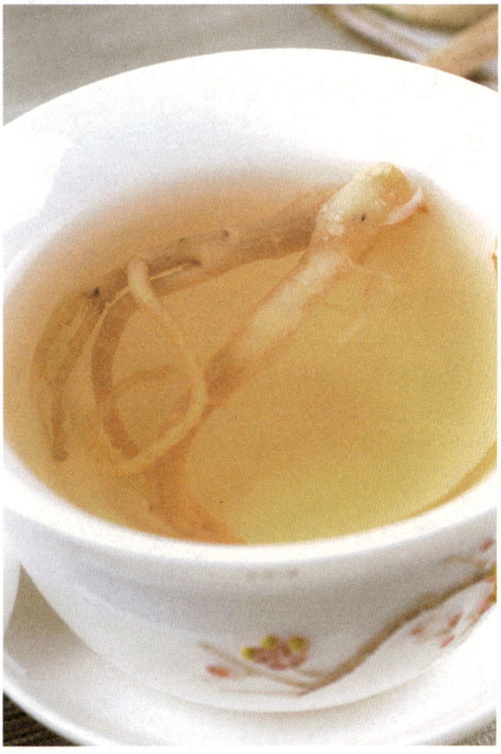

高脂血症

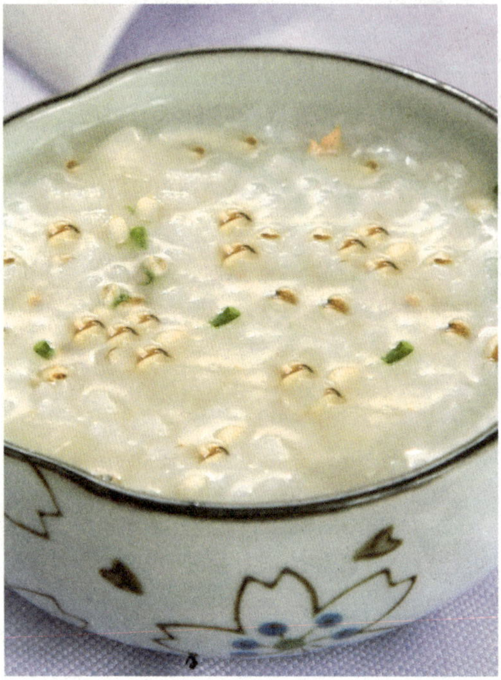

山药薏米粥

材料

山药80克，薏米50克，糯米120克，盐3克，葱花3克。

做法

1. 山药洗净，去皮，切块；薏米、糯米分别淘净，泡好。
2. 锅中注水，放入薏米、糯米、山药煮沸，再用中火煮30分钟。
3. 加入盐调味，撒上葱花即可。

功效

本品可以有效地降低血液中的胆固醇含量，并且还有利水渗湿、补肾强腰、增强机体免疫力的功效，适合肾虚、痰湿型高脂血症患者食用。

泽泻白术瘦肉汤

材料

猪瘦肉60克，泽泻15克，薏米100克，白术30克，盐3克。

做法

1. 猪瘦肉洗净，切块；泽泻、薏米分别洗净，薏米泡发。
2. 把猪瘦肉、泽泻、薏米、白术一起放入锅内，加适量清水，大火煮沸后转小火煲2小时，拣去泽泻、白术，调入盐即可。

功效

泽泻具有利水、渗湿、泄热的功效；白术具有健脾除湿的作用；猪肉能补气健脾。三者同用，对高脂血症有很好的辅助治疗作用。

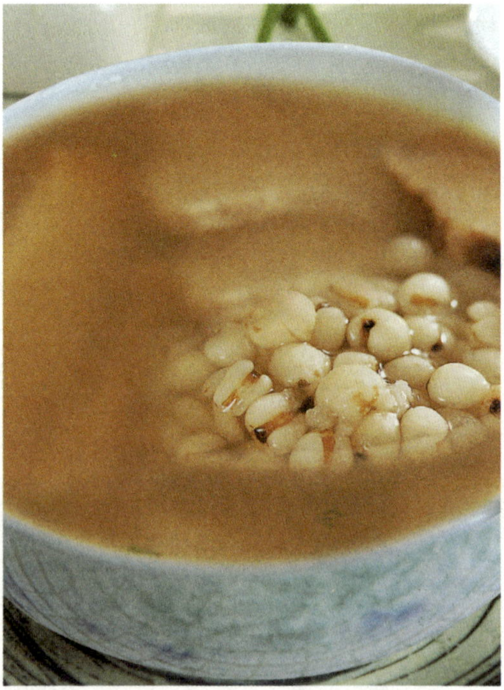

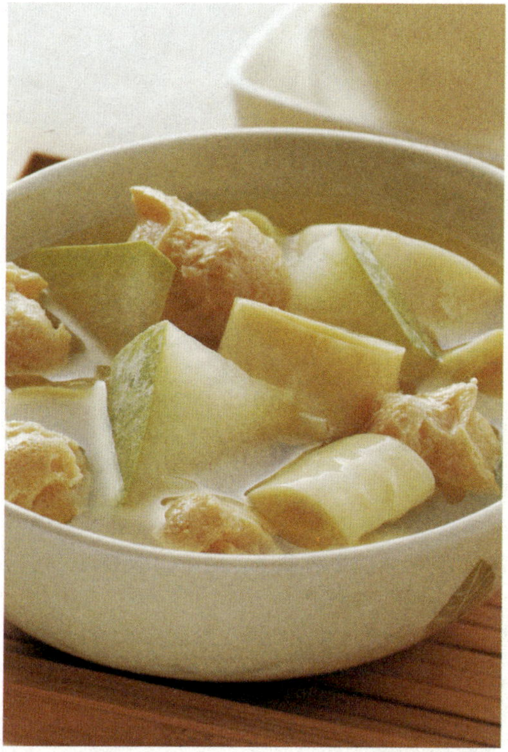

冬瓜竹笋汤

材料

素肉30克，冬瓜200克，竹笋100克，香油4毫升，盐5克。

做法

1. 素肉块放入清水中泡软，取出挤干水分备用。
2. 冬瓜洗净，切片；竹笋洗净，切片。
3. 置锅于火上，加入清水，以大火煮沸，最后加入所有材料小火煮沸，加入香油、盐调味，至熟后关火。

功效

竹笋具有低脂肪、低糖、多纤维的特点，肥胖的人经常吃竹笋，每餐进食的油脂就会被其吸附，从而降低肠胃黏膜对于脂肪的吸收与积蓄。冬瓜中所含的热量极低，其含有的丙醇二酸能抑制糖类转化为脂肪。

蒜片拌黄瓜

材料

大蒜80克，黄瓜150克，盐2克，香油5毫升。

做法

1. 大蒜去皮，切片；黄瓜洗净，切片。
2. 将大蒜片和黄瓜片放入沸水中焯一下，捞出待用。
3. 将大蒜片、黄瓜片装入盘中，将盐和香油放在一起搅拌均匀，淋上即可。

功效

黄瓜可保护心血管、降低血脂和血糖；大蒜能调节血脂、血压，可清除血管内的沉积物，被称为“血管清道夫”，能有效预防高血压和心脏病的发生；香油富含不饱和脂肪酸，可降低血脂，软化血管。三者同食，对高脂血症有一定食疗作用。

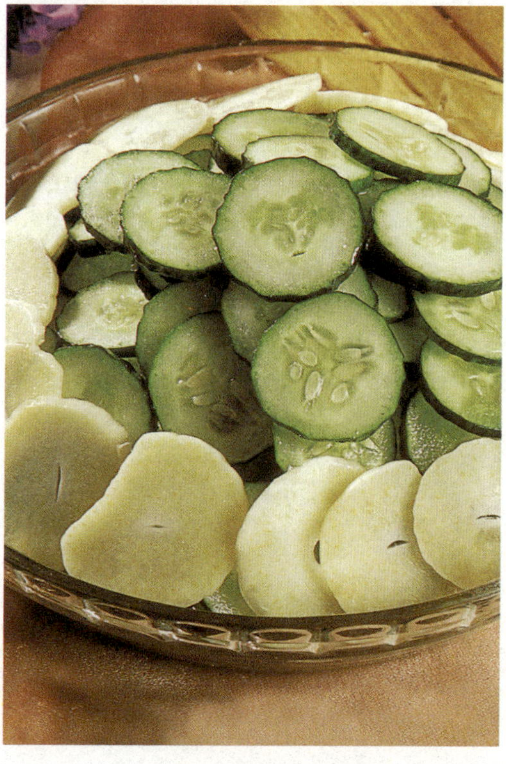

糖尿病

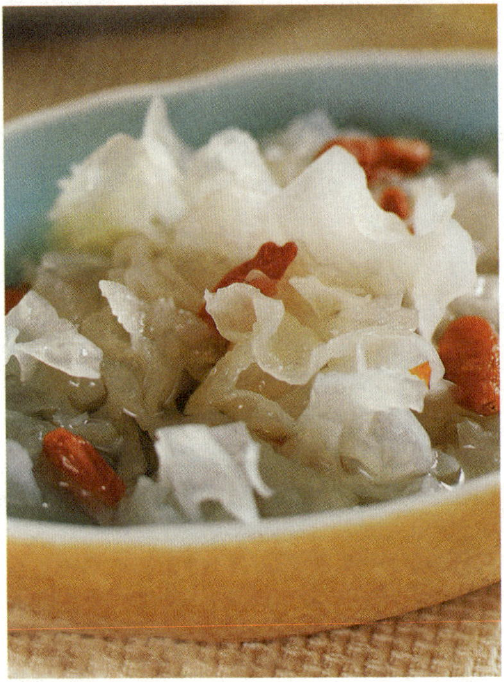

玉竹银耳枸杞汤

材料

玉竹10克，枸杞子20克，银耳30克。

做法

1. 将玉竹、枸杞子分别洗净；银耳洗净，泡发，撕成小片。
2. 将玉竹、银耳、枸杞子一起放入沸水锅中。
3. 煮至银耳熟软即可。

功效

本品可滋阴润燥、生津止渴，适合胃热炽盛型的糖尿病患者食用，症见口干咽燥、口渴多饮、舌红苔少。

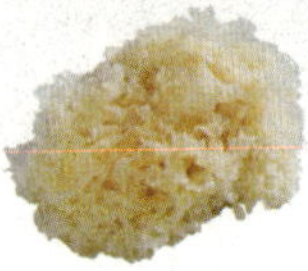

银耳具有润肺生津、滋阴养胃、益气安神、强心健脑等作用，为优良的滋补食物。

苦杏仁拌苦瓜

材料

苦瓜250克，苦杏仁50克，枸杞子10克，香油5毫升，盐3克。

做法

1. 苦瓜剖开，去瓤，洗净，切成薄片，放入沸水中焯至断生，捞出，沥干水分，放入碗中。
2. 杏仁用温水泡一下，撕去外皮，掰开，放入开水中烫熟；枸杞子洗净，泡发。
3. 将香油、盐与苦瓜搅拌均匀，撒上杏仁、枸杞子即可。

功效

苦瓜清暑除烦、清热、解毒、明目、降低血糖、补肾健脾、益气壮阳、提高机体免疫能力。本品具有清热通便、降糖降压、止咳化痰、提神健脑的功效。

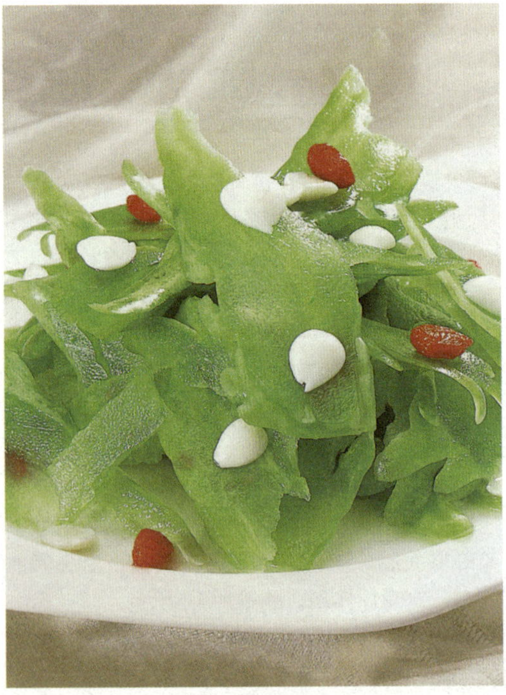

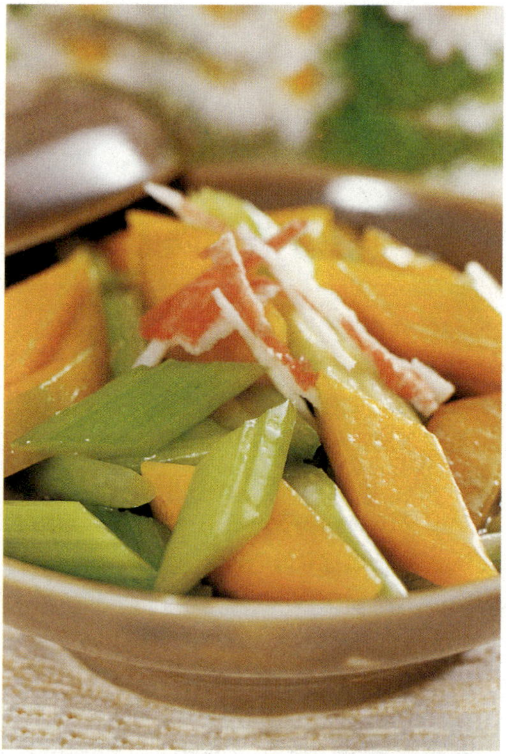

西芹炖南瓜

材料

西芹150克，南瓜200克，水淀粉30毫升，姜片、葱段、盐各5克。

做法

1. 西芹取茎洗净，切菱形片；南瓜洗净，去皮、瓤，切菱形片。
2. 将西芹片、南瓜片一起放入开水锅中汆水，然后捞出，沥干水分。
3. 最后将南瓜、西芹装入砂锅中，加适量水，中火炖5分钟，放入姜片、葱段、盐调匀，用水淀粉勾芡即可。

功效

南瓜有润肺益气、化痰、消炎止痛、降糖、驱虫解毒、止喘美容等功效，对高血压及肝脏的一些病变有预防和治疗作用。因此本品具有降糖降压降脂、清热利尿的功效，“三高”患者可常食。

玉米炒鸡蛋

材料

玉米粒、胡萝卜各100克，鸡蛋1个，豌豆10克，葱白末、盐各5克，水淀粉、食用油各20毫升。

做法

1. 玉米粒、豌豆洗净；胡萝卜洗净切丁，与玉米粒、豌豆同入沸水中煮熟，捞出沥干水分；鸡蛋入碗中打散，并加入盐和水淀粉调匀。
2. 锅内注入油，倒入蛋液，见其稍凝固时盛出。
3. 锅内再放入油炒香葱白末，放入玉米粒、胡萝卜粒、豌豆，炒香时再放蛋块，并加盐调味，炒匀盛出即可。

功效

玉米有开胃益智、宁心活血、调理中气等功效，还能降低血脂，可延缓人体衰老、预防脑功能退化、增强记忆力；胡萝卜能健脾和胃、补肝明目。因此，本品不仅能降血糖，还有很好的降血压和健脾养胃的作用。

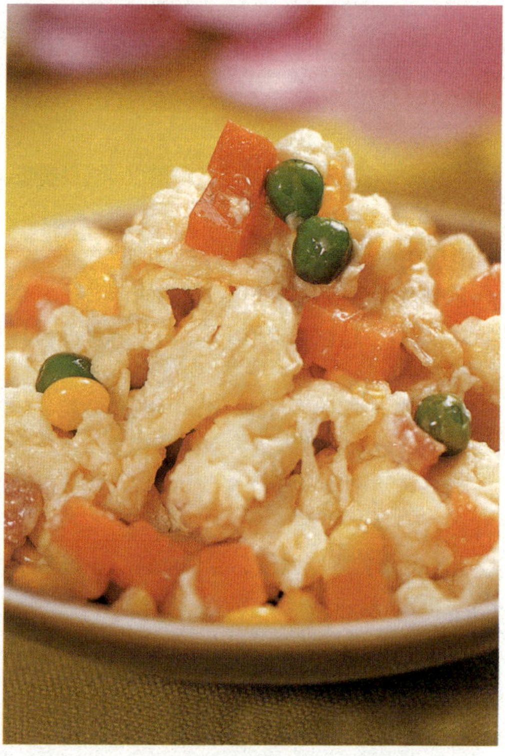

动脉硬化

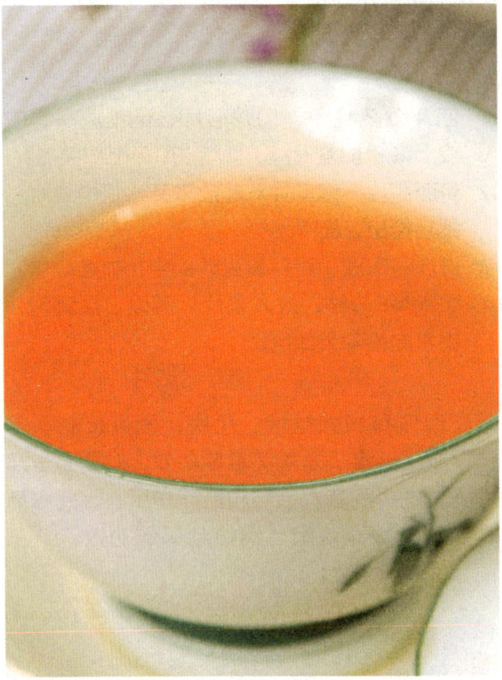

决明子苦丁茶

材料

炒决明子、牛膝、苦丁茶各5克，白糖10克。

做法

1. 将炒决明子、牛膝、苦丁茶分别洗净，放进杯中。
2. 加入沸水冲泡10分钟。
3. 滤去茶渣、药渣，加入白糖调味即可。

功效

本品可清热泻火、降压降脂，可预防高血压、高脂血症、动脉硬化、冠心病；还可治疗肝火旺盛引起的目赤肿痛、头痛头晕、小便短赤涩痛、大便干燥秘结等症。

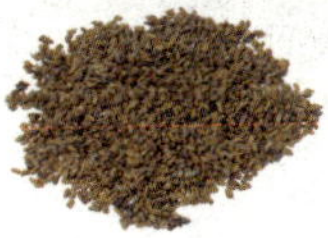

决明子具有清肝明目、利水通便、抗菌降压、降低血脂和胆固醇的作用。

薏米南瓜浓汤

材料

薏米35克，南瓜150克，洋葱60克，奶油5克，盐3克。

做法

1. 薏米洗净，放入果汁机打成薏米泥。
2. 南瓜、洋葱分别洗净切丁，均放入果汁机打成泥。
3. 锅烧热，将2/3奶油融化，再把南瓜泥、洋葱泥、薏米泥倒入锅中煮滚并化成浓汤状后加盐调味，最后用剩余的奶油拉花即可。

功效

此汤具有降低血压、保护血管、抗动脉硬化的功效，还可健脾益气。

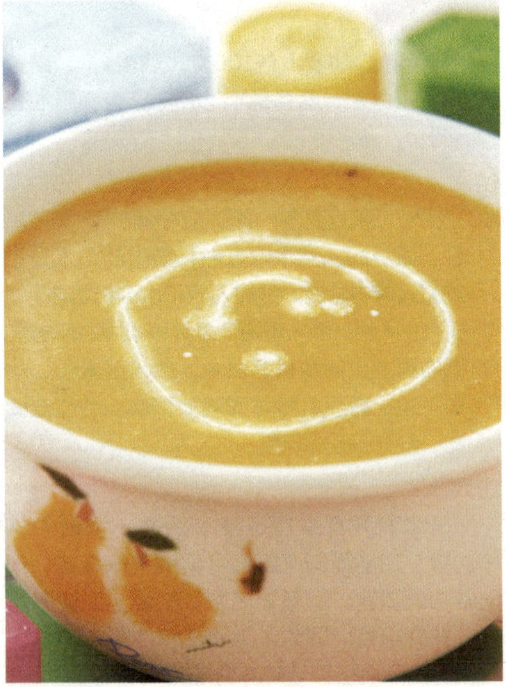

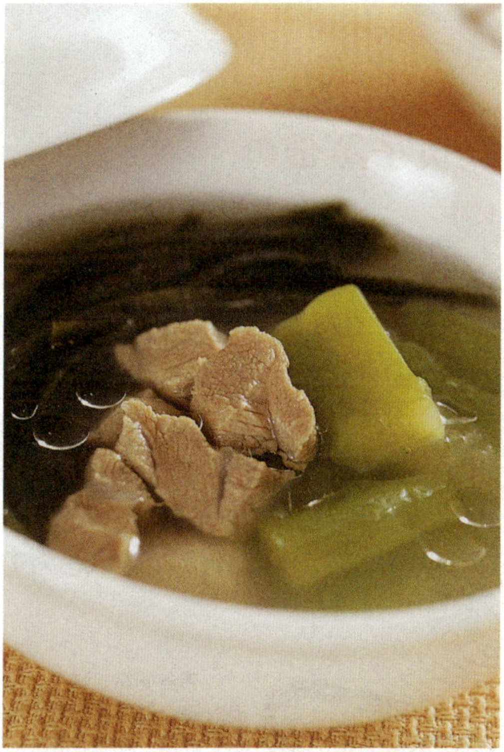

苦瓜海带瘦肉汤

材料

苦瓜150克，海带100克，猪瘦肉200克，盐5克。

做法

1. 将苦瓜洗净，切成两半，挖去子，切块；海带浸泡1小时，洗净，切成小块；猪瘦肉切小块。
2. 把苦瓜、猪瘦肉、海带放入砂锅中，加适量清水，煲至猪瘦肉烂熟。
3. 调入适量的盐即可。

功效

本品具有清心泻火、排毒瘦身、降糖降压的功效，适合夏季上火、心烦易怒、失眠的人群食用，也适合动脉硬化、高血压、肥胖症、甲状腺肿大患者食用。

火龙果西红柿小米粥

材料

火龙果、西红柿各30克，小米90克，冰糖10克，葱5克。

做法

1. 小米洗净；火龙果去皮洗净，切小块；西红柿洗净，切丁；葱洗净，切葱花。
2. 锅置火上，注入清水，放入小米用大火煮至米粒绽开后，再放入冰糖煮至溶化。
3. 待粥凉后，撒上火龙果、西红柿丁及葱花即可。

功效

西红柿中维生素A、维生素C的比例合适，所以常吃可增强小血管功能，预防血管老化。火龙果富含B族维生素和维生素C、胡萝卜素、花青素，并含有钙、磷、铁等微量元素和水溶性膳食纤维。因此，本粥适合动脉硬化患者常食。

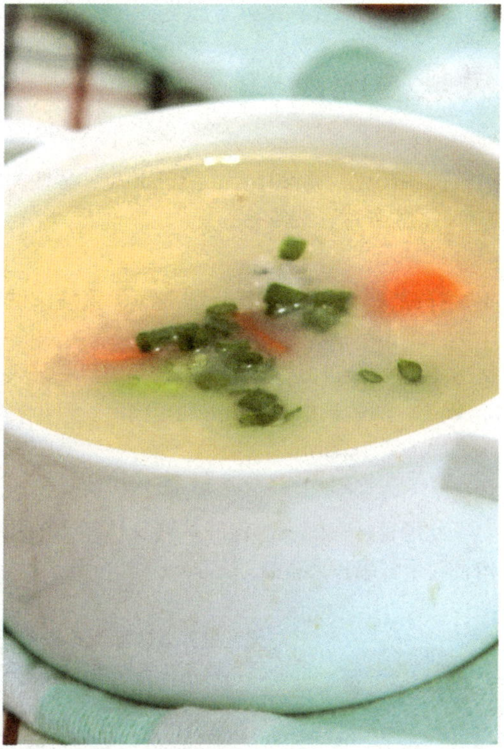

甲肝

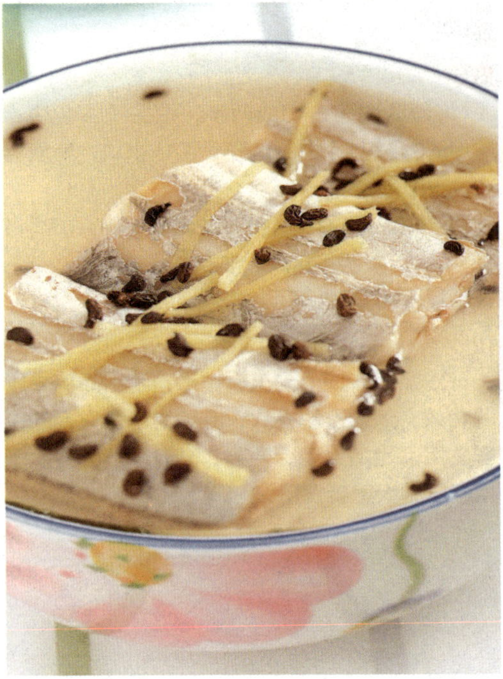

女贞子蒸带鱼

材料

女贞子20克，带鱼1条，姜10克，盐3克。

做法

1 将带鱼洗净，去内脏及头、鳃，切成段；姜洗净，切丝；女贞子洗净。
2 将带鱼放入盘中，入蒸锅蒸熟。
3 放入女贞子，加水再蒸10分钟，下入姜丝、盐调匀即可。

功效

此汤具有增强体质、抗病毒的功效，对于各型肝炎的患者都有食疗作用。

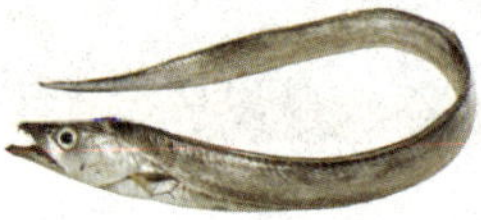

带鱼味甘，性平，具有补脾、益气、暖胃、养肝、泽肤、补气、养血、健美的作用。

灵芝瘦肉汤

材料

黄芪15克，党参15克，灵芝30克，猪瘦肉100克，生姜片、盐各3克。

做法

1 将黄芪、党参、灵芝分别洗净；猪瘦肉洗净，切块。
2 黄芪、党参、灵芝与猪瘦肉、生姜片一起入锅中，加适量水，用小火炖至肉熟。
3 加入盐调味即可。

功效

此汤有补气固表、保肝护肝、抗病毒的功效，对甲肝患者大有益处。

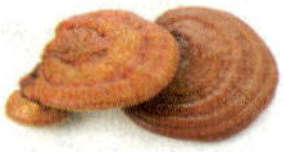

灵芝是养心益智、抗老防衰的佳品，具有补气安神、止咳平喘的功效。

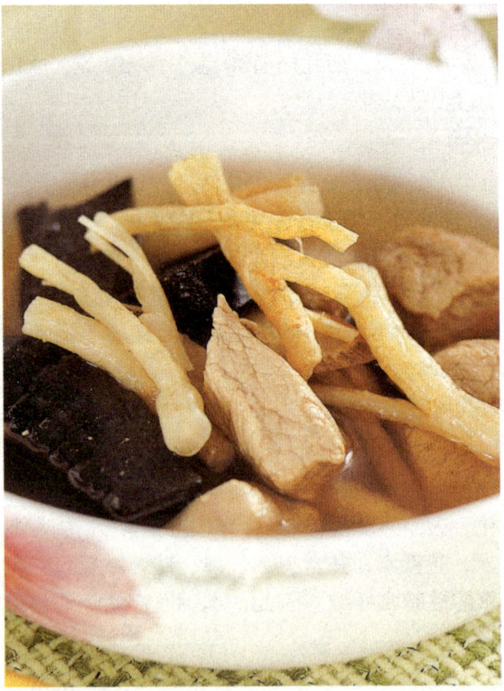

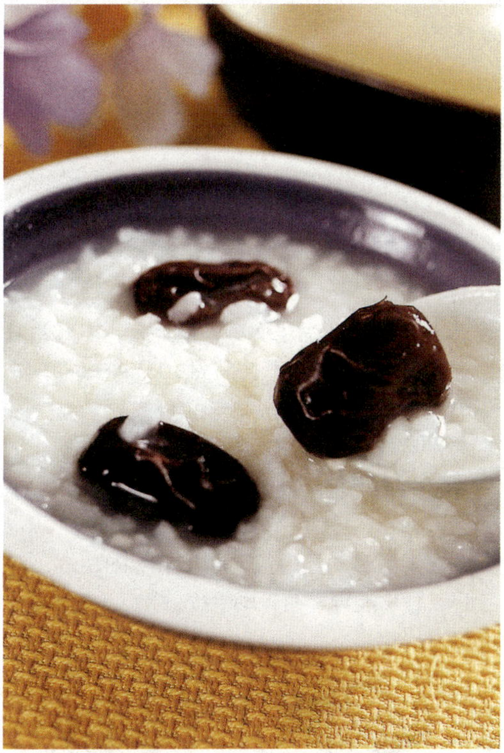

茯苓粥

材料

茯苓30克，红枣15颗，大米100克。

做法

1. 茯苓打成粉；大米洗净，加水熬煮成粥。
2. 红枣洗净，另入锅，加水小火煮烂。
3. 将煮好的红枣汤加入到煮好的大米粥内，加入茯苓粉煮沸即可。

功效

本品能健脾补中、利水渗湿、安神养心，适用于慢性肝炎、脾胃虚弱、腹泻、烦躁失眠等症。

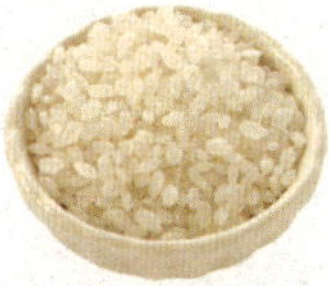

大米味甘淡，其性平和，是滋补之物，每日食用，能益脾胃、除烦渴。

苦瓜鸭肝汤

材料

决明子10克，女贞子10克，鸭肝200克，苦瓜50克，高汤800毫升，酱油15毫升。

做法

1. 将鸭肝洗净，切块，汆水；苦瓜洗净，切块。
2. 将决明子、女贞子装入纱布袋，扎紧。
3. 净锅上火倒入高汤，调入酱油，下入鸭肝、苦瓜、火腿、纱布袋煲至熟，捞起纱布袋丢弃即可。

功效

本品能清热解毒、补肝明目，可辅助治疗甲肝。

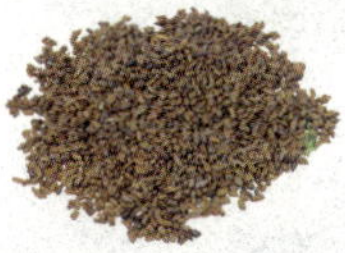

决明子具有清肝明目、利水通便、抗菌、降压、降低血脂和胆固醇的作用。

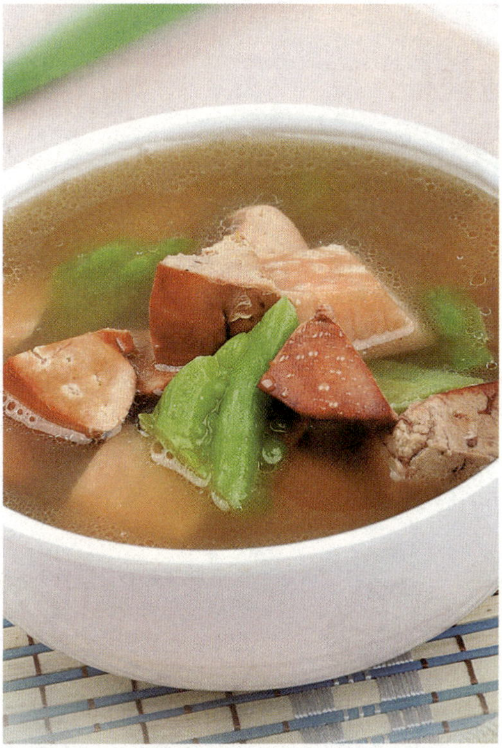

祛病疗疾，良药不苦口

乙肝

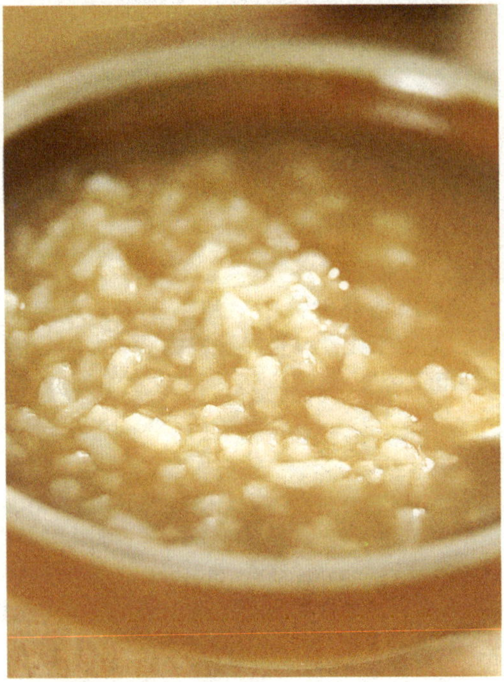

垂盆草粥

材料

垂盆草30克，冰糖15克，大米30克。

做法

1. 大米洗净；垂盆草洗净，锅上火，加入适量清水，加入垂盆草，煎煮10分钟左右，滤出药汁备用。
2. 将煎取好的药汁与大米一同熬煮成稀粥。
3. 最后加入冰糖调味即成。

功效

本粥具有利湿退黄、清热解毒的功效，对乙肝、肝功能异常有辅助治疗效果。

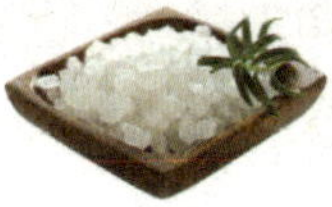

冰糖

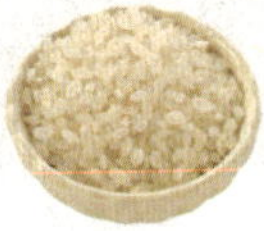

大米

五味子茶

材料

五味子5克。

做法

1. 五味子洗净，晾干，研成细末，倒入杯中，用适量矿泉水微微调成浓稠药汁。
2. 用沸水将药汁冲入杯中。
3. 加盖闷10分钟左右，即可代茶频饮。

功效

本品具有益阴生津、降低转氨酶的功效，可用于传染性肝炎所致的转氨酶升高。

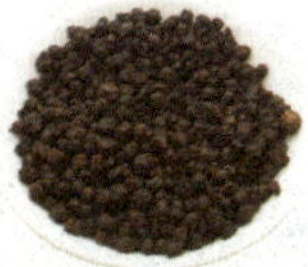

五味子是补益肝肾的滋补药材，具有收敛固涩、益气生津、补肾宁心的功效，还有降血糖、抗氧化、延缓衰老的作用。

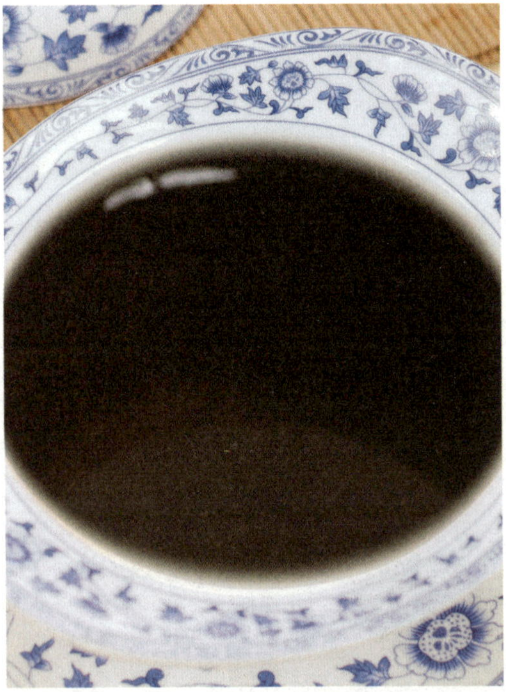

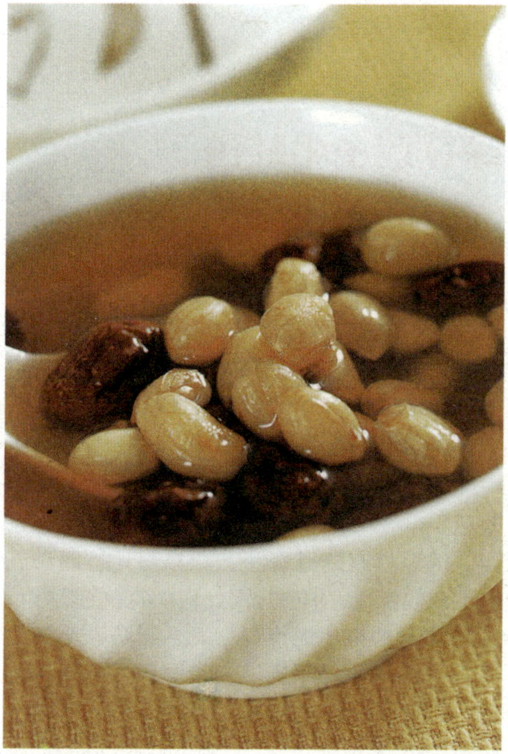

红枣花生羹

材料

红枣50克，红糖50克，花生仁100克。

做法

1. 将花生仁略煮一下后放冷，去皮；红枣洗净，泡发。
2. 将花生仁与红枣一同放入煮花生仁的水中，再加适量冷水，用小火煮30分钟左右。
3. 加入红糖，待糖溶化后，收汁即可。

功效

本品有柔肝养血、降低血清谷丙转氨酶的作用，对于血清谷丙转氨酶轻度升高的肝炎患者可经常食用。

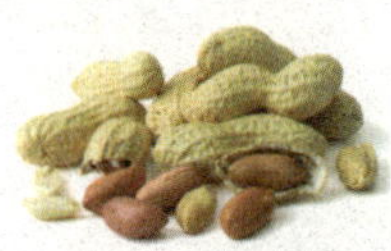

花生含多种营养物质，具有抗老化、凝血止血、养血通乳、促进发育、增强记忆等作用。

何首乌茶

材料

何首乌15克，泽泻、丹参各10克，绿茶5克。

做法

1. 何首乌、泽泻、丹参均洗净。
2. 把何首乌、泽泻、丹参、绿茶放入锅里，加水共煎15分钟。
3. 滤去渣即可饮用。

功效

此茶有补肝、益肾、补血、活血、乌发、明目、利水、渗湿等功效，可用于久患肝炎的体虚者。

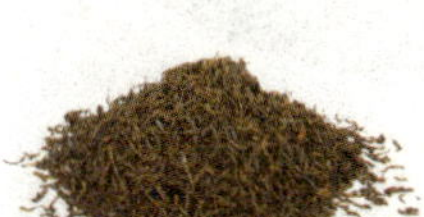

绿茶有一定药理作用，具有提神清心、清热解暑、消食化痰、祛腻减肥、清心除烦、解毒醒酒、生津止渴、降火明目、止痢除湿等功效。

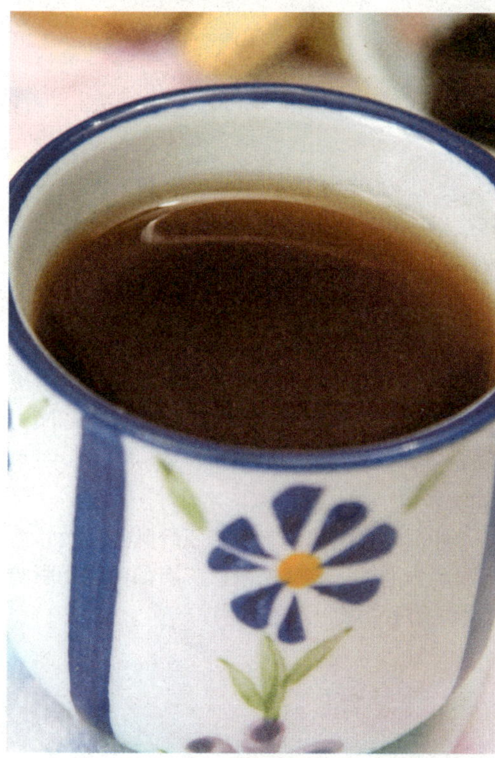

脂肪肝

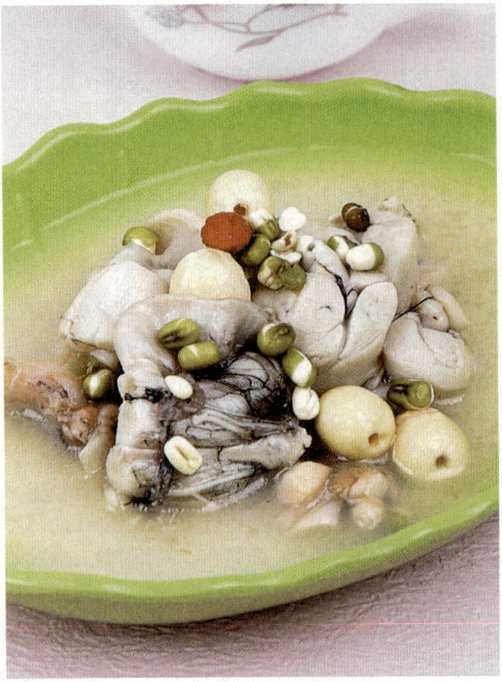

绿豆莲子牛蛙汤

材料

牛蛙1只，绿豆150克，莲子20克，枸杞子3克，高汤1000毫升，盐5克。

做法

1. 将牛蛙洗净，斩块，汆水。
2. 绿豆、莲子分别淘洗净，用温水泡发。
3. 净锅上火，倒入高汤，放入牛蛙、绿豆、莲子、枸杞子煲至熟，加盐调味即可。

功效

绿豆具有降压降脂、滋补强壮、调和五脏、清热解毒、消暑止渴、利水消肿的功效；莲子能帮助机体进行蛋白质、脂肪、糖类代谢，并维持酸碱平衡。二者同用，能降压消脂，对脂肪肝有一定的食疗作用。

冬瓜薏米瘦肉汤

材料

冬瓜300克，猪瘦肉100克，薏米20克，盐5克，姜10克。

做法

1. 猪瘦肉洗净，切块，汆水；冬瓜去皮，洗净，切块；薏米洗净，浸泡；姜洗净切片。
2. 猪瘦肉入水汆去血沫后捞出；将冬瓜、猪瘦肉、薏米放入炖锅中，置大火上，炖2小时。
3. 调入盐，转小火再稍炖一下即可。

功效

冬瓜具有清热利水、降压降脂的功效；薏米可利水消肿、健脾祛湿。二者都可防止脂肪堆积，适宜脂肪肝患者食用。

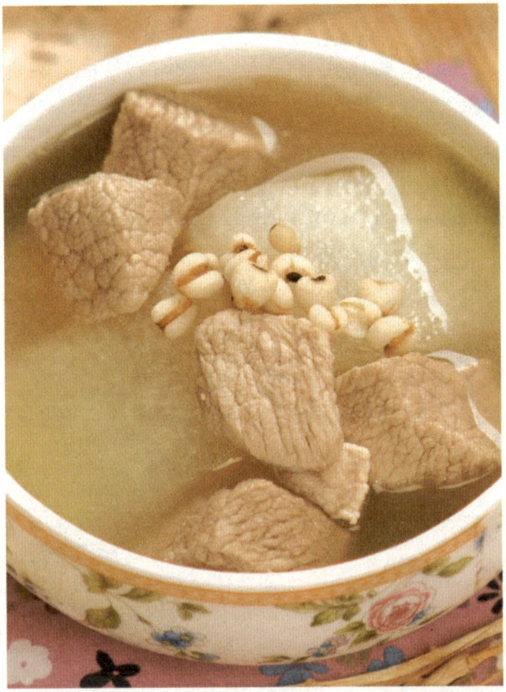

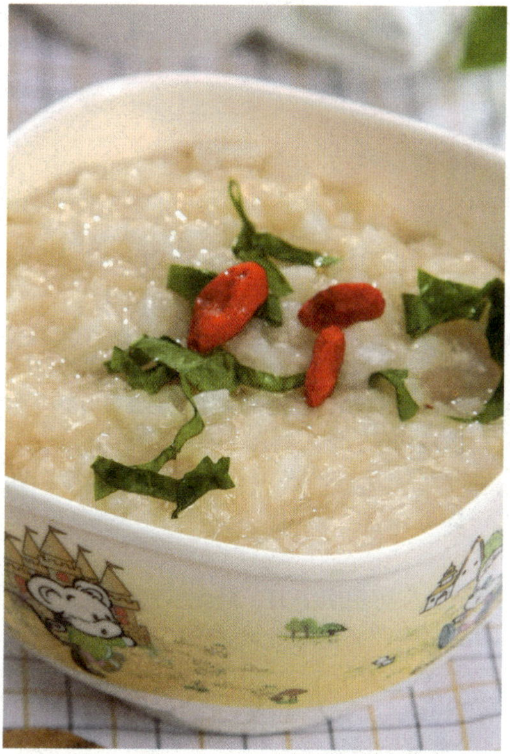

泽泻枸杞粥

材料

泽泻、枸杞子各5克，大米80克，盐1克，葱花3克。

做法

1. 大米泡发洗净；枸杞子洗净；泽泻洗净，加水煮好，取汁待用。
2. 锅置火上，加入适量清水，放入大米、枸杞子以大火煮开。
3. 再倒入煎好的泽泻汁，以小火煮至浓稠状，调入盐拌匀，撒上葱花即可。

功效

枸杞子能补肾润肺、补肝明目；泽泻能利水、渗湿、泄热；大米能补中益气、健脾养胃。三者合用，有利小便、清湿热、降脂瘦身的功效，适合脂肪肝、小便不畅或肥胖的患者食用。

决明子粥

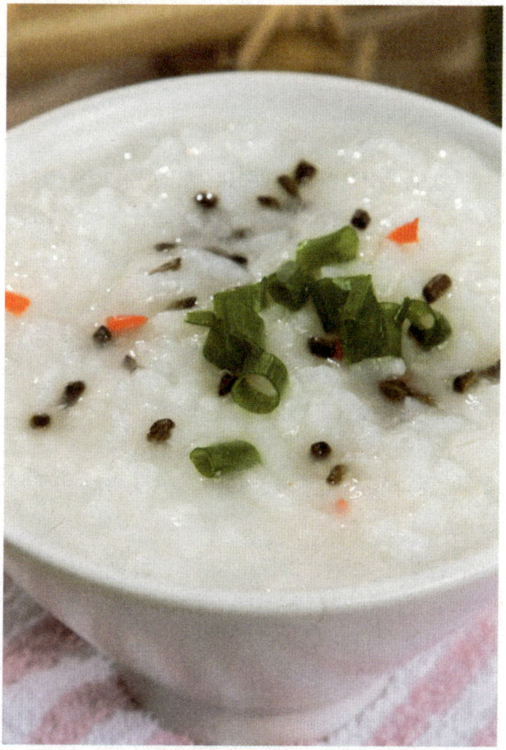

材料

大米100克，决明子5克，盐2克，葱8克。

做法

1. 大米泡发，洗净；决明子洗净；葱洗净，切葱花。
2. 锅置火上，倒入清水，放入大米，以大火煮至米粒开花。
3. 加入决明子煮至粥呈浓稠状，调入盐拌匀，再撒上葱花即可。

功效

此粥可清热平肝、润肠通便，可有效抑制口腔细菌，对脂肪肝有很好的食疗作用。

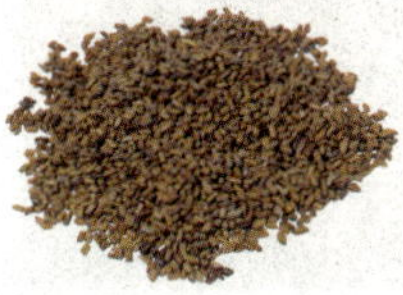

决明子具有清肝明目、利水通便、抗菌、降压、降低血脂和胆固醇的作用。

慢性肝炎

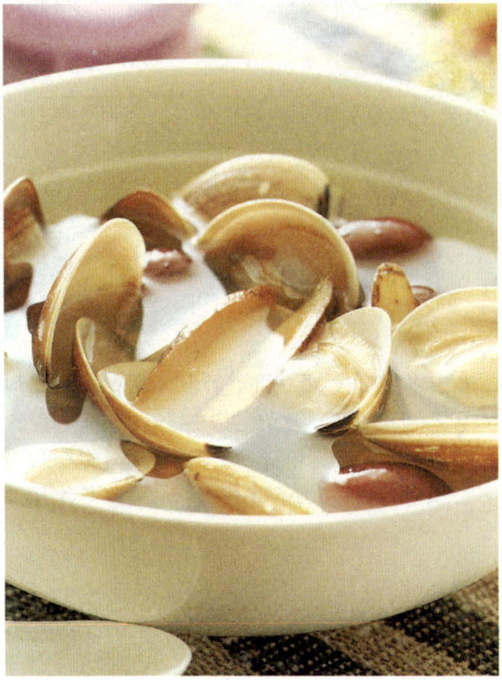

茵陈甘草蛤蜊汤

材料

茵陈8克，甘草5克，红枣6颗，蛤蜊300克，盐2克。

做法

1. 蛤蜊冲净，以淡盐水浸泡，使其吐尽沙粒。
2. 茵陈、甘草、红枣均洗净，以1200毫升水熬成药汤，熬至约1000毫升，去渣留汁。
3. 将蛤蜊加入药汤中煮至开口，加盐调味即成。

功效

茵陈可利胆退黄，蛤蜊保肝利尿，因此本品对慢性病毒性肝炎、黄疸型肝炎有很好的疗效。

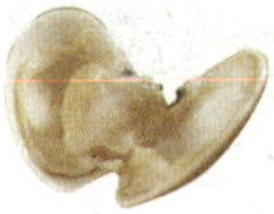

蛤蜊味咸性寒，具有滋阴润燥、利尿消肿、软坚散结的作用。

牡蛎豆腐羹

材料

牡蛎肉150克，豆腐100克，鸡蛋1个，韭菜50克，盐3克，葱段2克，香油2毫升，高汤1000毫升，食用油20毫升。

做法

1. 将牡蛎肉洗净；豆腐洗净，切丝；韭菜洗净，切末；鸡蛋敲入碗中，打散。
2. 炒锅放油，加热后，把葱炝香，放入高汤、牡蛎肉、豆腐丝，调入盐煲至入味。
3. 最后再放入韭菜末、鸡蛋，淋入香油即可。

功效

牡蛎能敛阴、潜阳、止汗、涩精、化痰、软坚；豆腐能益气宽中、生津润燥、清热解毒、和脾胃、抗癌，还可以降低血铅浓度、保护肝脏、促进机体代谢。本品可滋阴潜阳、软坚散结，适合病毒性肝炎以及甲亢患者食用。

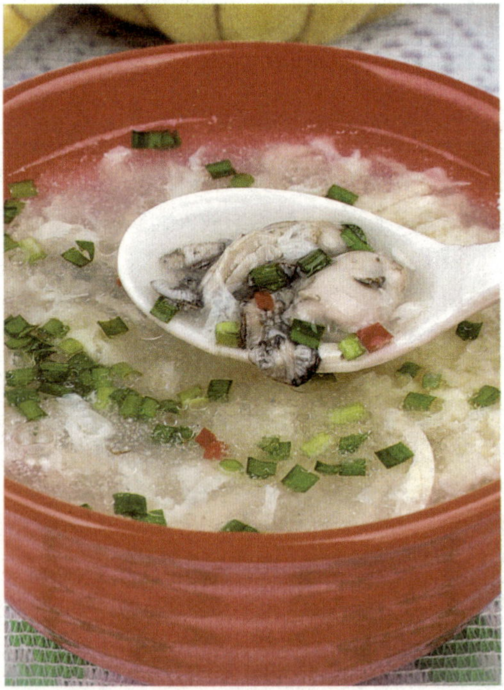

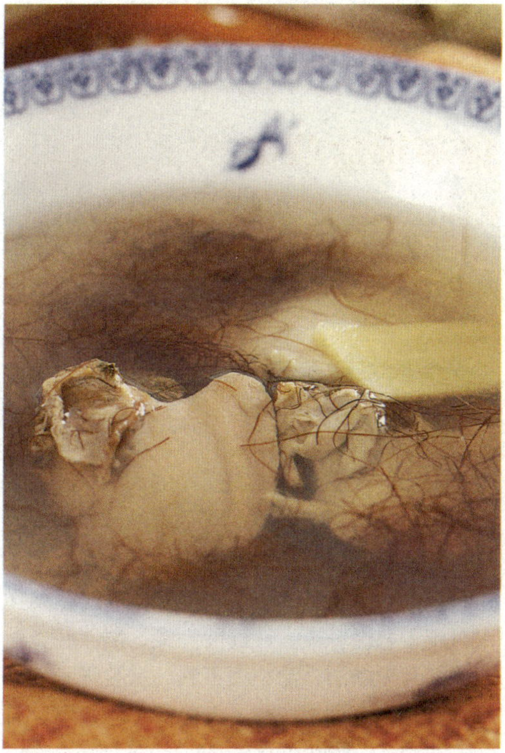

玉米须煲蚌肉

材料

玉米须50克，蚌肉150克，姜15克，盐3克。

做法

1. 蚌肉洗净；姜洗净，切片；玉米须洗净。
2. 蚌肉、姜和玉米须一同放入砂锅，加适量水，小火炖煮1小时。
3. 最后加盐调味即成。

功效

本品具有清热利胆、利水通淋的功效，对慢性病毒性肝炎、肝硬化、小便不利等症有食疗作用。

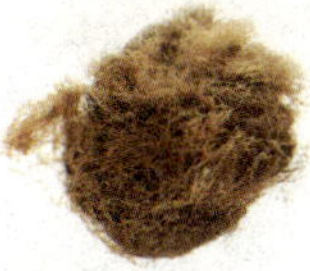

玉米须味甘性平，具有利尿、降压、降血糖、止血、利胆等作用。

白芍蒺藜山药排骨汤

材料

白芍10克，白蒺藜5克，山药250克，香菇3朵，竹荪15克，排骨1000克，盐10克。

做法

1. 排骨洗净，剁块，放入沸水氽烫，捞起冲洗；山药洗净，切块；香菇去蒂，洗净，切片。
2. 竹荪以清水泡发，去伞帽、杂质，沥干，切段；排骨盛入锅中，放入白芍、白蒺藜，加水炖至排骨熟烂。
3. 锅中再加入山药、香菇、竹荪续煮10分钟，起锅前加盐调味即成。

功效

白芍能养血柔肝、缓中止痛、敛阴收汗，山药能补脾养胃、生津益肺、补肾涩精。此汤能养肝补血，还能调经理带，改善血虚脸色青黄或苍白的症状。

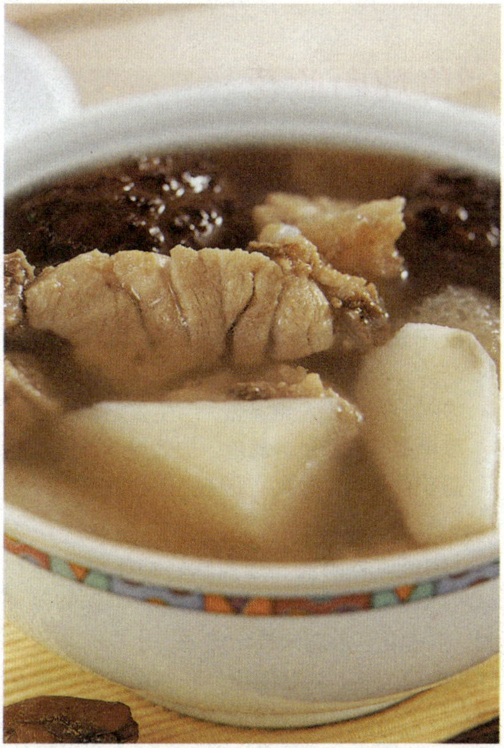

肝硬化

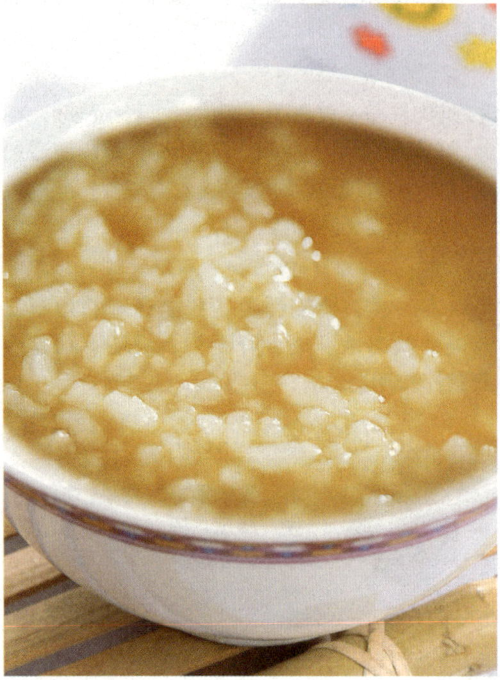

猪苓垂盆草粥

材料

垂盆草30克，猪苓10克，大米30克，冰糖15克。

做法

1. 先将垂盆草、猪苓分别用清水洗净，一起放入锅中，加入适量清水煎煮20分钟左右，捞出垂盆草、猪苓，取药汁。
2. 另起锅，将药汁与淘洗干净的大米一同放入锅中，加水煮成稀粥，再加冰糖调匀即成。

功效

垂盆草能清利湿热，有降低谷丙转氨酶作用，用于急性肝炎、迁延性肝炎、慢性肝炎；猪苓能利尿渗湿，治小便不利、水肿胀满。因此，本品具有利湿退黄、清热解毒的功效，对肝功能异常、肝硬化腹水等症有食疗作用。

鲫鱼炖西蓝花

材料

鲫鱼1条，西蓝花100克，枸杞子、生姜、盐各5克，食用油20毫升。

做法

1. 将鲫鱼宰杀，去鳞、鳃及内脏，洗净；西蓝花去粗梗洗净，掰成小朵；生姜洗净，切片。
2. 煎锅上火，放入油烧热，用生姜炝锅，放入鲫鱼煎至两面呈金黄色，加适量水并放入西蓝花煮至熟，撒入枸杞子，加盐调味即可。

功效

鲫鱼可补阴血、通血脉、补体虚，还有益气健脾、利水消肿之功效，适合慢性肾炎水肿、肝硬化、肝腹水等病症者。本品可利水消肿、防癌抗癌，对肝硬化、肝癌均有很好的食疗作用。

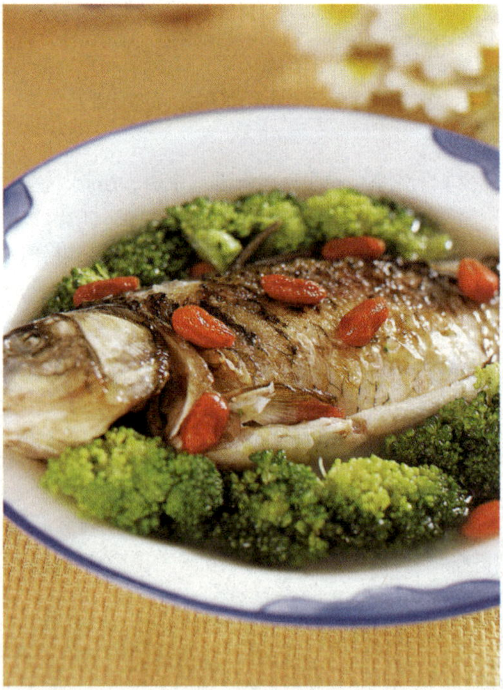

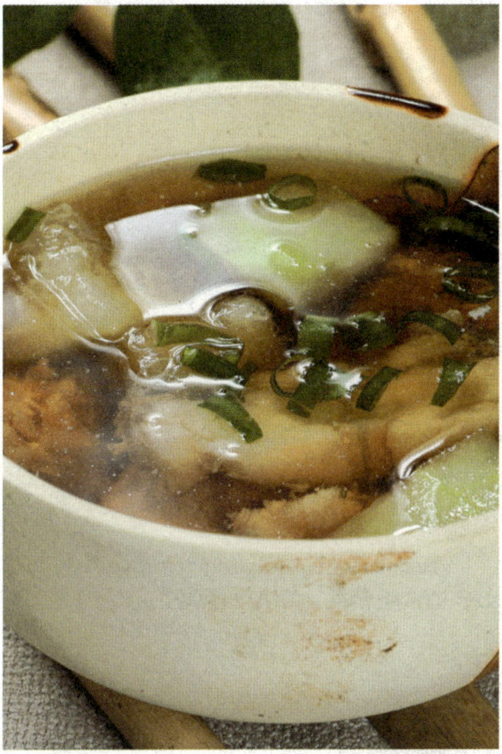

鳗鱼冬瓜汤

材料

鳗鱼1条，冬瓜300克，盐3克，葱花20克。

做法

1. 将鳗鱼去鳃和内脏后洗净；冬瓜切成小块备用。
2. 加入适量水，将水煮开。
3. 将材料放入锅内，煮至鱼烂汤稠，加少许盐调味，最后撒上葱花，趁热食用 。

功效

冬瓜有清肺热化痰、除烦止渴、甘淡渗痢、祛湿解暑、利小便、消除水肿之功效。本品对肝硬化患者有一定食疗作用。

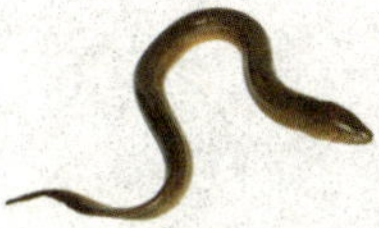

鳗鱼具有补虚养血、祛湿、抗结核等功效，是久病、虚弱、贫血、肺结核等患者的良好营养品。

山药枸杞炖甲鱼

材料

甲鱼250克，山药30克，枸杞子20克，红枣15克，生姜10克，盐5克。

做法

1. 山药洗净，用清水浸30分钟切片备用；枸杞子、红枣洗净；生姜切片。
2. 甲鱼用热水焯烫后宰杀，洗净；将全部材料放入炖盅内。
3. 加入适量开水，炖盅加盖，小火炖3小时，加入盐调味即可。

功效

甲鱼可软坚散结、滋阴利水，山药益气健脾。二者合用，既能保肝抗癌，又能改善患者的体虚症状。

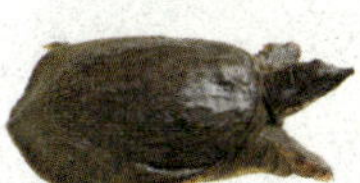

甲鱼肉性平、味甘，具有滋阴凉血、补益调中、补肾健骨、散结消痞等作用。

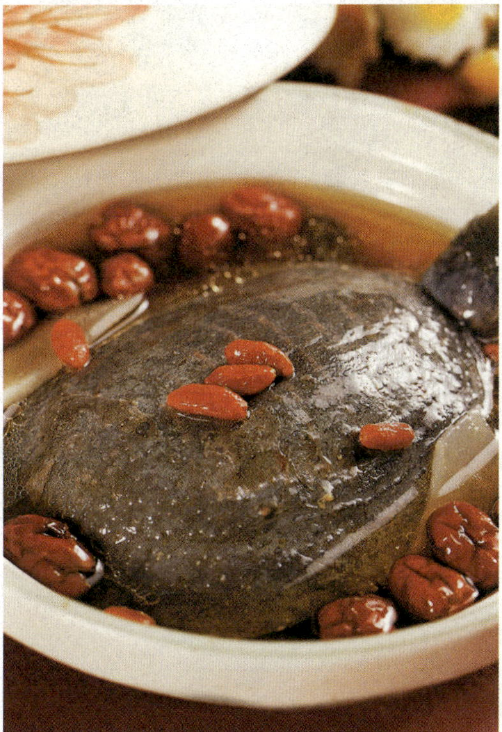

胆囊炎

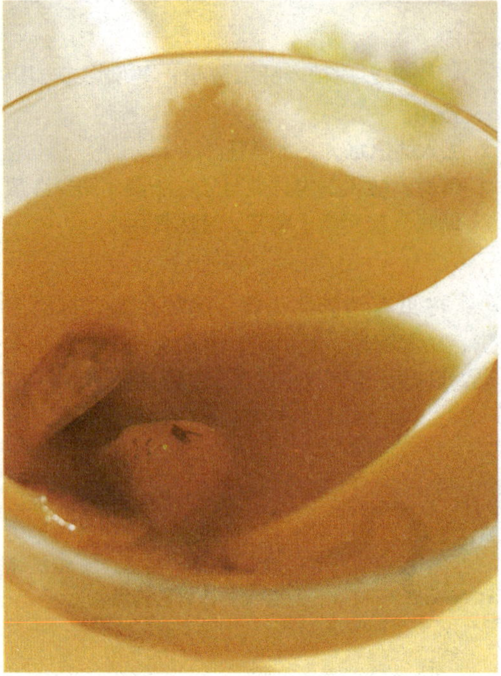

川楝子玉米须饮

材料

郁金、广木香各15克，川楝子9克，虎杖30克，玉米须20克，茵陈蒿10克，冰糖10克。

做法

1. 将郁金、广木香、川楝子、虎杖、玉米须、茵陈蒿洗净，放入砂锅加清水煎30分钟，去渣取汁。
2. 最后加冰糖即可。

功效

本品具有清肝利胆、行气止痛、退黄的功效，适合胆囊炎、黄疸患者食用。

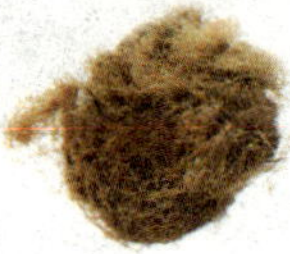

玉米须味甘性平，具有利尿、降压、降血糖、止血、利胆等作用。

玉米车前子粥

材料

车前子适量，玉米粒80克，大米120克，盐2克。

做法

1. 玉米粒和大米一起泡发，洗净；车前子洗净，捞起沥干水分。
2. 锅置火上，加入玉米粒和大米，再倒入适量清水烧开。
3. 放入车前子同煮至粥呈糊状，调入盐拌匀即可。

功效

此粥具有清热利水、帮助排石的功效，适合胆结石、胆囊炎、水肿或尿路结石等患者食用。

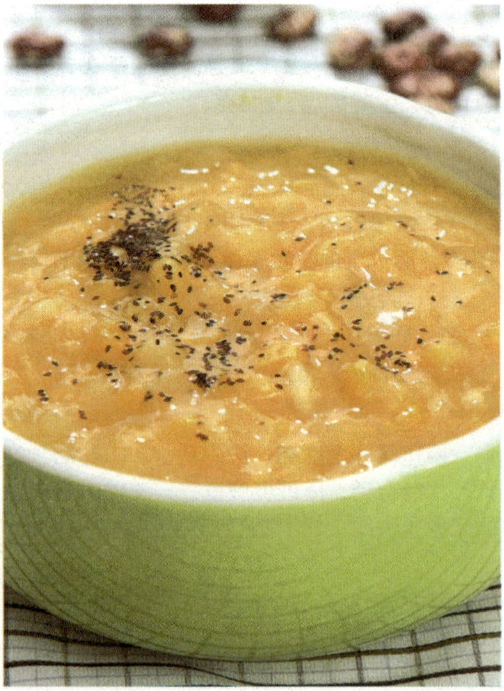

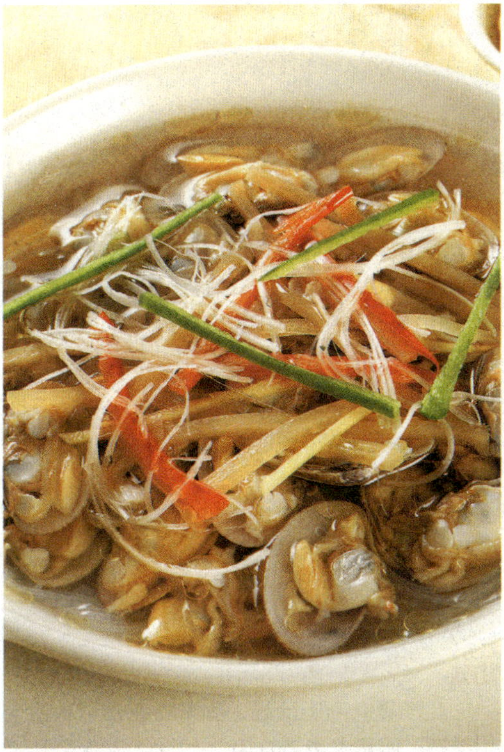

黄芪蛤蜊汤

材料

黄芪15克，茯苓10克，蛤蜊500克，粉丝20克，红椒、青椒各1个，姜片10克，冲菜20克，盐4克，食用油20毫升。

做法

1. 粉丝泡发；冲菜洗净，切丝；红椒、青椒洗净，切细条；黄芪、茯苓、蛤蜊分别洗净。
2. 蛤蜊加水煮熟，沥干。
3. 起油锅，爆香姜片、辣椒、冲菜丝，放入清水、蛤蜊、粉丝、黄芪、茯苓，加盐煮至粉丝软熟、蛤蜊入味即可。

功效

此汤具有清肝利胆、化气行水的功效，可辅助治疗肝硬化、胆囊炎等疾病。

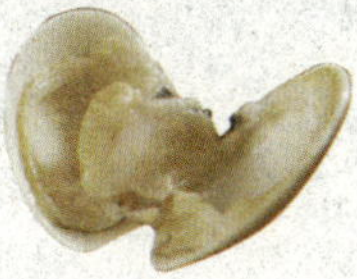

蛤蜊味咸性寒，具有滋阴润燥、利尿消肿、软坚散结作用。

萝卜丝鲫鱼汤

材料

鲫鱼1条，白萝卜200克，胡萝卜50克，半枝莲30克，盐3克，香油2毫升，葱段10克，葱花5克，姜片5克，食用油20毫升。

做法

1. 鲫鱼洗净；白萝卜、胡萝卜分别去皮，洗净，切丝；半枝莲洗净，装入纱布袋，扎紧袋口。
2. 起油锅，将葱段、姜片炝香，放入萝卜丝、鲫鱼、药袋，加水煮至熟。
3. 捞起药袋丢弃，调入盐，撒上葱花，淋入香油即可。

功效

此汤具有利胆除湿、利肝消肿、除腹水的功效，适合肝硬化、肝腹水或胆囊炎患者食用。

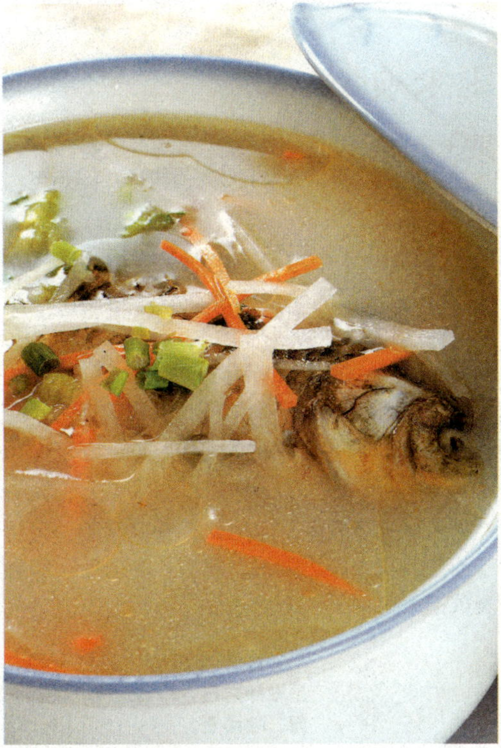

祛病疗疾，良药不苦口

胆结石

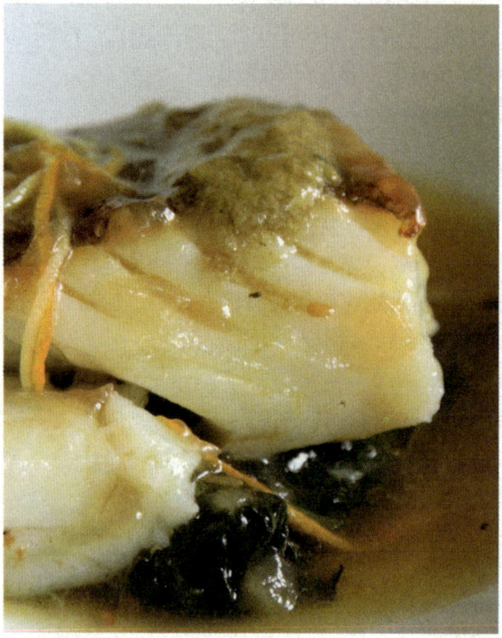

木耳炖青鱼

材料

海金沙、鸡内金各10克，青鱼500克，泡发黑木耳100克，姜、白糖各5克，盐5克，高汤1000毫升，酱油10毫升，食用油20毫升，葱丝、胡萝卜丝各10克。

做法

1. 青鱼处理干净，切块；海金沙、鸡内金分别洗净；姜切片。
2. 锅烧热放油，放入黑木耳、姜片爆炒片刻。
3. 再下青鱼，加入高汤，放入海金沙、鸡内金、胡萝卜丝、葱丝小火炖30分钟，放白糖、盐、酱油调味即可。

功效

此汤具有利胆除湿、固本扶正作用，适合胆结石、胆囊炎患者食用。

玉米须粥

材料

玉米须适量，大米100克，盐1克，葱5克。

做法

1. 大米置冷水中泡发半小时后捞出，沥干水分；玉米须洗净，稍浸泡后，捞出沥干水分；葱洗净，切葱花。
2. 锅置火上，放入大米和水同煮至米粒开花。
3. 加入玉米须，煮至粥浓稠，调入盐拌匀，撒上葱花即可。

功效

玉米须能利尿、泄热、平肝、利胆，可用于治疗肾炎水肿、脚气、黄疸、高血压、胆囊炎或糖尿病。

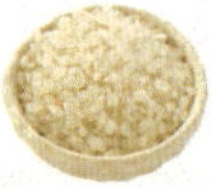

大米味甘淡，其性平和，是滋补之物，每日食用，能益脾胃、除烦渴。

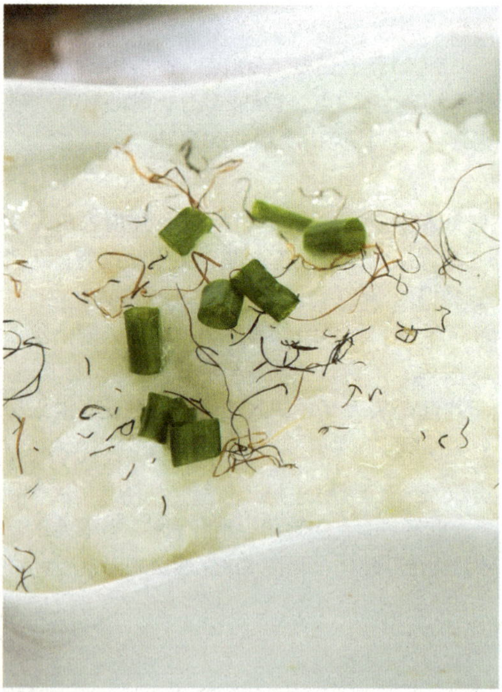

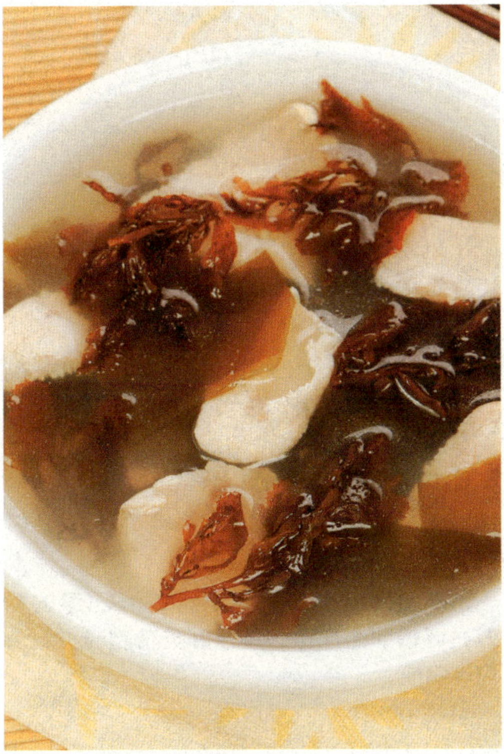

海带海藻瘦肉汤

材料

猪瘦肉350克，海带、海藻各50克，盐4克。

做法

1. 猪瘦肉洗净，切件，汆水；海带洗净，切片；海藻洗净。
2. 将猪瘦肉汆一下，去除血腥。
3. 将猪瘦肉、海带、海藻放入锅中，加入清水，炖2小时至汤色变浓后，调入盐即可。

功效

此汤可化痰利水、软坚散结、降压降脂，可辅助治疗胆结石、高血压、高脂血症、胆囊炎等。

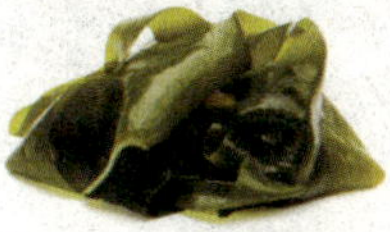

海带性寒味咸，具有消痰软坚、泄热利水、止咳平喘、祛脂降压的作用。

海带炖排骨

材料

海带50克，排骨200克，料酒30毫升，盐、白糖、葱段、姜片各5克，食用油20毫升。

做法

1. 海带泡发，洗净，切丝；排骨洗净，斩块。
2. 炒锅加油烧热，下排骨煸炒，加入料酒、盐、白糖、葱段、姜片和清水，烧至排骨熟透，加入海带烧至入味即可。

功效

本品可软坚化痰、清热利尿，对甲状腺肿大、胆囊炎、胆结石有食疗作用。

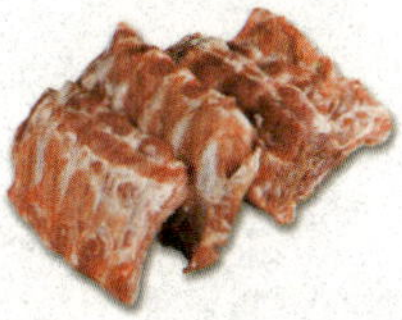

排骨具有滋阴壮阳、益精补血、强壮体格的功效。排骨含有大量磷酸钙、骨胶原、骨黏蛋白等，特别适合给幼儿和老人补充钙质。

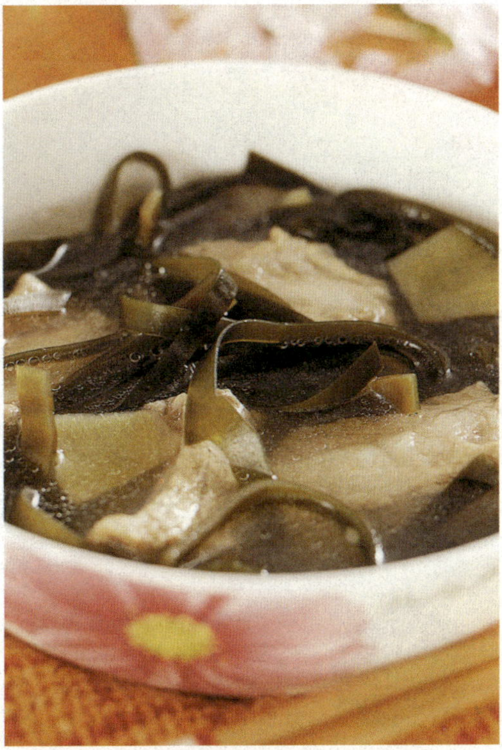

祛病疗疾，良药不苦口

黄疸

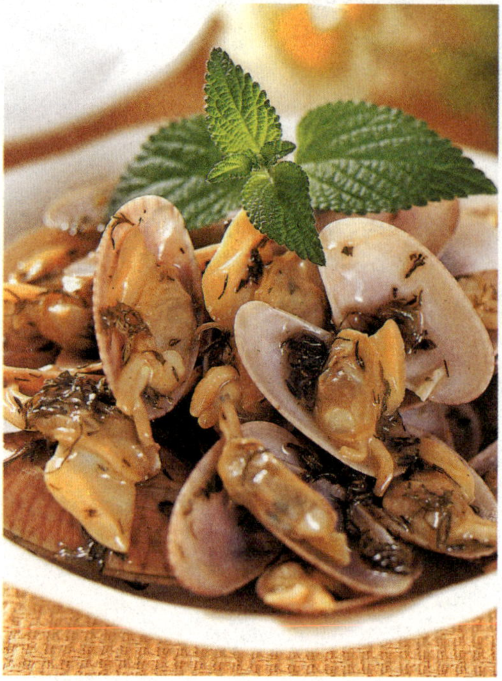

茵陈炒蛤蜊

材料

茵陈30克，蛤蜊300克，薄荷叶2克，盐2克，姜片5克，食用油20毫升。

做法

1. 蛤蜊放入清水中，加适量盐，养24小时，勤换水，洗净；茵陈洗净。
2. 锅烧热放油，下姜片爆香，再下蛤蜊煸炒。
3. 最后加茵陈及适量水，烧到蛤蜊熟，加入盐调味，起锅装盘以薄荷叶点缀即可。

功效

本品具有利湿退黄、抑制肝病毒的功效，可辅助治疗急、慢性肝炎及胆囊炎、黄疸等病症。

茵陈姜糖茶

材料

茵陈15克，红糖30克，生姜12克。

做法

1. 茵陈洗净；生姜去皮，洗净，用刀拍碎。
2. 将茵陈、生姜一同放入净锅内，加入适量清水，大火煮沸，转小火煮20分钟。
3. 最后加入红糖调匀即可。

功效

本品具有清热除湿、利胆退黄的功效，对黄疸及黄疸型肝炎的患者有较好的疗效。

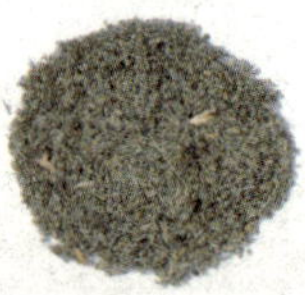

茵陈味苦、辛，性微寒，有清热利湿、利胆、保护肝功能、解热、抗炎、降血脂、降压等作用。

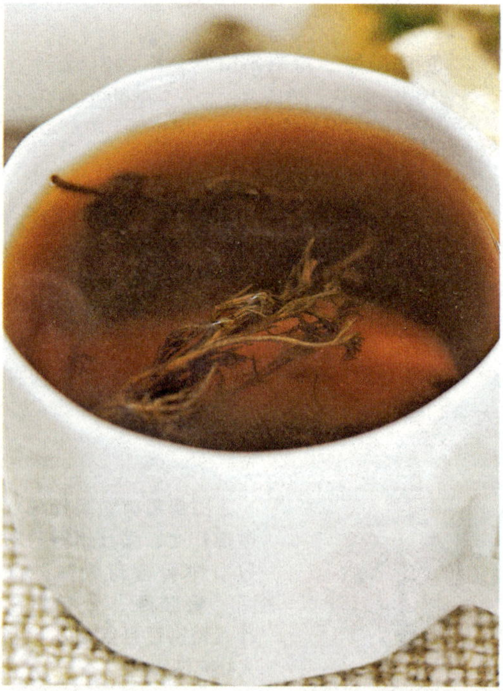

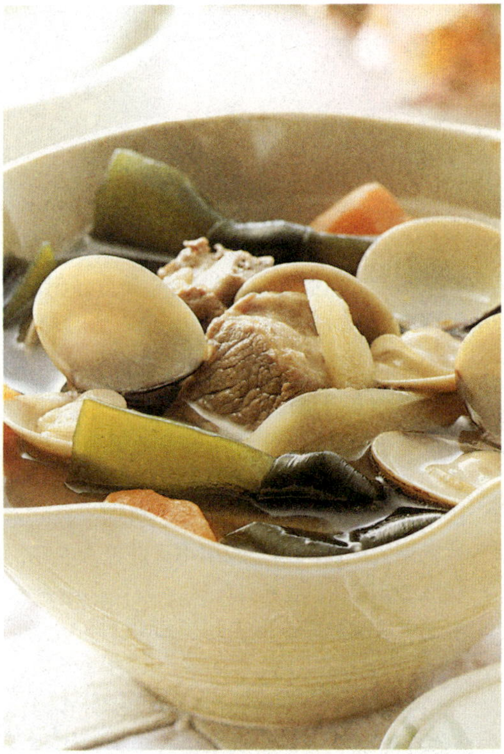

海带蛤蜊排骨汤

材料

海带结200克，蛤蜊300克，排骨250克，胡萝卜半根，姜5克，盐5克。

做法

1. 蛤蜊泡在淡盐水中，待其吐沙后，洗净并沥干。
2. 排骨氽烫去血水，捞出冲净；海带结洗净；胡萝卜削皮，切块；姜切片。
3. 将排骨、姜片、胡萝卜、海带结入锅中，加水煮沸，转小火炖约2小时，加入蛤蜊，煮至蛤蜊开口，加盐调味即可。

功效

海带、蛤蜊均为性寒味咸的食物，同食有滋阴润燥、利尿消肿、软坚散结的作用，对甲状腺肿大、黄疸、小便不畅、腹胀等症有辅助疗效。

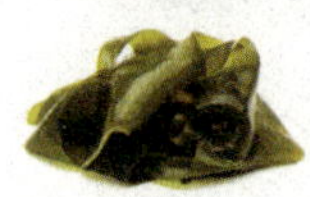

海带性寒味咸，具有消痰软坚、泄热利水、止咳平喘、祛脂降压的作用。

牡蛎糙米粥

材料

牡蛎、腐竹各30克，糙米80克，盐3克，姜丝、葱花各5克，香油2毫升，料酒20毫升。

做法

1. 糙米洗净，用清水浸泡；牡蛎洗净，用料酒腌渍去腥；腐竹泡发，洗净，切细丝。
2. 锅置火上，注入清水，放入糙米、牡蛎、姜丝煮至七成熟。
3. 放入腐竹煮至米粒开花，加盐、香油、葱花即可。

功效

糙米富含B族维生素、维生素E，以及大量膳食纤维，不仅能预防便秘和胃肠疾病，还能与胆汁中的胆固醇结合，并辅助治疗黄疸。

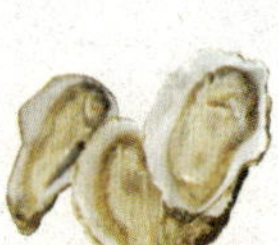

牡蛎营养丰富，富含的牛黄酸有明显的保肝利胆作用，也有助于防治孕期肝内胆汁淤积症。

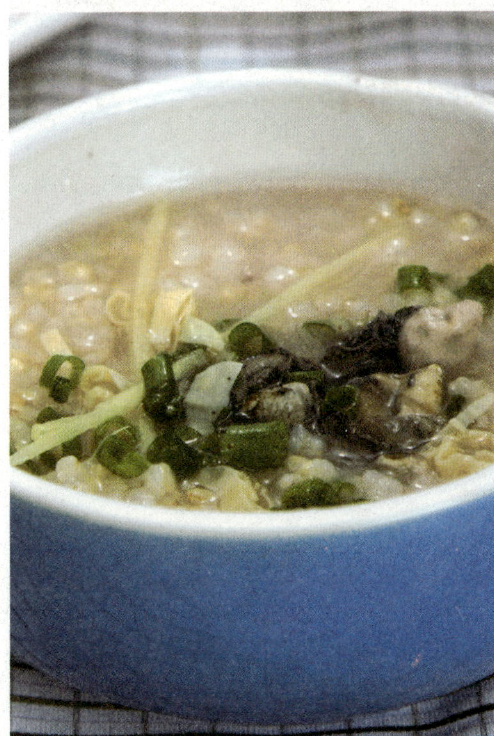

肺炎

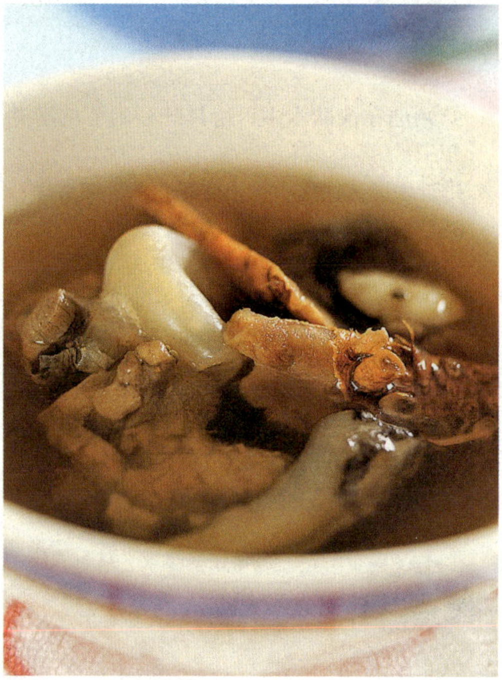

百部甲鱼汤

材料

甲鱼500克，生地25克，知母、百部、地骨皮各10克，料酒20毫升，盐、姜片各5克，鸡汤1000毫升。

做法

1. 将甲鱼收拾干净，去壳，斩块，汆烫捞出洗净；将药材洗净，装入纱布袋中，扎紧袋口。
2. 锅中放入甲鱼肉，加入鸡汤、料酒、盐、姜片，用大火烧沸后，改用小火炖至六成熟，加入纱布袋。
3. 炖至甲鱼肉熟烂，拣去药袋即可。

功效

百部味甘、苦，微温，能润肺下气止咳；甲鱼能补虚劳、大补阴之不足。二者结合对肺炎、肺结核、贫血、体质虚弱等多种病症有一定辅助疗效。

虫草鸭汤

材料

冬虫夏草2克，枸杞子10克，鸭肉500克，盐5克。

做法

1. 鸭肉洗净放入沸水中汆烫，捞出再冲净。
2. 将鸭肉、冬虫夏草、枸杞子一同放入锅中，加水至盖过材料，以大火煮开后转小火续煮1个小时。
3. 待鸭肉熟烂，加盐调味即成。

功效

冬虫夏草是滋肺补肾的佳品，鸭肉能滋阴补血。本鸭汤有强阳补精、补益体力的作用，对虚劳骨蒸引起的发热、咳嗽痰少、咽喉干燥、肺炎，水肿、小便不利等病症有一定辅助疗效。

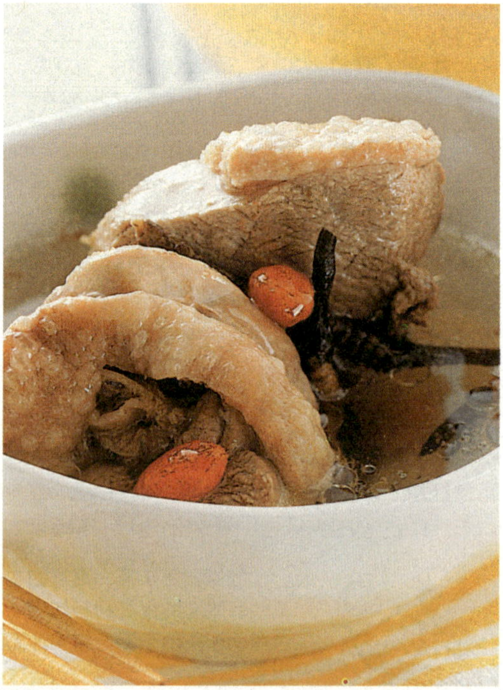

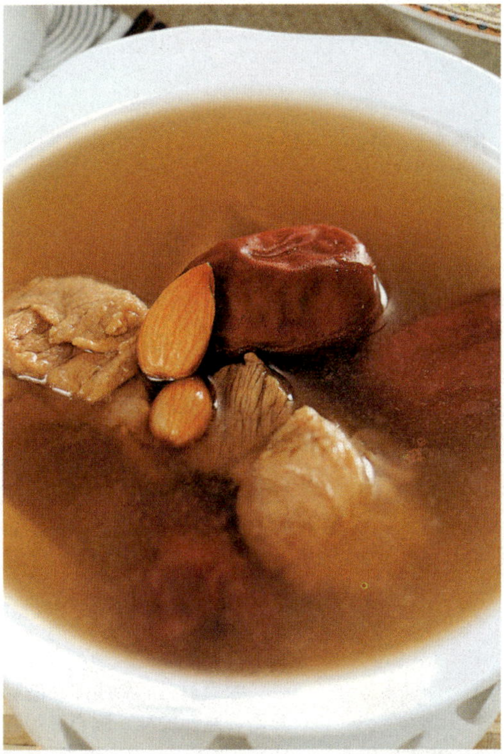

桑白排骨汤

材料

排骨500克，桑白皮20克，杏仁10克，红枣少许，姜、盐各5克。

做法

1. 排骨洗净，斩件，放入沸水中汆烫。
2. 桑白皮洗净；红枣洗净；姜洗净，切丝。
3. 把排骨、桑白皮、杏仁、红枣放入开水锅内，大火煮沸后改小火煲2小时，加入姜丝、盐调味即可。

功效

此汤具有润肺止咳、清热化痰的功效，能辅助治疗肺炎。

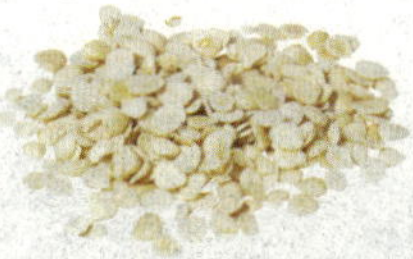

杏仁具有润肺、止咳、滑肠、消积食、散滞气的作用，而且杏仁能降低血液中的胆固醇，对保持心脏健康有益。

款冬花猪肺汤

材料

款冬花20克，猪肺750克，猪瘦肉300克，南、北杏仁各10克，盐5克，姜2片，食用油适量。

做法

1. 款冬花浸泡，洗净；猪肺洗净，切片；猪瘦肉洗净，切块。
2. 烧热油锅，放入姜片，将猪肺爆炒5分钟左右。
3. 将清水煮沸后加入所有原材料，用小火煲2小时，加盐调味即可。

功效

此汤能清热化痰、益气补虚。

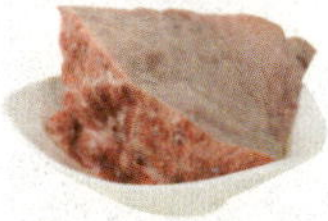

猪肺具有补肺、止咳、止血的功效。

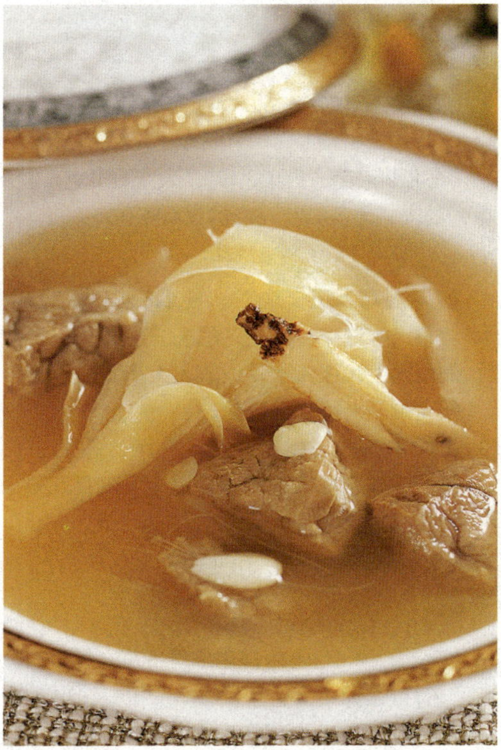

祛病疗疾，良药不苦口

肺结核

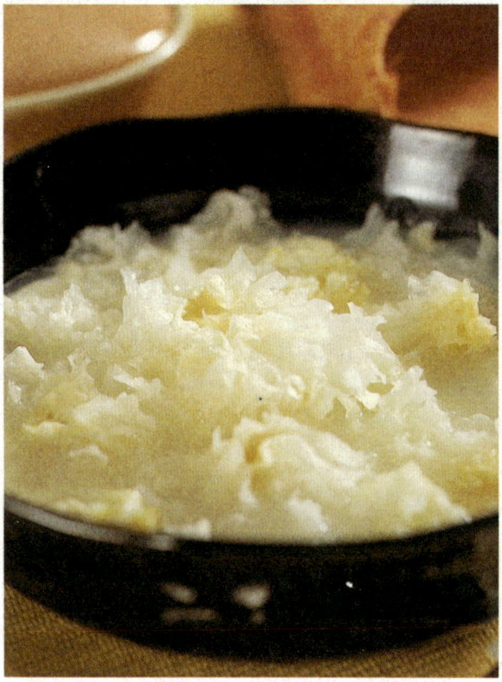

鸡蛋银耳浆

材料

玉竹10克，鸡蛋1个，银耳50克，豆浆500毫升，白糖5克。

做法

1. 鸡蛋打在碗内搅匀；银耳泡发；玉竹洗净。
2. 将银耳、玉竹与豆浆入锅，并加适量水同煮。
3. 煮好后冲入鸡蛋液，再加白糖即可。

功效

此品具有滋阴润肺、美容润肤的功效，适合肺结核患者常食。

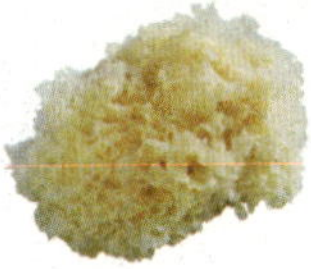

银耳具有润肺生津、滋阴养胃、益气安神、强心健脑等作用，为优良的滋补食物。

冬瓜白果姜粥

材料

冬瓜250克，白果30克，大米100克，盐2克，姜末、葱各3克，高汤1000毫升。

做法

1. 白果去壳、皮，洗净；冬瓜去皮洗净，切块；大米洗净，泡发；葱洗净，切葱花。
2. 锅置火上，注入水后，放入大米、白果，用大火煮至米粒完全开花。
3. 再放入冬瓜、姜末，倒入高汤，改用小火煮至粥成，加入盐调味，撒上葱花即可。

功效

本粥能敛肺止咳、化痰利水。

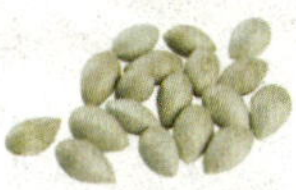

白果营养丰富，具有益肺气、治咳喘、止带虫、缩小便的作用。

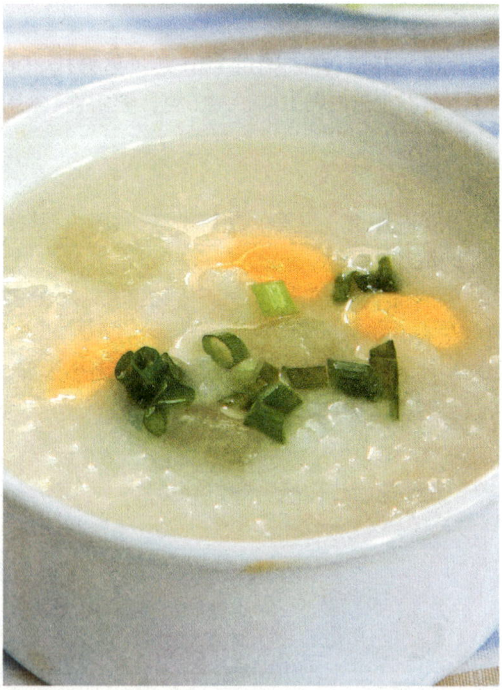

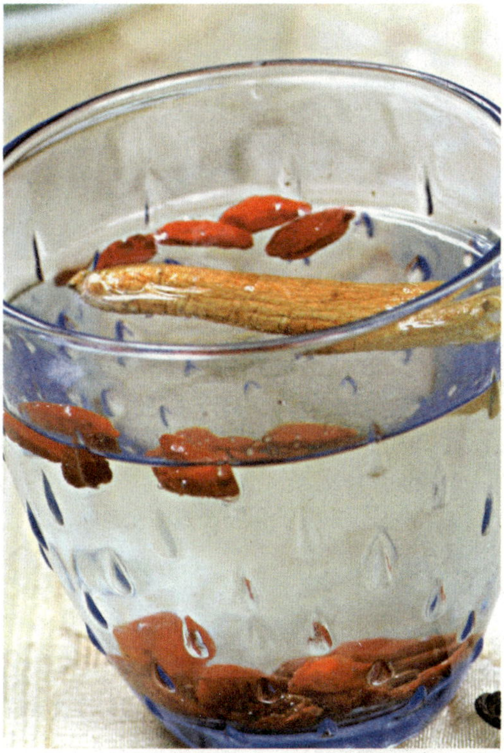

冬虫夏草参茶

材料

冬虫夏草2克，西洋参、枸杞子各6克。

做法

1. 将冬虫夏草研磨成粉末；枸杞子泡发，洗净。
2. 将冬虫夏草粉、西洋参、枸杞子放入杯中，冲入约500毫升的沸水。
3. 静置数分钟后即可饮用。

功效

此茶具有补虚损、益精气、止咳嗽、补肺肾的功效。

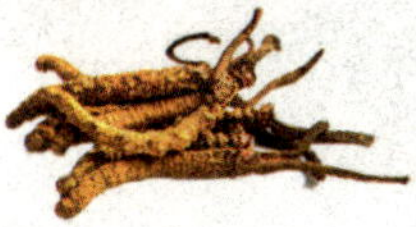

冬虫夏草为麦角菌科植物冬虫夏草菌寄生在蝙蝠蛾科昆虫幼虫子座及尸体上的复合体，具有补肾益肺、止血化痰等功效。主治阳痿遗精、腰膝酸痛、久咳虚喘、劳嗽痰血等病症。

白芨玉竹燕窝饮

材料

燕窝6克，白芨、玉竹各5克，冰糖10克。

做法

1. 燕窝、玉竹分别泡发；白芨略洗。
2. 瓦煲洗净，置于火上，将燕窝、白芨、玉竹一同放入瓦锅中，用小火炖烂，再加适量冰糖续炖片刻即可。
3. 每日早晚可各服一次。

功效

此品具有补益肺肾、润肺止血的功效。

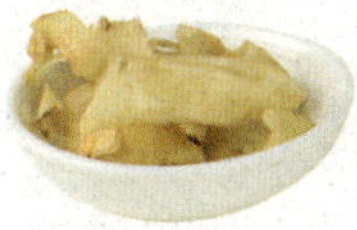

玉竹具有养阴润燥、生津止渴的作用，还可治疗心力衰竭。

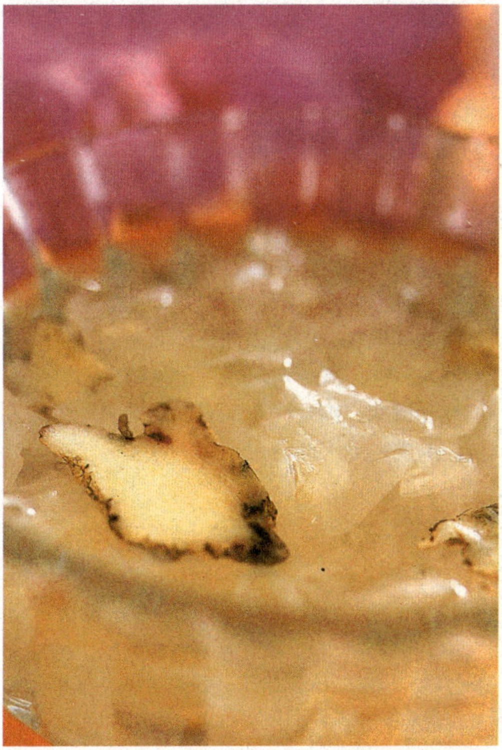

哮喘

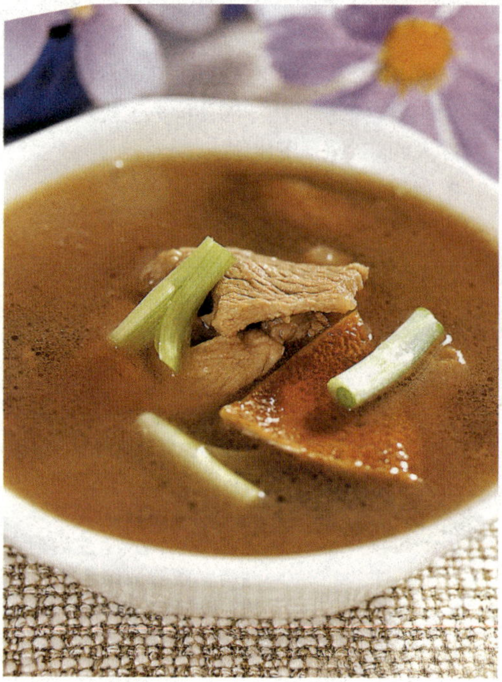

麻黄陈皮瘦肉汤

材料

猪瘦肉200克，麻黄10克，射干15克，陈皮3克，葱5克，盐3克，食用油20毫升。

做法

1. 陈皮、猪瘦肉洗净切片；葱洗净切段，射干、麻黄分别洗净，煎汁去渣。
2. 在锅内放少许油，烧热后，放入猪瘦肉片、葱段煸炒片刻。
3. 加入陈皮、药汁，以及少量清水煮熟，再放入盐调味即可。

功效

本药膳能润肺平喘、理气化痰。

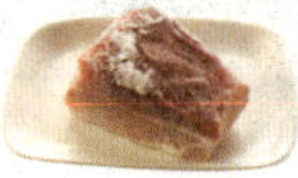

经常食用猪瘦肉可改善缺铁性贫血。

菊花桔梗雪梨汤

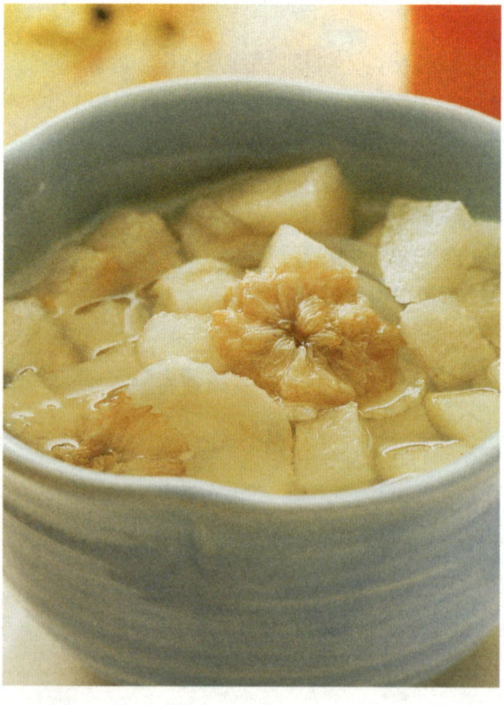

材料

甘菊5朵，桔梗5克，雪梨1个，冰糖5克。

做法

1. 甘菊、桔梗分别用清水冲洗干净，放入锅中，注入1200毫升清水以大火煮开，转小火继续煮10分钟，去渣留汁。
2. 加入冰糖，搅拌均匀，直至冰糖全部溶化，盛出待凉；雪梨洗净削皮，梨肉切丁，加入已凉的甘菊水搅匀即可。

功效

本汤有开宣肺气、清热止咳的功效。

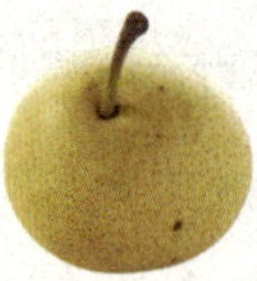

梨含有果糖、粗纤维、钙、磷、铁等营养物质，具有降低血压、养阴清热、润肺止咳的功效。

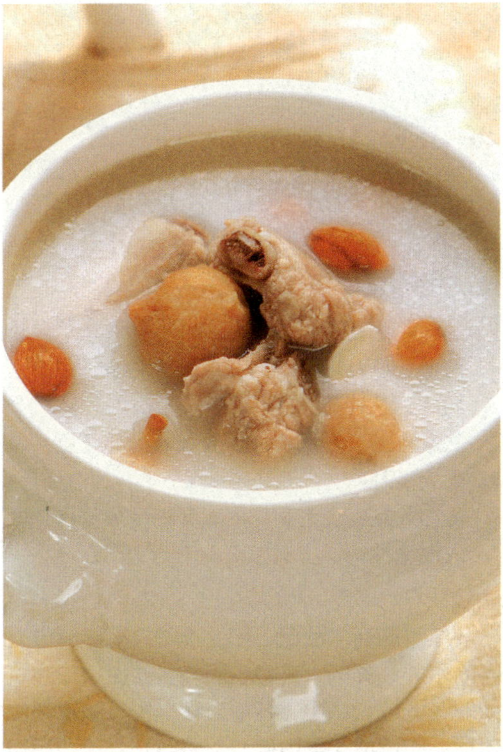

杏仁无花果煲排骨

材料

排骨200克，南、北杏仁各10克，无花果10克，盐3克。

做法

1. 排骨洗净，斩块；南、北杏仁与无花果均洗净。
2. 排骨放沸水中氽去血渍，捞出洗净。
3. 适量水烧沸，放入排骨、无花果和南、北杏仁，用大火煲沸后改小火煲2小时，加盐调味即可。

功效

本品能止咳化痰、益气补虚、润肠通便。

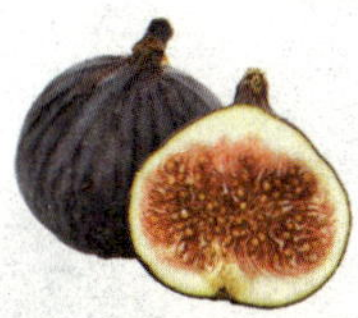

无花果具有健胃清肠、消肿解毒、利咽喉、开胃驱虫、预防便秘的作用。

杏仁猪肺油菜汤

材料

油菜50克，杏仁20克，猪肺750克，盐5克，食用油20毫升。

做法

1. 全部材料洗净，猪肺注水、挤压多次，直至猪肺变白，切块，氽烫。
2. 起油锅，将猪肺爆炒5分钟左右。
3. 将2000毫升水煮沸后加入所有材料，大火煲开后，改小火煲2小时，加盐调味即可。

功效

此汤具有益气补肺、止咳化痰的功效。

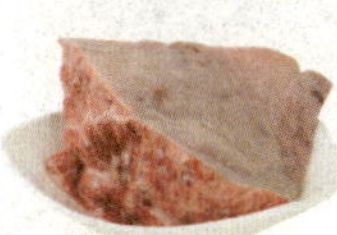

猪肺具有补肺、止咳、止血的功效。

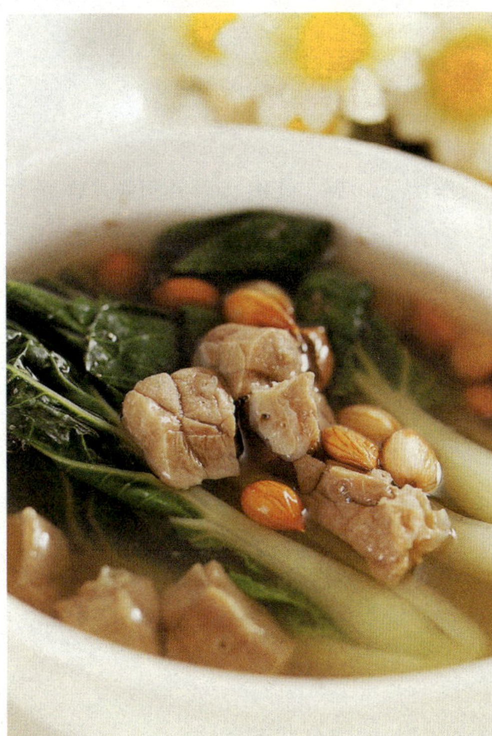

肾炎

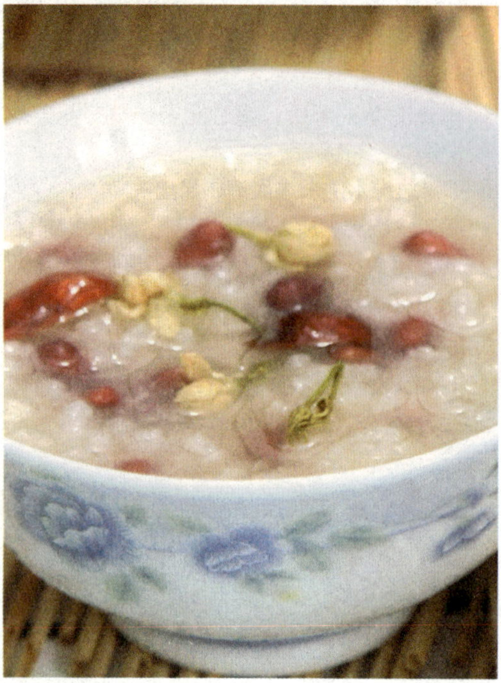

红豆茉莉粥

材料

红豆、红枣各20克，茉莉花8克，大米80克，白糖4克。

做法

1. 大米、红豆均洗净泡发；红枣洗净，去核，切片；茉莉花洗净。
2. 锅置火上，倒入清水，放入大米与红豆，以大火煮开。
3. 再加入红枣、茉莉花同煮至粥呈浓稠状，调入白糖拌匀，出锅即可食用。

功效

红豆能利水除湿、和血排脓、消肿解毒，可治水肿、脚气、黄疸、泻痢、便血、痈肿；茉莉花能理气和中，开郁辟秽，主治脾胃湿浊不化、腹泻或下痢腹痛。二者结合食用，对肾炎有一定的食疗作用。

车前子田螺汤

材料

车前子50克，红枣10颗，田螺（连壳）1000克，盐5克。

做法

1. 先用清水浸养田螺1～2天，经常换水以漂净污泥，洗净，钳去尾部。
2. 车前子洗净，用纱布包好；红枣洗净。
3. 将车前子、红枣、田螺放入开水锅内，大火煮沸，改小火煲2小时，取出纱布袋，加盐调味即可。

功效

本品可利水通淋、清热祛湿，用于膀胱湿热、小便短赤、涩痛不畅甚至点滴不出等症。

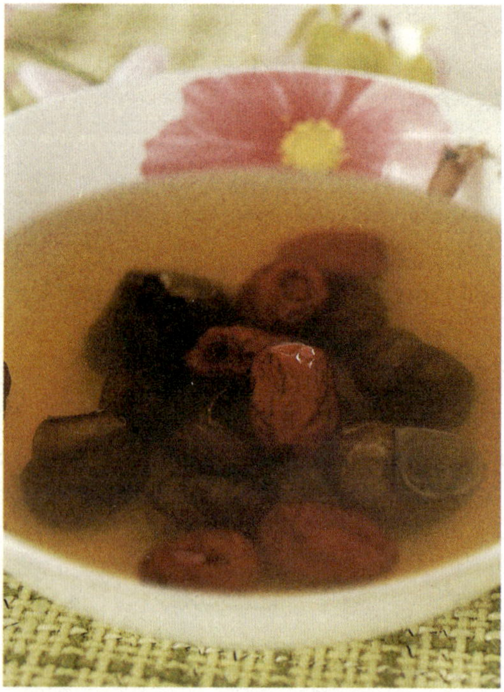

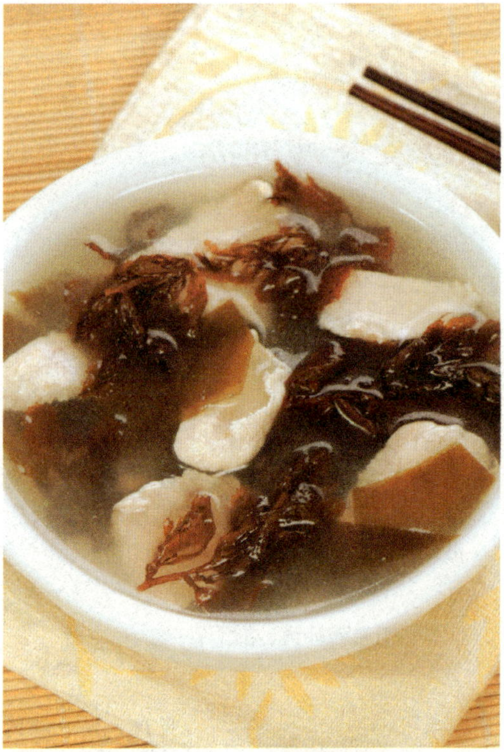

木耳海藻山药汤

材料

山药150克，海藻10克，黑木耳10克，海带5克，盐3克。

做法

1. 山药洗净，切块；海藻洗净，浸水；黑木耳洗净，泡发，切碎；海带洗净，泡发切片。
2. 将山药、海带放入砂煲，倒上适量清水，大火烧开，下入海藻、黑木耳，改小火煮1小时，加盐调味即可。

功效

黑木耳具有补气养血、润肺止咳、降压、益气、润肺、补脑、凉血、止血、活血等功效，主治气虚或血热所致腹泻、崩漏、尿血、齿龈疼痛、便血等病症，对胆结石、肾结石等也有比较显著的化解功能，能辅助治疗肾炎。

茯苓鸽子煲

材料

鸽子300克，茯苓10克，盐4克，姜片2克，红辣椒5克，葱花5克。

做法

1. 将鸽子宰杀，洗净，斩成块，入沸水中汆去血水；茯苓洗净，红辣椒洗净切碎。
2. 净锅上火倒入水，放入姜片，放入鸽子肉、茯苓大火煮开，转小火续煮1小时，加盐调味后撒上葱花、红辣椒碎即可。

功效

茯苓与鸽肉合用，对体虚、水肿、肾炎等有一定的食疗作用。

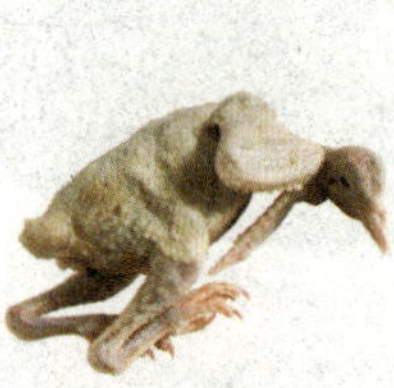

鸽肉所含的营养价值高，滋味鲜美，肉质细嫩，富含粗蛋白质，是一种无污染的生态食物。

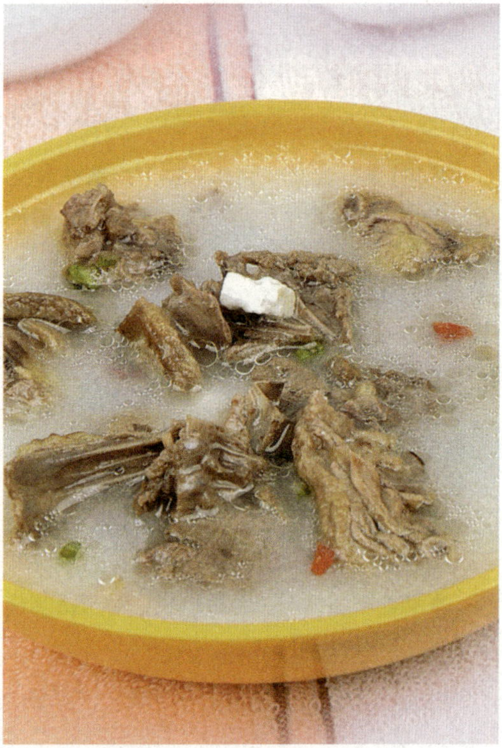

肾结核

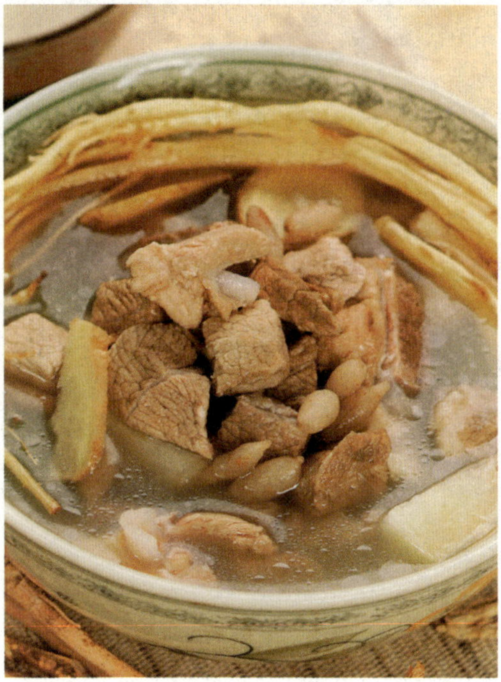

党参麦冬瘦肉汤

材料

猪瘦肉300克，党参15克，麦冬10克，山药50克，盐4克，生姜4克。

做法

1. 猪瘦肉洗净切块；党参、麦冬分别洗净；山药、生姜洗净去皮，切片。
2. 猪瘦肉氽去血污，洗净后沥干。
3. 锅中注水，烧沸，放入猪瘦肉、党参、麦冬、山药、生姜，用大火炖，待山药变软后改小火炖至熟烂，加入盐调味即可。

功效

本品能益肺补肾、滋阴补气。

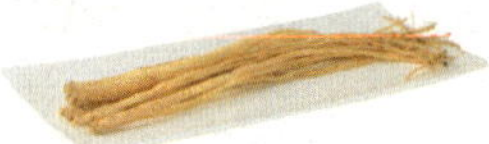

党参，是一味传统补益药，具有补气健脾、生津养血的作用。

荠菜四鲜宝

材料

鸡蛋1个，荠菜、虾仁、鸡丁、草菇各50克，盐3克，淀粉5克，料酒3毫升、食物油适量。

做法

1. 鸡蛋蒸成水蛋；荠菜、草菇洗净，切丁；虾仁洗净；虾仁、鸡丁均用盐、料酒、淀粉上浆后，放入四成热油中滑油备用。
2. 锅中加入清水、虾仁、鸡丁、草菇丁、荠菜烧沸后，用剩余调料调味，最后勾芡浇在水蛋上即可。

功效

本品能增强体质、杀菌抗炎，对于肾结核患者有一定辅助疗效。

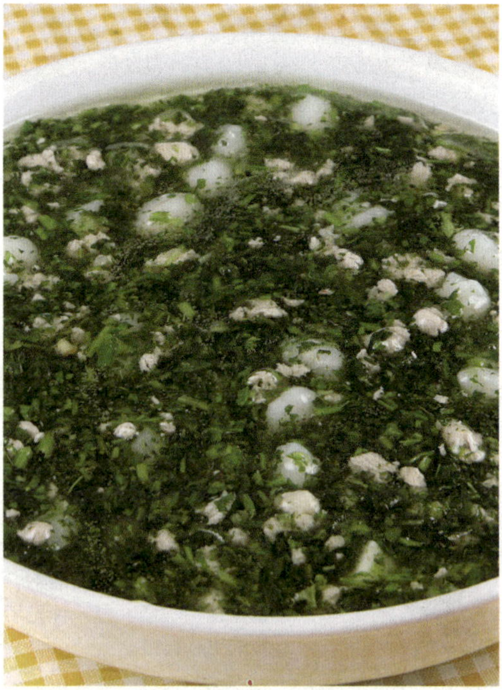

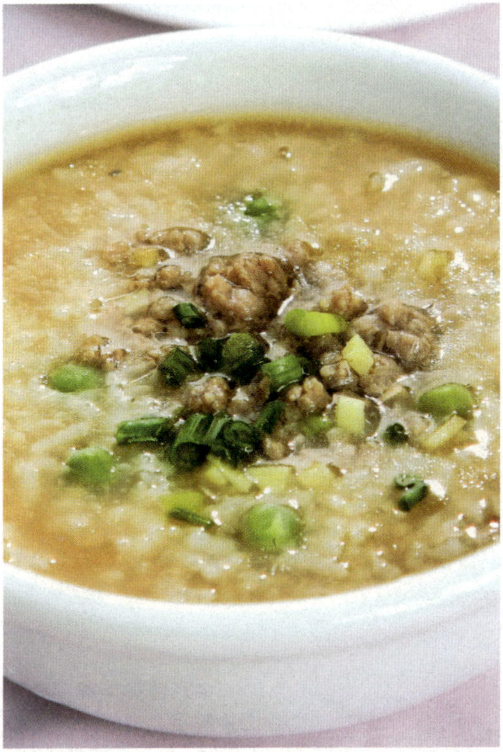

瘦肉豌豆粥

材料

豌豆30克，猪瘦肉100克，大米80克，姜末、葱花少许，盐3克。

做法

1. 豌豆洗净；猪瘦肉洗净，剁成末；大米用清水淘净，用水浸泡半小时。
2. 大米入锅，加清水烧开，改中火，放姜末、豌豆煮至米粒开花。
3. 再放入猪肉末，改小火熬至粥浓稠，调入葱花、盐即可。

功效

瘦肉豌豆粥具有益气补中、调和阴阳、通利二便的作用。

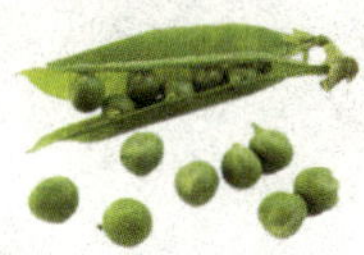

豌豆

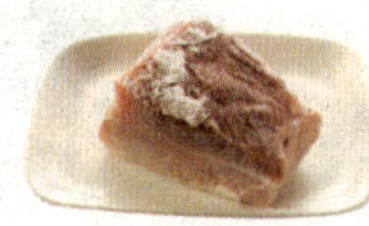

猪瘦肉

茯苓双瓜汤

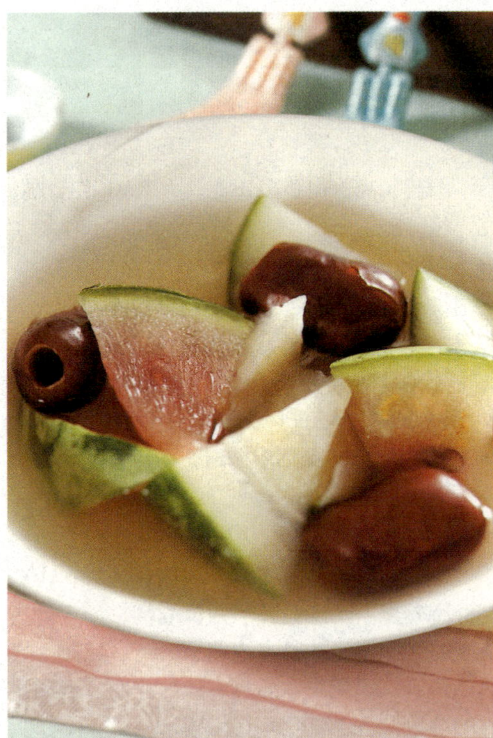

材料

茯苓30克，西瓜、冬瓜各500克，红枣5颗，盐3克。

做法

1. 将西瓜、冬瓜分别洗净，切小块；茯苓、薏米、红枣分别洗净。
2. 往瓦煲内加1000毫升清水，煮沸后加入茯苓、西瓜、冬瓜、红枣，大火煲开后改小火煲20分钟，调入盐即可。

功效

茯苓能利水消肿，对肾脏疾病有一定食疗效果。西瓜、冬瓜可清热消烦，且热量低，肥胖症患者饮服此汤可有效抑制肥胖。

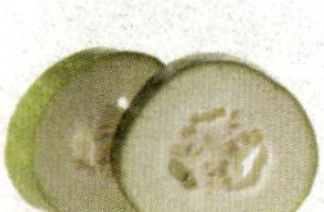

冬瓜含有糖、多种维生素和矿物质，营养丰富，具有利尿消肿、清热止渴等作用。

尿路结石

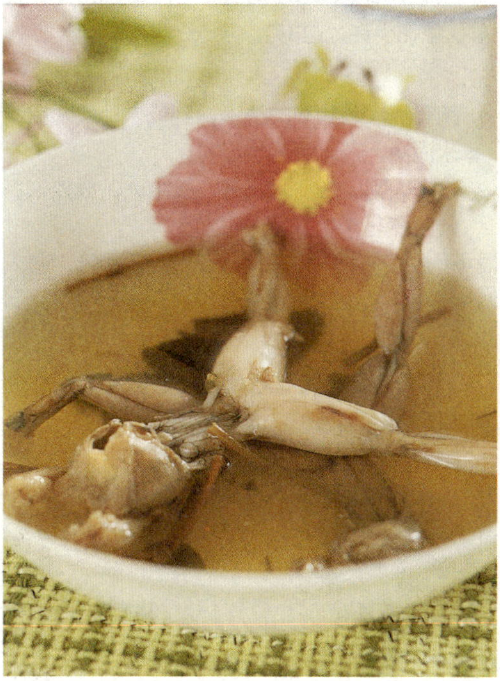

金钱草煲牛蛙

材料

金钱草30克，牛蛙2只，盐3克。

做法

1. 金钱草洗净，投入砂锅，加入适量清水，用小火约煲30分钟后，倒出药汁，除去药渣。
2. 牛蛙宰洗干净，去皮，斩块，放入砂锅内。
3. 加入盐与药汁，一同煲至熟烂即可。

功效

本品具有解毒消肿、利尿通淋、消炎排石的功效。

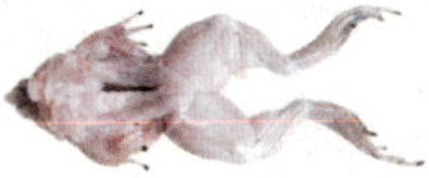

牛蛙营养丰富，具有滋补解毒、滋阴壮阳、养心安神、补气的作用。

山药茅根粥

材料

山药30克，白茅根15克，大米100克，盐3克，葱5克。

做法

1. 山药去皮，洗净，切块；白茅根洗净；大米洗净，泡发；葱洗净，切葱花。
2. 锅置火上，将大米、山药、白茅根一起放入锅中，再加入1800毫升水，用大火烧开。
3. 再改用小火煮至粥浓稠时，下盐调味，撒上葱花即可。

功效

白茅根能凉血、止血、清热、利尿；山药能补脾养胃、生津益肺、补肾涩精，用于脾虚食少、久泻不止、肾虚遗精、带下、尿频、虚热消渴等。因此，本品具有清热凉血、利尿排石的功效，适合结石病患者食用。

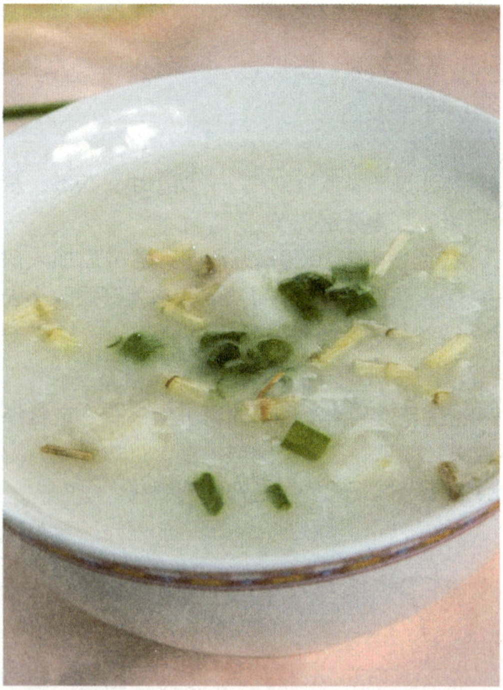

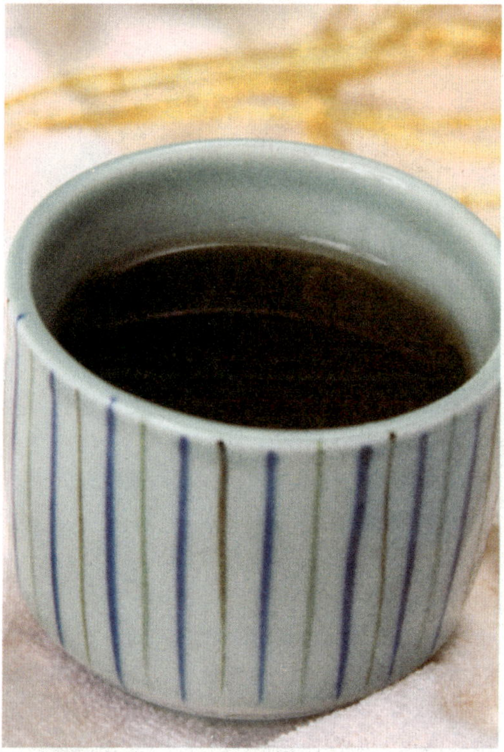

荸荠茅根茶

材料

荸荠、鲜茅根各100克，白糖少许。

做法

1. 荸荠、鲜茅根分别用清水洗净，切碎。
2. 锅洗净，置于火上，注入适量清水，以大火烧沸，将荸荠、鲜茅根一起入沸水煮20分钟左右，去渣。
3. 加白糖适量，搅匀后趁热饮服。

功效

荸荠具有清热解毒、凉血生津、利尿通便、化湿祛痰、消食除胀的功效；白茅根能凉血、止血、清热、利尿。本品具有凉血止血、利尿通淋的作用，可用于尿道刺痛、排尿不畅、肾结石、尿路结石等症的辅助治疗。

凉拌双笋

材料

竹笋500克，莴笋250克，海金沙10克，盐3克，白糖5克，香油2毫升。

做法

1. 竹笋、莴笋分别去皮，洗净，切成滚刀片；将竹笋投入开水锅中煮熟，捞出沥干水分；莴笋于锅中略焯水，捞出沥干水分。
2. 海金沙洗净，入锅加水煎汁，取汁待用。
3. 竹笋、莴笋盛入碗内，加入海金沙汁、盐和白糖拌匀，淋入香油调味即成。

功效

莴笋具有促进利尿、降低血压、预防心律失常的作用；竹笋有清热化痰、益气和胃、治消渴、利水道、助消化、防便秘等功效。本品具有清热利尿、排石以及排泄尿酸的功效，适合尿路结石、胆结石等结石病患者食用。

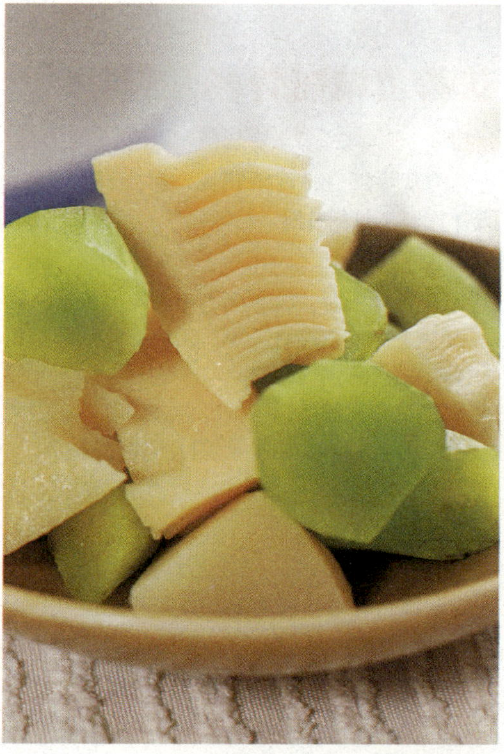

脱发

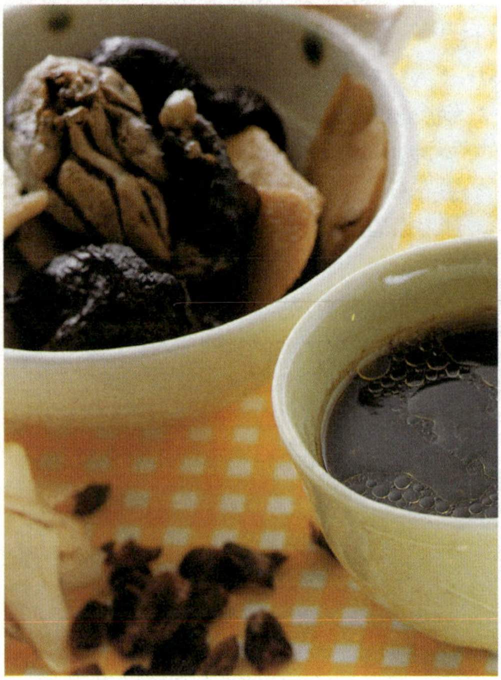

山药熟地乌鸡汤

材料

熟地20克，山茱萸10克，山药15克，丹皮10克，茯苓10克，泽泻10克，车前子8克，乌鸡腿100克，盐2克。

做法

1. 将乌鸡腿剁块，放入沸水中汆烫，捞起，冲净；所有药材洗净。
2. 将鸡腿和药材盛入煮锅，加适量水以大火煮开，转小火慢炖40分钟。
3. 加盐调味即可，喝汤食肉。

功效

山药具有补中益气、健脾养胃、补肾涩精的功效，可用于治疗脾虚食少、久泻不止、肾虚遗精等症。本品能补肾养血、固发止脱，可用于肾虚、血虚所造成的脱发，伴腰膝酸软、乏力、头晕等症。

苁蓉黄精骶骨汤

材料

肉苁蓉15克，黄精15克，白果5颗，猪尾骶骨1副，胡萝卜1根，盐5克。

做法

1. 猪尾骶骨洗净，放入沸水中汆烫，去掉血；胡萝卜削皮，冲洗干净，切块；肉苁蓉、黄精、白果分别洗净。
2. 将肉苁蓉、黄精、猪尾骶骨、胡萝卜、白果一起放入锅中，加水至盖过所有材料。
3. 以大火煮沸，再转用小火续煮约2小时，加盐调味即可。

功效

黄精有补养强壮功效，具有养阴益气、健脾润肺、益肾养肝的功效。黄精与肉苁蓉搭配食用，补肾效果加倍，此品可补肾固发、益气强精。

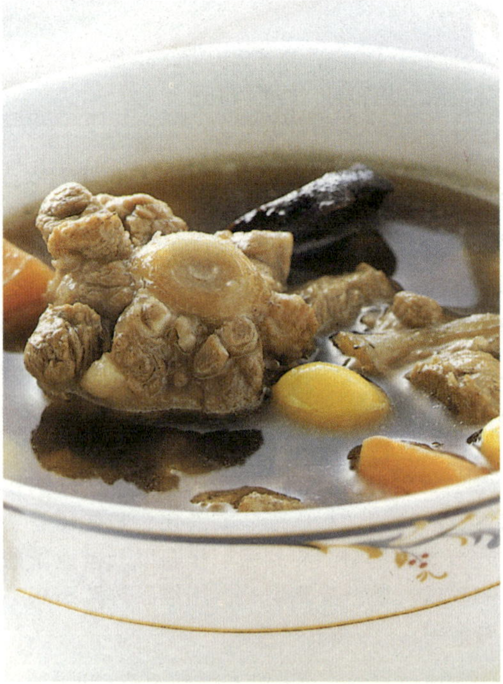

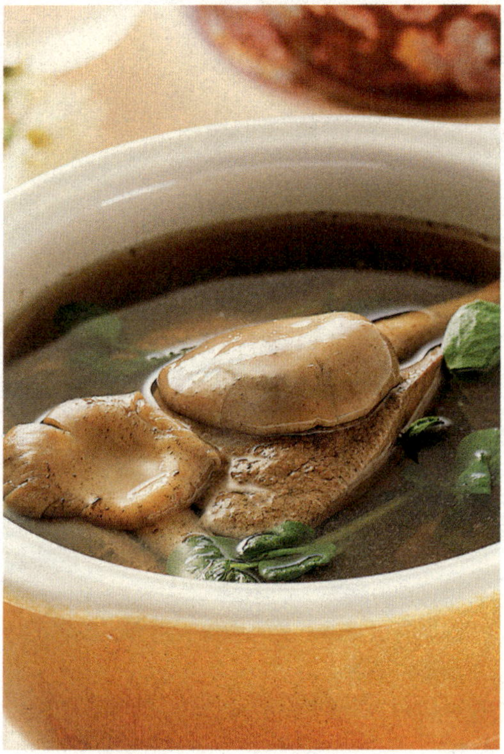

首乌肝片

材料

何首乌15克，黄精10克，猪肝200克，胡萝卜1根，鲍鱼菇6～7朵，葱段、姜片各5克，蒜薹段10克，盐5克。

做法

1. 将何首乌、黄精洗净；胡萝卜洗净切块；猪肝洗净切片；鲍鱼菇洗净。
2. 将锅洗净，加入适量清水，将何首乌、黄精先放入锅内煮10分钟。
3. 再将胡萝卜、猪肝、鲍鱼菇放入锅中煮熟后放入蒜薹、葱、姜，加盐调味即可。

功效

此品可滋阴补血、生发防脱。

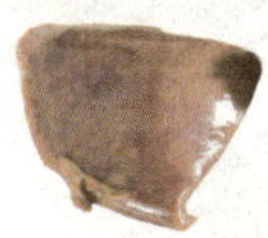

猪肝味甘、苦，性温，含有丰富的维生素A、维生素B_2、维生素C和铁，具有补肝、明目、补血养血的作用。

首乌黑芝麻茶

材料

何首乌（已制熟的）15克，黑芝麻粉50克，白糖5克。

做法

1. 将何首乌洗净，沥干。
2. 将何首乌放入砂锅，加清水750毫升，用大火煮滚后，转小火再煮20分钟。
3. 熬出药味后，用滤网滤净残渣后，加入黑芝麻粉搅拌均匀，再加入适量白糖即可。

功效

此茶可滋补肝肾、乌发明目。

黑芝麻具有润肠、通乳、补肝、益肾、养发、强身体、抗衰老等功效，对肝肾不足所致的多种病症有益。

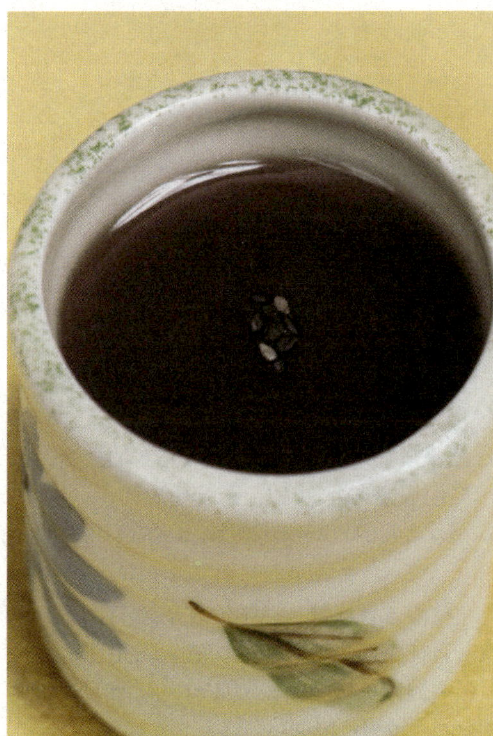

五官科疾病

睡眠呼吸暂停综合征（打鼾）

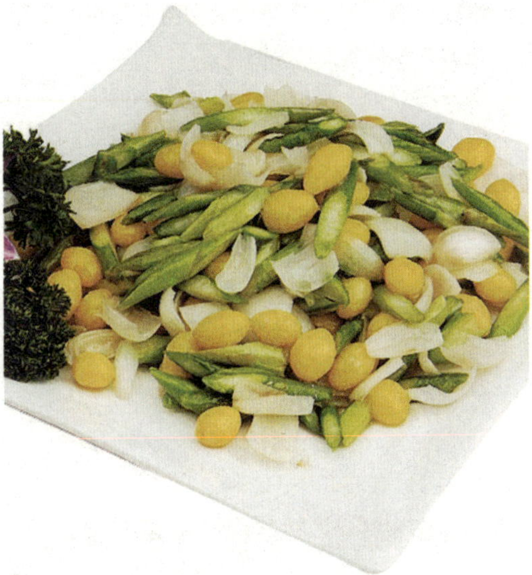

白果百合拌鲜笋

材料

白果200克，鲜百合100克，芦笋150克，盐3克，香油3毫升。

做法

1 白果去壳、皮、心尖；鲜百合洗净，削去黑边；芦笋洗净，切段。

2 锅加清水烧沸，放入白果、百合、芦笋焯烫至熟，装盘。

3 将所有调味料制成味汁后，淋入盘中拌匀即可。

功效

本品可润肺化痰、疏通呼吸道，适合呼吸道有阻塞感引起的打鼾患者食用。

花椒猪蹄冻

材料

花椒8克，猪蹄500克，盐5克。

做法

1 猪蹄剔去骨头，洗净，切小块，放入锅中，加入花椒。

2 加水至盖过材料，以大火煮开，加盐调味，转小火慢煮约1小时，至汤汁浓稠。

3 倒入容器内，待冷却成冻，切块食用即可。

功效

花椒芳香健胃、温中散寒、除湿止痛；猪蹄具有补虚弱、填肾精等功效。因此，本品具有温中健胃、祛寒保暖的功效，花椒的刺激性气味还可改善打鼾症状。

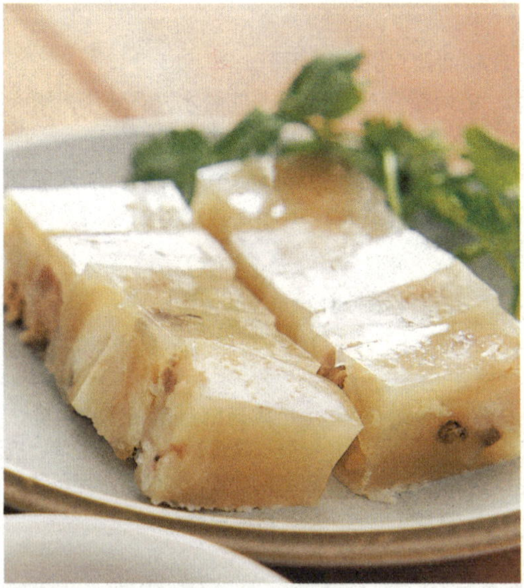

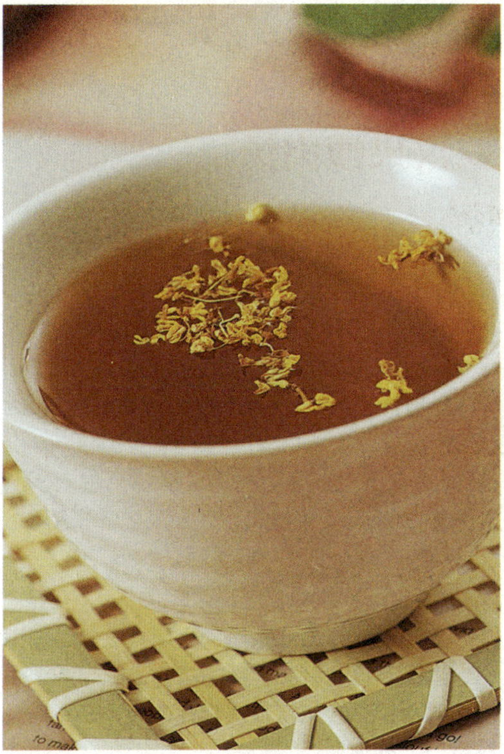

桂花莲子冰糖饮

材料

莲子100克，桂花25克，冰糖末5克。

做法

1. 桂花洗净，取部分装入纱布袋，扎紧袋口；莲子洗净，去心。
2. 锅中放入莲子、桂花药袋，加入适量清水，以大火烧开，改用小火煎煮30分钟。
3. 加入冰糖末拌匀，关火，晾冷后去渣取汁，撒上桂花即成。

功效

桂花能温中散寒、活血益气、健脾胃、助消化、暖胃止痛，桂花的香气则具有平衡情绪、缓和身心压力、消除烦闷、帮助睡眠等功效。

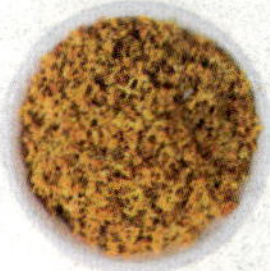

桂花的花可以用来做桂花茶，是中国特产茶，其香气柔和、味道可口，为大众所喜爱。其花有散寒破结、化痰止咳的功效，可缓解牙痛、咳喘痰多、经闭腹痛。

龙胆草当归焖牛腩

材料

牛腩750克，龙胆草10克，当归25克，冬笋150克，猪骨汤1升，蒜末、姜末5克，料酒10毫升，白糖5克，酱油10毫升，盐5克，香油2毫升，食用油20毫升。

做法

1. 牛腩洗净，放入沸水中煮20分钟捞出，切成块；冬笋切块。
2. 锅置大火上，倒入油烧热，放入蒜末、姜末、牛腩、冬笋，加料酒、白糖、酱油翻炒10分钟。
3. 将猪骨汤倒入，加当归、龙胆草，用小火焖2小时至肉烂汁黏时关火，加盐调味，淋上香油即成。

功效

龙胆草能清热燥湿、泻肝定惊；牛腩能补脾胃、益气血、强筋骨；当归补血和血；冬笋清热化痰、益气和胃。因此，本品可清泻肝火、活血化淤，对肝火旺盛引起的打鼾、呼吸气粗声高有一定食疗效果。

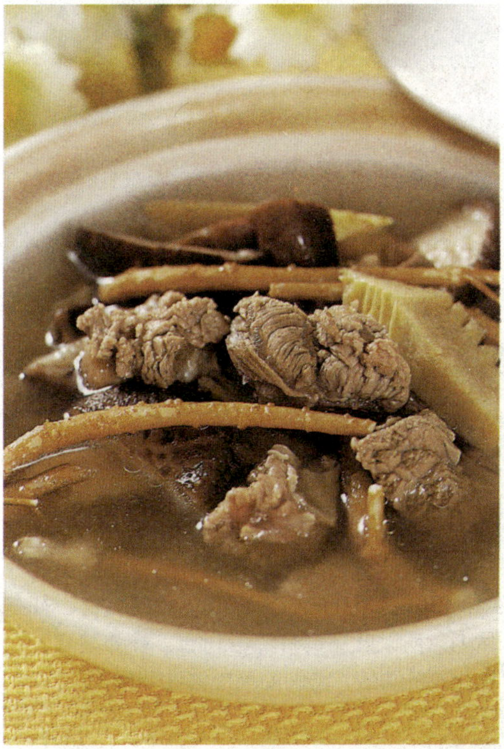

慢性咽炎

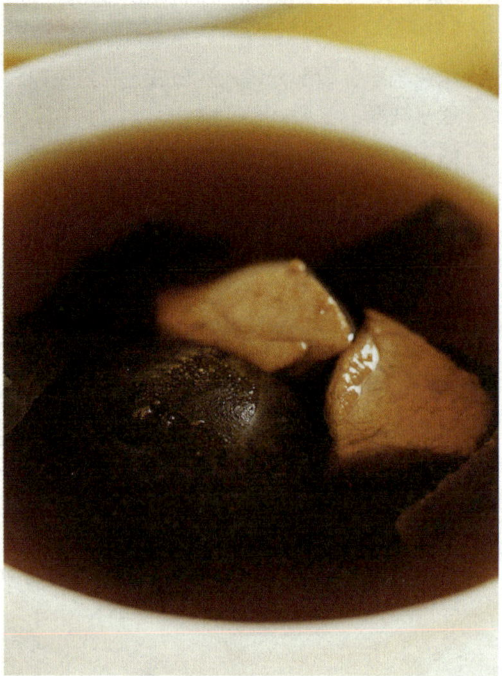

罗汉果瘦肉汤

材料

罗汉果1个，枇杷叶15克，猪瘦肉500克，盐5克。

做法

1. 罗汉果洗净，掰成碎块。
2. 枇杷叶洗净，浸泡30分钟；猪瘦肉洗净，切块。
3. 将适量清水放入瓦煲内，煮沸后加入罗汉果、枇杷叶、猪瘦肉，大火煲开后，改用小火煲1小时，加盐调味即可。

功效

罗汉果具有清热凉血、生津止咳、滑肠排毒、嫩肤益颜、润肺化痰的功效，能利咽、润燥，对治疗急性气管炎、扁桃体炎、慢性咽炎都有很好的辅助疗效。

梨皮沙参粥

材料

北沙参20克，梨皮20克，大米100克，白糖5克。

做法

1. 大米洗净泡发；梨皮洗净切片；北沙参洗净。
2. 锅置火上，注水后，放入大米，用大火煮至米粒开花。
3. 放入梨皮、北沙参，改用小火煮至粥能闻见香味时，放入白糖调味即可。

功效

梨皮能清心润肺、降火生津，北沙参能养阴清肺、祛痰止咳，大米则能健脾益胃、补充体力。所以此品具有解毒利咽、补肺健脾、润燥止渴的功效，能辅助治疗慢性咽炎。

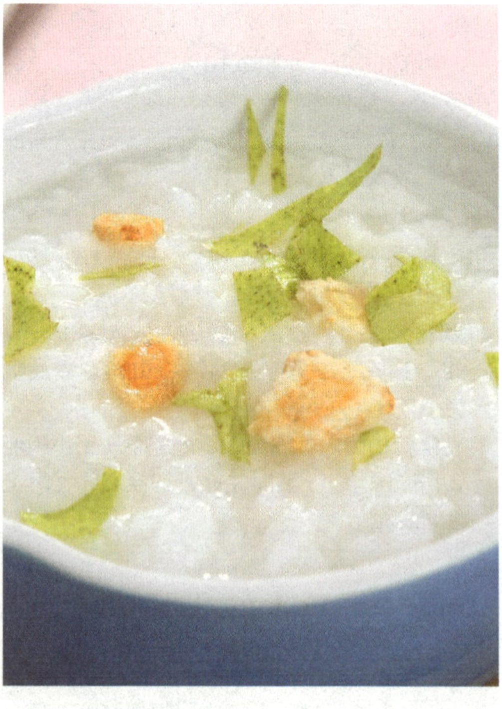

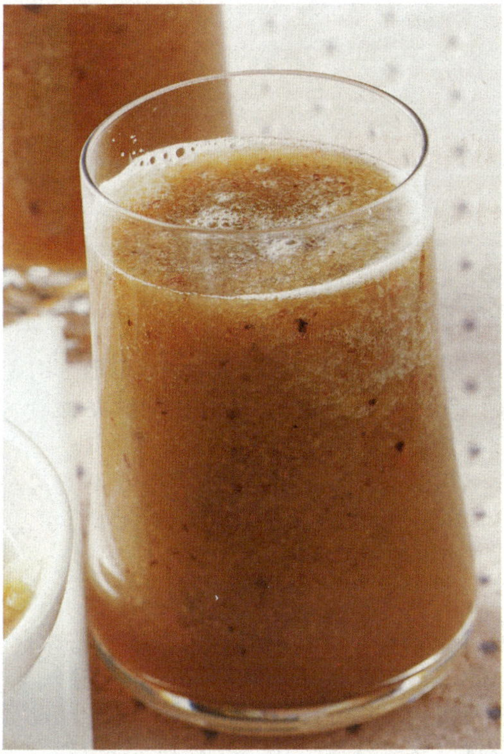

厚朴蔬果汁

材料

厚朴15克，陈皮10克，西洋芹30克，苜蓿芽10克，菠萝35克，苹果35克，梨35克，八宝粉5克，梅子浆5克，蓝莓5克。

做法

1. 厚朴、陈皮洗净后放入清水锅。
2. 以小火煮沸约2分钟，滤取药汁待其降温，备用。
3. 西洋芹、苜蓿芽、菠萝、苹果、梨分别洗净，切成小丁，放入果汁机内，加入八宝粉、梅子浆、蓝莓搅打均匀，倒入杯中，加入药汁混合均匀即可饮用。

功效

此品可降气化痰、健脾祛湿、清咽润喉。

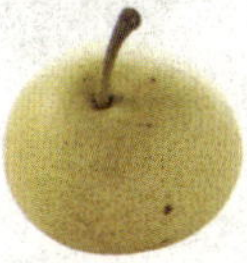

梨含果糖、粗纤维、钙、磷、铁等营养物质，具有降低血压、养阴清热、润肺止咳的功效。

乌梅竹叶绿茶

材料

淡竹叶10克，玄参8克，乌梅5颗，绿茶1包。

做法

1. 将玄参、淡竹叶、绿茶、乌梅洗净一起放进杯内。
2. 向杯内加入600毫升左右的沸水。
3. 盖上杯盖闷20分钟，滤去渣后即可饮用。

功效

本茶饮能滋阴润燥、生津止渴、利尿通淋，可用于咽喉干燥、灼痛、口渴喜饮、小便短赤等症的辅助治疗。

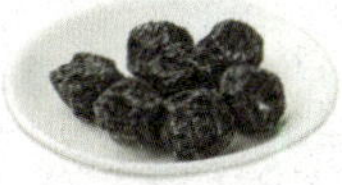

乌梅味酸、涩，性平，具有保护肠胃、缓解便秘、增进食欲、抗衰老、解毒止呕等作用。

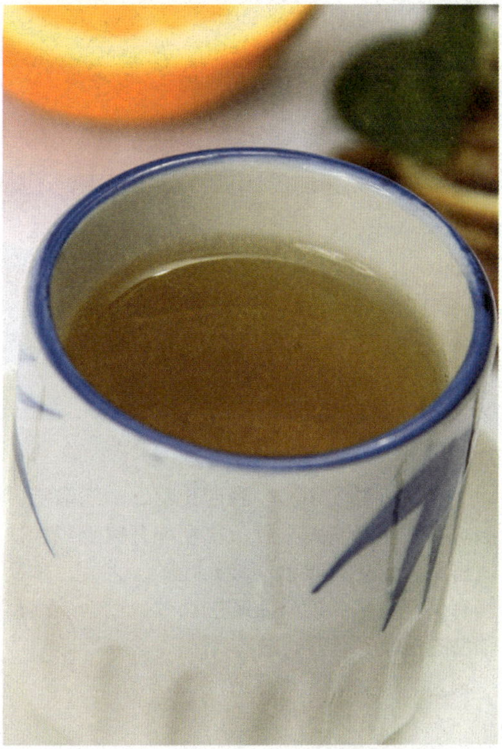

慢性支气管炎

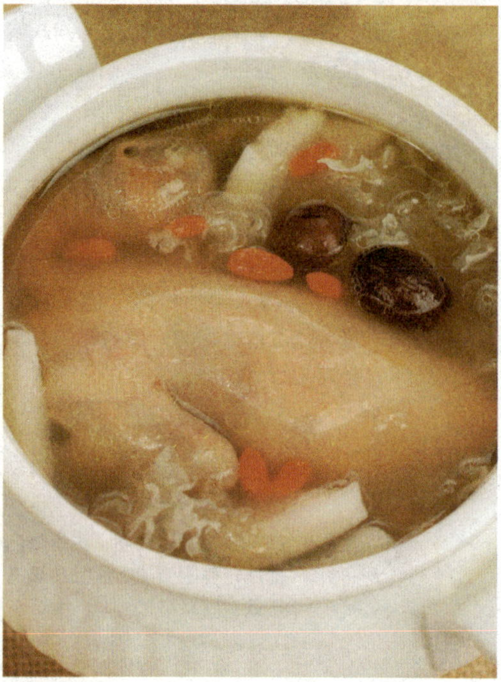

鸡骨草煲猪肺

材料

猪肺350克，鸡骨草30克，红枣8颗，枸杞子5克，高汤1000毫升，盐5克。

做法

1. 将猪肺洗净，切片；鸡骨草、红枣分别洗净。炒锅上火倒入水，放入猪肺焯去血渍，捞出冲净备用。
2. 净锅上火，倒入高汤，放入猪肺、鸡骨草、枸杞子、红枣，大火煮开后转小火煲至熟，加盐调味即可。

功效

猪肺有补肺、止咳、止血的功效，主治肺虚咳嗽、咯血等症。凡肺气虚弱如肺气肿、肺结核、哮喘等患者，以猪肺作为食疗之品最为有益。本品清热解毒、润肺止咳，可辅助治疗慢性支气管炎。

半夏桔梗薏米汤

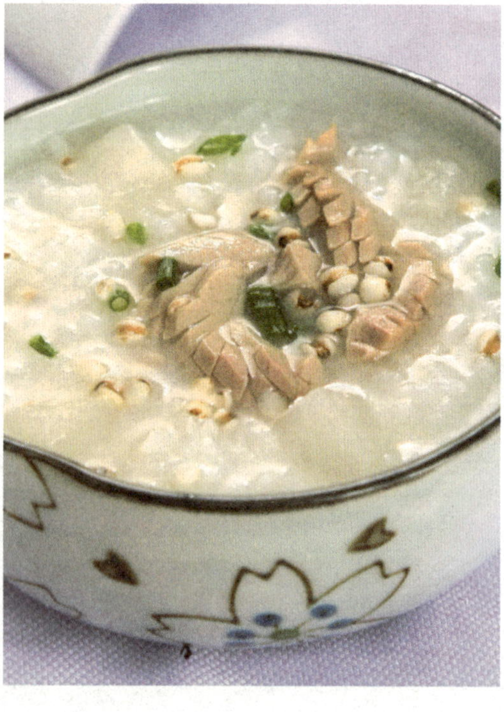

材料

半夏15克，桔梗10克，薏米50克，冰糖10克。

做法

1. 将半夏、桔梗分别用水略冲。
2. 将半夏、桔梗、薏米一起放入锅中，加水1000毫升煮至薏米熟烂。
3. 加入冰糖调味即可。

功效

半夏能燥湿化痰、降逆止呕、消痞散结，治咳喘痰多、胸膈胀满；桔梗能开宣肺气、祛痰排脓，治外感咳嗽、肺痈吐脓。因此，本品具有燥湿化痰、理气止咳的功效，适合痰湿蕴肺型的慢性支气管炎患者食用。

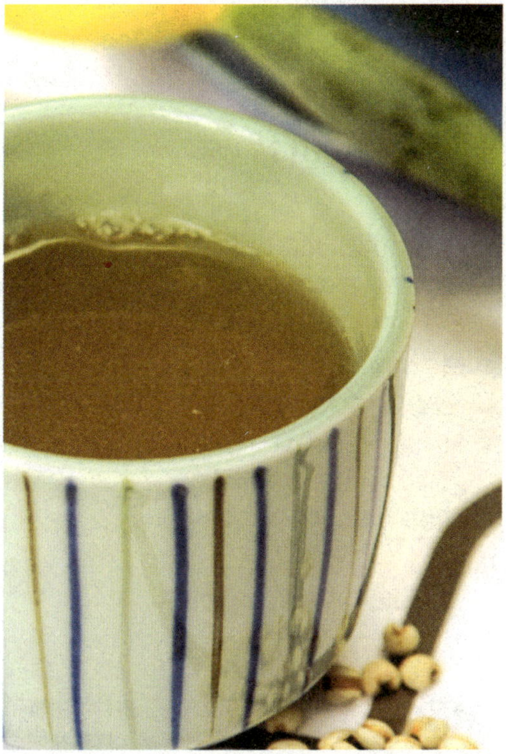

川贝杏仁枇杷茶

材料

枇杷叶5克，川贝母2克，杏仁5克，薄荷2克，白糖5克。

做法

1. 枇杷叶洗净后切碎。
2. 将枇杷叶、杏仁、川贝母、薄荷共入保温瓶中，加沸水适量冲泡，闷15分钟。
3. 最后加入白糖，代茶频饮。

功效

本品能润肺止咳、清肺定喘，可辅助治疗慢性支气管炎。

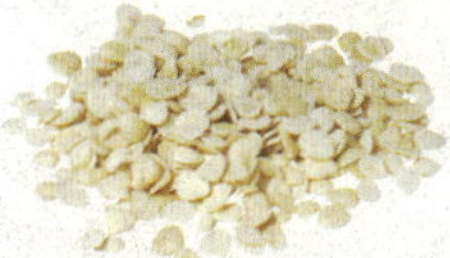

杏仁具有润肺、止咳、滑肠、消积食、散滞气的作用，而且杏仁能降低血液中的胆固醇，对保持心脏健康有益。

沙参玉竹煲猪肺

材料

沙参15克，玉竹10克，蜜枣2颗，猪肺1个，猪腱肉180克，姜2片，盐5克。

做法

1. 用清水略冲洗沙参、玉竹，沥干切段；猪腱肉洗净切成小块；蜜枣洗净。
2. 猪腱肉汆水；猪肺洗净后切成块。
3. 把沙参、玉竹、蜜枣、猪肺、猪腱肉、姜片放入锅中，加入适量清水煲沸，改用中小火煲至汤浓，以适量盐调味，即可趁热食用。

功效

此品可润燥止咳、补肺养阴。

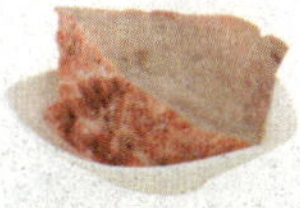

猪肺具有补肺、止咳、止血的功效。

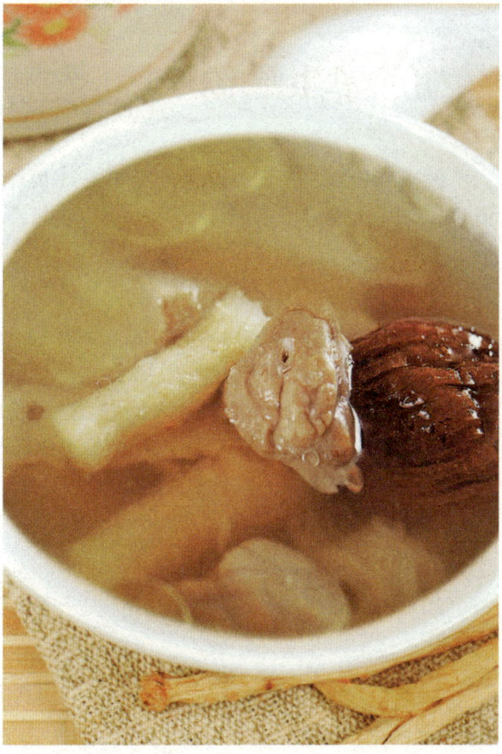

腮腺炎

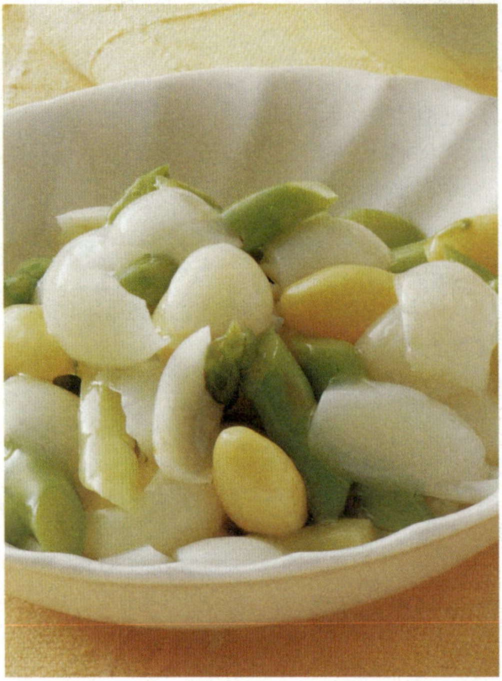

黄连冬瓜鱼片汤

材料

黄连10克，知母12克，酸枣仁15克，鲷鱼100克，冬瓜150克，嫩姜丝10克，盐3克。

做法

1. 鲷鱼洗净，切片；冬瓜去皮，洗净，切片；全部药材放入纱布袋。
2. 将除盐外的所有食材和纱布袋放入锅中，加入清水，以中火煮沸至熟。
3. 取出纱布袋，加入盐调味即可。

功效

此品能清热解毒、消肿散结。

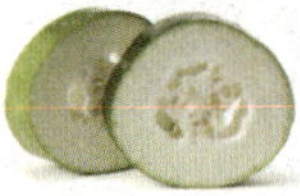

冬瓜含有糖、多种维生素和矿物质，营养丰富，具有利尿消肿、清热止渴等作用。

柴胡莲子牛蛙汤

材料

莲子150克，茯苓、柴胡、麦冬各10克，黄芩、参片、地骨皮各5克，车前子8克，甘草3克，牛蛙2只，盐5克。

做法

1. 将除莲子外的中药材略冲洗，装入纱布袋，扎紧。
2. 牛蛙宰杀，洗净，剁块，放入锅中，莲子洗净，与纱布袋一同放入锅中，加水2000毫升，以大火煮开，再用小火煮30分钟。
3. 拣去纱布袋，加盐调味即可。

功效

此品能发散风热、解毒消肿。

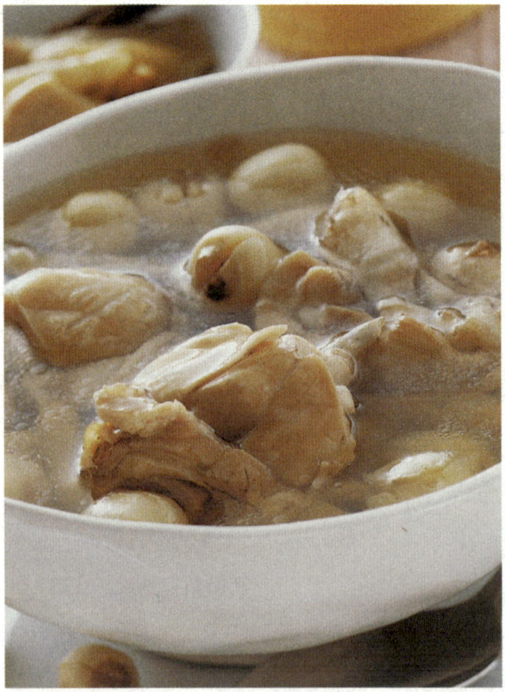

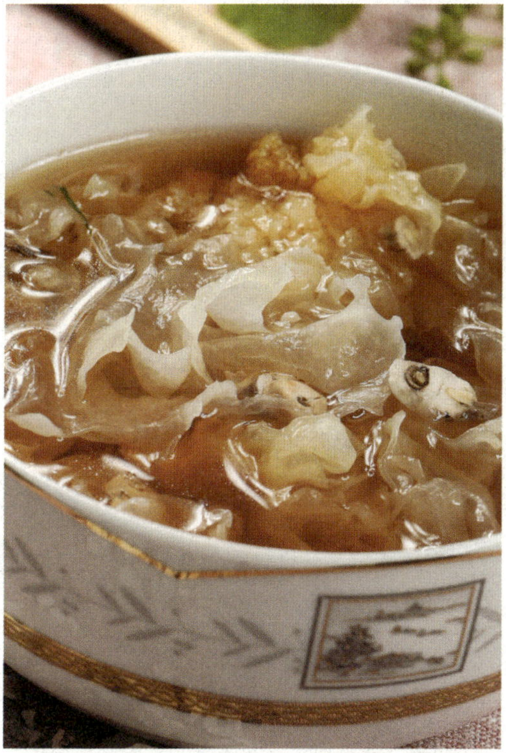

赤芍银耳饮

材料

赤芍、柴胡、黄芩、知母、夏枯草、麦冬各5克，牡丹皮3克，玄参6克，梨1个，白糖120克，罐头银耳300克。

做法

1. 将所有的药材洗净；梨洗净，切块。
2. 锅中加入所有药材，加上适量的清水煎煮成药汁。
3. 去渣取汁后加入梨、罐头银耳、白糖，煮开即可。

功效

本品能滋阴泻火、消肿止痛，适合腮腺肿痛有烧灼感、口干咽燥、小便短赤、大便秘结者食用。

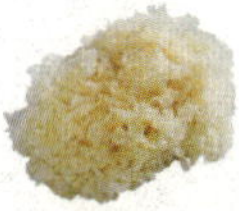

银耳具有润肺生津、滋阴养胃、益气安神、强心健脑等作用，为优良的滋补食物。

金银花饮

材料

金银花10克，甘草3克，白糖5克。

做法

1. 将金银花、甘草一起加水煮沸。
2. 加入白糖调匀即可饮用。

功效

本品能清热泻火、杀菌消炎，适合腮腺炎患者食用，症见平日抵抗力差、腮腺肿痛、发热、头痛等。

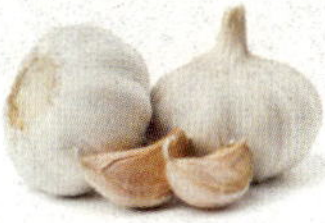

大蒜性温，味辛，具有杀虫解毒、消炎、祛寒健胃的作用。

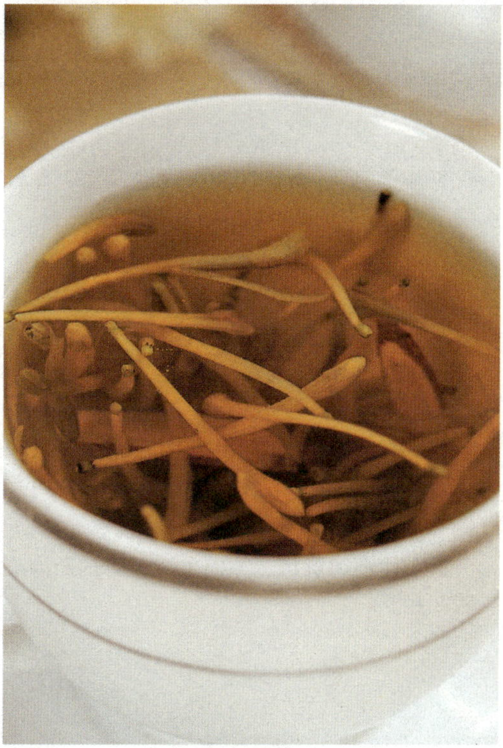

口腔溃疡

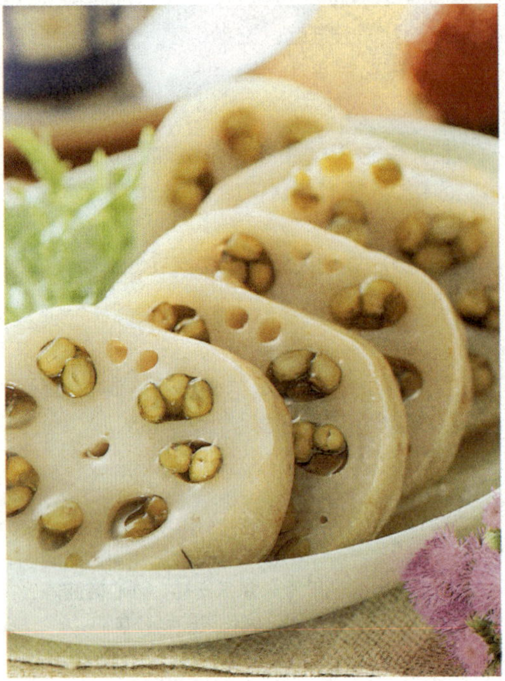

绿豆镶藕节

材料

绿豆2大匙，莲藕节6个，蜂蜜10毫升。

做法

1. 绿豆洗净，以清水泡发，沥干。
2. 藕节洗净，沥干，将绿豆塞入莲藕孔中。
3. 放入锅中，加水盖满材料，以大火煮开后转中火煮约30分钟，捞出，待凉后切厚片，淋上蜂蜜即可。

功效

本品能清热解毒、凉血利尿，适合口腔溃疡患者食用。

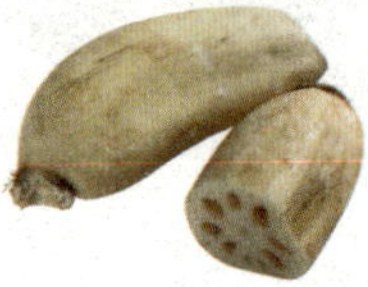

生吃鲜藕能清热解烦，解渴止呕；煮熟的莲藕具有健脾开胃、益血补心、止渴生津的作用。

石斛炖鲜鲍

材料

鲜鲍鱼3只，石斛10克，生地10克，龙骨40克，盐3克，生姜2片，高汤200毫升。

做法

1. 鲍鱼去内脏，洗净；龙骨与鲍鱼入沸水中汆烫，捞出洗净，放入炖盅内。
2. 注入高汤，放入洗净的石斛及生地、生姜片炖3小时。
3. 用勺将汤表面的油渍捞出，加入盐调味即可。

功效

此品可清热解毒、凉血生津，可辅助治疗口腔溃疡。

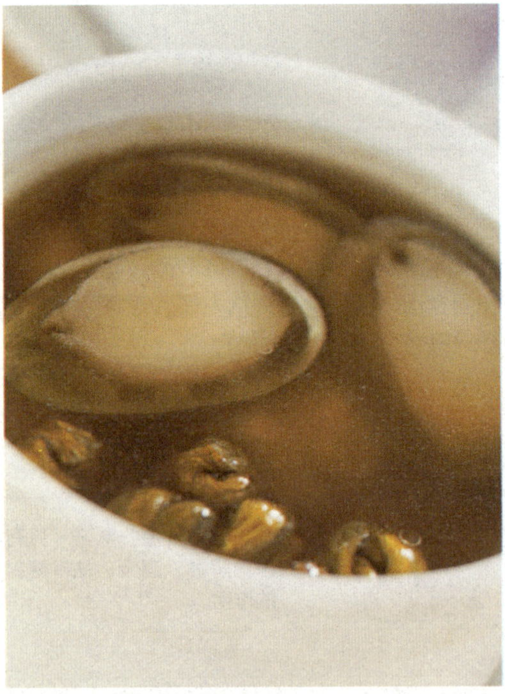

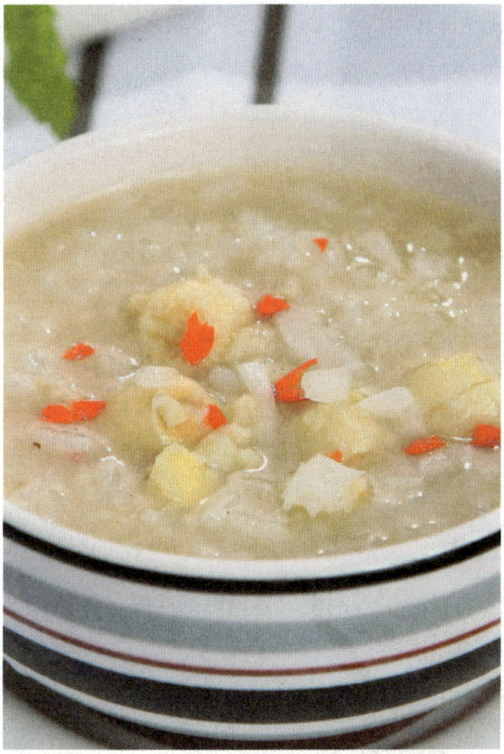

糯米莲子羹

材料

莲子30克，糯米100克，蜂蜜5毫升。

做法

1 将糯米、莲子洗净后，用清水泡发。

2 把糯米、莲子放入锅内，加适量清水，置火上煮粥。

3 煮至莲子熟后，放入蜂蜜调匀便可。

功效

此品可滋阴清热、健脾止泻。可用于治疗口腔溃疡及食欲不振、湿热泄泻等症者。

麦冬竹叶茶

材料

麦冬15克，淡竹叶10克，绿茶3克。

做法

1 将麦冬、淡竹叶洗净，和绿茶三者混合放进杯内。

2 往杯内加入600毫升左右的沸水。

3 盖上杯盖闷20分钟，滤去渣即可饮用。

功效

本品能滋阴润肺、生津止渴，可用于口腔溃疡伴口干咽燥、尿黄便秘等症者。

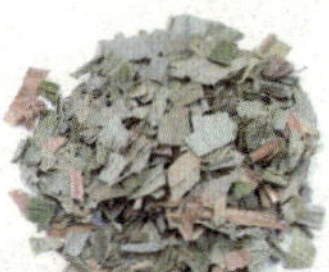

淡竹叶味甘、淡，性寒，具有清热除烦、利尿通淋的功效。

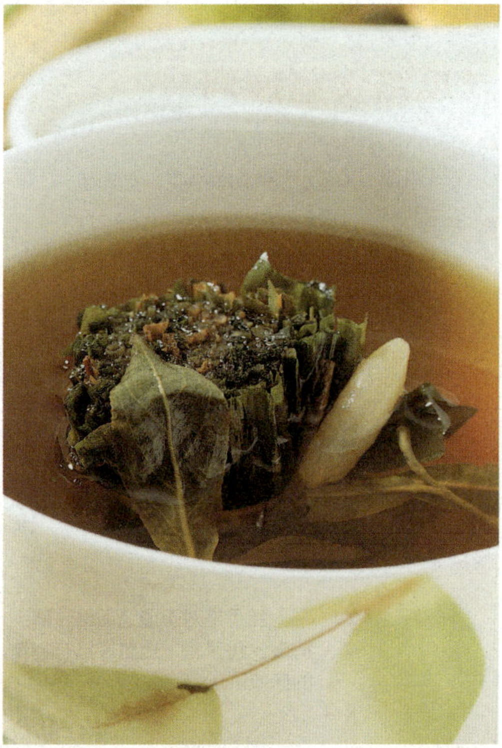

鼻炎

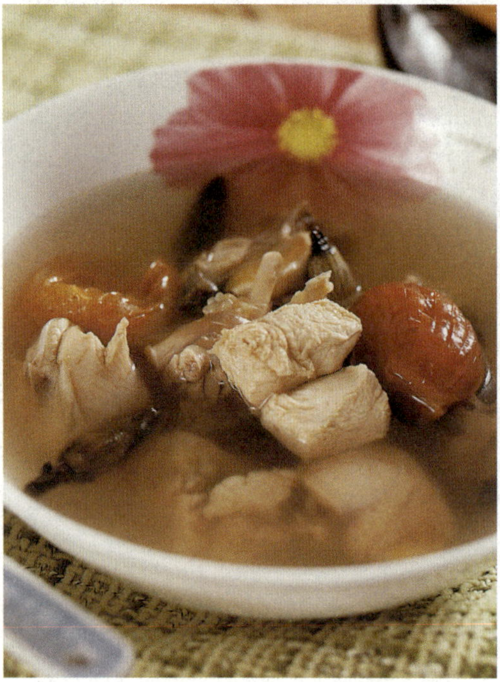

辛夷花鹌鹑汤

材料

辛夷花25克，蜜枣3颗，鹌鹑1只，盐5克。

做法

1. 将辛夷花、蜜枣洗净。
2. 将鹌鹑宰杀，去毛和内脏，洗净，斩件，汆水。
3. 将辛夷花、蜜枣、鹌鹑放入炖盅内，加适量清水，大火煮沸后改小火煲1小时，加盐调味即可。

功效

此汤有散风寒、通鼻窍的作用，可辅助治疗寒证、鼻炎。

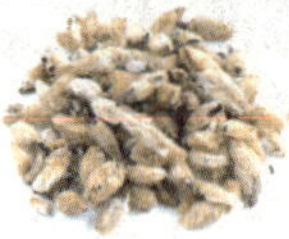

辛夷花味辛，性温，具有祛风寒、通鼻窍的作用。

丝瓜络煲猪瘦肉

材料

丝瓜络100克，猪瘦肉60克，盐2克。

做法

1. 将丝瓜络洗净；猪瘦肉洗净切块。
2. 丝瓜络、猪瘦肉同放锅内煮汤，至熟加少许盐调味。
3. 饮汤吃肉，为1日量，分2次食用。5天为1个疗程，连用1~3个疗程。

功效

本品能清热消炎、解毒通窍，适用于肺热鼻燥引起的鼻炎、干咳等症。

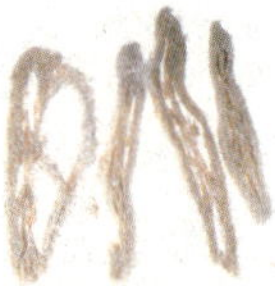

丝瓜络对于通经活络、清热解毒、利尿消、止血等具有特殊的疗效。

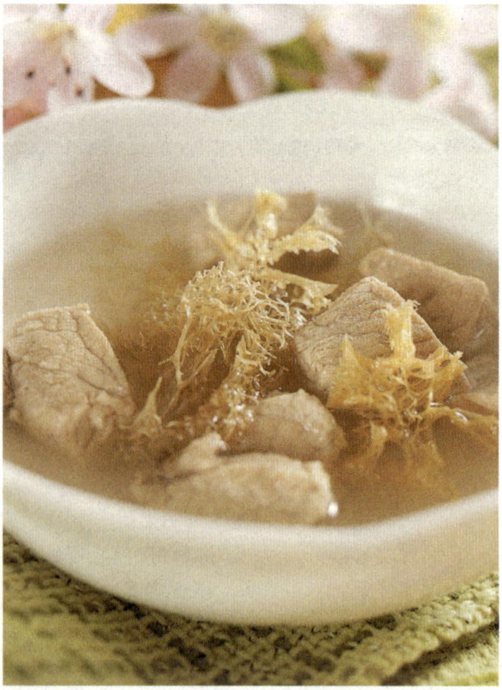

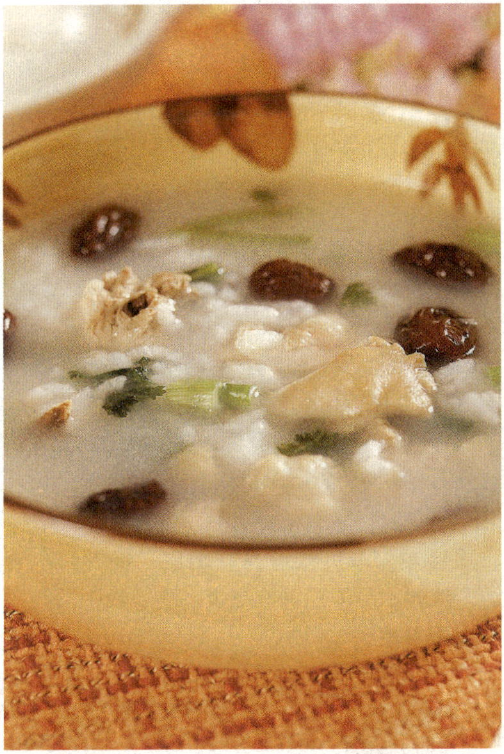

葱白红枣鸡肉粥

材料

红枣10颗，葱白10克，鸡肉、大米各100克，香菜、生姜各10克，盐3克。

做法

1. 将大米、生姜、红枣分别洗净；鸡肉洗净切小块备用。
2. 将以上四种材料放入锅中煮半个小时左右。
3. 粥成后，再加入葱白、香菜、盐调味即可。

功效

本粥能补中益气、宣通鼻窍，可用于鼻炎伴中气不足及食欲不振者。

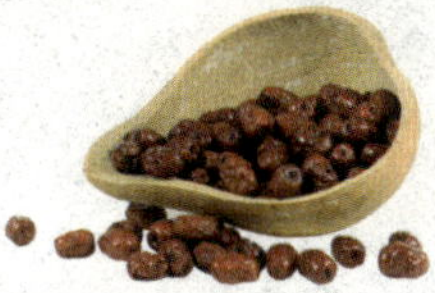

红枣

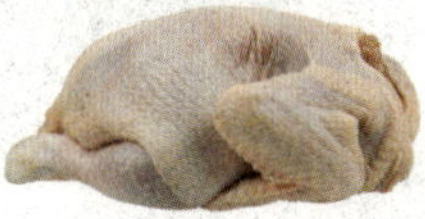

鸡肉

薄荷茶

材料

薄荷15克，茶叶10克，冰糖10克。

做法

1. 将薄荷洗净，和茶叶一起放入杯内，加热水冲泡。
2. 加入适量冰糖，待冰糖溶化后搅拌均匀即可饮用。

功效

本品清凉润燥、清利通窍，可用于鼻燥咽喉不适、鼻塞干痒等症。

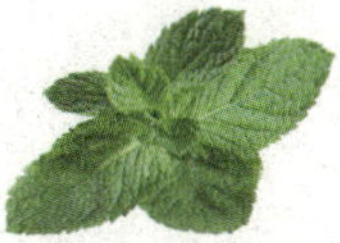

薄荷是一种常用中药材，含有薄荷醇，具有防腐杀菌、利尿、化痰、健胃、促消化等作用。

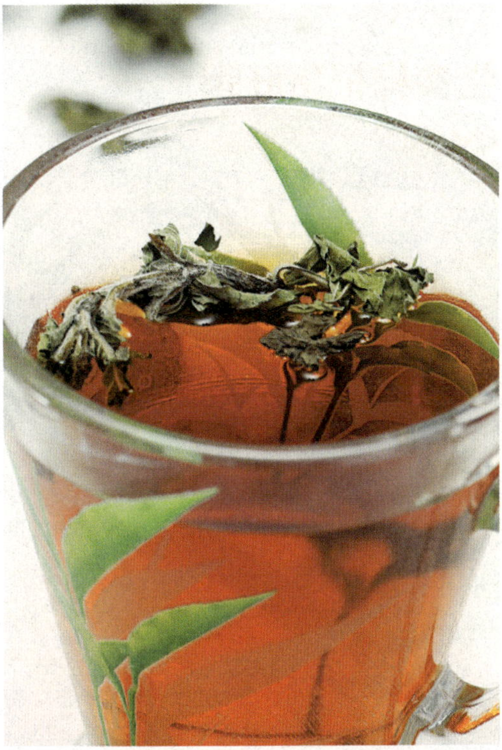

祛病疗疾，良药不苦口

夜盲症

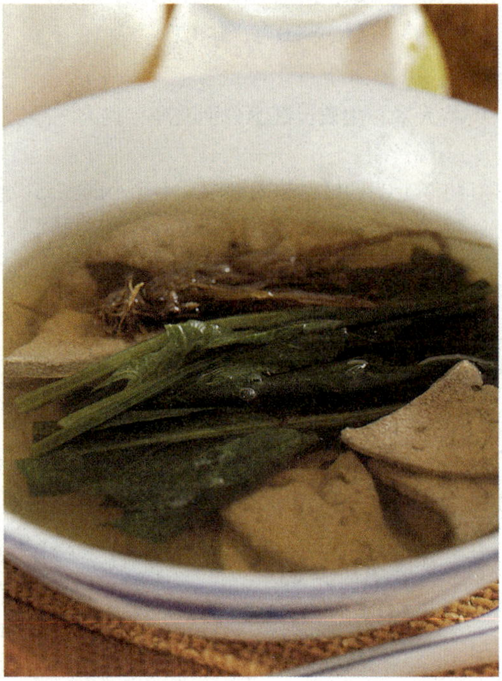

菠菜羊肝汤

材料

谷精草、夏枯草各15克，菠菜500克，羊肝1块。

做法

1. 将菠菜洗净，焯熟；羊肝洗净氽水；谷精草、夏枯草均洗净。
2. 将菠菜、羊肝、谷精草、夏枯草一起放入锅内，加水煎煮至熟即成。

功效

菠菜、羊肝都能养肝明目、补充维生素A，因此本品能辅助治疗夜盲症、老眼昏花、白内障等症。

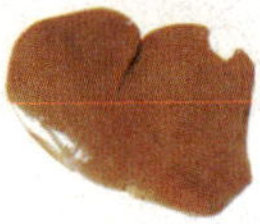

羊肝富含维生素A和铁，具有养肝、明目、补血、清虚热的作用。

党参枸杞猪肝粥

材料

党参20克，枸杞子30克，猪肝50克，大米60克，盐3克。

做法

1. 猪肝洗净切片；大米洗净；党参洗净切段；枸杞子洗净。
2. 将猪肝、大米、党参、枸杞子放入锅中，加水，以大火煮开后转小火煮成粥。
3. 加适量盐调味即可食用。

功效

本品能补气健脾、养肝明目，适用于辅助治疗肝脾不和所致的夜盲症。

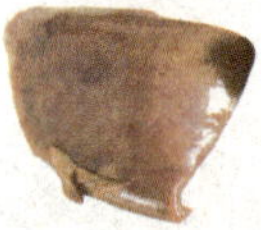

猪肝味甘、苦，性温，含有丰富的维生素A、维生素B_2、维生素C和铁，具有补肝、明目、补血养血的作用。

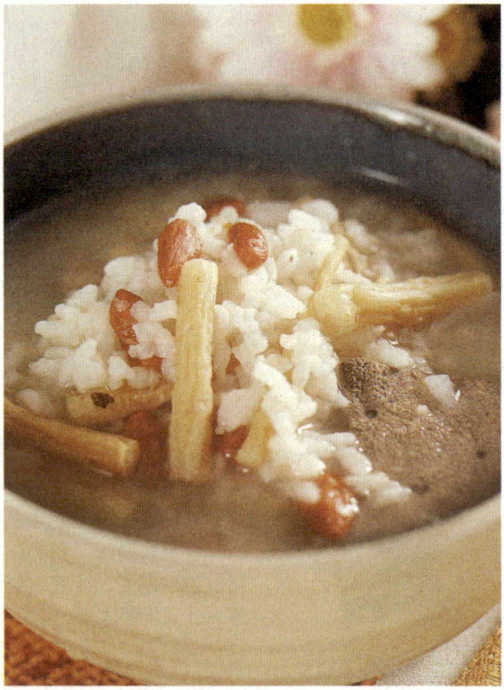

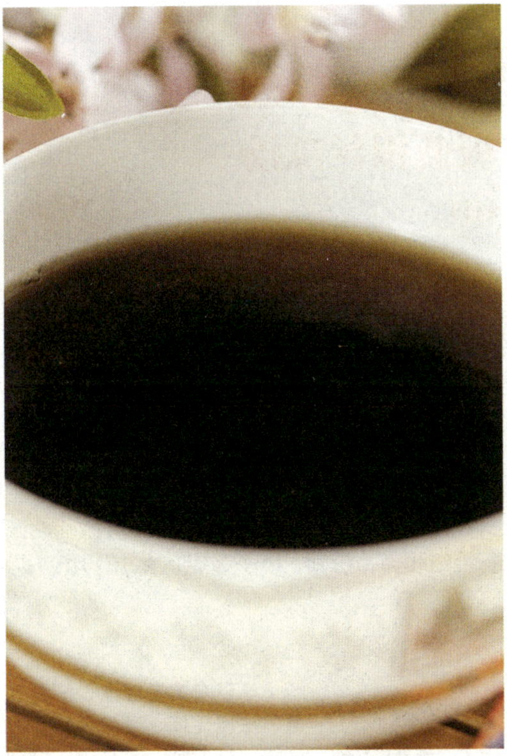

桑麻蜜饮

材料

黑芝麻80克，桑叶20克，蜂蜜3毫升。

做法

1. 桑叶洗净，烘干，研成细末。
2. 黑芝麻捣碎，与桑叶末一起加水煎20分钟。
3. 稍凉后加入蜂蜜调味即可饮用。

功效

本品能养肝补肾、滋阴降火，适用于辅助治疗夜盲症、便秘、结膜炎等症。

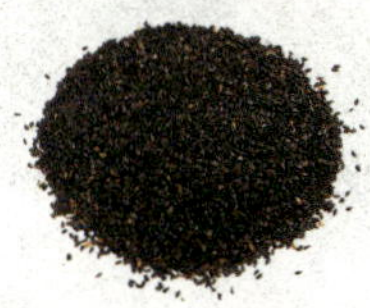

黑芝麻具有润肠、通乳、补肝、益肾、养发、强身体、抗衰老等功效，对肝肾不足所致的多种病症有益。

菊花决明饮

材料

菊花10克，决明子15克，白糖5克。

做法

1. 将决明子洗净，捣碎；菊花洗净。
2. 将菊花和决明子一同放入锅中加水煎汁。
3. 过滤，取汁，加入适量白糖搅匀即可。

功效

本品能清热解毒、清肝明目、利水通便，可辅助治疗夜盲症、青光眼、白内障、便秘等症。

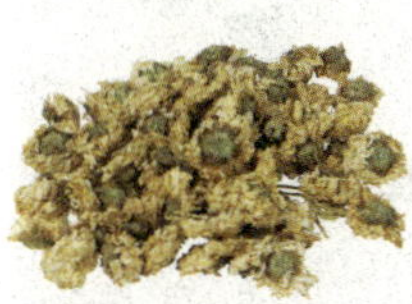

菊花味甘、苦，性微寒，具有平肝、明目、散风清热、消渴的作用，是清肝泻火的首选食物。

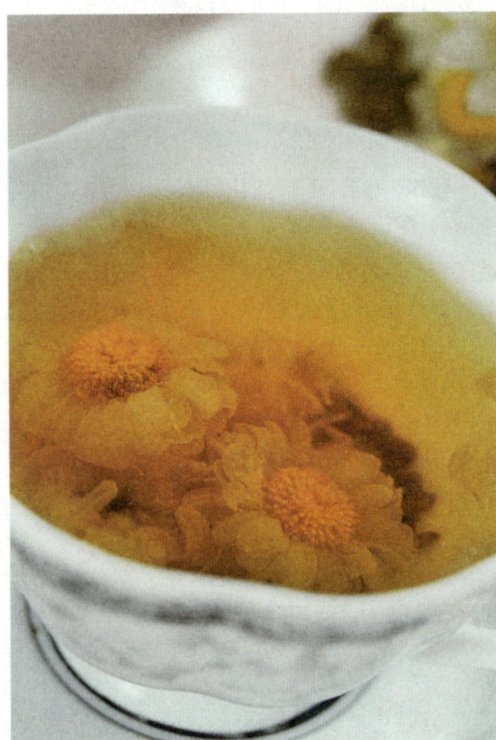

流行性结膜炎

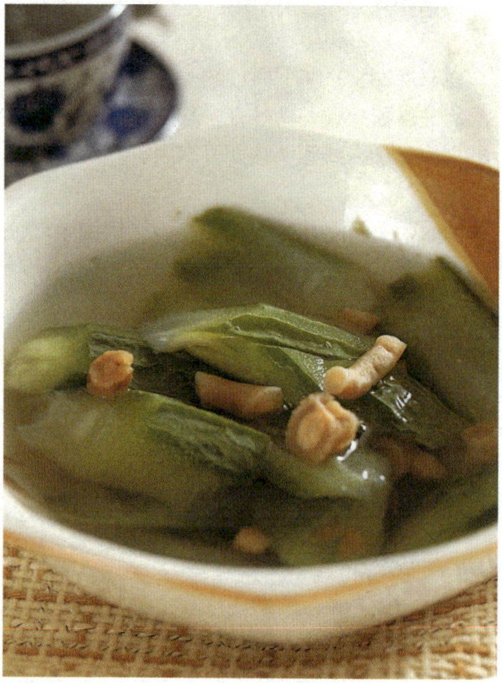

板蓝根丝瓜汤

材料

板蓝根20克，丝瓜250克，盐3克。

做法

1. 将板蓝根洗净；丝瓜洗净，连皮切片。
2. 砂锅内加水适量，放入板蓝根、丝瓜片。
3. 大火烧沸，再改用小火煮15分钟至熟，去渣，加入盐调味即可。

功效

本品能清热解毒、泻火明目，对流感、流行性结膜炎、粉刺、痱子等症有食疗作用。

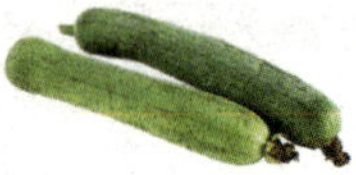

丝瓜有清暑凉血、解毒通便、祛风化痰、润肌美容、通经络、行血脉、下乳汁、调理月经不调等功效。

薏米茉莉粥

材料

薏米30克，干茉莉花8克，大米70克，白糖3克，葱5克。

做法

1. 大米、薏米均泡发洗净；干茉莉花洗净；葱洗净，切成葱花。
2. 锅置火上，加入适量清水，放入大米、薏米，以大火煮至开花。
3. 待煮至呈浓稠状时，放入茉莉花稍煮，调入白糖拌匀，撒上葱花即可。

功效

本品能清肝明目、泻热止渴，对结膜炎、肝火旺所致的烦躁等症有食疗作用。

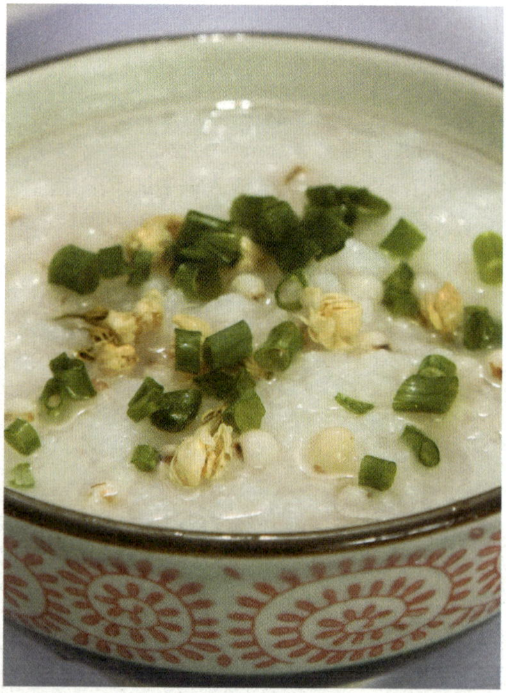

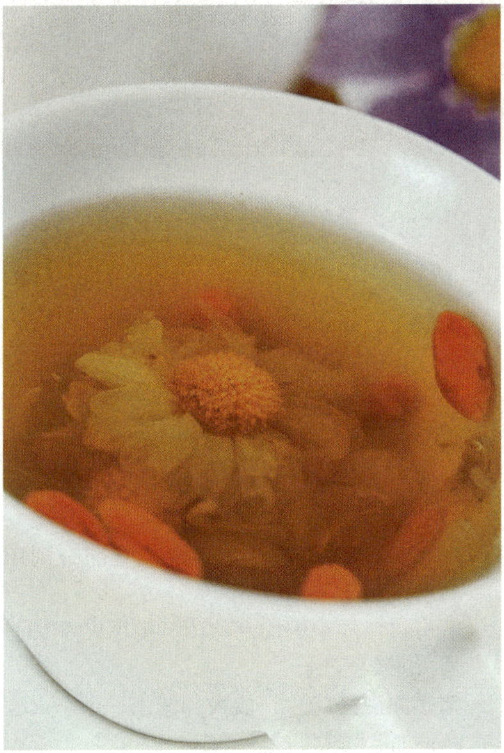

枸杞菊花茶

材料

白菊花10克，枸杞子15克。

做法

1. 将白菊花、枸杞子洗净。
2. 将白菊花、枸杞子一起放入保温杯中，用沸水冲泡。
3. 加盖闷10～15分钟即可饮用。

功效

本品能清热泻火、滋阴明目，对结膜炎、白内障、高血压等症有食疗作用。

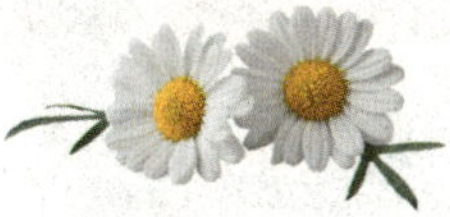

白菊花为菊科，多年生草本植物，体轻，质柔润，气清香，味甘，微苦。白菊花内含菊甙、氨基酸、黄酮类及多种维生素和微量元素，具有养肝明目、润喉清心、健脾和胃以及调整血脂等功效。

桑杏菊花甜汤

材料

桑叶10克，杏仁粉50克，菊花、枸杞子各10克，果冻粉15克，白糖25克。

做法

1. 桑叶洗净，置入锅中，加水煎煮，滤取药汁。
2. 杏仁粉与果冻粉置入锅中，加入药汁，小火煮慢慢搅拌，沸腾后关火，倒入盒中放凉，移入冰箱冷藏凝固。
3. 菊花、枸杞子分别洗净，放入清水锅中煮沸，加入白糖搅拌溶化；取凝固的杏仁冻切块，与备好的汤混合即可。

功效

本品能疏风清热、清肝明目，可辅助治疗夜盲症。

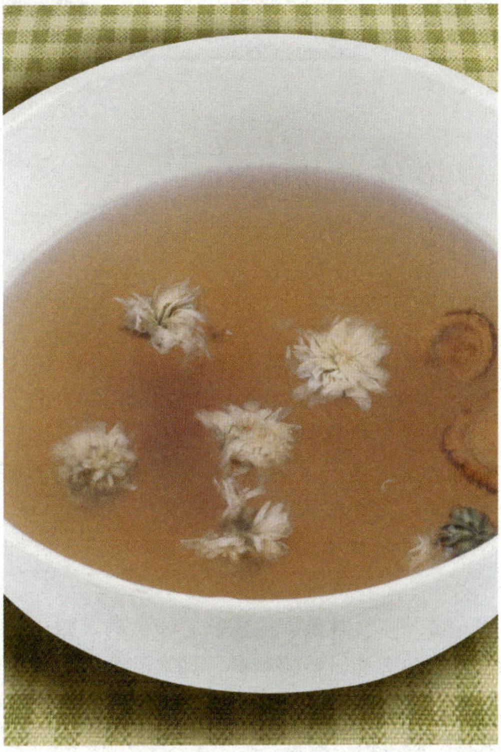

妇科疾病

阴道炎

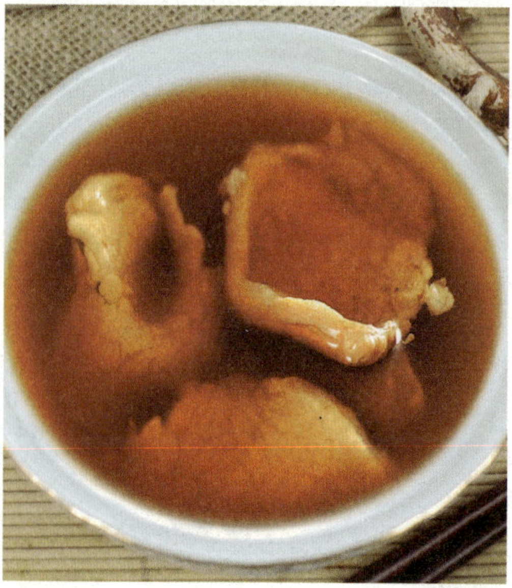

鱼腥草银花瘦肉汤

材料

鱼腥草30克，金银花15克，白茅根25克，连翘12克，猪瘦肉100克，盐3克。

做法

1. 鱼腥草、金银花、白茅根、连翘分别用清水洗净。
2. 所有材料放锅内加水煎汁，用小火煮30分钟，去渣留汁。
3. 猪瘦肉洗净切片，放入药汤里，用小火煮熟，加盐调味即成。

功效

鱼腥草可清热解毒、消肿排脓，还有镇痛、止血、抑制浆液分泌的作用，对阴道炎患者有较好的治疗作用。

黄花菜马齿苋汤

材料

黄花菜、马齿苋各50克，苍术10克。

做法

1. 将黄花菜洗净，放入沸水中焯一下，再用凉水浸泡2小时以上；将马齿苋用清水洗干净；苍术用清水洗净。
2. 锅洗净，置于火上，将黄花菜、马齿苋、苍术一同放入锅中。
3. 注入适量清水，以中火煮成汤即可。

功效

黄花菜、苍术、马齿苋、配伍煎水服用，具有清热解毒、杀菌消炎、利水消肿、止痛的功效，适合阴道炎、肠炎、皮肤湿疹等湿热性病症的患者食用。

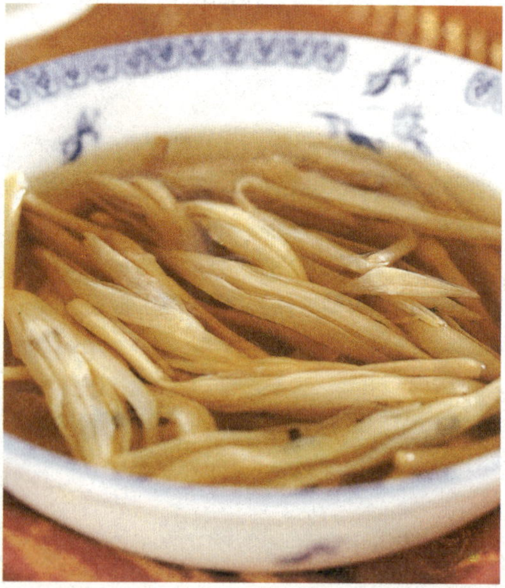

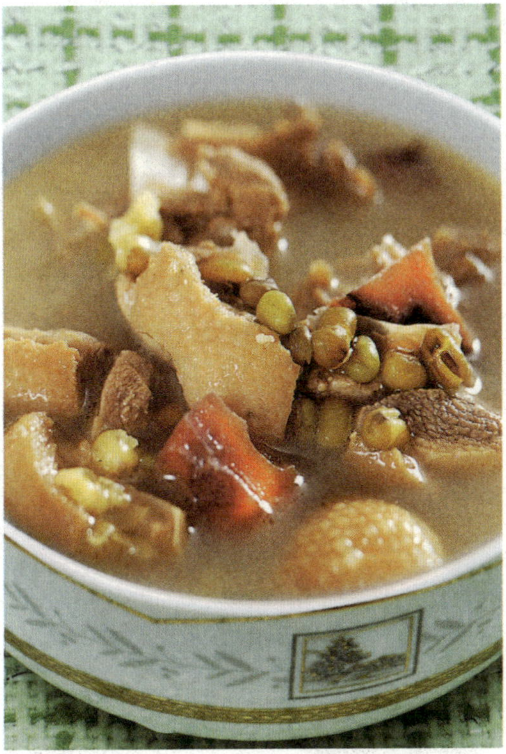

土茯苓绿豆老鸭汤

材料

土茯苓50克，绿豆200克，陈皮3克，老鸭500克，盐5克。

做法

1 将老鸭洗净，斩块。

2 土茯苓、绿豆和陈皮用清水浸透，洗干净。

3 瓦煲内加入适量清水，先用大火烧开，然后放入土茯苓、绿豆、陈皮和老鸭，待水再开，改用小火继续煲2小时左右，以少许盐调味即可。

功效

绿豆可清热解毒，土茯苓可解毒除湿，老鸭可清热毒、利小便。三者合用，对阴道炎患者有较好的疗效。

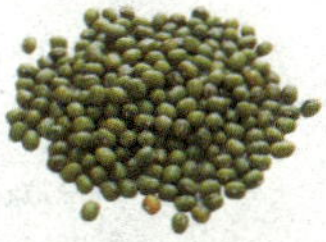

绿豆味甘，性寒，具有清热解毒、消肿、利尿、祛痘、补益元气等作用。

苦参黄柏饮

材料

黄柏、金银花、苍术各6克，苦参10克，生甘草5克，白糖5克。

做法

1 将黄柏、金银花、苍术、苦参、甘草分别洗净。

2 砂锅内放入以上药材，加入适量清水，大火烧沸，改用小火煎煮25分钟，关火。

3 去渣取液，加入白糖搅匀即成。

功效

黄柏、苦参、苍术清热燥湿、抑菌杀虫、消肿止痒，对湿热下注引起的外阴瘙痒、阴道炎以及湿疹等皮肤病均有很好的疗效；金银花能泻火解毒。本汤品可抗阴道滴虫，适合滴虫性阴道炎患者饮用。

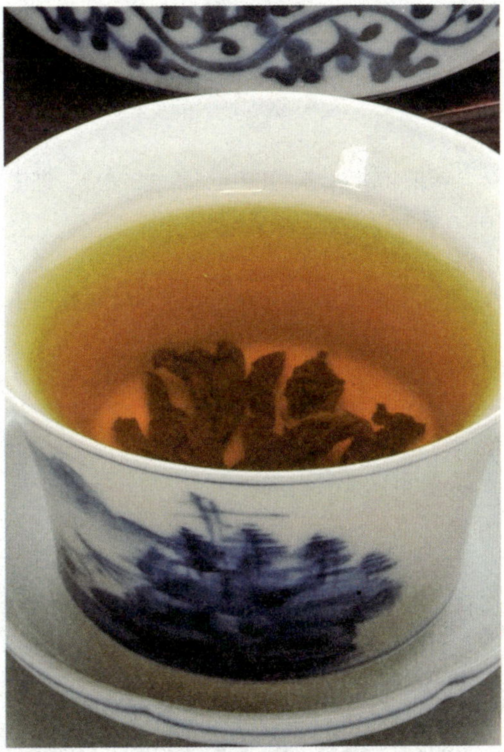

尿道炎

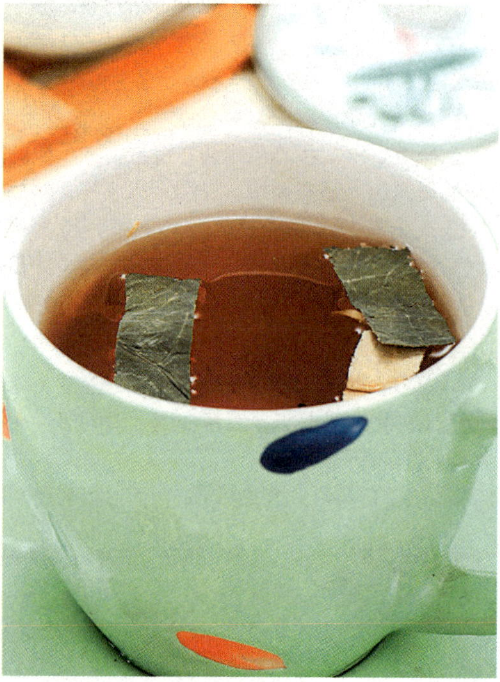

车前子荷叶茶

材料

干荷叶、车前子、枸杞子各5克。

做法

1. 将干荷叶、车前子、枸杞子分别用清水洗净。
2. 锅洗净，置于火上，将干荷叶、车前子、枸杞子一起放入锅中，加入适量清水，以大火煮沸后熄火，加盖闷泡10～15分钟。
3. 滤出茶渣即可饮用。

功效

车前子、荷叶均具有清热解毒、利尿通淋的功效，适合湿热型尿路感染的患者服用，可缓解尿频、尿急、尿痛等相关症状。

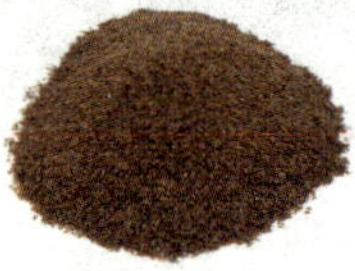

车前子为车前科植物车前或平车前的干燥成熟种子，可清热利尿、渗湿止泻、化痰止咳。

苦瓜黄豆牛蛙汤

材料

苦瓜400克，黄豆50克，牛蛙500克，红枣5颗，盐5克。

做法

1. 苦瓜去瓤，切成小段，洗净；牛蛙处理干净；红枣泡发。
2. 黄豆提前浸泡3小时，泡发后洗净。
3. 将1600毫升清水放入瓦煲内，烧开后加入苦瓜、牛蛙、红枣、黄豆，大火煮开，改用小火煲30分钟，加盐调味即可。

功效

苦瓜性寒，味苦，能除邪热、解劳乏，还有助毒素排出；黄豆健脾利尿；牛蛙清热解毒、利尿通淋。三者搭配煮汤食用，对湿热引起的尿道炎有一定的食疗功效。

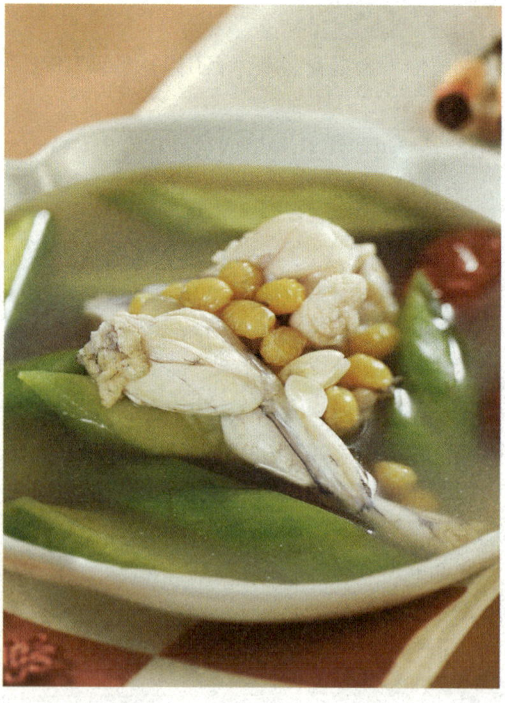

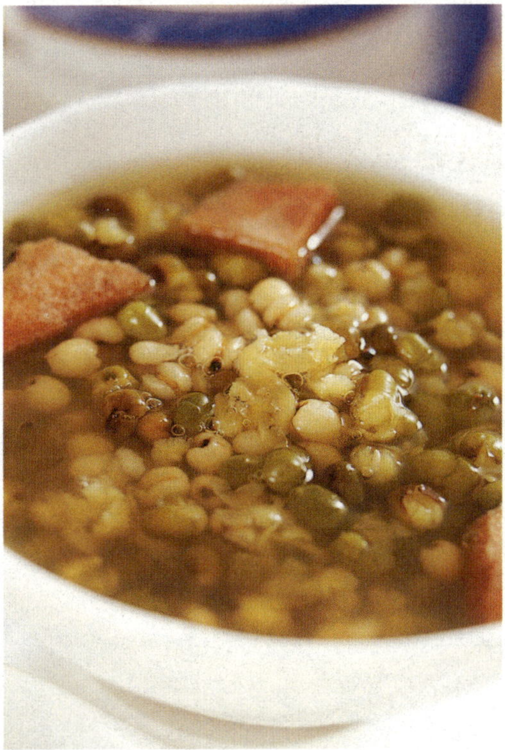

绿豆茯苓薏米粥

材料

绿豆200克，薏米200克，土茯苓15克，冰糖100克。

做法

1. 绿豆、薏米均提前泡好，淘净，盛入锅中加适量水。
2. 土茯苓掰成小片，一起放入锅中，以大火煮开，转小火续煮30分钟。
3. 加冰糖煮溶化即可。

功效

薏米、土茯苓是常用的清热利尿、解毒排脓药；绿豆能清热解毒。以上三者配伍，有泻火解毒、利尿通淋的功效，对急性尿道炎引起的排尿不畅、尿色黄赤、排尿涩痛、尿急、尿频等症有一定的食疗作用。

板蓝根西瓜汁

材料

板蓝根20克，白茅根20克，西瓜300克，甘草5克，冰糖10克。

做法

1. 将板蓝根、白茅根、甘草洗净，沥水。
2. 板蓝根、白茅根、甘草加置入锅中，加适量清水，以小火加热至沸腾，约10分钟后关火，滤取药汁降温备用。
3. 西瓜去皮，切小块，放入果汁机内，加入晾凉的药汁和果糖，搅拌均匀，倒入碗中，即可饮用。

功效

板蓝根味苦性寒，具有清热解毒、凉血消肿的功效；白茅根具有凉血解毒、利尿通淋的功效，对少尿、尿痛、血尿等均有疗效；西瓜是清热利尿的佳果；甘草清热解毒。以上四味搭配，对膀胱湿热引起的尿道炎有食疗功效。

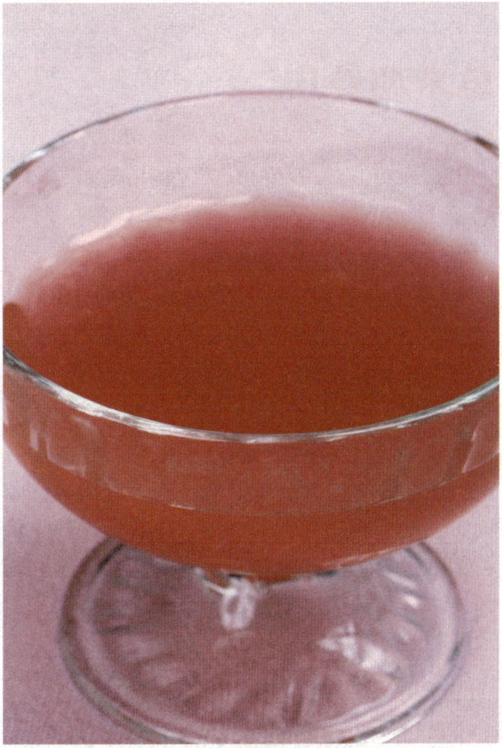

盆腔炎

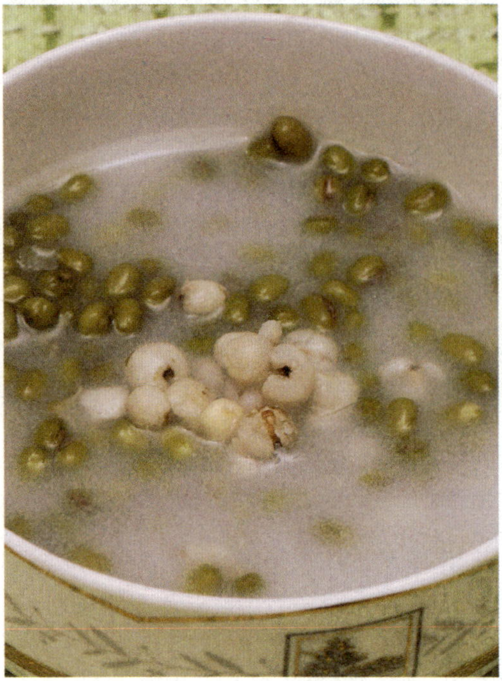

绿豆薏米奶

材料

薏米40克，绿豆60克，低脂奶粉25克。

做法

1. 先将绿豆与薏米洗净、泡发。
2. 砂锅洗净，将绿豆与薏米加入水中滚煮，待水煮开后转小火，将绿豆煮至熟透，汤汁呈黏稠状。
3. 倒出绿豆、薏米中的汤汁，加入低脂奶粉搅拌均匀后，再倒入砂锅拌匀即可。

功效

此品可清热利湿止带，有助于缓解盆腔炎症状。

薏米炖菱角

材料

薏米300克，菱角30克，白糖5克。

做法

1. 将薏米洗净泡发；菱角洗净，一切两半。
2. 将薏米、菱角同放入炖锅内，加水1500毫升，置大火上烧沸，再用小火炖煮35分钟。
3. 加入白糖，继续煮至入味即可。

功效

薏米含丰富的碳水化合物，以及脂肪、薏苡仁酯、亮氨酸、鞍氨酸、维生素B_1等营养物质，能抑制癌细胞的增殖，还有促进新陈代谢和减少胃肠负担的作用，并有利水渗湿、健脾、除痹、清热排脓之功效。因此，可利用薏米辅助治疗慢性盆腔炎。

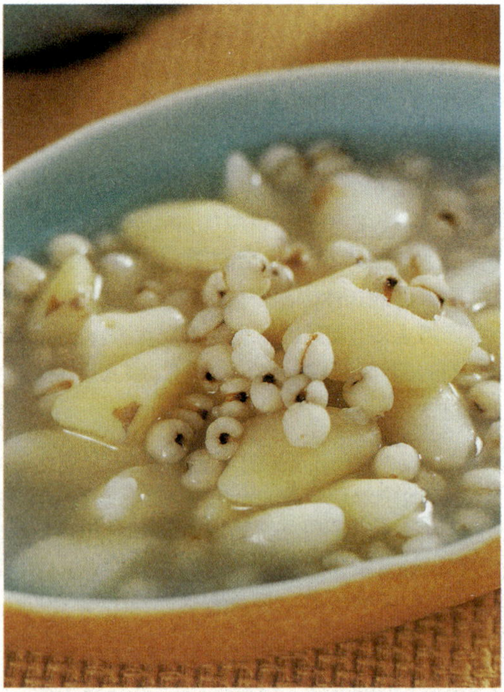

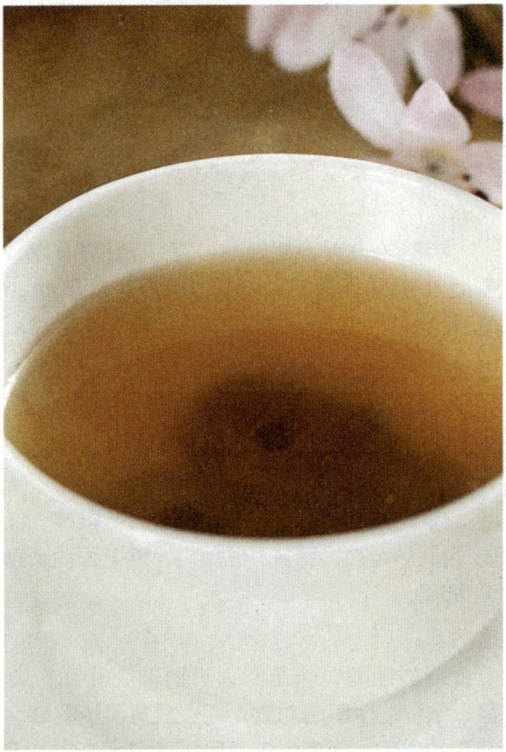

薏米黄芩酒

材料

薏米50克，牛膝、生地各30克，黄芩、当归、川芎、吴茱萸各20克，枳壳15克，白酒2.5升。

做法

1. 将所有药材捣成粗末，装入纱布袋，扎紧。
2. 置于净器中，放入1000毫升白酒浸泡，封口，置阴凉干燥处，七日后开取，过滤去渣即可。
3. 每日2次，每次30毫升，饭前服用。

功效

薏米、黄芩、生地、牛膝均有泻火解毒的功效，可改善白带异常、色黄臭秽的症状；当归、川芎、白酒可活血化淤、行气散结；吴茱萸可温胃散寒、行气止痛；枳壳可行气散结、除胀。本酒品可辅助治疗盆腔炎。

丹参红花陈皮饮

材料

丹参10克，红花5克，陈皮5克。

做法

1. 丹参、红花、陈皮分别洗净。
2. 先将丹参、陈皮放入锅中，加水适量，大火煮开，转小火煮15分钟。
3. 再放入红花，加盖闷5分钟，倒入杯内，代茶饮用。

功效

丹参具有活血祛淤、安神宁心、排脓止痛的功效；红花可活血通经、去淤止痛；陈皮可行气散结。三者配伍同用，可治疗气滞血淤导致的慢性盆腔炎。

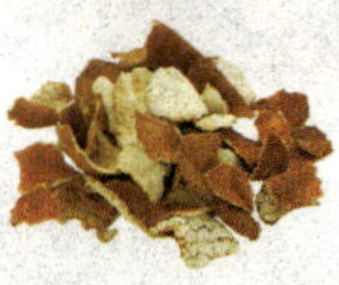

陈皮具有理气健脾、燥湿化痰的功效，可用于辅助治疗胸脘胀满、食少吐泻、咳嗽痰多。

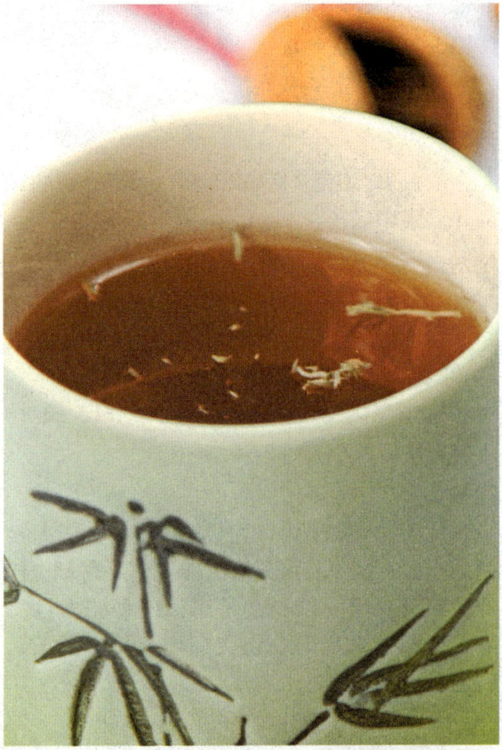

宫颈炎

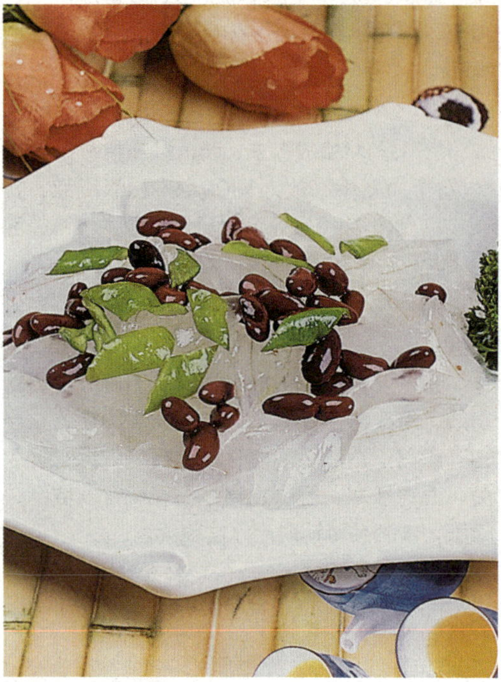

红豆炒芦荟

材料

芦荟250克，红豆100克，青椒50克，香油20毫升，盐3克，醋10毫升、食用油20毫升。

做法

1. 芦荟洗净，去皮，取肉切薄片；红豆泡发、洗净；青椒洗净，切丁。
2. 红豆入锅中煮熟后，捞出控干水。
3. 油锅烧热，加青椒炒香，再放入芦荟肉、红豆同炒至熟，调盐、醋拌匀，淋上香油装盘即可。

功效

芦荟性寒，味苦涩，有清热、止血、杀菌、敛疮、生肌的功效；红豆具有清热解毒、利湿的作用。两者配伍同用，对宫颈炎有一定食疗作用。

凉拌鱼腥草

材料

鱼腥草350克，红椒20克，盐2克，香油10毫升，醋10毫升。

做法

1. 将鱼腥草洗净，切段；红椒洗净，切丝。
2. 锅中加水烧开，放入鱼腥草焯后，捞出装入碗内。
3. 在鱼腥草内加入红椒丝和所有调味料一起拌匀即可。

功效

鱼腥草可清热解毒、消肿排脓，还有镇痛、止血、抑制浆液分泌的作用，对宫颈炎出现白带分泌增多以及合并感染出现脓血性排液，并伴有恶臭等妇科炎症均有一定的改善作用。

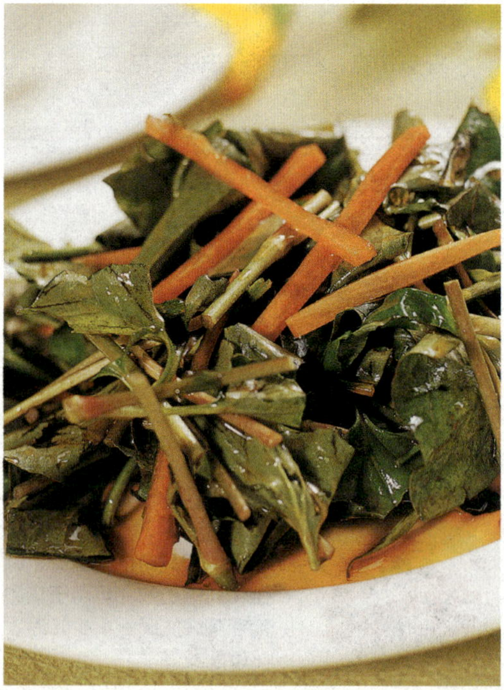

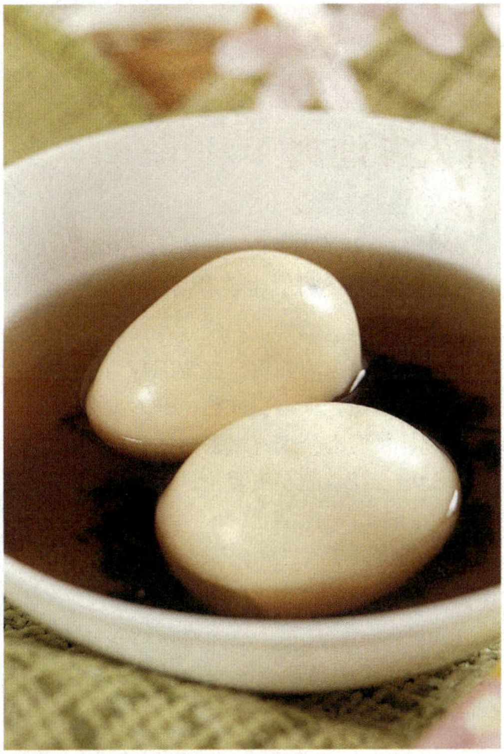

鸡蛋马齿苋汤

材料

马齿苋250克，鸡蛋2个，盐3克。

做法

1. 将马齿苋用温水泡10分钟，择去根、老黄叶片，用清水洗净，切成段。
2. 鸡蛋煮熟后去壳。
3. 锅洗净，置于火上，将马齿苋、鸡蛋一起放入锅中同煮5分钟后，加盐调味即可。

功效

本品具有清热凉血、消炎解毒的功效，适合湿热下注型宫颈炎患者食用，可改善阴道瘙痒、带下黄臭的症状。注意，马齿苋为寒凉之品，脾胃虚弱者、大便泄泻者、孕妇均不宜食用。

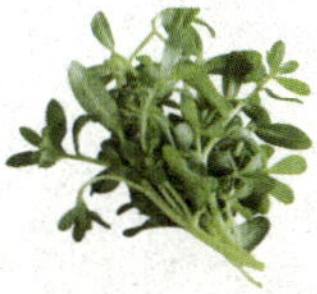

马齿苋具有清热解毒、消肿止痛的功效，对肠道传染病，如肠炎、痢疾等有独特的食疗作用。

半枝莲蛇舌草茶

材料

半枝莲30克，白花蛇舌草30克，冰糖10克。

做法

1. 将半枝莲、白花蛇舌草分别洗净。
2. 砂锅洗净，放入半枝莲和白花蛇舌草，倒入适量清水至没过材料，以大火煮开，转小火慢煮30分钟。
3. 直到药味熬出，加入适量冰糖，10分钟左右至冰糖溶化后去渣取汁当茶饮。

功效

白花蛇舌草味苦、淡，性寒，主要功效是清热解毒、消痈散结、利尿除湿，尤善治疗各种类型的炎症；半枝莲清热解毒、散淤止血、消肿定痛。两者搭配煎水服用，对湿热下注引起的宫颈炎、宫颈癌等病均有一定的疗效。

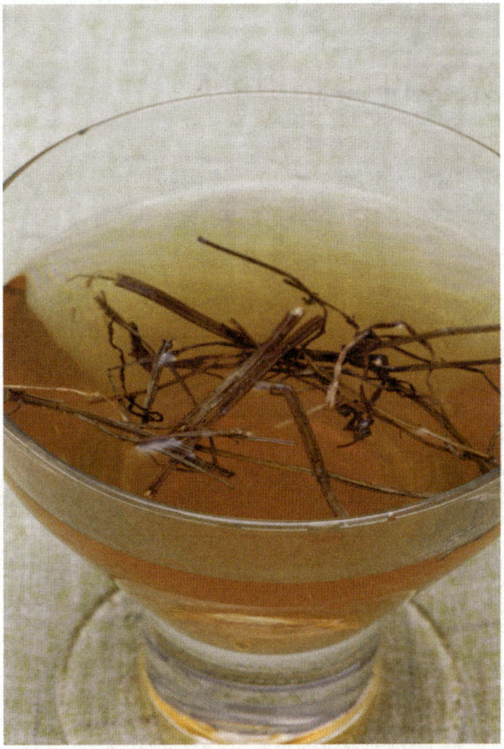

子宫脱垂

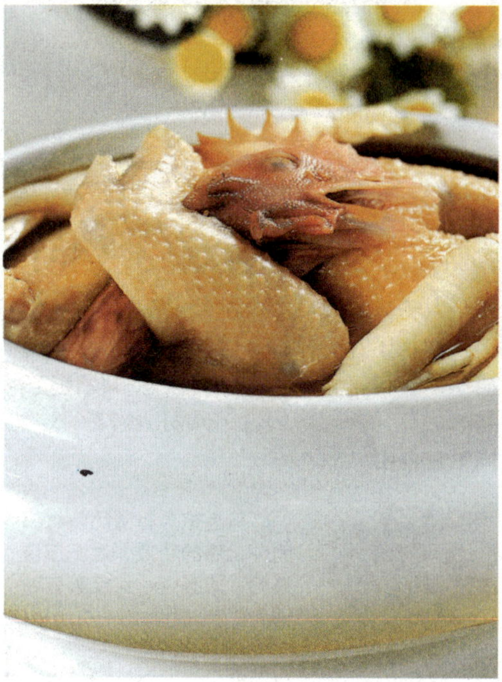

鲜人参炖鸡

材料

鸡1只，鲜人参2根，猪瘦肉200克，火腿30克，花雕酒3毫升，生姜2片，盐2克。

做法

1. 先将鸡脱毛去内脏后，在背部开刀；猪瘦肉切成大肉粒；火腿切成粒；鲜人参洗净。
2. 将鸡、猪瘦肉分别飞水去血污，再把它们同火腿粒、花雕酒、生姜片、鲜人参装进炖盅炖4小时。
3. 待鸡肉、猪瘦肉烂熟，加入盐调匀即可。

功效

人参能大补元气，鸡肉具有益气补虚的功效。因此本品对体质虚弱导致子宫脱垂的患者有很好的补益作用。

党参淮山猪肚汤

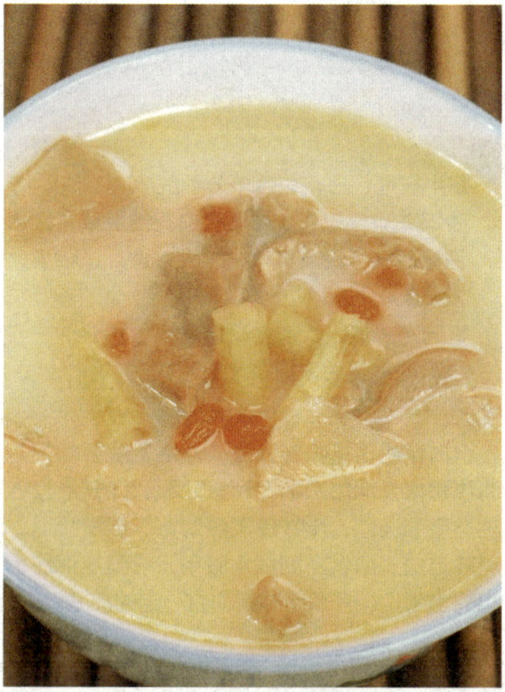

材料

猪肚250克，党参、淮山各20克，黄芪5克，枸杞子5克，姜片10克，盐5克。

做法

1. 猪肚洗净，放入开水锅中氽烫后捞出；党参、淮山、黄芪、枸杞子分别洗净。
2. 所有材料和姜片放入砂煲内，加清水没过材料，用大火煲沸，改小火煲3个小时，调入盐即可。

功效

党参、淮山、黄芪均是补气健脾的佳品，猪肚则能健脾益气、升提内脏。四者合用，对气虚所引起的内脏下垂（如胃下垂、子宫脱垂、脱肛、肾下垂等）患者大有补益作用。

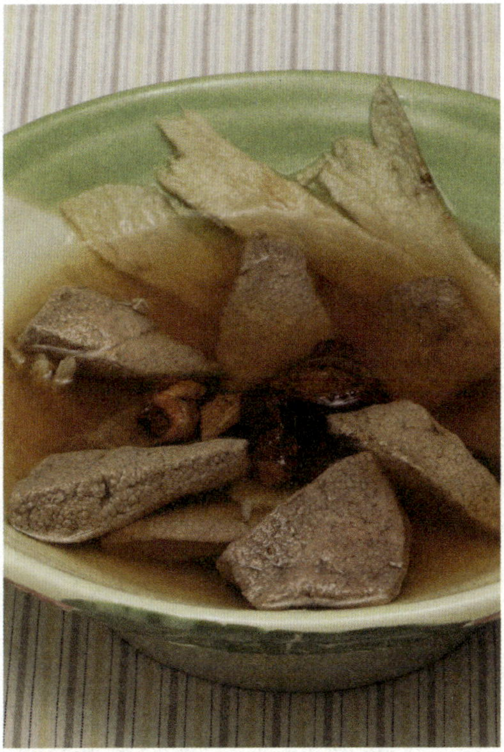

黄芪猪肝汤

材料

当归25克，党参、黄芪各20克，熟地8克，姜5片，料酒200毫升，香油1汤匙，猪肝200克，菠菜300克，葱、盐各5克。

做法

1. 当归、黄芪、党参、熟地分别洗净，加适量水，熬取药汁。
2. 香油加葱、姜片爆香后，放入猪肝炒至半熟，盛起。
3. 将料酒、药汁入锅煮开，放入猪肝煮开，再放入切好的菠菜煮开，加盐调味即可。

功效

党参、黄芪均可补气健脾、升阳举陷；当归能益气补血；熟地能滋补肝肾；猪肝能补血养肝。以上几味同用，对气血亏虚引起的子宫脱垂有较好的食疗作用。

参芪玉米排骨汤

材料

党参、黄芪各15克，玉米1根，排骨300克，盐3克。

做法

1. 玉米洗净，剁成小块。
2. 排骨斩块，以沸水汆烫去腥，捞起沥水。
3. 将排骨、玉米和党参、黄芪，一起放入砂锅内，以大火煮开后，再以小火炖煮2小时，待汤渐渐入味，起锅前加少许盐调味即可。

功效

党参、黄芪都有补中益气的功效，黄芪还能升阳举陷。四者同煮，不仅可以让汤更香甜，还能增强脾胃之气，对改善内脏下垂，如子宫脱垂、胃下垂等症有较好的食疗效果。

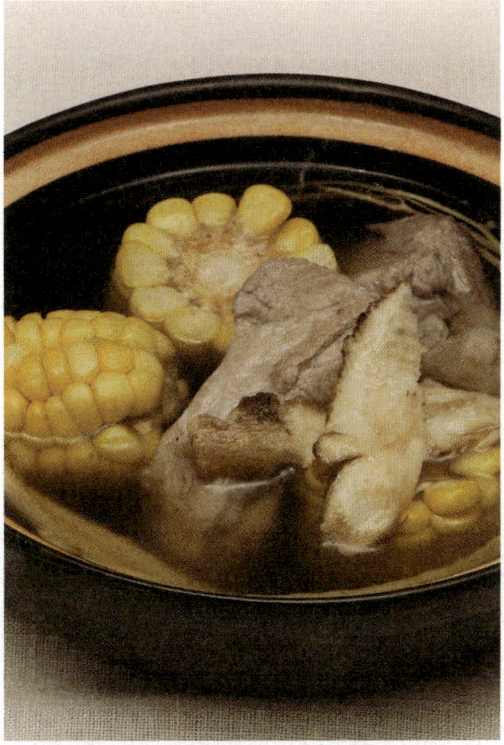

子宫肌瘤

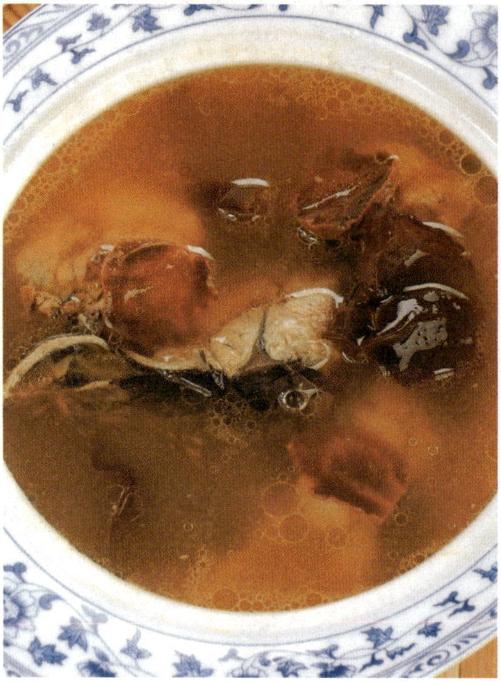

三七木耳乌鸡汤

材料

乌鸡150克，三七5克，黑木耳10克，盐2克。

做法

1 乌鸡处理干净，斩件；三七浸泡，洗净，切成薄片；黑木耳泡发，洗净，撕成小朵。

2 锅中注入适量清水烧沸，放入乌鸡氽去血水后捞出洗净。

3 用瓦煲装适量清水，煮沸后加入乌鸡、三七、黑木耳，大火煲沸后改用小火煲2小时，加盐调味即可。

功效

三七可化淤定痛、活血止血，乌鸡可调补气血、滋阴补肾，黑木耳可补肾阴、凉血止血。三者搭配炖汤食用，对肾虚血淤型子宫肌瘤的患者有较好的食疗效果，还可改善患者贫血症状。此汤也非常适合月经期的女性食用。

桂枝土茯苓鳝鱼汤

材料

鳝鱼、蘑菇各100克，土茯苓30克，桂枝10克，赤芍10克，盐3克，料酒10毫升。

做法

1 将鳝鱼洗净，切小段；蘑菇洗净，撕成小块；桂枝、土茯苓、赤芍分别洗净。

2 将桂枝、土茯苓、赤芍先放入锅中，以大火煮沸后转小火续煮20分钟。

3 再放入鳝鱼煮40分钟，最后下入蘑菇炖煮3分钟，加盐、料酒调味即可。

功效

土茯苓能除湿解毒、消肿敛疮，赤芍清热凉血、散淤止痛，桂枝可活血化淤，蘑菇可益气补虚、防癌抗癌，鳝鱼能通络散结。以上几味搭配，可辅助治疗湿热淤结型子宫肌瘤。

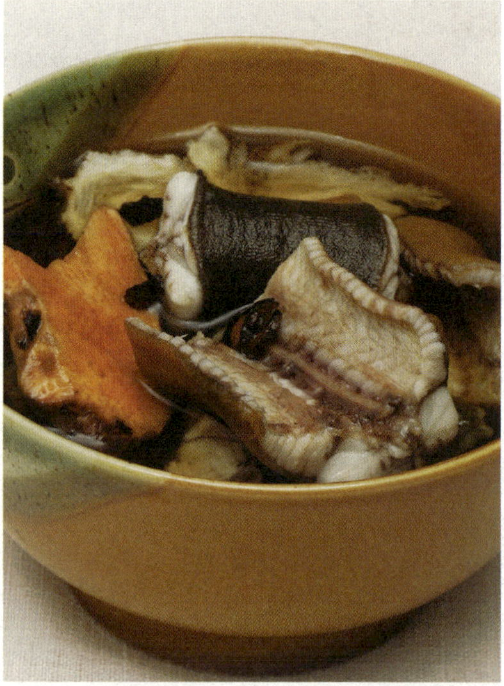

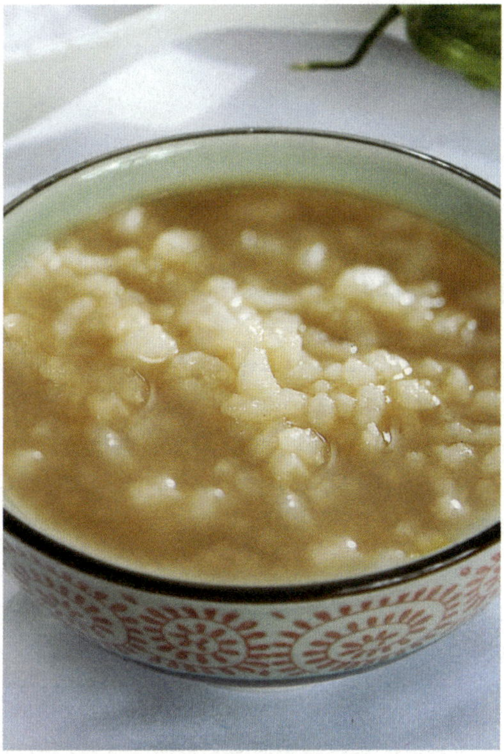

三术粥

材料

莪术15克，白术10克，苍术10克，三棱9克，车前草8克，大米100克。

做法

1. 将莪术、白术、苍术、三棱、车前草均洗净，用纱布袋包成药包。
2. 先将药包入瓦煲中，加适量的水大火煮开后转小火煎煮30分钟，去渣取汁。
3. 再加入洗净的大米煮成粥即可。

功效

三棱、莪术是行气破血、散结止痛的良药；莪术为破消之品，配合三棱治子宫肌瘤、盆腔包块、卵巢囊肿时，常需与等量党参或白术或黄芪等同用，以免破淤时损伤元气。

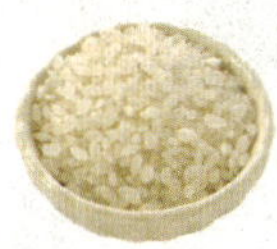

大米味甘淡，其性平和，是滋补之物，每日食用，能益脾胃、除烦渴。

红花木香饮

材料

青皮10克，红花10克，木香10克。

做法

1. 先将木香洗净入锅，加水700毫升，大火将水烧开，转小火煎煮15分钟。
2. 再将青皮洗净晾干后切成丝，与红花同放入木香锅中，再煮15分钟，最后过滤，去渣，取汁即成。
3. 当茶频频饮用，或早晚2次分服。

功效

红花可活血化淤、散结止痛；青皮、木香均可行气止痛，“气行则血行，血行则淤易散”。因此，以上三味配伍同用，对气滞血淤型子宫肌瘤有较好的疗效。

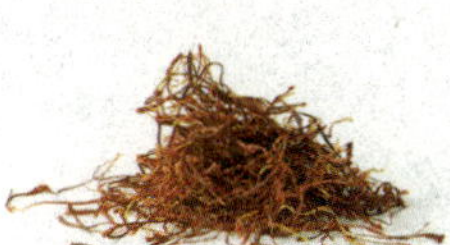

红花味辛，性温，能活血通经、祛淤止痛，适合治疗血淤疾病。

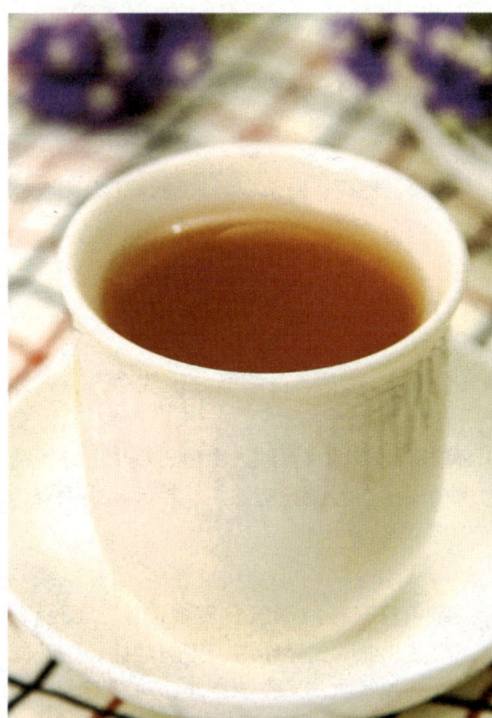

功能性子宫出血

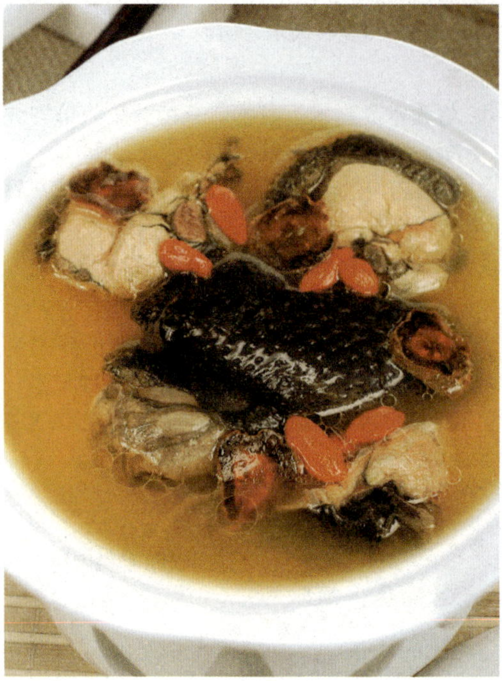

三七炖乌鸡

材料

当归20克，三七8克，乌鸡肉250克，枸杞子2克，盐5克，蚝油5毫升。

做法

1. 当归、三七分别洗净；三七砸碎；当归切成片。
2. 乌鸡洗净，斩块，放入开水中煮5分钟，取出过冷水。
3. 将当归、乌鸡块、三七、枸杞子一起放入锅中，加水适量，大火煮开，转小火续炖2小时，加盐、蚝油调味即可。

功效

当归可补血活血、调经止痛；三七可化淤定痛、活血止血；乌鸡可调补气血，对功能性子宫出血的患者有较好的食疗效果，还可改善因出血过多引起的贫血症状。此汤也非常适合月经期的女性食用。

墨鱼鸡肉汤

材料

地榆、槐花、白茅根各10克，红枣10颗，墨鱼100克，鸡肉200克，盐3克。

做法

1. 将墨鱼泡发，洗净，切块；鸡肉洗净，切块；红枣洗净，去核。
2. 将地榆、槐花、白茅根分别洗净，装入纱布袋，扎紧。
3. 锅内加适量清水，放入墨鱼、鸡块、红枣及纱布袋，炖至墨鱼肉熟烂，捞起药袋丢弃，加盐调服。

功效

墨鱼具有补益精气、养血滋阴、调经利水、收敛止血的食疗作用，搭配地榆、槐花同食，既补益气血，又收敛止血，对肝肾阴虚型功能性子宫出血有较好的疗效。

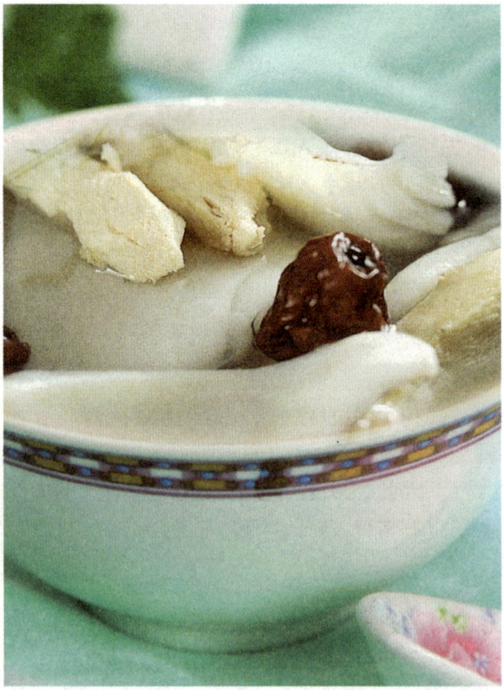

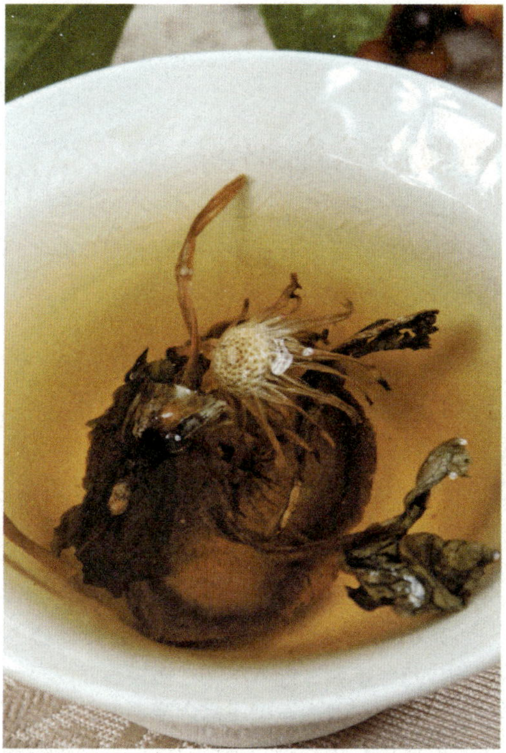

艾蒿茶

材料

干艾蒿30克，蜂蜜5毫升。

做法

1. 干艾蒿洗净沥干，切成几段。
2. 艾蒿放入碗中倒入开水。
3. 取浸泡艾蒿的汤，放入蜂蜜，趁热饮用。

功效

艾蒿具有理气血、逐寒湿、温止血的功效，能使身体暖和，能缩短出血和凝血的时间，具有超强的止血作用，尤其适合虚寒性子宫出血。

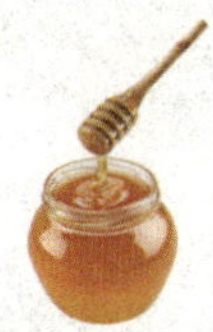

蜂蜜自古就是上等滋补饮品，具有补虚、润燥、解毒、保护肝脏、营养心肌、降血压、防止动脉硬化等作用。

三七槐花酒

材料

三七20克，槐花300克，米酒100毫升。

做法

1. 将三七、槐花分别切碎，倒入适量的米酒浸泡15天。
2. 过滤后装入瓶中即可。每次10毫升，每日3次，饭前将药酒温热服用。

功效

槐花味道清香甘甜，具有清热解毒、凉血止血的功效；三七既止血又活血。三者合用，对功能性子宫出血有一定食疗作用。

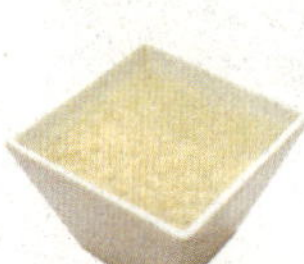

米酒含有丰富的多种维生素和其他营养成分，饮后能开胃提神，并有活气养血、滋阴补肾的功能。

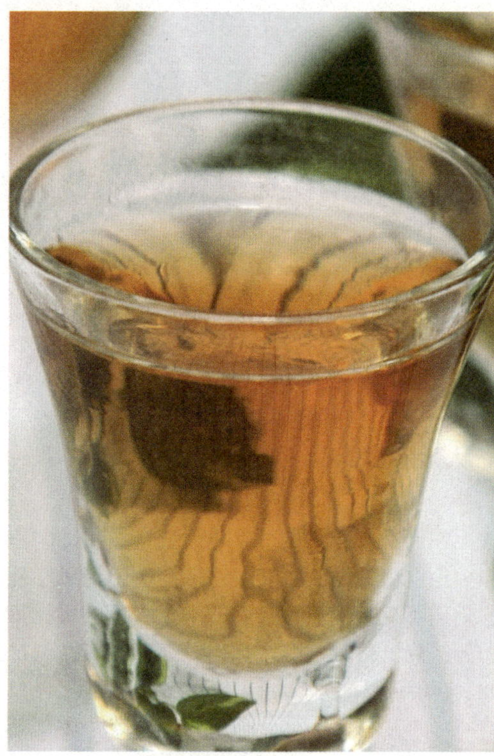

子宫内膜癌

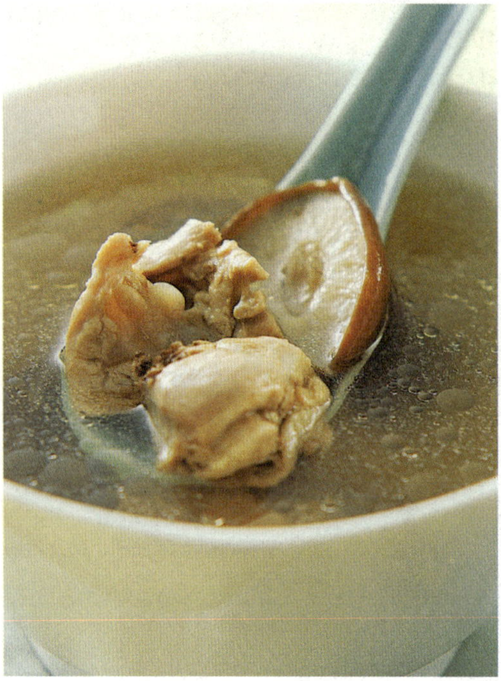

鸡血藤香菇鸡汤

材料

鸡肉200克，鸡血藤20克，香菇200克，生姜3片，盐5克。

做法

1. 鸡肉洗净，切片、汆水；鸡血藤、生姜、香菇分别洗净。
2. 将鸡肉、鸡血藤、生姜、香菇一起入锅中。
3. 加适量清水以小火炖1小时，再加入盐调味即可。

功效

鸡血藤有行血活血、调经止痛等功效，可治疗月经不调、经行不畅、痛经、血虚经闭等妇科疾病，对血淤型子宫内膜癌患者有较好的食疗作用；香菇是防癌抗癌的佳品。两者搭配，药效更佳。

三七香菇炖鸡

材料

三七12克，香菇30克，鸡肉500克，红枣15枚，姜丝、蒜各5克，盐6克。

做法

1. 将三七洗净；香菇洗净，温水泡发。
2. 把鸡肉洗净，斩件；红枣洗净。
3. 将所有原材料放入砂煲中，加入姜、蒜入煲内，注入适量水，慢火炖之；待鸡肉烂熟，入盐调味即可。

功效

三七具有活血化淤、止血的功效，能明显缩短出血和凝血的时间，对子宫癌患者所出现的阴道不规则出血有较好的抑制作用；香菇可防癌抗癌、益气补虚；鸡肉、红枣均可益气补血。四者合用，可辅助治疗子宫癌。

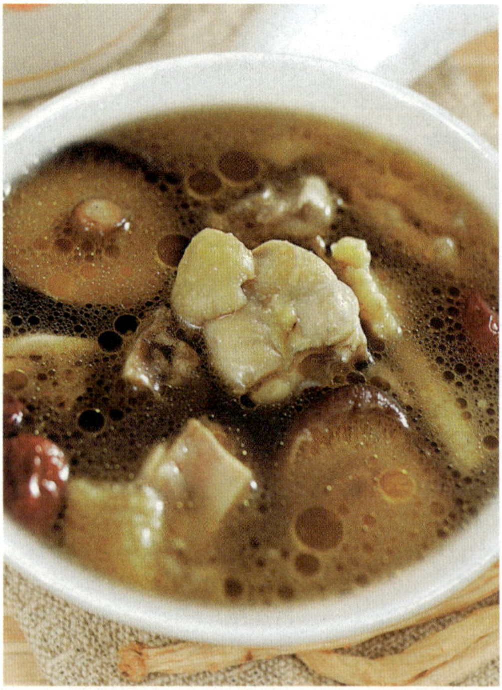

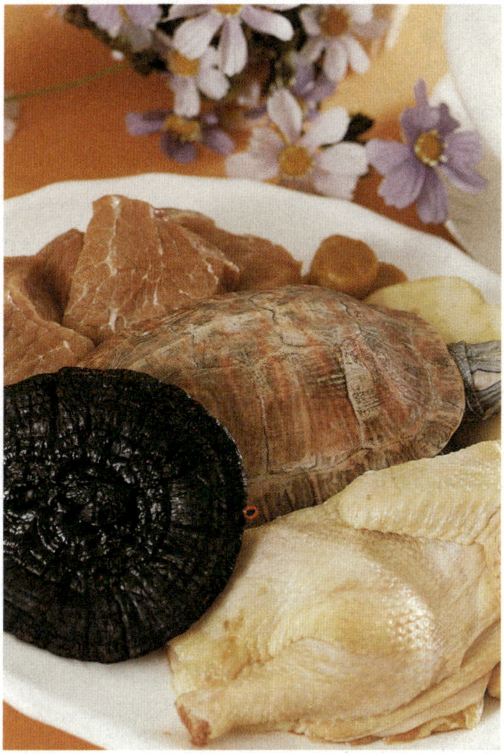

土茯苓灵芝炖草龟

材料

草龟1只，鸡半只，灵芝50克，土茯苓50克，大干贝3只，猪瘦肉200克，姜片5克，盐3克，料酒10毫升。

做法

1. 草龟宰杀洗净；鸡洗净；猪瘦肉切小块，干贝入水中浸泡2小时。
2. 把草龟、鸡、猪瘦肉、干贝分别放入沸水中氽透，捞出洗净备用。
3. 把以上原材料和姜片放入炖盅中，调入盐、料酒，入蒸锅蒸3小时即可。

功效

土茯苓清热利湿、解毒消炎；灵芝可益气补虚，其所含的灵芝多糖具有广谱抑制肿瘤、抗癌的作用，是临床治疗肿瘤、癌症的良好辅助药物；龟肉可补虚、抗癌散结。三者合用，对宫颈癌、子宫内膜癌的患者大有益处。

鱼腥草乌鸡汤

材料

鱼腥草30克，乌鸡半只，红枣5颗，盐5克。

做法

1. 鱼腥草洗净；乌鸡洗净，斩件；红枣洗净。
2. 锅中加水烧沸，放入鸡块焯去血水后，捞出。
3. 将清水1000毫升放入锅内，煮沸后加入以上所有用料，大火煲开后，改用小火煲2小时，加盐调味即可。

功效

鱼腥草可清热解毒、消肿排脓，还有镇痛、止血、抑制浆液分泌的作用，对子宫癌早期患者出现排液增多症状以及晚期合并感染出现脓血性排液，均有一定的改善作用。

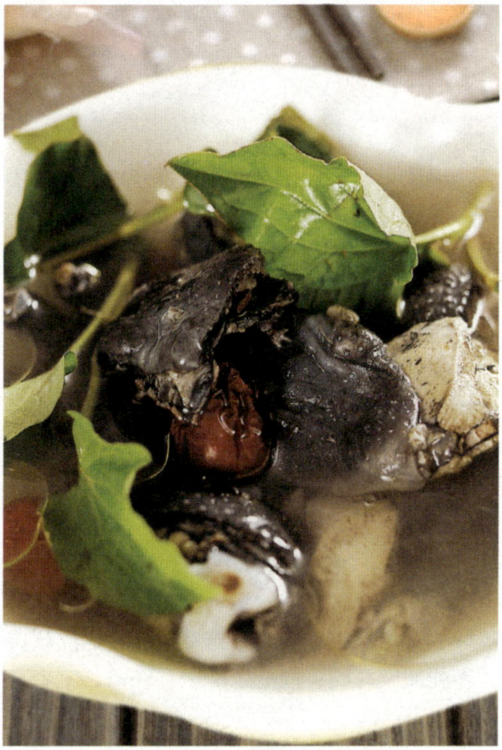

子宫内膜异位症

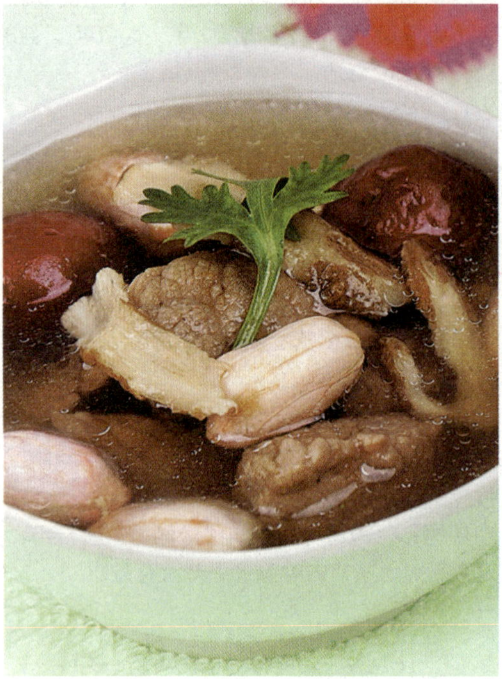

当归瘦肉汤

材料

猪瘦肉200克，当归30克，黄芪10克，红枣5颗，黄豆、花生仁各10克，盐5克，白糖2克，八角1个。

做法

1. 猪瘦肉洗净，切块，汆水；红枣、黄豆、花生米、当归、黄芪分别洗净并浸泡。
2. 汤锅上火倒入适量水，放入所有材料煲熟。
3. 调入盐、白糖即可。

功效

当归可补血调经、活血化淤；黄芪可补中益气；猪瘦肉可补气养血；红枣、黄豆可益气补虚、增强免疫力。以上几味配伍同用，既补气又活血，对气虚血淤型子宫内膜异位症患者有很好的食疗效果。

清炖甲鱼

材料

甲鱼1只，红枣10克，枸杞子5克，葱15克，姜10克，盐5颗。

做法

1. 甲鱼宰杀，洗净；葱择洗干净，切段；姜去皮，切片。
2. 锅中注水烧开，放入甲鱼汆去血水，捞出后放入煲中，加入姜片、红枣、枸杞子、葱段煲开。
3. 继续煲2小时至甲鱼熟烂，调入盐即可。

功效

甲鱼具有益气补虚、滋阴益肾、净血散结等食疗作用，对各种肿瘤、盆腔包块、癌症均有很好的食疗作用，还能改善患者的发热症状；红枣能益气补虚；枸杞子能滋补肝肾。三者合用，对子宫内膜异位症有较好的食疗效果。

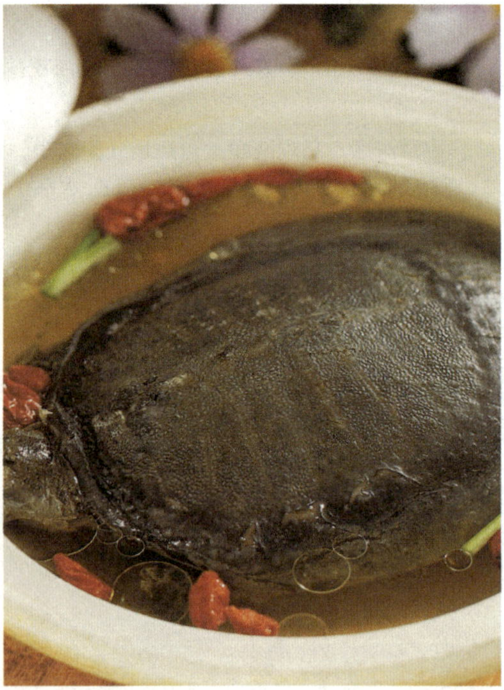

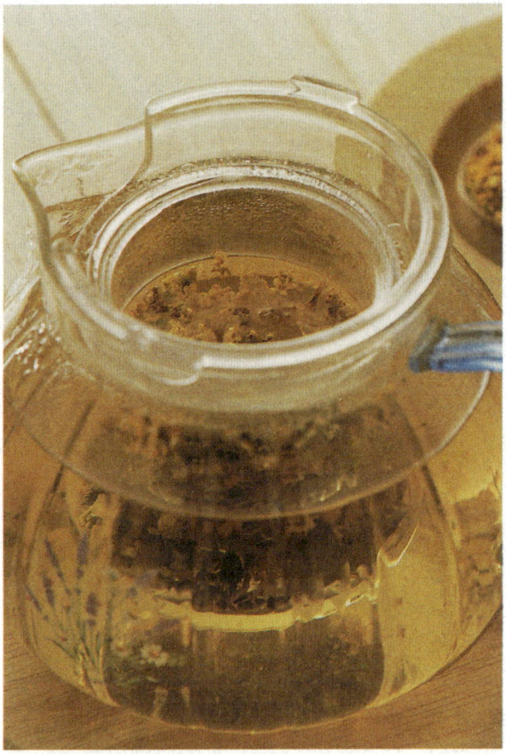

赤芍生地丹参饮

材料

赤芍、丹参、生地、牡丹皮、白芍各15克，牛膝10克，陈皮5克。

做法

1. 将所有材料洗净；先将赤芍、丹参、生地、白芍、牛膝放入锅中，加水700毫升。
2. 大火煎煮开，转小火煮至药汁为400毫升，再放入牡丹皮、陈皮续煮5分钟即可关火。
3. 再煎煮一次，将两次的药汁兑匀，分两次服用，每日1剂。

功效

丹参、赤芍、牛膝均能清热凉血、活血化淤；陈皮可行气、散结、止痛；白芍有较好的止痛效果；丹皮、生地均可凉血止血，可治疗子宫出血症状。以上药材配伍同用，对热灼血淤型子宫内膜异位症有很好的疗效。

青皮红花茶

材料

青皮10克，红花12克。

做法

1. 青皮晾干后切成丝，与红花同入砂锅，加水浸泡30分钟，再煎煮30分钟，用洁净纱布过滤，去渣，取汁即成。
2. 当茶频频饮用，或早晚2次分服。

功效

红花可活血化淤，青皮行气止痛。两者同用，对气滞血淤型子宫内膜异位症有较好的辅助疗效。

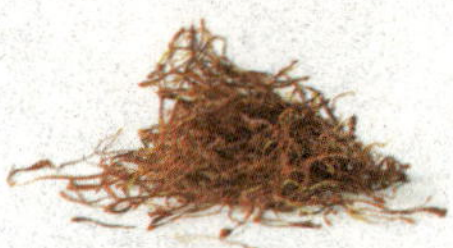

红花味辛，性温，能活血通经，祛淤止痛，适合治疗血瘀疾病。

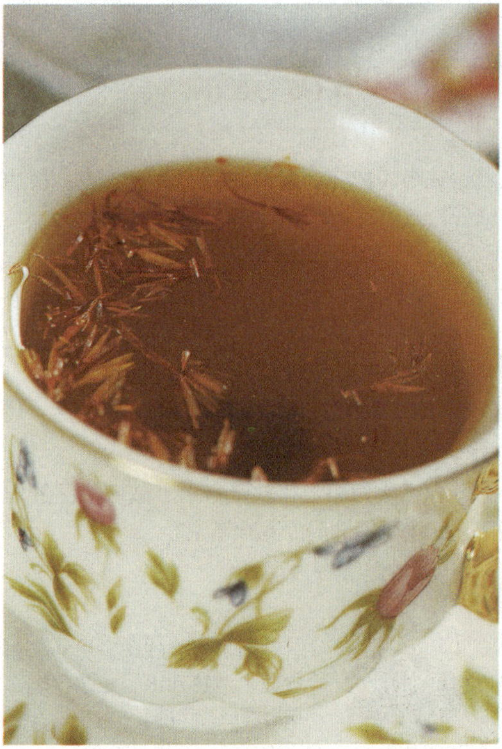

乳腺增生

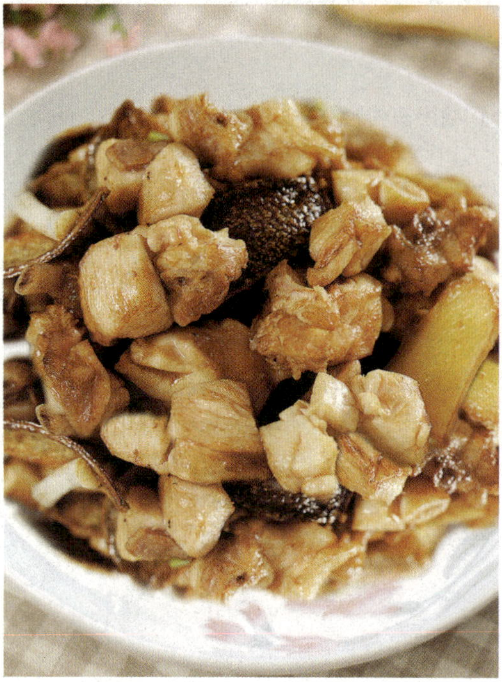

青皮炒兔肉

材料

青皮12克，生姜9克，兔肉150克，料酒20毫升，盐2克，葱段、花椒、姜末各5克，香油2毫升，酱油5毫升，食用油20毫升。

做法

1. 青皮用温水浸泡后切小块。
2. 兔肉洗净，切成丁，用盐、姜末、葱段、料酒稍腌渍。
3. 锅中放油，将兔肉翻炒至肉色发白，放入青皮、花椒、生姜、葱段继续翻炒；待兔肉丁熟时，加酱油炒至收干水分，淋上香油即成。

功效

青皮可理气散结、行气止痛，对乳房有结节、胸胁刺痛、经前乳房胀痛明显的乳腺增生患者有很好的治疗效果；兔肉可疏肝解郁、清热解毒、益气补虚，对乳腺增生、乳房疼痛有烧灼感的患者效果较佳。

味噌海带汤

材料

味噌酱12克，海带50克，豆腐55克，酱油5毫升，盐1克。

做法

1. 豆腐洗净，切成丁；适量水倒入锅中大火煮开，将海带、味噌酱熬煮成汤。
2. 待汤熬好后，再加入切成丁的豆腐。
3. 待水沸后加盐、酱油调味即可。

功效

中医认为海带有软坚行水、破积祛湿的作用，此汤可辅助治疗乳腺增生。

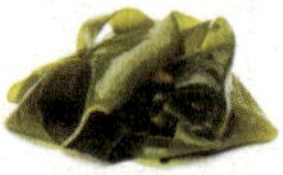

海带性寒味咸，具有消痰软坚、泄热利水、止咳平喘、祛脂降压的作用。

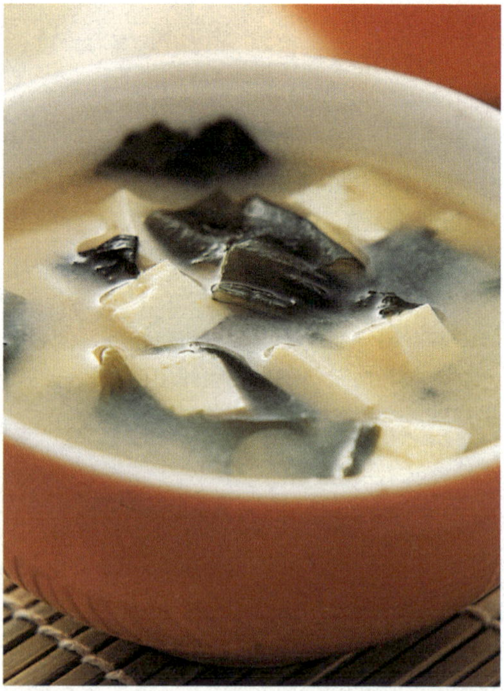

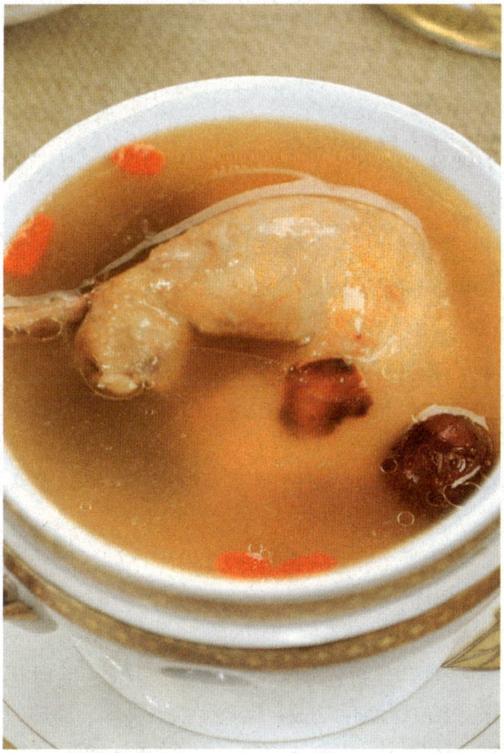

三七薤白鸭肉汤

材料

鸭肉350克，枸杞子20克，三七、薤白各10克，盐5克。

做法

1. 鸭肉处理干净，斩件，汆水；三七洗净，切片；薤白洗净，切碎；枸杞子洗净，浸泡。
2. 将鸭肉、三七、薤白、枸杞子放入锅中，加适量清水，用小火慢煲。
3. 2小时后加入盐即可食用。

功效

薤白具有通阳散结、行气止痛的功效，对胸胁刺痛、心痛彻背、小腹冷痛、乳房胀痛等症均有疗效，是治疗胸痹心痛的常用药；三七可活血化淤、散结止痛。两者合用，对气滞血淤型乳腺增生有很好的疗效。

柴胡橘皮饮

材料

柴胡10克，延胡索5克，鲜橘皮15克，丝瓜10克，白糖5克。

做法

1. 先将丝瓜去皮，洗净切块；柴胡、延胡索分别洗净，煎药汁去渣。
2. 将橘皮、丝瓜洗净，一起放入锅中，加水600毫升，大火煮开后转小火续煮15分钟。
3. 倒入药汁，煮沸后即可关火，加少许白糖搅匀，代茶饮。

功效

延胡索可理气通络、化淤止痛；柴胡可疏肝理气、调畅情绪；丝瓜可清热利湿、通络散结；橘皮可理气止痛。四者合用，对肝郁气滞的乳腺增生者有一定的食疗作用。

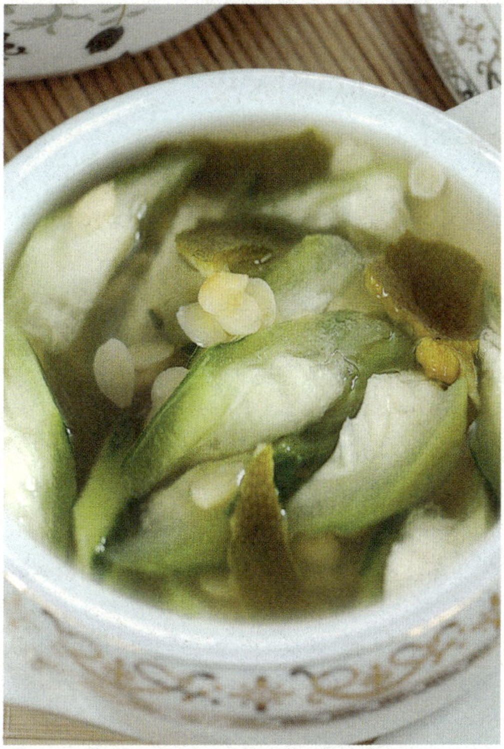

乳腺癌

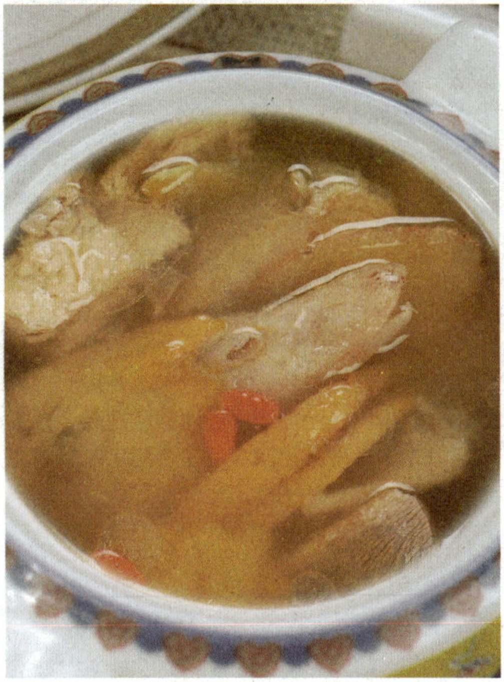

佛手老鸭汤

材料

老鸭250克，佛手100克，生地、丹皮各10克，枸杞子10克，盐5克。

做法

1. 老鸭处理干净，切件，汆水；佛手洗净，切片；枸杞子洗净，浸泡；生地、丹皮一起入锅煎汁去渣。
2. 锅中放入老鸭肉、佛手、枸杞子，加入适量清水，小火慢炖。
3. 至香味四溢时，倒入药汁，调入盐，稍炖即可出锅。

功效

佛手芳香行散，具有疏肝理气、活血化淤、和中止痛的功效；老鸭可益气补虚、清热凉血；生地、丹皮清热凉血、敛疮生肌；枸杞子能滋补肝肾、防癌抗癌。四者合用，可辅助治疗乳腺癌。

排骨苦瓜煲陈皮

材料

苦瓜200克，排骨300克，蒲公英10克，陈皮8克，葱、姜各2克，盐5克，胡椒粉5克。

做法

1. 将苦瓜洗净，去子，切块；排骨洗净，斩块汆水；陈皮洗净；蒲公英洗净，煎汁去渣。
2. 煲锅上火倒入水，调入葱、姜，放入排骨、陈皮煲至八成熟。
3. 最后加入苦瓜，倒入药汁搅匀，炖至排骨熟烂后，放入胡椒粉和盐调味即可。

功效

蒲公英清热解毒、利尿散结，可治急性乳腺炎、炎性乳腺癌；陈皮可理气散结、止痛。二者同用，可缓解炎性乳腺癌导致的局部皮肤红、肿、热、痛的症状。

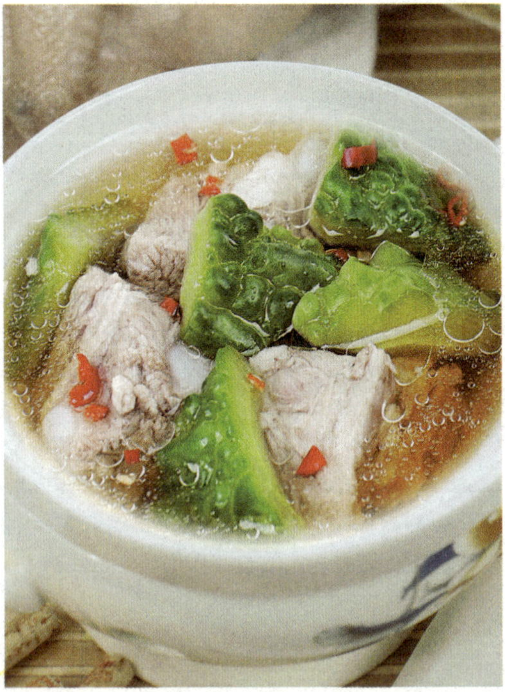

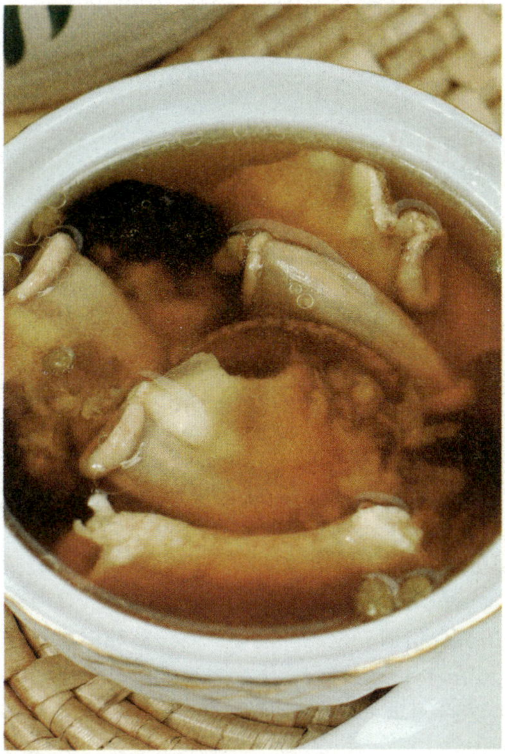

生地绿豆大肠汤

材料

猪大肠100克，绿豆50克，生地、陈皮、生姜各3克，盐3克。

做法

1. 猪大肠切段后洗净；绿豆洗净，入水浸泡10分钟；生地、陈皮、生姜分别洗净。
2. 锅入水烧开，入猪大肠汆透，捞出。
3. 将猪大肠、生地、绿豆、陈皮、生姜放入炖盅，注入清水，以大火烧开，改用小火煲2小时，加盐调味即可。

功效

生地具有清热凉血、养阴生津的功效；陈皮可行气消胀、除郁结；绿豆可清热解毒；猪大肠可清热解毒、止血排脓。四者同用，具有清热解毒、消炎敛疮的作用，对炎性乳腺癌有一定的食疗效果。

蒲公英金银花茶

材料

蒲公英15克，王不留行10克，金银花8克，甘草6克。

做法

1. 将蒲公英、王不留行、金银花、甘草分别洗净。
2. 先将王不留行、甘草放入锅中，加水700毫升，大火煮开。
3. 再加入蒲公英、金银花，转小火煮5分钟即可。滤去药渣，留汁饮用。

功效

蒲公英、金银花均可清热解毒、消痈排脓，是治疗急性化脓性炎症的常用药物；王不留行可行气散结、通络下乳。三者同用，可清热解毒、凉血排脓、疏肝通乳，对炎性乳腺癌有很好的辅助治疗作用，且内服外敷皆宜。

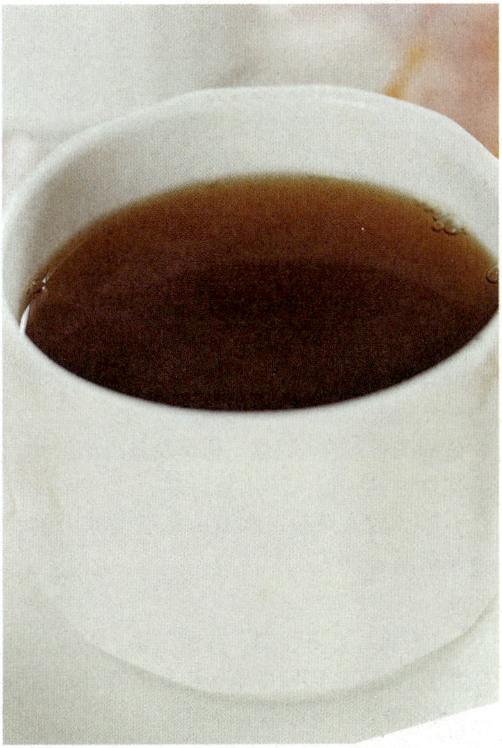

卵巢早衰

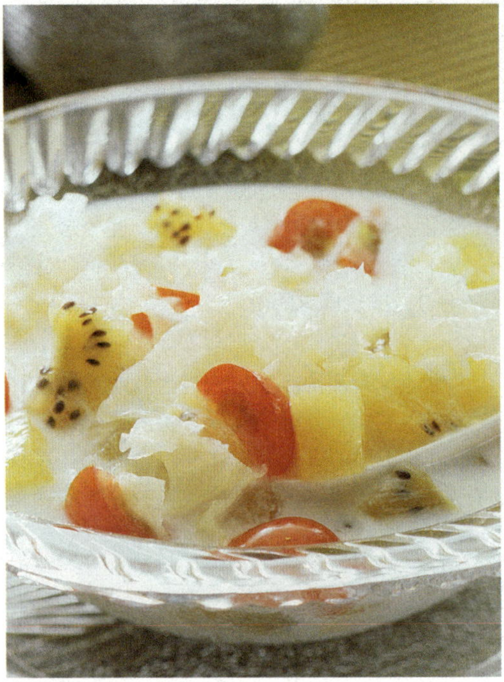

银耳水果牛奶

材料

银耳100克，猕猴桃100克，圣女果20克，牛奶300毫升。

做法

1. 银耳用清水泡软，去蒂，撕成小朵。
2. 将银耳放入牛奶中，以中小火边煮边搅拌，煮至熟软，熄火待凉后装碗。
3. 圣女果洗净，对切成两半；猕猴桃削皮切丁，一起放入碗中即可。

功效

银耳素有“菌中之冠”的美称，具有极高的营养价值，是滋补珍品，对缓解卵巢功能的衰退也有一定作用；牛奶、猕猴桃、圣女果富含抗氧化物质，能帮助延缓衰老。

松茸鸽蛋海参汤

材料

海参20克，松茸20克，鸽蛋1只，水发虫草花5克，料酒20毫升，盐3克。

做法

1. 海参泡发，洗净；松茸洗净后用冷水泡透，汤汁留用。
2. 鸽蛋煮熟去壳；将水发虫草花、海参分别入沸水锅中快速汆烫，捞出。
3. 砂锅洗净，放入鸽蛋、松茸及其浸泡汤汁、料酒、盐，倒入热水煮开后，改小火煲30分钟，放入海参、水发虫草花煲30分钟，加盐调味即可。

功效

海参具有补肾益精、养血润燥、养巢抗衰的功效，可改善因卵巢早衰引起的女性精血亏虚、性欲低下、月经不调等症状。

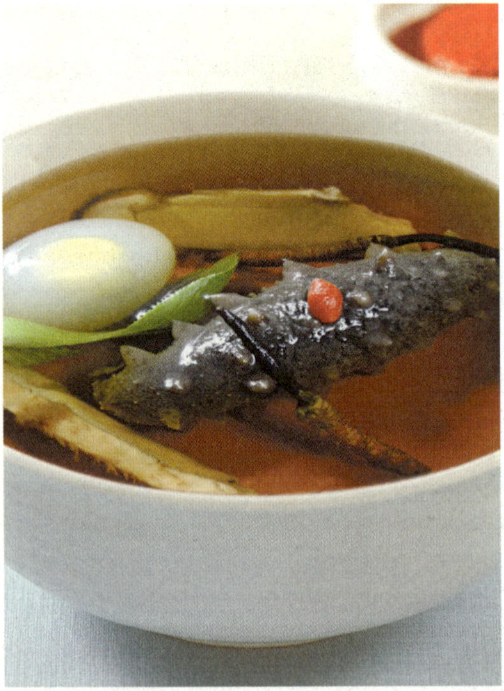

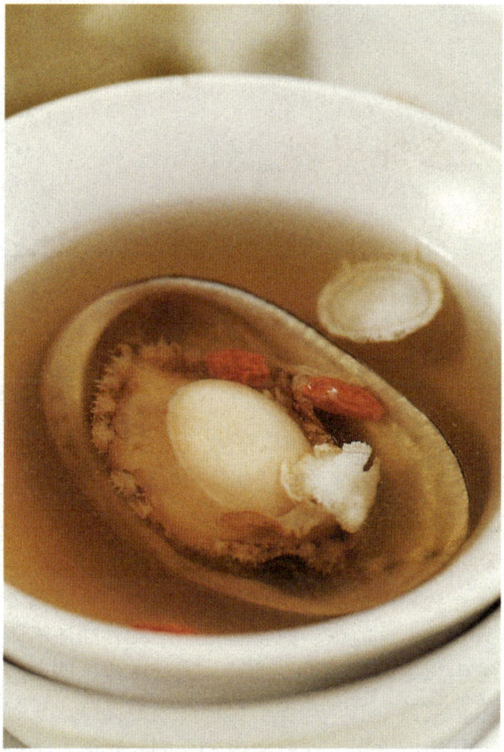

鲍鱼参汤

材料

鲍鱼2个，猪瘦肉150克，人参片12片，枸杞10粒，盐3克。

做法

1. 将鲍鱼杀好，洗净；猪瘦肉洗净，切小块。
2. 将所有原材料放入炖盅内。
3. 用中火蒸1小时，最后放入盐调味即可。

功效

鲍鱼富含多种蛋白质和多种人体必需的微量元素，有较好的抗衰老作用；枸杞滋补肝肾、抗衰防老。二者搭配炖汤食用，对阴阳俱虚型卵巢早衰有一定的改善效果。

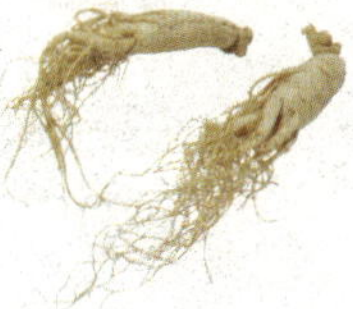

人参能调整血压、恢复心脏功能，还适用于神经衰弱及身体虚弱等症。

莲子补骨脂猪腰汤

材料

补骨脂30克，猪腰1个，莲子、核桃仁各40克，姜3片，盐2克。

做法

1. 补骨脂、莲子、核桃分别洗净，浸泡；猪腰剖开除去白色筋膜，加盐揉洗，以水冲净；姜洗净，去皮，切片。
2. 将所有材料放入砂煲中，注入清水，大火煲沸后转小火煲煮1小时。
3. 加入盐调味即可。

功效

补骨脂具有滋阴补肾、养巢抗衰的作用，莲子清心醒脾、补肾固精，核桃仁补肾气。三者配伍同用，可改善雌激素水平，增强性欲，对肾阳虚型卵巢早衰有一定的食疗作用。

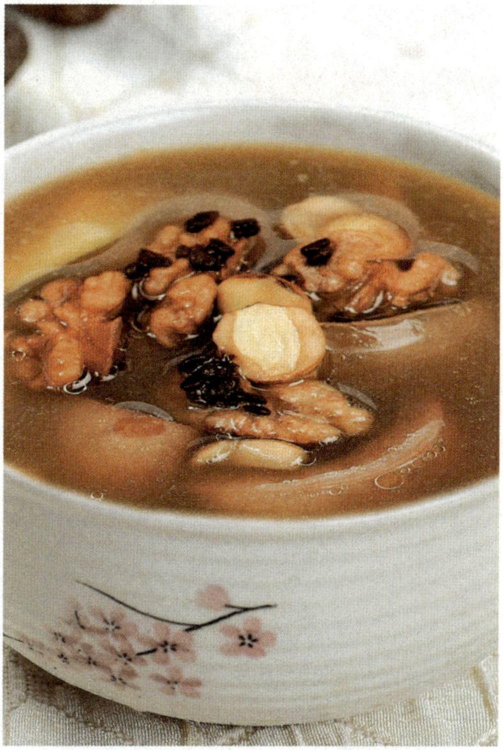

痛经

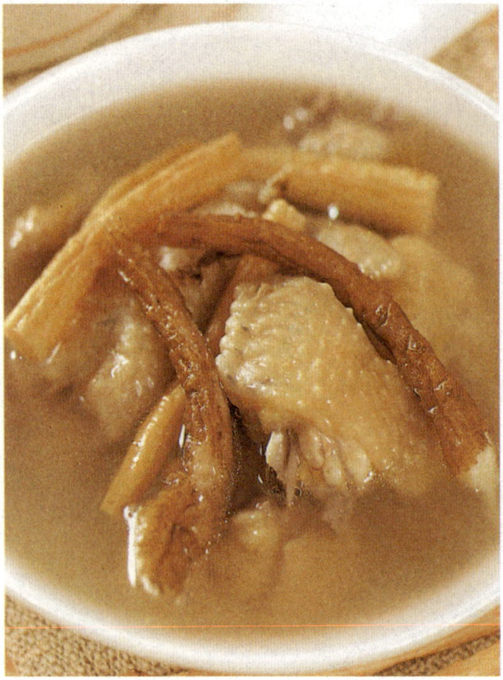

归参炖母鸡

材料

当归15克，党参20克，母鸡1只，料酒20毫升，盐5克。

做法

1. 将母鸡宰杀，去毛，去内脏，洗净，剁块。
2. 将鸡块放入沸水中焯去血沫。
3. 加清水，把砂锅放在大火上烧沸，加入当归、党参、鸡块，再用小火炖至鸡肉烂熟，调入料酒、盐即成。

功效

当归能补血活血、调经止痛，为补血调经第一药，凡血虚、血淤、气血不和、冲任不调等引起的月经不调、痛经、闭经等症，皆可服用；党参可益气补虚；母鸡能大补元气。三者搭配炖汤食用，对气血虚弱型痛经有很好的调养作用。

何首乌炒猪肝

材料

何首乌20克，猪肝300克，韭菜花250克，淀粉10克，盐5克，香油2毫升，食用油20毫升。

做法

1. 猪肝切片，放入开水中汆烫，捞出沥干。
2. 韭菜花切小段；将何首乌放入清水中煮沸，转小火续煮10分钟，滤取药汁与淀粉混合拌匀。
3. 油锅烧热，放入沥干的猪肝、韭菜花拌炒片刻，加入盐和香油拌炒均匀，淋上药汁勾芡即可。

功效

何首乌滋补肝肾、滋阴养血，猪肝补血，韭菜补肾滋阴。三者合用，对肝肾阴虚引起的痛经有较好的补益作用。

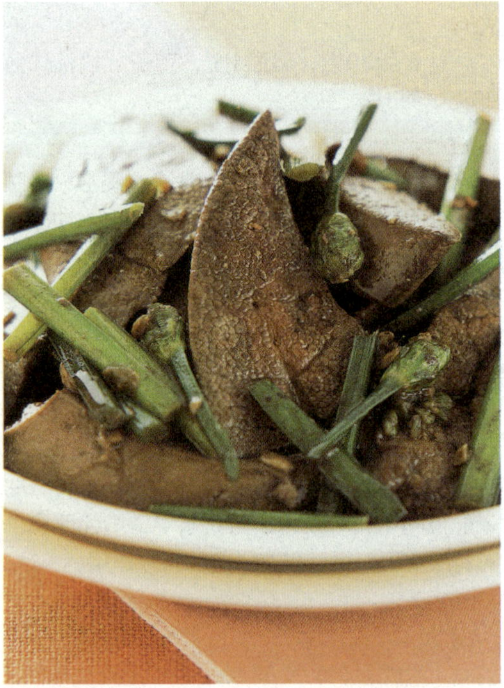

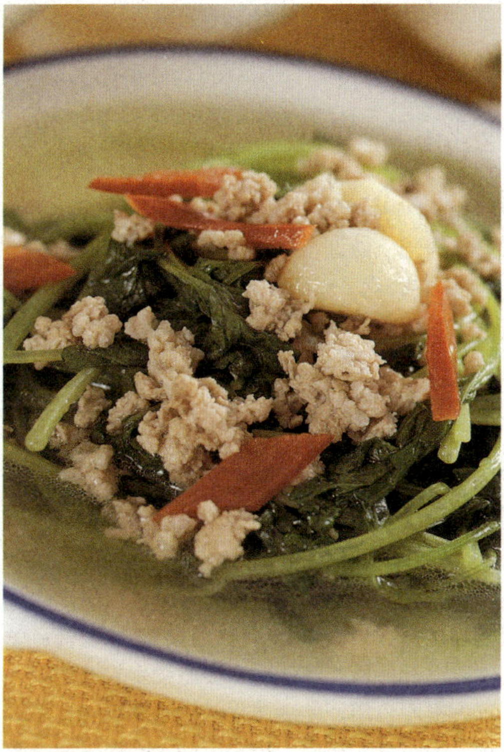

上汤益母草

材料

益母草300克，大蒜10克，猪瘦肉15克，红椒1个，盐3克。

做法

1. 益母草去根洗净；大蒜去皮；红椒切块。
2. 猪瘦肉剁碎，加少许盐腌5分钟；大蒜炸香；益母草入沸水中汆烫，捞出装盘。
3. 猪瘦肉炒香，放入大蒜、红椒、剩余盐，以及少量热水烧开，淋在益母草上即可。

功效

益母草具有活血化淤、调经止痛的功效，对女性月经不调、痛经、闭经等均有较好的疗效；大蒜可解毒、杀菌、增强抵抗力。二者配伍同用，可加强补虚调经的效果。

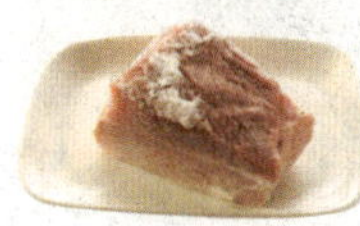
猪瘦肉

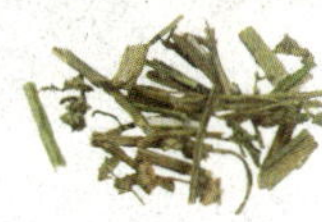
益母草

艾叶煮鸡蛋

材料

鸡蛋2个，艾叶50克。

做法

1. 鸡蛋用清水冲洗干净；将艾叶洗净，加水熬煮至出色。
2. 将洗净的鸡蛋放入艾叶水中一起炖煮约5分钟。
3. 待鸡蛋壳变色，将其捞出，剥壳即可食用。

功效

艾叶有理气血、逐寒湿、温经止血、安胎的作用，可治月经不调、痛经、心腹冷痛、久痢、吐衄、下血等症，尤其擅长治疗寒凝胞宫所致的痛经、月经不调、胎动不安等症。

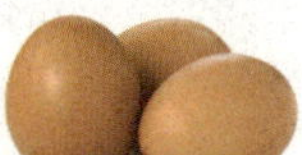
鸡蛋是扶助正气的常用食物，可补阴益血、除烦安神、补脾和胃。

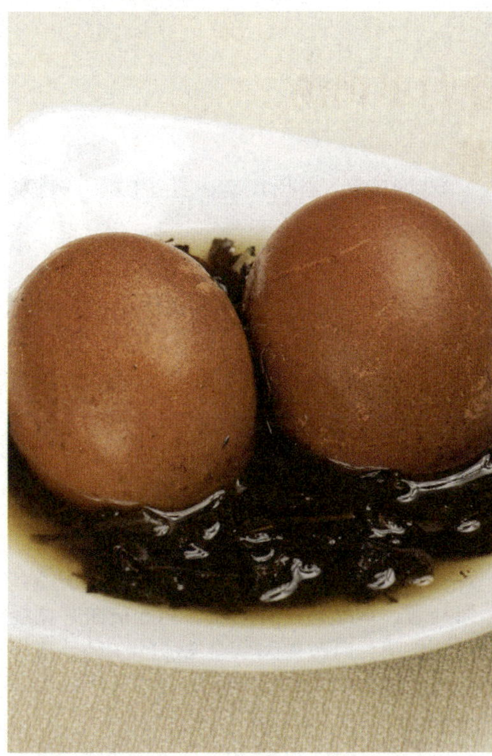

闭经

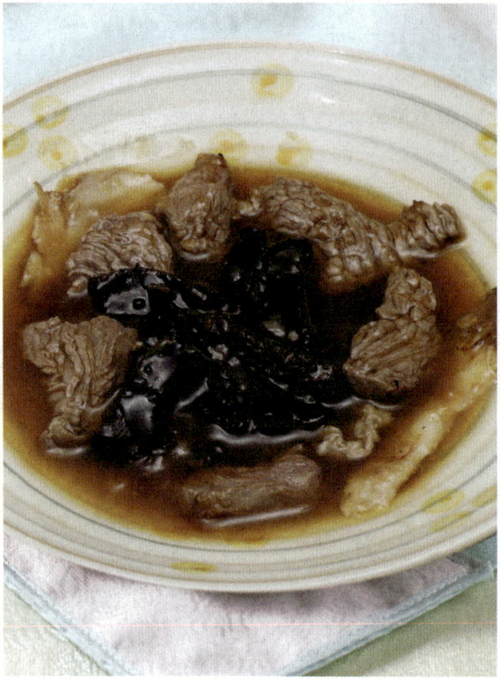

当归熟地烧羊肉

材料

当归、熟地各20克，肥羊肉500克，干姜10克，盐3克，料酒20毫升，酱油10毫升。

做法

1. 将羊肉用清水洗去血水，切成块状，放入砂锅中。
2. 砂锅中加入当归、熟地、干姜、酱油、盐、料酒，倒入适量清水，以没过材料为宜。
3. 大火煮沸，转小火将羊肉煮至熟烂即可。

功效

当归既补血又活血，对血淤或血虚引起的闭经均有疗效；熟地可补血、养肝、补肾；羊肉能温经祛寒，可改善寒凝血淤引起的闭经。三者搭配食用，能活血化淤、散寒止痛，可改善月经不调、贫血、腹部冷痛、四肢冰凉、腰膝酸软等症状。

参归枣鸡汤

材料

党参15克，当归15克，红枣8颗，鸡腿1只，盐5克。

做法

1. 鸡腿洗净，剁块，放入沸水中汆烫，捞起冲净。
2. 鸡肉、党参、当归、红枣一起入锅，加适量水以大火煮开，转小火续煮40分钟。
3. 起锅前加盐调味即可。

功效

党参、当归配伍可补气养血，促生红细胞，增强机体的造血功能；红枣可补益中气、养血补虚。本品有补血活血、防治贫血并调经理带的作用，可改善因贫血造成的闭经、月经稀少等症状。

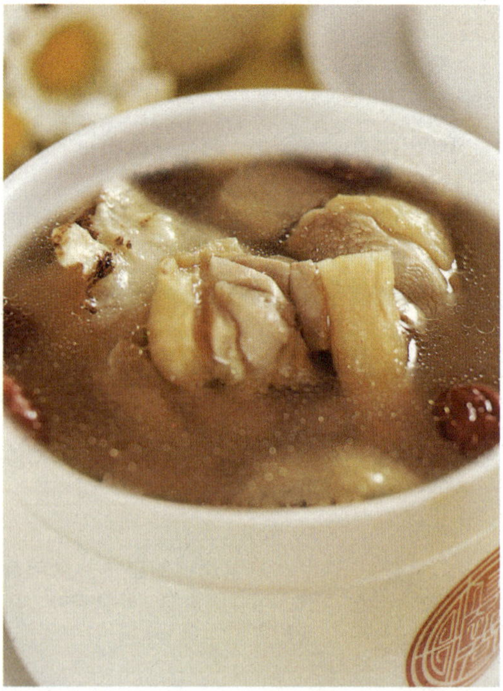

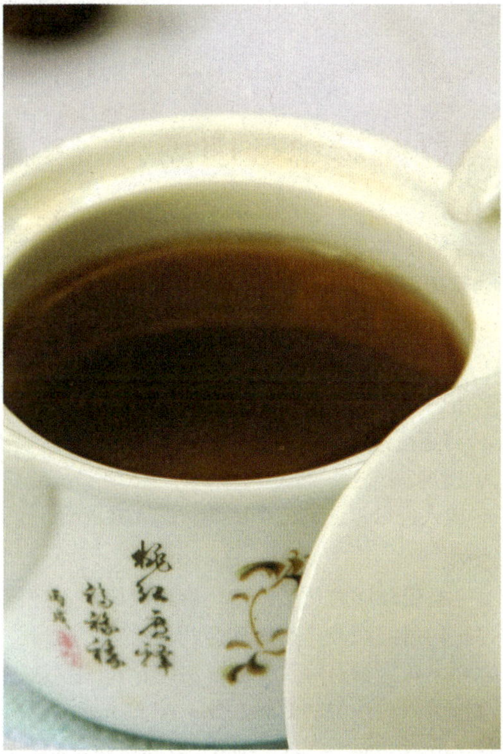

川芎桃仁青皮饮

材料

川芎、香附、桃仁、吴茱萸、生地、白芍各15克，红花、青皮各8克。

做法

1. 将所有材料洗净，先将川芎、生地、桃仁、白芍、吴茱萸放入锅中，加水700毫升。
2. 大火煎煮开，转小火煮至药汁为400毫升，再放入青皮、红花、香附续煮5分钟即可关火。
3. 滤去药渣，再煎煮一次，将两次的药汁兑匀，分2次服用，每日1剂。

功效

川芎、香附均能活血化淤，行气止痛；吴茱萸可暖宫行气；白芍有较好的补血止痛效果；桃仁、红花均能活血化淤；青皮破气逐淤。以上几味配伍同用，既行气又活血，对治疗气滞血淤型闭经有很好的疗效。

玫瑰花益母草茶

材料

玫瑰花8朵，益母草10克。

做法

1. 将玫瑰花、益母草分别略洗，去除杂质。
2. 将玫瑰花及益母草放入锅中，加水600毫升，大火煮开后再煮5分钟。
3. 关火后倒入杯中即可饮用。

功效

本茶饮具有疏肝解郁、活血通经的功效，对心情抑郁而造成中枢神经系统功能受抑制，使卵巢功能紊乱而致闭经的患者有一定的食疗功效。

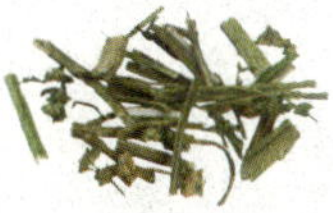

益母草能活血通经，可改善气滞血淤引起的月经紊乱、闭经、乳房胀痛等症状。

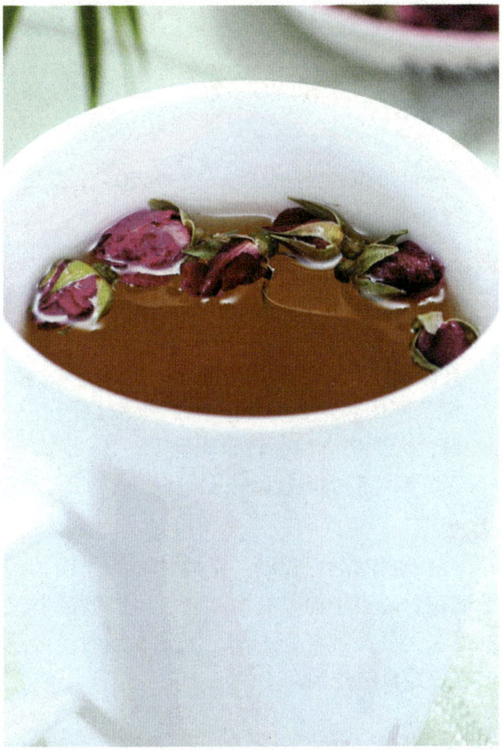

月经过多

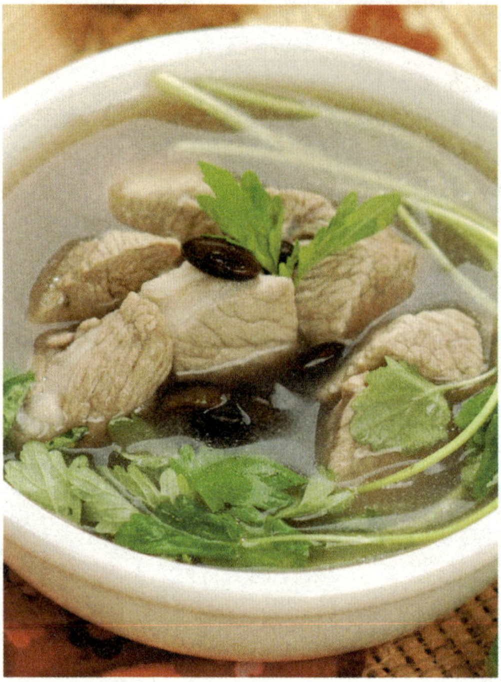

黑豆益母草瘦肉汤

材料

猪瘦肉250克，黑豆50克，薏米30克，益母草20克，枸杞子10克，盐5克。

做法

1. 猪瘦肉洗净，切件，氽水；黑豆、薏米、枸杞子分别洗净，浸泡；益母草洗净。
2. 将猪瘦肉、黑豆、薏米放入锅中，加入清水慢炖2小时。
3. 放入益母草、枸杞子稍炖，调入盐即可。

功效

益母草活血化淤、清热解毒、调经止痛，是妇科月经病及产后病的要药，故有“益母”之称；黑豆具有解毒利尿、滋阴补肾的功效；薏米可清热祛湿、健脾益气；枸杞子能滋阴补肾。四者合用，对血热互结型月经过多症有较好的食疗作用。

三七当归猪蹄汤

材料

三七20克，当归10克，猪蹄250克，红枣5颗，盐5克。

做法

1. 将猪蹄剃去毛，处理干净后用清水冲洗，入沸水锅中煮2分钟捞出，晾冷后斩块。
2. 其他用料洗净。
3. 将全部用料放入锅内，加清水没过所有材料，大火烧沸后，转小火煮2.5~3小时，待猪蹄熟烂后加入盐调味即可。

功效

三七具有活血化淤、散血止血的作用，药效显著，适宜出血兼有血淤者；当归既活血又补血，为补血调经第一药。因此本品对月经过多有一定食疗作用。

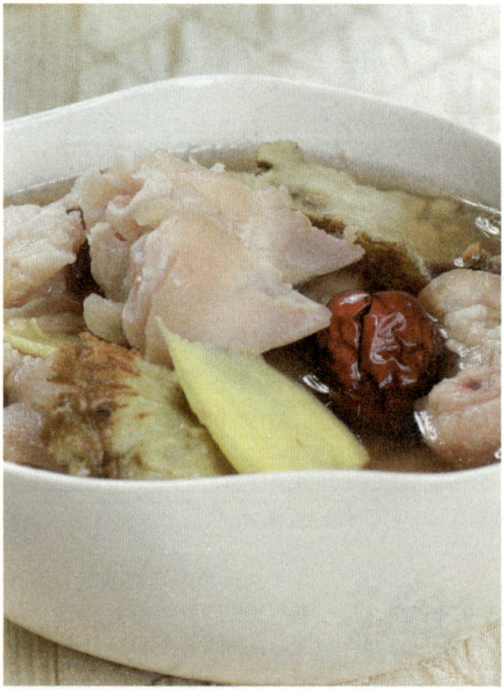

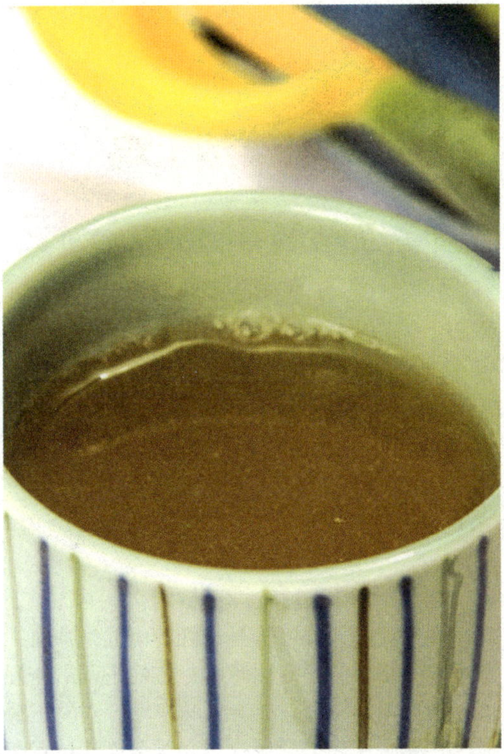

小蓟生地饮

材料

小蓟15克，生地20克，金银花10克。

做法

1. 将小蓟、生地、金银花均洗净。
2. 将小蓟、生地先放入锅中，加水600毫升，大火煮开后转小火续煮20分钟，再放入金银花，续煮1分钟关火。
3. 滤出药汁，即可饮用。

功效

小蓟可凉血止血、祛淤消肿，对各种血热型出血症均有疗效；生地可清热凉血，有益阴生津之功效；金银花可清热解毒。三者同用，既能活血止血，还能清热凉血，对血热妄行引起的月经过多、经期延长等均有很好的疗效。

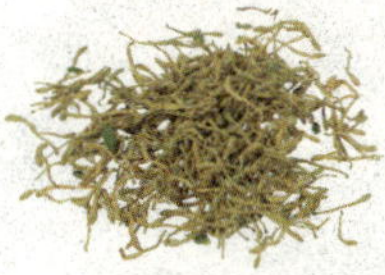

金银花具有清热解毒、抗炎、补虚疗风的功效。

洋参炖乳鸽

材料

乳鸽1只，西洋参片40克，山药50克，红枣8颗，生姜10克，盐3克。

做法

1. 西洋参略洗；山药洗净，加清水浸泡半小时，切片；红枣洗净；乳鸽去毛和内脏，切块。
2. 把全部用料放入炖盅内，加适量沸水，盖好，隔水以小火炖2小时。
3. 最后加盐调味即可。

功效

乳鸽益气养血、滋补肝肾；西洋参益气补血、生津止渴；山药是药食两用的补气佳品，可补肺、脾、肾三脏；红枣益气补血。以上四者搭配炖汤食用，对气虚导致的月经量过多有很好的改善作用。

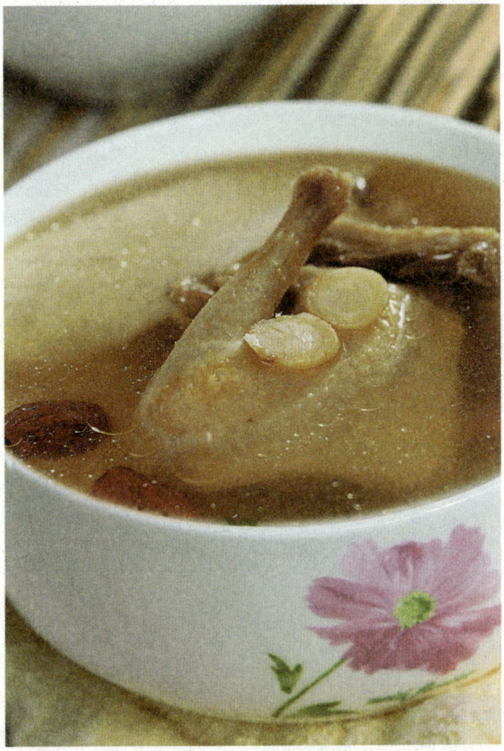

月经过少

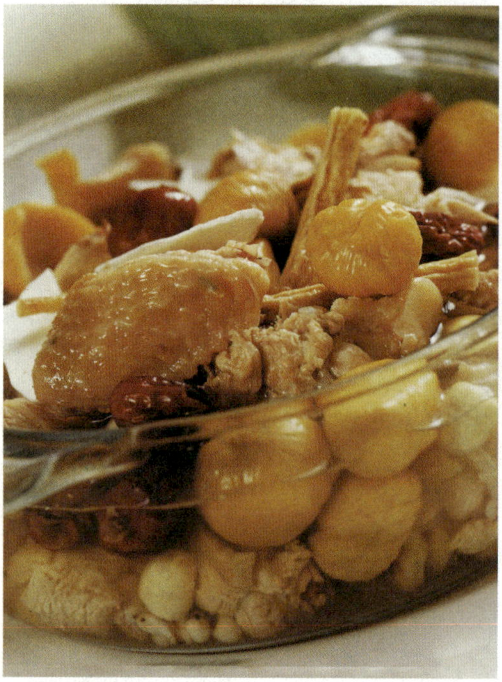

党参薏米板栗蒸土鸡

材料

土鸡1只，党参30克，红枣20克，薏米50克，枸杞子20克，板栗100克，盐5克。

做法

1. 党参洗净切段；红枣泡发；薏米洗净；枸杞子去杂质；板栗剥壳，去皮。
2. 土鸡宰杀洗净，放入沸水中烫去血污，切块。
3. 将所有的原材料转入钵中，调入盐，用大火蒸约2小时，取出即可食用。

功效

党参是补气健脾、补肺生津之佳品；土鸡可益气养血、补虚强身；红枣可益气补血；薏米能健脾祛湿、清热解毒；枸杞子可滋补肝肾；板栗可补肾气。以上几味搭配，对气虚经血生化无源引起的经量过少、颜色淡的患者有很好的改善作用。

首乌黄芪炖鸡

材料

何首乌、黄芪、菟丝子、覆盆子、益母草各15克，当归、刘寄奴、白芍各9克，茯苓8克，川芎6克，鸡肉1500克，葱、盐、姜各10克，料酒20毫升。

做法

1. 鸡肉处理干净；姜去皮，洗净，拍松；葱洗净，切段。
2. 全部药材洗净，装入纱布袋。
3. 将鸡肉和纱布袋放进炖锅内，加入3000毫升水，置大火上烧沸，改用小火炖2小时后加入葱段、盐、姜、料酒即可。

功效

本品对气虚、血淤、肾虚三个证型的月经过少患者均有食疗作用。

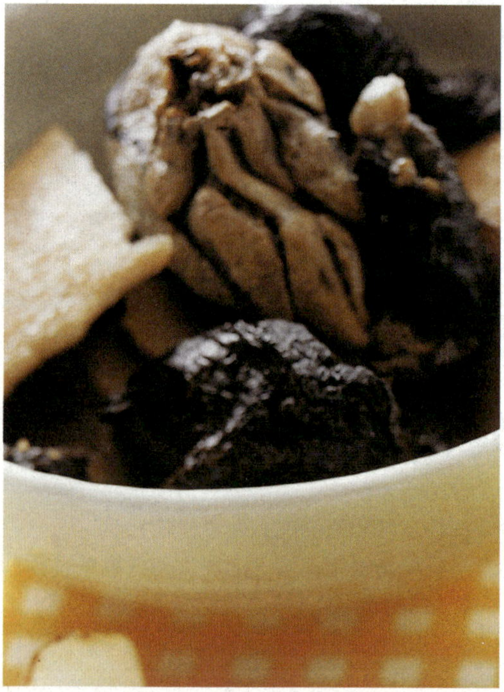

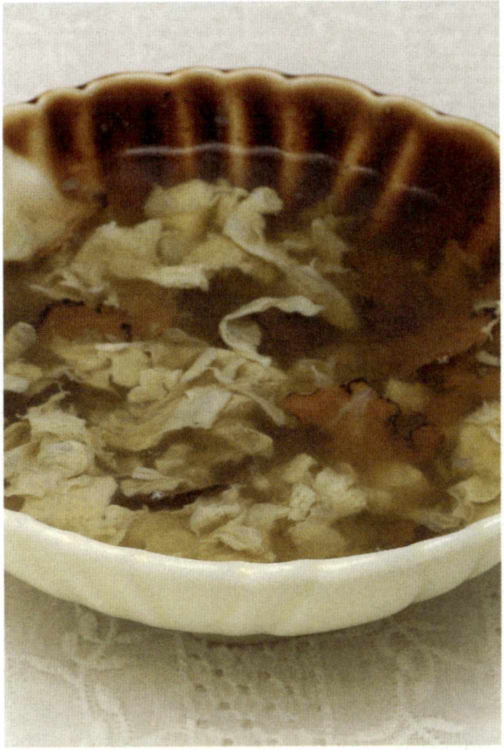

川芎鸡蛋汤

材料

川芎15克，鸡蛋1个，米酒20毫升，盐2克。

做法

1. 川芎洗净，浸泡于清水中约20分钟，泡发。
2. 鸡蛋打入碗内，适当放些盐，拌匀。
3. 起锅，倒入适量清水，再放入川芎，煮20分钟后倒入鸡蛋，转小火，蛋熟后加入米酒即可。

功效

川芎既能活血，又能行气，被称为“血中气药”，能“调经下水，中开郁结”，尤其擅长治疗气滞血淤引起的妇女月经病，为妇科活血调经的要药；米酒既活血又补血；鸡蛋能益气补虚。三者合用，可加强活血调经的功效。

山楂二皮汤

材料

山楂20克，柚子皮15克，陈皮10克，白糖20克。

做法

1. 将山楂洗净，切片。
2. 陈皮、柚子皮均洗净，切块。
3. 锅内加水适量，放入山楂片、陈皮、柚子皮，小火煎煮15~20分钟，去渣取汁，调入白糖即成，分2次服用。

功效

山楂既可活血化淤，还可行气消食，对气滞血淤引起的痛经、腹胀有很好的疗效，因此本品可改善月经过少、经期腹痛、胸胁胀痛或刺痛、口苦胸闷、食积腹胀等症状。

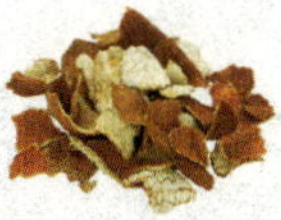

陈皮具有理气健脾、燥湿化痰的功效，可用于辅助治疗胸脘胀满、食少吐泻、咳嗽痰多。

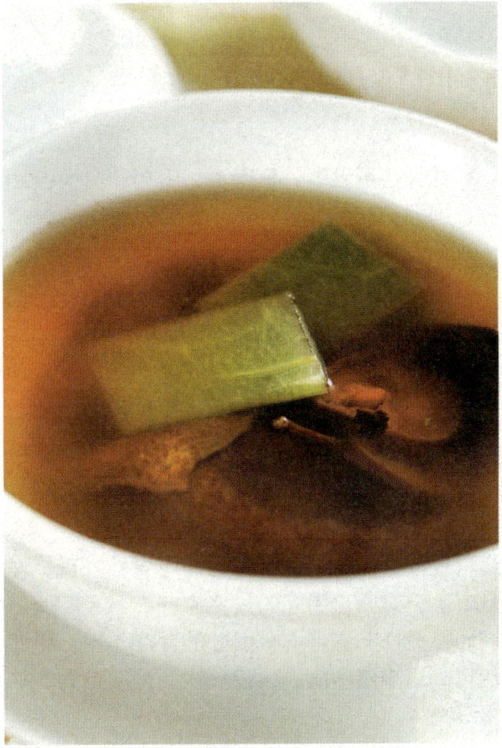

祛病疗疾，良药不苦口

月经周期紊乱

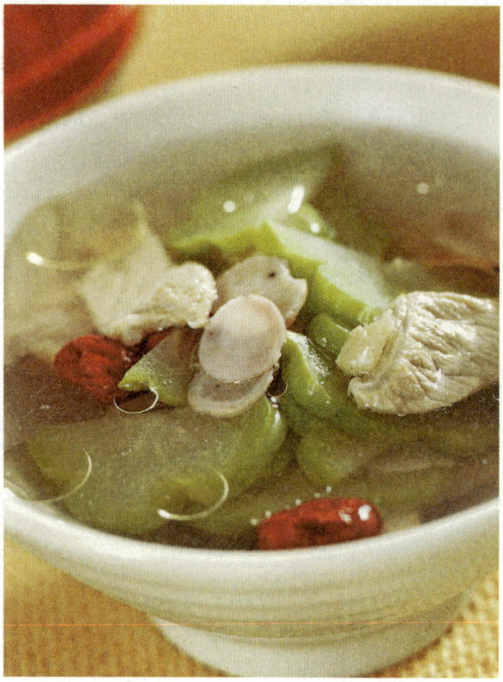

佛手瓜白芍瘦肉汤

材料

佛手瓜200克，白芍20克，猪瘦肉400克，红枣5颗，盐3克。

做法

1. 佛手洗净，切片，汆水。
2. 白芍、红枣分别洗净；瘦猪肉洗净，切片，飞水。
3. 将清水800毫升放入瓦煲内，煮沸后加入以上材料，以大火烧开后，改用小火煲1小时，加盐调味。

功效

佛手疏肝解郁、理气和中、活血化淤，可用于肝郁气滞所致的月经周期紊乱、郁郁寡欢、乳房或胸胁胀痛、食少腹胀、心神不安、失眠等症；白芍可补血、柔肝、止痛。两者合用可增强药效。

杜仲乌鸡汤

材料

杜仲、菟丝子、桑寄生、山药、白果各10克，枸杞子5克，乌鸡1只，盐3克，姜2克。

做法

1. 乌鸡宰杀洗净；杜仲、菟丝子、桑寄生、山药、白果和枸杞子分别洗净，沥干；姜洗净，去皮，切片。
2. 将全部材料放入锅中，倒入适量水，加盐拌匀。
3. 用大火烧开，转小火炖约30分钟即可。

功效

杜仲、菟丝子、桑寄生均可滋补肝肾、理气安胎，对肾虚引起的先兆流产、月经不调、习惯性流产的患者均有很好的食疗作用。患者症见阴道少量出血、腰膝酸软、神疲乏力、头晕耳鸣等。

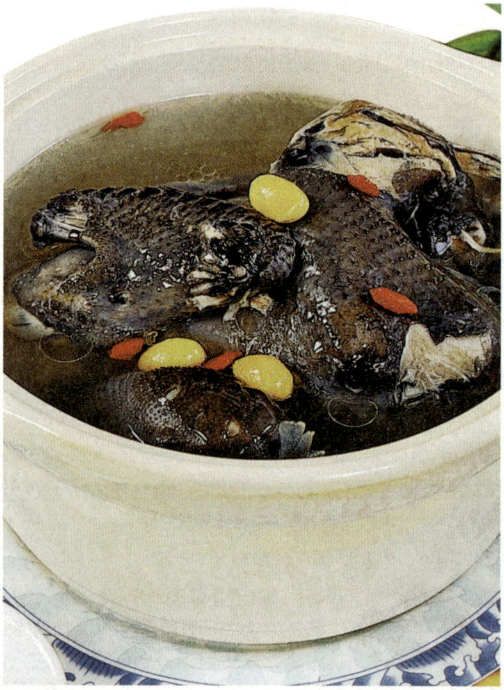

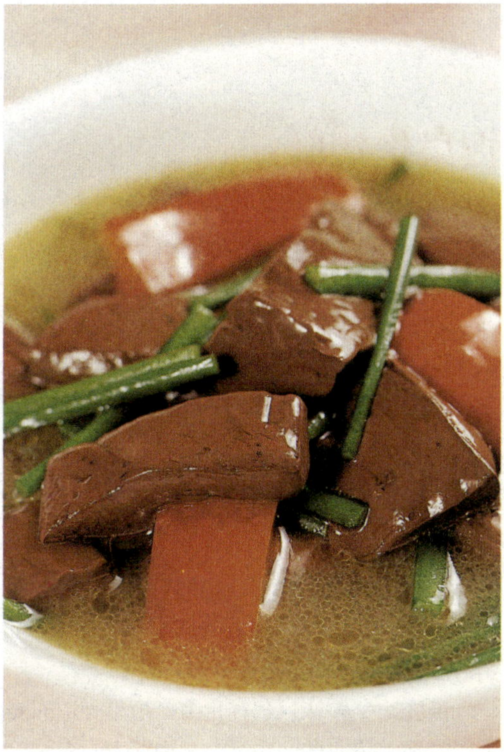

韭菜花炖猪血

材料

韭菜花100克，猪血150克，红椒1个，蒜片10克，豆瓣酱5克，盐2克，上汤200毫升、食用油20毫升。

做法

1. 猪血切块，韭菜花洗净切段，红椒洗净切块。
2. 锅中水烧开，放入猪血焯烫，捞出沥水。
3. 油烧热，放入蒜、红椒爆香，加入猪血、上汤及豆瓣酱、盐煮入味，再加入韭菜花即可。

功效

韭菜花具有补肾温阳、健脾和胃的功效，常食可改善因肾虚引起的月经周期紊乱、腰酸腰痛、夜尿频多等症状；与猪血搭配食用，可加强食疗效果。

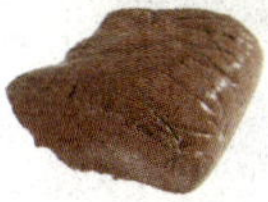

猪血含有铁、铜、锌、钙等多种人体必需的营养物质，具有养肝补血、利肠通便的作用。

柴胡香附茶

材料

柴胡15克，香附10克，白芍10克，郁金5克。

做法

1. 将柴胡、香附、白芍、郁金分别洗净。
2. 将柴胡、白芍、香附先放入锅中，加水600毫升，大火煮开后转小火续煮10分钟，再放入郁金，续煮3分钟即可关火。
3. 滤除药渣即可饮用。

功效

柴胡入肝经，能疏肝行气、解郁安神；香附能疏肝理气、调经止痛，是治疗肝气郁滞引起的妇女月经不调、痛经、闭经的主药；白芍能柔肝止痛、养血补虚；郁金行气解郁。四者搭配同用，可加强疏肝理气、活血调经的效果。

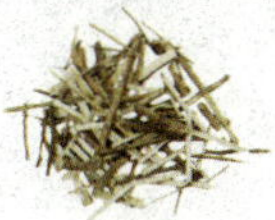

柴胡

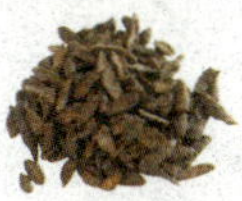

香附

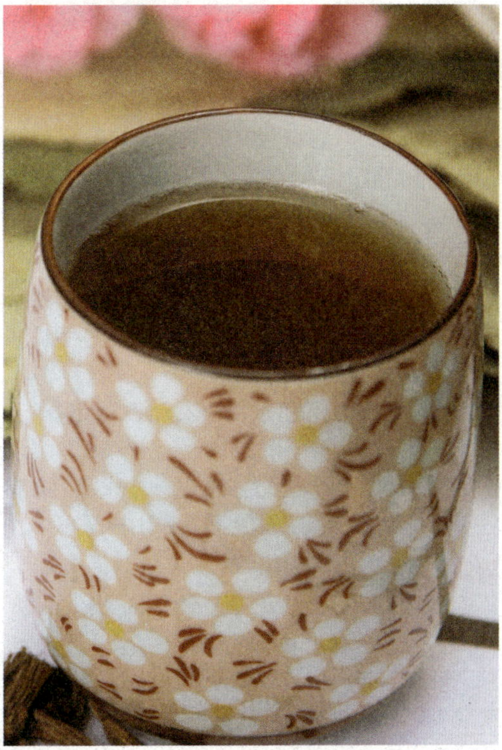

祛病疗疾，良药不苦口

带下过多

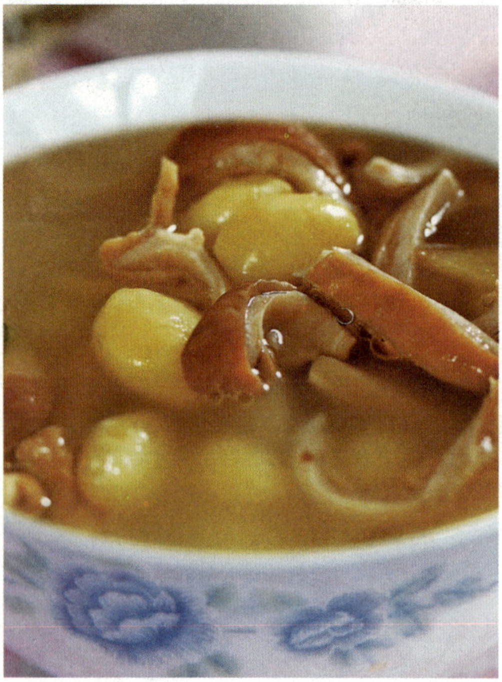

白果煲猪肚

材料

猪肚300克，白果30克，葱15克，姜10克，高汤适量，盐4克，料酒10毫升，生淀粉30克。

做法

1 猪肚用盐和生淀粉抓洗干净，重复2~3次后冲洗干净，切条；白果去皮去壳洗净，葱切段；姜去皮切片。

2 将猪肚和白果放入锅中，加入适量水煮20分钟至熟，捞出沥干。

3 将所有材料一同放入瓦罐内，加入高汤及料酒，小火烧煮至肚条软烂时，加入盐调味即可。

功效

猪肚补气健脾、利湿止带；白果收涩而固下焦，能除湿泄浊、止带，为治疗带下白浊之常用药。两者配伍，对脾虚型带下量多质稀、绵绵不断、小腹空坠的症状有较好的疗效。

覆盆子粥

材料

大米100克，覆盆子20克，葱花2克，山楂干5克，盐3克。

做法

1 将大米洗净，浸泡半小时后捞出沥干；覆盆子洗净，用纱布包好，置于锅中，加适量清水煎取药汁。

2 锅置火上，倒入清水，放入大米，大火煮至米粒开花。

3 倒入覆盆子药汁同煮片刻，再以小火煮至粥浓稠，调入盐拌匀，撒上葱花、山楂干即可。

功效

覆盆子可滋补肝肾、固涩止带；大米健脾补气。两者合用，对肾虚型带下量多，质稀如水，淋漓不断，伴有腰酸腰痛，小腹冷感，尿频或夜尿多者有较好的食疗效果。

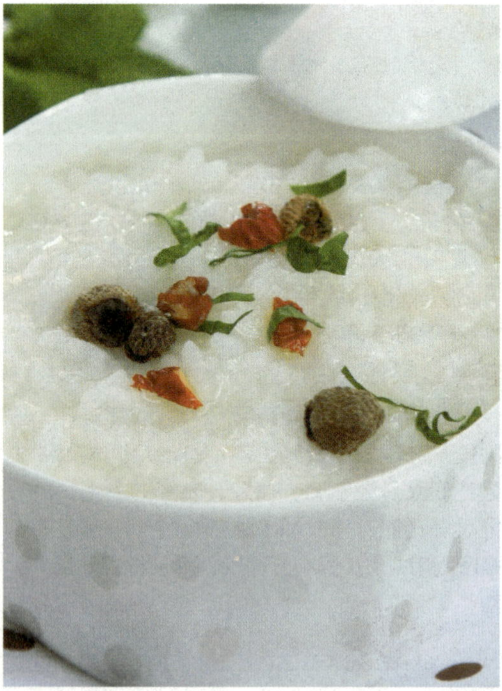

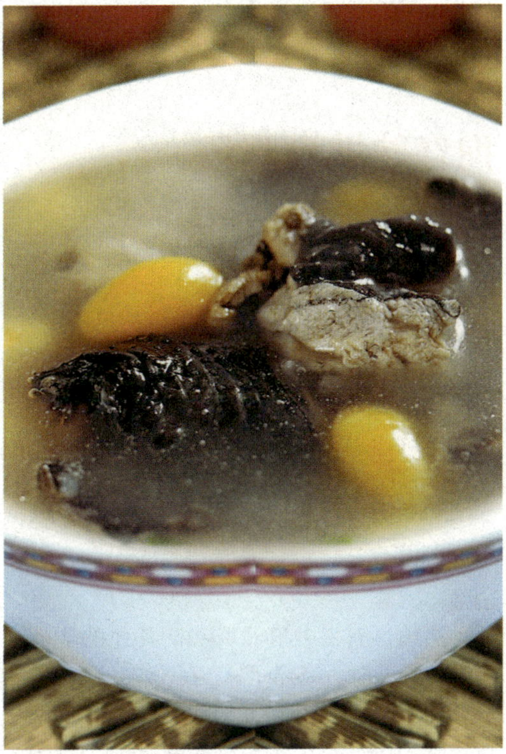

白果莲子糯米乌鸡汤

材料

乌鸡1只，白果25克，莲子、糯米各50克，胡椒粉1克，盐5克。

做法

1. 乌鸡洗净，斩件，入沸水中汆烫；糯米洗净，用水浸泡。
2. 白果洗净；莲子，泡发。
3. 将乌鸡、白果、莲子、糯米放入炖盅中，加开水适量，放入锅内炖蒸2小时，再放入盐、胡椒粉调味即可。

功效

乌鸡具有滋阴补肾、养血添精、退热补虚的作用，莲子、白果均可补肾健脾、燥湿止带，糯米可益胃健脾、增强体质。四味同用，具有健脾补肾、补益气血、止带、除恶露的作用，适合带下过多的患者食用。

莲子芡实薏米汤

材料

芡实20克，茯苓20克，淮山20克，薏米100克，猪小肠500克，干莲子100克，盐5克，料酒30毫升。

做法

1. 将猪小肠处理干净，放入沸水中汆烫，捞出剪成小段。
2. 将芡实、茯苓、淮山、莲子、薏米洗净，与猪小肠一起入锅，加水至盖过所有材料，煮沸后用小火炖约30分钟。
3. 快熟时加盐调味，淋上料酒即可。

功效

芡实药性平和，为药食两用佳品，能益肾健脾、收敛固涩、除湿止带；茯苓、淮山、莲子、薏米均可健脾、祛湿、止带。以上几味配伍，对脾虚或肾虚型带下过多有较好的食疗作用。

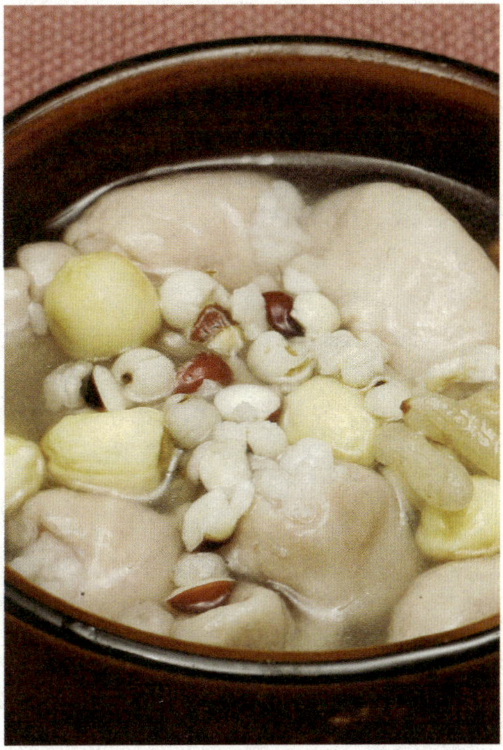

带下过少

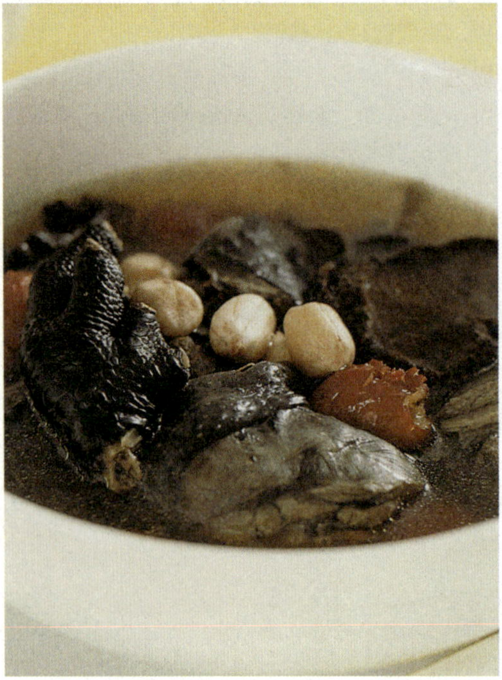

狗脊熟地乌鸡汤

材料

狗脊、熟地、花生仁各30克，红枣6颗，乌鸡1只，盐5克。

做法

1. 狗脊、熟地、花生仁分别洗净；红枣去核，洗净；乌鸡去内脏，洗净，剁块，汆水。
2. 将清水2000毫升放入瓦煲中，煮沸后放入狗脊、熟地、花生仁、红枣、乌鸡块，以大火煮开，改用小火煲2个小时，加盐调味即可。

功效

熟地具有滋补肝肾、滋阴补血的功效；乌鸡补肾养血、滋养卵巢；花生仁、红枣均能益气补虚；狗脊具有补肾益血、强筋壮骨的功效。以上几味搭配炖汤食用，对肝肾亏虚引起的带下过少症有一定的食疗作用。

枸杞龙眼银耳汤

材料

银耳10克，枸杞子20克，龙眼10克，姜1片，盐2克、食用油适量。

做法

1. 将龙眼、枸杞子分别洗净。
2. 银耳泡发，洗净，煮5分钟，捞起沥干。
3. 放入油爆香姜片，银耳略炒后盛起。另加适量水煲滚，放入龙眼、枸杞子、银耳再煲滚，小火煲1小时，下盐调味即成。

功效

枸杞子可滋阴补肾、养肝明目；银耳可滋阴养巢、益气补虚；龙眼能补血养心。以上几味配伍，对肝肾亏虚引起的带下过少、阴道干涩等症均有改善作用。

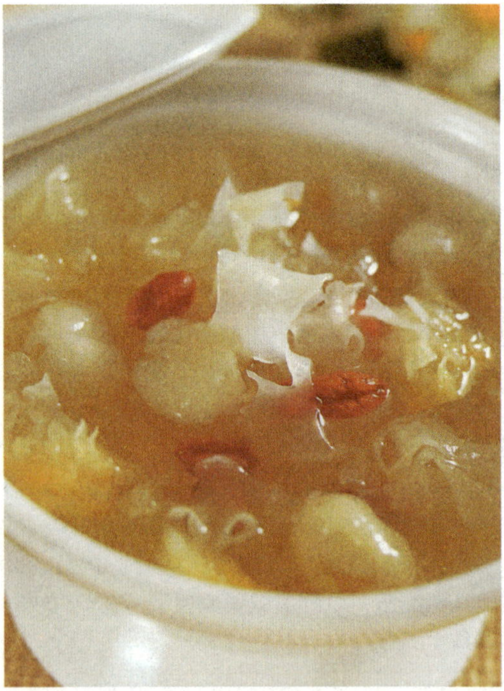

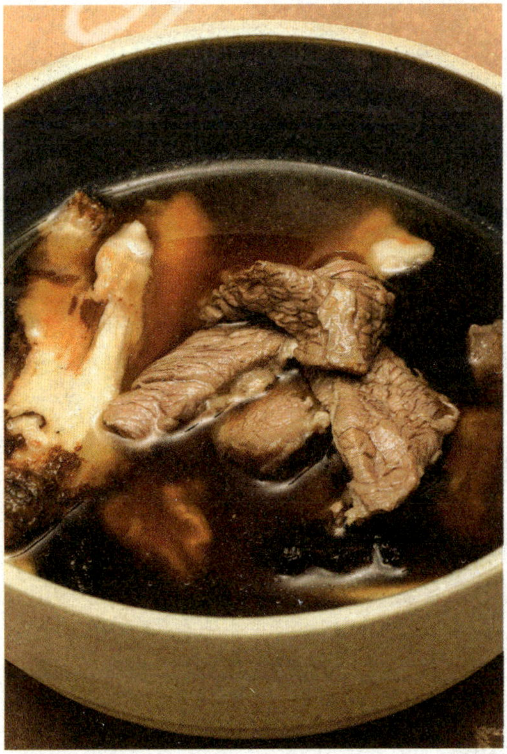

当归苁蓉炖瘦肉

材料

核桃仁、肉苁蓉、桂枝各5克，黑枣6颗，猪瘦肉250克，当归10克，淮山25克，盐3克，姜3片，料酒20毫升。

做法

1. 猪瘦肉洗净，氽烫。
2. 核桃仁、肉苁蓉、桂枝、当归、淮山、黑枣洗净放入锅中，猪瘦肉置于药材上方，再加入少量料酒以及适量水，水量盖过材料即可。
3. 用大火煮滚后，再转小火炖40分钟，加入姜片及盐调味即可。

功效

本品能滋补肝肾、养精益血，可辅助调理肝肾亏损导致的带下过少的症状。

首乌红枣熟地粥

材料

大米60克，薏米30克，何首乌、熟地、豌豆、腰果、红枣各20克，冰糖10克。

做法

1. 大米、薏米均泡发洗净；红枣洗净，切片；腰果洗净；何首乌、熟地均洗净，加水煎煮，取药汁。
2. 锅置火上，倒入煮好的药汁，放入大米、薏米，以大火煮开。
3. 加入红枣、腰果、豌豆、冰糖煮至粥浓稠即可。

功效

何首乌、熟地黄均是滋补肝肾、养血生津的佳品；腰果补肾强腰；红枣益气养血；粳米、薏米健脾益气、美容养颜。以上几味同用，对卵巢功能减退引起的带下过少、阴道干涩症状有食疗功效。

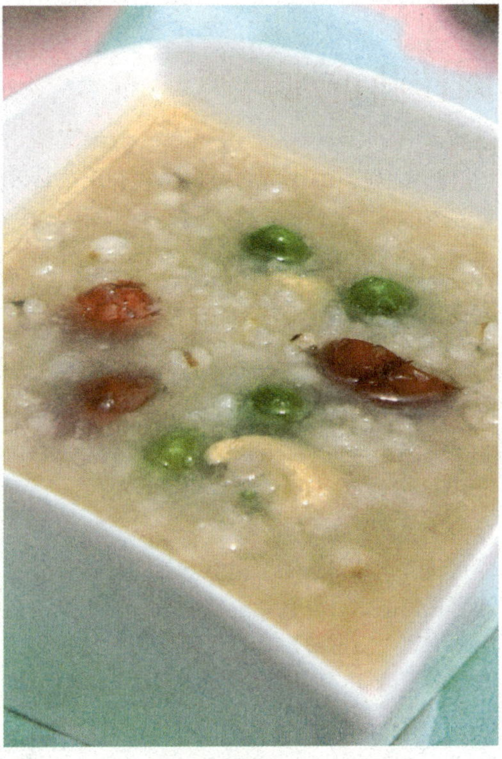

不孕症

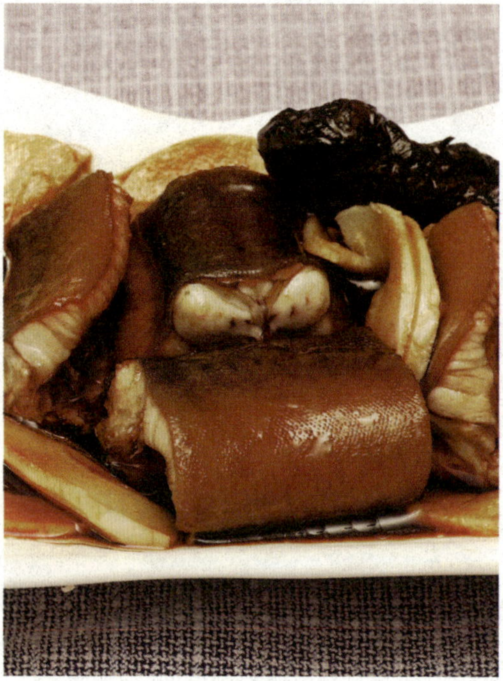

菟丝子烩鳝鱼

材料

干地黄12克，菟丝子12克，净鳝鱼250克，净笋10克，水发木耳30克，酱油10毫升，盐、淀粉、姜末、蒜末各5克，香油3毫升，白糖5克，蛋清1个，高汤1000毫升，食用油20毫升。

做法

1. 将菟丝子、干地黄煎两次，过滤取汁。
2. 水发木耳洗净；淀粉加水调成水淀粉；鳝鱼肉切成鳝鱼段；笋切片。
3. 将鳝鱼段放入碗内加水淀粉、蛋清、盐、药汁煨好，放温油中过油后盛出。
4. 锅内留油，爆香蒜末、姜末，再放入笋片、木耳、鳝鱼段，加酱油、盐、白糖、高汤、药汁，炒熟后淋香油即可。

功效

菟丝子与地黄配伍食用，不仅有益智增力的作用，还能养肝补肾，适宜不孕症患者食用。

肉桂茴香炖鹌鹑

材料

鹌鹑3只，肉桂、胡椒各10克，小茴香20克，杏仁15克，盐5克。

做法

1. 鹌鹑去毛、内脏、脚爪，洗净；将肉桂、小茴香、胡椒、杏仁均洗净。
2. 鹌鹑放入煲中，加适量水煮开，再加入肉桂、杏仁以小火炖2小时。
3. 最后加入小茴香、胡椒焖煮10分钟，加盐调味即可。

功效

鹌鹑肉补肾壮阳、益气养血；肉桂、茴香均可暖宫散寒，与鹌鹑配伍同食，对男女不育不孕均有一定的食疗功效，可促进女性排卵，改善小腹冷痛、四肢冰凉、腰膝酸痛、性欲冷淡等症状。

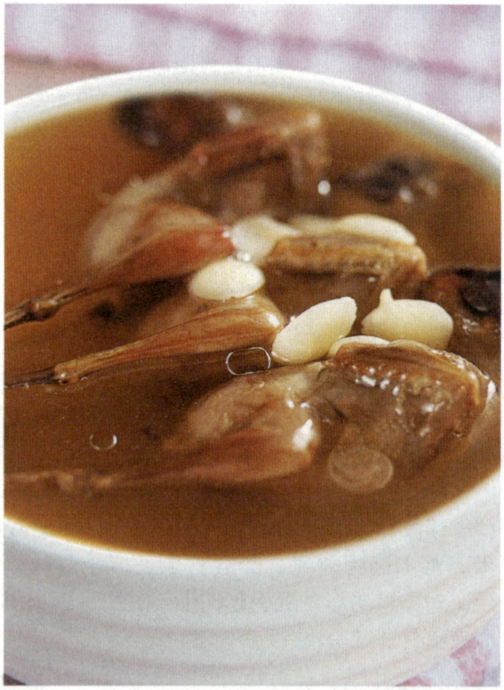

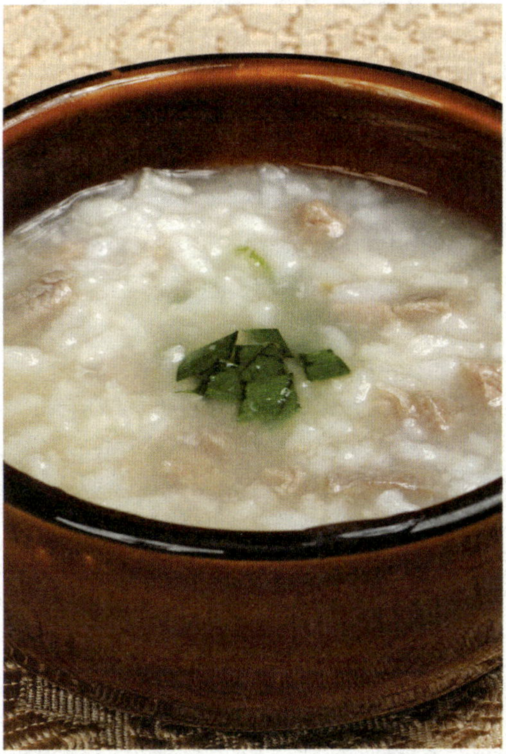

苁蓉羊肉粥

材料

肉苁蓉15克，羊肉60克，大米100克，姜3片，蒜叶、盐各5克。

做法

1 将肉苁蓉洗净，放入锅中，加入适量的水，煎煮成药汁，去渣待用。

2 羊肉洗净，汆去血水，再洗净切丝；大米淘洗干净。

3 在肉苁蓉药汁中加入备好的羊肉、大米同煮，煮沸后再加入姜、盐调味，撒上蒜叶即可。

功效

肉苁蓉能补肾填精髓；羊肉有补肾的功效。此粥能治女子带下、月经量少、阴道干涩、性冷淡及不孕症。

当归生姜羊肉汤

材料

当归25克，羊肉500克，生姜20克，盐5克。

做法

1 羊肉汆烫，捞起冲净；姜洗净，切片。

2 当归洗净，切成薄片。

3 将羊肉、生姜盛入炖锅，加适量水，以大火煮开，转小火慢炖2小时；加入当归续煮20分钟，加盐调味即可。

功效

当归能养血调精；生姜能温中祛寒；羊肉富含蛋白质，能补肾。故本品适用于肾阳虚亏、精血不足、月经不调而致的不孕症。

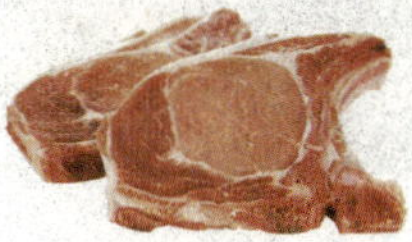

羊肉营养丰富，具有暖中补虚、补中益气、开胃健脾、益肾气、养肝明目的作用，适合男性经常食用。

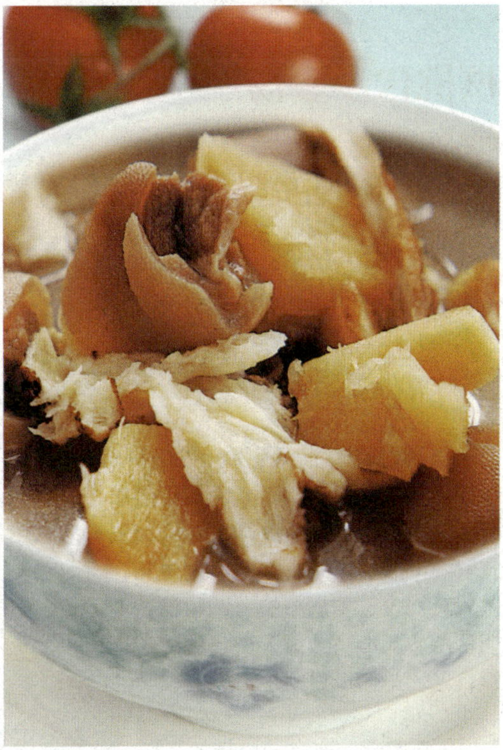

更年期综合征

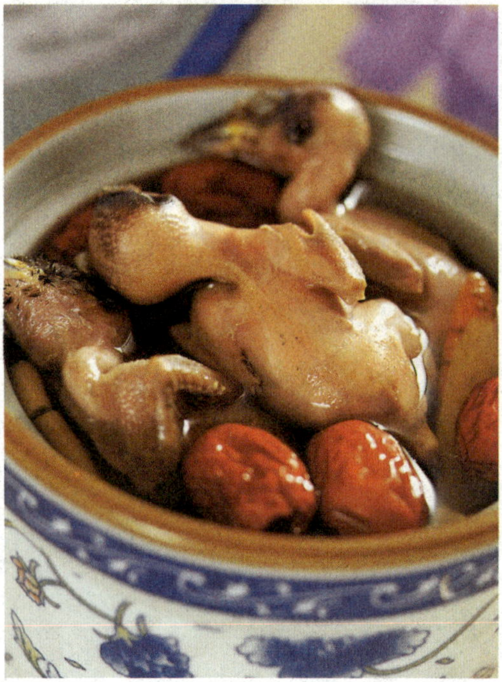

甘草红枣炖鹌鹑

材料

鹌鹑3只，甘草10克，猪瘦肉30克，红枣10克，生姜3克，盐4克。

做法

1. 甘草、红枣分别放入清水中润透，洗净。
2. 猪瘦肉洗净，切成小方块；鹌鹑洗净与猪瘦肉一起入沸水中氽去血沫后，捞出。
3. 将备好的所有材料装入炖盅内，加适量水，入锅炖1小时后，调入盐即可。

功效

鹌鹑具有补肾阳、补气血、增强性欲的功效；红枣具有补血益气的功效；甘草能调和药性。以上几味配伍同用，对肾阳亏虚型更年期综合征有疗效，可缓解性欲减退、腰膝酸软、面色暗沉等症状。

核桃仁沙参汤

材料

核桃仁50克，沙参20克，生姜4片，红糖5克。

做法

1. 将核桃仁冲洗干净；沙参洗净。
2. 砂锅内放入核桃仁、沙参和姜片。
3. 加水用小火煮40分钟，调入红糖即可。

功效

核桃仁具有补肾生髓、益智补脑、润肠通便等功效，对更年期女性肾虚腰痛、骨质疏松、失眠健忘以及胃肠蠕动功能减弱等症状均有较好的改善作用；沙参滋阴生津，可改善皮肤缺乏水分、干燥枯槁、皱纹横生等症状。长期食用本品能有效缓解更年期综合征，也能延缓衰老、美容养颜。

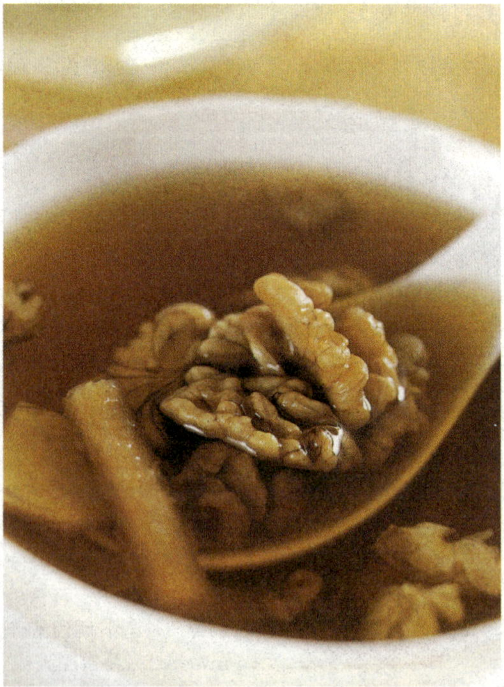

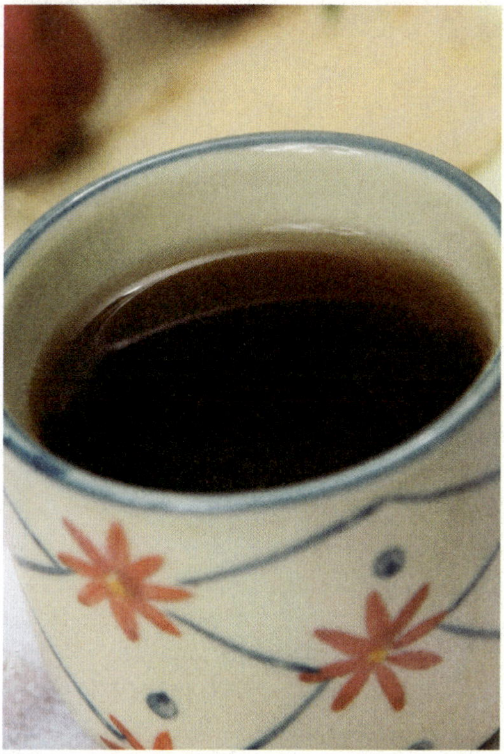

黄芪红茶

材料

黄芪15克，红茶1包。

做法

1 黄芪洗净。
2 将黄芪放入锅中，加入适量水，煮至沸腾后再煮5分钟。
3 加入红茶，煮5分钟左右，晾温即可饮用。

功效

本品能补气宽中、敛阴生津，对调理更年期综合征有益。

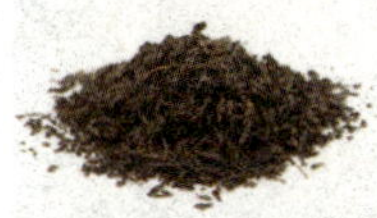

红茶具有提神消疲、生津清热、利尿排毒、健脾养胃的作用，常喝红茶还能起到抗癌的功效。

百合绿豆菊花粥

材料

鲜百合30克，绿豆80克，菊花、枸杞子各5克，大米200克。

做法

1 绿豆洗净，泡发；百合洗净待用；菊花、枸杞子洗净；大米洗净。
2 锅置火上，倒入清水，放入绿豆、大米煮至米粒开花。
3 加入百合同煮至浓稠状，撒上菊花、枸杞子略煮即可。

功效

此汤不仅养心安神，而且清热润肺，对更年期综合征失眠、咽喉肿痛、内火旺盛等症状有食疗作用。

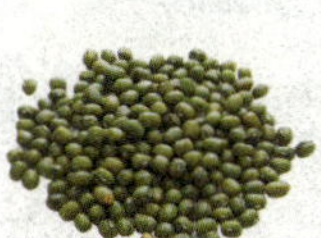

绿豆味甘，性寒，具有清热解毒、消肿、利尿、祛痘、补益元气等作用。

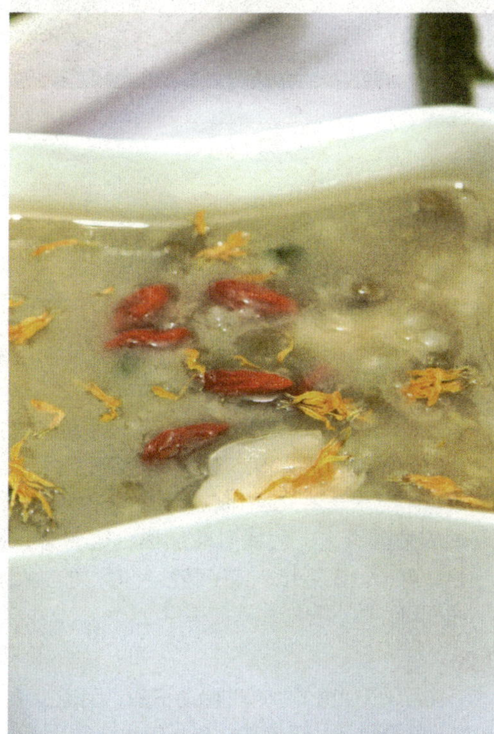

产科疾病

先兆流产

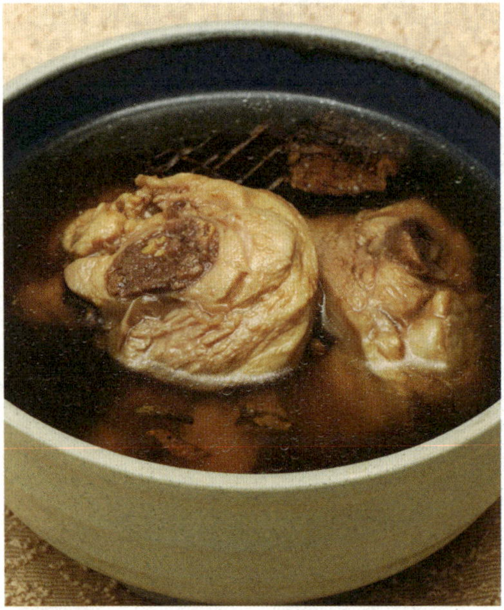

杜仲寄生鸡汤

材料

炒杜仲25克，桑寄生25克，鸡腿1只，盐5克。

做法

1. 将鸡腿剁成块，洗净，在沸水中汆烫，去掉血水。
2. 将炒杜仲、桑寄生、鸡腿一起放入锅中，加水至盖过所有的材料。
3. 先用大火煮沸，然后转为小火续煮40分钟左右，快要熟时，加入盐调味即可。

功效

杜仲与桑寄生配伍同用，对肝肾亏虚、下元虚冷引起的妊娠下血、先兆流产或习惯性流产均有疗效。

猪肚炒莲子

材料

莲子40粒，猪肚1个，盐5克，葱丝5克，姜丝5克，蒜片、食用油各适量。

做法

1. 猪肚洗净，刮除残留在猪肚里的余油。
2. 莲子洗净，用清水泡发，除去莲心，装入猪肚内，用线将猪肚的口缝合。将猪肚莲子放入盘中隔水蒸熟，取出晾凉后切成小块。
3. 炒锅放到火上，放适量油加热，爆香葱、姜、蒜，放入猪肚、莲子翻炒片刻，加盐调味即可。

功效

本品对气血虚弱引起的胎动下坠、阴道少量出血、身倦体乏、面色苍白有一定食疗作用。

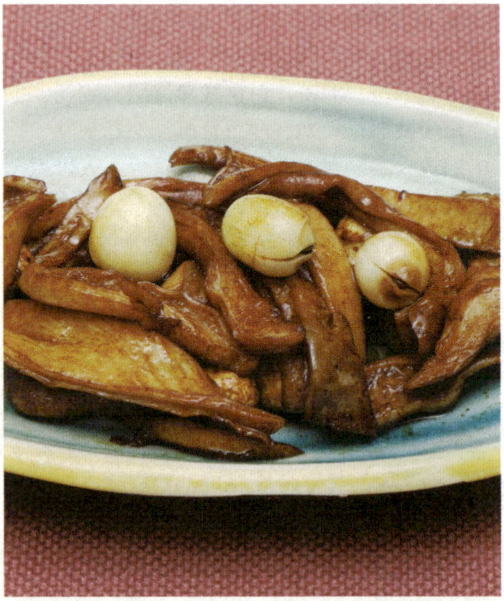

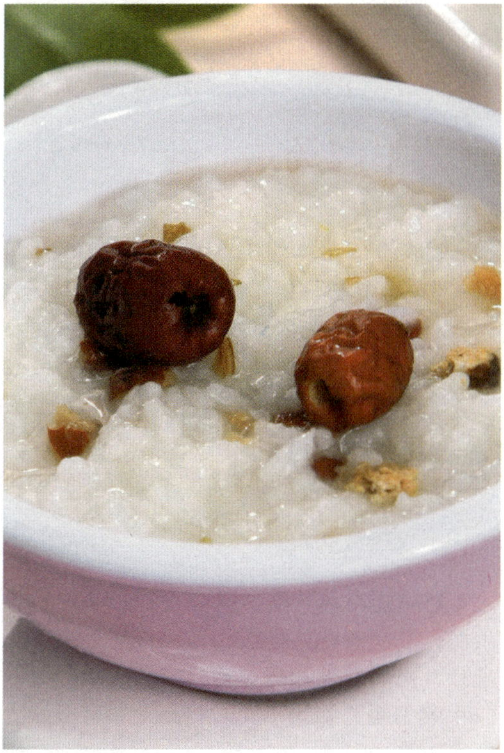

白术红枣粥

材料

大米100克，白术、红枣各适量，白糖4克。

做法

1 大米洗净泡发；红枣、白术均洗净。

2 锅置火上，加入适量清水，放入大米，以大火煮开。

3 再加入白术、红枣煮至粥呈浓稠状，调入白糖拌匀即可。

功效

白术有健脾补气而安胎的作用，可治疗气虚引起的胎动不安、胎漏下血症；红枣可益气补血；大米可健脾养胃。三者同用，可加强补气安胎之功，对气血亏虚引起的先兆流产有较好的食疗效果。

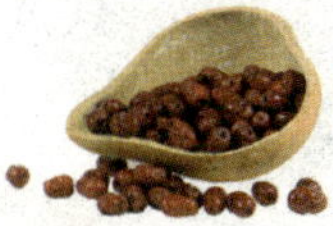

红枣具有补中益气、养血安神、健胃补脑、保护肝脏的作用，长期食用还可滋润肌肤，减少面部色斑，防止脱发。

菟丝子粥

材料

大米100克，菟丝子20克，白糖5克，葱5克。

做法

1 将大米淘洗干净，置于冷水中浸泡半小时后捞出沥干；菟丝子洗净，用纱布包好；葱洗净，切葱花。

2 锅置火上，倒入清水，放入大米，以大火煮至米粒开花。

3 再加入菟丝子药袋煮至粥浓稠状，拣出药袋，撒上葱花，调入白糖拌匀即可。

功效

菟丝子具有滋补肝肾、固精缩尿、理气安胎、明目、止泻的功效，对肝肾亏虚引起的胎动不安、腰膝酸软、神疲乏力等症有很好的疗效；大米能健脾养胃、补养元气。菟丝子与大米同煮成粥对先兆流产有一定的辅助治疗和预防作用。

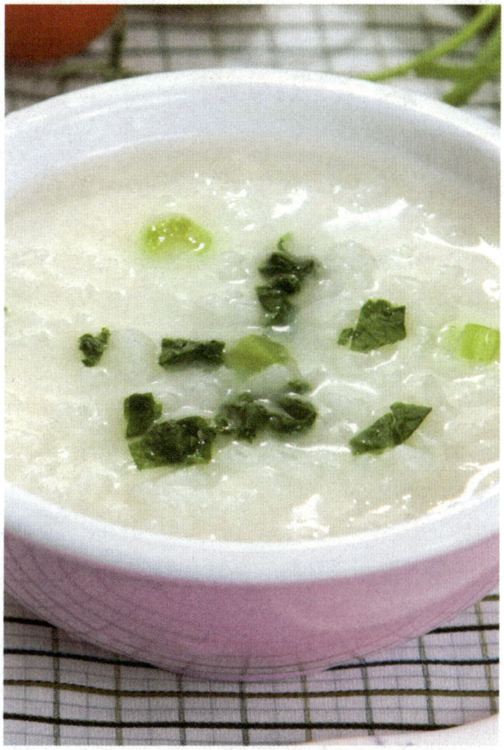

习惯性流产

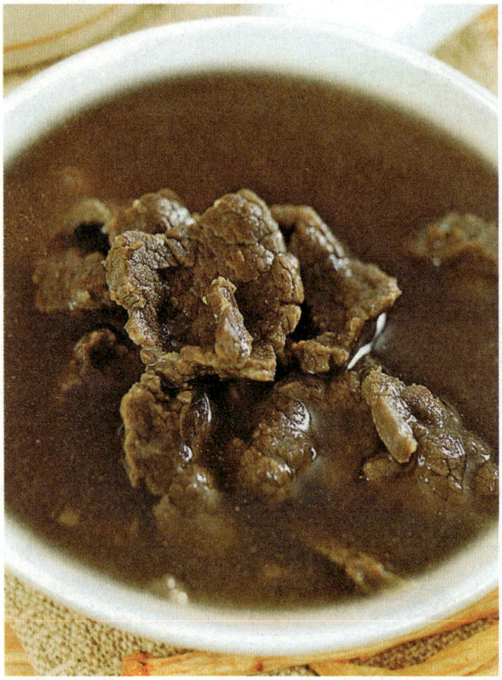

阿胶牛肉汤

材料

阿胶粉15克，牛肉100克，米酒20毫升，生姜10克，红糖5克。

做法

1. 将牛肉洗净，去筋切片。
2. 牛肉片与生姜、米酒一起放入砂锅，加适量水，用小火煮2小时。
3. 再加入阿胶粉，并不停地搅拌，至阿胶溶化后加入红糖，搅拌均匀即可。

功效

阿胶能补血止血、调经安胎；牛肉补脾生血，与阿胶配伍能温中补血，配伍生姜、米酒，更增健脾和胃、理气安胎之功，对气血亏虚引起的胎动不安、胎漏下血有很好的食疗功效。

莲子芡实瘦肉粥

材料

猪瘦肉100克，芡实、莲子各10克，盐3克。

做法

1. 猪瘦肉洗净，剁成块；芡实洗净；莲子泡发，去莲心，洗净。
2. 热锅注水烧开，将猪瘦肉的血水氽尽，捞起洗净。
3. 把猪瘦肉、芡实、莲子放入炖盅，倒入适量清水，大火烧开，改小火煲煮2小时，加盐调味即可。

功效

芡实有固肾健脾、帮助稳胎的功效，莲子补脾止泻、滋补元气，猪瘦肉补气养血。三者合用，对气血亏虚引起的习惯性流产、妊娠腹泻等均有一定的食疗功效。此汤还是一道补肾佳品。

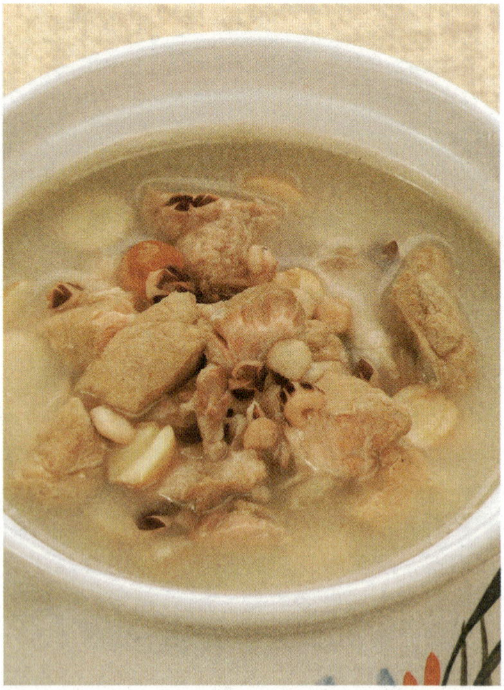

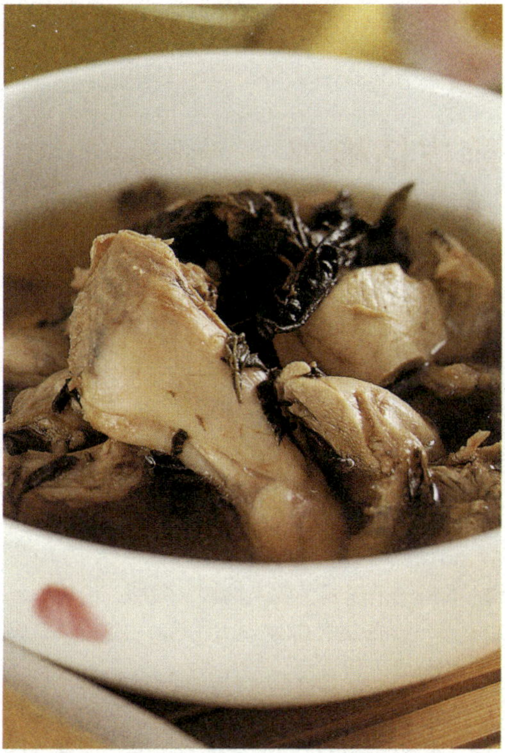

艾叶煮鹌鹑

材料

艾叶30克，菟丝子15克，鹌鹑2只，料酒20毫升，盐5克，香油2毫升。

做法

1. 将鹌鹑处理干净；艾叶、菟丝子分别洗净。
2. 砂锅中注入适量清水，放入艾叶、菟丝子和鹌鹑。
3. 烧开后，捞去浮沫，加入料酒和盐，小火炖至熟烂，淋香油即可。分2次趁热食鹌鹑喝汤。

功效

艾叶能散寒止痛、温经止血、暖宫安胎；菟丝子可补肾温阳、理气安胎；鹌鹑益气补虚。因此本品可用于小腹冷痛、滑胎下血、宫冷不孕等症。

莲子红枣银耳汤

材料

莲子10克，银耳5克，龙眼肉15克，去核红枣2枚，雪梨50克，冰糖10克。

做法

1. 银耳洗净泡发，撕成小朵；红枣、莲子、龙眼肉分别洗净；雪梨去皮，切方块。
2. 锅置火上，加适量清水，放入步骤1中的所有材料，炖至烂熟。
3. 加入冰糖调味即可。

功效

银耳、红枣能滋阴补血，莲子能补肾安胎。此汤不仅适合习惯性流产患者用来补益身心，还适合失眠、心悸、健忘等症状的更年期女性。此品还可养颜润肤。

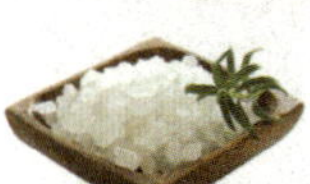

冰糖

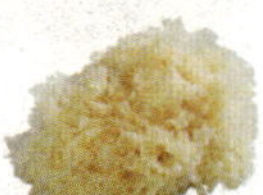

银耳

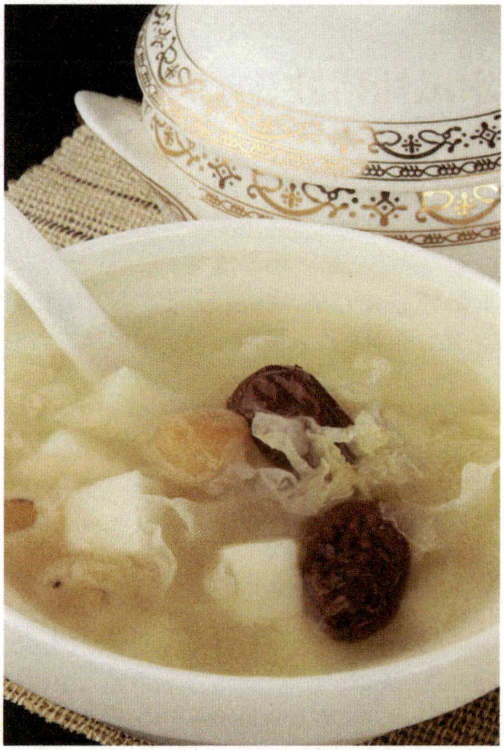

妊娠呕吐

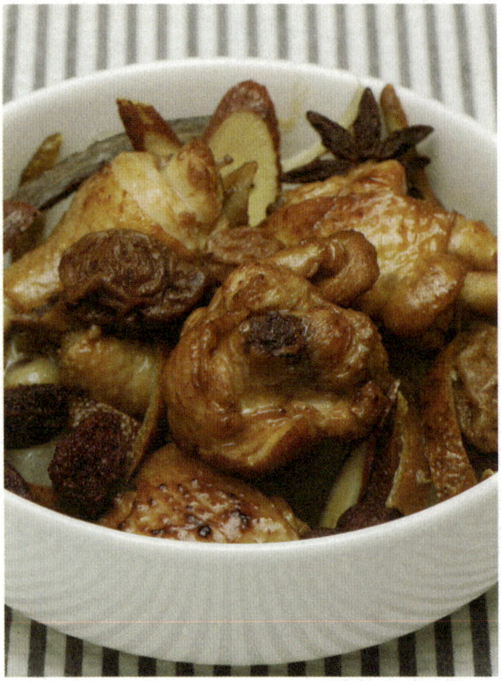

陈皮话梅鸡

材料

甘草6克，陈皮丝6克，鸡腿90克，酸梅5克，话梅5克，姜10克，葱5克，酱油5毫升，红糖5克，盐2克，大料5克，食用油20毫升。

做法

1. 鸡腿用盐、少许酱油腌制片刻，入油锅炸至金黄色。
2. 陈皮丝、甘草放入纱布袋包好；锅内加少量油，将葱、姜、大料、红糖、剩余酱油煮成汤汁。
3. 准备一个蒸碗，放入鸡腿、酸梅、话梅、汤汁、纱布袋，加水至九分满，放入蒸笼煮45分钟即可食用。

功效

陈皮丝能理气和胃、化湿止呕；话梅、酸梅酸甘开胃、生津止呕。以上几味合用，对肝胃不和引起的妊娠呕吐有较好的食疗作用。

木瓜炖猪肚

材料

木瓜、猪肚各1个，姜10克，盐、胡椒粉各3克，淀粉5克。

做法

1. 木瓜去皮、子，洗净，切条块；猪肚用盐、淀粉稍腌，洗净，切条；姜去皮，洗净，切片。
2. 锅上火，姜片爆香，加适量水烧开，放入猪肚，焯烫片刻，捞出沥干水。
3. 猪肚转入锅中，倒入清汤、姜片，中火炖约2小时，再下木瓜炖20分钟，入盐、胡椒粉调味即可。

功效

木瓜具有生津止渴、滋阴益胃的功效；猪肚可补气健脾、止呕止泻。两者搭配食用，对脾胃气虚引起的妊娠呕吐有一定的食疗作用。

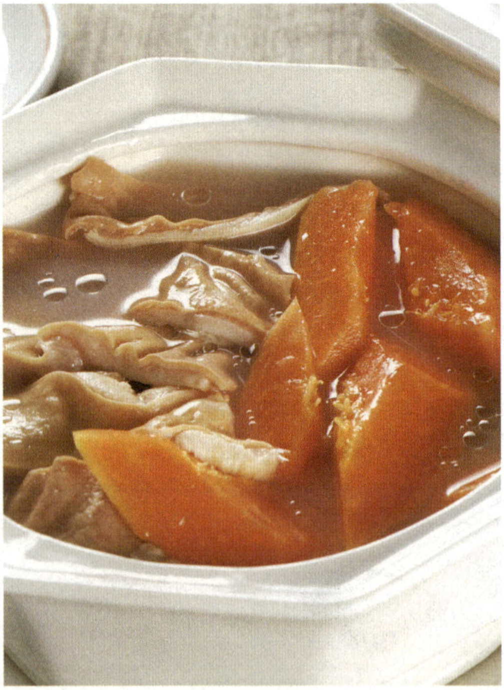

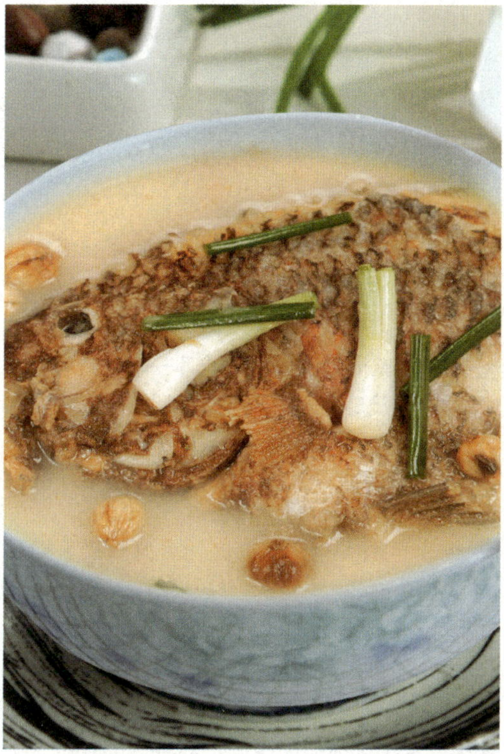

砂仁鲫鱼汤

材料

砂仁10克，枸杞叶50克，鲫鱼1条，橘皮、姜片、盐各5克，香油3毫升，葱段5克。

做法

1. 枸杞叶洗净切段；鲫鱼收拾干净；砂仁洗净，装入纱布袋中。
2. 将枸杞叶、药袋和鲫鱼、橘皮、姜片一同放入锅中，加水煮熟。
3. 去药袋，加盐，淋香油、撒上葱段即可。

功效

砂仁化湿止呕；鲫鱼健脾利水。本品具有温中散寒、化湿止呕的功效，能辅助治疗妊娠呕吐症，还能健胃消食。

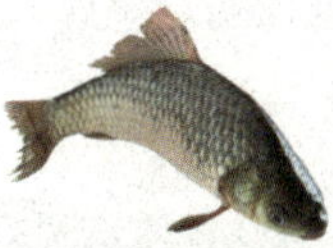

鲫鱼营养丰富，所含的蛋白质质优、齐全、易于消化吸收，具有很强的滋补保健功效。

生姜牛奶

材料

生姜10克，鲜牛奶200毫升，白糖20克。

做法

1. 生姜洗净，切丝。
2. 将鲜牛奶、生姜丝混合在一起放锅里。
3. 以大火煮沸，边煮边搅拌，起泡后即可关火，加入白糖调匀，稍凉即可饮用。

功效

生姜可增进血行、驱散寒邪、温中止呕，是止呕良药，配以牛奶服用具有调理肠胃功能、镇吐止呕、增进食欲的功效，主要治疗脾胃虚寒型妊娠反应。

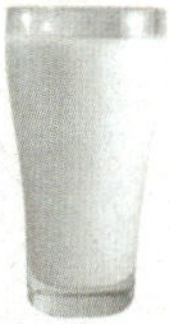

牛奶味甘，性平、微寒，具有补虚损、益肺胃、生津润肠的作用。

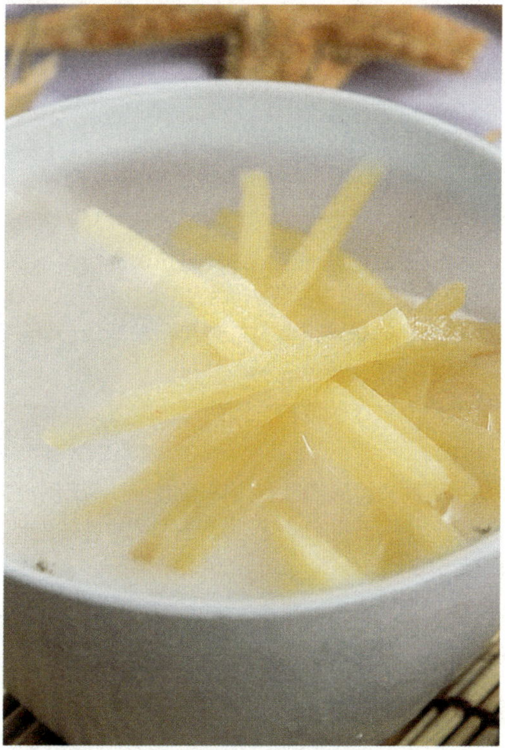

妊娠水肿

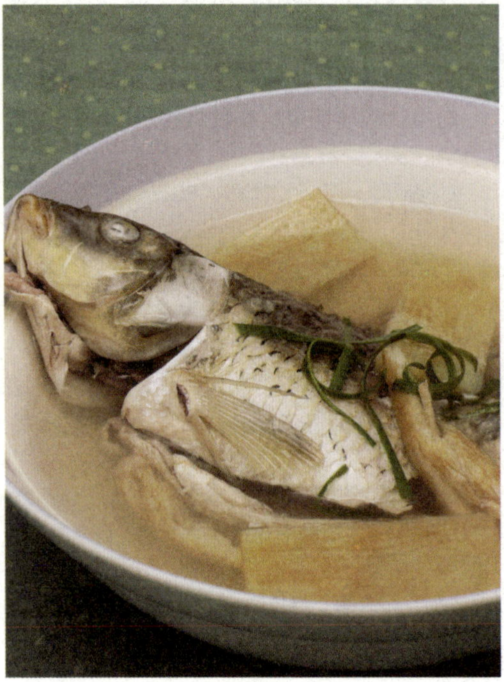

山药冬瓜鲫鱼汤

材料

冬瓜100克，山药30克，鲫鱼1条，姜片、葱丝、盐各5克，料酒10毫升。

做法

1 将鲫鱼去除鳞、内脏，清理干净，然后在鱼的两面各划一刀。山药、冬瓜洗净切块。

2 将冬瓜、山药放入锅中，加水煮沸，然后再转为小火熬煮大约15分钟。再转中火，放入姜片和鲫鱼煮20分钟。

3 鱼熟后加入盐、料酒调匀，最后撒上葱丝即可。

功效

鲫鱼可以益气健脾、利水消肿；冬瓜健脾、利水；山药药性平和，是药食两用的补气佳品。以上三味搭配食用，对脾虚型妊娠肿胀有较好的食疗功效。

荸荠莲藕茅根汤

材料

白茅根30克，荸荠、莲藕各200克，盐5克。

做法

1 将荸荠、莲藕洗净，去皮，切块；白茅根洗净，切碎。

2 锅内加适量水，放入荸荠块、莲藕块、切碎的白茅根，大火烧沸。

3 改用小火煮20分钟，加盐调味即可。

功效

荸荠、莲藕都具有清热解毒、补肾利水的作用，孕妇食用有助于消除身体水肿，还能帮助克服夏热。

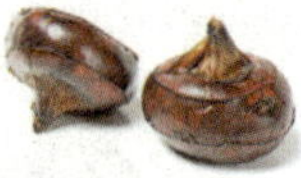

荸荠性寒，具有清热解毒、凉血生津、利尿通便、化湿祛痰、消食除胀的作用。

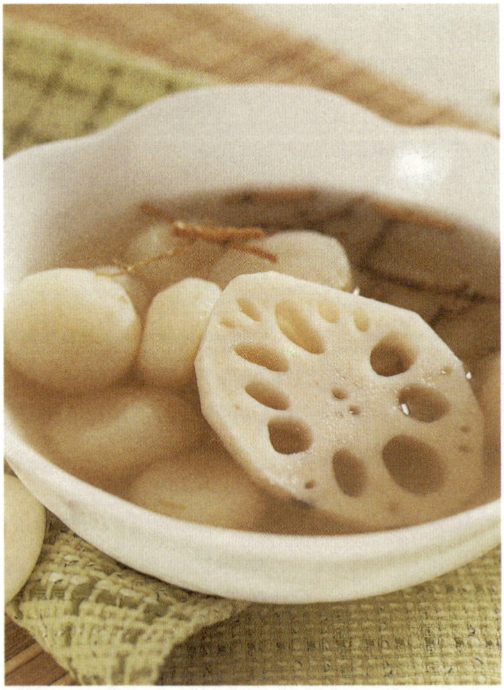

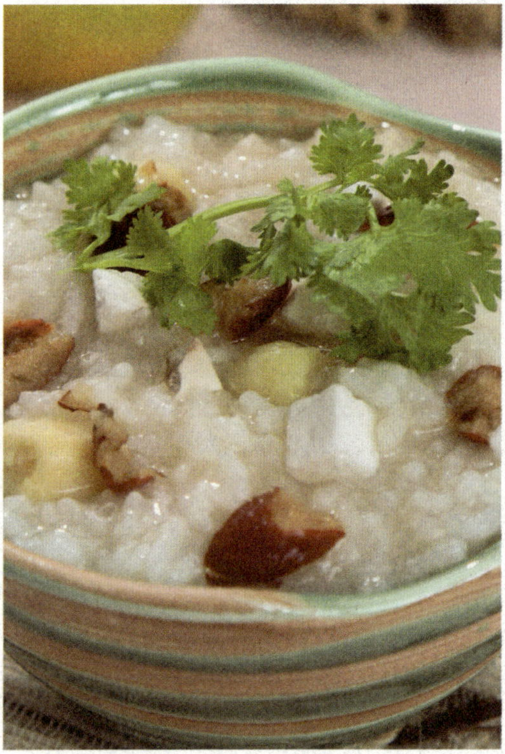

茯苓莲子粥

材料

大米100克，茯苓、红枣、莲子各20克，白糖、红糖各3克。

做法

1. 大米泡发洗净；红枣洗净，切成小块；茯苓洗净；莲子洗净，泡发后去除莲心。
2. 锅置火上，倒入适量清水，放入大米，以大火煮开。
3. 再放入莲子、茯苓、红枣，以小火煮至粥浓稠，调入白糖、红糖拌匀即可。

功效

此粥可养心安神、增强记忆力、利水消肿，还可健脾止泻。

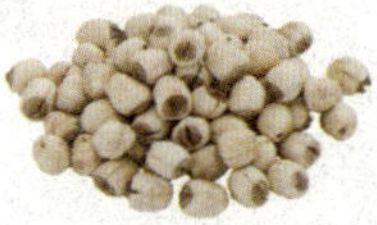

莲子

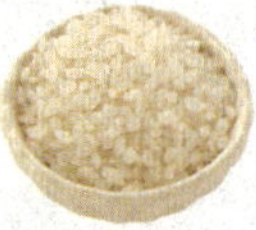

大米

鲜车前草猪肚汤

材料

鲜车前草20克，猪肚130克，薏米、红豆各20克，红枣、生淀粉、盐各5克。

做法

1. 鲜车前草、薏米、红豆洗净；猪肚外翻，用盐、生淀粉反复搓擦，用清水冲净。
2. 锅中注水烧沸，加入猪肚汆至收缩，捞出切片。
3. 将砂煲内注入清水，烧开后加入所有食材，小火煲2.5小时，加盐调味即可。

功效

鲜车前草、猪肚、薏米、红豆同用，对脾虚湿盛引起的妊娠水肿患者有很好的食疗功效。

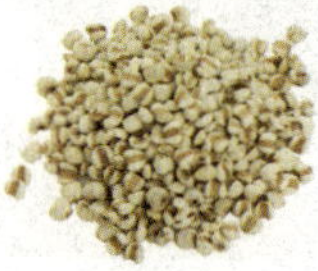

薏米具有很高的营养价值和药用价值，不仅可作为粮食食用，还具有清热利湿、除痹的作用。

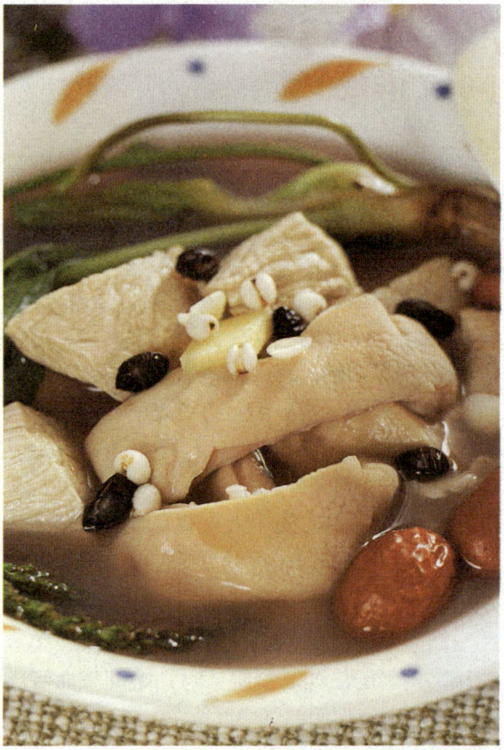

祛病疗疾，良药不苦口

妊娠贫血

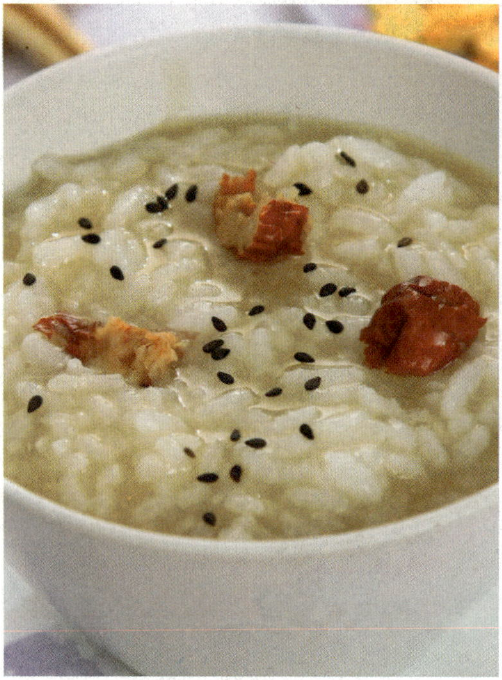

红枣首乌芝麻粥

材料

红枣20克，何首乌10克，黑芝麻少许，大米100克，红糖10克。

做法

1. 何首乌入锅，倒入一碗水熬至半碗，去渣留汁待用；红枣去核，洗净；大米洗净，泡发。
2. 锅置火上，注水，放入大米，用大火煮至米粒绽开。
3. 倒入何首乌汁，放入红枣、黑芝麻，用小火煮至粥稠，放入红糖调匀即可。

功效

红枣、何首乌、黑芝麻均有补益气血的作用，孕妇常食此粥能辅助治疗妊娠贫血。

阿胶猪皮汤

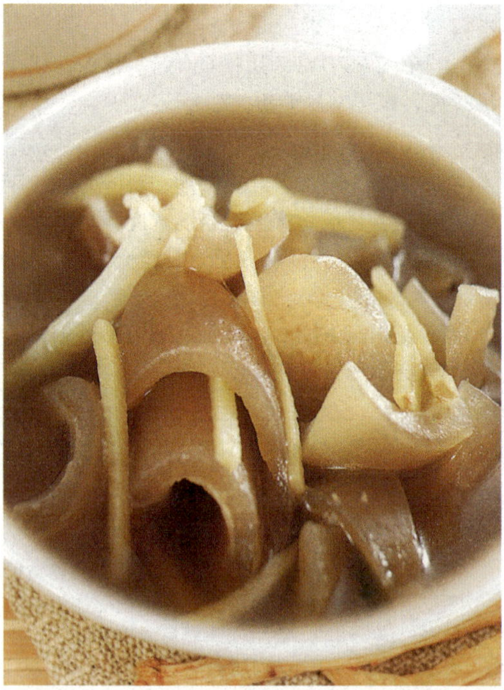

材料

阿胶25克，葱白15克，猪皮500克，葱白、盐、姜各5克，料酒20毫升。

做法

1. 将阿胶放入碗内，加入料酒，上蒸笼蒸融化。
2. 把姜洗净切丝；葱白洗净切段；把猪皮洗净放锅内煮透，捞出用刀将猪皮里外刮干净，再切成条。
3. 锅内加2000毫升开水，下猪皮及阿胶、葱白、姜丝、盐，先用大火烧开，再转慢火熬2小时即可。

功效

阿胶既补血又安胎，猪皮滋阴益气、美容养颜。两者配伍炖汤食用，对妊娠期气血亏虚有一定的食疗作用。

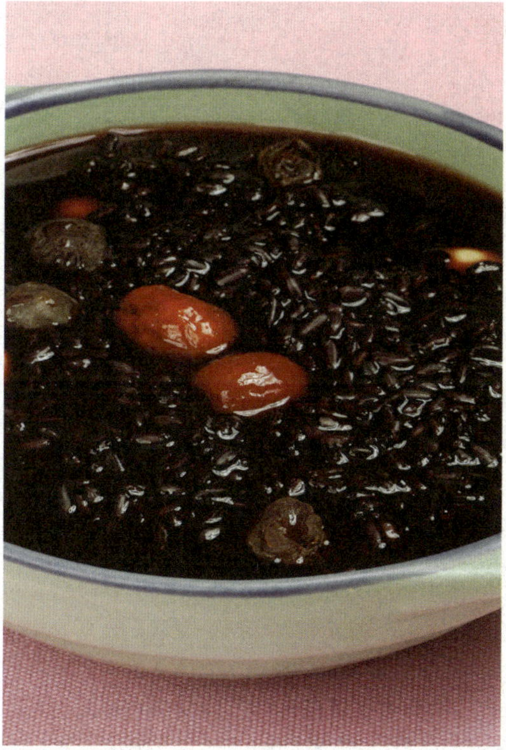

莲子紫米粥

材料

莲子25克，紫米100克，红枣5枚，白糖5克。

做法

1. 莲子洗净、去心；紫米洗净后以热水浸泡1小时。
2. 红枣洗净，泡发。
3. 砂锅洗净，倒入泡发的紫米，加适量水，用中火煮滚后转小火，再放入莲子、红枣，续煮40～50分钟，直至粥变黏稠，最后加入白糖调味即可。

功效

紫米养血生津、补虚，红枣益气补血。三者搭配煮粥食用，对妊娠贫血有较好的食疗效果。

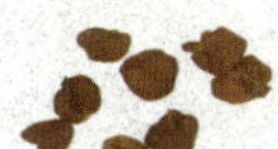

龙眼肉具有补虚益智、补益心脾、养血安神的功效。

地黄乌鸡汤

材料

地黄、牡丹皮各15克，红枣8颗，乌鸡1只，姜、葱、盐各5克，料酒20毫升，骨头汤2500毫升。

做法

1. 将地黄、红枣、牡丹皮洗净，沥干；姜洗净，切片；葱洗净，切段。
2. 乌鸡去内脏及爪尖，剁块，放入开水中汆去血水。
3. 将骨头汤倒入净锅中，放入乌鸡块、午餐肉片、地黄、牡丹皮、红枣、料酒、葱段、姜片，炖2小时后加入盐调味即可。

功效

本品具有补虚损、益气血、生津安神等功效，可以治疗气血虚损、血热伤津、心烦气躁、牙痛等症，是女性安心、养气的上好补品，尤其适宜处于妊娠期贫血、更年期心烦易怒的女性食用。

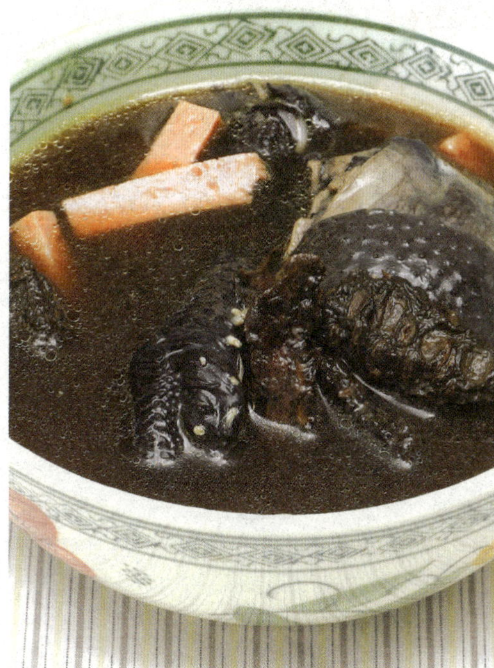

妊娠高血压综合征

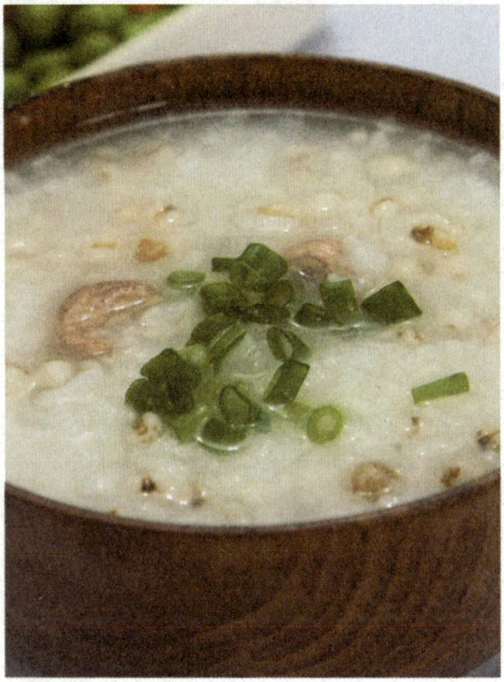

山药莲子粥

材料

大米60克，薏米30克，山药、麦冬、莲子各10克，冰糖、葱各8克。

做法

1. 大米、薏米均洗净泡发；山药、麦冬、莲子均洗净；山药去皮，切成小块；葱洗净，切成葱花。
2. 锅置火上，倒入清水，放入大米、薏米煮开，再入山药、麦冬、莲子同煮。
3. 至粥浓稠后加入冰糖煮至溶化，撒上葱花即可。

功效

用莲子做药膳的时候一般不去莲心，莲心是莲子中央的青绿色胚芽，有很好的降压作用；山药对血压具有双向调节作用。山药、莲子同食对妊娠高血压综合征具有一定调节作用。

百合红豆甜汤

材料

红豆100克，鲜百合12克，红糖10克。

做法

1. 红豆淘净，放入碗中，泡发；红豆入锅，加适量水煮开，转小火煮至半开。
2. 将百合剥瓣，除去花瓣边缘的老硬部分，洗净，加入红豆汤中续煮，直至汤变黏稠为止。
3. 加红糖搅拌均匀即可。

功效

红豆有较多的膳食纤维，具有良好的润肠通便、降血压、降血脂、调节血糖、解毒抗癌、预防结石、健美减肥的作用；百合有滋阴益胃、养心安神、降压降脂的功效。两者配伍同食，可加强降血压的功效。

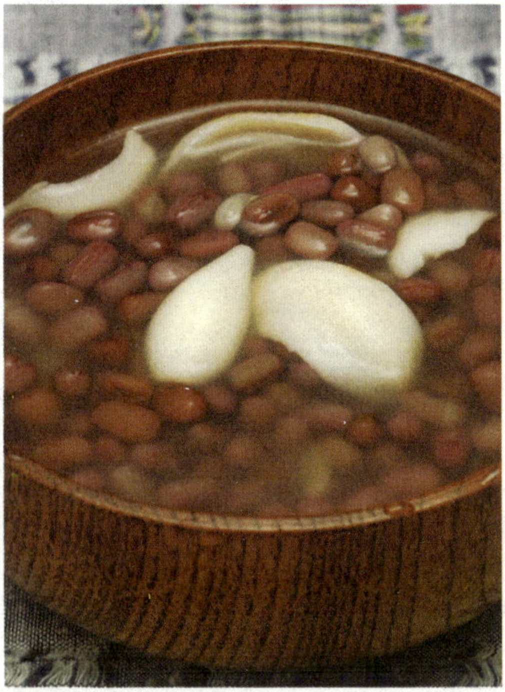

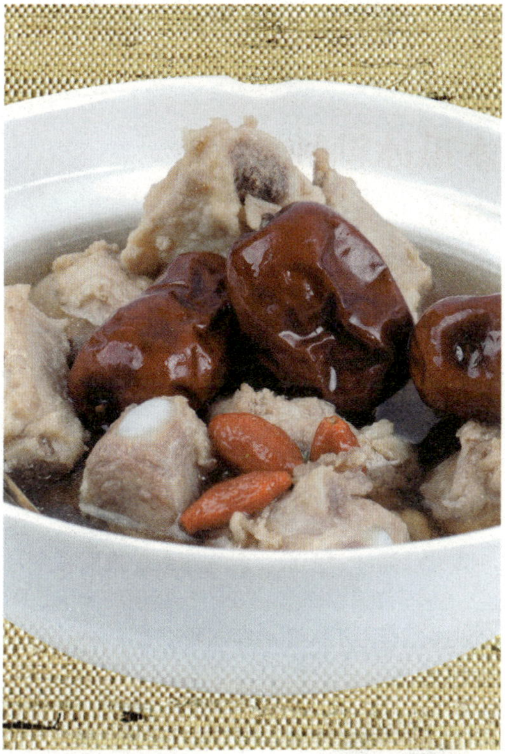

杜仲炖排骨

材料

杜仲12克，红枣、枸杞子各适量，排骨250克，料酒10毫升，盐3克。

做法

1. 排骨斩块，入水汆烫除去血丝和腥味。
2. 将杜仲、红枣、枸杞子洗净，枸杞子和红枣分别泡发。
3. 锅置火上，倒入适量清水，将所有食材一起放入砂锅中，炖熬25分钟左右，待汤水快收干时，加盐调味即可。

功效

杜仲具有补肝肾、强筋骨、安胎等药理作用，可治腰脊酸疼、足膝痿弱、小便余沥、阴下湿痒、胎动不安、高血压等；排骨能滋补身体。因此，本品非常适宜妊娠高血压患者食用，既能安胎，又能降血压。

葛根粉甜粥

材料

大米100克，白糖5克，葛根30克。

做法

1. 将大米洗净，用水泡发。
2. 将葛根洗净，晾干后，先剁成碎粒，再打成粉末。
3. 砂锅洗净，大米与葛根粉同入砂锅中，加600毫升水，先用大火烧开，再用小火煮至米开粥稠，起锅前放入适量白糖搅拌均匀即可。

功效

葛根具有良好的降血压功效，而且药效温和；大米为滋补之物，具有健脾益胃、消除烦渴的作用。两者一同煮粥，适合妊娠高血压患者食用。

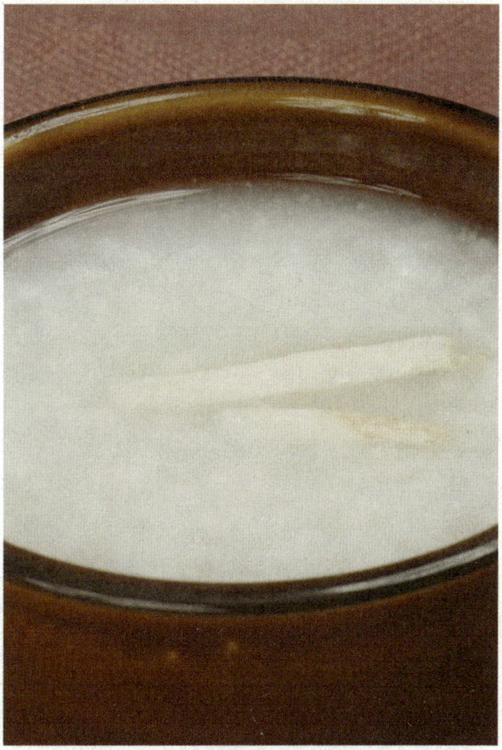

妊娠咳嗽

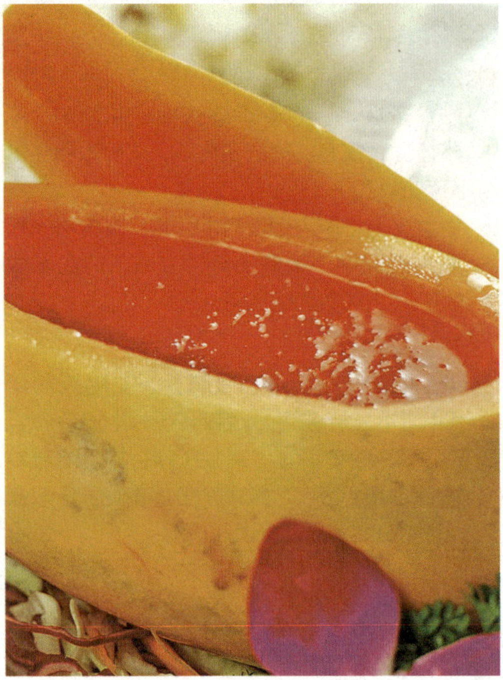

木瓜冰糖炖燕窝

材料

木瓜2个，燕窝100克，冰糖10克。

做法

1. 木瓜洗净去皮去子；燕窝用水发好。
2. 锅中水烧开，木瓜、燕窝一起入锅，用小火隔水蒸30分钟。
3. 调入冰糖即可出锅。

功效

燕窝具有养阴润燥、益气补中的功效，主治咳嗽、盗汗、咯血、反胃干呕、夜尿频多等症，还具有美容养颜，安胎、补胎的作用。因此，本品可用于辅助治疗妊娠咳嗽。

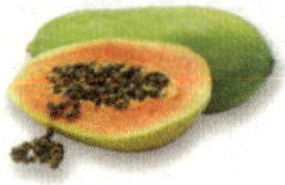

木瓜性平、微寒，味甘，富有营养且热量低，具有消暑解渴、润肺止咳、保健美容的作用。

川贝酿梨

材料

梨1个，川贝母6克，银耳2克。

做法

1. 将银耳泡发，去蒂，切成细丝；梨从蒂柄上端平切，挖除中间的子核。
2. 川贝母洗净，与银耳一起置入梨心，并加满清水，放进碗盅里，再移入蒸锅内，外锅加适量水。
3. 约15分钟后，即可蒸熟。其梨肉、梨汁十分可口、美味。

功效

川贝母具有清热润肺、化痰止咳的功效，可用于肺热燥咳、干咳少痰、阴虚劳嗽、咯痰带血等症；梨则润肺止咳。本品将川贝母和梨的优点积聚一处，可养阴润肺，适用于肺热燥咳、阴虚久咳、干咳无痰、咽干舌燥症状。

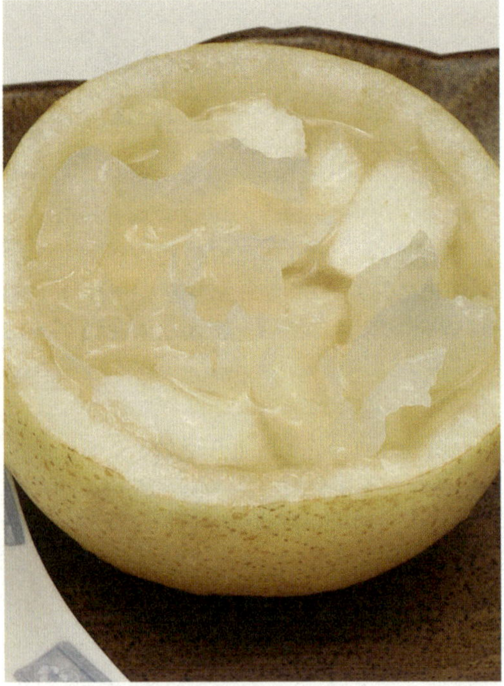

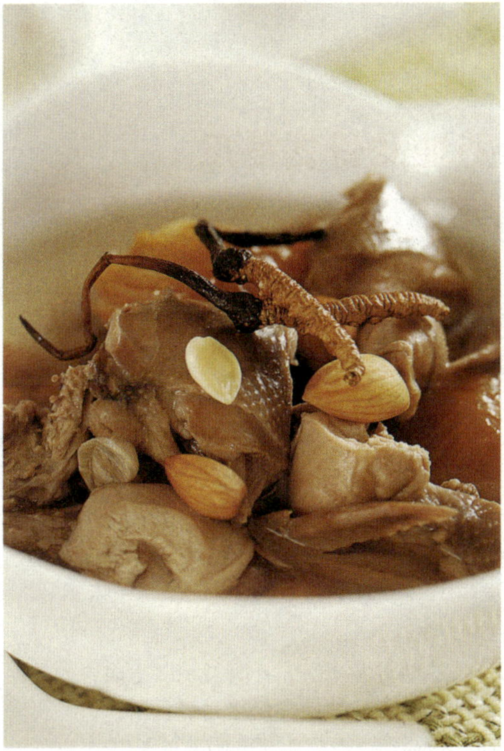

杏仁鹌鹑汤

材料

冬虫夏草2克，杏仁15克，鹌鹑1只，蜜枣3枚，盐5克。

做法

1. 冬虫夏草洗净，浸泡；杏仁用温水浸泡，去红皮、杏尖，洗净。
2. 鹌鹑去内脏，洗净，汆水，斩件；蜜枣洗净。
3. 将以上原材料放入炖盅内，注入沸水，加盖，隔水炖1小时，加盐调味即可。

功效

冬虫夏草具有补肺平喘、止血化痰的功效；杏仁可止咳化痰；鹌鹑益气补虚、补肾安胎。三者搭配炖汤食用，对肺虚或肺肾两虚引起的久咳虚喘均有食疗效果，并有很好的补肾安胎作用。

山药白果瘦肉粥

材料

猪瘦肉30克，白果10克，红枣4颗，大米300克，山药200克，葱10克，姜8克，香菜5克，盐1克。

做法

1. 山药去皮、切片；红枣泡发；猪瘦肉切丝；白果、大米分别淘洗净；姜切丝；葱切葱花；香菜切末。
2. 砂锅中注水烧开，放入大米煮成粥，放入白果、山药煮5分钟后再加入红枣、猪瘦肉、姜丝煮至熟烂，放适量盐拌匀，撒葱花、香菜即可。

功效

山药具有补肺气、止虚咳的作用；白果能敛肺止咳；红枣、猪瘦肉均能益气补虚。以上几味配伍食用，对妊娠咳嗽有较好的食疗作用。

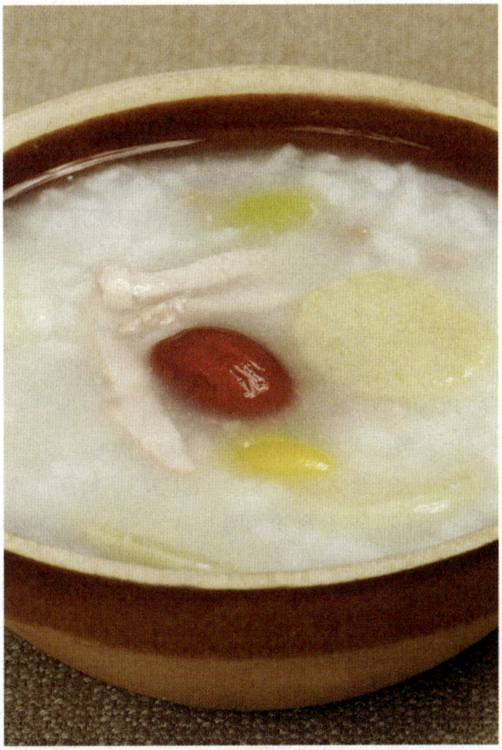

产后血晕

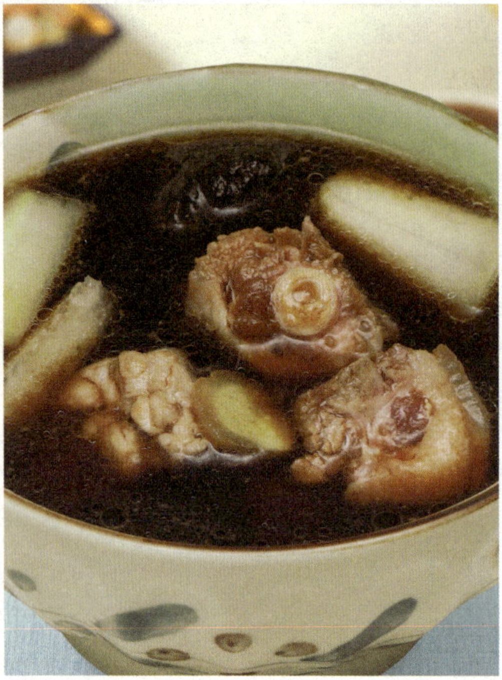

熟地龙骨煲冬瓜

材料

熟地50克，猪龙骨300克，冬瓜100克，姜10克，葱15克，盐3克，胡椒粉2克、食用油20毫升。

做法

1. 将所有材料洗净；猪龙骨斩件；冬瓜切小块；葱切段；姜切片。
2. 烧油锅，爆香姜片、葱段，放适量清水，大火煮开，放入猪龙骨焯烫，滤除血水。
3. 砂煲上火，放入猪龙骨、姜片、熟地、冬瓜，小火炖约1小时，加盐、胡椒粉调味即可。

功效

熟地甘温质润、补阴益精以生血，为养血补虚之要药。熟地配伍猪龙骨食用，可补肾养血，对肾虚、血虚引起的胎动不安也有疗效。

红枣枸杞鸡汤

材料

枸杞子30克，党参3根，鸡肉300克，红枣30克，生姜1块，葱2根，香油10毫升，盐3克，生抽5毫升，胡椒粉5克，料酒5毫升。

做法

1. 将鸡洗净后剁成块；红枣、枸杞子、党参分别洗净；姜切片；葱切段。
2. 将剁好的鸡块与红枣、枸杞子、党参、姜片、葱段入水，以大火炖煮40分钟。
3. 转小火，加入盐、生抽、胡椒粉、料酒炖约30分钟，淋上香油即可。

功效

红枣可补中益气，养血安神；枸杞可滋补肝肾；鸡肉可强身健体、补虚。三者合用，适宜产后血虚气脱者食用。

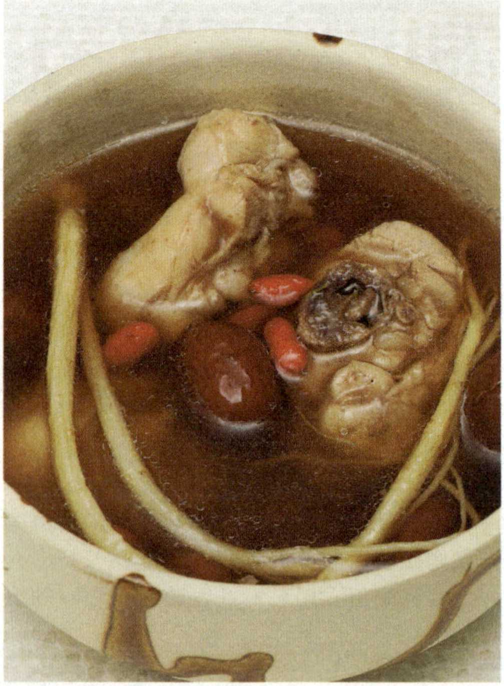

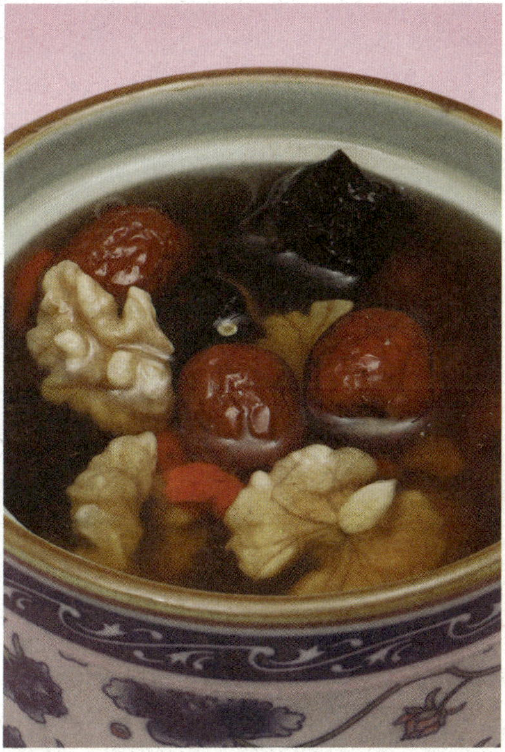

灵芝核桃仁枸杞汤

材料

灵芝30克，核桃仁50克，红枣3颗，冰糖20克，枸杞10克。

做法

1. 灵芝切小块；核桃仁用水泡发，撕去黑皮；枸杞子洗净泡发。
2. 煲中放水，下入灵芝、核桃仁、枸杞、红枣，盖上盖，煲40分钟。
3. 将火调小，下入冰糖调味，待冰糖溶化即可。

功效

核桃仁可补血养气、补肾填精，枸杞可滋补肝肾。所以此品适宜产后血晕恢复期者食用。

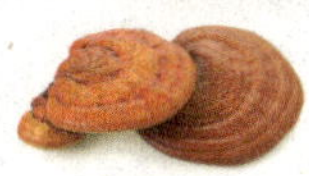

灵芝是养心益智、抗老防衰的佳品，具有补气安神、止咳平喘的功效。

虫草瘦肉粥

材料

冬虫夏草2克，猪瘦肉50克，大米100克，盐3克。

做法

1. 将猪瘦肉用清水洗净，汆去血水，然后切成肉丝；冬虫夏草用清水洗净，并用纱布包好。
2. 将大米用清水淘洗干净，然后与装着冬虫夏草的纱布包入锅同煮。
3. 煮至七成熟后，再放入切好的猪瘦肉，煮熟后将药材包取出，加盐调味即可。

功效

冬虫夏草具有益气补虚、养心安神、益肾补肺的功效；猪瘦肉可益气养血、增强体质；大米可养胃气。三者合用，对产后体虚、血虚者均有疗效。

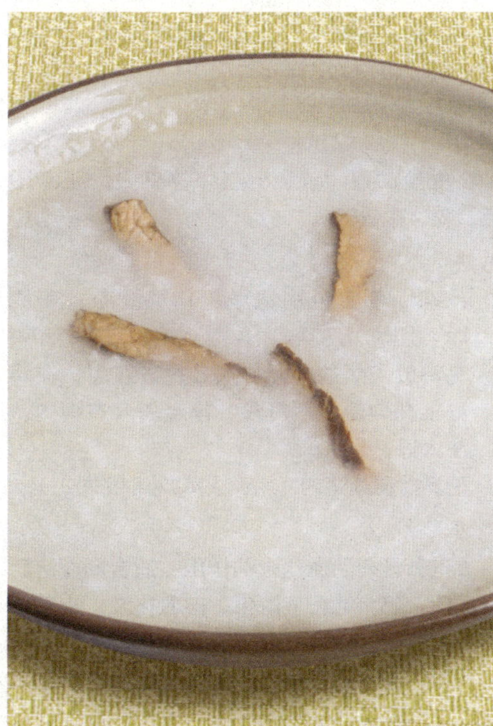

产后腹痛

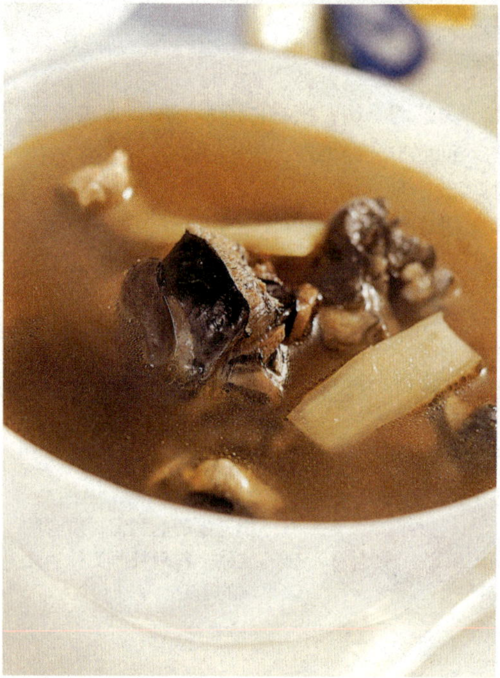

丹参三七炖鸡

材料

乌鸡1只，丹参20克，三七10克，盐5克，姜3克。

做法

1. 乌鸡洗净切块；丹参、三七洗净；姜洗净切丝。
2. 将三七、丹参装入纱布袋中，扎紧袋口。
3. 将纱布袋与乌鸡块同放于砂锅中，加适量清水，烧开后，加入姜丝和盐，小火炖1小时即可。

功效

这道汤主要是取乌鸡的滋补作用以及三七、丹参的活血止血作用。三七、丹参入血分，可散可收，既能止血，又能活血散淤。因此本品适合产后多虚多淤的患者食用，对产后腹痛有显著功效。

丹参郁金乌鸡汤

材料

丹参10克，郁金8克，乌鸡1只，红枣10克，姜、盐各5克。

做法

1. 丹参、郁金分别洗净；乌鸡洗净；姜洗净，切片。
2. 乌鸡放入蒸盆内，加入姜片、红枣，在鸡身上抹匀盐，把丹参、郁金放入鸡腹内，注入适量清水。
3. 把蒸盆置蒸笼内，用大火蒸1小时即成。

功效

丹参具有活血化淤的作用，适合调理产后淤血症；郁金能行气解郁、破血化淤，也适合血淤者食用。因此本品具有活血化淤、理气止痛、益气补身的作用，特别适合产后多淤患者食用，以缓解产后腹痛。

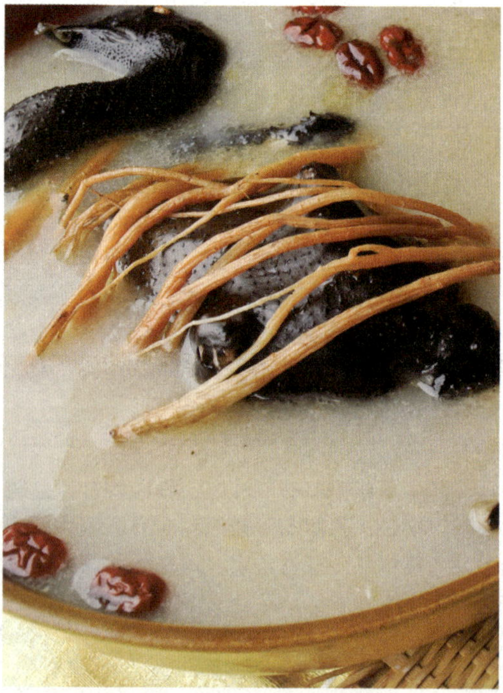

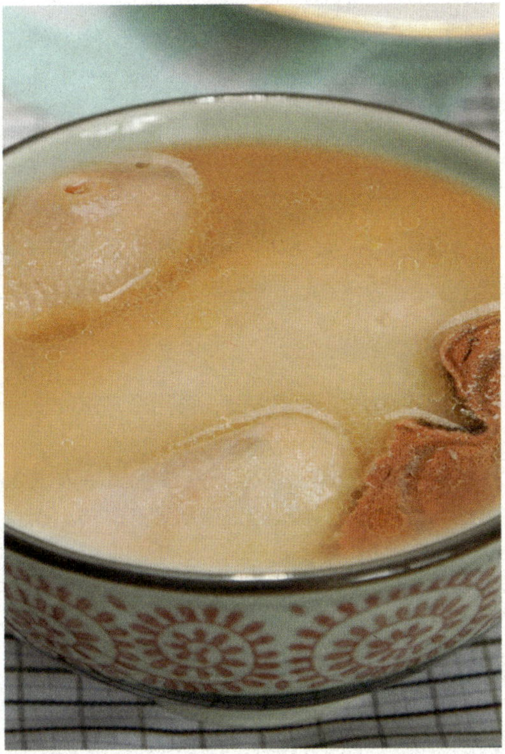

鸡血藤鸡肉汤

材料

鸡肉200克，鸡血藤、生姜、川芎各20克，盐3克。

做法

1. 鸡肉洗净，切片，汆水；生姜洗净，切片；鸡血藤、川芎洗净，放入锅中，加水煎煮，留取药汁。
2. 将汆水后的鸡肉、生姜放入锅中，大火煮开，转小火炖煮1小时，再倒入药汁煮沸。
3. 加入盐调味即可食用。

功效

川芎能行气止痛、活血化淤；鸡血藤能活血化淤、通经通络，与川芎配伍，祛淤能力倍增，对气滞血淤所致的产后腹痛、闭经痛经、小腹或胸胁刺痛均有很好的疗效；鸡肉能益气补虚，改善产后体虚症状，增强抗病能力。

桃仁红米粥

材料

桃仁20克，红米80克，枸杞子3克，红糖5克。

做法

1. 将红米淘洗干净，置于冷水中浸泡半小时后捞出沥干水分；桃仁洗净；枸杞子洗净。
2. 锅置火上，倒入清水，放入红米煮至米粒开花。
3. 再加入桃仁、枸杞子同煮至浓稠状，调入红糖拌匀即可。

功效

桃仁具有活血化淤、通经止痛的功效；红糖可暖宫散寒。二者合用，对产后血淤腹痛有很好的疗效。

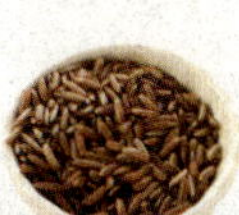

红米富含铁和多种维生素，具有补气养血、改善营养状况、缓解疲劳的作用。

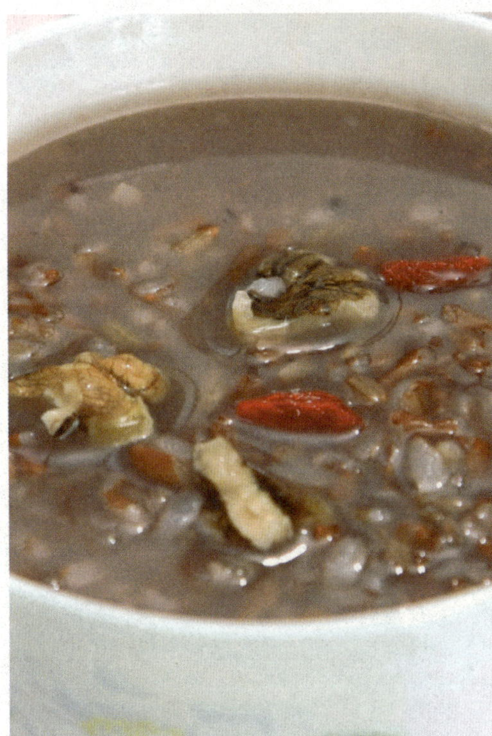

产后恶露不绝

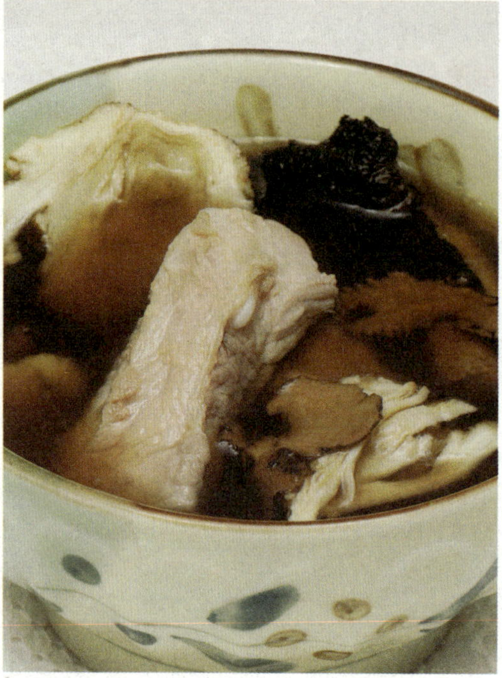

当归白芍排骨

材料

当归、白芍、熟地、丹参各15克，川芎15克，三七粉5克，排骨500克，料酒50毫升，盐5克。

做法

1. 将排骨洗净，汆烫去腥，再用冷开水冲洗干净，沥水。
2. 将当归、白芍、熟地、丹参、川芎入水煮沸，下排骨，加料酒，待水煮开，转小火，续煮1小时。
3. 最后加入三七粉拌匀，加适量盐调味即可。

功效

当归、白芍、熟地均是补血良药，白芍还可缓急止痛，可缓解产后恶露过久引起的贫血、腹痛等症状；丹参、川芎、三七均可活血化淤，且丹参和三七既能活血又能止血，对血淤性产后恶露出血者有很好的疗效。

枸杞党参鱼头汤

材料

鱼头1个，山药片、党参、红枣各10克，枸杞子15克，盐、胡椒粉5克，食用油20毫升。

做法

1. 鱼头洗净，剖成两半，放入热油锅稍煎；山药片、党参、红枣均洗净；枸杞子洗净，泡发。
2. 汤锅加入适量清水，用大火烧开，放入鱼头煲至汤汁呈乳白色。
3. 加入山药片、党参、红枣、枸杞子，用中火继续炖30分钟，加入盐、胡椒粉调味即可。

功效

党参具有滋阴补气的功效，枸杞可滋阴补肾、清肝明目。此品尤其适宜产后气虚型恶露者食用。

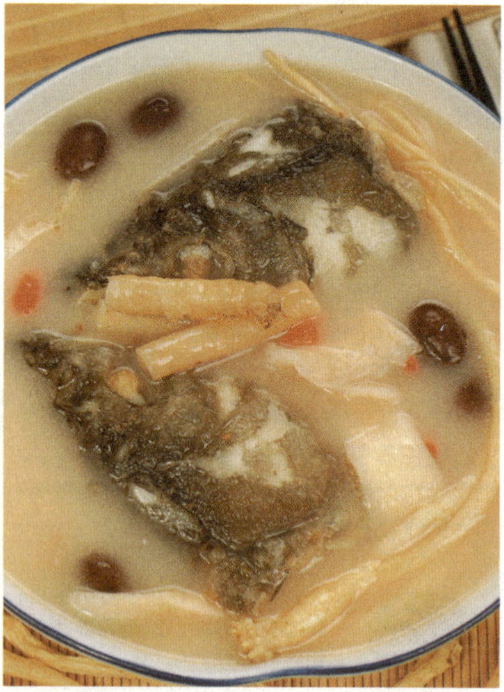

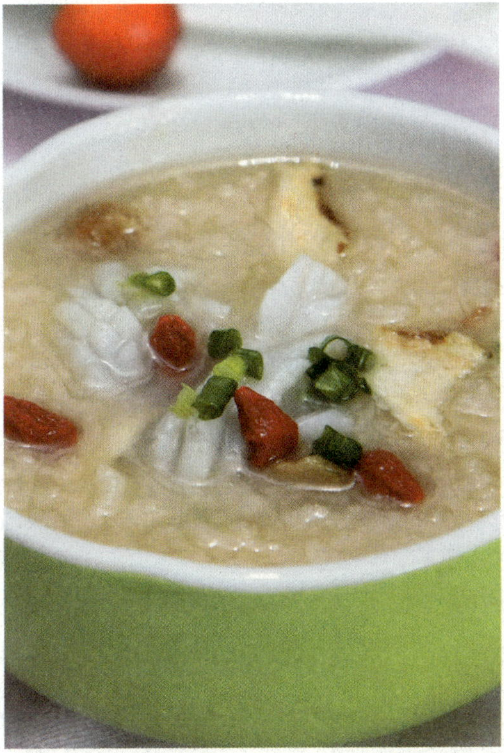

当归墨鱼粥

材料

当归、枸杞子、龙眼肉各10克，墨鱼50克，大米80克，盐3克，料酒20毫升，香油2毫升，胡椒粉2克，姜末、葱花各5克。

做法

1. 大米洗净，入清水浸泡；墨鱼处理干净，打花刀，用料酒腌制去腥；当归、枸杞子、龙眼肉分别洗净。
2. 锅中加入清水和大米，大火煮至五成熟。
3. 放入墨鱼、当归、枸杞子、龙眼肉、姜末煮至粥将成，加盐、香油、胡椒粉调匀，撒上葱花即可。

功效

当归既补血又活血，还能止腹痛，对血淤或血虚型恶露不绝者均有疗效；墨鱼滋阴补肾、凉血止血；龙眼肉、枸杞子具有滋阴补血的功效。以上几味配伍同用，对产后恶露不绝患者有一定的食疗效果。

无花果煲猪肚

材料

无花果20克，猪肚1个，蜜枣3颗，盐5克，胡椒2克，老姜5克。

做法

1. 猪肚加盐反复擦洗，用清水冲净；无花果、蜜枣分别洗净；胡椒研碎；姜洗净，去皮，切片。
2. 锅中注水烧开，将猪肚氽去血沫后捞出。
3. 将所有食材放入砂煲中，加清水，大火煲滚后改小火煲两小时，至猪肚软烂后调入盐即可。

功效

本品具有补虚损、健脾胃的功效，对产后气血亏虚引起的恶露不绝有一定的食疗效果。

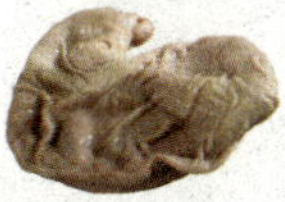

猪肚为猪的胃，富含蛋白质、钙、钾、钠、镁、铁等元素和多种维生素，是人们健脾胃的佳品。

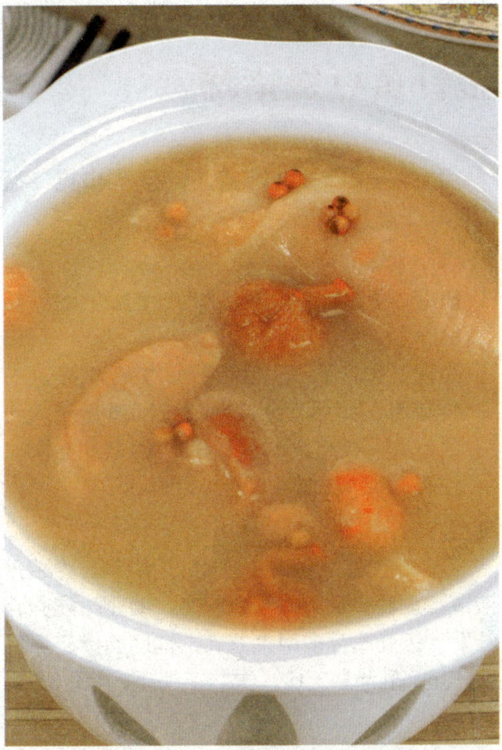

产后缺乳

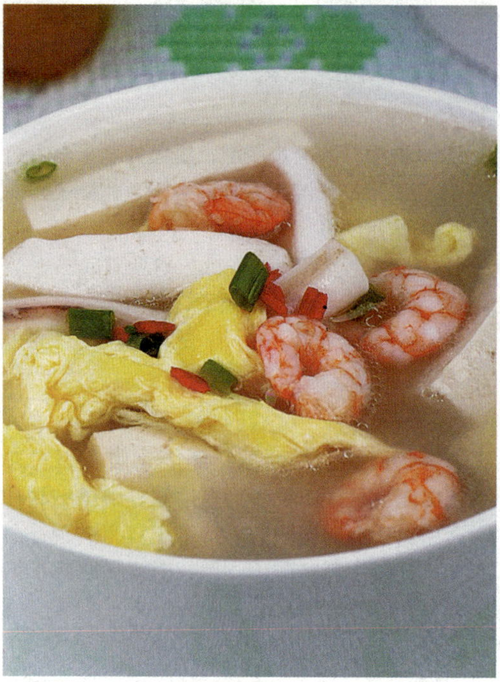

虾仁豆腐汤

材料

鱿鱼、虾仁各100克，豆腐125克，鸡蛋1个，盐5克，葱花3克。

做法

1. 将鱿鱼、虾仁处理干净；豆腐洗净切小块；鸡蛋打入盛器搅匀。
2. 净锅上火倒入水，下入鱿鱼、虾仁、豆腐烧开，小火煮至熟。
3. 再倒入鸡蛋，煮成蛋花，加盐调味，出锅后撒上葱花即可。

功效

虾的通乳作用较强，并且营养丰富，蛋白质含量高，是身体虚弱以及产后妇女的理想食物；富含磷、钙，对幼儿、孕妇尤有补益功效。

金针黄豆煲猪蹄

材料

猪蹄300克，金针菇、黄豆各20克，盐3克。

做法

1. 猪蹄洗净，斩块；黄豆洗净，泡发；金针菇洗净。
2. 净锅上水烧开，下猪蹄汆透，捞起洗净。
3. 将猪蹄、黄豆、金针菇放进瓦煲，注入清水，大火烧沸，改小火煲3小时，加盐调味即可。

功效

《随息居饮食谱》所载，猪蹄能“滋胃液以滑皮肤，长肌肉可愈漏疡，助血脉能充乳汁”。因此本品多用来催乳，辅助治疗产后气血不足、乳汁缺乏症。

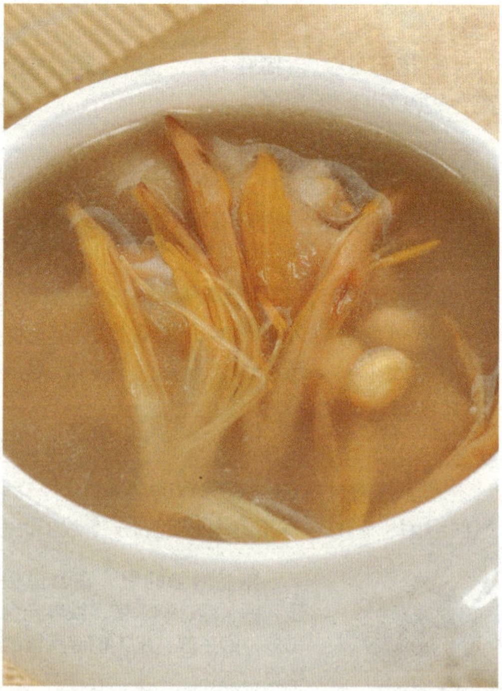

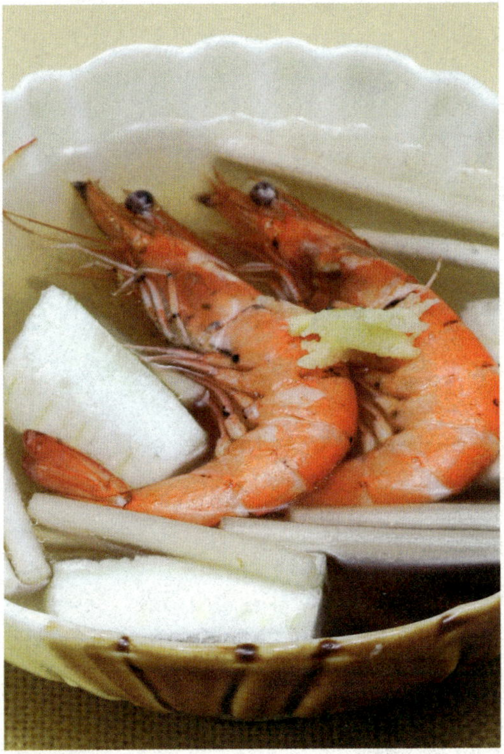

通草丝瓜对虾汤

材料

通草6克，对虾8只，丝瓜200克，葱、蒜、盐各5克，食用油20毫升。

做法

1 将通草、丝瓜、对虾分别洗干净；对虾去泥肠。
2 将葱洗净，切段；蒜去皮，拍切成碎末；丝瓜洗净，切条。
3 起锅，倒入油，下对虾、通草、丝瓜、葱段、蒜末、盐，用中火炒至将熟时，再放少量水，烧开即可。

功效

通草可下乳汁、利小便；丝瓜可清热解毒、通络下乳，还能防止乳腺炎；虾有较好的下乳作用。三者合用，对产后乳少、乳汁不行以及因乳腺炎导致的乳汁不通均有一定的辅助治疗作用。

莲子土鸡汤

材料

土鸡300克，姜1片，莲子30克，盐3克。

做法

1 先将土鸡剁成块，洗净，入沸水中焯去血水；莲子洗净，泡发。
2 将鸡肉、莲子、姜片一起放入炖盅内，加开水适量，放入锅内，炖2个小时。
3 最后加入盐调味即可。

功效

本品具有温中益气、补精添髓、补益气血、补虚损、健脾胃的功效，对产后气血亏虚引起的缺乳有很好的补益效果。

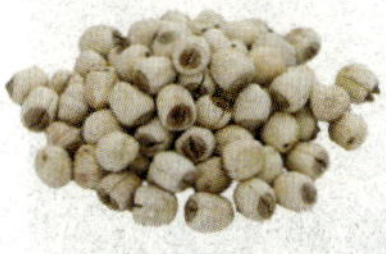

莲子中的钙、磷和钾含量丰富，具有益心补肾、健脾止泻、固精安神的作用。莲心具有强心作用，还能祛火助眠、降低血压。

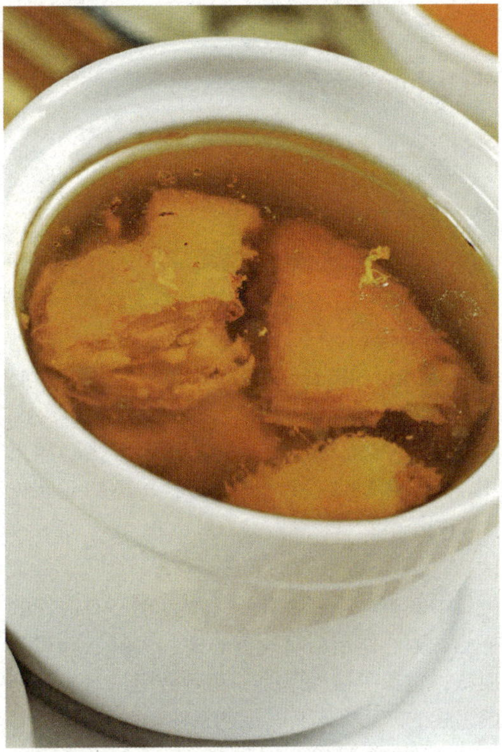

祛病疗疾，良药不苦口

产后抑郁

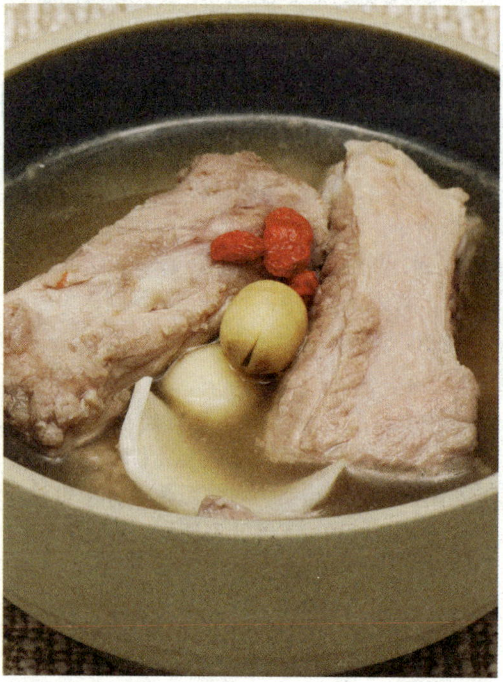

百合莲子排骨汤

材料

排骨500克，莲子、鲜百合各50克，枸杞子少许，米酒20毫升，盐5克。

做法

1. 将排骨洗净，斩块，放入沸水中氽烫一下，去掉血水，捞出。
2. 将莲子和百合一起洗净，百合掰成瓣。
3. 将所有的材料一同放入锅中炖煮至排骨熟烂，起锅前加入盐调味。

功效

百合、莲子均具有清心泻火、安神解郁的功效；枸杞能滋补肝肾；米酒可行气活血、养血疏肝。以上几味合用，对产后抑郁或烦躁不安、心悸心慌、失眠多梦者有很好的改善作用。

当归炖猪心

材料

党参20克，当归15克，鲜猪心1个，葱、姜、盐各5克，料酒20毫升。

做法

1. 将猪心剖开，洗净，将猪心里的血水、血块去除干净。
2. 将党参、当归分别洗净，再一起放入猪心内，可用竹签固定。
3. 将猪心撒上葱、姜、料酒，再将猪心放入锅中，隔水炖熟，去除药渣，再加盐调味即可。

功效

中医有“以脏养脏”之说，猪心有很好的补心、强心作用，可改善心悸、失眠、健忘等症状；党参可益气健脾。两者合用，对心脾两虚引起的产后抑郁有一定的食疗功效。

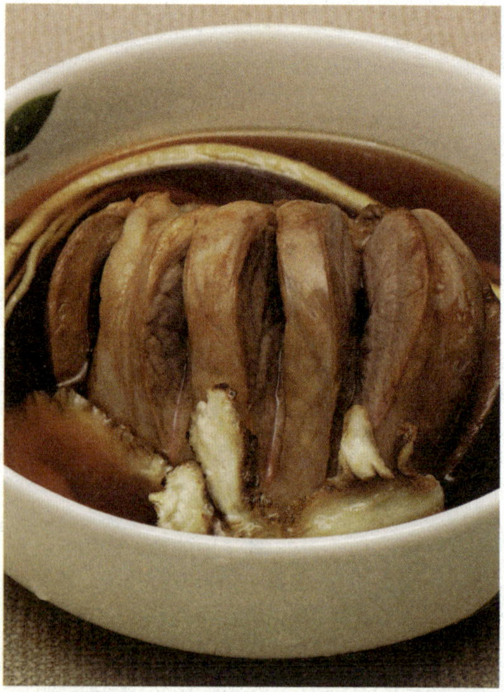

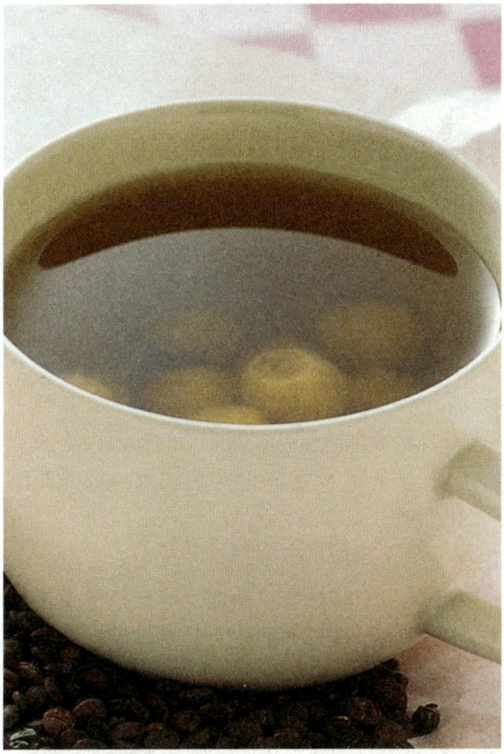

酸枣仁莲子茶

材料

干莲子20克，酸枣仁10克，冰糖10克。

做法

1. 干莲子洗净，在清水中浸泡20分钟；酸枣仁洗净，放入纱布袋内。
2. 将莲子沥干水分后放入锅中，再放入酸枣仁，加入800毫升清水，以大火煮沸，再转小火续煮20分钟，关火。
3. 加入冰糖搅拌至溶化，滤取茶汁即可(莲子亦可食用)。

功效

酸枣仁是一种安神药材，具有镇静的作用，特别适合因情绪烦躁导致失眠的人；莲子含有丰富的色氨酸，有助于稳定情绪。因此这道茶饮对产后抑郁、神经衰弱、心悸、经前烦躁、不易入眠者均有一定的疗效，可多饮用。

玫瑰香附茶

材料

玫瑰花5朵，香附10克，冰糖15克。

做法

1. 香附放入煮壶，加600毫升水煮开，转小火续煮10分钟。
2. 陶瓷杯以热水烫温，放入玫瑰花，将香附水倒入冲泡，最后加冰糖调味即成。

功效

玫瑰花具有疏肝理气、除烦解郁、活血化淤的作用，香附可疏肝解郁、行气活血。二者配伍，解郁效果更佳。本茶饮对产后抑郁症患者有很好的辅助治疗作用，能改善患者抑郁寡欢、胸闷胁痛症状。

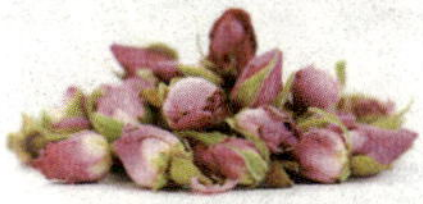

玫瑰花

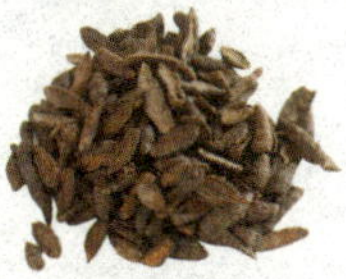

香附

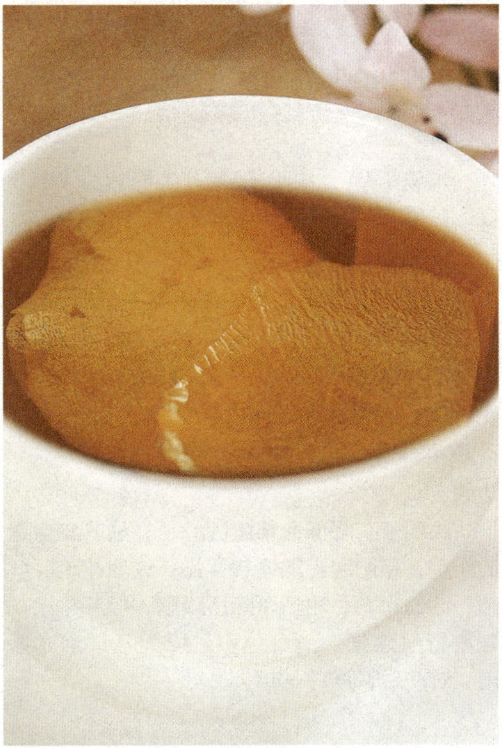

产后肥胖

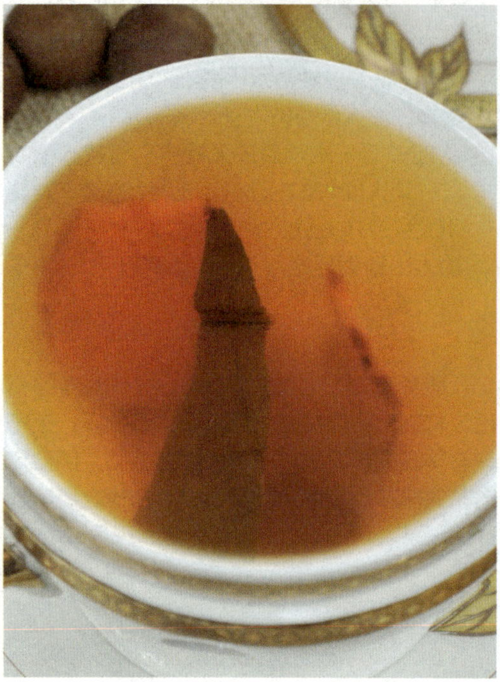

山楂荷叶泽泻茶

材料

山楂10克，荷叶5克，泽泻10克，冰糖10克。

做法

1. 山楂、泽泻分别冲洗干净。
2. 荷叶剪成小片，冲净。
3. 所有材料盛入锅中，加500毫升水以大火煮开，转小火续煮20分钟，加入冰糖煮至溶化即成。

功效

山楂具有降体脂、活血、健脾、消食等功效；荷叶、泽泻均有清热、利湿消肿的功效。三者搭配煎水服用，对湿热型产后肥胖患者有很好的疗效。常饮本品还可以有效防治脂肪肝、高血压、动脉硬化、肝炎等疾病。

玫瑰决明子茶

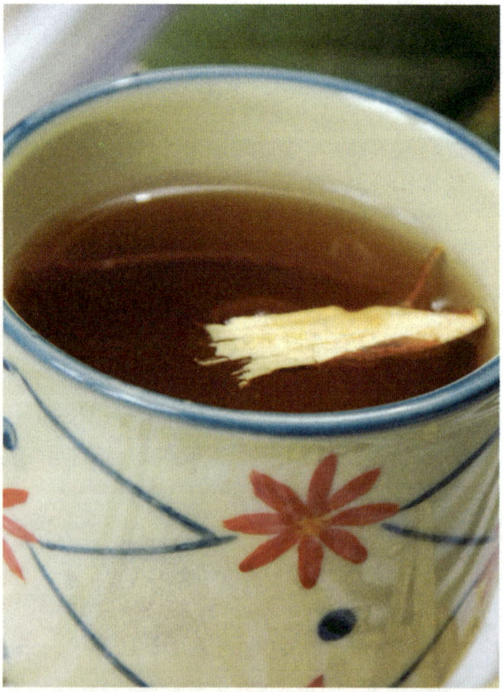

材料

玫瑰花3克，决明子5克，山楂5克，陈皮3克，甘草3克，薄荷叶3克。

做法

1. 将决明子、甘草洗净，放入锅中，加水600毫升，大火煮开。
2. 水沸后加入洗净的玫瑰花、陈皮、山楂、薄荷叶，续煮10分钟即可关火。
3. 滤去药渣，留汁倒入杯中饮用。

功效

决明子有降低血浆胆固醇、甘油三酯含量的作用，是肥胖者的理想佳品；玫瑰花疏肝解郁、活血化淤；山楂可降压降脂、保肝化淤；陈皮行气除胀、消食化积。以上几种煎水服用，对产后肥胖有一定疗效。

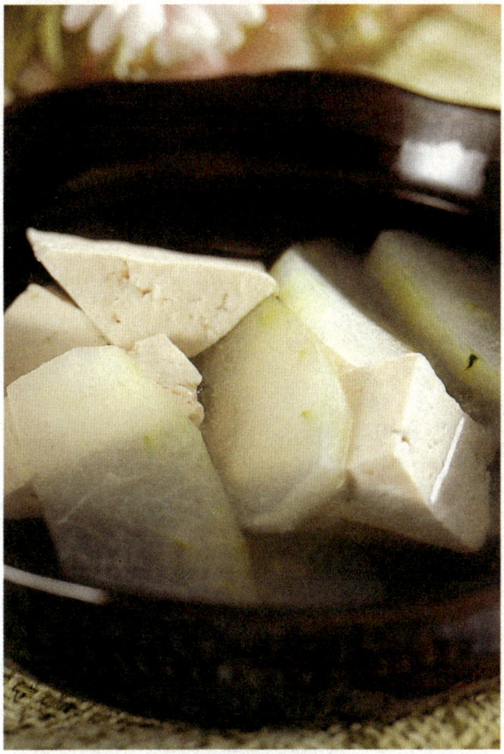

沙参豆腐冬瓜汤

材料

北沙参10克，葛根10克，豆腐250克，冬瓜200克，盐5克。

做法

1. 豆腐洗净，切小块；冬瓜洗净，去皮，切薄片；北沙参、葛根分别洗净。
2. 锅中加水，放入豆腐、冬瓜、北沙参、葛根同煮至冬瓜熟。
3. 最后加盐调味即可食用。

功效

冬瓜能利尿通淋，能帮助防治产后肥胖。此汤还能滋阴清热、生津止渴，适合夏季消暑之用。

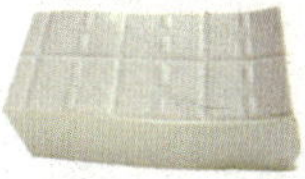

豆腐营养价值很高，其味甘、咸，性寒，具有宽中益气、调和脾胃、消除胀满、通大肠浊气、清热散血的作用。

泡菜烧魔芋

材料

魔芋400克，泡红椒15克，泡萝卜100克，青蒜叶20克，姜片、豆瓣酱各5克，料酒10毫升，蒜蓉5克，香油2毫升，食用油20毫升。

做法

1. 魔芋切成条块；泡萝卜切成条形厚片。
2. 将魔芋放入沸水中焯去碱味。
3. 锅置火上，油烧热，放入豆瓣酱炒红，下泡红椒、姜片、蒜蓉煸炒香，放入泡萝卜片，烧沸出味后，放入魔芋、料酒，烧至魔芋入味、汁快干时，调香油，放入青蒜叶，炒匀起锅装盘。

功效

魔芋含有丰富的纤维素和微量元素，还含有多种氨基酸，并且脂肪和热量都很低；其所含的可溶性膳食纤维，在肠胃中会吸水变得膨胀起来，从而增加饱腹感，还会在肠胃中变为胶质状态，阻止脂肪吸收，是产后肥胖者的佳品。

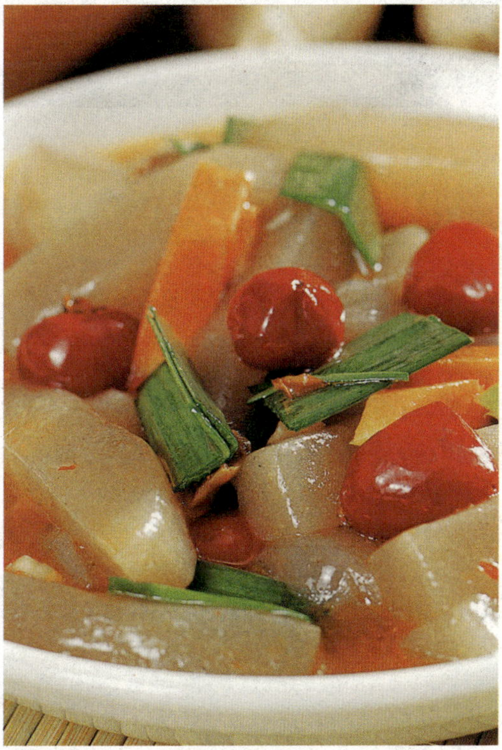

男科病症

尿路感染

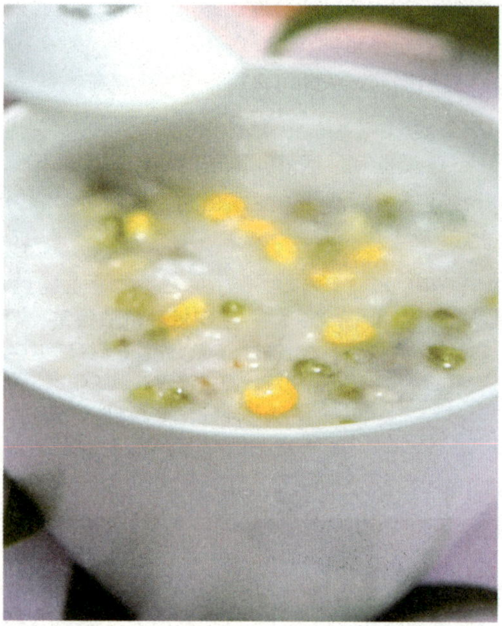

绿豆薏米粥

材料

大米60克，薏米40克，玉米粒、绿豆各30克，盐2克。

做法

1. 大米、薏米、绿豆均洗净泡发；玉米粒洗净。
2. 锅置火上，倒入适量清水，放入大米、薏米、绿豆，以大火煮至开花。
3. 加入玉米粒煮至浓稠状，调入盐拌匀即可。

功效

薏米可利水消肿、健脾去湿、舒筋除痹、清热排脓；绿豆可消肿通气、清热解毒。此粥具有清热解毒、利水消肿的功效，适宜尿路感染患者食用。

黄瓜蒲公英粥

材料

黄瓜、大米各50克，鲜蒲公英30克。

做法

1. 黄瓜洗净，切成薄片；蒲公英洗净，切碎；大米淘洗干净。
2. 粥锅加适量水煮开，放入大米煮至浓稠状。
3. 加入黄瓜片、蒲公英末略煮片刻即可。

功效

本粥具有清热解暑、利尿消肿之功效，适用于热毒炽盛、病毒感染，对尿路感染有一定食疗作用。

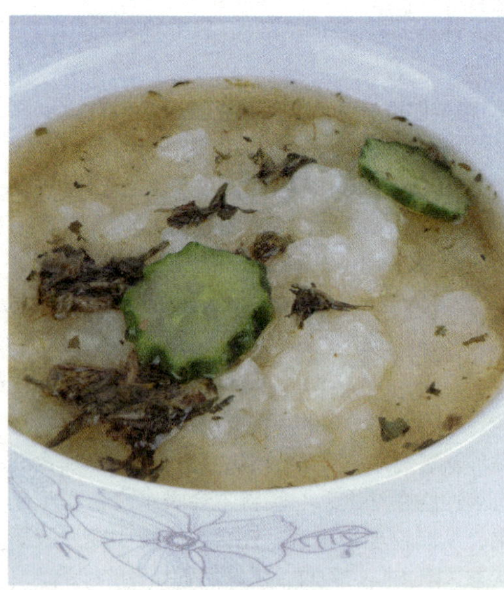

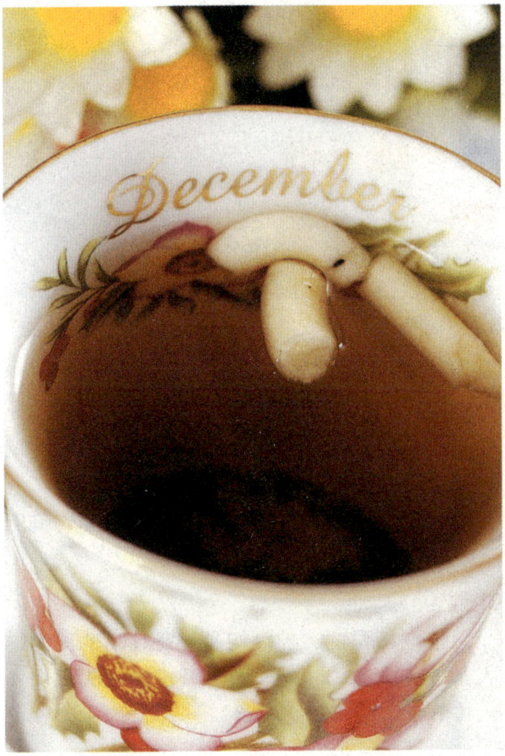

通草车前子茶

材料

通草、车前子、玉米须各5克，白糖15克。

做法

1. 将通草、车前子、玉米须洗净，盛入锅中，加600毫升水煮茶。
2. 大火煮开后，转小火续煮15分钟。
3. 拣去玉米须，最后加入白糖即成。

功效

通草清热利尿、通气下乳；玉米须利尿消肿。本品清泄湿热、通利小便，可治尿道炎、尿石症，小便涩痛、困难、短赤、尿血等症。

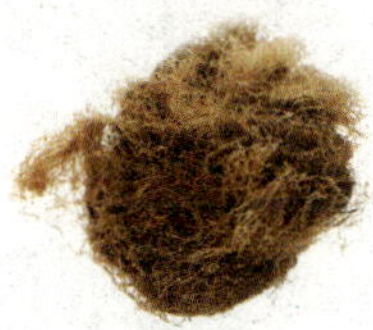

玉米须味甘性平，具有利尿、降压、降血糖、止血、利胆等作用。

乌梅甘草汁

材料

乌梅、甘草、山楂各10克，冰糖5克。

做法

1. 乌梅、甘草、山楂分别洗净。
2. 将乌梅、甘草、山楂放入锅中，加适量水，煮至沸腾。
3. 滤渣取汁，加入冰糖，续煮至溶化即可。

功效

本品可杀菌抑菌、生津止咳，对感染大肠杆菌引起的尿路感染（尿频、尿急、尿痛）、久泻、便血、尿血有食疗作用。

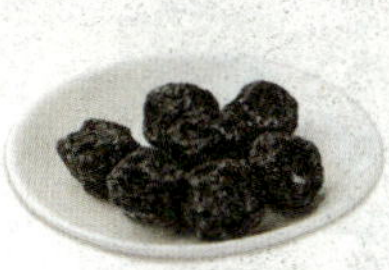

乌梅味酸、涩，性平，具有保护肠胃、缓解便秘、增进食欲、抗衰老、解毒止呕等作用。

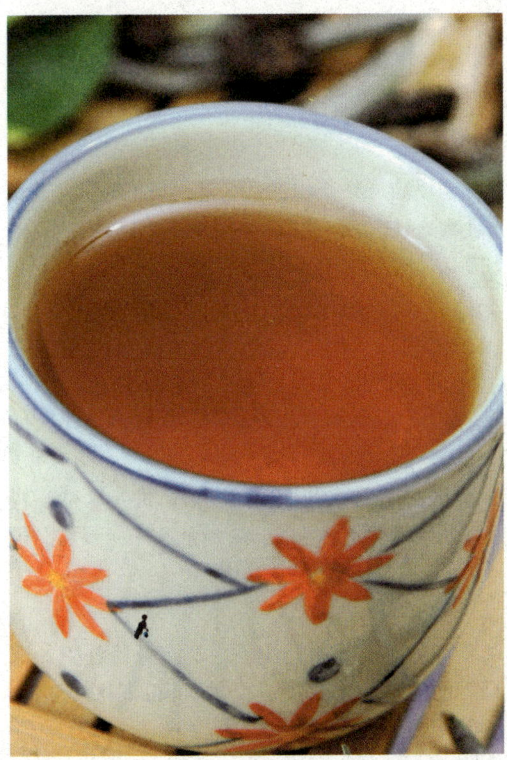

祛病疗疾，良药不苦口

阳痿

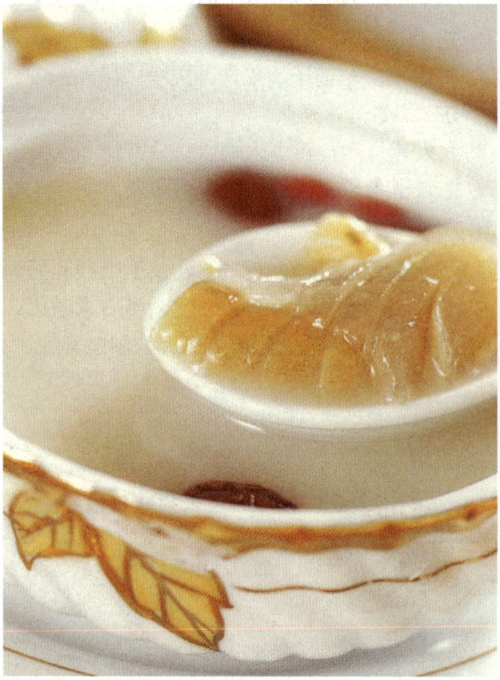

三参炖三鞭

材料

牛鞭、鹿鞭、羊鞭各200克，花旗参、人参、沙参各5克，红枣、枸杞子各5克，老母鸡1只，盐5克。

做法

1. 将牛鞭、鹿鞭、羊鞭均削去尿管，切片。
2. 花旗参、人参、沙参、老母鸡、红枣、枸杞子均洗净。
3. 用小火将老母鸡、三参、三鞭、红枣、枸杞子一起煲3小时，加入盐调味即可。

功效

牛鞭、鹿鞭、羊鞭均是补肾壮阳的良药，人参、花旗参、沙参可益气补虚、滋阴润燥。六味同食可改善阳痿症状。

葱烧海参

材料

水发海参1个，葱段5克，黄瓜1根，圣女果1颗，盐5克，花椒3克，料酒20毫升，胡椒粉3克，食用油20毫升。

做法

1. 黄瓜洗净，切片；圣女果洗净，对半切；海参洗净切段。
2. 锅中注水烧热，放入海参，加料酒以小火煨20分钟，捞出。
3. 起油锅，放入花椒，放葱段、海参、盐、料酒、胡椒粉、水，小火烧至入味，装盘时再用黄瓜、圣女果点缀即可。

功效

海参是上等滋补佳品，具有补肾壮阳、遗精养血的功效，对肾阳亏虚引起的阳痿遗精、虚劳瘦弱等均有很好的疗效。

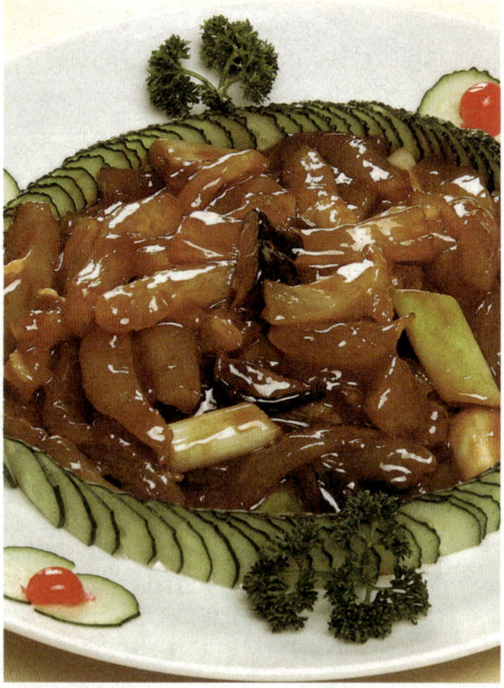

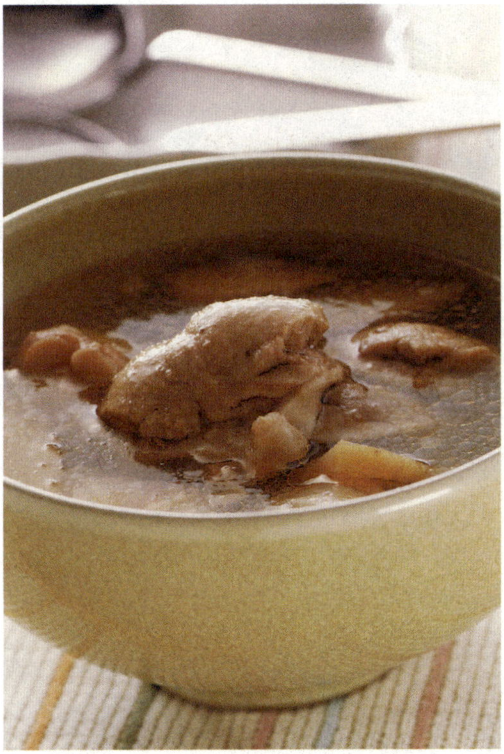

牛鞭汤

材料

牛鞭1根，姜1块，盐5克。

做法

1 牛鞭切段，放入沸水中汆烫，捞出洗净备用；姜洗净，切片。
2 锅洗净，置于火上，将牛鞭、姜片一起放入锅中，加水至盖过所有材料，以大火煮开后转小火慢炖约1小时关火。
3 起锅前加盐调味即可。

功效

本品适合因心理紧张引起的阳痿、早泄等患者食用，但不宜多食。

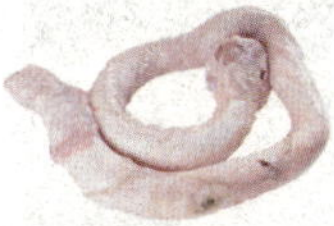

牛鞭含有雄激素、蛋白质、脂肪等成分，具有壮阳补肾的功效，是上好的男性补品。

鹿茸黄芪煲鸡汤

材料

鸡肉500克，猪瘦肉300克，鹿茸、黄芪各20克，生姜10克，盐5克。

做法

1 将鹿茸片放入清水中洗净；黄芪洗净；生姜去皮，切片；猪瘦肉洗净切成厚块。
2 将鸡洗净，斩成块，放入沸水中焯去血水后，捞出。
3 锅内注入适量水，下入所有原材料大火煲沸后，再改小火煲2小时，加入盐调味即可。

功效

鹿茸可补肾壮阳、益精生血；黄芪可健脾益气、补虚。两者合用，对肾阳不足、脾胃虚弱、精血亏虚所致的阳痿早泄、尿频遗尿、腰膝酸软、筋骨无力等症均有较好的疗效。

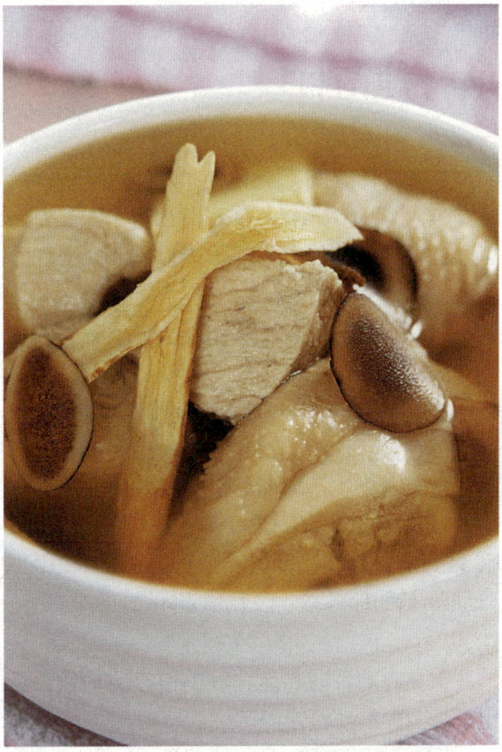

祛病疗疾，良药不苦口

异常勃起

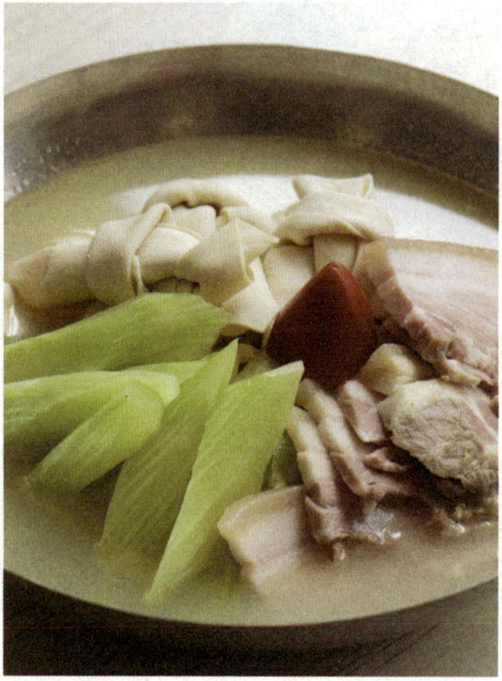

生地黄枸杞肉煲

材料

猪瘦肉500克，生地黄片30克，青笋100克，红青椒10克，枸杞子10克，白糖10克，盐5克。

做法

1. 将猪瘦肉洗净，切成片；青笋洗净切成块；生地黄片洗净切成丝；枸杞子洗净待用。
2. 将猪肉片、青笋块、生地黄丝、枸杞子放入锅中，加水，大火煮沸，改小火煲2.0小时，加入白糖、盐调味，拣去地黄片，最后以红青椒装饰即可。

功效

本品具有滋阴补肾、明目健身的功效。适用于肝阴亏损而致阴茎异常勃起。

地骨炖两样

材料

地骨皮10克，陈皮10克，嫩羊肉250克，羊肝250克，土豆100克，圣女果20克，青菜叶10克，姜片10克，盐5克，白糖5克，料酒10毫升。

做法

1. 地骨皮、陈皮加适量水，煎煮40分钟，滤汁去渣。
2. 将羊肉洗净后切块，羊肝去筋膜，洗净切块。土豆去皮，洗净，切块。圣女果洗净从中间切开。将羊肉块、羊肝块入沸水中汆去血水。
3. 锅置大火上，下入羊肉块、羊肝块，加入地骨皮、陈皮汁液，姜片和料酒，炖2个小时，最后加入盐、白糖调味即可。

功效

本品具有补肝养血，滋阴退热的功效。适用于阴茎异常勃起等。

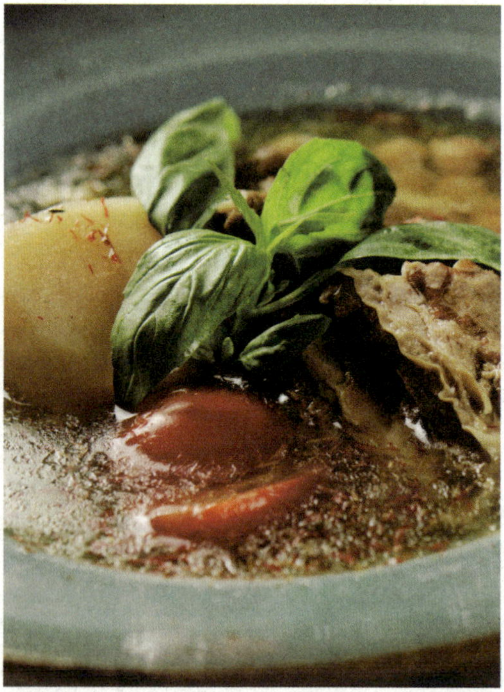

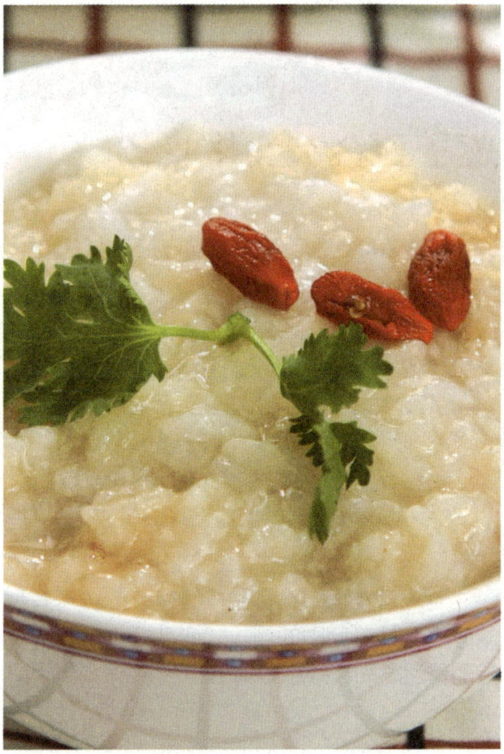

竹叶地黄粥

材料

竹叶、生地各适量，枸杞子10克，大米100克，香菜2克，盐2克。

做法

1. 大米洗净泡发；竹叶、生地均洗净，加适量清水熬煮，滤出渣叶，取药汁待用；枸杞子洗净泡发。
2. 锅置火上，加水适量，放入大米，大火煮开后倒入已经熬煮好的药汁、枸杞子。
3. 以小火煮至粥呈浓稠状，调入盐拌匀，撒入香菜即可。

功效

生地具有滋阴清肝、凉血补血的功效，对肝火旺盛引起的阴茎异常勃起症有很好的疗效。

枸杞炖甲鱼

材料

甲鱼250克，枸杞子30克，桂枝20克，莪术10克，红枣8颗，盐3克。

做法

1. 甲鱼宰杀后洗净。
2. 枸杞子、桂枝、莪术、红枣分别洗净。
3. 将除盐外的材料一起放入煲内，加开水适量，小火炖2小时，再加盐调味，最后拣去药材即可。

功效

本品具有滋阴养血、活血化淤、散结消肿的功效，适合异常勃起症患者食用。

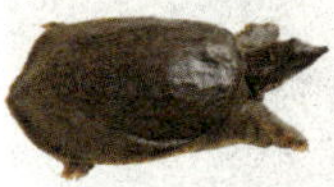

甲鱼肉性平、味甘，具有滋阴凉血、补益调中、补肾健骨、散结消痞等作用。

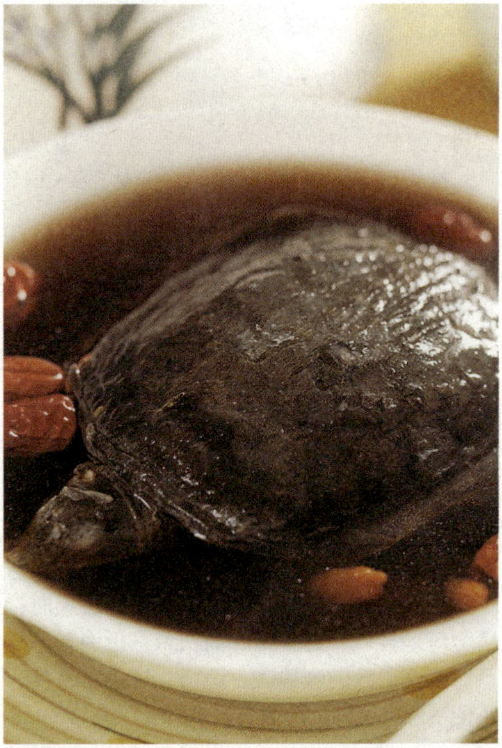

祛病疗疾，良药不苦口

早泄

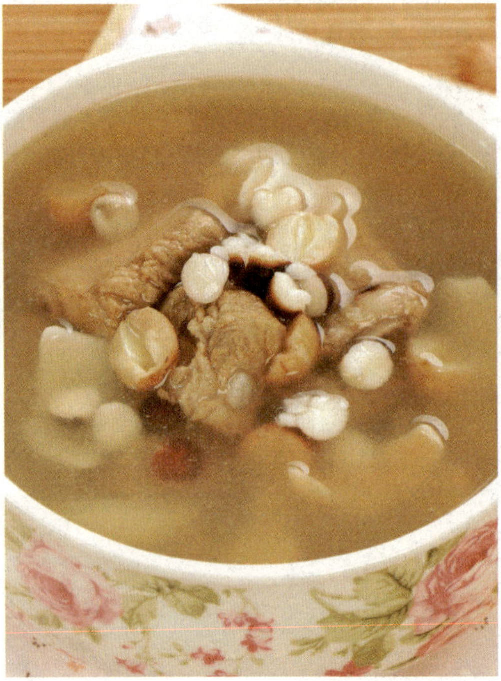

莲子百合芡实排骨汤

材料

排骨200克，莲子、芡实、百合各10克，盐3克。

做法

1. 排骨洗净，斩块，氽去血污；莲子泡发，去莲心，洗净；芡实洗净；百合洗净泡发。
2. 将排骨、莲子、芡实、百合放入砂煲，注入清水，大火烧沸。
3. 改为小火煲2小时，加盐调味即可。

功效

莲子可止泻固精、益肾健脾；芡实具有收敛固精、补肾助阳的功效。此品适宜由肾虚引起的早泄、阳痿等患者食用。

板栗猪腰汤

材料

板栗50克，猪腰100克，红枣、姜各10克，盐1克。

做法

1. 将猪腰洗净，切开，除去白色筋膜，入沸水氽去表面血水，捞出洗净。
2. 板栗洗净剥开；红枣洗净；姜洗净，去皮切片。
3. 用瓦煲装水，在大火上滚开后放入猪腰、板栗、姜片、红枣，以小火煲2小时，调入盐即可。

功效

板栗可补肾强骨、健脾养胃、活血止血；猪腰可理肾气、通膀胱、消积滞、止消渴。此品对肾虚所致的腰酸痛、遗精、耳聋、水肿、小便不利有很好的疗效。

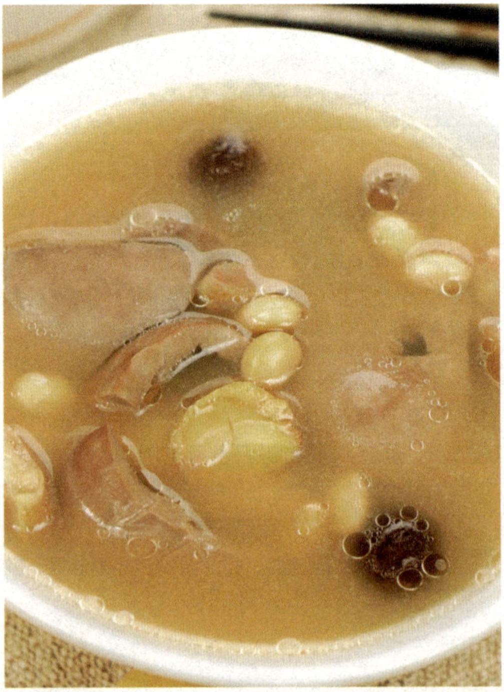

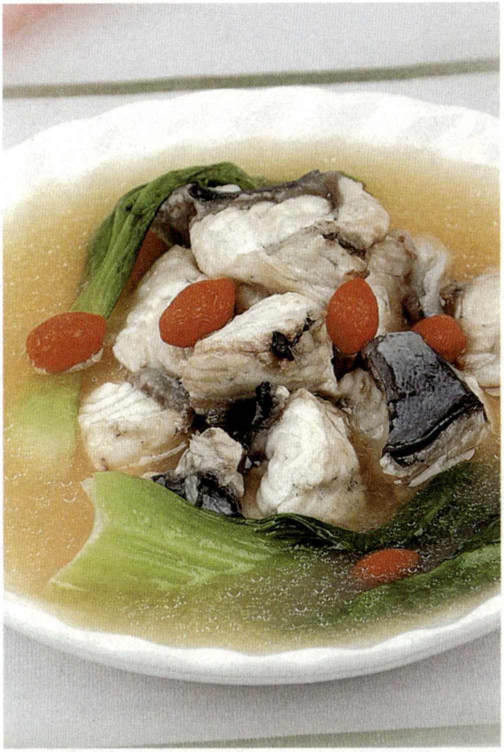

枸杞水蛇汤

材料

水蛇250克，枸杞子30克，油菜10克，高汤800毫升，盐5克。

做法

1 将水蛇洗净切片，氽水；枸杞子洗净泡发；油菜洗净。

2 净锅上火，倒入高汤，放入水蛇、枸杞，煲至熟时下入油菜稍煮。

3 最后加入盐调味即可。

功效

本品能清肝明目、补肾助阳，可治肝肾亏虚、头晕目眩、目视不清、腰膝酸软、阳痿、遗精、早泄、虚劳咳嗽、消渴引饮等症。

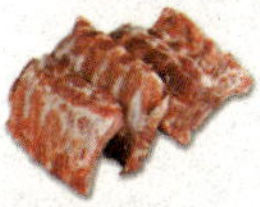

排骨具有滋阴壮阳、益精补血、强壮体格的功效。

海马龙骨汤

材料

猪龙骨220克，海马2只，胡萝卜50克，盐5克。

做法

1 将猪龙骨斩件，洗净氽水；胡萝卜洗净去皮，切块；海马洗净。

2 将猪龙骨、海马、胡萝卜放入炖盅内，加适量清水炖2小时。

3 最后放入盐调味即可。

功效

海马具有强身健体、补肾壮阳、舒筋活络等功效；猪龙骨具有滋补肾阴、填补精髓的作用。所以，此品对早泄患者有很好的食疗功效。

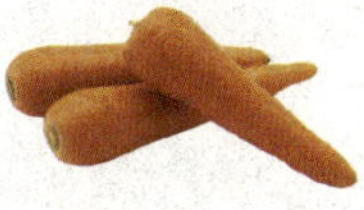

胡萝卜含有丰富的维生素A和胡萝卜素，具有保护视力、下气补中、健胃消食、调养五脏的作用。

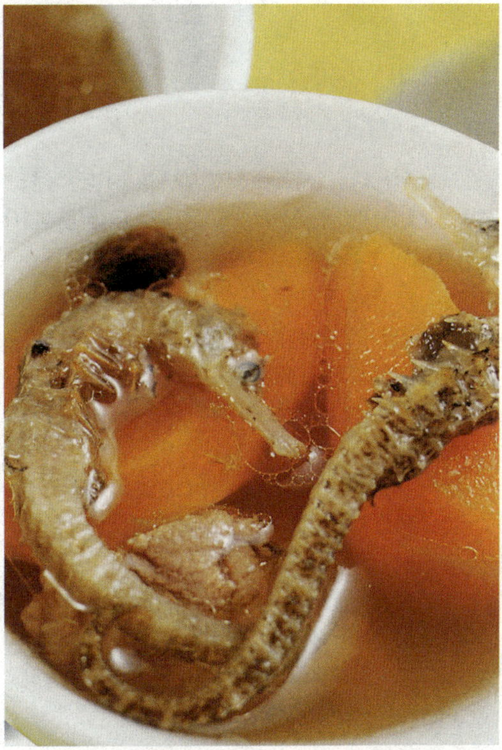

祛病疗疾，良药不苦口

遗精

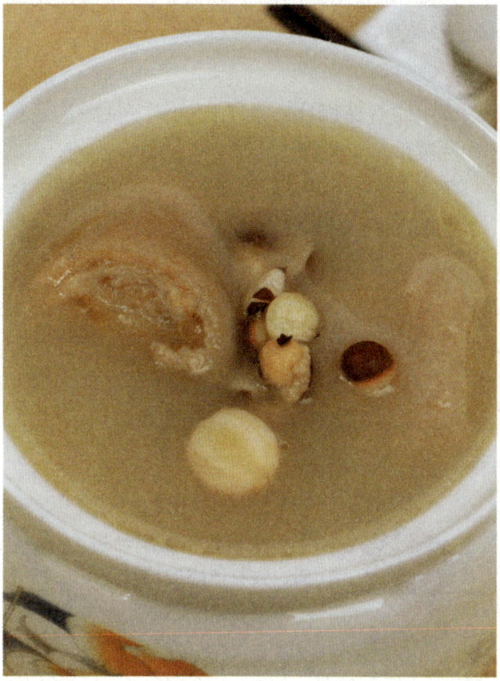

莲子芡实猪尾汤

材料

猪尾100克，芡实、莲子各10克，盐3克。

做法

1. 将猪尾洗净，剁成段；芡实洗净；莲子泡发，去莲心，洗净。
2. 热锅注水烧开，将猪尾的血水汆尽，捞起洗净。
3. 把猪尾、芡实、莲子放入炖盅，注入适量清水，大火烧开，改小火煲煮40分钟，加盐调味即可。

功效

莲子可止泻固精、益肾健脾；芡实具有收敛固精、补肾助阳的功效。所以，此品适宜由肾虚引起的遗精、早泄、阳痿等患者食用。

五子鸡杂汤

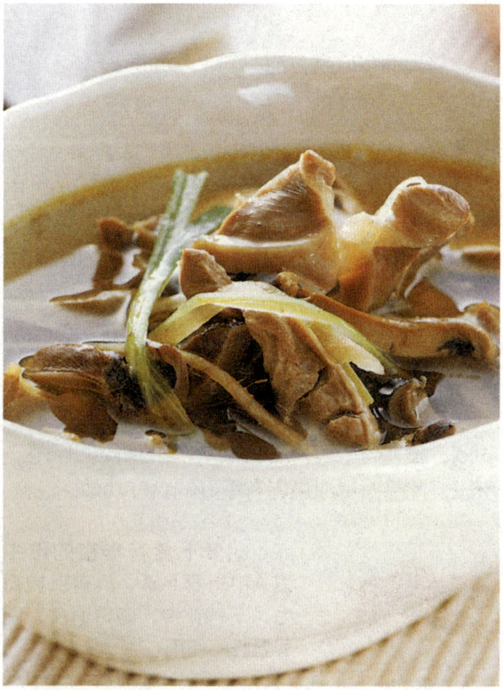

材料

鸡杂（鸡心、鸡肝、鸡胗）200克，益母草子、蒺藜子、覆盆子、车前子、菟丝子各10克，姜2片，葱1棵，盐3克。

做法

1. 将鸡杂洗净，切片；姜洗净，切丝；葱洗净，切丝；所有药材洗净。
2. 将所有药材放入纱布袋内，放入锅中，加水煎药汁。
3. 捞起纱布袋丢弃，转中火，放入鸡杂、姜丝、葱丝煮至熟，加盐调味即可。

功效

覆盆子可补肝益肾、固精缩尿；菟丝子可补肾益精、养肝明目。本品具有益肾固精的功效，十分适合肾虚阳痿、早泄、滑精、腰酸胀痛等病症患者食用。

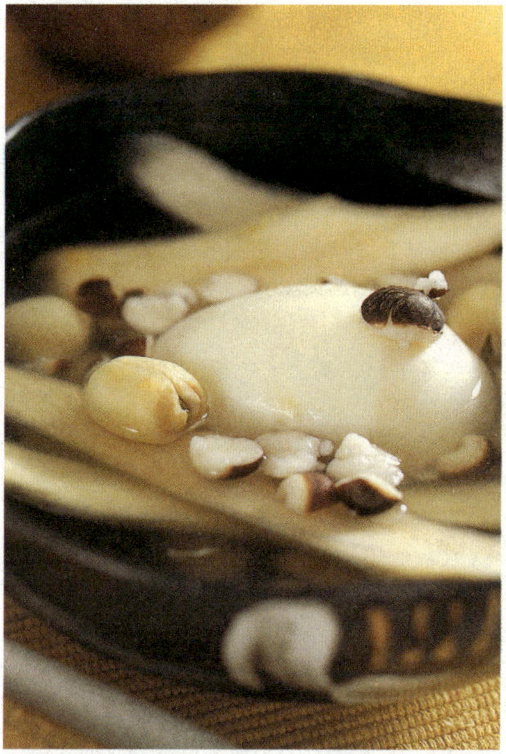

莲子芡实山药蛋汤

材料

鸡蛋 1 个，去心莲子、芡实、山药各 9 克，冰糖5克。

做法

1. 芡实、山药、莲子分别用清水洗净。
2. 将莲子、芡实、山药放入锅中，加入适量清水熬成药汤。
3. 另起锅，将鸡蛋煮熟后剥壳，入药汤内煮至入味，再加入冰糖即可。

功效

莲子可止泻固精、益肾健脾；芡实收敛固精、补肾助阳；山药补脾养胃、生津益肺、补肾涩精。本品具有补脾益肾、固精安神的功效，可治疗遗精、早泄、心悸失眠、烦躁、盗汗等症。

莲子芡实鸭汤

材料

鸭肉600克，龙骨、牡蛎、蒺藜子各10克，芡实50克，莲须、莲子各100克，盐5克。

做法

1. 鸭肉洗净氽烫；莲子、芡实冲净，沥干。
2. 将龙骨、牡蛎、蒺藜子分别洗净，放入纱布袋中，扎紧袋口。
3. 将莲子、芡实、莲须、鸭肉及纱布袋放入煮锅中，加水至没过材料，以大火煮沸，再转小火续炖2小时左右，加盐调味即可。

功效

龙骨能敛汗固精、止血涩肠、生肌敛疮；芡实可收敛固精、补肾助阳。所以，本品有补肾固精、温阳涩精的功效，适用于阳痿早泄、多汗盗汗、遗精等，对不育症也有很好的疗效。

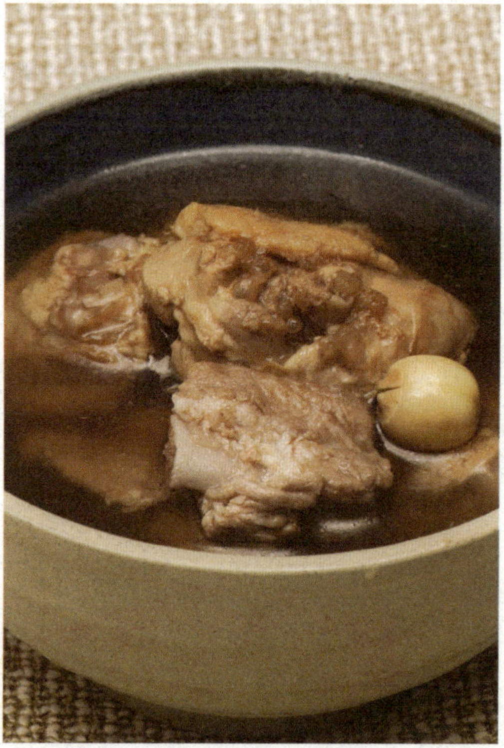

血精

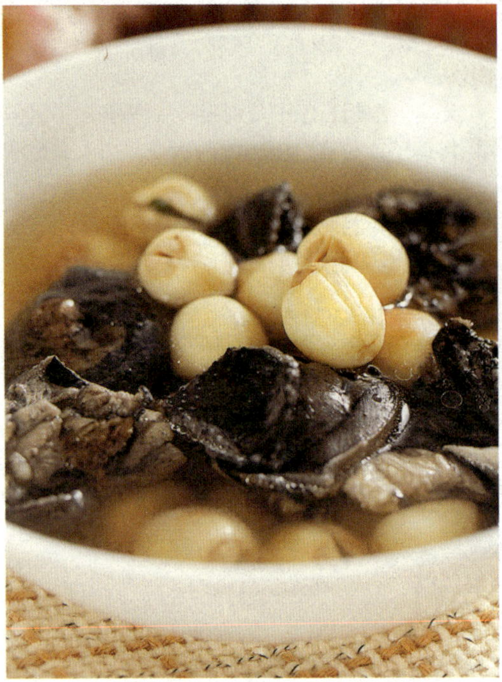

莲子茅根炖乌鸡

材料

萹蓄、土茯苓、茅根各15克，红花8克，莲子50克，乌鸡肉200克，盐5克。

做法

1. 将莲子、萹蓄、土茯苓、茅根、红花分别洗净。
2. 乌鸡肉洗净，切小块，入沸水中汆烫，去血水。
3. 把全部用料一起放入炖盅内，加适量开水，炖盅加盖，小火隔水炖3小时，加盐调味即可。

功效

萹蓄、土茯苓、茅根均可清热利湿、消炎杀菌；莲子可健脾补肾、固涩止带；乌鸡可益气养血、滋补肝肾。所以，此品适宜血精患者食用。

黑米黑豆莲子粥

材料

糙米40克，燕麦30克，黑米、黑豆、红豆、莲子各20克，白糖5克。

做法

1. 糙米、黑米、黑豆、红豆、燕麦均洗净，泡发；莲子洗净，泡发后，挑去莲心。
2. 锅置火上，加入适量清水，放入糙米、黑豆、黑米、红豆、莲子、燕麦开大火煮沸。
3. 最后转小火煮至所有材料烂熟，粥呈浓稠状后，调入白糖拌匀即可。

功效

黑米、黑豆均为黑色食品，具有补肾、益精血、开健脾胃等作用；莲子可健脾补肾、固涩止带。此粥有补益心脾之功，可辅助治疗气血亏损引起的血精症。

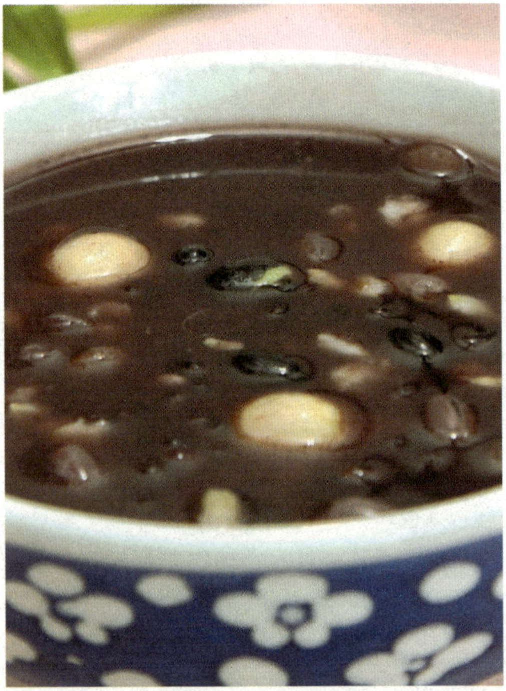

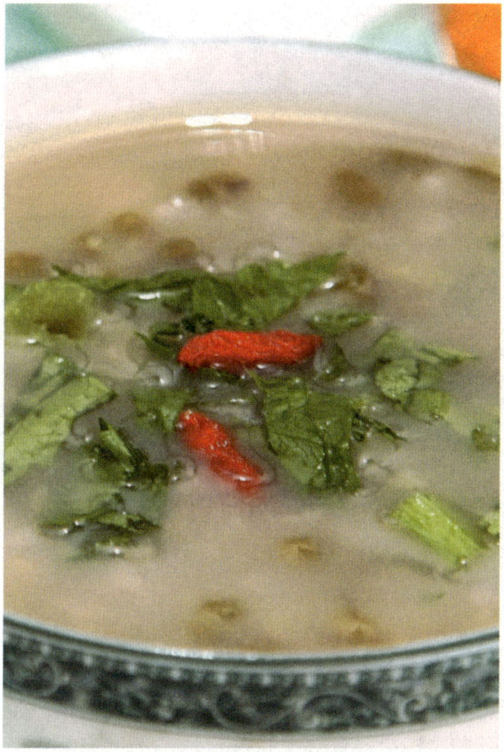

绿豆苋菜枸杞粥

材料

大米、绿豆各40克，苋菜30克，枸杞子5克，冰糖10克。

做法

1. 大米、绿豆均泡发洗净；苋菜洗净，切碎；枸杞洗净。
2. 锅置火上，倒入适量清水，放入大米、绿豆、枸杞煮至开花。
3. 待煮至浓稠状时，加入苋菜、冰糖稍煮即可。

功效

苋菜味甘、微苦，性凉，具有清热解毒、收敛止血、抗菌消炎、消肿、止痢等功效；绿豆可清热利湿、凉血止血。二者同食对血精症有很好的食疗效果。

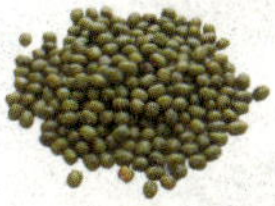

绿豆味甘，性寒，具有清热解毒、消肿、利尿、祛痘、补益元气等作用。

马齿苋荠菜汁

材料

萆薢10克，鲜马齿苋、鲜荠菜各50克。

做法

1. 把马齿苋、荠菜分别洗净，在温开水中浸泡30分钟，取出后连根切碎，放到榨汁机中，榨成汁。
2. 把榨后的马齿苋、荠菜渣及萆薢用温开水浸泡10分钟，重复绞榨取汁，与马齿苋、荠菜汁混合，过滤，放在锅里，用小火煮沸即可。

功效

马齿苋具有清热解毒、凉血止血的功效；荠菜可凉血止血、利尿除湿。此品清热解毒、利湿泻火，对急性前列腺炎、尿路感染、痢疾、血精均有食疗作用。

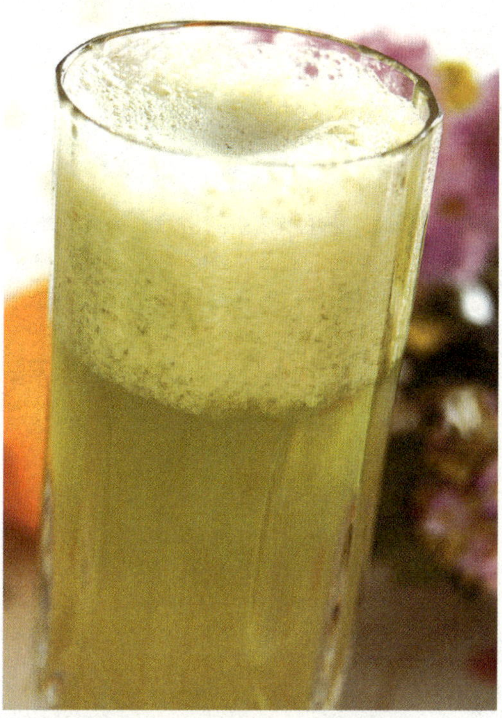

少精无精症

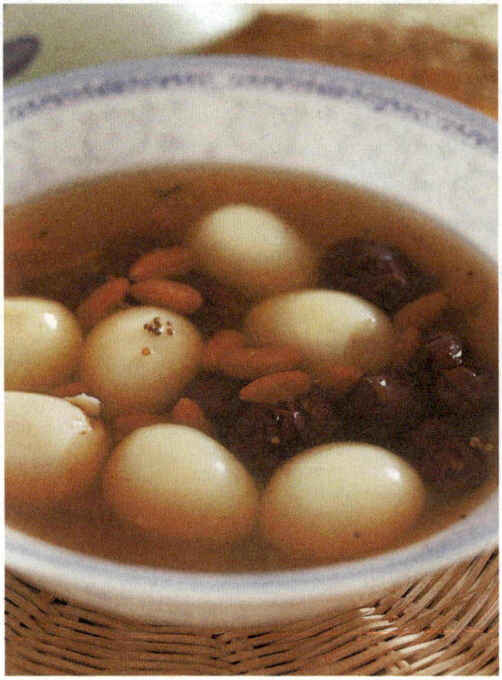

菟丝子煲鹌鹑蛋

材料

菟丝子9克，红枣、枸杞子各12克，熟鹌鹑蛋（去壳）400克，料酒1毫升，盐5克。

做法

1. 菟丝子洗净，装入纱布袋中，扎紧；红枣及枸杞子均洗净。
2. 红枣、枸杞子及装有菟丝子的纱布袋放入锅内，加入水煮开。
3. 再加入熟鹌鹑蛋，最后加入料酒煮开，改小火继续煮约60分钟，加入盐调味即可。

功效

菟丝子可滋补肝肾、固精缩尿，鹌鹑蛋具有补益气血、强身健脑、丰肌泽肤等功效。两者同食，可用于辅助治疗肾虚少精、无精，腰膝酸软，目昏耳鸣，肾虚胎漏等症。

淡菜枸杞煲乳鸽

材料

乳鸽1只，淡菜20克，枸杞子5克，盐3克。

做法

1. 乳鸽宰净，去毛及内脏，洗净；淡菜、枸杞子均洗净泡发；红枣洗净。
2. 锅内加水烧热，将乳鸽放入稍滚5分钟，捞起。
3. 将乳鸽、枸杞子放入瓦煲内，注入水，大火煲沸，放入淡菜，改小火煲2小时，加盐调味即可。

功效

淡菜具有补肝肾、益精血的功效；乳鸽能补肝壮肾、益气补血、清热解毒、生津止渴。所以，此品对少精、无精患者有很好的食疗功效。

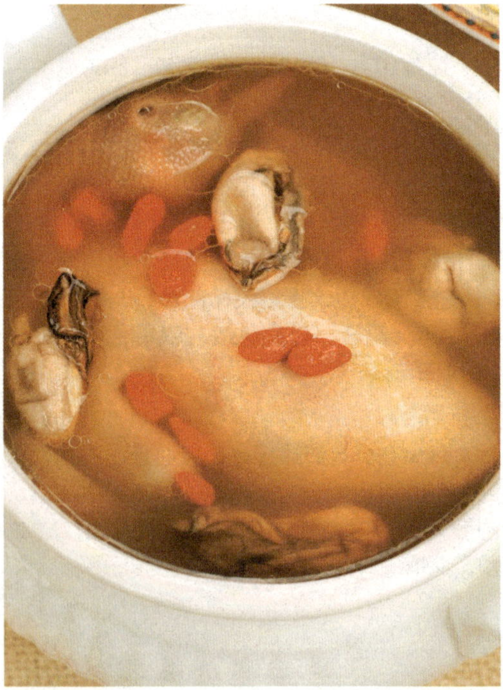

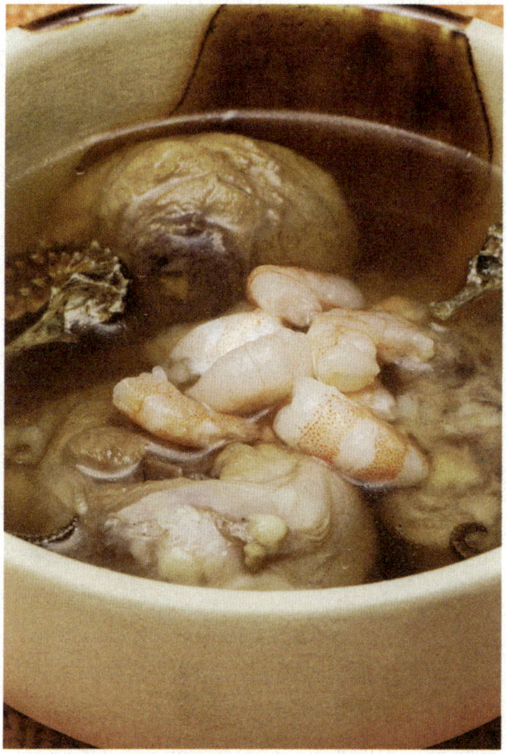

海马虾仁童子鸡

材料

海马10克，生姜适量，虾仁15克，童子鸡1只，盐5克，淀粉20克，料酒20毫升，姜片10克，葱段8克，清汤1000毫升。

做法

1. 将童子鸡处理干净，洗去血水，然后放入沸水中氽烫熟，剁成小块。
2. 将海马、虾仁用温水洗净，泡10分钟，放在鸡肉上，加入姜片、葱段、清汤，上笼蒸熟；料酒、淀粉加水做芡汁。
3. 把鸡肉扣入碗中，加入盐，最后勾芡即可。

功效

此汤含有蛋白质、糖类、胡萝卜素、磷脂、多种维生素、微量元素、腺嘌呤和胆碱，适宜肾冷、精稀的男性不育症患者食用。

鹌鹑笋菇汤

材料

鹌鹑1只，冬笋20克，水发香菇、金华火腿各10克，葱末5克，鲜汤800毫升，料酒20毫升，胡椒粉2克，盐5克。

做法

1. 鹌鹑洗净去内脏；冬笋、香菇洗净，切块；火腿切末。
2. 砂锅上火，放油烧热，倒入鲜汤，放入除火腿外的其他原料，用大火煮沸。
3. 改小火煮60分钟，加火腿末稍煮，加入料酒、盐、葱末、胡椒粉即可。

功效

鹌鹑具有补中益气、清利湿热的功效，与冬笋、香菇一起做汤对身体虚弱、肾精亏虚引起的少精、无精者有较好的食疗功效。

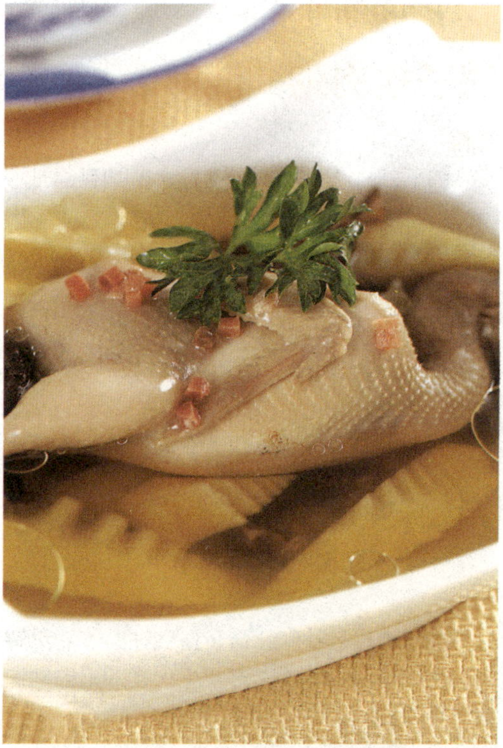

不射精症

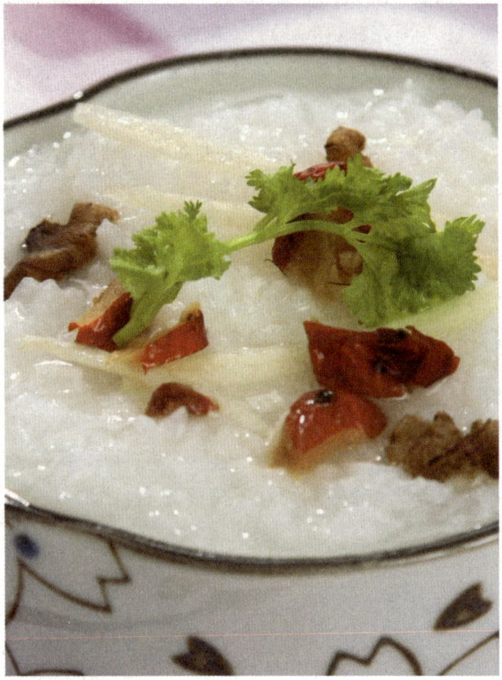

核桃仁生姜粥

材料

核桃仁15克，生姜5克，红枣10克，糯米80克，盐2克，姜汁5毫升。

做法

1. 糯米置于清水中泡发后洗净；生姜去皮，洗净，切丝；红枣洗净，去核，切片；核桃仁洗净。
2. 锅置火上，倒入清水，放入糯米，大火煮开，再淋入姜汁。
3. 最后加入核桃仁、生姜、红枣同煮至浓稠，调入盐拌匀即可。

功效

核桃仁具有补肾温肺、润肠通便的功效，与生姜一起做粥食用可辅助治疗肾阳虚衰、腰痛脚弱、小便频数、不射精等症。

鸽子瘦肉粥

材料

鸽子1只，猪瘦肉100克，大米80克，料酒5毫升，生抽3毫升，姜末2克，盐3克，胡椒粉4克，香油2毫升，葱花5克。

做法

1. 猪瘦肉洗净，剁成末；大米淘净，泡好；鸽子处理后洗净，切块，用料酒、生抽腌制，炖熟。
2. 锅中注水，放入大米以大火煮沸，放入猪瘦肉、姜末，中火熬煮至米粒软散。
3. 放入鸽肉，将粥熬出香味，加盐、胡椒粉调味，淋入香油，撒上葱花即可。

功效

鸽子肉具有补肝壮肾、益气补血、清热解毒、生津止渴的功效，对肾虚引起的不射精症有很好的食疗功效。

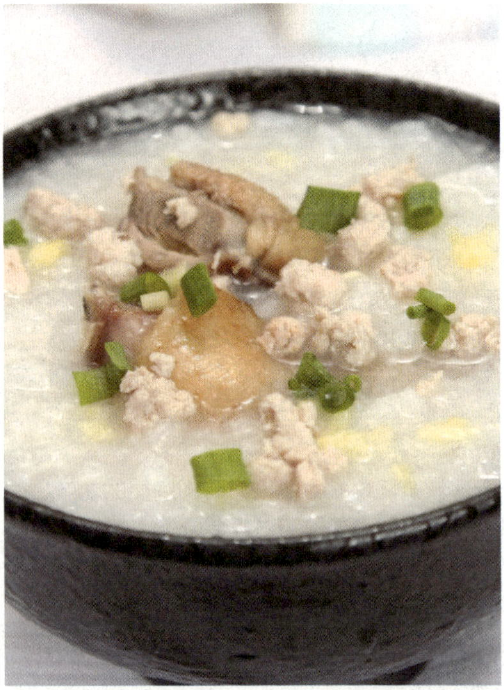

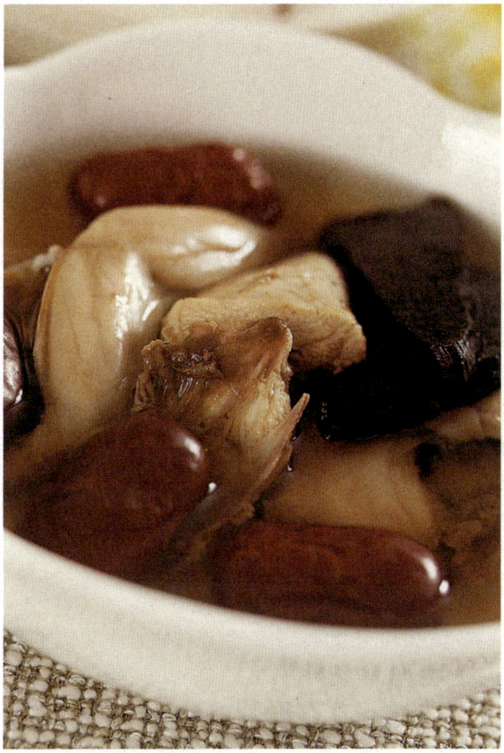

灵芝鹌鹑汤

材料

鹌鹑1只，党参20克，灵芝8克，红枣5颗，盐3克。

做法

1. 灵芝洗净，泡发，撕小片；党参洗净，切薄片；红枣洗净，泡发。
2. 鹌鹑宰杀，去毛、内脏，洗净后汆水。
3. 炖盅注水，大火烧开，下灵芝、党参、红枣以大火烧开，放入鹌鹑，用小火煲煮1小时，加盐调味即可。

功效

鹌鹑具有补中益气、清利湿热的功效，与灵芝一起炖汤对身体虚弱、肾精亏虚引起的少精、无精、不射精患者有较好的食疗功效。

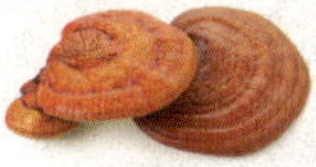

灵芝是养心益智、抗老防衰的佳品，具有补气安神、止咳平喘的功效。

莲子山药甜汤

材料

银耳100克，莲子30克，百合30克，红枣6颗，紫山药1小段，冰糖10克。

做法

1. 银耳洗净，泡发；红枣洗净，划几个刀口。
2. 银耳、莲子、百合、红枣同时入锅煮约20分钟，待莲子将熟、银耳煮软，将已去皮切块的柴山药放入一起煮。
3. 最后放入冰糖（未脱色的冰糖最好）调味即可。

功效

莲子健脾养心，紫山药益肾摄精，红枣补心补血，百合、银耳滋阴固肺。本品适用于脾虚精少所致不射精症，也适合食欲不振者食用。

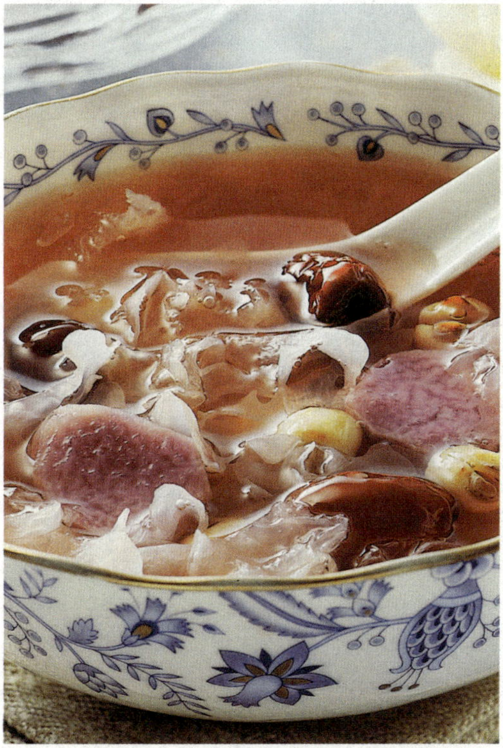

祛病疗疾，良药不苦口

前列腺炎

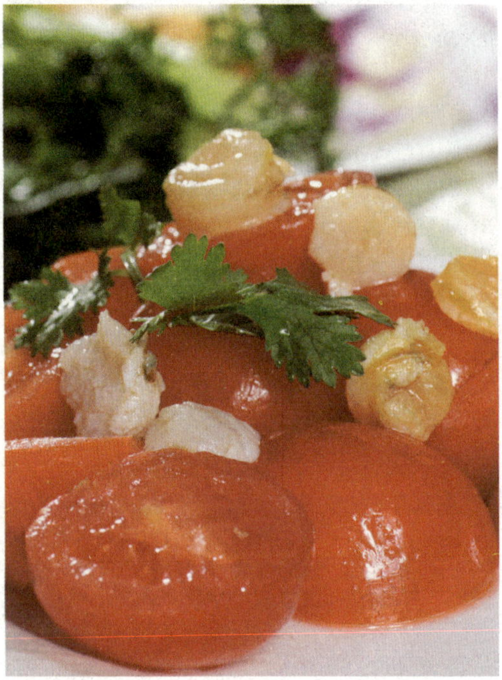

圣女果烩鲜贝

材料

鲜贝200克，圣女果150克，葱段5克，盐3克，高汤、水淀粉各10克、食用油20毫升。

做法

1. 鲜贝、圣女果分别洗净；将圣女果切成两半。
2. 炒锅入油，以中火烧至三成热时分别加入鲜贝及圣女果滑炒至熟，捞出沥干油。
3. 锅中留少许底油，爆香葱段，放入鲜贝、圣女果炒匀，放入盐、高汤调味，以水淀粉勾芡即可。

功效

鲜贝和圣女果均富含锌，对男性前列腺炎有一定的食疗功效。

白菜薏米粥

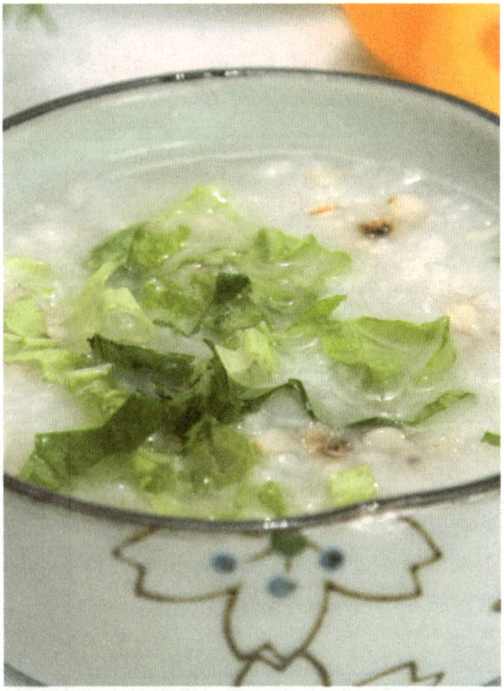

材料

大米、薏米各50克，芹菜、白菜各20克，盐3克。

做法

1. 大米、薏米均泡发洗净；芹菜、白菜均洗净，切碎。
2. 锅置火上，倒入清水，放入大米、薏米煮至米粒开花。
3. 加入芹菜、白菜煮至粥稠时，调入盐拌匀即可。

功效

薏米具有利水消肿、健脾祛湿、舒筋除痹、清热排脓的功效。本品可清热利水、解毒排脓，患有前列腺炎的男性可经常食用。

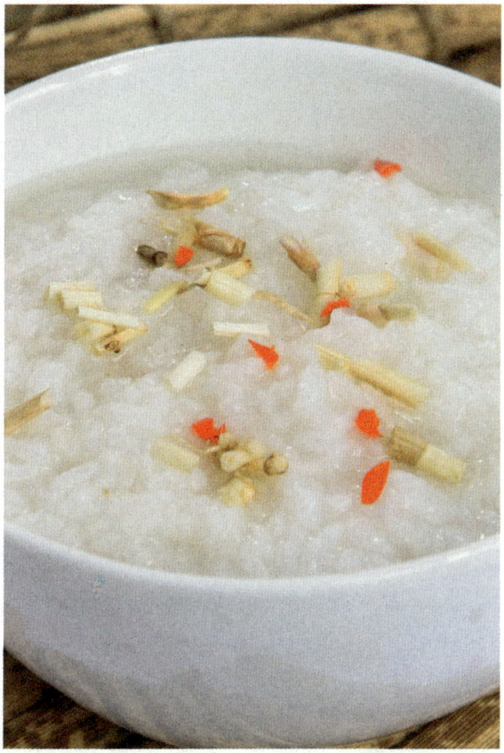

茅根冰糖粥

材料

鲜白茅根适量，大米100克，冰糖10克，枸杞子3克。

做法

1. 大米、枸杞子均泡发洗净；白茅根洗净，切段。
2. 锅置火上，倒入清水，放入大米，以大火煮至米粒开花。
3. 加入白茅根、枸杞子煮至浓稠状，调入冰糖煮溶即可。

功效

白茅根具有清热利尿、凉血止血的功效，与大米熬成粥对尿道炎、前列腺炎、急性肾炎、急性肾盂肾炎、膀胱炎皆有很好的食疗作用。

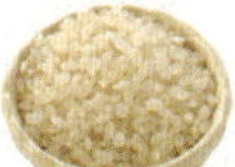

大米味甘淡，其性平和，是滋补之物，每日食用，能益脾胃、除烦渴。

花生松子粥

材料

花生仁30克，松子仁20克，大米80克，盐2克，葱8克。

做法

1. 大米泡发，洗净；松子仁、花生仁均洗净；葱洗净，切葱花。
2. 锅置火上，倒入清水，放入大米煮开。
3. 加入松子仁、花生仁同煮至粥浓稠，调入盐拌匀，撒上葱花即可。

功效

松子可强阳补骨、滑肠通便；花生仁富含多种不饱和脂肪酸，可增强前列腺功能。两者一同煮粥对男性前列腺炎、前列腺增生均有一定的食疗作用。

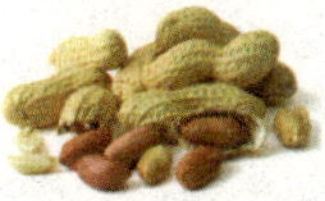

花生仁含多种营养物质，具有抗老化、凝血止血、养血通乳、促进发育、增强记忆等作用。

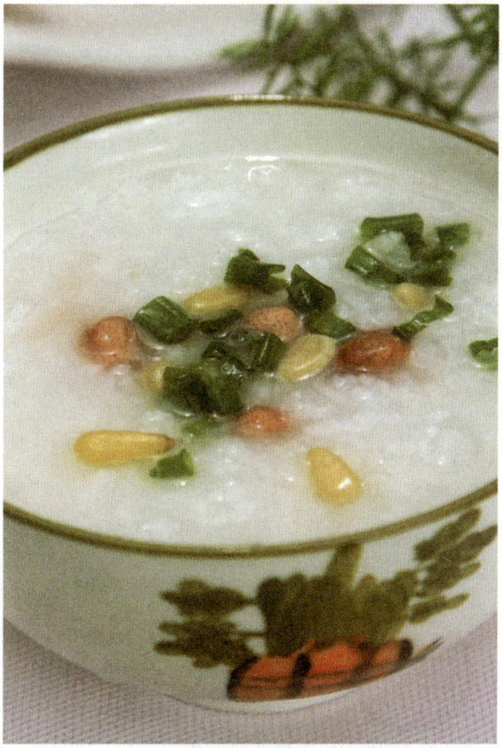

前列腺增生

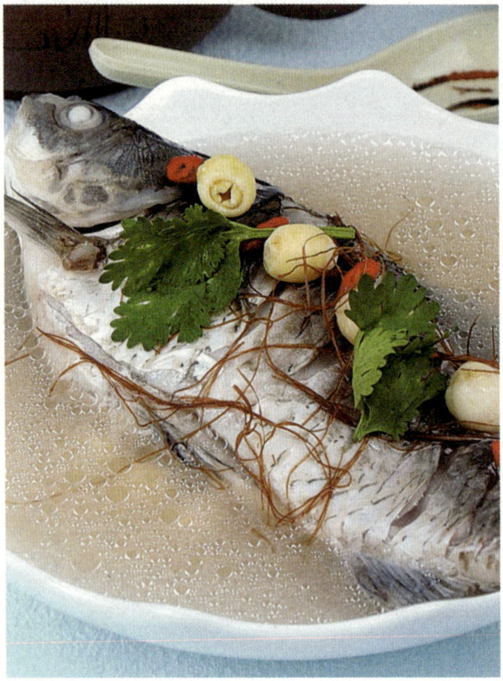

玉米须鲫鱼汤

材料

鲫鱼450克，玉米须150克，莲子肉5克，盐3克，葱段、姜片各5克，食用油20毫升。

做法

1. 鲫鱼洗净，在鱼身上打上刀花。
2. 玉米须洗净；莲子洗净。
3. 油锅炝香葱段、姜片，下入鲫鱼略煎，加入水、玉米须、莲子煲至熟，调入盐即可。

功效

玉米须具有清热利湿、利尿通淋的功效。因此，本品对湿热下注引起的前列腺增生有很好的食疗作用。

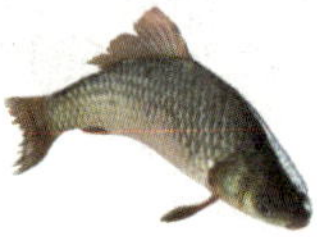

鲫鱼营养丰富，所含的蛋白质质优、齐全、易于消化吸收，具有很强的滋补保健功效。

腰果糯米粥

材料

腰果20克，糯米80克，白糖3克，葱8克。

做法

1. 糯米泡发洗净；腰果洗净；葱洗净，切葱花。
2. 锅置火上，倒入清水，放入糯米煮至米粒开花。
3. 加入腰果同煮至粥浓稠，调入白糖拌匀，撒上葱花即可。

功效

腰果含有丰富的锌，能补脑养血、补肾健脾、止久渴。因此，本品对前列腺增生患者有很好的食疗作用。

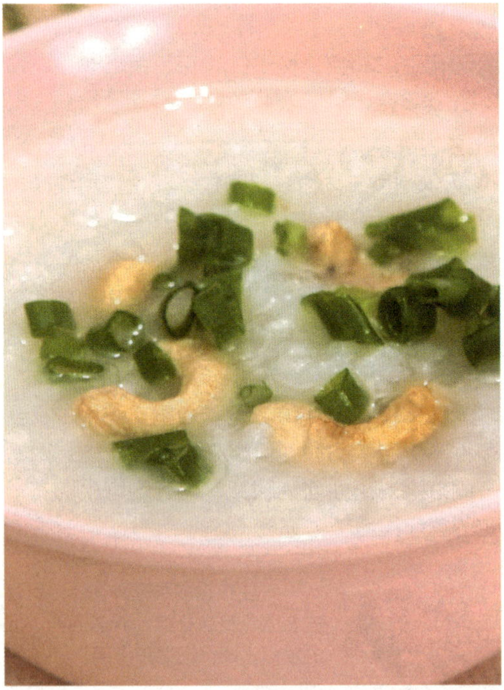

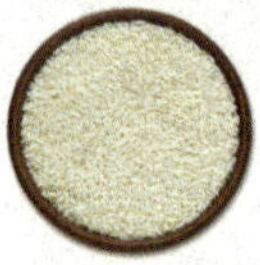

糯米能够补气养体，主要功能是温补脾胃，还能够缓解气虚所导致的盗汗。

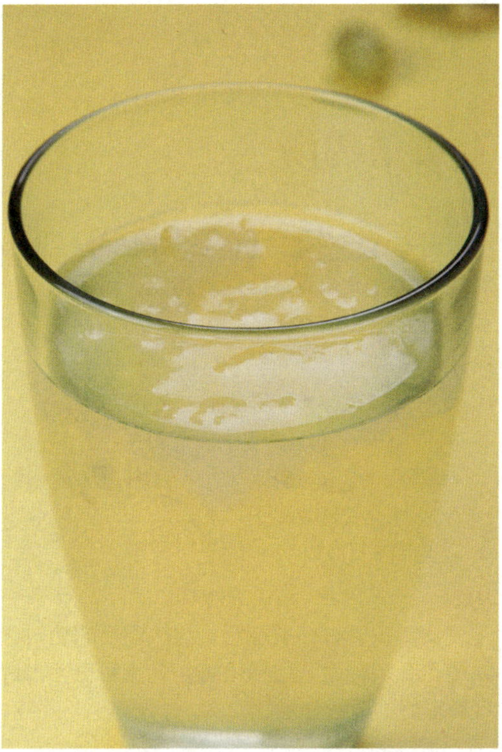

葡萄蜂蜜饮

材料

鲜葡萄250克，蜂蜜适量，鲜百合10克。

做法

1 将百合洗净，放入榨汁机内。
2 将葡萄洗净去籽，也放入榨汁机内。
3 榨汁机中加入适量清水和蜂蜜，开机搅拌均匀即可。

功效

新鲜的葡萄具有补气血、生津液、健脾开胃、利尿消肿等作用，蜂蜜可滋养五脏，百合有清热的作用，三者合用能缓解前列腺炎和前列腺增生导致的小便涩痛。

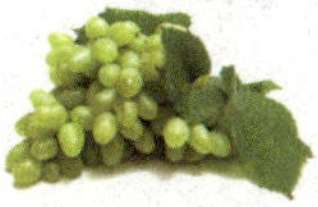

葡萄含有丰富的维生素、矿物质和类黄酮，具有很强的抗氧化性，可有效预防衰老和癌变。常吃葡萄还能补益气血，强筋壮骨，通利小便。

西红柿炖棒骨

材料

棒骨300克，西红柿100克，盐4克，白糖2克，葱3克。

做法

1 棒骨洗净剁成块；西红柿洗净切块；葱洗净切碎。
2 锅中倒少许油烧热，放入西红柿略炒，倒水烧开，放入棒骨煮1小时。
3 加盐和白糖调味，撒上葱末，即可出锅。

功效

棒骨含丰富的骨髓，营养很高，是熬汤的最佳原料之一；西红柿所含的番茄红素具有独特的抗氧化能力，能清除自由基、保护细胞，对前列腺癌有很好的预防作用。此品适宜前列腺增生患者食用。

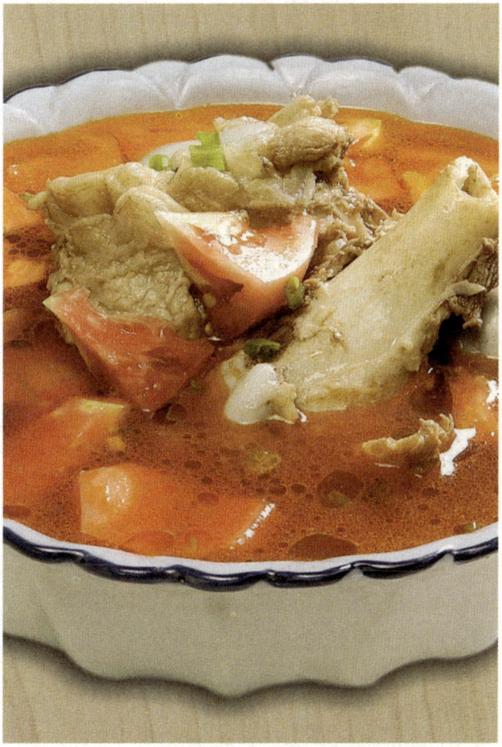

不育症

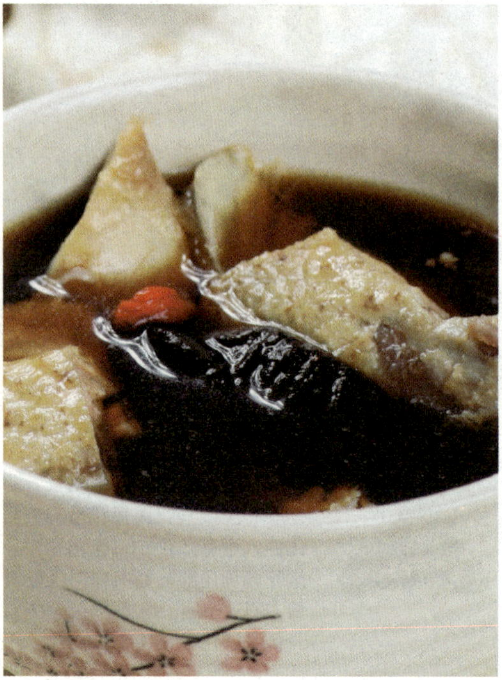

女贞子鸭汤

材料

白鸭1只，枸杞子15克，熟地20克，淮山20克，女贞子30克，牡丹皮10克，泽泻10克，盐5克。

做法

1. 将白鸭宰杀，去毛及内脏，洗净切块。
2. 将枸杞子、熟地、淮山、女贞子、牡丹皮、泽泻洗净，与鸭肉同放入锅中，加适量清水，炖至鸭肉熟烂。
3. 以盐调味即可。

功效

女贞子具有补益肝肾、清热明目的功效；熟地可滋阴补血、益精填髓。此品对男性不育症有很好的改善作用。

虫草海马四宝汤

材料

鲍鱼1只，海马4只，冬虫夏草2克，鸡500克，猪瘦肉200克，金华火腿30克，盐2克。

做法

1. 将鲍鱼去肠，洗净；海马用瓦煲煸好。
2. 鸡洗净，斩件；猪瘦肉洗净，切大粒；金华火腿切小粒；将切好的材料分别氽水去污血。
3. 把所有的原材料装入炖盅内炖2小时后，放入盐调味即可。

功效

海马可补肾壮阳，冬虫夏草可补肾气，鲍鱼可滋阴益气。三者合用，对肾虚所致的少精、精冷不育有很好的食疗功效。

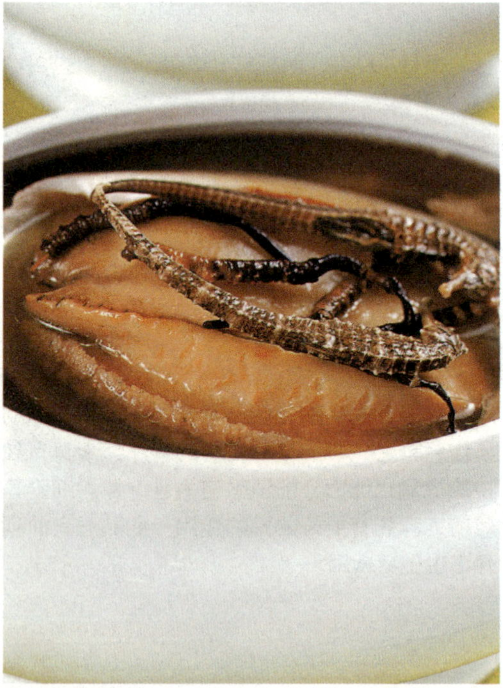

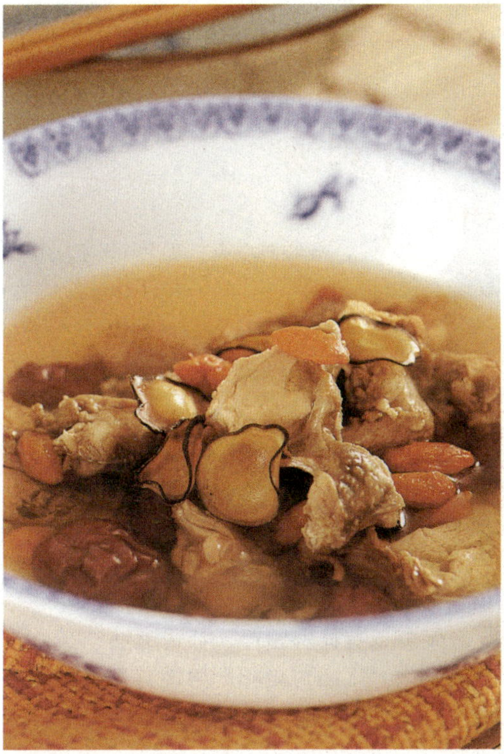

茸杞红枣鹌鹑汤

材料

鹿茸3克，枸杞子30克，红枣5颗，鹌鹑2只，盐5克。

做法

1. 将鹿茸、枸杞子分别洗净；红枣浸软，洗净，去核。
2. 将鹌鹑宰杀，去毛及内脏，洗净斩大件，氽水。
3. 将全部材料放入炖盅内，加适量清水，隔水以小火炖2小时，加盐调味即可。

功效

鹿茸、枸杞子均能补肾益精，适合因肾虚导致的阳痿、遗精以及不育症患者食用。

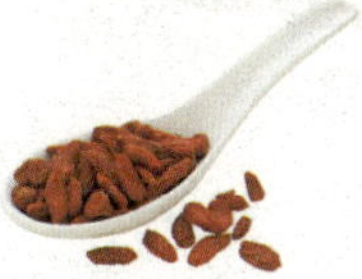

枸杞子

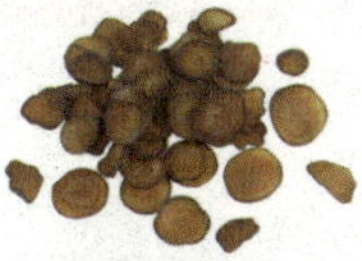

鹿茸

杜仲炖牛肉

材料

杜仲20克，枸杞子15克，牛肉500克，料酒2汤匙，姜片、葱段各5克，鸡汤2000毫升，盐5克。

做法

1. 将牛肉洗净切片，氽烫，去血水。
2. 将杜仲和枸杞用水冲洗一下，然后和牛肉、姜片、葱段、料酒、鸡汤一起放入锅中，加适量水，用大火煮沸后，转小火将牛肉煮至熟烂。
3. 起锅前拣去杜仲、姜片和葱段，加盐调味即可。

功效

杜仲具有补益肝肾、强筋壮骨、调理冲任、固经安胎的作用。所以此汤能补肝肾、强筋骨、聪耳明目，能辅助治疗因肾虚导致的不育症。

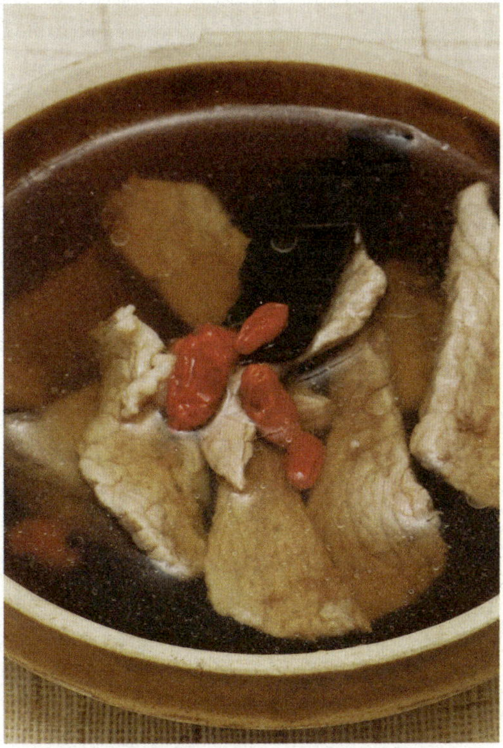

男性更年期综合征

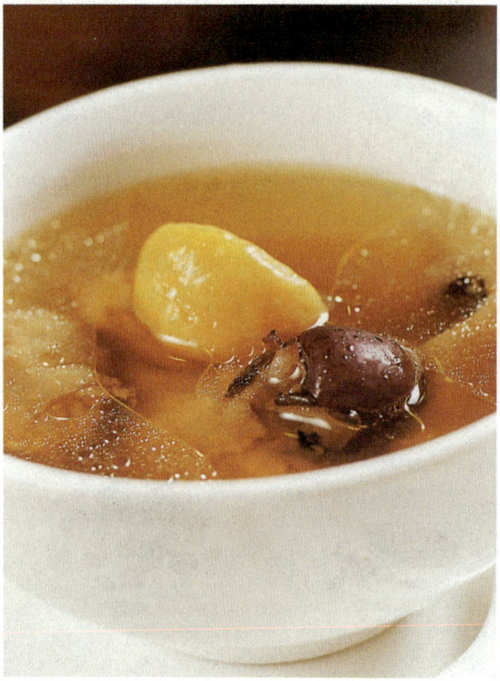

板栗土鸡汤

材料

土鸡1只，板栗200克，姜片10克，红枣10克，盐5克。

做法

1. 将土鸡宰杀，去毛和内脏，洗净，切件；板栗剥壳，去皮。
2. 锅上火，加入适量清水，烧沸，放入鸡块滤去血水。
3. 将土鸡转入炖盅里，再放入姜片、板栗、红枣，置小火上炖熟，调入盐即可。

功效

板栗具有补脾健胃、补肾强筋、活血止血的功效。本品对更年期男性有很好的保健作用。

红枣柏子小米粥

材料

小米100克，红枣10颗，柏子仁15克，白糖5克。

做法

1. 红枣、小米分别洗净，分别放入碗内泡发；柏子仁洗净。
2. 砂锅洗净，置于火上，将红枣、柏子仁放入锅内，加水煮熟后转小火。
3. 最后加入小米共煮成粥，至黏稠时加白糖搅拌即可。

功效

红枣可益气补血、健脾和胃；柏子仁可养心安神，二者同食对更年期男性心神失养之虚烦不眠、头晕健忘、心神不宁、遗精、盗汗等有食疗功效。

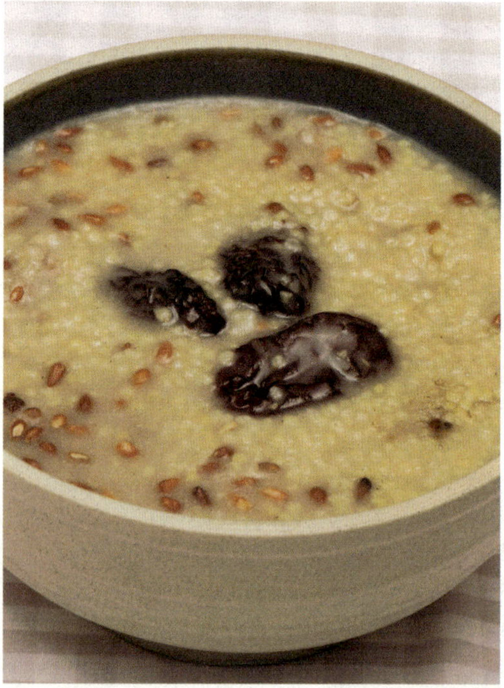

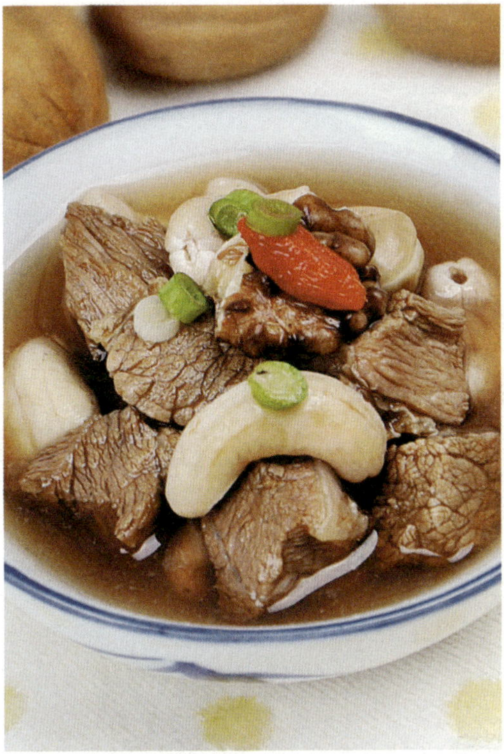

腰果核桃仁牛肉汤

材料

核桃仁100克，牛肉210克，腰果50克，盐4克，葱花8克，枸杞子2克。

做法

1. 将牛肉洗净，切块，氽水；核桃、腰果洗净。
2. 汤锅上火倒入水，放入牛肉、核桃、腰果，调入盐，煲至熟，撒入葱花即可。

功效

此汤具有补润五脏、养心安神的功效。经常食用腰果可以提高机体抗病能力，增进性欲，补肾健体。

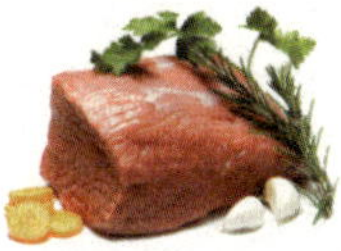

牛肉有补中益气、滋养脾胃、强健筋骨、化痰息风、止渴止涎的作用，还能增强免疫力、补充体力。

百合粥

材料

干百合20克，大米150克，冰糖10克。

做法

1. 将百合洗净，用温水泡发；大米洗净泡发。
2. 锅中加水烧开，先放入大米煮至八成熟后，加入百合。
3. 同煮至粥熟，再下冰糖煮至溶化即可。

功效

本品能滋阴养心、补气健脾，对男性更年期综合征有食疗作用。

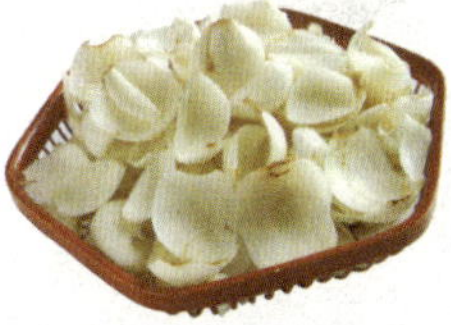

百合具有养阴润肺、清心安神、补中益气、健脾和胃、清热解毒、利尿、凉血止血的作用。

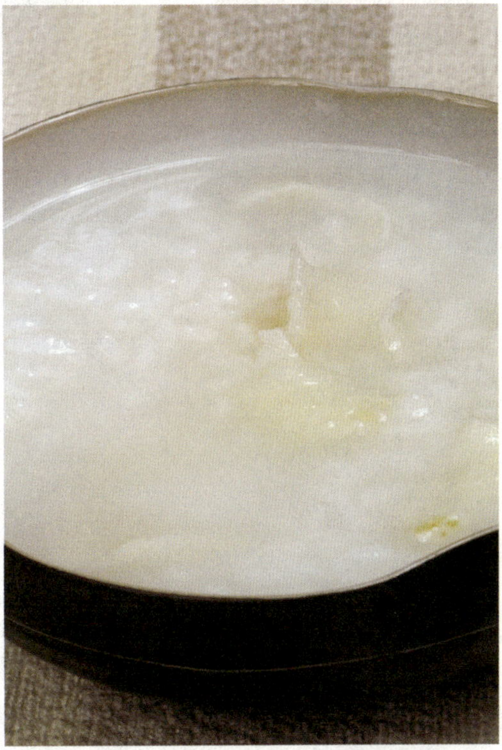

祛病养生的常用药材与食物

菊花

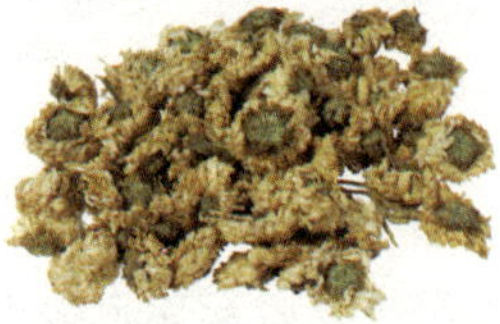

性味： 辛、甘、苦，微寒。
功效： 疏散风热，平抑肝阳，清肝明目，清热解毒。

枸杞子

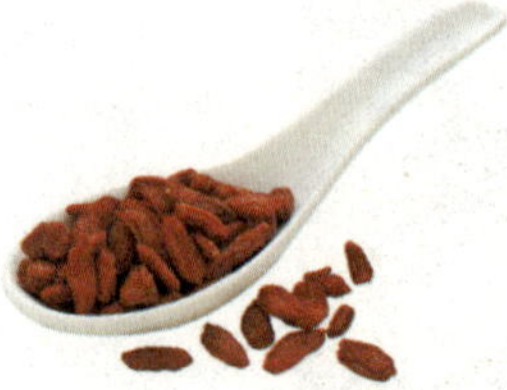

性味： 甘，平。
功效： 滋补肝肾，益精明目。

杏仁

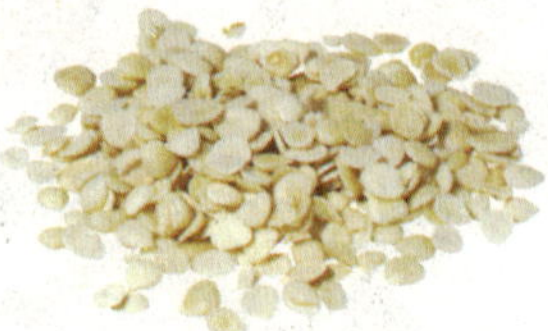

性味： 苦，微温。
功效： 止咳平喘，润肠通便。

灵芝

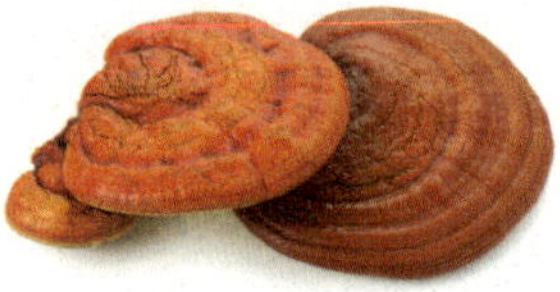

性味： 甘，平。
功效： 补气安神，止咳平喘。

菟丝子

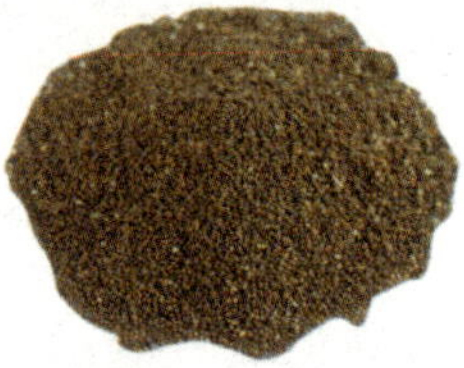

性味： 辛、甘，平。
功效： 补肾益精，养肝明目，止泻，安胎。

巴戟天

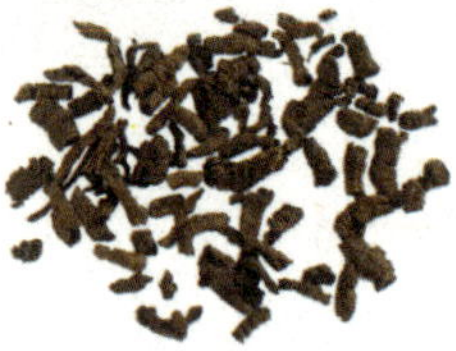

性味： 辛、甘，微温。
功效： 补肾助阳，祛风除湿。

玉竹

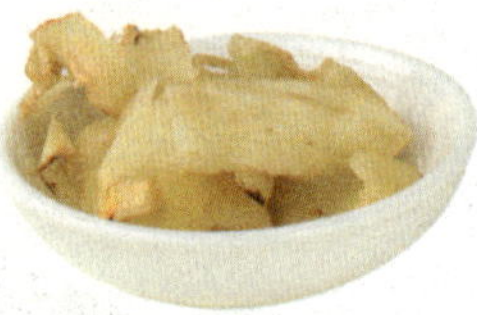

性味： 甘，微寒。
功效： 养阴润燥，生津止渴，清除心热。

佛手

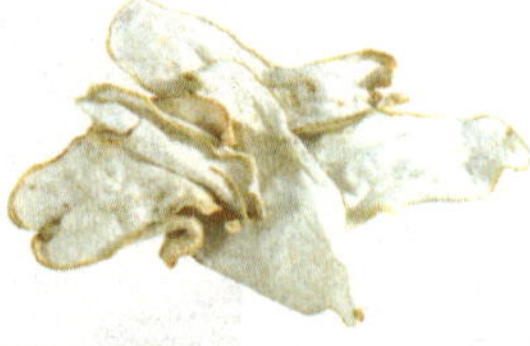

性味： 辛、苦，温。
功效： 疏肝解郁，理气和中，燥湿化痰。

川芎

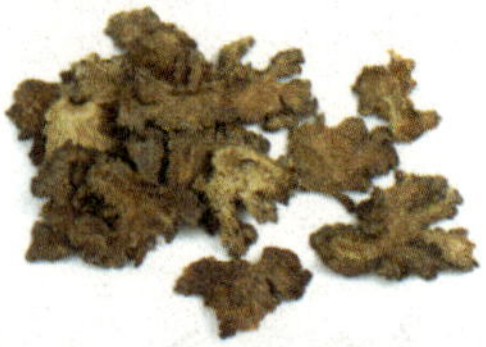

性味： 辛，温。
功效： 活血行气，祛风止痛。

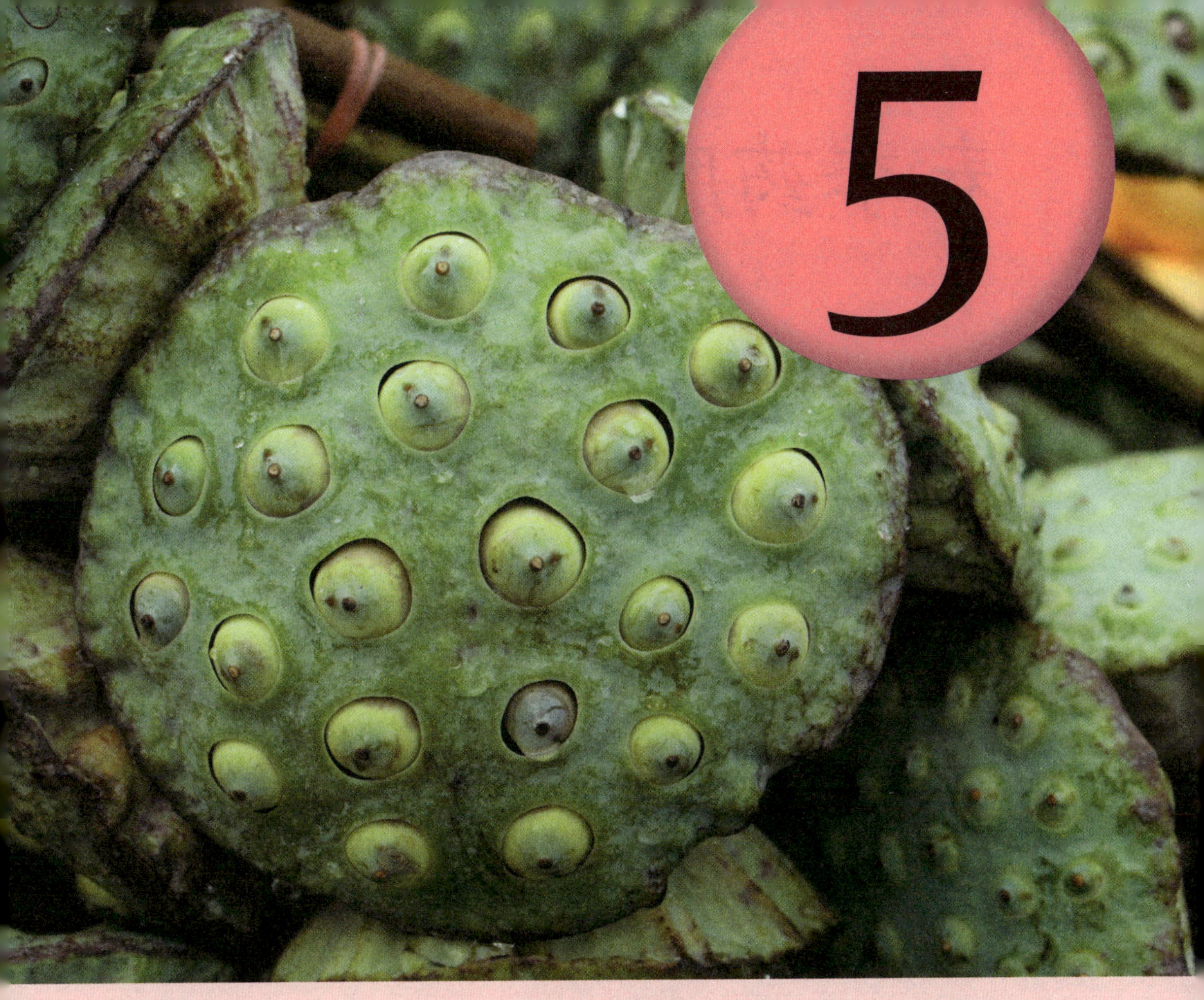

顺时养生，四季各不同

四季养生是中华民族传统养生文化的精髓。《黄帝内经》指出：“四时阴阳者，万物之根本也，所以圣人春夏养阳，秋冬养阴，以从其根。”顺应四时的养生观念早在几千年前就为养生学家所推崇。四季养生的方法包括起居养生、休闲养生、运动养生、药膳养生、情志养生等。而在众多养生方法当中，药膳养生最受人们欢迎。

春季药膳养生

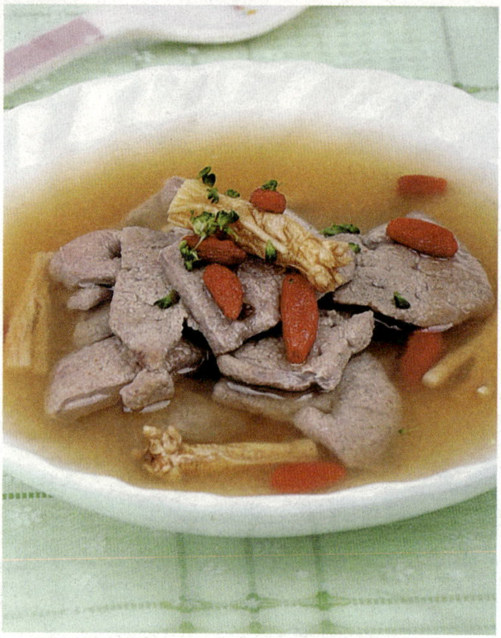

党参枸杞猪肝汤

材料

党参、枸杞子各15克，猪肝200克，盐3克。

做法

1. 将猪肝洗净切片，汆水；将党参、枸杞子用温水洗净。
2. 净锅上火倒入水，将猪肝、党参、枸杞子一同放进锅里煲至熟，加盐调味即可。

功效

本汤具有滋补肝肾、补中益气、明目养血等功效，适合春季食用。

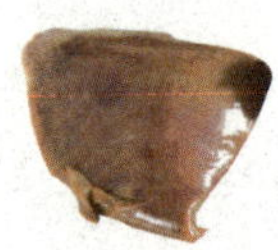

猪肝味甘、苦，性温，含有丰富的维生素A、维生素B_2、维生素C和铁，具有补肝、明目、补血养血的作用。

燕麦枸杞粥

材料

燕麦30克，大米100克，枸杞子10克，白糖3克。

做法

1. 将枸杞子、燕麦分别洗净泡发。
2. 燕麦、大米、枸杞子一起加水煮30分钟。
3. 待粥稠后调入白糖，继续煮至糖溶化即可。

功效

本品可健脾和胃、滋阴补肝肾、解郁安神，对心烦失眠、食欲不振者有很好的改善功效，适合春季食用。

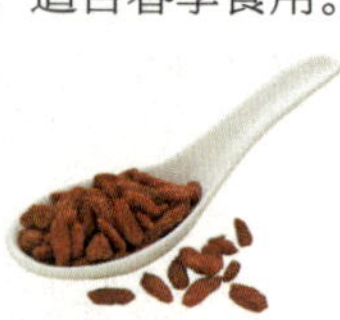

枸杞子

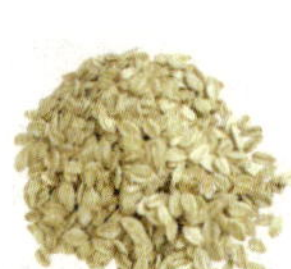

燕麦

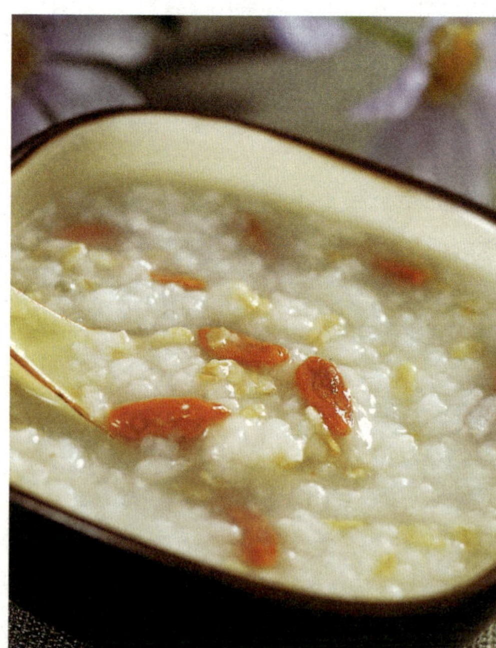

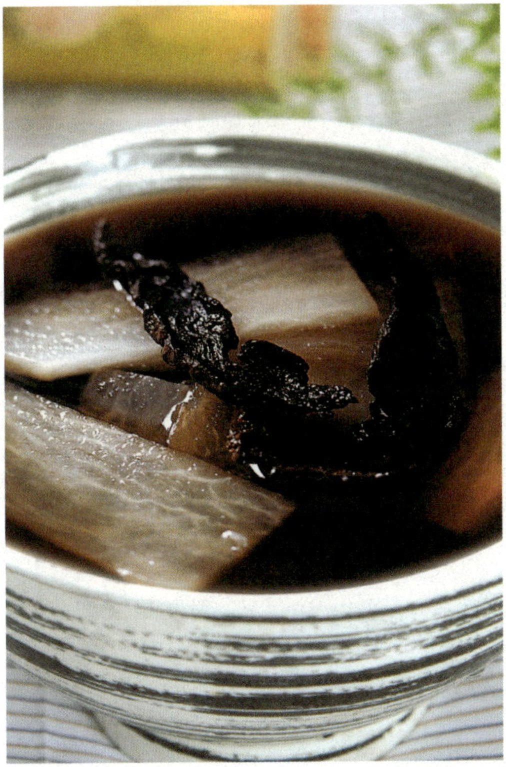

玄参蒸萝卜

材料

白萝卜300克，玄参15克，蜂蜜30克，料酒20毫升。

做法

1. 将白萝卜洗净，切成薄片；玄参洗净，用料酒浸润备用。
2. 取碗1只，放入2层萝卜，再放入1层玄参，淋上蜂蜜10克，料酒5毫升。
3. 如此放置四层，余下的蜂蜜加冷水20毫升，倒入碗中，大火隔水蒸1小时即可。

功效

玄参能滋阴降火、除烦解毒，治热病伤阴、舌绛烦渴、咽喉肿痛；白萝卜能化痰清热、帮助消化、化积滞，对食积腹胀、咳痰失音、消渴等症有食疗作用。此汤适合春季食用，不仅能滋阴润肺，还能益气补血。

山药白芍排骨汤

材料

白芍、蒺藜各10克，红枣10颗，排骨250克，山药300克，盐5克。

做法

1. 白芍、蒺藜装入纱布袋系紧；红枣洗净。
2. 排骨冲洗后入沸水中汆烫捞起；将山药去皮，洗净，切块。
3. 将除盐外的所有材料一起放入锅中，加水适量，大火烧开后转小火炖40分钟，最后加盐调味即可。

功效

此汤具有养肝健脾、解毒防疹、行气解郁的功效。

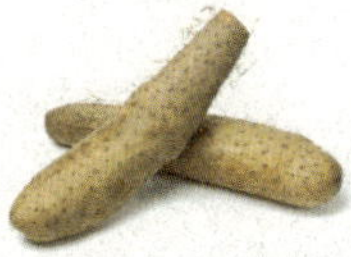

山药具有补中益气、健脾养胃、补肾涩精的功效，可用于治疗脾虚食少、久泻不止、肾虚遗精等症。

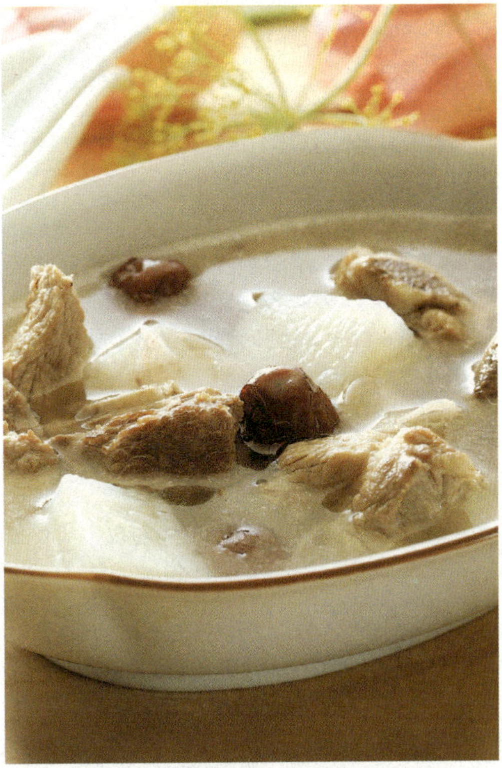

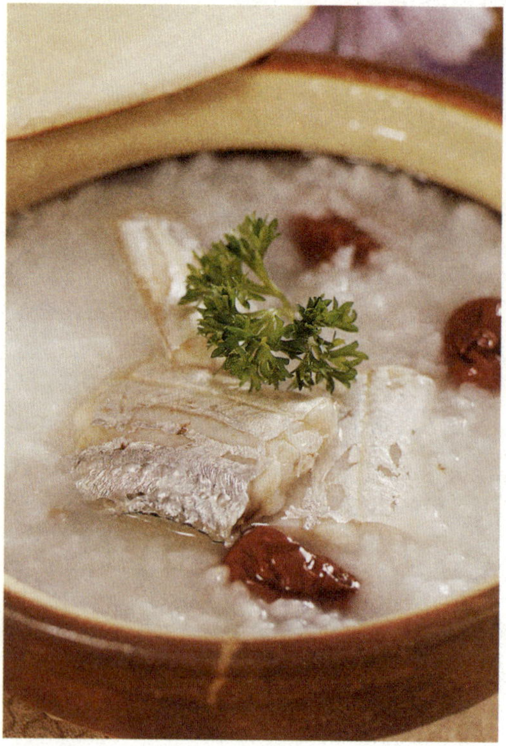

红枣带鱼粥

材料

陈皮10克，红枣5颗，糯米、带鱼各50克，香油15克，盐5克。

做法

1. 糯米洗净，浸泡30分钟；带鱼洗净，切段，沥干；红枣泡发，洗净；陈皮洗净。
2. 陈皮、红枣、糯米加适量水大火煮开，转用小火煮成粥。
3. 加入带鱼煮熟，再拌入香油和盐调味即可。

功效

此粥具有养肝补血、行气健脾、增强食欲等功效。

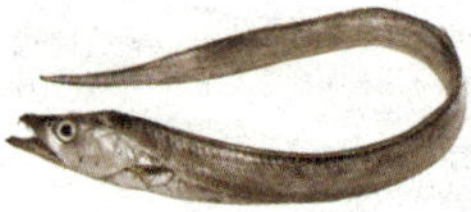

带鱼味甘，性平，具有补脾、益气、暖胃、养肝、润肤、补气、养血、健美的作用。

莲枣猪肝粥

材料

大米50克，红枣10颗，猪肝30克，莲子20克。

做法

1. 将莲子洗净，用清水浸泡半小时；猪肝洗净，切成丁炒熟；大米和红枣分别洗净。
2. 将大米、红枣、猪肝和莲子放入锅中，加适量水熬成粥即可。

功效

本粥具有补血养肝、益气健脾、养心安神等功效。

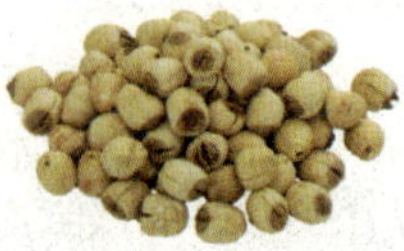

莲子中的钙、磷和钾含量丰富，具有益心补肾、健脾止泻、固精安神的作用。

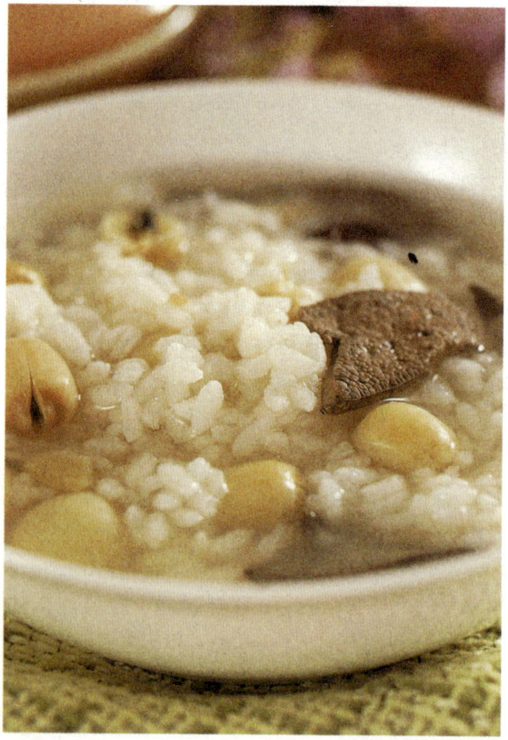

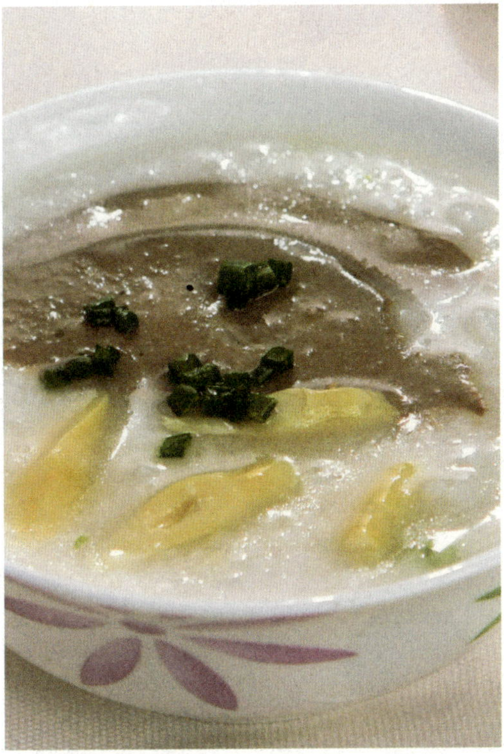

猪肝笋尖粥

材料

白芍10克，稠粥500克，猪肝100克，笋尖80克，盐3克，葱花3克。

做法

1. 猪肝洗净，入沸水中氽烫，捞出切成薄片；笋尖洗净，切成斜段；白芍洗净。
2. 稠粥放入锅中，加适量开水煮沸，放入白芍、笋尖，转中火熬煮10分钟。
3. 放入猪肝略煮，加入盐调味，撒上葱花即可。

功效

本粥补血养肝、通便利肠、健脾养胃，对贫血有很好的改善作用。

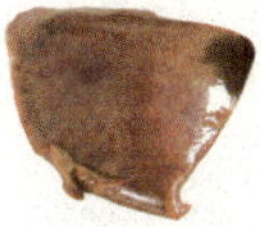

猪肝味甘、苦，性温，含有丰富的维生素A、维生素B_2、维生素C和铁，具有补肝、明目、补血养血的作用。

当归鹌鹑枸杞粥

材料

当归、枸杞子各15克，鹌鹑1只，茶树菇适量，大米80克，盐3克，姜丝、葱花各5克，食用油20毫升。

做法

1. 大米淘净；鹌鹑洗净切小块；茶树菇、当归、枸杞分别洗净。
2. 油锅烧热，放入鹌鹑，加盐炒熟盛出。
3. 锅置火上，注入清水，放入大米煮至五成熟，放入其他材料，煮至米粒开花后关火，加盐调匀，撒上葱花即可。

功效

本粥能养肝补血、补中益气、清利湿热。

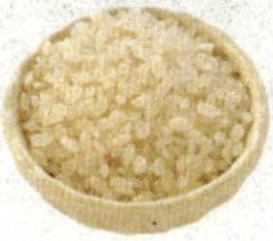

大米味甘淡，其性平和，是滋补之物，每日食用，能益脾胃、除烦渴。

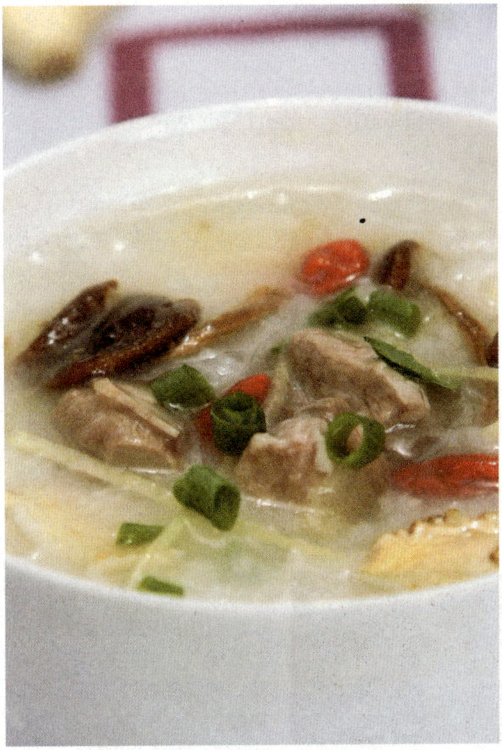

顺时养生，四季各不同

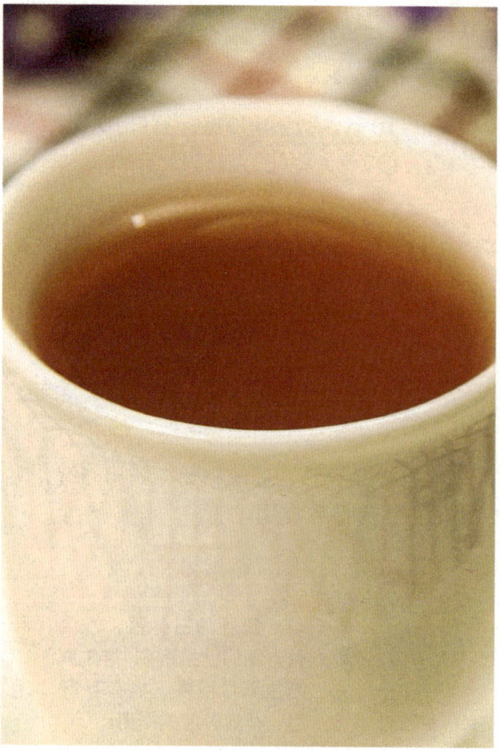

五味子旱莲草茶

材料

五味子、旱莲草各10克，刘寄奴5克，白糖5克。

做法

1. 将五味子、旱莲草、刘寄奴分别洗净。
2. 将所有药材放入茶杯中，加入沸水后盖上杯盖。
3. 15分钟后加糖搅匀即可饮用。

功效

本茶具有养心安神、破淤散结的功效，适合春季饮用，也可用于心血淤滞、心神不宁，心口常有隐痛或刺痛者。

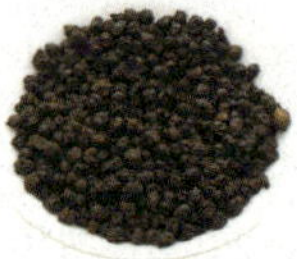

五味子具有敛肺补肾、益气生津、宁心安神、收汗涩精的作用，还能降低血糖、抗氧化、延缓衰老。

雪蛤枸杞甜汤

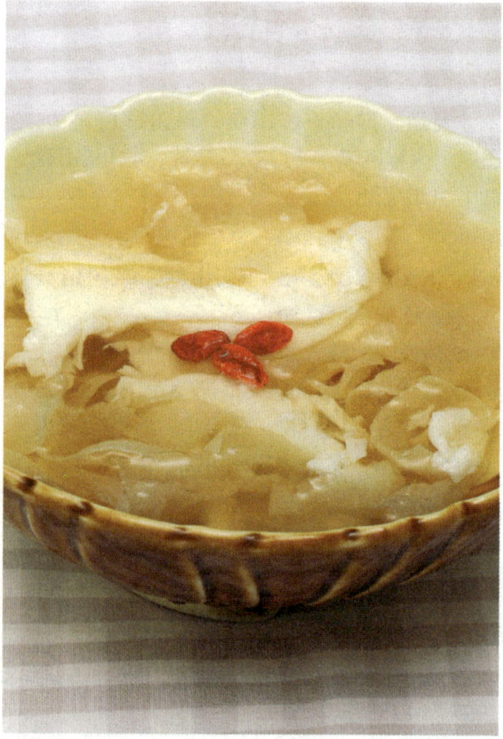

材料

枸杞子10克，雪蛤1只，冰糖10克。

做法

1. 将雪蛤洗净，斩件；枸杞子洗净，泡发。
2. 锅中注水烧开，放入雪蛤煮至熟，再加入枸杞煮熟。
3. 最后加冰糖，搅拌待冰糖溶化即可。

功效

此汤具有滋阴养肝、润肤明目、生津止渴的功效，是爱美女性春季的一道滋补佳品。

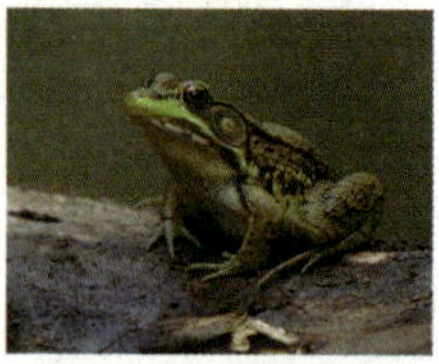

因其在寒冬中可冬眠长达五个月之久，因此得名“雪蛤”。雪蛤具有滋补益精、养阴润肺、补脑益智等功效。

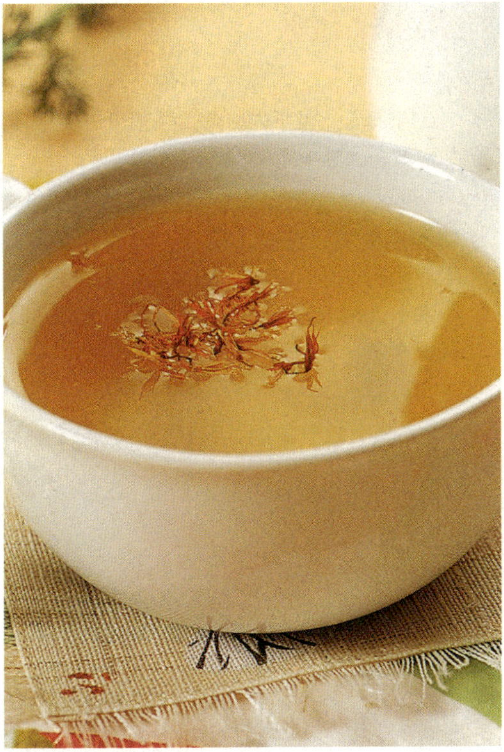

红花绿茶饮

材料

红花5克，绿茶5克，蜂蜜5毫升。

做法

1 将红花、绿茶分别清洗干净，放入杯中。

2 注入适量沸水冲泡，盖上杯盖。

3 泡好后，待稍凉，加入少许蜂蜜调味即可（可按个人口味决定是否增加蜂蜜）。

功效

本茶具有活血化淤、养肝明目、降低血脂的功效。

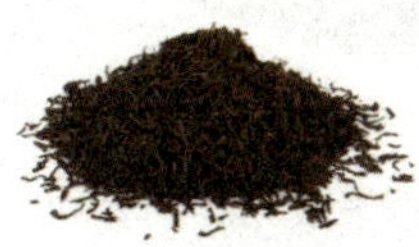

绿茶具有提神清心、清热解暑、消食化痰、祛腻减肥、清心除烦、解毒醒酒、生津止渴、降火明目、止痢除湿等功效。

枸杞淮山女贞子茶

材料

枸杞子、淮山、女贞子各10克，冰糖5克。

做法

1 枸杞子洗净泡发；将淮山、女贞子研碎，连同枸杞子一起放入瓦煲中。

2 加水用小火煎煮10分钟左右即可关火。

3 加入冰糖搅拌，待温后即可饮用。

功效

此茶具有养肝明目、滋阴补肾、补气健脾的功效。

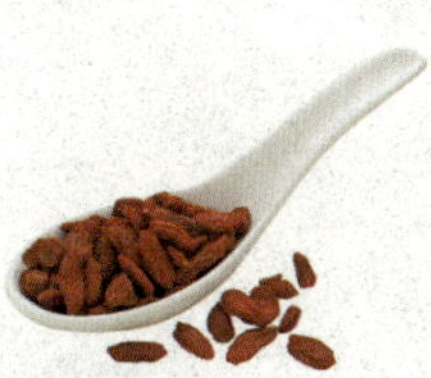

枸杞子能养肝、补肾、润肺，还有明目、降血糖、降血压等作用。

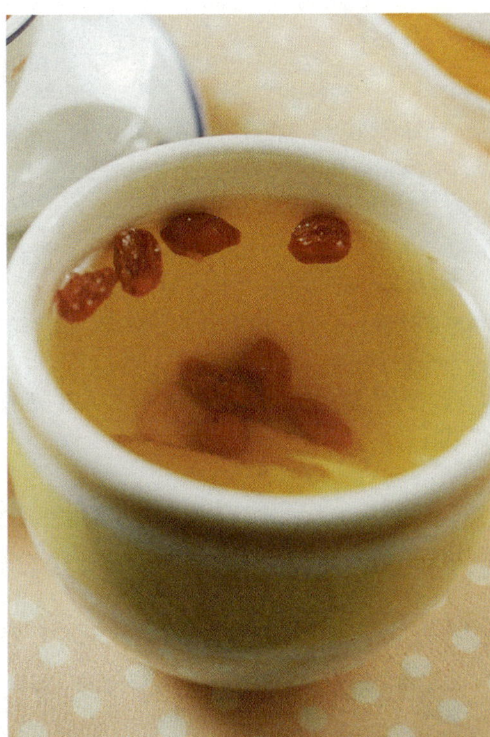

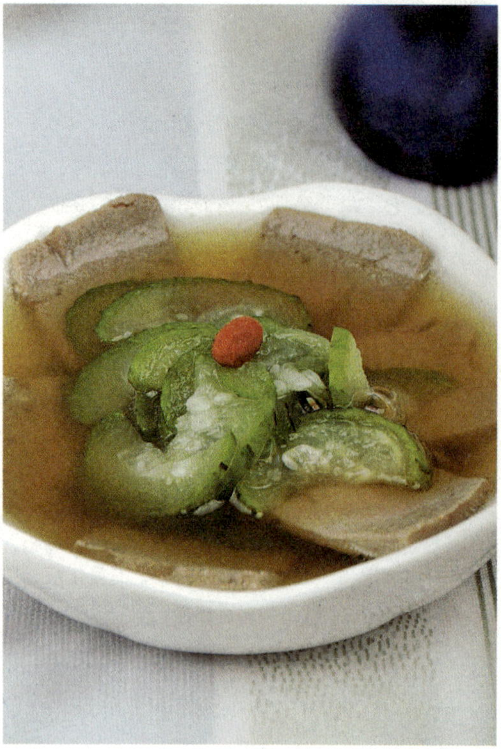

丝瓜猪肝汤

材料

山药50克，丝瓜250克，熟猪肝75克，高汤1000毫升，盐4克。

做法

1. 将丝瓜去皮，洗净，切片；熟猪肝切片备用；山药洗净，去皮，切片。
2. 净锅上火倒入高汤，下入熟猪肝、丝瓜、山药煲至熟，加盐调味即可。

功效

本品具有疏肝除烦、养肝补血、清热解毒等功效。

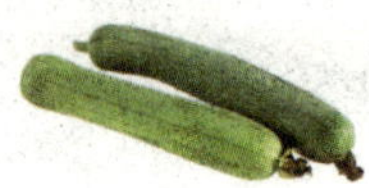

丝瓜有清暑凉血、解毒通便、祛风化痰、润肌美容、通经络、行血脉、下乳汁、调理月经不顺等功效。

西洋参鸽汤

材料

西洋参20克，枸杞子10克，鸽子2只，葱5克，料酒20毫升，盐5克。

做法

1. 鸽子去毛，去内脏，洗净；葱洗净，切段；西洋参洗净，去皮，切片；枸杞洗净。
2. 砂锅中注水烧开，放入鸽子、葱段、料酒转小火炖1小时。
3. 放入西洋参、枸杞续炖20分钟，加入盐调味即可。

功效

本品具有疏肝除烦、益气生津、滋阴明目等功效。

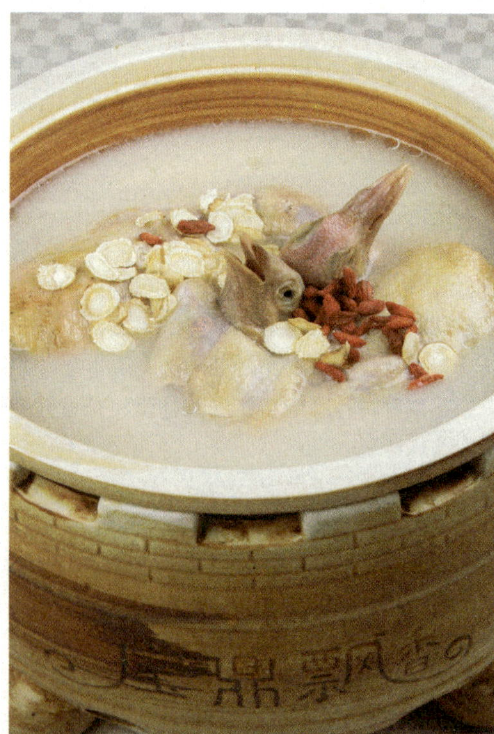

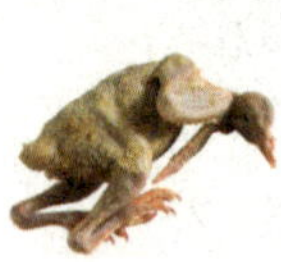

鸽肉所含营养价值高，滋味鲜美，肉质细嫩。

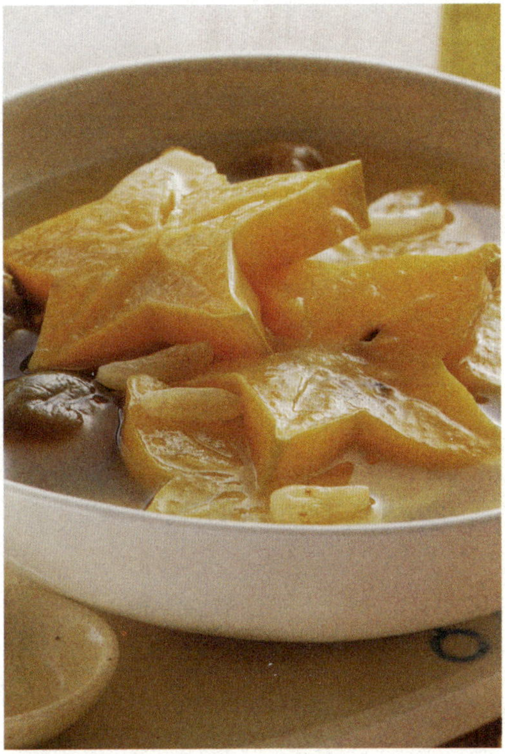

麦冬杨桃甜汤

材料

麦冬15克，天冬10克，杨桃1个，紫苏梅5颗，紫苏梅汁5毫升，冰糖10克。

做法

1. 将天冬和麦冬放入纱布袋；杨桃表皮以少量的盐搓洗，切除头尾，再切成片状。
2. 将药袋与杨桃放入锅中，以小火煮沸，加入冰糖搅拌溶化。
3. 取出药材，加入紫苏梅和紫苏梅汁拌匀，待温后即可食用。

功效

本品具有润肺养阴、清除粉刺、改善咽干口燥的作用。

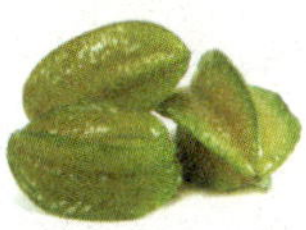

杨桃味酸甜，性寒，具有清热生津、利水解毒、下气和中、利尿通淋、醒酒、助消化等作用。

鸡肝胡萝卜粥

材料

胡萝卜60克，大米80克，蒜末3克，盐2克，葱花5克。

做法

1. 胡萝卜洗净，切丁；大米淘净，浸泡半小时后捞出沥干水分；鸡肝用水泡洗干净，焯水，晾凉后对切。
2. 锅中注水，放入大米、胡萝卜丁，大火煮沸，再转中火熬煮至米粒软散。
3. 放入鸡肝、蒜末，改小火熬煮成粥，加盐调味，撒入葱花即可。

功效

此粥能补肝益肾，清肝明目，适合春季常食。

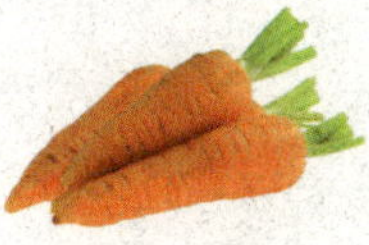

胡萝卜营养价值极高，有“土人参”之称，能益肝明目、健脾除疳、增强免疫力、降糖降脂。

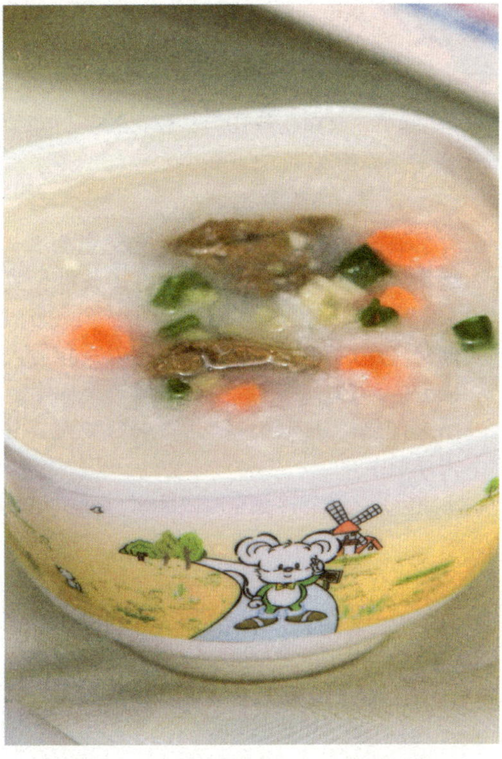

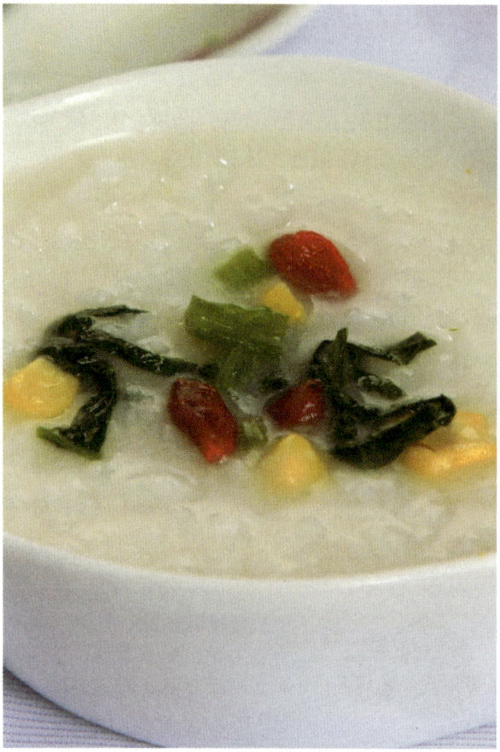

菠菜玉米枸杞粥

材料

枸杞子20克，菠菜、玉米粒各50克，大米80克，盐3克。

做法

1. 大米泡发，洗净；枸杞子、玉米粒分别洗净；菠菜择去根，洗净，切成碎末。
2. 锅置火上，注入清水后放入大米、玉米、枸杞子用大火煮至米粒开花。
3. 再放入菠菜，用小火煮至粥成，调入盐拌匀即可。

功效

此粥具有滋阴养血、降压、润燥的效果。

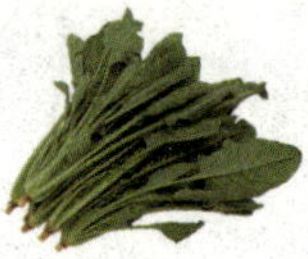

菠菜有补血止血、利五脏、通血脉、止渴润肠、滋阴平肝、助消化、清理肠胃热毒的功效，对肝气不疏并发胃病具有很好的辅助疗效。

桑皮葡萄果冻

材料

鱼腥草、桑白皮各10克，椰果60克，葡萄200克，果冻粉20克，白糖25克。

做法

1. 鱼腥草、桑白皮放入纱布袋，与适量清水一起置入锅中，以小火煮沸，约15分钟后关火，滤取药汁。
2. 葡萄洗净切开，取出籽，与椰果一起放入模型中；药汁、果冻粉、白糖放入锅中，小火加热，并不停搅拌，煮沸后关火，倒入模型中。
3. 待凉后移入冰箱冷藏至凝固即可。

功效

桑白皮、鱼腥草均有清热解毒的功效，葡萄可健胃生津、除烦渴、补肾养肝。因此，本品能清热润肺、止咳化痰、解毒排脓，适合春季食用。

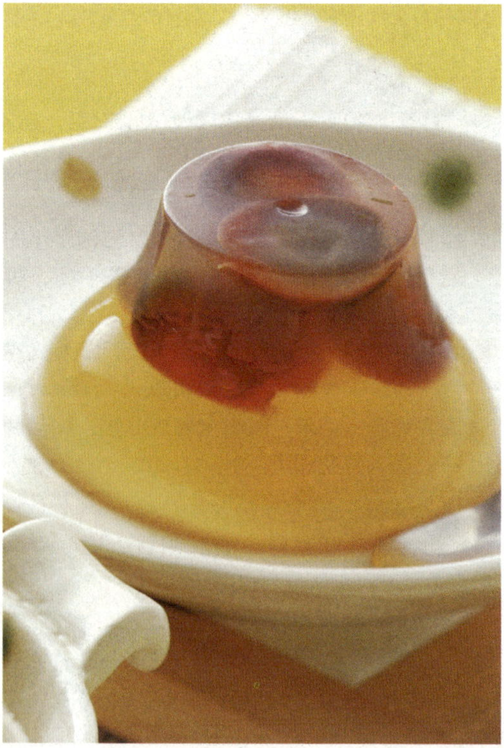

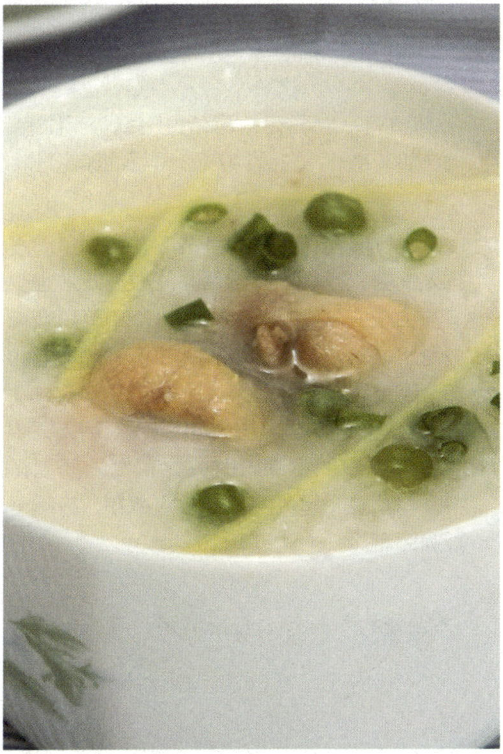

鸽肉豌豆粥

材料

白芍8克，豌豆50克，鸽子肉150克，大米80克，姜丝、葱花、盐各5克，食用油20毫升。

做法

1. 豌豆洗净；大米淘净；鸽子肉洗净，剁成小块，再下入烧热的油锅中爆炒至颜色发白后，捞出沥油。
2. 锅中加入适量清水，下入大米，大火煮沸，放入白芍、豌豆、姜丝，以中火熬煮。
3. 再下入鸽子肉，将粥熬煮至浓稠，加入盐调味，撒入葱花即可。

功效

本粥能疏肝除烦、美容养颜、补中益气。

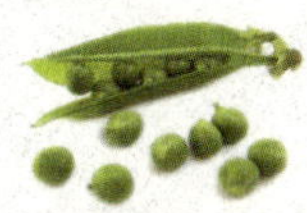

豌豆

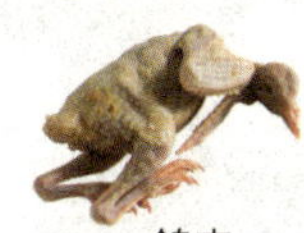

鸽肉

南瓜菠菜粥

材料

郁金6克，南瓜、菠菜、青豆各50克，大米90克，盐3克。

做法

1. 南瓜去皮洗净，切丁；青豆、郁金分别洗净；菠菜洗净，切成小段；大米泡发，洗净。
2. 锅置火上，注入适量清水，放入大米用大火煮至米粒绽开。
3. 再放入南瓜、青豆、郁金，改用小火煮至粥浓稠，最后下入菠菜再煮3分钟，调入盐即可。

功效

本粥能健脾宽中、疏肝除烦、清热解毒。

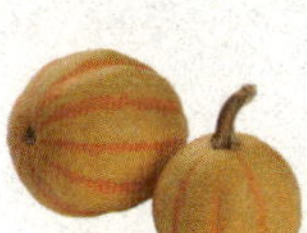

南瓜具有护肝解毒、帮助消化、降低血压、防癌抗癌等功效。

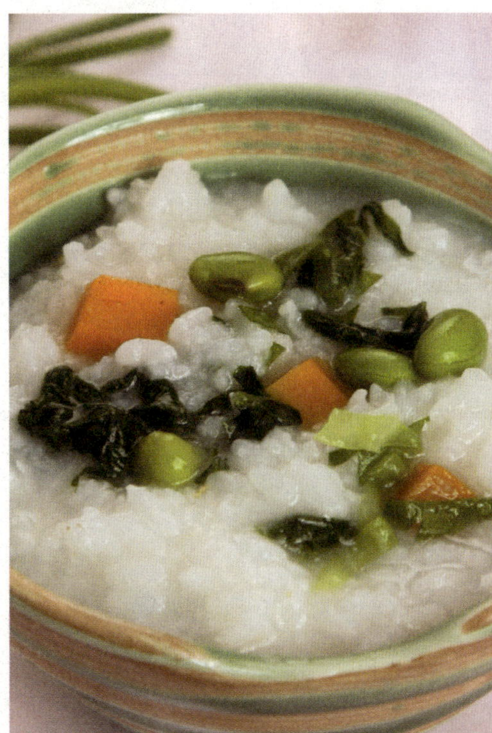

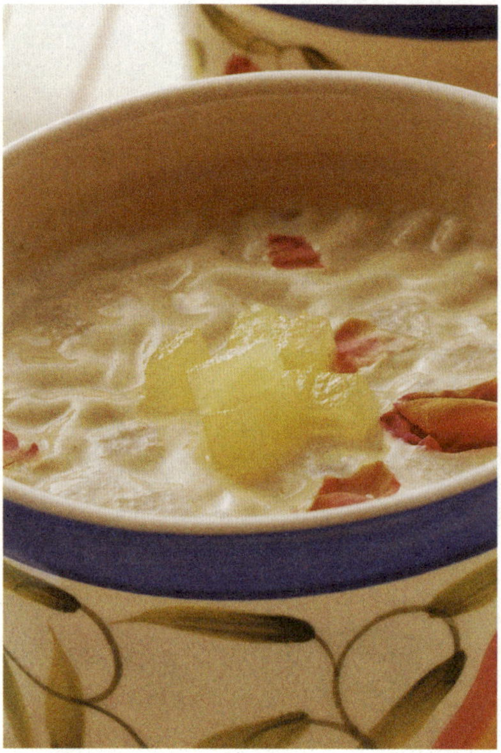

苹果玫瑰奶

材料

山楂8克，玫瑰花、薄荷各5克，苹果350克，鲜奶350毫升，白糖140克，鲜奶油20毫升。

做法

1. 山楂、玫瑰花、薄荷分别洗净，与适量清水置入锅中，以小火煮沸后，滤取药汁备用。
2. 苹果去皮去核，洗净切丁，加100克白糖和适量水，放入锅中，小火加热至沸腾，煮约15分钟至苹果颜色变深，盛入小模型杯中。
3. 将药汁、鲜奶、鲜奶油和40克白糖倒入锅中混合加热，即将沸腾时关火；倒入模型杯中，与苹果一起待凉后，放入冰箱，冷藏至凝固即可。

功效

本品能行气解郁、安抚情绪、清凉抗痘。

黄花菜菠菜汁

材料

葱白60克，蜂蜜30克，黄花菜、菠菜各60克，冰块70克。

做法

1. 黄花菜洗净；葱白、菠菜分别洗净，切段。
2. 将黄花菜、菠菜、葱白放入榨汁机中榨成汁。
3. 再将汁倒入搅拌机中加蜂蜜、凉开水、冰块高速搅打30秒即可。

功效

本品具有行气解郁、养心安神等功效，适合终日郁郁寡欢、心神不宁者饮用。

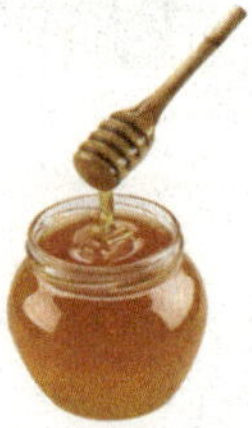

蜂蜜

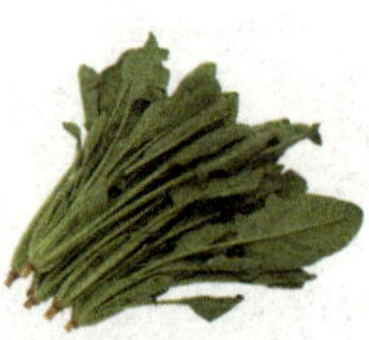

菠菜

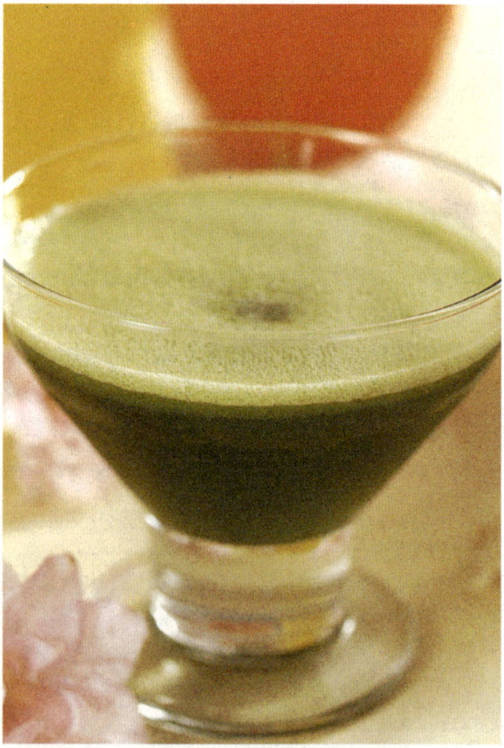

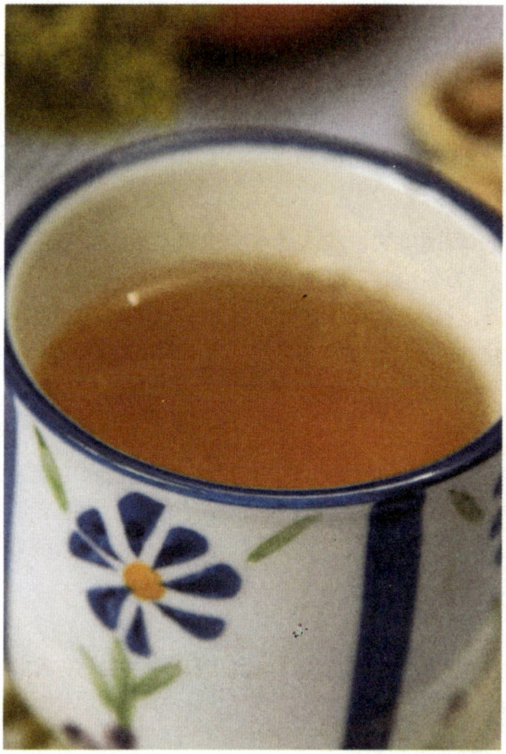

决明子柠檬茶

材料

决明子5克，柠檬半个，蜂蜜5毫升。

做法

1 将决明子洗净；柠檬洗净切片，与决明子一起放入杯中，冲入沸水后加盖冲泡10分钟。

2 去渣，等茶水稍温后，加入适量蜂蜜调味即可饮用。

3 可反复冲泡至茶味渐淡。

功效

本品具有疏肝除烦、清肝明目、排毒瘦身的功效。

柠檬富含维生素C，能预防坏血病，还具有生津止渴、开胃解暑、清热化痰、抗菌消炎、美白肌肤等作用。

莲子蒸雪蛤

材料

莲子30克，红枣25克，雪蛤200克，淡奶、白糖各20克，椰汁50毫升，冰糖50克。

做法

1 雪蛤洗净泡发；莲子泡发洗净；红枣洗净。

2 清水、白糖放入容器中，加入雪蛤上笼蒸5分钟，捞出分装碗中，放入莲子、红枣。

3 锅上火加水，放入椰汁、淡奶、冰糖烧开，盛入装雪蛤的碗中，移碗入蒸锅内蒸20分钟即可。

功效

本品能滋阴润肺、清热除烦、养心安神。

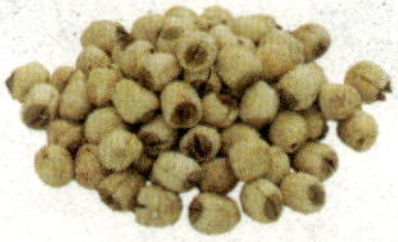

莲子

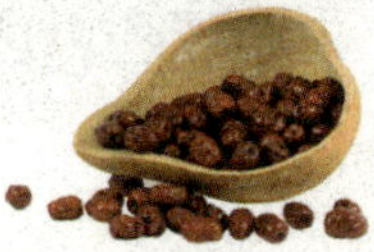

红枣

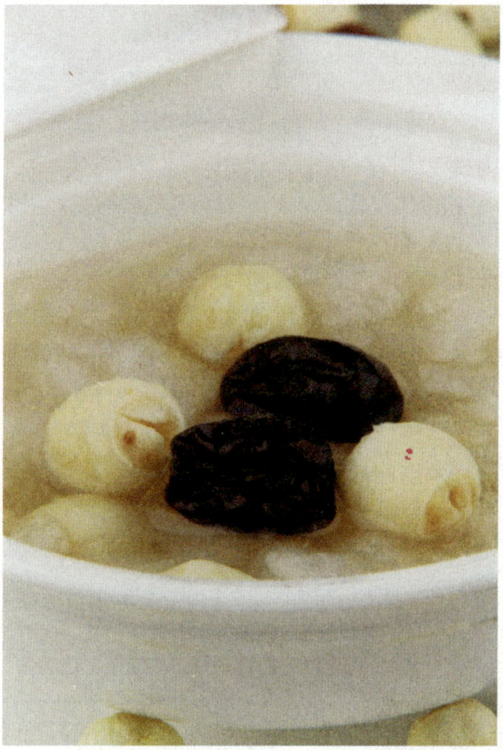

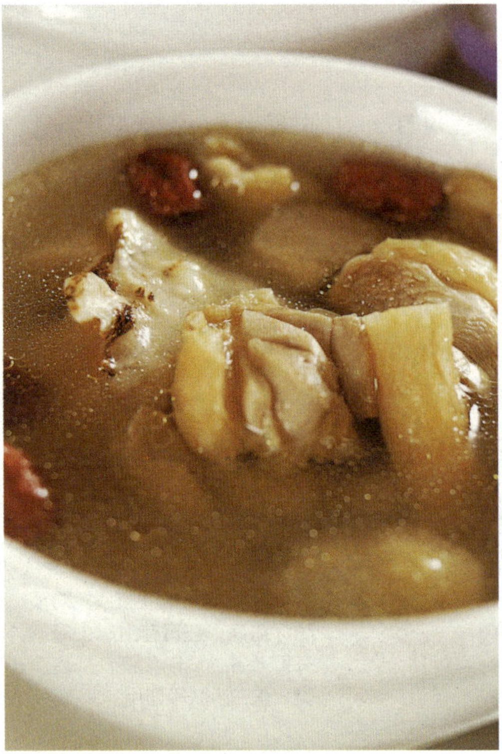

党参当归鸡汤

材料

党参、当归各15克，红枣8颗，鸡腿1只，盐2小匙。

做法

1. 鸡腿剁块，放入沸水中汆烫，捞起冲净；党参、当归、红枣洗净。
2. 鸡肉、党参、当归、红枣一起入锅，加适量水以大火煮开，转小火续煮30分钟。
3. 起锅前加盐调味即可。

功效

鸡肉是春季进补的佳品，特别适合中老人以及体虚的女性食用。本品还有补血活血、调经理带的作用，适合月经不调、带下过多者食用。

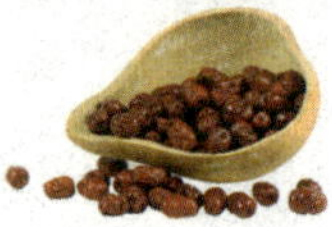

红枣具有补中益气、养血安神、健胃补脑、保护肝脏的作用。

灵芝红枣兔肉汤

材料

红枣10颗，灵芝6克，兔肉250克，盐3克。

做法

1. 将红枣浸软，去核，洗净；灵芝洗净，用清水浸泡2小时，取出切小块。
2. 将兔肉洗净，汆水，切小块。
3. 将红枣、灵芝、兔肉放入砂煲内，加适量清水，大火煮沸后改小火煲2小时，加盐调味即可。

功效

本汤具有滋阴养血、补肝益肾、乌发等功效，适合春季食用。

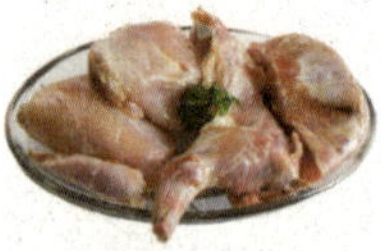

兔肉营养丰富且热量较低，具有健脑益智、保护血管、预防高血压、祛病强身、美容养颜等作用。

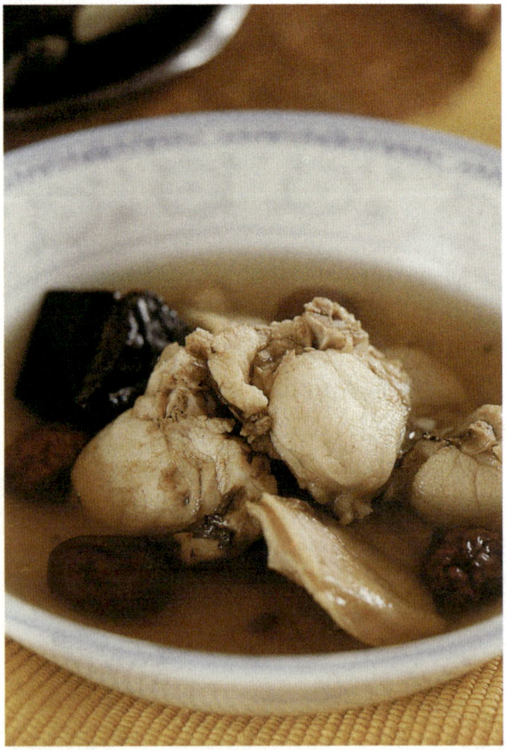

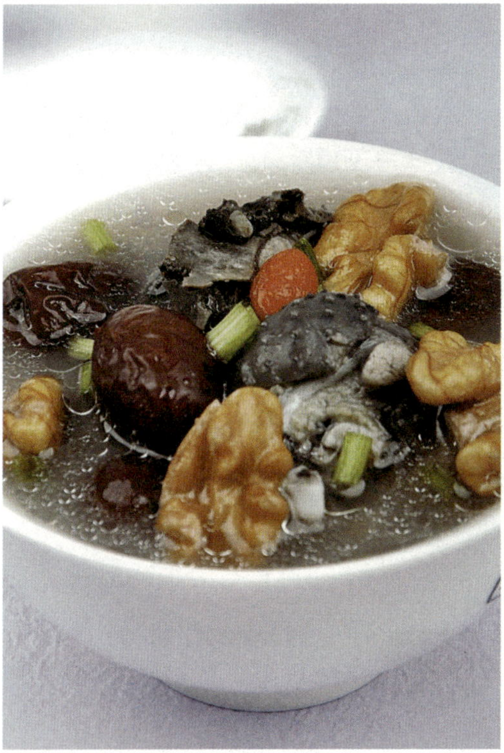

红枣核桃仁乌鸡汤

材料

红枣8颗，核桃仁20克，乌鸡250克，盐3克，姜片5克，葱花、枸杞子各5克。

做法

1 将乌鸡洗净，斩块，汆水；红枣、核桃仁分别洗净。

2 净锅加适量水，上火烧开，调入盐、姜片、葱花，再放入乌鸡、红枣、核桃仁、枸杞子。

3 煲至乌鸡熟烂即可。

功效

本品具有补血补肾、安神益智、润肠通便等功效。

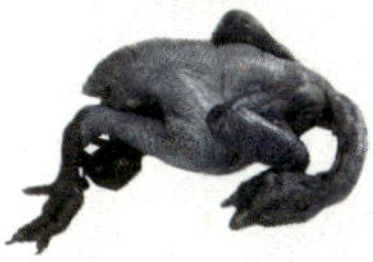

乌鸡性平、味甘，具有滋阴清热、补肝益肾、健脾止泻等作用。食用乌鸡，可延缓衰老、强筋健骨。

山药八宝羹

材料

山药200克，红枣6颗，龙眼肉10克，枸杞子5克，芡实5克，百合5克，红豆50克，糯米50克，白糖5克。

做法

1 山药洗净去皮，切块；龙眼肉、红枣分别洗净，将枣腹切开去核；红豆、枸杞子分别洗净、泡发；芡实、百合分别洗净。

2 糯米淘净，泡发，倒入锅中，加水适量，待开后，倒入所有材料，转小火煮30分钟，需定时搅拌，直到变黏稠为止。

功效

本品能益气养血、养胃生津、清心安神。

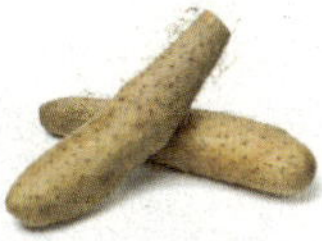

山药具有补中益气、健脾养胃、补肾涩精的作用，常食还能祛病强身，美容养颜。

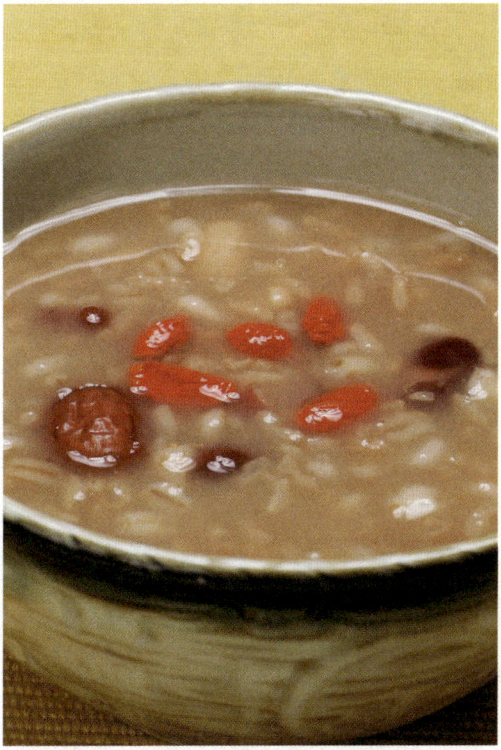

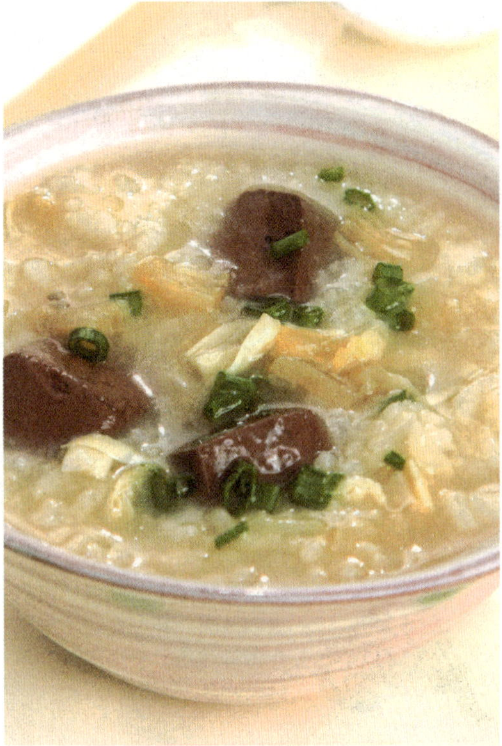

猪血腐竹粥

材料

山药30克，猪血100克，腐竹30克，干贝10克，大米120克，葱花、盐各3克。

做法

1. 腐竹、干贝分别用温水泡发洗净，腐竹切条，干贝撕碎；猪血洗净，切块；大米淘净；山药洗净去皮，切块。
2. 锅中注水，放入大米，大火煮沸，放入干贝，再中火熬煮至米粒开花。
3. 转小火，放入山药、猪血、腐竹，待粥熬至浓稠，加入盐调味，撒上葱花即可。

功效

本粥能补血养胃、益气健脾、益智健脑。

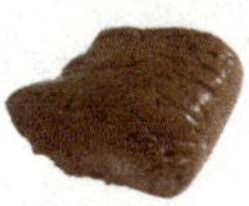

猪血含有铁、铜、锌、钙等多种人体必需的营养物质，具有养肝补血、利肠通便的作用。

鸡蛋紫菜粥

材料

大米100克，紫菜5克，鸡蛋2个，盐3克，香菜、葱5克。

做法

1. 大米洗净，浸泡10分钟；将鸡蛋敲入碗里，搅匀；紫菜撕碎；香菜洗净切碎；葱洗净切葱花。
2. 将大米放入锅中煮粥，待米花开后，将鸡蛋倒入锅中煮开。
3. 鸡蛋熟后加入撕碎的紫菜、香菜末和葱花搅拌均匀，并用盐调味即可。

功效

紫菜鸡蛋粥的营养丰盛、美味可口，含有大量蛋白质、磷、铁、钙、碘、维生素、糖、无机盐等营养成分，非常适合孕产妇和老年人。本粥也是春补的佳品。

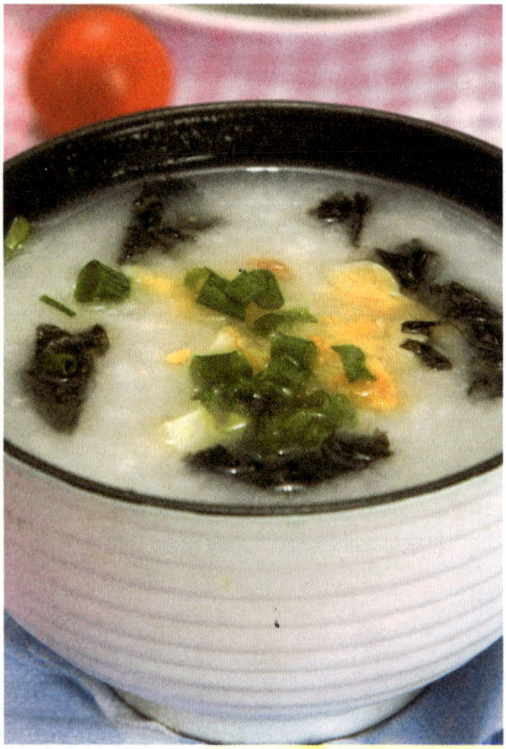

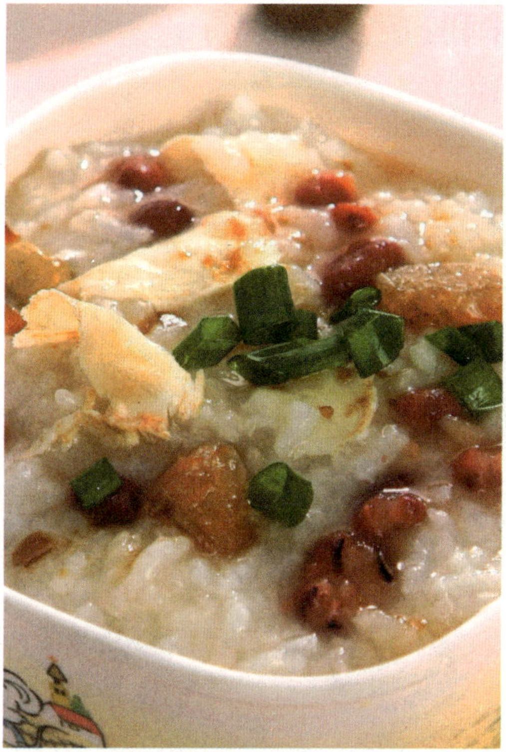

阿胶龙眼人参粥

材料

阿胶15克，龙眼肉10颗，人参3克，红豆50克，大米100克，白糖8克，葱花5克。

做法

1. 大米泡发洗净；人参切片、龙眼肉洗净；红豆洗净，泡发；阿胶打碎，以小火烊化。
2. 锅置火上，注适量清水后，放入大米、红豆，用大火煮至米粒开花。
3. 放入人参、龙眼肉，再加入已经烊化的阿胶搅匀，用小火煮至粥成可闻见香味时，放入白糖调味，撒上葱花即成。

功效

本粥能补益气血、养阴健脾、安神助眠。

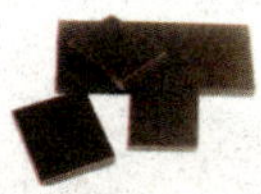

阿胶为补血养血、滋阴润燥的良药，具有润肺止咳、止血生血、定痛安胎的作用，长期食用还能美容养颜。

紫米甜饭团

材料

红豆15克，枸杞子10克，紫糯米60克，燕麦片3克，萝卜干2克，罐头玉米粒20克，素肉松10克，南瓜子8克，苜蓿芽20克。

做法

1. 紫糯米、红豆分别洗净，浸泡至软后与燕麦片分别盛入小碗中，放入电锅蒸熟；苜蓿芽洗净，放入沸水中略烫后放凉。
2. 将蒸熟的紫糯米平铺于耐热食品袋上，再将所有材料铺于紫糯米上，包成饭团即可。

功效

本品补气养血、健脾养胃。

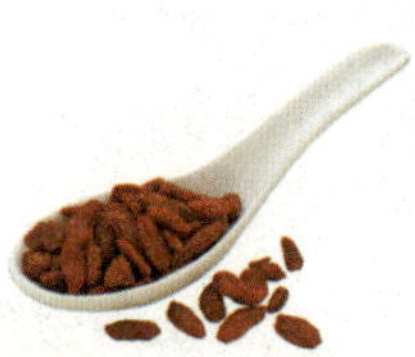

枸杞子

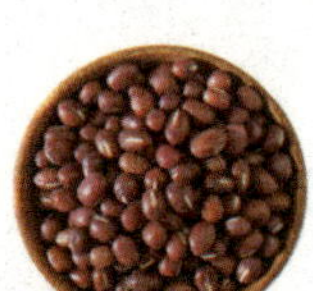

红豆

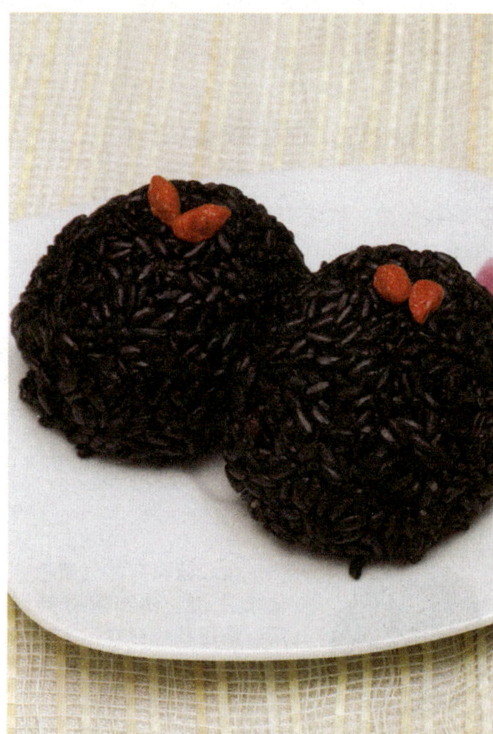

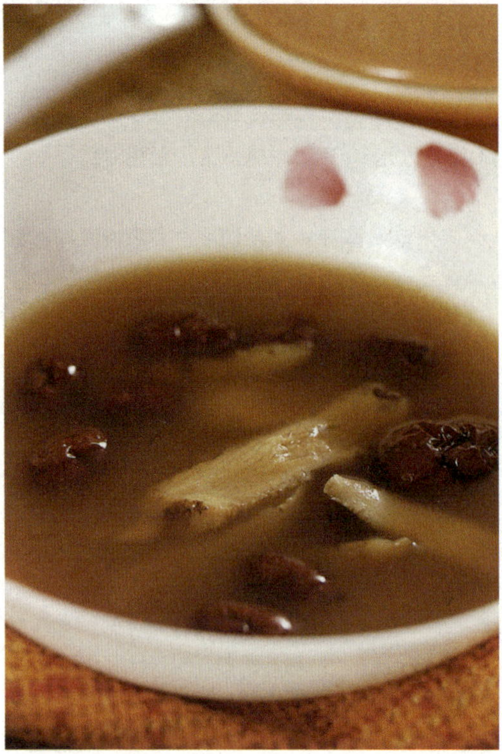

阿胶黄芪红枣汤

材料

阿胶10克，黄芪18克，红枣10颗。

做法

1. 将黄芪、红枣分别洗净。
2. 将阿胶洗净，切成小块。
3. 锅内注入适量清水，大火烧开后，放入黄芪、红枣，小火煮30分钟，再放入阿胶，煮至阿胶溶化，滤渣喝汤。

功效

本品可滋阴补血、补气健脾，适合春季食用；还可改善贫血症状，有一定安胎作用。

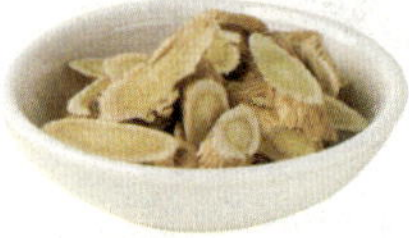

黄芪

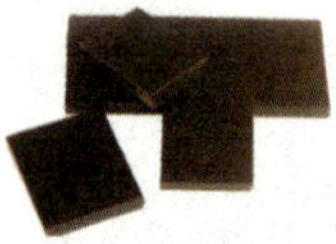

阿胶

绞股蓝枸杞茶

材料

绞股蓝15克，枸杞子3克、红糖5克。

做法

1. 将绞股蓝、枸杞子、红糖放入杯中，冲入沸水后加盖。
2. 待茶水稍温后取汁饮用。
3. 可反复冲泡至茶味渐淡。

功效

本品具有益气养血、养肝明目等功效，适用于眼睛干涩、贫血等症。

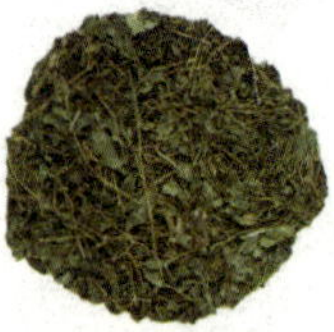

绞股蓝具有益气健脾、化痰止咳、清热解毒的作用，搭配补气材料煮水或泡茶，有保肝解毒、降血压、降血脂、血糖的功效。

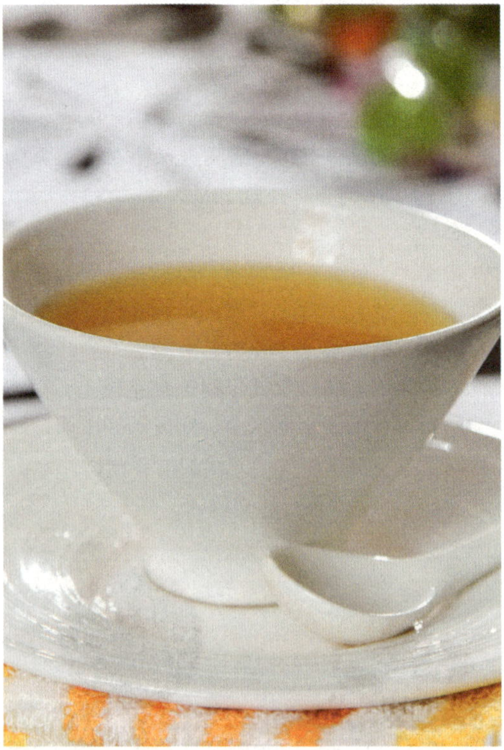

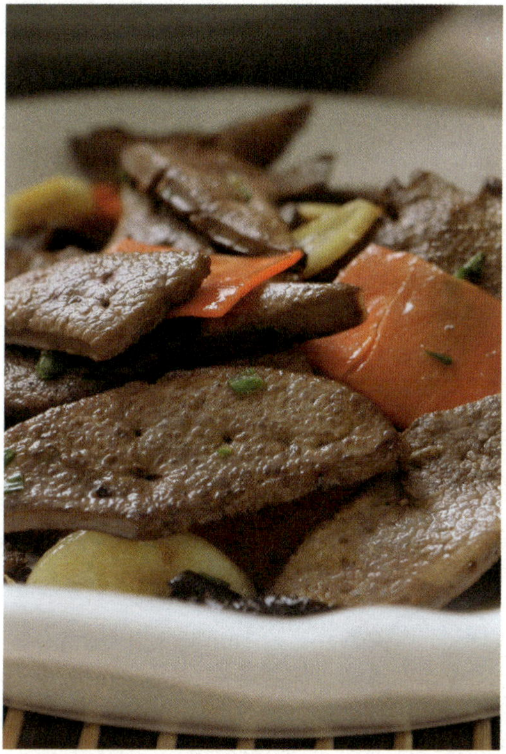

胡萝卜炒猪肝

材料

猪肝200克，胡萝卜100克，干黑木耳10克，青蒜末1大匙，蒜3瓣，姜1片，料酒3毫升，盐、淀粉各3克，胡椒粉2克，食用油20毫升。

做法

1. 将黑木耳用温水泡发，洗净，撕成小朵；将猪肝洗净，切片，用料酒、胡椒粉、2克盐、淀粉拌匀；胡萝卜洗净，切片；姜切丝，蒜洗净，切片。
2. 锅内加入油烧至八成热，倒入猪肝片，大火炒至变色盛出。
3. 锅内留少许底油烧热，倒入姜丝、蒜片爆香，加入胡萝卜片、黑木耳、剩余的盐翻炒至熟，再加入猪肝片、青蒜末，翻炒几下即可。

功效

猪肝、胡萝卜都是春季养肝护肝的佳品，不仅能益肝明目，补气养血，还能增强免疫力。

党参淮山猪胰汤

材料

党参15克，淮山30克，猪胰200克，猪瘦肉150克，蜜枣3颗，盐5克。

做法

1. 党参、淮山分别洗净，浸泡。
2. 蜜枣洗净；猪胰、猪瘦肉分别洗净，汆水。
3. 将清水2000毫升放入瓦煲中，煮沸后加入党参、淮山、蜜枣、猪胰和猪瘦肉，大火煲开后，改用小火煲1小时，加盐调味即可。

功效

本品具有补气健脾、涩肠止泻等功效，适用于春季时因脾虚导致的泄泻。

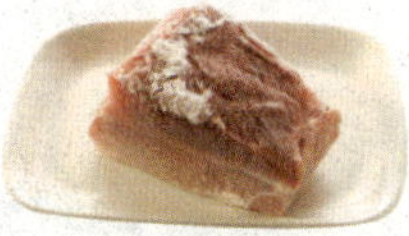

经常食用猪瘦肉可改善缺铁性贫血。

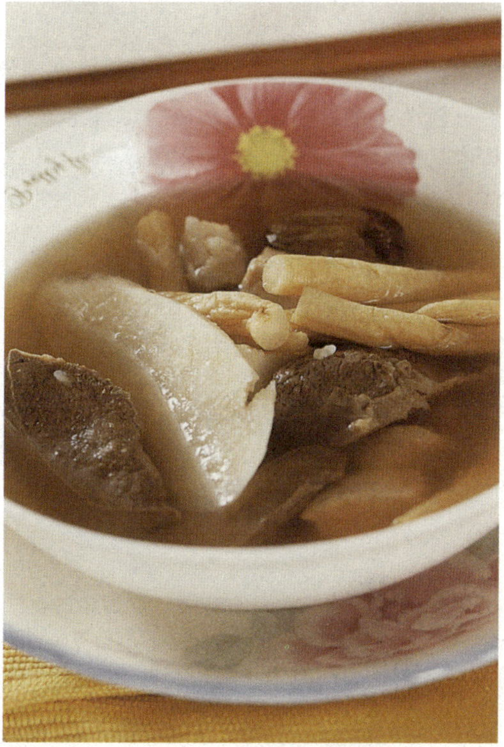

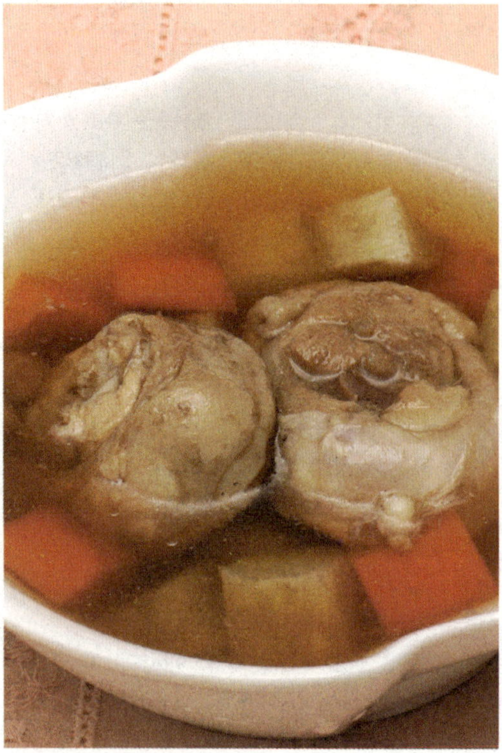

山药炖鸡

材料

山药250克，胡萝卜1根，鸡腿1只，盐5克。

做法

1. 山药削皮，冲净，切块；胡萝卜削皮，洗净，切块；鸡腿剁块，放入沸水中汆烫，捞起，冲洗。
2. 鸡肉、胡萝卜先下锅，加水盖过材料，以大火煮开后转小火炖15分钟。
3. 再放入山药以大火煮沸，改用小火续煮20分钟，加盐调味即可。

功效

本品能平补脾胃、益肾涩精、益气补虚。

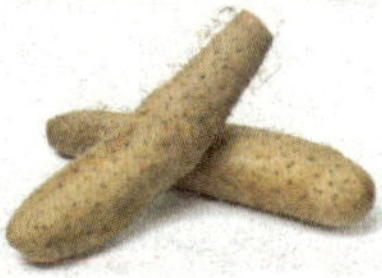

山药具有补中益气、健脾养胃、补肾涩精的功效，可用于治疗脾虚食少、久泻不止、肾虚遗精等症。

白术黄芪煮鱼

材料

白术、黄芪各10克，防风6克，虱目鱼肚中段，芹菜段20克，盐3克，淀粉10克。

做法

1. 将虱目鱼段洗净，放少许淀粉、盐拌匀，腌渍20分钟；药材洗净，沥干。
2. 锅置火上，倒入清水，将药材与虱目鱼段一起煮，用大火煮沸，再转小火续熬，至熬出香味时，放适量盐调味。
3. 最后加入适量芹菜段略煮即可。

功效

本品能补中益气、健脾和胃、化湿利尿。

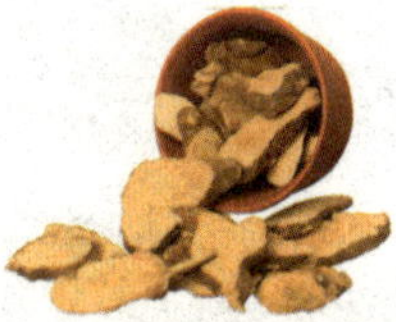

白术，味苦、甘，性温，归脾、胃经。可健脾益气、燥湿利水，对脾虚食少、腹胀泄泻有一定功效。

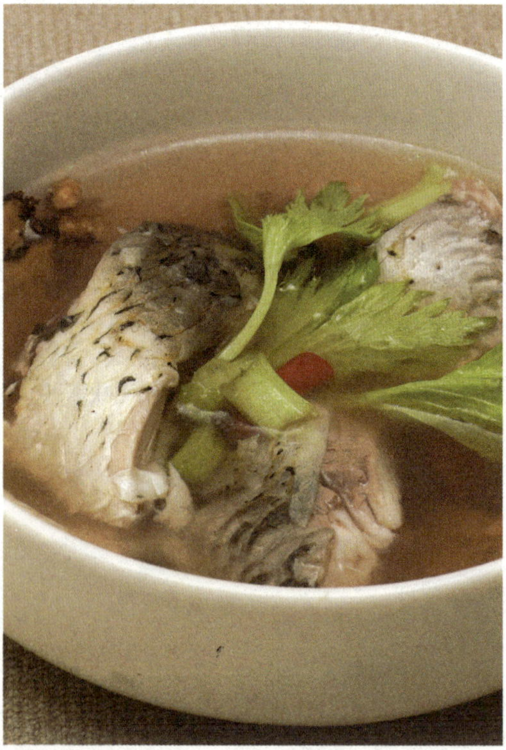

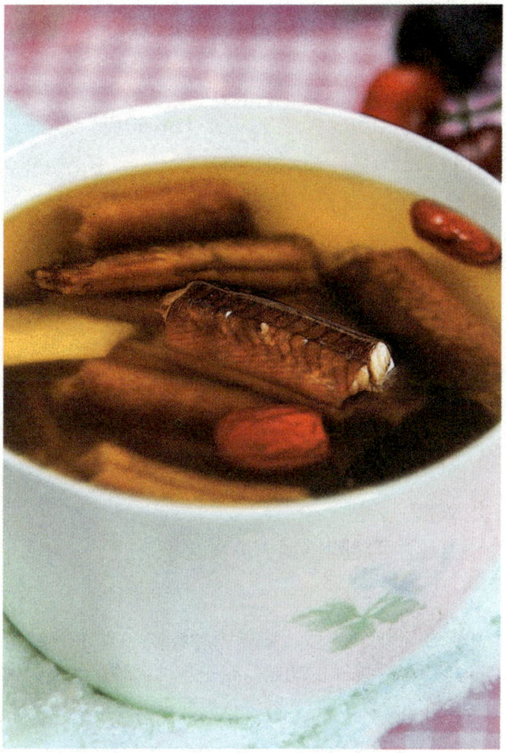

山药鸡内金鳝鱼汤

材料

山药150克，鸡内金10克，鳝鱼100克，生姜3片，红枣5颗，盐3克。

做法

1. 将鸡内金、山药、红枣分别洗净，山药去皮切块；生姜洗净，切片。
2. 将鳝鱼剖开洗净，去除内脏，放进开水锅内稍煮，捞起，过冷水，刮去黏液，切成长段。
3. 将除盐外的所有材料放入砂煲内，加清水适量，煮至沸腾后，改用小火煲1～2小时，加盐调味即可。

功效

本品能补脾健胃、滋补肝肾、和中益气。

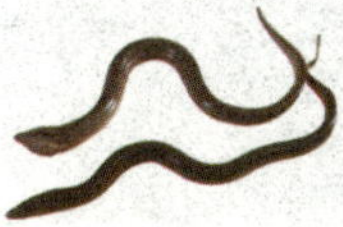

鳝鱼含有丰富的DHA、卵磷脂、多种维生素，具有补脑健身、清热解毒、增进视力的功效。

生姜猪肚粥

材料

生姜30克，猪肚120克，大米80克，盐3克，料酒5毫升，葱花3克。

做法

1. 生姜洗净，去皮，切末；大米淘净，浸泡半小时；猪肚洗净，切条，用少许盐、料酒腌制。
2. 锅中注水，放入大米，以大火烧沸，下入腌好的猪肚、姜末，中火熬煮至米粒开花。
3. 改小火熬至粥浓稠，加盐调味，撒上葱花即可。

功效

此粥可温暖脾胃、益气补虚。

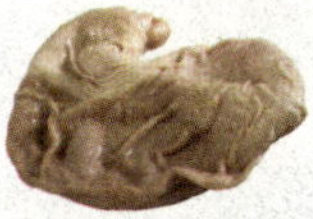

猪肚富含钙、钾、钠、镁、铁等元素和多种维生素，是人们健脾胃的佳品。

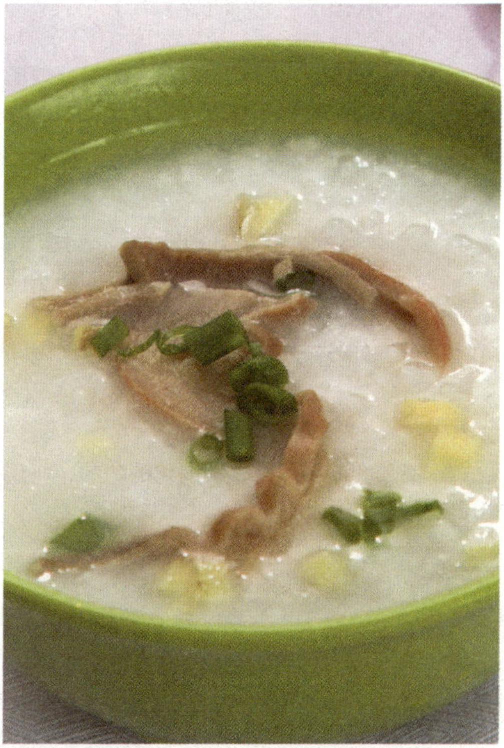

顺时养生，四季各不同

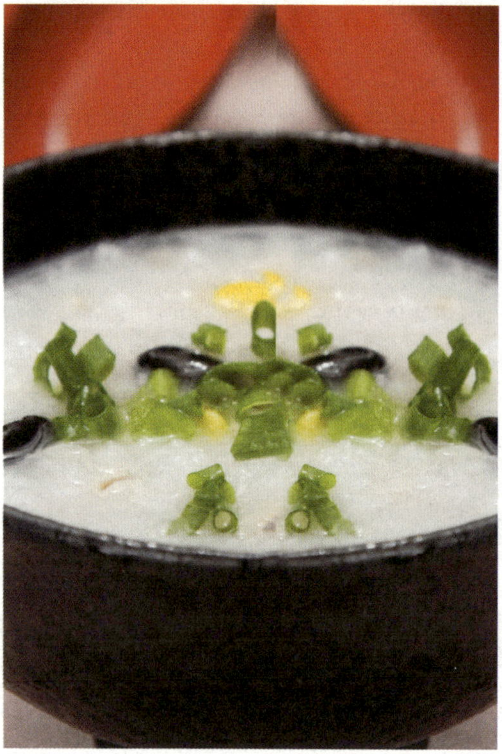

山药黑豆粥

材料

山药30克，薏米30克，大米60克，黑豆、玉米粒各20克，盐2克，葱8克。

做法

1. 大米、薏米、黑豆均泡发洗净；山药、玉米粒均洗净，再将山药切成丁；葱洗净，切葱花。
2. 锅置火上，倒入清水，放入大米、薏米、黑豆、玉米粒，用大火煮至米开花。
3. 再加入山药丁续煮至粥浓稠，调入盐拌匀，撒上葱花即可。

功效

此粥可健脾益胃、消食化积。

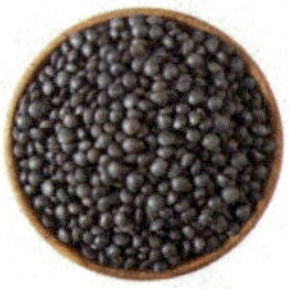

黑豆具有补脾、利水、解毒的功效，对于各种水肿、体虚、中风、肾虚等病症有显著疗效。

薏米小米羹

材料

薏米20克，小米90克，玉米糁40克，糯米30克，白糖5克。

做法

1. 将薏米、小米、糯米分别洗净，泡发。
2. 将薏米、小米、糯米放入锅中，加适量清水，大火煮开后，转小火熬30分钟。
3. 再下入玉米糁熬煮至熟，最后用白糖调味即可。

功效

本品具有健脾和胃、助消化的功效，可用于食欲不振、食少便稀者。

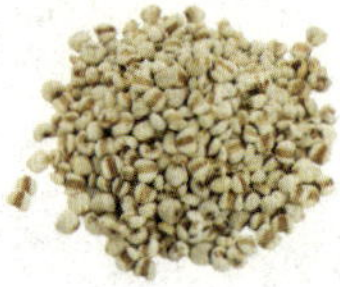

薏米不仅可作为粮食食用，还具有清热利湿、除痹的作用。

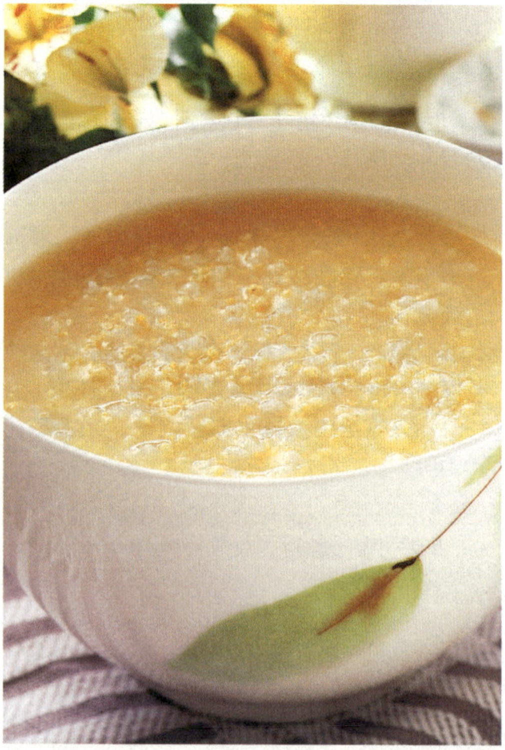

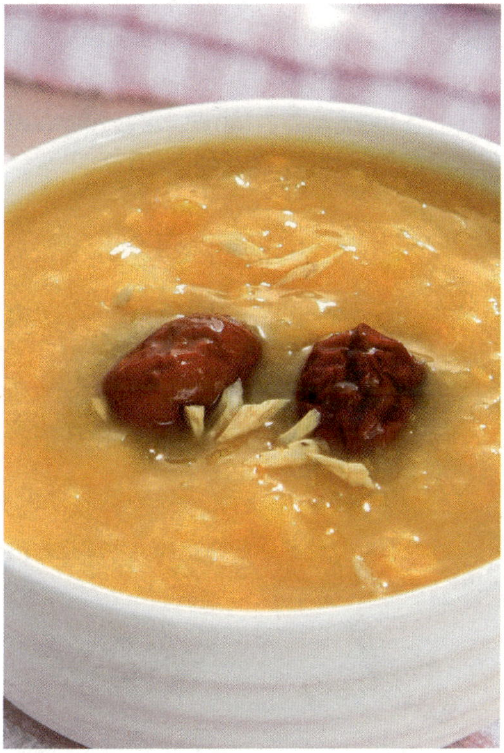

玉米党参羹

材料

党参15克，红枣20克，玉米糁120克，冰糖8克。

做法

1. 红枣去核洗净；党参洗净、润透，切成小段。
2. 锅置火上，注入清水，放入玉米糁煮沸后，再放入红枣和党参（注意：放入玉米糁之后要不断用勺子搅拌，防止糊锅）。
3. 煮至浓稠闻到香味时，放入冰糖调味即可食用。

功效

本品能益气补虚、健脾和胃，可辅助治疗脾肺虚弱、气短心悸、食少便溏等症。

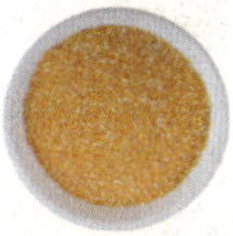

玉米糁中富含维生素E和玉米黄质素，能润便通肠、延缓衰老、降低血脂、保护眼睛、增强记忆力。

黑芝麻山药糊

材料

山药150克，何首乌30克，黑芝麻250克，白糖5克。

做法

1. 将黑芝麻部分、山药、何首乌均洗净、沥干，放入搅拌器内打成粉末。
2. 再将三种粉末一同盛入碗内，加入开水和成糊状。
3. 最后调入白糖，搅匀，撒上黑芝麻即可。

功效

本品能健脾和胃、滋阴补肾，适合春季进补。常吃此品还有乌发、预防脱发的功效。

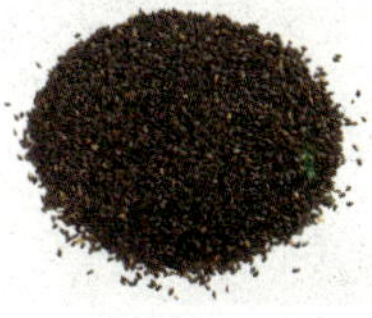

黑芝麻具有润肠、通乳、补肝、益肾、养发、强身体、抗衰老等功效，对肝肾不足所致的多种病症有益。

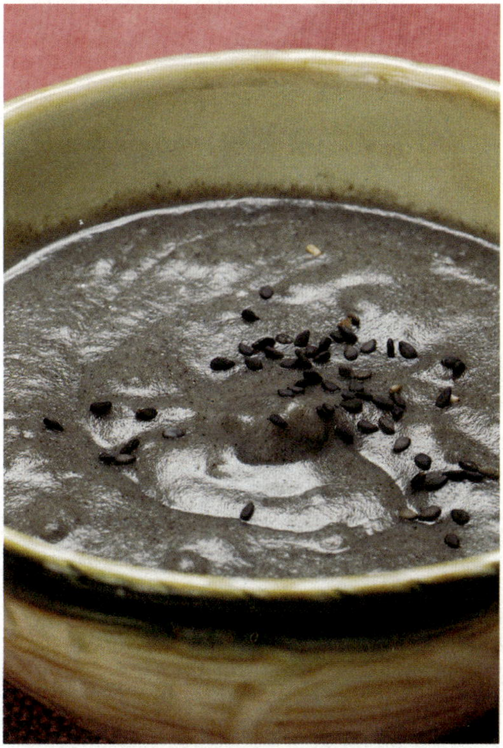

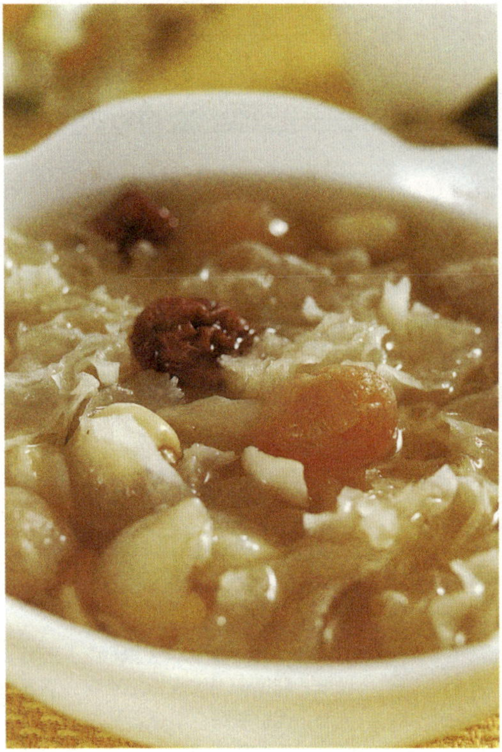

山药五宝甜汤

材料

山药200克，莲子150克，百合10克，龙眼肉15克，红枣8枚，银耳15克，冰糖80克。

做法

1. 山药削皮，洗净，切段；银耳泡发，去蒂，撕小朵。
2. 莲子泡发洗净；百合用清水泡发洗净；龙眼肉、红枣洗净。
3. 将除冰糖外的所有材料放入煲中，加清水适量，中火煲45分钟，放入冰糖，以小火煮至冰糖溶化即可。

功效

本汤有补气健脾、养心安神、生津止渴的作用。

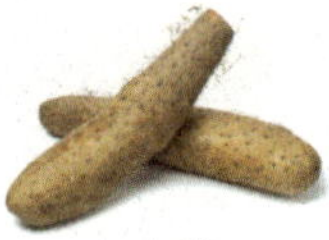

山药

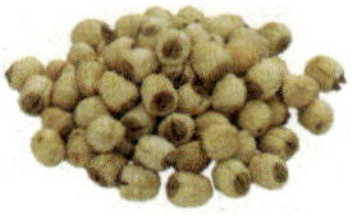

莲子

麦芽茶

材料

炒麦芽6克，山楂5克。

做法

1. 将炒麦芽、山楂洗净，放入杯中，冲入沸水后加盖冲泡10分钟。
2. 去渣，等茶水稍温后即可饮用。
3. 可反复冲泡至茶味渐淡。

功效

本品具有行气健脾、开胃消食的作用，可用于食积胃胀等症。

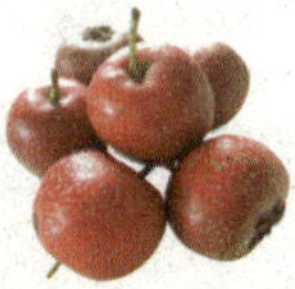

山楂味酸甘，性温，具有消食健胃、活血化淤、调理血脂的作用。

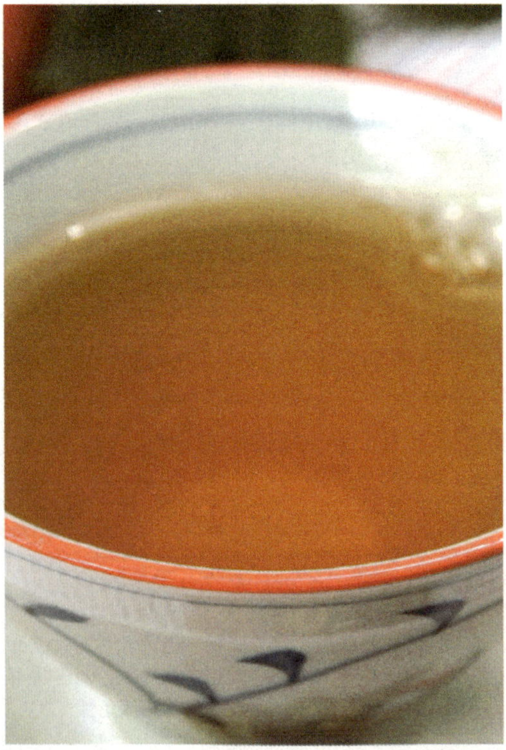

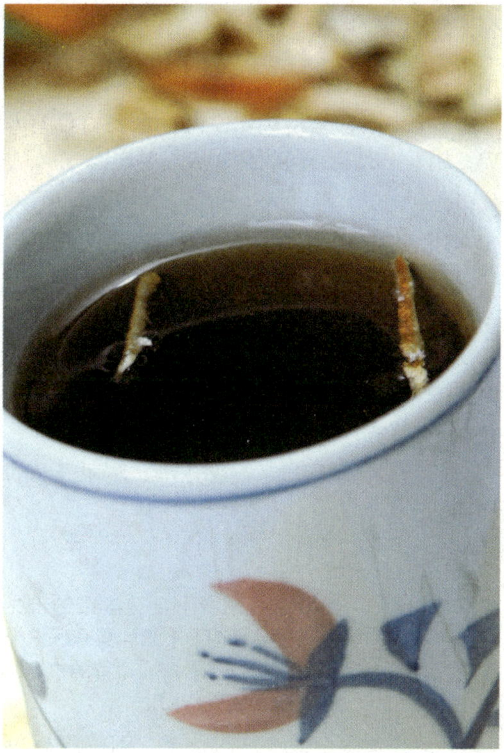

陈皮姜茶

材料

陈皮20克，甘草5克，生姜片8克，茶叶5克。

做法

1. 将陈皮、甘草、茶叶洗净，与生姜片一起放入杯中，冲入沸水后加盖冲泡10分钟。
2. 去渣，等茶水稍温后即可饮用。
3. 可反复冲泡至茶味渐淡。

功效

本品具有行气健脾、消食积、疏肝解郁等功效。

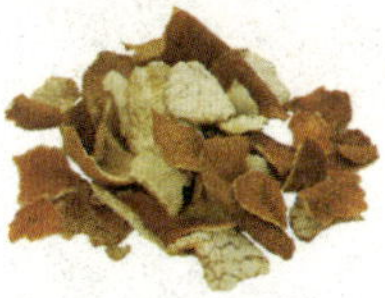

陈皮具有理气健脾、燥湿化痰的功效，可用于辅助治疗胸脘胀满、食少吐泻、咳嗽痰多。

泽泻薏米瘦肉汤

材料

泽泻30克，薏米20克，盐4克，猪瘦肉60克。

做法

1. 猪瘦肉洗净，切片；泽泻、薏米洗净。
2. 把全部材料放入锅内，加入适量清水，大火煮沸后，以小火煲1~2小时即可关火。
3. 挑出泽泻，加盐调味即可。

功效

此汤健脾化湿、利尿通淋，适合高脂血症、肥胖、糖尿病患者食用。

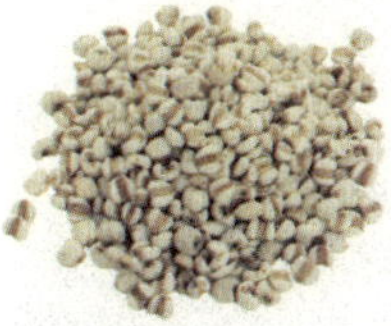

薏米具有很高的营养价值和药用价值，不仅可作为粮食食用，还具有清热利湿、除痹的作用。

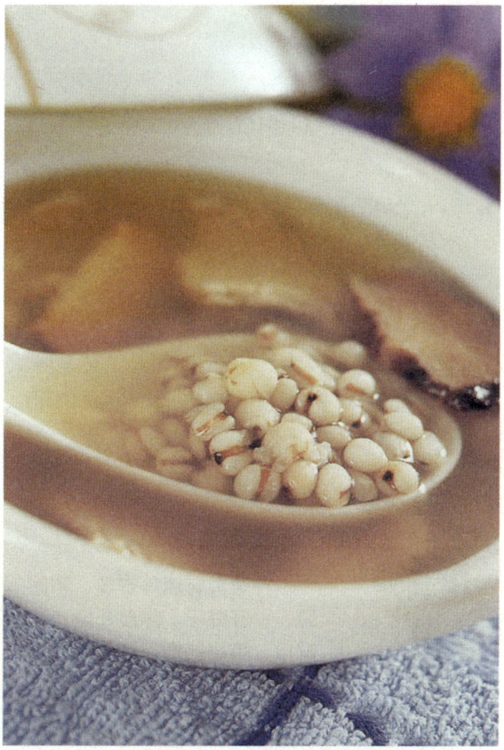

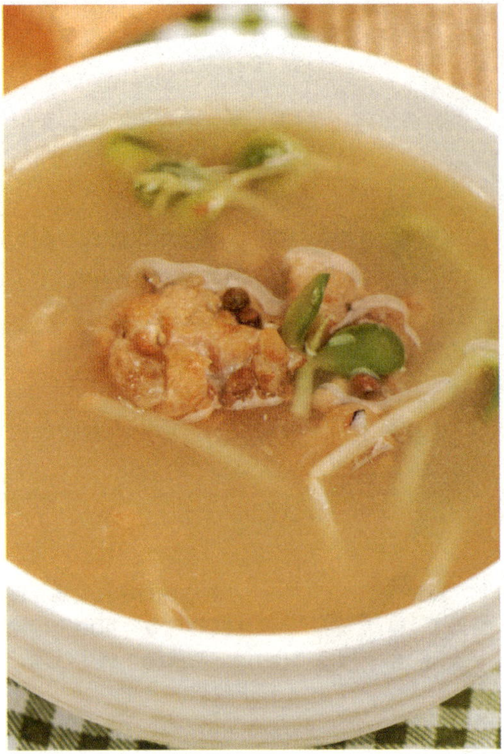

砂仁豆芽瘦肉汤

材料

砂仁8克，猪瘦肉220克，水发香菇100克，胡萝卜35克，黄豆芽30克，盐6克。

做法

1. 将猪瘦肉洗净切块；水发香菇洗净切片；胡萝卜去皮洗净，切块；黄豆芽洗净备用。
2. 净锅上火倒入水，调入盐，先下入猪肉、水发香菇、胡萝卜、黄豆芽煲至熟。
3. 再将砂仁放入锅内，煮5分钟即可关火。

功效

此汤有化湿行气、健脾止泻、利尿通淋的作用。

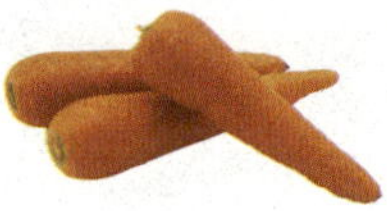

胡萝卜含有丰富的维生素A和胡萝卜素，具有保护视力、下气补中、健胃消食、调养五脏的作用。

芹菜粥

材料

大米100克，芹菜120克，盐3克。

做法

1. 将大米用清水洗净，放入锅中熬至半熟。
2. 芹菜洗净，切碎末，放入粥中煮熟，再加少许盐调味即可。

功效

春季既是芹菜大量上市的季节，又是肝火头痛和高血压病的高发时期，食用芹菜粥可以清肝火、降血压、止晕。

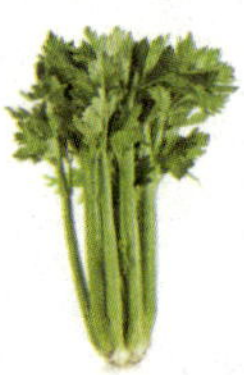

芹菜具有镇静安神、利尿消肿、平肝降压、养血补虚、清热解毒、防癌抗癌、醒酒保胃、美白护肤的作用。

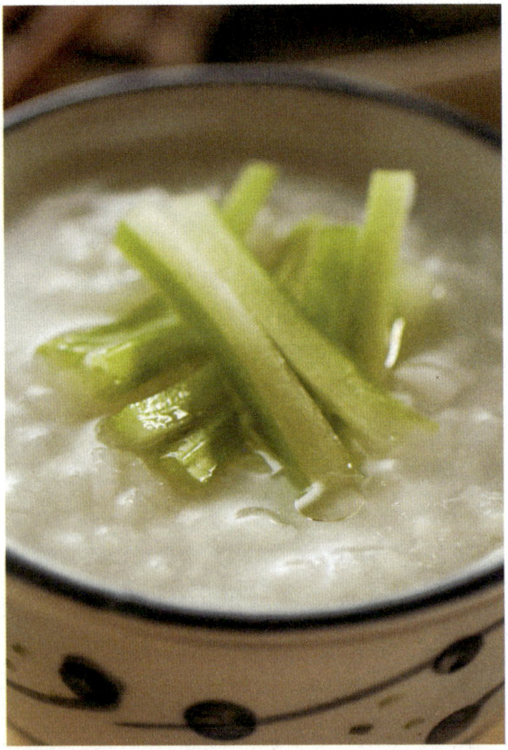

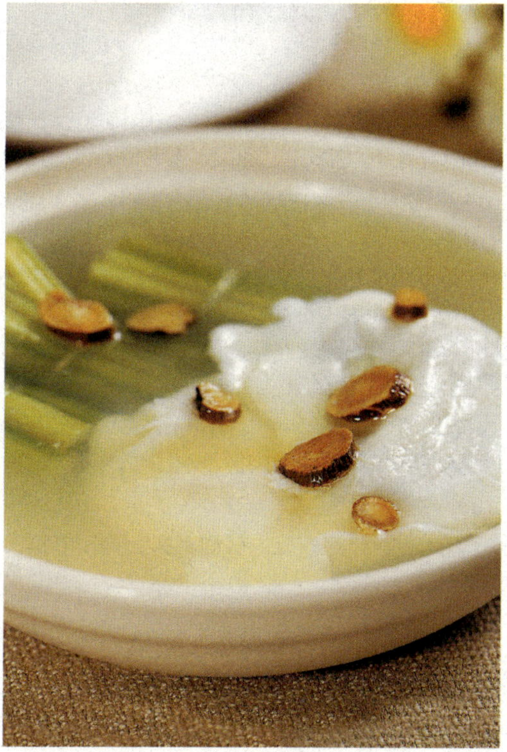

芹菜根甘草汤

材料

甘草15克，芹菜根40克，鸡蛋1个，盐2克。

做法

1. 芹菜根洗净，切段；甘草洗净。
2. 将芹菜根、甘草放入锅中，加水400毫升，煎至200毫升。
3. 继续烧开，打入鸡蛋，加入盐搅匀，趁热服用。

功效

本品具有健脾渗湿、清热排脓、利水消肿的功效。

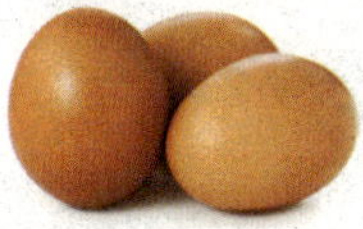

鸡蛋是扶助正气的常用食材，可补阴益血、除烦安神、补脾和胃，可用于气血不足、热病烦渴、胎动不安等。

苍术鱼腥草蔬菜汤

材料

鱼腥草、苍术各10克，薏米20克，白萝卜200克，西红柿250克，玉米笋100克，绿豆芽15克，盐5克。

做法

1. 将鱼腥草、苍术、薏米洗净后与清水置入锅中，以小火煮沸，滤取药汁。
2. 白萝卜去皮，洗净，刨丝；西红柿去蒂，洗净，切片；玉米笋洗净，切片；绿豆芽洗净。
3. 药汁放入锅中，加入全部蔬菜煮熟，放入盐调味即可。

功效

此汤能健脾祛湿、利尿通淋、清热排脓。

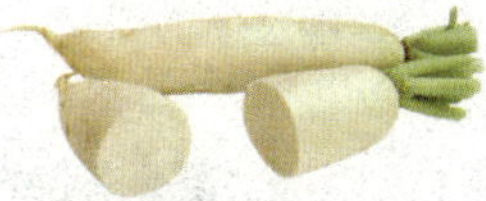

白萝卜

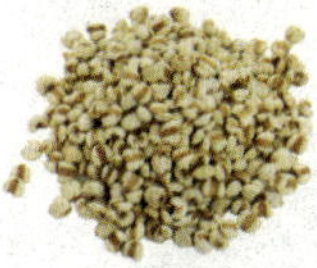

薏米

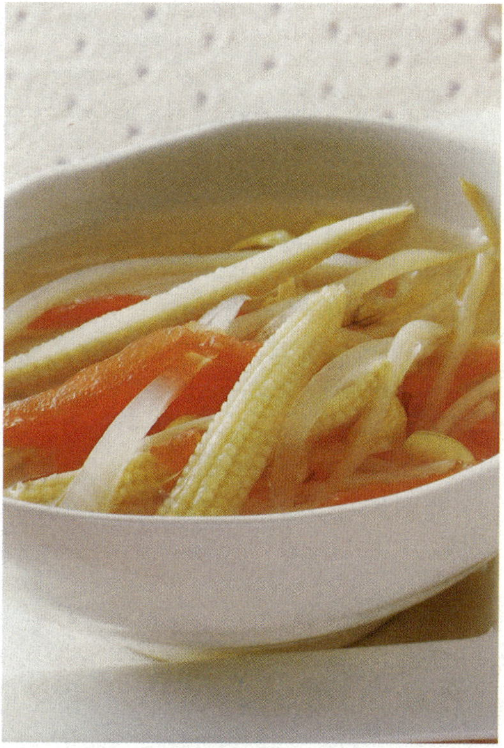

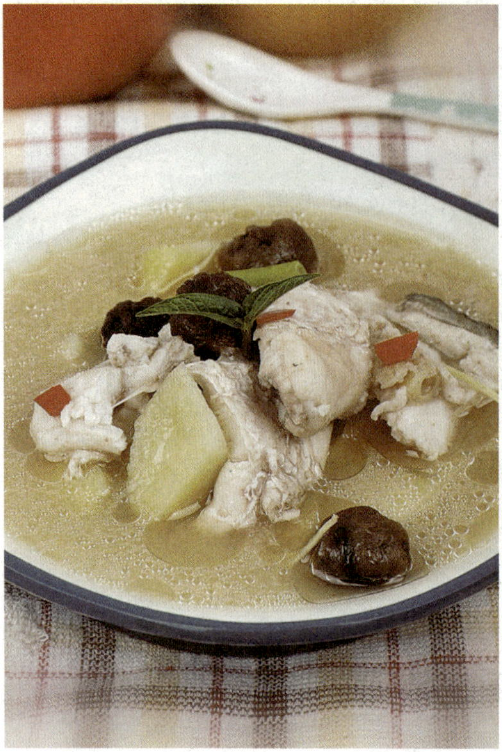

草果草鱼汤

材料

草果10克，草鱼300克，龙眼肉50克，花生油30毫升，盐5克，葱段、姜片、胡椒粉各3克，高汤1000毫升。

做法

1. 将草鱼洗净，切块；草果洗净，去皮、核，切块；龙眼肉洗净。
2. 净锅上火倒入花生油，将葱段、姜末爆香，放入草鱼微煎，倒入高汤，调入盐、胡椒粉。
3. 再下入草果、龙眼肉煲至熟即可。

功效

此汤能健脾养血、祛湿利尿、降压降糖。

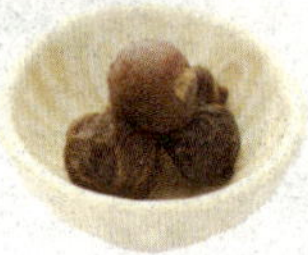

龙眼肉性平，味甘，具有益气补血、安神定志、养血安胎的功效。

羊肉草果豌豆粥

材料

草果15克，羊肉100克，豌豆50克，大米80克，盐5克，生姜汁5毫升，香菜段5克。

做法

1. 草果、豌豆分别洗净；羊肉洗净，切片；大米淘净，泡好。
2. 大米放入锅中，加适量清水，大火煮开，放入羊肉、草果、豌豆，改中火熬煮。
3. 待粥熬出香味，加盐、生姜汁调味，撒上香菜段即可。

功效

本粥有燥湿散寒、温补脾胃、止呕吐的作用。

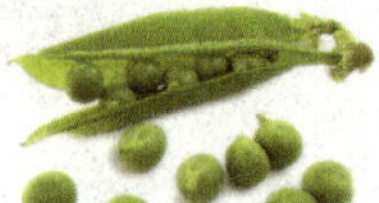

豌豆

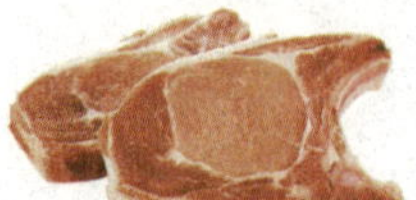

羊肉

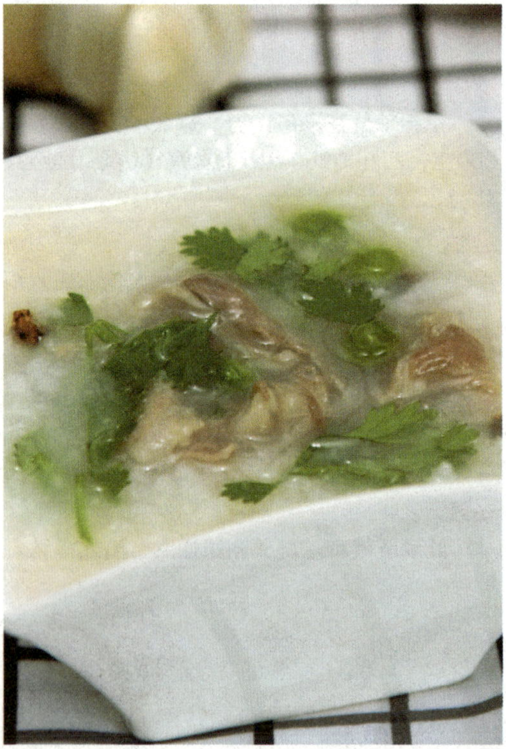

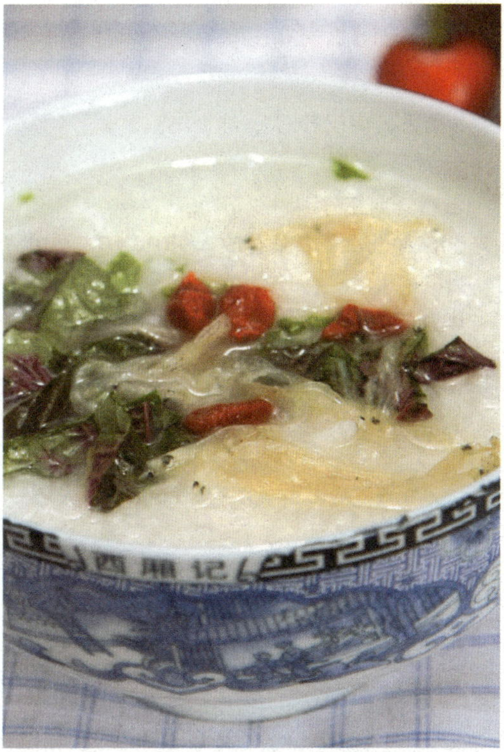

银鱼苋菜粥

材料

枸杞子15克，小银鱼50克，苋菜100克，稠粥1碗，盐3克，料酒20毫升，香油2毫升，胡椒粉2克。

做法

1. 小银鱼洗净，用料酒腌渍去腥；苋菜洗净；枸杞子洗净。
2. 锅置火上，放入小银鱼，加适量清水煮熟。
3. 倒入稠粥烧开，放入枸杞、苋菜稍煮，加盐、香油、胡椒粉调匀便可。

功效

本粥具有除湿健脾、利水消肿、强化骨骼的作用。

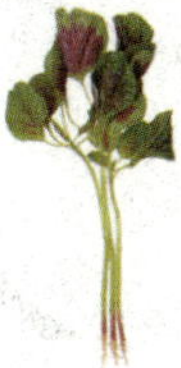

苋菜性凉，味道微甘，具有清肝明目、清热利湿、凉血解毒的作用，还能促进骨骼生长和造血。

海带土豆条炖瘦肉

材料

猪瘦肉100克，海带、土豆各150克，香菜5克，盐3克，葱5克，料酒30毫升，高汤1000毫升，食用油20毫升。

做法

1. 猪瘦肉洗净，切块，加少许盐、料酒腌制；海带泡发洗净，切片；土豆去皮洗净，切条；香菜洗净，备用；葱洗净，切葱花。
2. 锅下油烧热，放入土豆炸至五成熟，再放入海带、猪瘦肉，加盐，倒入高汤，炖煮至熟，撒上葱花、香菜即可。

功效

此汤清淡、味鲜，具有很高的营养价值。海带、土豆、猪瘦肉结合在一起，能补充人体所需的蛋白质、维生素、矿物质，非常适合春季食用。

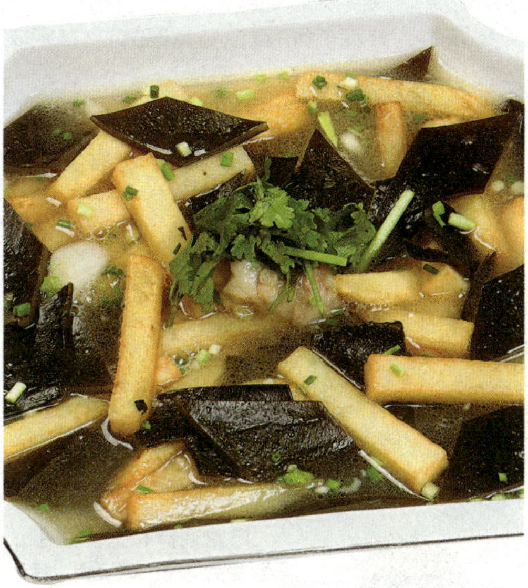

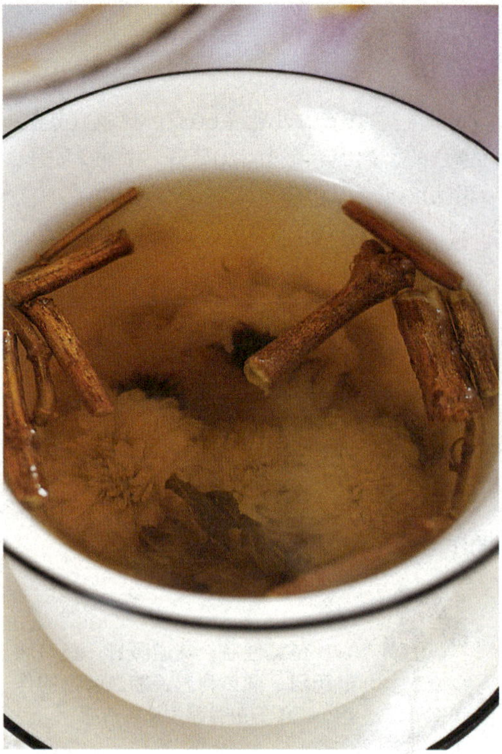

藿香菊花茶

材料

藿香、菊花各5克，冰糖5克。

做法

1. 藿香、菊花分别清洗干净。
2. 将洗净的藿香、菊花放入锅中，加入适量清水煎煮。
3. 煎好后放入冰糖搅匀即可饮用。

功效

此茶具有化湿运脾、清热解毒、清肝明目的功效，适合春季饮用。

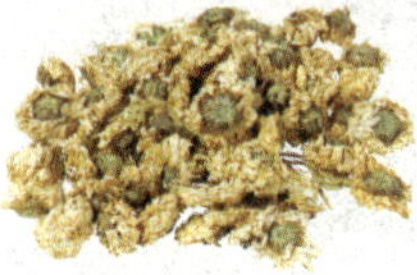

菊花味甘、苦，性微寒，具有平肝、明目、散风清热、消渴止痛的作用，是清肝泻火的首选食物。

乌龙茯苓茶

材料

茯苓、莱菔子各3克，乌龙茶5克，普洱茶2克。

做法

1. 将茯苓、莱菔子、乌龙茶、普洱茶分别洗净。
2. 将洗净的材料放入杯中，加入300毫升开水冲泡。
3. 盖上杯盖闷3分钟即可饮用。

功效

此茶具有健脾化湿、消食化积、排毒瘦身等作用，适合春季饮用。

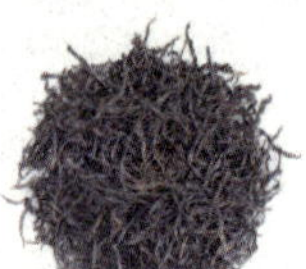

乌龙茶具有提神益思、消除疲劳、生津利尿、解热防暑、杀菌消炎、祛寒解酒、解毒防病、消食祛腻、防癌降脂、抗衰老等功效。

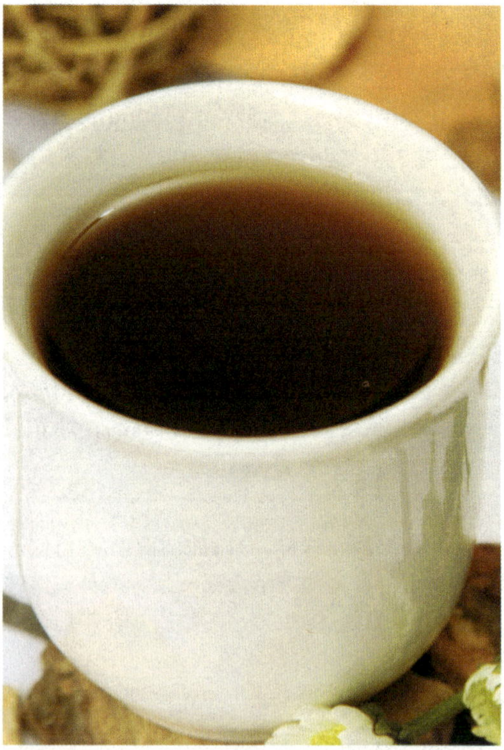

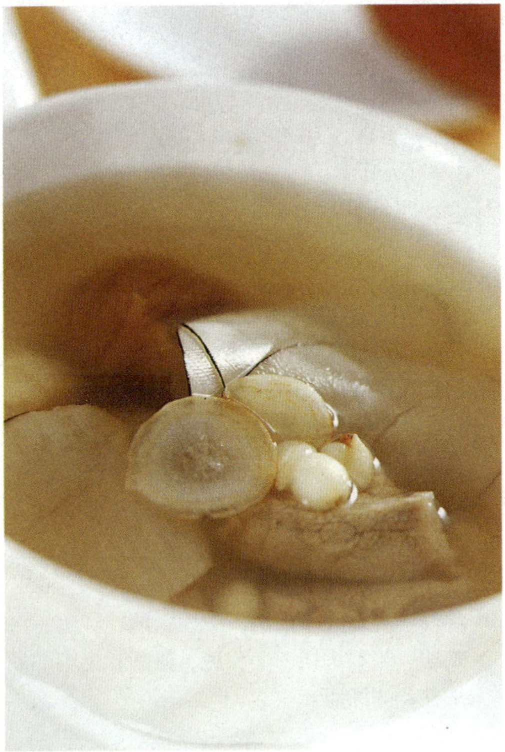

西洋参瘦肉汤

材料

海底椰150克，西洋参、川贝母各10克，猪瘦肉400克，蜜枣2颗，盐5克。

做法

1. 将海底椰、西洋参、川贝母分别洗净。
2. 猪瘦肉洗净切块，汆水。
3. 将海底椰、西洋参、川贝母、猪瘦肉、蜜枣放入煲内，注入沸水，加盖煲2小时，加盐调味即可。

功效

本品具有清热化痰、润喉止咳、滋阴补虚等功效，适合春季食用。

荸荠海蜇汤

材料

玉竹5克，荸荠200克，海蜇皮100克，盐3克。

做法

1. 将玉竹、荸荠、海蜇皮分别洗净。
2. 玉竹、荸荠、海蜇皮放入锅中，加水煮熟。
3. 加入盐调味即可。

功效

本品具有滋阴润肺、清热利尿、生津止渴的功效，适合春季食用。

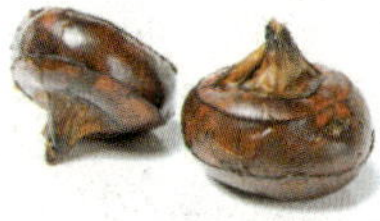

荸荠性寒，具有清热解毒、凉血生津、利尿通便、化湿祛痰、消食除胀的作用，还具有一定降血压、抗癌的功效。

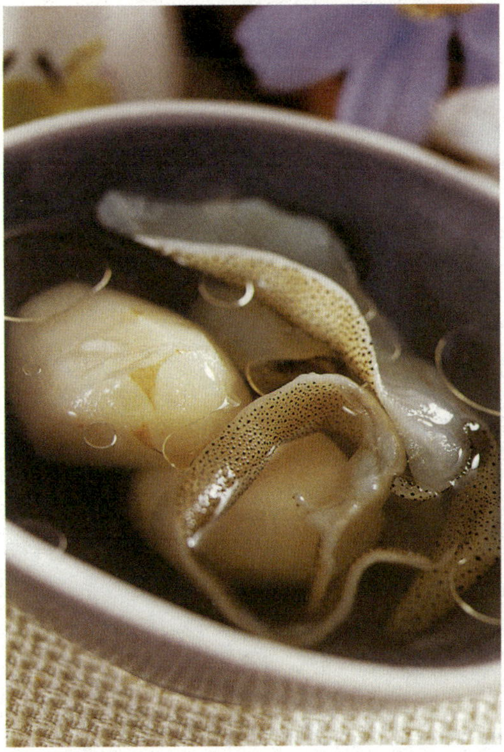

顺时养生，四季各不同

夏季药膳养生

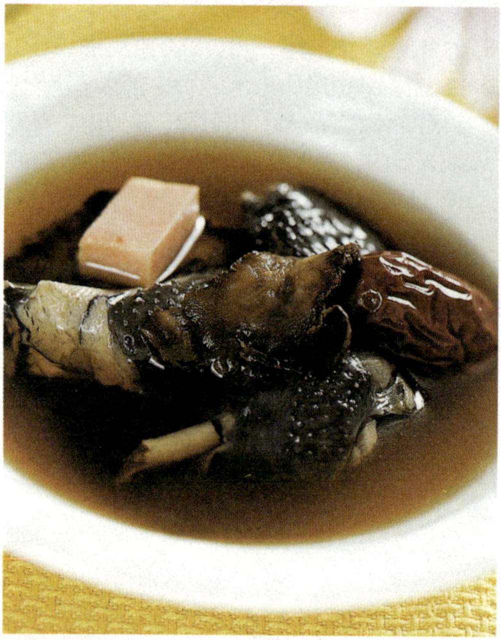

生地乌鸡汤

材料

生地10克，红枣10颗，乌鸡1只，午餐肉100克，姜3片，葱、盐各5克，料酒20毫升，骨头汤2500毫升。

做法

1. 将生地浸泡5小时，取出洗净切成薄片；红枣洗净，泡发；午餐肉切片。
2. 乌鸡去内脏及爪尖，切成块，放入开水汆去血水。
3. 将骨头汤倒入净锅中，放入生地、红枣、乌鸡块、午餐肉块、姜、葱、料酒，乌鸡熟后加盐调味即可。

功效

本汤具有滋阴补肾、养血添精、凉血补血的作用，适合夏季食用。

山楂粥

材料

干山楂30克，大米100克，白糖5克。

做法

1. 大米洗净，用清水浸泡30分钟；干山楂用温水泡软，去核，切片。
2. 注水入锅，大火烧开，倒入大米和山楂熬煮，边煮边搅拌，待米煮开后，转小火继续慢熬至粥黏稠，加入适量的白糖调味，待白糖溶化即可。

功效

山楂粥富含多种有机酸、维生素等营养物质，可起到缓解积食、厌食的作用，能有效缓解因夏季炎热导致的食欲不振。同时，此粥还能调节血压、保护心血管健康。

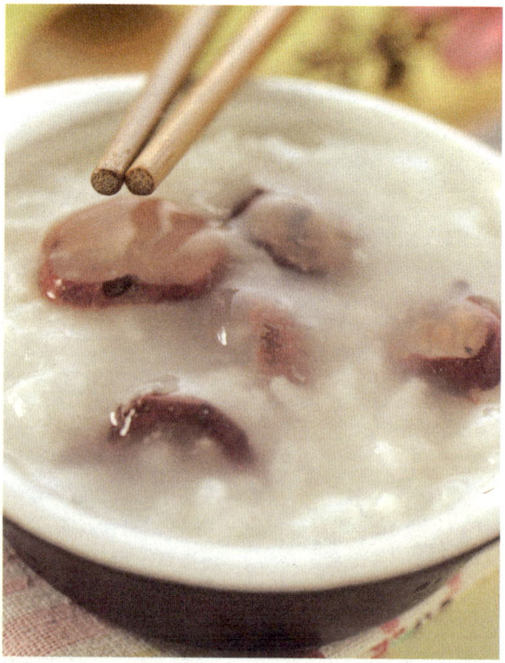

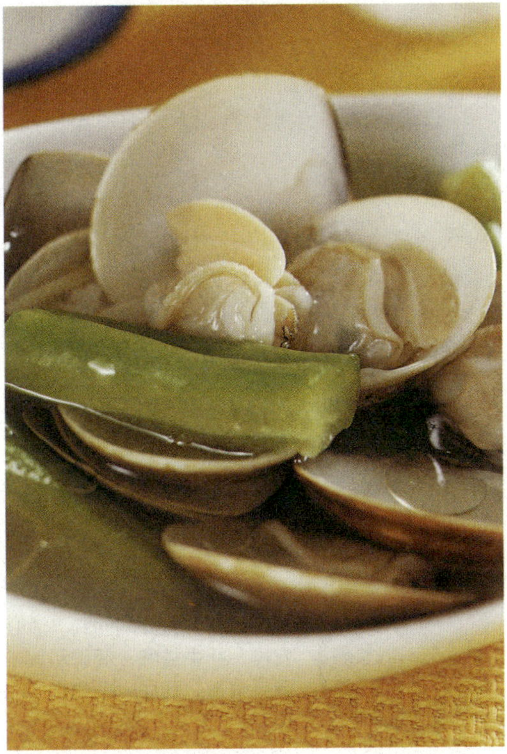

苦瓜炖蛤蜊

材料

北沙参10克，苦瓜300克，蛤蜊250克，姜、蒜各10克，盐5克。

做法

1. 苦瓜洗净，剖开去子，切成长条；姜、蒜洗净切片；北沙参洗净。
2. 锅中加水烧开，放入蛤蜊煮至开壳后，捞出，冲水洗净。
3. 再将蛤蜊、苦瓜、北沙参放入锅中，加适量清水，以大火炖30分钟至熟后，拣去药材，加入姜、蒜、盐调味即可。

功效

本品能滋阴养心、生津止渴、清热泻火。

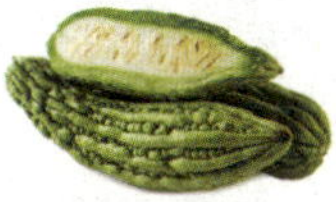

苦瓜味苦性寒，具有清热祛暑、明目解毒、降压降糖、利尿凉血、解劳清心、益气壮阳的作用。

蛋花西红柿紫菜汤

材料

百合15克，紫菜100克，西红柿50克，鸡蛋2个，盐3克。

做法

1. 紫菜泡发，洗净；百合洗净；西红柿洗净，切块；鸡蛋打散。
2. 锅置于火上，注适量水烧至沸时，放入紫菜、百合、西红柿煮熟。
3. 将鸡蛋倒入锅中，煮成蛋花，加盐调味即可。

功效

本品具有滋养心阴、清热生津、养颜润肤的功效。

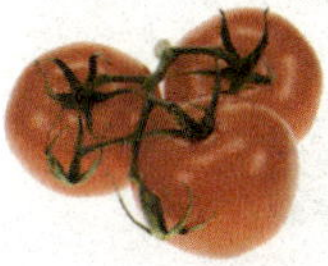

西红柿中维生素A、维生素C的比例合适，具有止血、降压、利尿、健胃消食、生津止渴、清热解毒、凉血平肝的作用。

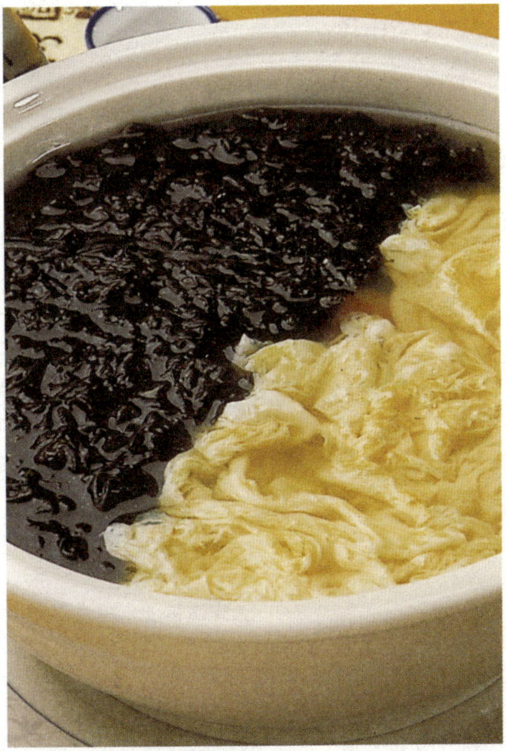

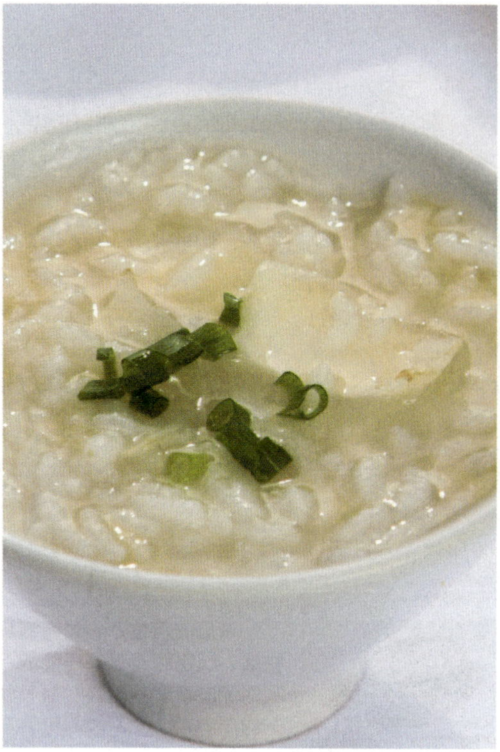

百合生地粥

材料

百合15克，生地5克，大米100克，盐2克，葱5克。

做法

1. 大米洗净；百合洗净；生地入锅，倒入600毫升水熬至300毫升，去渣取药汁待用；葱洗净，切葱花。
2. 锅置火上，注入清水，放入大米，用大火煮至米粒绽开。
3. 放入百合，倒入药汁，用小火煮至粥成，撒上葱花，加入盐调味即可。

功效

此粥能清热凉血、滋阴养心、润燥通便。

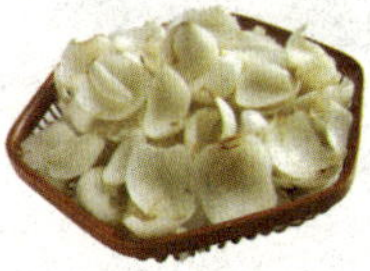

百合具有养阴润肺、清心安神、补中益气、健脾和胃、清热解毒、利尿、凉血止血的作用。

天冬甜粥

材料

天冬25克，大米100克，白糖3克，葱花5克。

做法

1. 大米泡发，洗净；天冬洗净。
2. 锅置火上，倒入清水，放入大米，以大火煮开。
3. 加入天冬，转小火煮至粥浓稠，撒上葱花，调入白糖拌匀即可。

功效

此粥具有养阴清热、生津止渴、润肺补肾的功效。

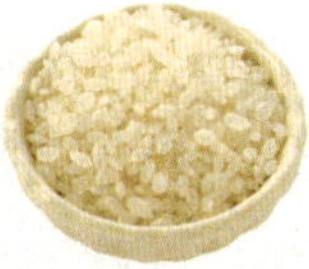

大米味甘淡，其性平和，是滋补之物，每日食用，能益脾胃、除烦渴。

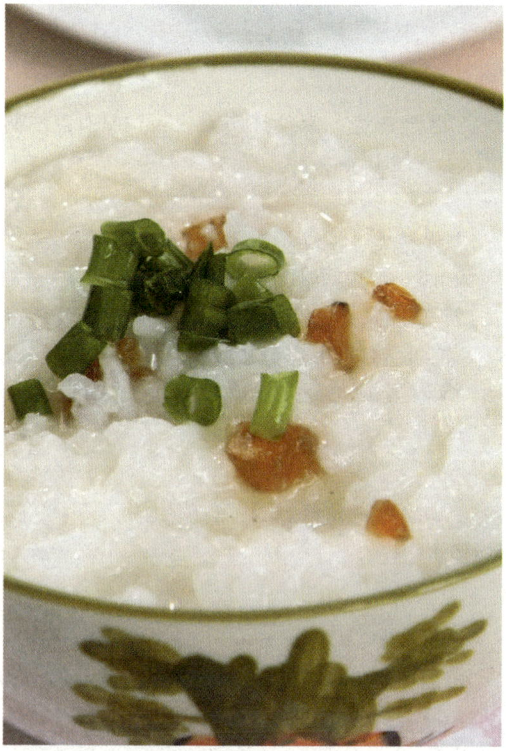

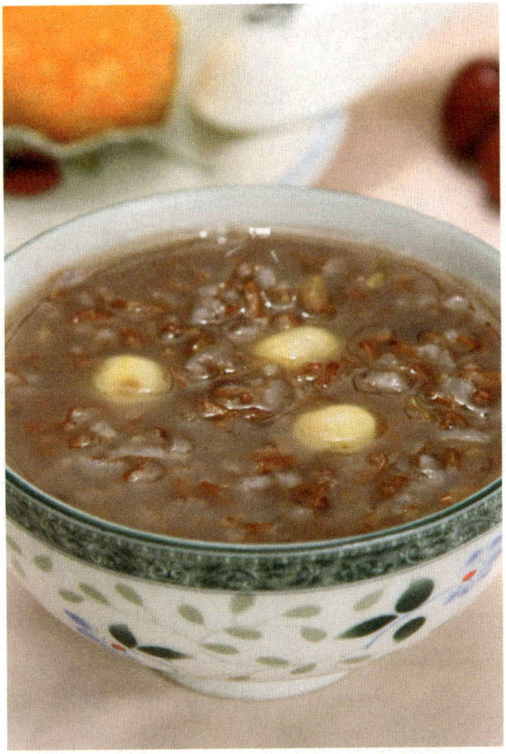

莲子红米粥

材料

莲子40克，红米80克，红糖10克。

做法

1 红米泡发洗干净；莲子洗净。
2 锅置火上，倒入清水，放入红米、莲子煮至开花。
3 加入红糖同煮至粥浓稠状即可。

功效

此粥具有养心安神、固精止带、补脾止泻等功效。

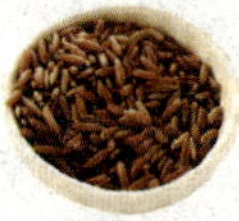

红米富含铁和多种维生素，具有补气养血、改善营养状况、缓解疲劳的作用。

石斛麦冬洋参粥

材料

西洋参5克，麦冬10克，石斛20克，枸杞子5克，大米70 克，冰糖50克。

做法

1 西洋参洗净；麦冬、石斛分别洗净，放入纱布袋包起；枸杞子洗净，泡软。
2 大米洗净，倒入适量水，与枸杞子、西洋参、药材包一起放入锅中，以大火煮沸后，转入小火续煮至黏稠。
3 捞起药材包，加入冰糖调味即可。

功效

此品可养阴生津、润肺清心。

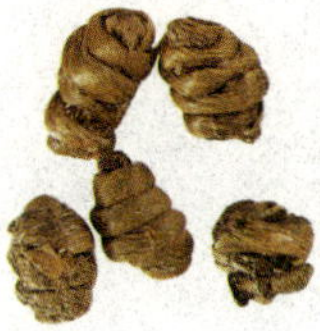

石斛味甘淡微咸，性寒，具有益胃生津、滋阴清热的作用。

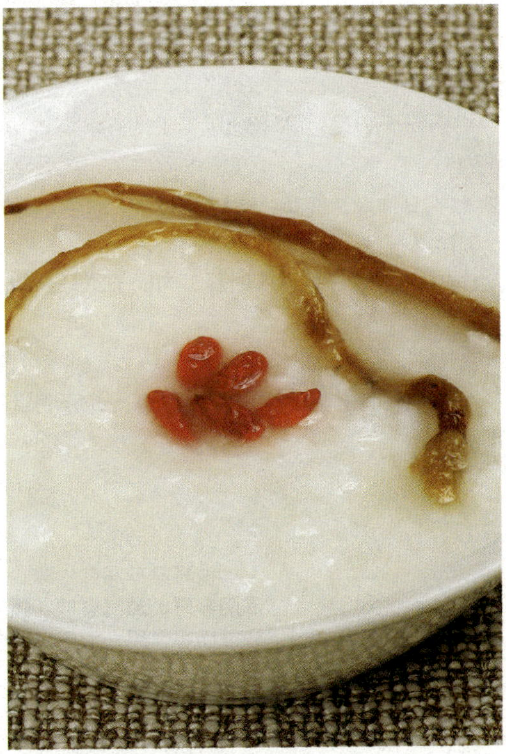

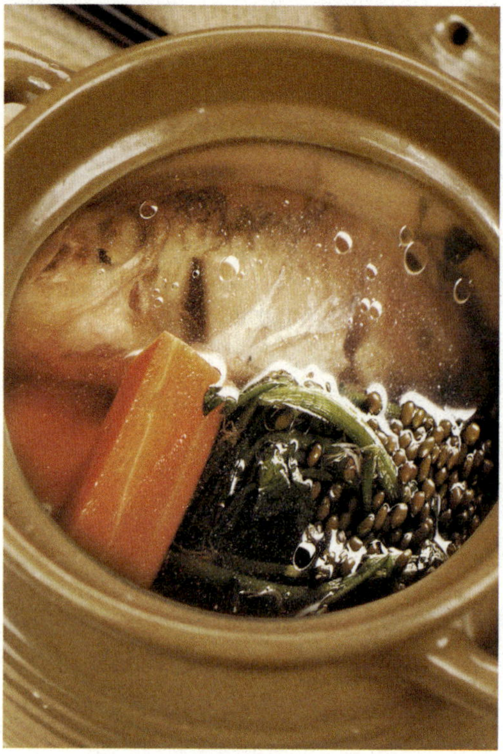

绿豆炖鲫鱼

材料

绿豆50克，鲫鱼1条，西洋菜150克，胡萝卜100克，姜10克，盐5克，高汤1000毫升，胡椒粉2克，香油2毫升，食用油20毫升。

做法

1. 胡萝卜去皮洗净切片；鲫鱼刮去磷，去内脏去鳃，洗净；西洋菜择洗干净；姜去皮切片；绿豆提前泡好。
2. 净锅上火，油烧热，放入鲫鱼煎炸，煎至两面呈金黄色时捞出。
3. 砂煲上大火，将绿豆、鲫鱼、姜片、胡萝卜全放入煲内，倒入高汤，大火炖约40分钟，放入西洋菜稍煮，调入盐、胡椒粉，淋上香油即可。

功效

绿豆味甘，性寒，具有清热解毒、消肿通气的作用。因此本品清热解毒、利尿通淋，适合夏季食用。

银耳枸杞羹

材料

枸杞子20克，银耳300克，白糖5克。

做法

1. 将银耳泡发，洗净；枸杞子洗净，泡发。
2. 将泡发的银耳撕成小朵。
3. 锅中加水烧开，下入银耳、枸杞子煮开，调入白糖即可。

功效

本品具有滋阴养心、清热解暑、养肝明目的功效。

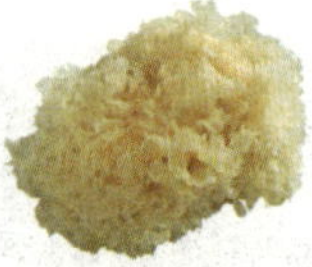

银耳具有润肺生津、滋阴养胃、益气安神、强心健脑等作用，为优良的滋补食物。

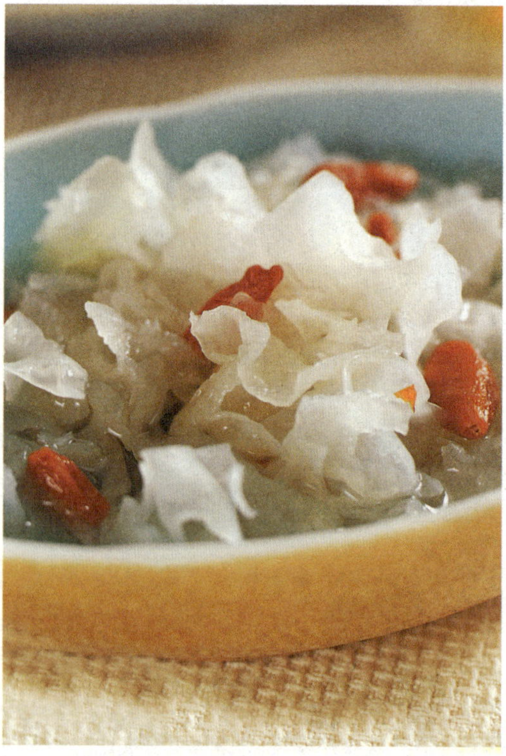

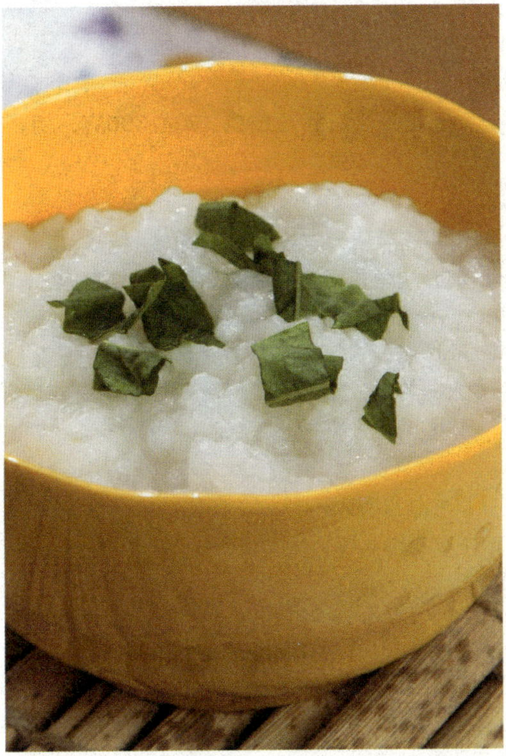

藿香粥

材料

藿香叶10克，大米100克，盐2克。

做法

1. 将大米淘洗干净，置于清水中浸泡半小时后捞出，沥干水分；藿香叶洗净，切碎。
2. 锅置火上，倒入清水，放入大米，以大火煮开。
3. 再以小火煮至浓稠状，加藿香叶同煮片刻，调入盐拌匀即可。

功效

此粥具有开胃止呕、发表解暑、健脾化湿的功效，常食可预防夏季中暑。

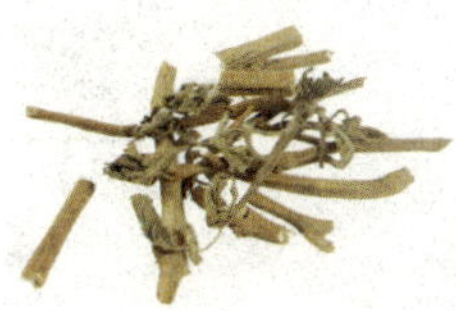

藿香具有芳香化浊、和中止呕、发表解暑的作用。夏季用藿香煮粥或泡茶饮服，对暑湿重症、脾胃湿阻、脘腹胀满、肢体重困、恶心呕吐有效。

百合花茶

材料

干百合花15克，冰糖5克。

做法

1. 将干百合花洗净，放入杯中备用。
2. 倒入热水冲泡，加入冰糖。
3. 闷泡3～5分钟，待冰糖溶化，百合完全泡开即可饮用。

功效

本品具有滋阴养心、润肺止咳、美白护肤的功效，适合夏季饮用。

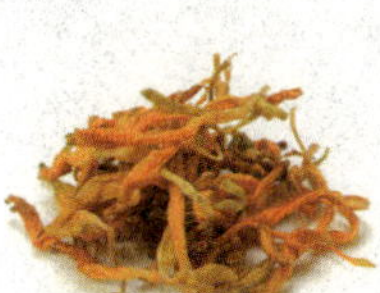

百合花茶被称为“鲜花小人参”，富含胡萝卜素、蛋白质、磷、铁以及多种微量元素，具有清心润肺、安神利尿、补阴退热、润肤防衰等功效。

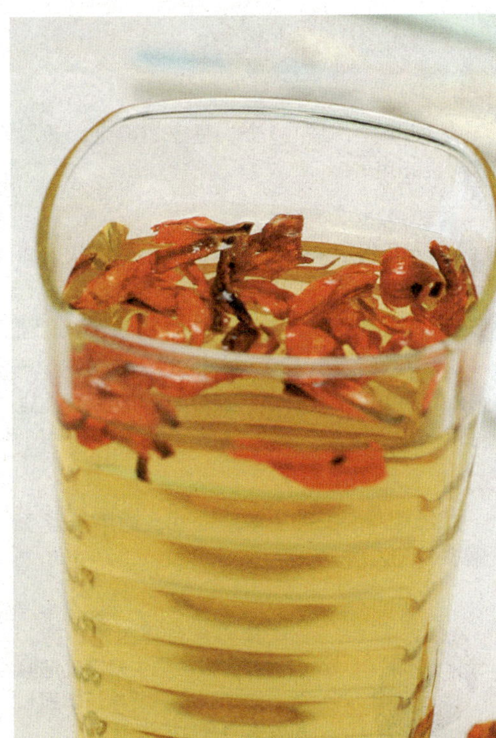

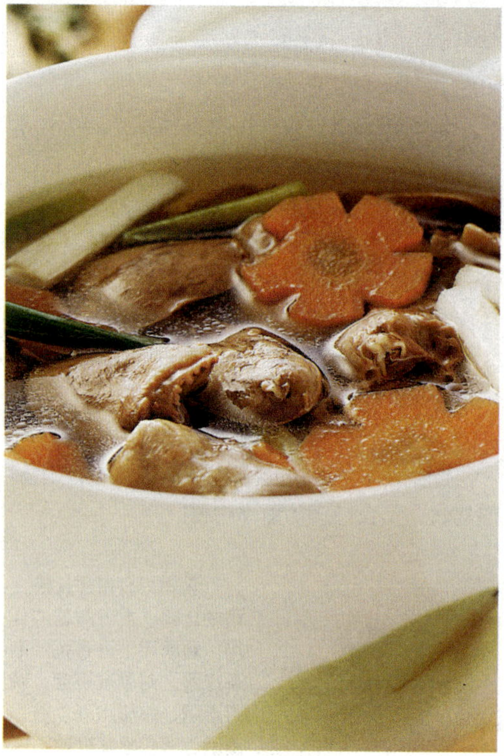

远志菖蒲鸡心汤

材料

远志、石菖蒲各15克，鸡心300克，胡萝卜50克，葱10克，盐5克。

做法

1. 将石菖蒲、远志放入纱布袋内，扎紧。
2. 鸡心洗净，用沸水氽烫，并将血块挤出；胡萝卜洗净去皮，切片；葱洗净，切段。
3. 药材包、胡萝卜入锅中煮汤，待沸，下鸡心入锅熬煮，熟后拣去药袋。再下葱段、盐调味即成。

功效

本品具有养心安眠、镇惊安神的功效，适用于夏季燥热导致失眠者。

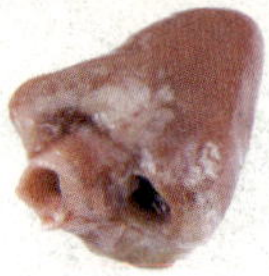

鸡心营养丰富，具有滋补心脏、镇静神经的作用。

莲子茯神猪心汤

材料

茯神25克，猪心1个，莲子200克，葱段10克，盐5克。

做法

1. 猪心入开水中氽烫去血水，捞出，再放入清水中清洗干净。
2. 莲子、茯神洗净后入锅，加适量水熬汤，以大火煮开后转小火煮30分钟。
3. 猪心切片，放入锅中，煮至熟，加葱段、盐即可。

功效

此汤能养心安神、镇静助眠，适用于夏季失眠多梦的人群。

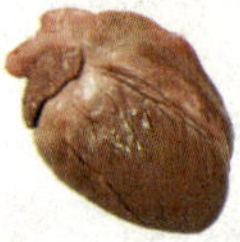

猪心含有蛋白质、钙、磷、铁、多种维生素以及烟酸等，对加强心肌营养，增强心肌收缩力有食疗作用。

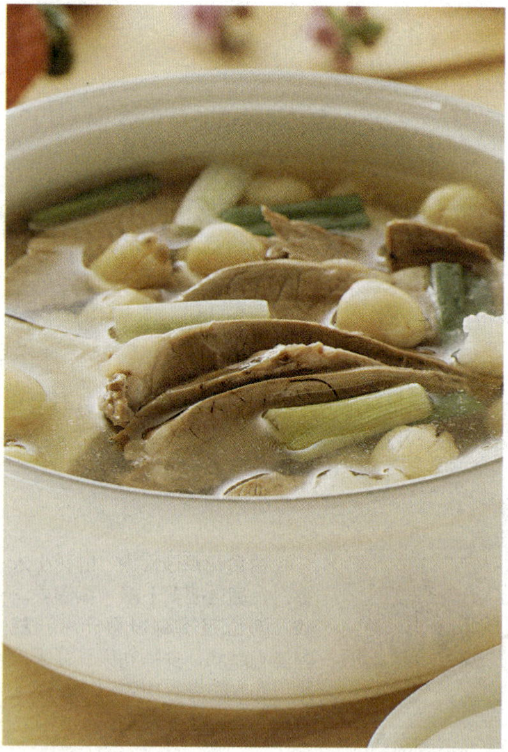

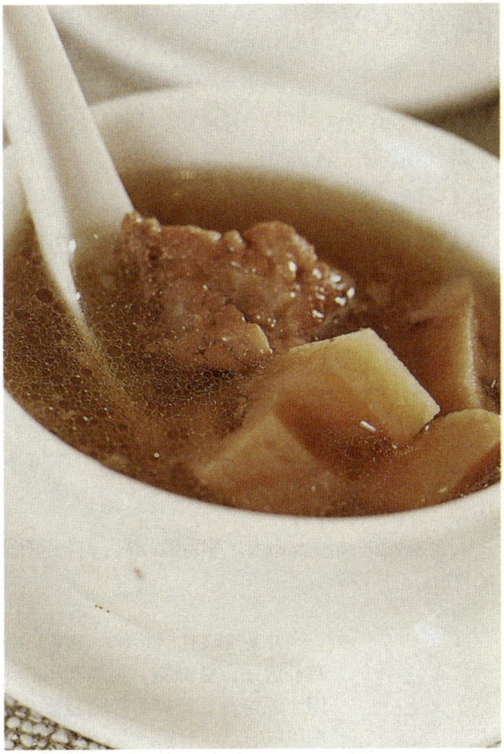

莲藕菱角排骨汤

材料

排骨500克，菱角300克，莲藕300克，胡萝卜50克，盐10克，白醋10毫升。

做法

1. 排骨斩件，氽烫，捞起洗净；莲藕洗净，削皮，切片；胡萝卜洗净，切片。
2. 菱角氽烫，捞起，剥净外表皮膜。
3. 将排骨、莲藕片、菱角、胡萝卜放入锅内，加水盖过材料，加入白醋，以大火煮开，转小火炖2小时，加盐调味即可。

功效

本品具有养心血、醒脑神、开脾胃、清热渴等功效。

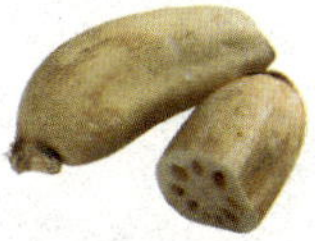

生吃鲜藕能清热解烦，解渴止呕；煮熟的莲藕具有健脾开胃，益血补心，止渴生津的作用。

龙眼莲子羹

材料

龙眼肉20克，枸杞子10克，莲子50克，白糖10克。

做法

1. 将莲子洗净，泡发；枸杞子、龙眼肉均洗净。
2. 锅置火上，注入清水后，放入莲子煮沸后，放入枸杞子、龙眼肉。
3. 煮熟后放入白糖调味即可。

功效

本品具有补血养心、安神除烦、涩精止泻等功效，适用于夏季烦热不安。

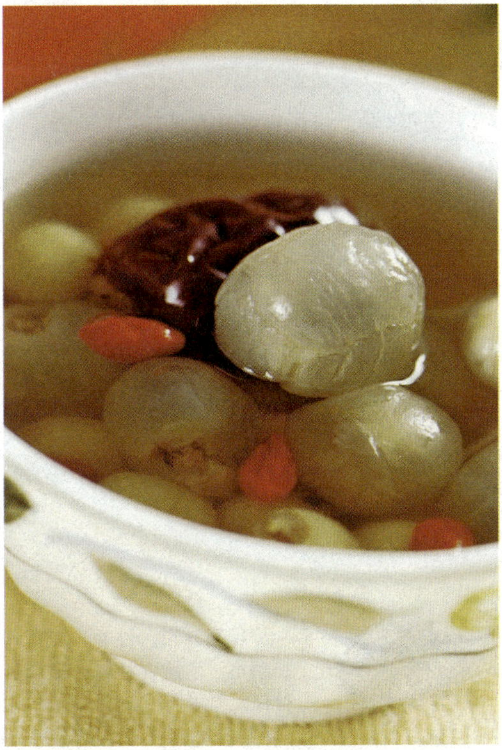

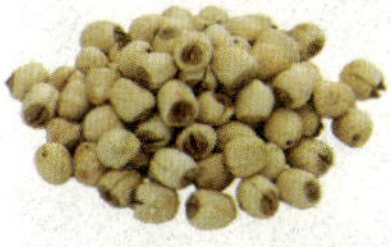

莲子中的钙、磷和钾含量丰富，具有益心补肾、健脾止泻、固精安神的作用。莲心具有强心作用，还能去火助眠、降低血压。

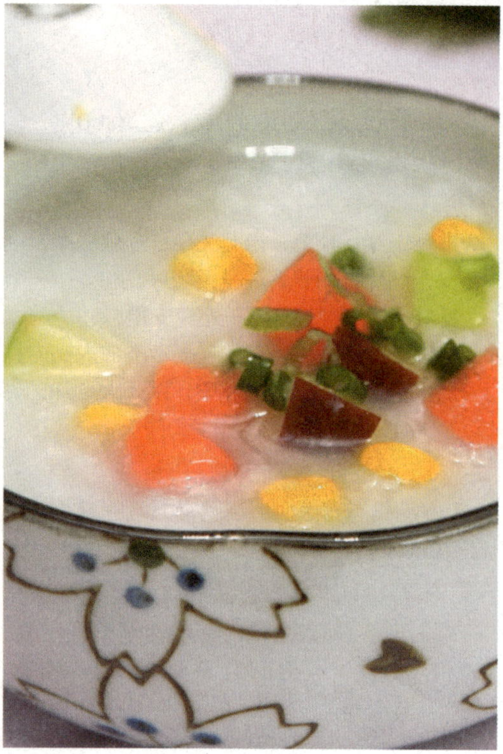

西瓜玉米粥

材料

百合20克，西瓜、玉米粒、苹果各20克，牛奶100毫升，糯米100克，白糖3克。

做法

1. 糯米洗净，用清水浸泡半小时；西瓜切开取果肉；苹果洗净切小块；玉米粒洗净、百合洗净，分瓣。
2. 锅置火上，放入糯米，注入清水煮至八成熟。
3. 放入西瓜、苹果、玉米粒、百合煮至粥将成，倒入牛奶稍煮，加白糖调匀便可。

功效

此粥具有补心润肺、生津解毒、排毒养颜的作用。

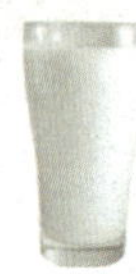

牛奶味甘，性平、微寒，具有补虚损，益肺胃，生津润肠的作用，还可养心安神，补脑益智、美白肌肤。

黄瓜绿豆粥

材料

黄瓜1根，绿豆40克，大米150克。

做法

1. 将黄瓜和绿豆分别洗净，黄瓜切成丝，绿豆泡发。
2. 将大米洗干净，锅中放水，放入大米用大火煮；煮至半熟时，放入黄瓜和绿豆，改成小火熬煮成粥，待绿豆煮至烂熟时即可食用。

功效

黄瓜、绿豆均为清热解暑的佳品，与大米同煮成粥，能清热解毒，消肿利水，对暑热烦渴、水肿有很好的效果。

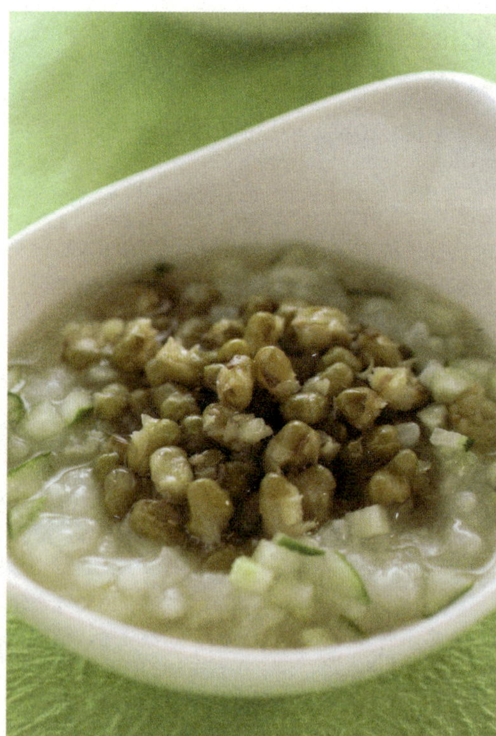

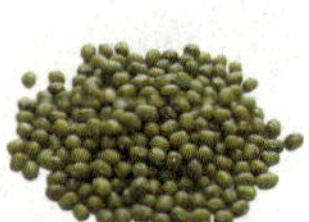

绿豆味甘，性寒，具有清热解毒、消肿、利尿、祛痘、补益元气等作用。

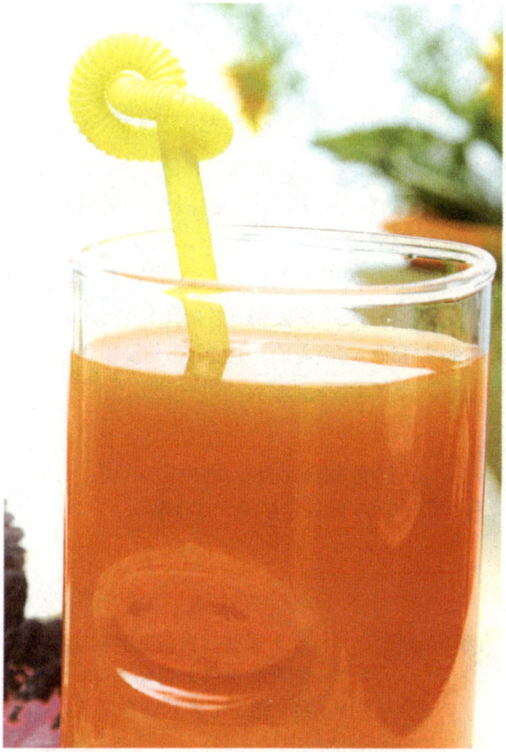

莲藕胡萝卜汁

材料

蜂蜜15克，莲藕80克，生姜2克，胡萝卜120克。

做法

1. 将莲藕和胡萝卜分别洗净，去皮，切成适当大小的块；生姜洗净，切块。
2. 将莲藕、胡萝卜、生姜、蜂蜜放入榨汁机，加入适量冰水一起搅打成汁，滤出果肉即可饮用。

功效

本品具有养心安神、清凉解暑、利尿通淋等功效。

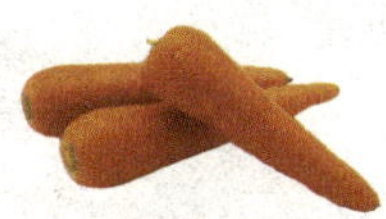

胡萝卜含有丰富的维生素A和胡萝卜素，具有保护视力、下气补中、健胃消食、调养五脏的作用。

西瓜牛奶

材料

蜂蜜30克，西瓜80克，牛奶150毫升。

做法

1. 将西瓜去皮，取果肉，去子，切小块，放入榨汁机内。
2. 将牛奶放入榨汁机，加入水、蜂蜜，搅打均匀即可。

功效

本品具有养心安神、清热利尿、美白护肤的功效。

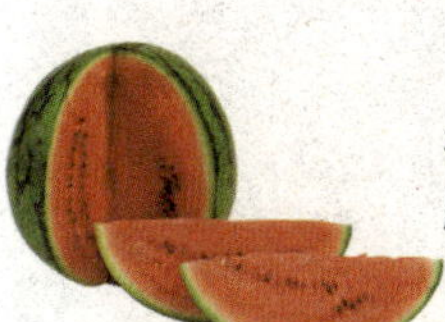

西瓜含有大量水分，具有生津止渴、清热解暑、利尿降压、祛皱嫩肤的作用。

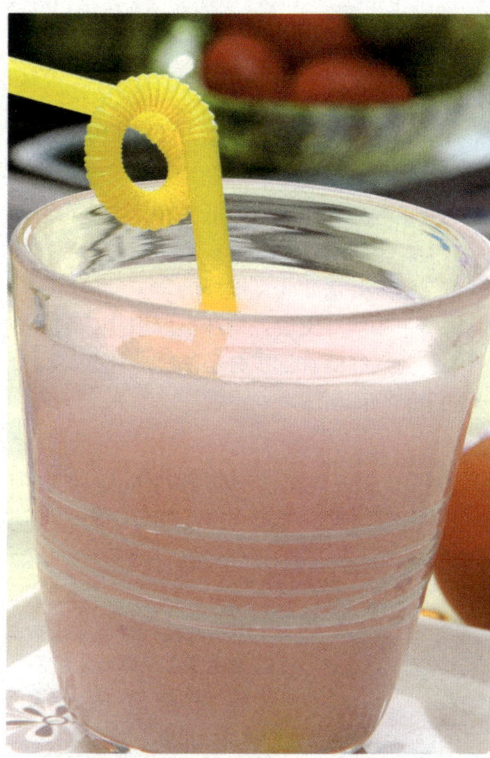

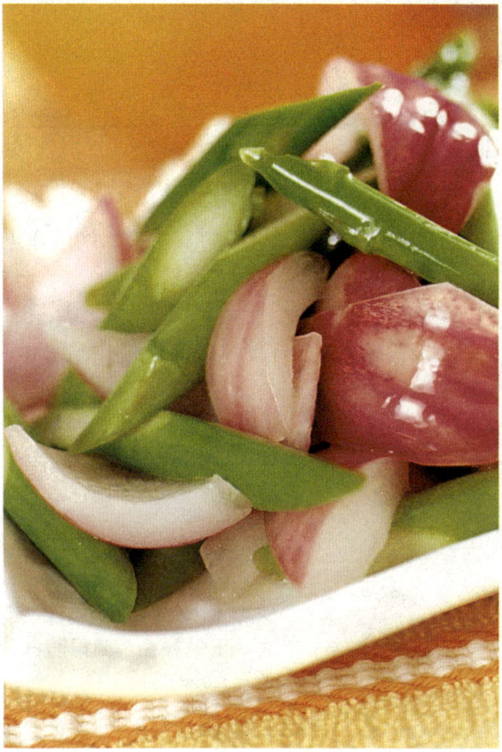

洋葱炒芦笋

材料

洋葱150克，芦笋200克，盐3克。

做法

1. 芦笋用清水洗净，切成斜段；洋葱用清水洗净，切成片。
2. 锅洗净，置于火上，注入适量清水，以大火烧开，放入芦笋段稍汆后捞出沥水。
3. 锅中加适量油烧热，放入洋葱爆炒香后，再放入芦笋稍炒，加入盐炒匀即可。

功效

本品具有发汗散热、利尿的功效，对夏季汗出不畅患者有一定的食疗作用。

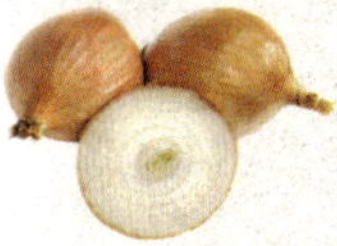

洋葱具有很强的保健作用，能刺激食欲、帮助消化、预防癌症、维护心血管健康。

红糖西瓜饮

材料

西瓜200克，橙子100克，红糖50克。

做法

1. 将橙子洗净，切片；西瓜洗净，去皮，取西瓜肉。
2. 将红糖用开水冲开，搅拌均匀。
3. 将橙子和西瓜肉放入榨汁机榨出汁，倒入杯中；兑入红糖水，按分层法轻轻注入杯中，加上装饰即可。

功效

西瓜、橙子均是清热防暑的佳品，红糖有益气补虚的功效。三者合用，既可防暑，又可避免因暑热汗出过多导致体虚。

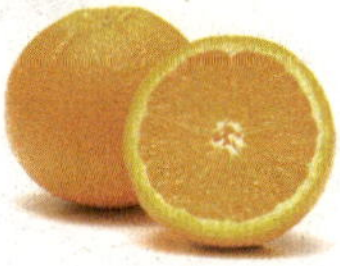

橙子味酸，性凉，含有丰富的维生素C，具有止呕恶、宽胸膈、消瘿、解酒、解毒的作用。

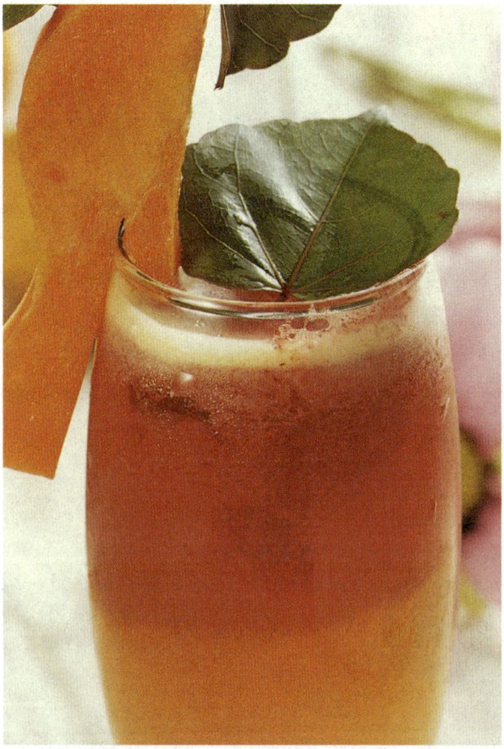

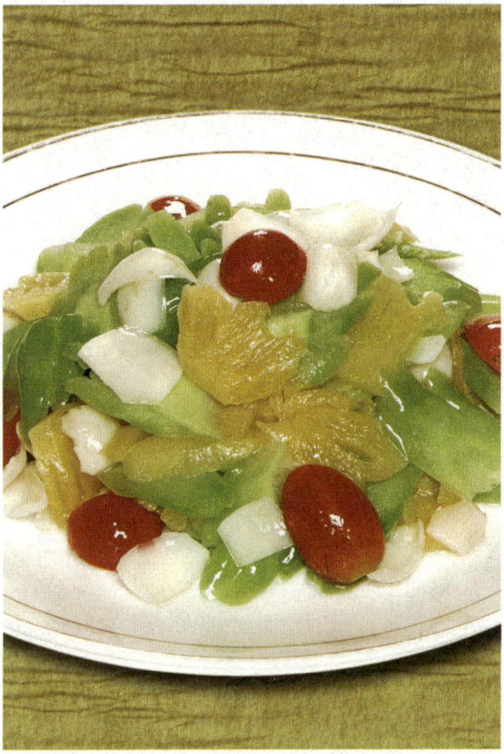

鲜果炒苦瓜

材料

苦瓜200克，百合、菠萝、圣女果各100克，盐3克，食用油适量。

做法

1. 苦瓜洗净，去瓤，切片；百合洗净，切片；菠萝去皮洗净，切片；圣女果洗净，对半切开。
2. 锅入水烧开，放入苦瓜汆水后，捞出沥干。
3. 锅下油烧热，放入苦瓜、百合滑炒至八成熟，再放入菠萝、圣女果，加盐炒匀，装盘即可。

功效

苦瓜味苦性寒，具有清热祛暑的作用；百合是养阴润肺、清热解毒的良药；菠萝和圣女果也有一定祛暑热的作用。因此，本品有清暑除烦、生津消食的功效，适合胃火旺盛、口渴阴虚的人食用。

黄芪淮山鲫鱼汤

材料

黄芪15克，淮山20克，鲫鱼1条，姜、葱、盐各5克，料酒10克。

做法

1. 将鲫鱼洗净，然后在鱼的两面各划一刀；姜洗净，切片；葱洗净，切丝。
2. 把黄芪、淮山分别洗净，放入锅中，加水煮至沸腾，然后转为小火熬煮大约15分钟，再转中火，放入姜、葱、盐和鲫鱼煮30分钟。
3. 待鱼熟后再加入盐、料酒，并撒上葱丝即可。

功效

黄芪能补中益气，淮山能补肾强身，鲫鱼可利水消肿、健脾益胃。因此，夏季服用本汤能益气健脾、敛汗固表、利水消肿。

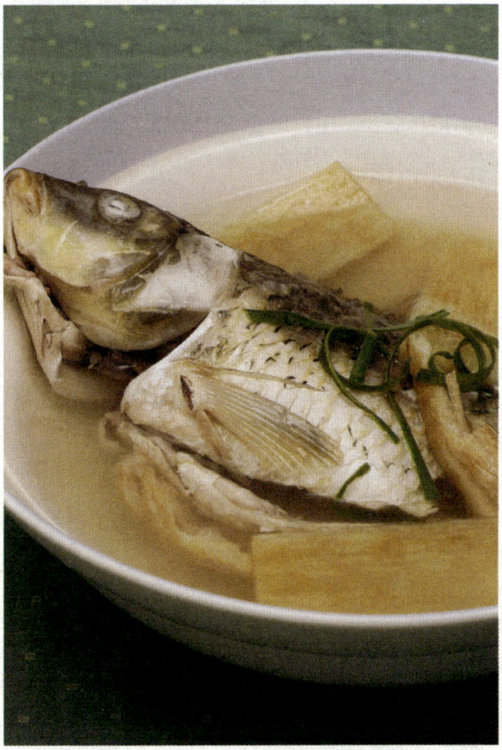

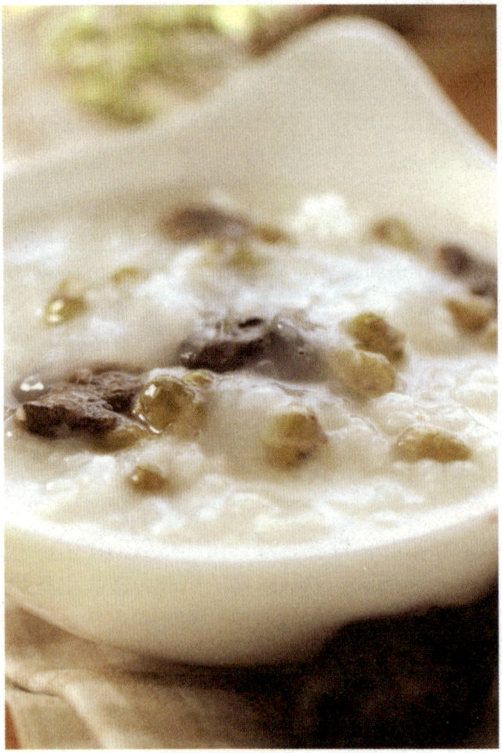

乌梅生地绿豆粥

材料

乌梅20克，生地20克，绿豆50克，大米70克，冰糖10克。

做法

1. 大米、绿豆均洗净，大米用清水浸泡半小时，绿豆用清水泡发；乌梅、生地均洗净，二者同加水煎煮，取汁备用。
2. 锅中加适量水，大火烧开，倒入绿豆煮沸后，加入大米同煮。
3. 待大米、绿豆煮开后，加入生地乌梅汁转小火继续慢熬至粥浓稠，再加入冰糖，煮至冰糖溶化即可。

功效

乌梅生地绿豆粥具有凉血、清热、润燥、解毒的功效，同时也可起到辅助治疗便秘、血管硬化的作用。

西红柿蘑菇排骨汤

材料

猪排骨600克，鲜蘑菇120克，西红柿120克，料酒12克，盐5克。

做法

1. 排骨洗净，剁成块，加适量料酒、盐腌15分钟；鲜蘑菇洗净，切片；西红柿洗净，切片。
2. 锅中加适量水，用大火加热，水沸后放入排骨，去浮沫，加料酒，汤煮开后，改用小火煮2小时。
3. 加入蘑菇片再煮至排骨烂熟，加入西红柿片，煮开后加入盐调味即可。

功效

此汤能开胃增食、强壮筋骨、健脾益气。

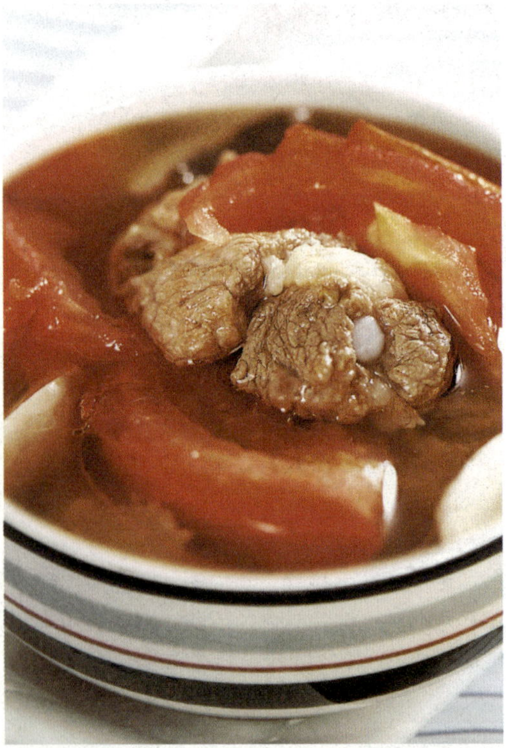

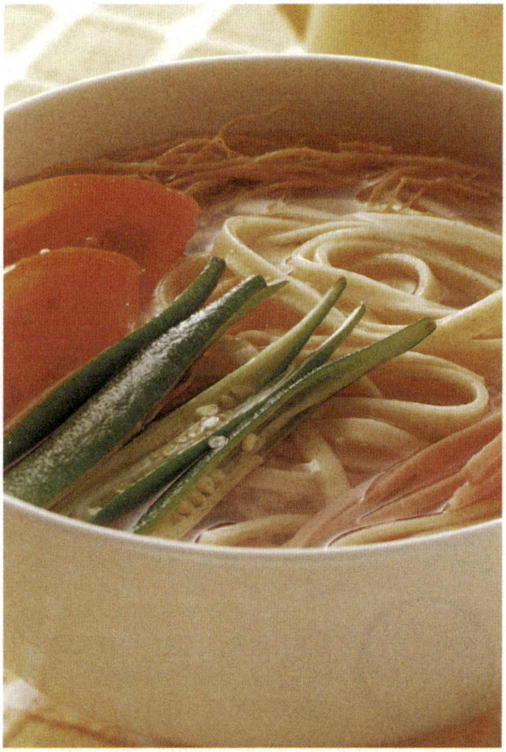

五味子西红柿面

材料

人参须10克，麦冬15克，五味子5克，面条90克，西红柿150克，秋葵100克，低脂火腿肉60克，高汤800毫升，盐5克，香油2毫升。

做法

1. 全部药材放入纱布袋与高汤置入锅中煮沸，续煮10分钟，做成药膳高汤，滤去药渣。
2. 西红柿去蒂洗净，切块；秋葵去蒂洗净切开；火腿切丝；面条入开水中煮熟，捞出，加入盐调味。
3. 将药膳高汤放入锅中加热，加入火腿丝、西红柿、秋葵煮熟，倒在面条上，淋上香油拌匀即可。

功效

五味子西红柿面能益气生津、敛汗固精、滋阴润肺。

薏米黄芪粥

材料

薏米30克，黄芪8克，大米70克，盐2克，葱8克。

做法

1. 大米、薏米均泡发洗净；黄芪洗净，切片；葱洗净，切葱花。
2. 锅置火上，倒入清水，放入大米、薏米、黄芪，以大火煮至米开花。
3. 再转小火煮至呈浓稠状，调入盐拌匀，撒上葱花即可。

功效

此粥有补气固表、止汗解毒、生肌敛疮、利尿消肿之功效。

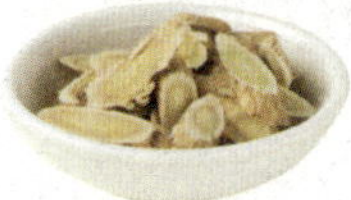

黄芪

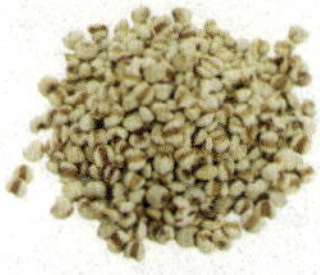

薏米

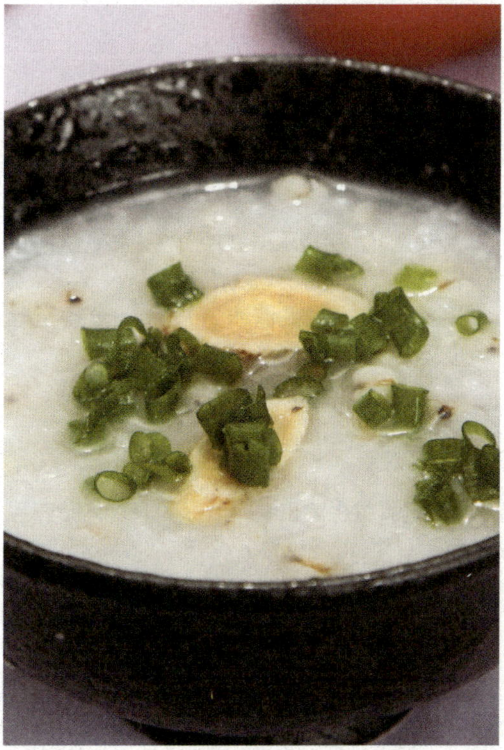

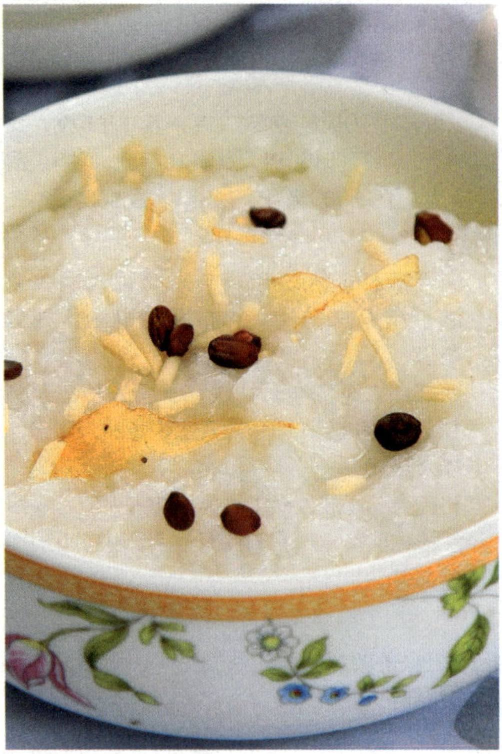

酸枣仁玉竹糯米粥

材料

酸枣仁、玉竹各10克，芡实30克，糯米100克，盐2克。

做法

1. 糯米洗净，浸泡半小时后，捞出沥干水分；酸枣仁、玉竹、芡实均洗净。
2. 锅置火上，倒入清水，放入糯米、芡实，以大火煮开。
3. 加入酸枣仁、玉竹同煮片刻，再以小火煮至呈浓稠状，调入盐拌匀即可。

功效

此粥可敛汗固精、清心降火、生津益胃。

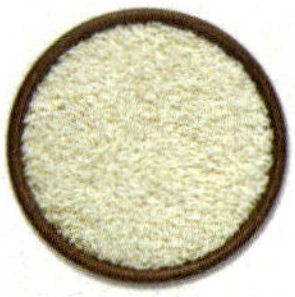

糯米能够补气养体，主要功能是温补脾胃，还能够缓解气虚所导致的盗汗，妊娠后腰腹坠胀，劳动损伤后气短乏力等症状。

乌梅山楂青菜粥

材料

乌梅、山楂各20克，青菜10克，大米100克，冰糖5克。

做法

1. 大米洗净，用清水浸泡；山楂去核，洗净；青菜洗净后切碎；乌梅洗净。
2. 锅置火上，注入清水，放入大米煮至七成熟。
3. 放入山楂、乌梅煮至粥将成，放入冰糖、青菜稍煮后调匀即可。

功效

此粥具有生津止渴、敛汗固表、健脾养胃的功效。

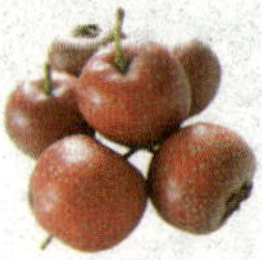

山楂味酸甘，性温，具有消食健胃、活血化淤、降低血压的作用。

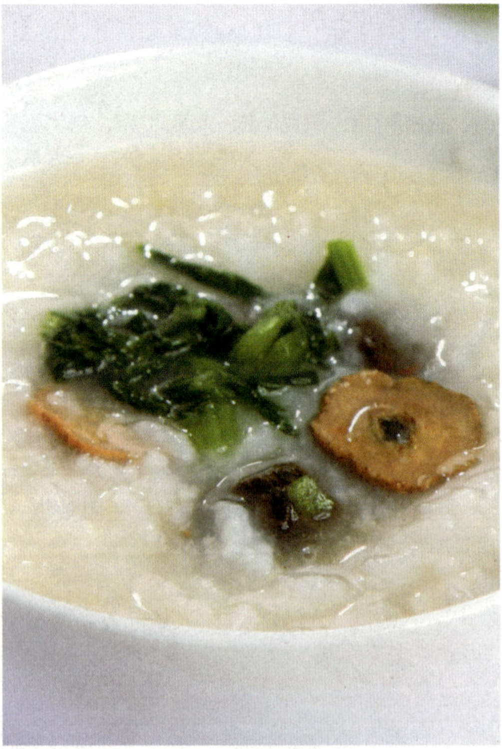

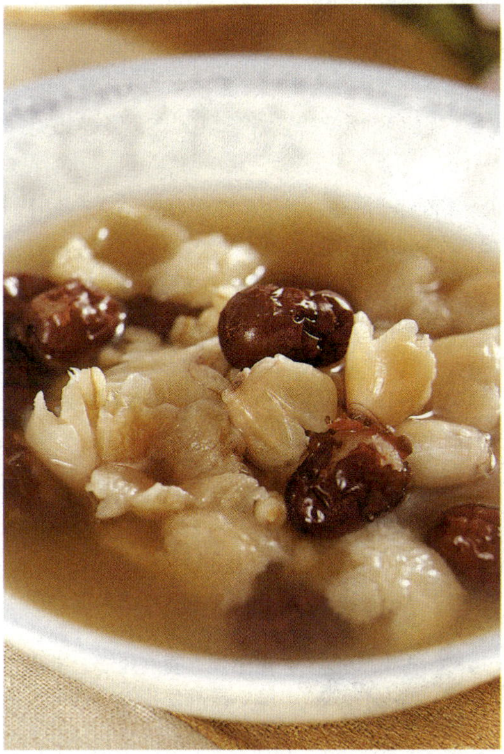

麦枣龙眼汤

材料

浮小麦25克，红枣5颗，龙眼肉10克，冰糖5克。

做法

1. 将红枣用温水稍浸泡，去核；浮小麦、龙眼肉分别洗净。
2. 将浮小麦、红枣、龙眼肉同入锅中，加水煮熟后，加入冰糖搅拌至溶化即可。

功效

本品具有益气补血、健脾和中、敛汗固表的功效，适用于夏季体虚多汗者。

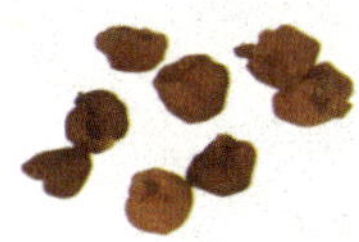

龙眼肉富含维生素P和维生素K，具有补虚益智、补益心脾、养血安神的功效，还有保护血管健康的作用。

乌梅生姜汤

材料

生姜20克，乌梅30克，白糖5克。

做法

1. 将乌梅洗净；生姜洗净，切片。
2. 砂锅内加适量水，放入乌梅、姜片，大火烧沸，再改用小火煮20分钟。
3. 最后加入白糖调味即成。

功效

本汤具有补虚益气、滋阴敛汗、润肤黑发的功效。

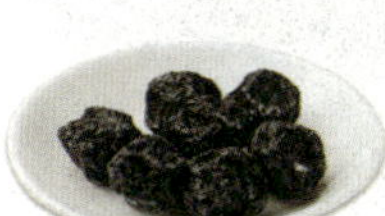

乌梅味酸、涩，性平，具有保护肠胃、消除便秘、增进食欲、抗衰老、解毒止呕等作用。

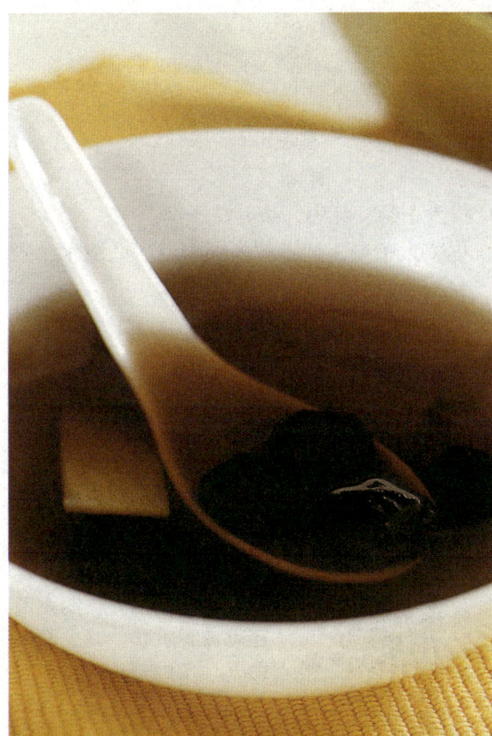

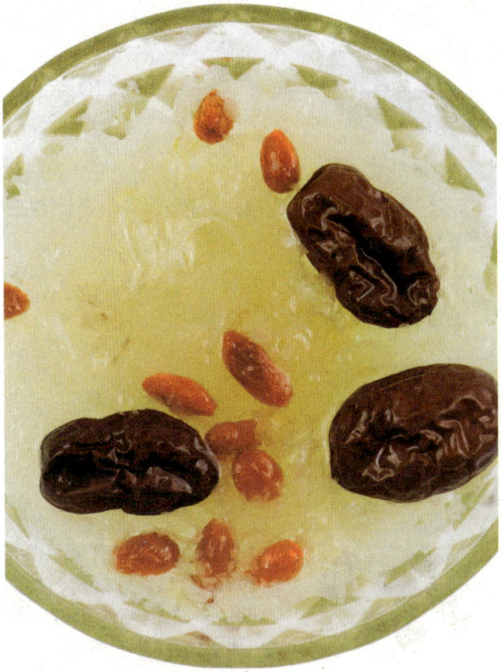

葡萄干红枣汤

材料

葡萄干30克，泡发银耳100克，红枣15克。

做法

1. 将葡萄干洗净，备用；红枣去核洗净，备用。
2. 锅中加入适量水，用大火煮沸。先放入泡发银耳、红枣煮大约10分钟，再下入葡萄干煮至红枣软烂即可。

功效

此汤具有养肝补血、生津止渴的功效。适用于气血虚弱、心悸盗汗、眼睛干涩、视物模糊、贫血患者。

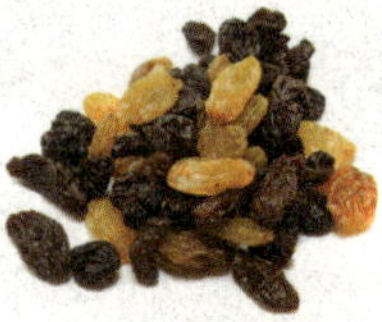

葡萄干与鲜葡萄的作用相近，都具有养血补血、生津除烦、益气止渴、美容养颜、提高免疫力、润肠通便等作用。

太子参红枣茶

材料

红枣5颗，太子参6克，茶叶3克。

做法

1. 将太子参、红枣、茶叶洗干净。
2. 先将太子参、红枣放入锅中，加适量水，煮15分钟。
3. 再放入茶叶泡开，取汁饮即可。

功效

本品具有益气补血、敛汗固表的功效，适宜气虚型自汗、盗汗患者饮用。

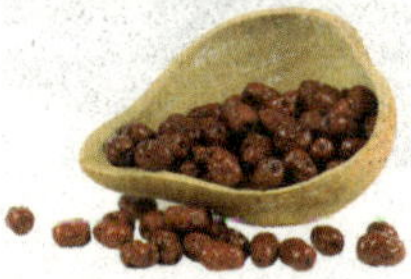

红枣具有补中益气、养血安神、健胃补脑、保护肝脏的作用，长期食用还可滋润肌肤，减少面部色斑，防止脱发。

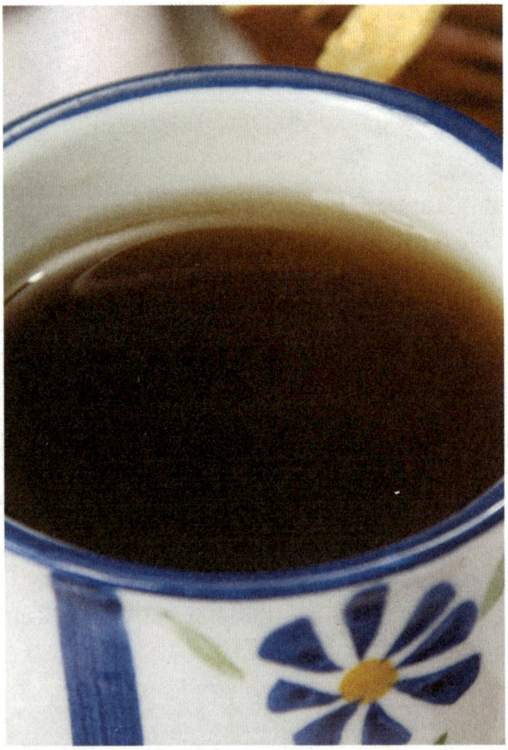

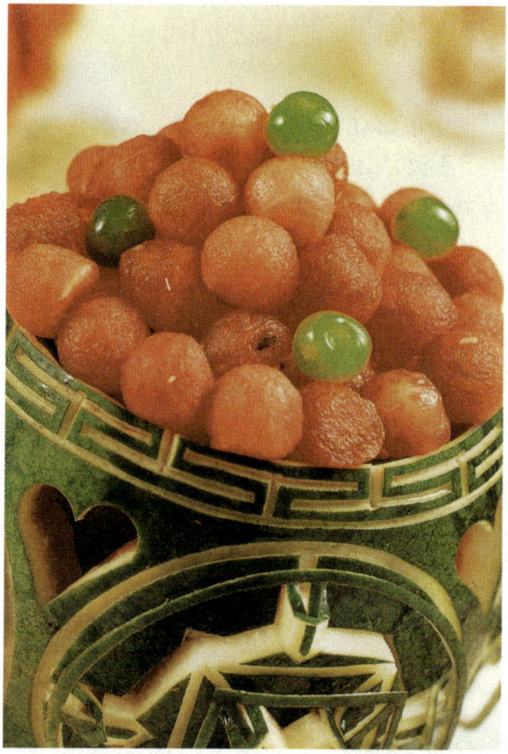

西瓜盅

材料

西瓜1个，糖10克。

做法

1. 西瓜洗净，从中间一分为二。
2. 将一半西瓜皮边上刻上精美图案，瓜肉取出用挖球器制成圆球形。
3. 将瓜肉调入少许糖，放入瓜盅内即可。

功效

本品清热祛暑、利尿解毒，还能辅助治疗咽喉肿痛、消渴口干、口舌生疮等。

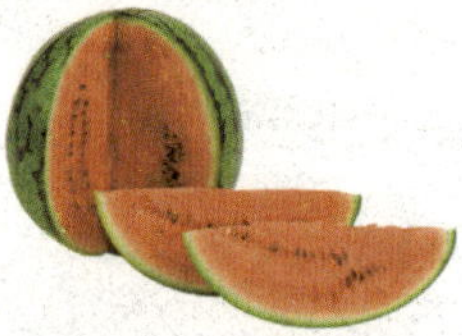

西瓜含有大量水分，具有生津止渴、清热解暑、利尿降压、抗皱嫩肤的作用。

西瓜绿豆鹌鹑汤

材料

西瓜500克，绿豆50克，鹌鹑450克，红枣2颗，生姜10克，盐5克。

做法

1. 鹌鹑去毛、内脏，洗净；生姜去皮，切片。
2. 西瓜连皮洗净，切成块状；绿豆泡发。
3. 将适量清水倒入瓦煲内，煮沸后加入以上材料，大火煲滚后，改用小火煲1小时，加盐调味即可。

功效

本品清热祛暑，对暑热烦渴、头痛目赤、口舌生疮、水肿尿少等有很好的调养作用。

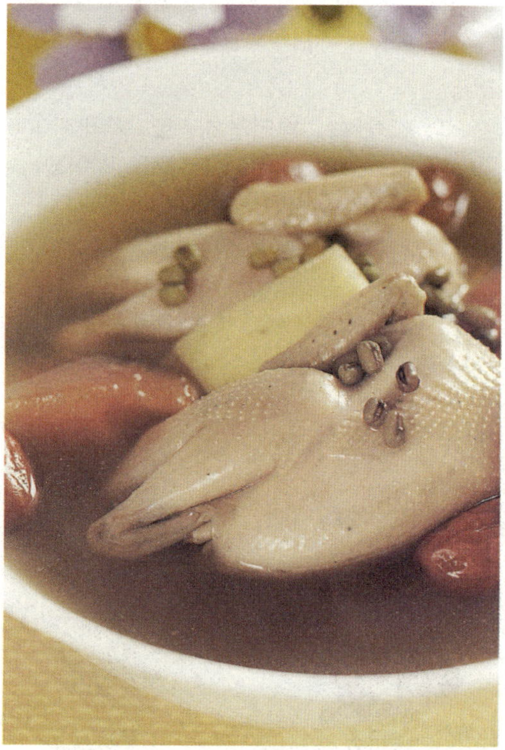

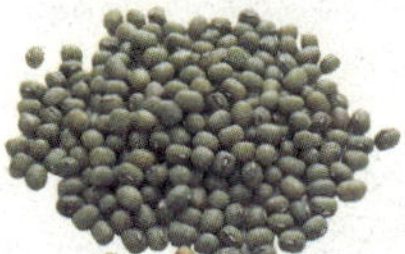

绿豆味甘，性寒，具有清热解毒、消肿、利尿、祛痘、补益元气等作用。

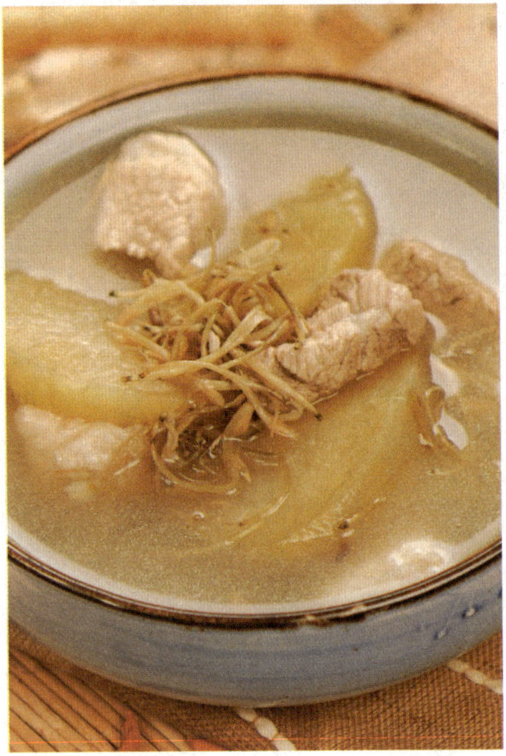

雪莲金银花煲瘦肉

材料

猪瘦肉300克，天山雪莲、金银花各10克，干贝、山药各适量，盐5克。

做法

1. 猪瘦肉洗净，切块；天山雪莲、金银花、干贝洗净；山药洗净，去皮，切块。
2. 将瘦肉放入沸水过水，取出洗净。
3. 将瘦肉、天山雪莲、金银花、干贝、山药放入锅中，加入清水用小火炖2小时，放入盐调味即可。

功效

本品清热解毒、滋阴补虚，适合夏季食用，既能清热防暑，也能增强抵抗力、预防各种流行性疾病。

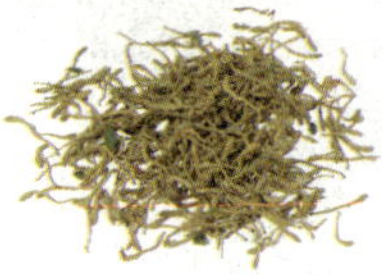

金银花具有清热解毒、抗炎、补虚疗风的功效，主治胀满下疾、温病发热，热毒痈疡和肿瘤等症。

沙葛薏米猪骨汤

材料

薏米、沙葛、枸杞子各适量，猪排骨300克，盐5克，葱花、香菜各3克，高汤1000毫升。

做法

1. 猪排骨洗净，切块，汆水；薏米浸泡，洗净；沙葛洗净，去皮，切滚刀块；枸杞子洗净。
2. 炒锅上火倒油，将葱炝香，倒入高汤，调入盐。
3. 放入猪排骨、薏米、沙葛、枸杞子煲至熟撒上香菜即可。

功效

本品具有清热祛暑、滋阴止渴、健脾清肝的功效。

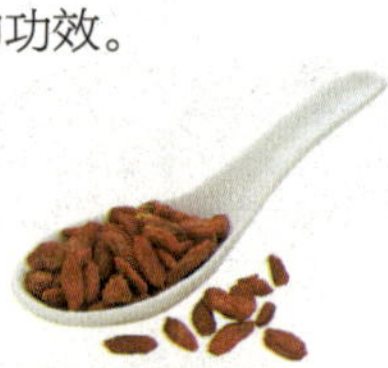

枸杞子

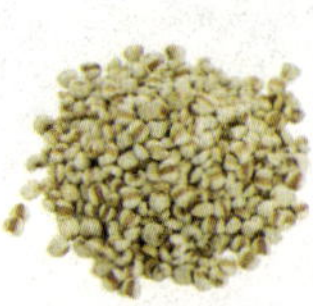

薏米

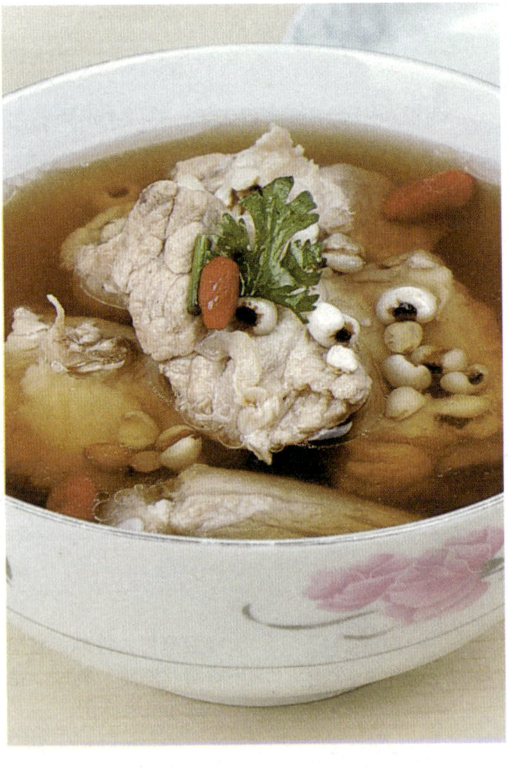

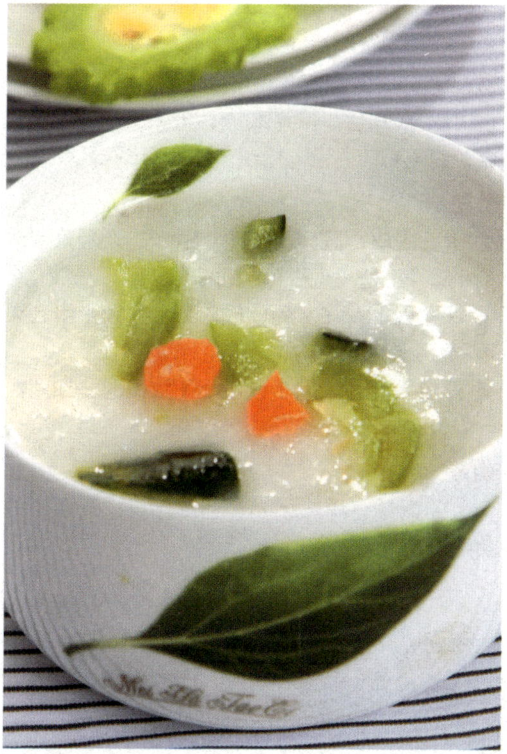

双瓜萝卜粥

材料

知母8克，黄瓜、苦瓜、胡萝卜各适量，大米100克，冰糖8克。

做法

1. 大米洗净，浸泡半小时；黄瓜、苦瓜分别洗净，切小块；胡萝卜洗净，切丁；知母洗净。
2. 锅置火上，注入清水后，放入大米煮至米粒绽开。
3. 放入黄瓜、苦瓜、胡萝卜、知母用小火煮至粥成，再下入冰糖，煮至溶化即可食用。

功效

此粥能清热祛暑、泻火解毒、止渴利尿。

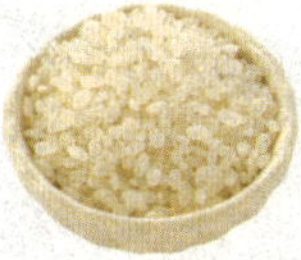

大米味甘淡，其性平和，是滋补之物，每日食用，能益脾胃、除烦渴。

绿豆玉米粥

材料

绿豆40克，百合15克，大米50克，玉米粒、胡萝卜各20克，白糖4克。

做法

1. 大米、绿豆分别泡发，洗净；胡萝卜洗净，切丁；玉米粒洗净；百合洗净，切片。
2. 锅置火上，倒入清水，放入大米、绿豆煮至开花。
3. 加入胡萝卜、玉米、百合同煮至浓稠状，调入白糖拌匀即可。

功效

此粥有清热祛暑、泻火解毒、降低血脂等功效。

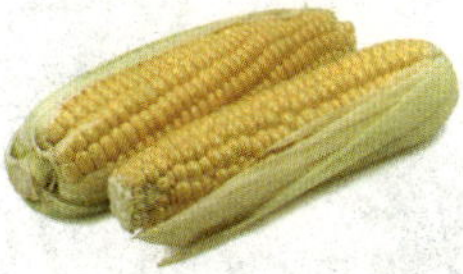

玉米适合每个年龄阶段的人群食用，具有促进大脑发育、缓解压力、减低血压和血脂、防癌抗癌等作用。

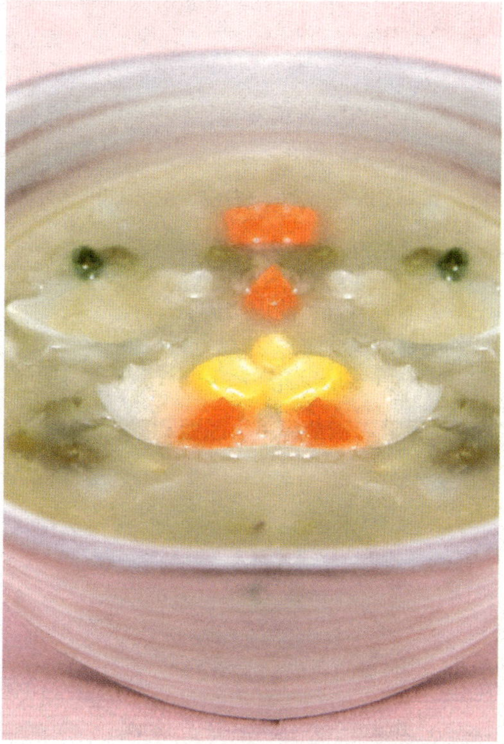

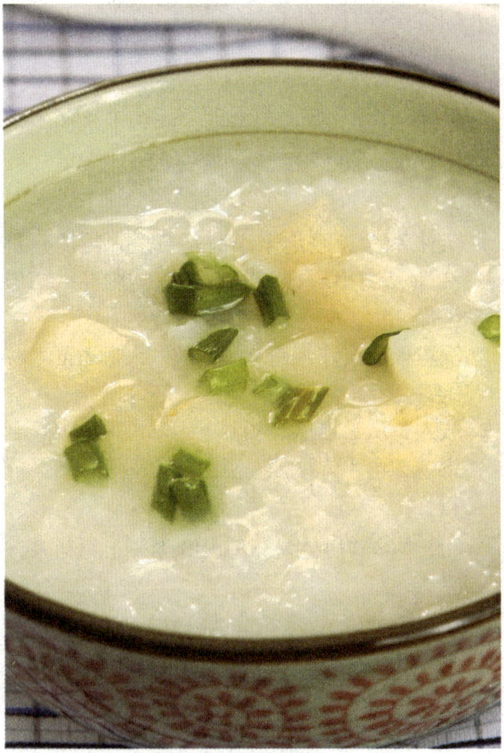

荸荠薏米粥

材料

薏米20克，荸荠90克，大米90克，白糖6克，葱5克。

做法

1. 荸荠去皮，洗净，切块；薏米、大米分别洗净，泡发；葱洗净，切葱花。
2. 锅置火上，注水后，放入薏米、大米用大火煮至米粒绽开。
3. 再放入荸荠，用小火煮至粥浓稠时，加入白糖调味，撒上葱花即可。

功效

此粥具有清热止渴、利湿化痰、降血压的功效。

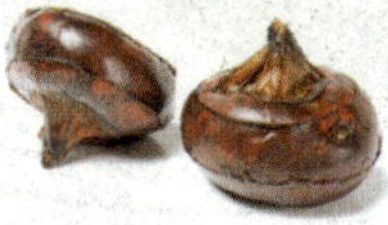

荸荠性寒，具有清热解毒、凉血生津、利尿通便、化湿祛痰、消食除胀的作用，还含有一定降血压、抗癌的功效。

莲藕柿子汁

材料

蜂蜜1小勺，莲藕30克，柿子90克。

做法

1. 将莲藕和柿子洗净，去皮，分别切成大小适当的块。
2. 将莲藕、柿子放入榨汁机，与300毫升冰水一起搅打成汁，滤出果肉。
3. 加蜂蜜调匀即可。

功效

本品具有清热解暑、凉血利尿、生津止渴的功效。

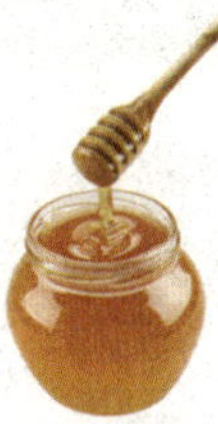

蜂蜜

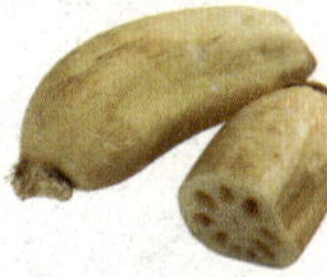

莲藕

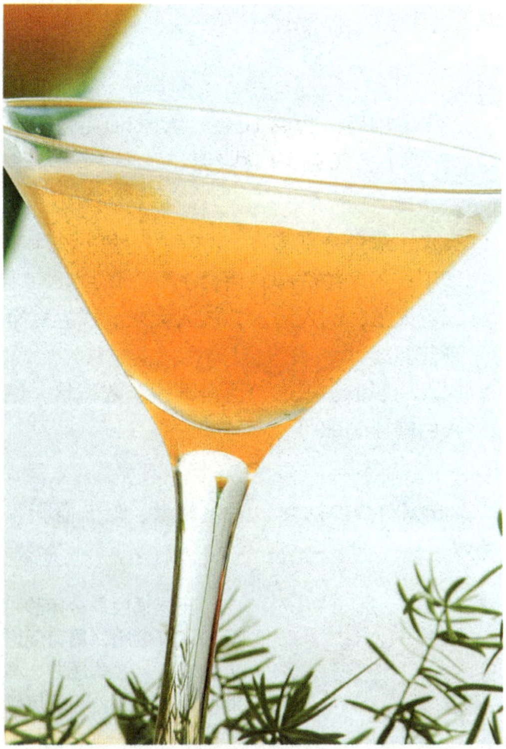

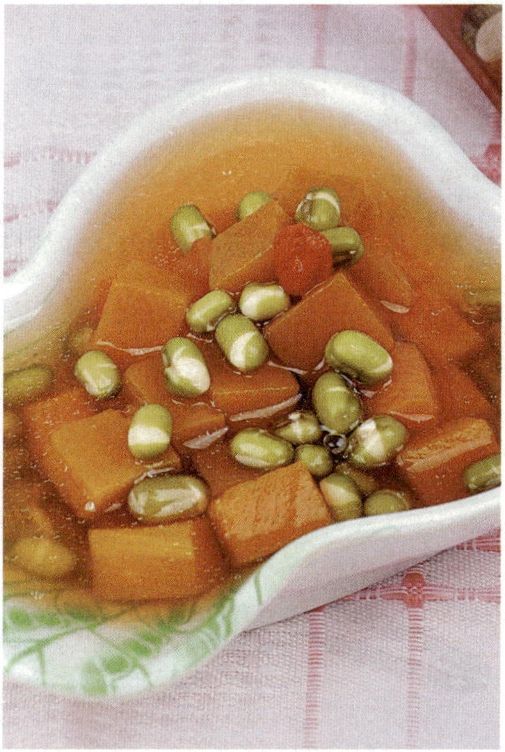

南瓜绿豆汤

材料

绿豆100克，南瓜350克，枸杞子3克，冰糖5克。

做法

1. 将南瓜去皮、子，洗净，切丁；绿豆淘洗净，浸泡。
2. 净锅上火倒入水，下入南瓜、绿豆烧开。
3. 调入冰糖煲至熟即可。

功效

本品具有清热解暑、利尿通淋、降压降脂等功效。

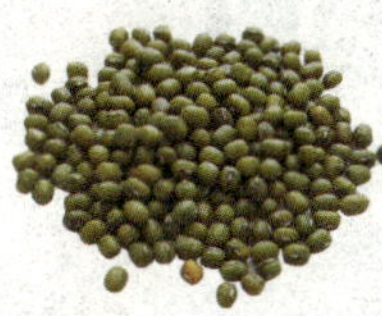

绿豆

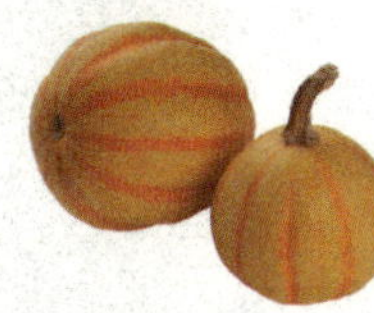

南瓜

葛根西瓜汤

材料

葛根粉10克，西瓜250克，苹果100克，白糖50克、芹菜叶2克。

做法

1. 将西瓜、苹果分别洗净，去皮，切小丁。
2. 净锅上火倒入水，调入白糖烧沸。
3. 加入西瓜丁、苹果丁略煮，最后用葛根粉勾芡，以芹菜叶装饰即可。

功效

本品具有清热解暑、生津止渴、泻火除烦等功效。

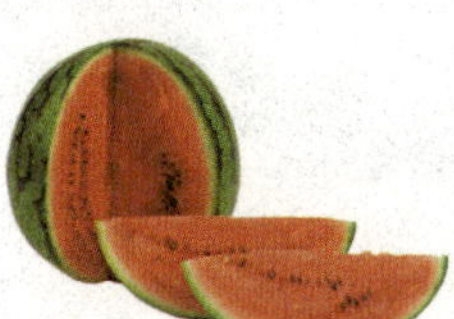

西瓜含有大量水分，具有生津止渴、清热解暑、利尿降压、去皱嫩肤的作用。

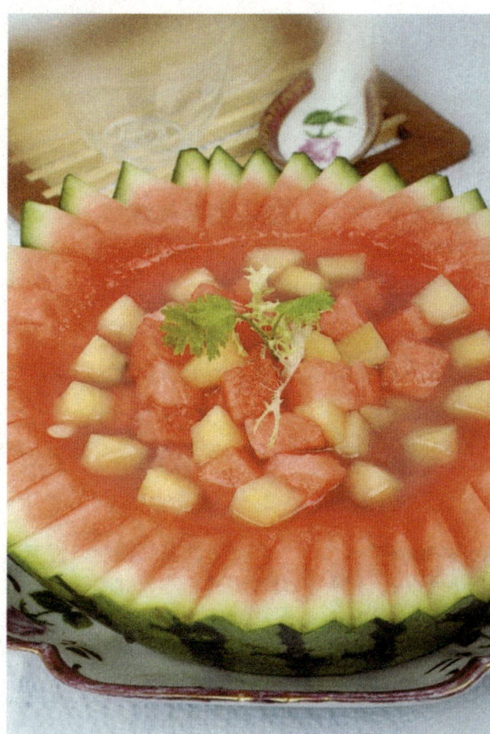

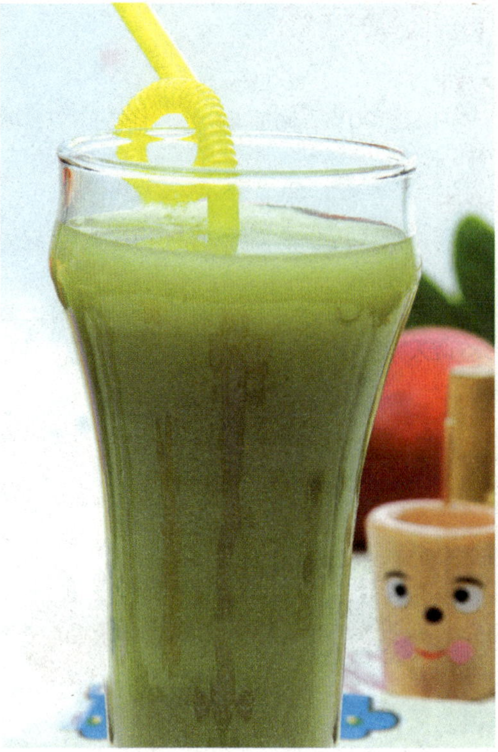

黄瓜蜜饮

材料

蜂蜜5毫升，黄瓜100克。

做法

1. 将黄瓜洗净，切丝。
2. 将黄瓜丝、150毫升冷开水放入榨汁机中，搅拌成汁。
3. 果汁中再加入蜂蜜，调拌均匀即可。

功效

本品具有消暑解渴、清热除烦、美白养颜等功效。

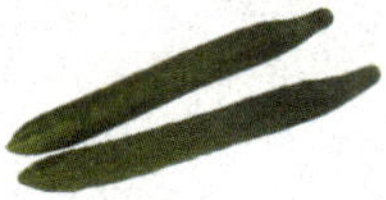

黄瓜味甘、甜，性凉，具有利水利尿、清热解毒、健脑安神、降压降脂、减肥强体、抗衰老的功效。

荷叶甘草茶

材料

鲜荷叶100克，甘草5克，白糖10克。

做法

1. 将鲜荷叶洗净，切碎；甘草洗净。
2. 然后将鲜荷叶、甘草放入水中煮10余分钟。
3. 滤去荷叶渣，加适量白糖搅匀即可。

功效

本品具有消暑解渴、清心安神、排毒瘦身等功效。

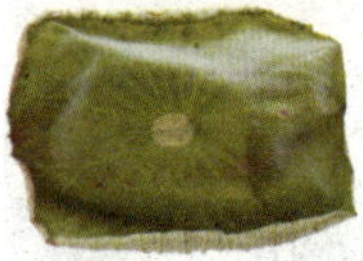

荷叶味苦辛微涩，性凉，具有消暑利湿、健脾升阳、散淤止血的功效，但体瘦气血虚弱者慎用。

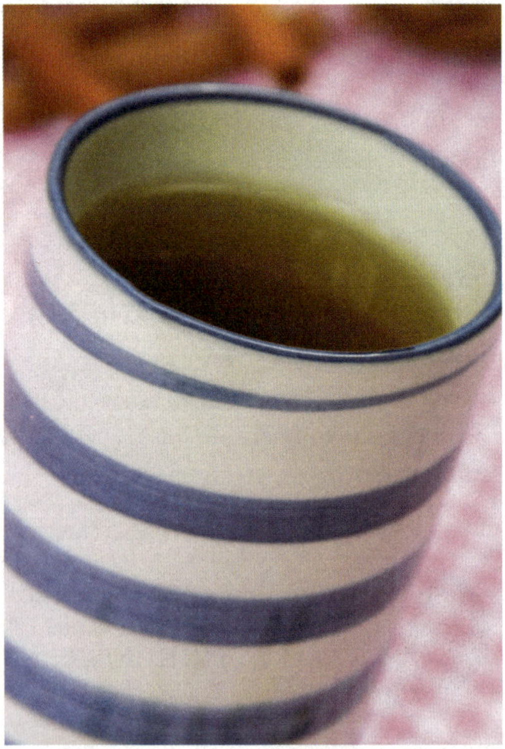

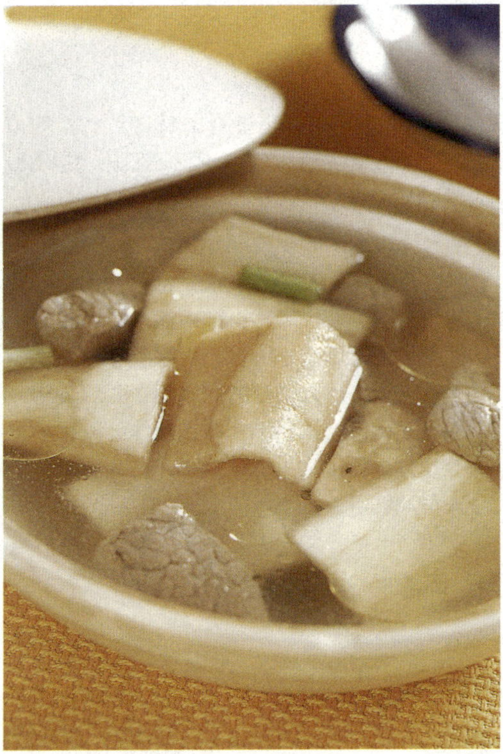

葛根猪肉汤

材料

葛根40克，猪肉250克，盐、葱花各3克，胡椒粉2克，香油2毫升。

做法

1 将猪肉洗净，切成四方小块；葛根洗净。
2 锅中加水烧开，下入猪肉块汆去血水。
3 猪肉入砂锅，煮熟后再加入葛根、盐、葱花、香油等，稍煮片刻，撒上胡椒粉即成。

功效

本品具有解表退热、发汗泻火、生津止渴、开胃下食的功效。

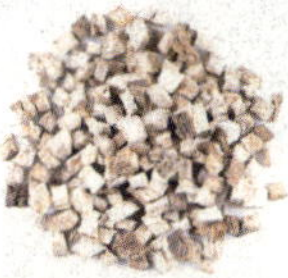

葛根性凉，味甘辛，有解表退热、消炎抗菌、生津、透疹、升阳止泻、降压、改善脑血循环等多种作用。

葛根银鱼汤

材料

葛根500克，银鱼200克，红枣7颗，生姜4片，盐5克。

做法

1 将葛根去皮，切大块；红枣洗净，去核。
2 银鱼洗净，沥水；起油锅，爆香姜，下银鱼煎至表面微黄，取出。
3 把葛根、银鱼、姜、红枣一齐放入锅内，加适量清水，大火煮沸后，小火煲半小时，汤成后加盐调味即可。

功效

此汤具有清热解肌、祛除湿炎、发汗泻火的作用。

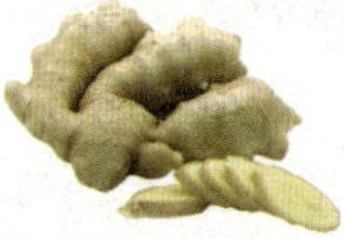

姜具有温中散寒、回阳通脉、温肺化饮等功效，常用于脘腹冷痛、呕吐泄泻、肢冷脉微、痰饮喘咳等症的辅助治疗。

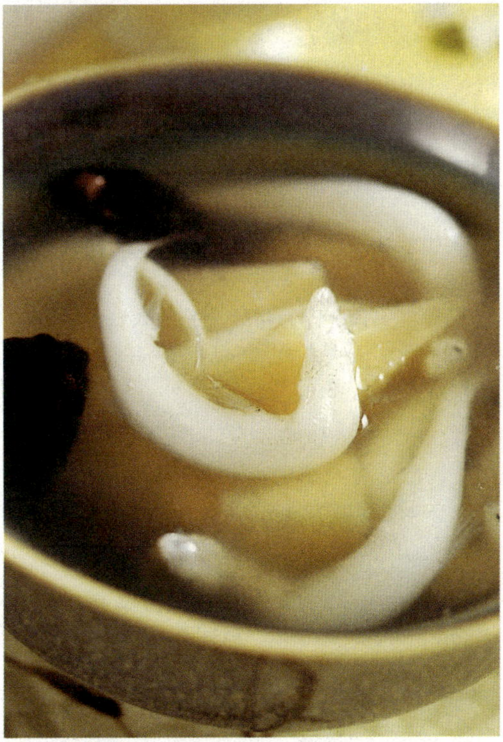

顺时养生，四季各不同

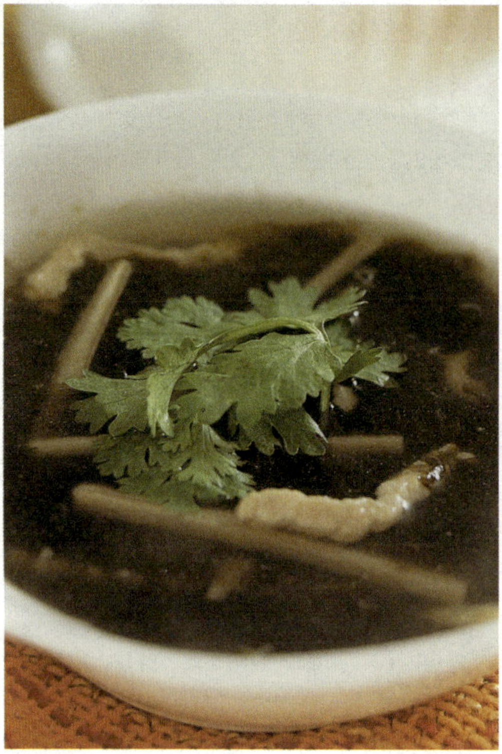

牛蒡肉汤

材料

牛蒡根300克，猪里脊肉150克，紫菜50克，香菜25克，盐5克，料酒20毫升，淀粉20克，香油2毫升。

做法

1. 将牛蒡根洗净去皮，切成细丝。
2. 猪里脊洗净切成肉丝，加入盐、料酒和淀粉拌匀；紫菜用清水泡开；香菜洗净。
3. 锅置火上，放入适量的清水和牛蒡丝烧沸，加入盐和肉丝再烧沸，撇去浮沫，改用小火继续煮至熟，加入紫菜煮沸，撒入香菜，淋入香油即可。

功效

本品可清热解毒、泻火发汗。

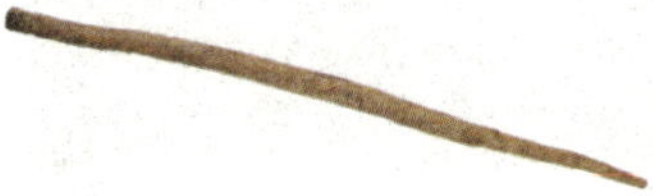

牛蒡具有辅助治疗糖尿病、高血压、高脂血症及抗癌等作用。

葛根荷叶牛蛙汤

材料

鲜葛根120克，荷叶15克，牛蛙250克，盐3克。

做法

1. 将牛蛙洗净，切小块；葛根去皮，洗净，切块；荷叶洗净切碎。
2. 把葛根、荷叶碎、牛蛙一起放入煲内，加适量清水，大火煮沸，小火煮1小时。
3. 放入盐调味即可。

功效

本品具有清热泻火、发汗解肌、利尿降压、安神助眠等功效。

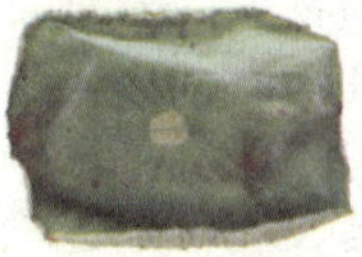

荷叶味苦辛微涩，性凉，具有消暑利湿、健脾升阳、平肝降脂的功效，但体瘦气血虚弱者慎用。

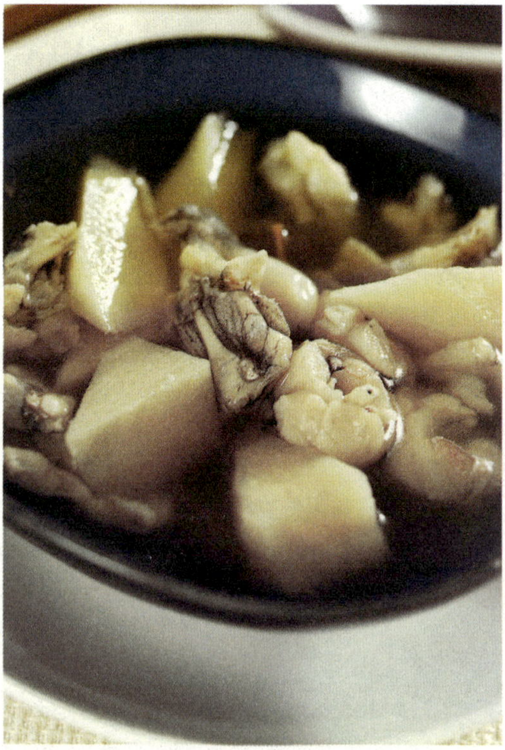

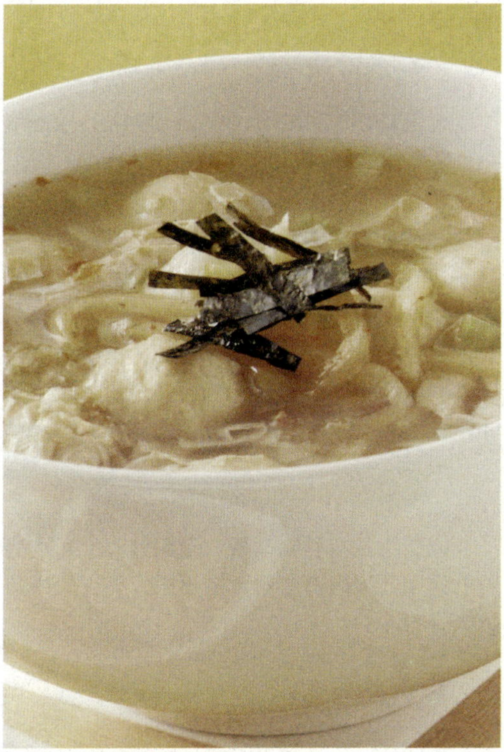

豆皮鳕鱼丸汤

材料

紫苏8克，茯苓10克，知母10克，嫩豆皮35克，鳕鱼丸100克，榨菜15克，海苔丝8克，盐2克。

做法

1. 嫩豆皮洗净，切片；榨菜洗净，切末；紫苏、茯苓、知母分别洗净。
2. 将全部药材加清水置于锅中，以小火煮沸，20分钟后关火滤汁；将药汁置于锅中加热，放入鳕鱼丸煮沸。
3. 再加入嫩豆皮、榨菜末、海苔丝煮熟，放入盐拌匀即可。

功效

此汤能健脾理气、发汗解表、滋阴生津。

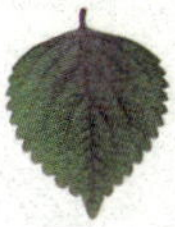

紫苏既能发汗散寒以解表邪，又能行气宽中、解郁止呕、解毒安胎。

萝卜洋葱菠菜粥

材料

薄荷叶3克，胡萝卜、洋葱、菠菜各20克，大米100克，盐3克。

做法

1. 胡萝卜洗净，切丁；洋葱洗净，切条；薄荷、菠菜洗净，切成小段；大米洗净，浸泡半小时后捞出沥干水分。
2. 锅置火上，注入适量清水后，放入大米用大火煮至米粒开花，放入胡萝卜丁、洋葱条。
3. 用小火煮至粥成，再下入薄荷叶、菠菜稍煮，放入盐调味，即可食用。

功效

本粥能发汗解表、增进食欲、促进消化。

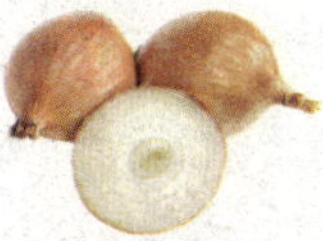

洋葱具有很强的保健作用，能刺激食欲，帮助消化，预防癌症，维护心血管健康。

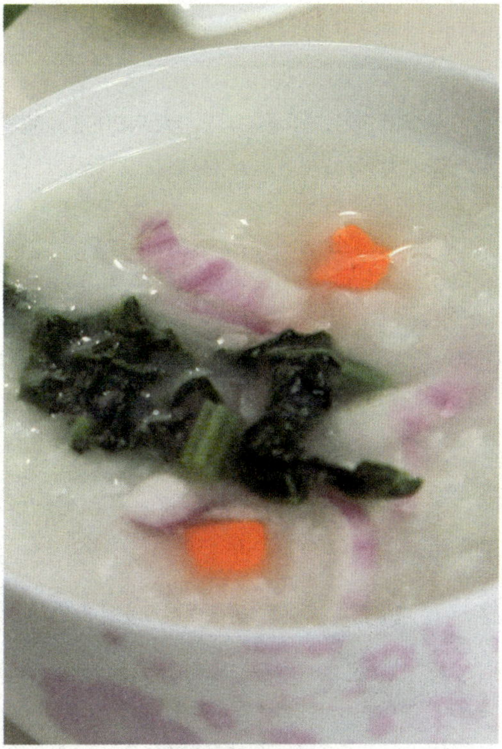

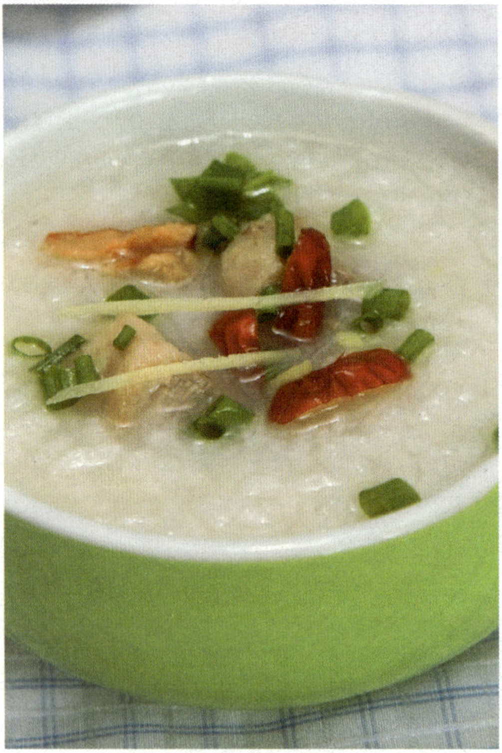

鸭肉粥

材料

大米150克，鸭肉100克，盐4克，姜丝3克，红枣5颗，葱花5克。

做法

1. 红枣洗净，去核，切成小块；大米淘净，泡好；鸭肉洗净，切块，入锅加盐、姜丝煲好。
2. 大米入锅，加入适量清水以大火煮沸，放入红枣后转中火熬煮至米粒开花。
3. 鸭肉连汁倒入锅中，小火熬煮成粥，撒入葱花即可。

功效

鸭肉粥具有补脑益智、滋阴养胃、利水消肿的作用，能缓解夏季食欲不振、心火烦热等暑热症状。

薄荷洋葱粥

材料

薄荷叶3克，洋葱15克，大米90克，盐2克，葱、生姜各5克。

做法

1. 洋葱、生姜分别洗净，切丝；大米洗净，浸泡；葱洗净，切葱花；薄荷叶洗净。
2. 锅置火上，注水后，放入大米用大火煮至米粒绽开，放入洋葱、姜丝、薄荷叶。
3. 用小火煮至粥成，拣去薄荷叶，加入盐调味，撒上葱花即可。

功效

本粥具有发汗解表、降压排毒、温暖脾胃的作用。

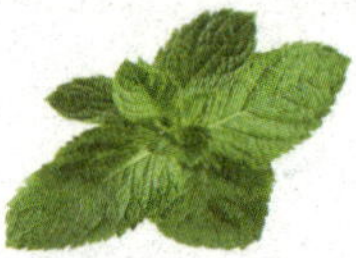

薄荷是辛凉发汗解热药，可清心明目，对头疼，目赤，身热，咽喉、牙床肿痛等症具有一定食疗功效。

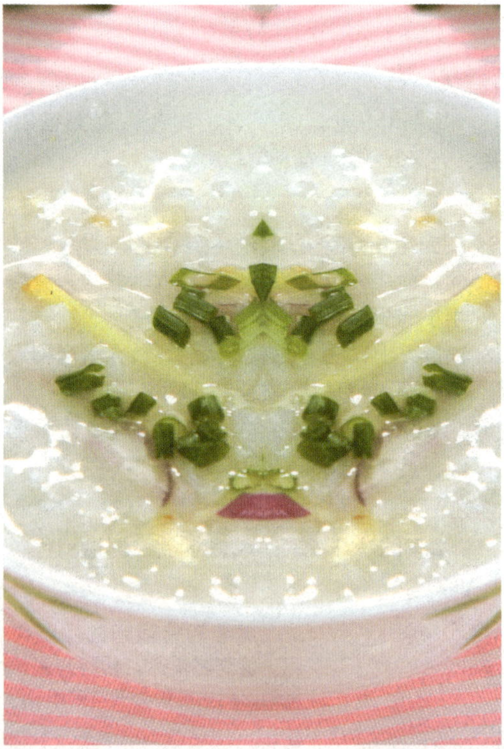

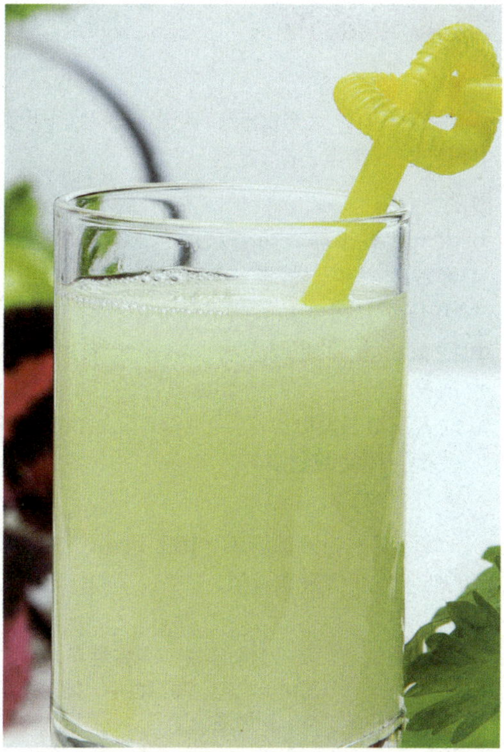

牛蒡芹菜汁

材料

牛蒡250克，蜂蜜5毫升，芹菜50克。

做法

1 将牛蒡洗净，去皮，切块；将芹菜洗净，去叶，切段。
2 将牛蒡、芹菜与200毫升冷开水一起放入榨汁机中。
3 榨汁后，加入蜂蜜，拌匀即可饮用。

功效

本品具有泻火发汗、清热解表、排毒瘦身的功效。

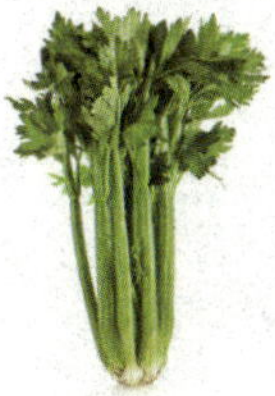

芹菜具有镇静安神、利尿消肿、平肝降压、养血补虚、清热解毒、防癌抗癌、醒酒保胃、美白护肤的作用。

洋葱鲜果汁

材料

山楂5颗，洋葱70克，草莓50克，柠檬半个。

做法

1 将洋葱洗净，切成细丝；草莓去蒂，洗净。
2 柠檬洗净，切片；山楂洗净，切开，去核。
3 将洋葱、山楂、柠檬、草莓倒入搅拌机内搅打成汁即可。

功效

本品具有发汗泻火、健脾消食、美白养颜等功效。

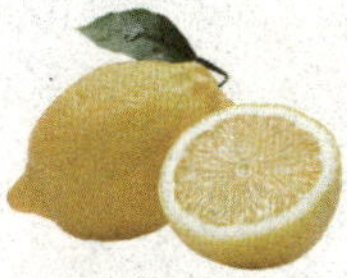

柠檬富含维生素C，能预防坏血病，还具有生津止渴、开胃解暑、清热化痰、抗菌消炎、美白肌肤等作用。

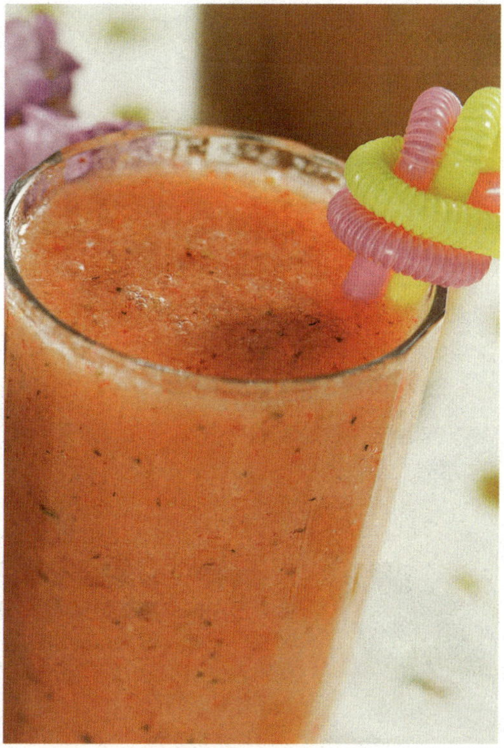

顺时养生，四季各不同

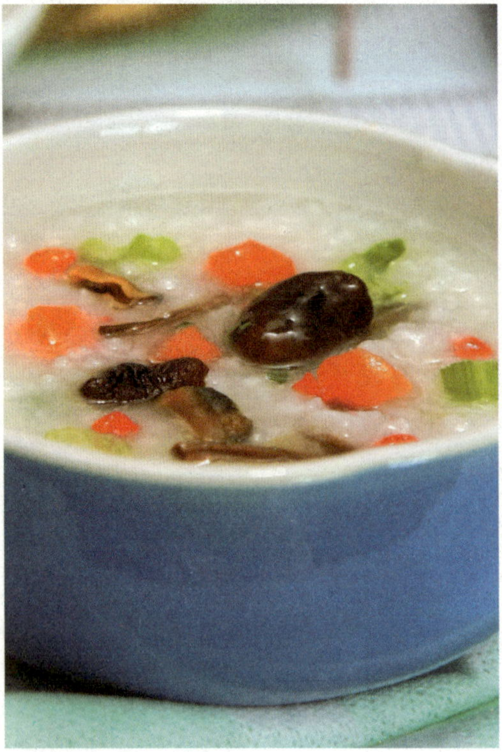

淡菜三蔬粥

材料

桑叶5克，大米80克，淡菜、西芹、胡萝卜、红椒各10克，盐3克。

做法

1. 大米淘洗干净，用清水浸泡；淡菜用温水泡发；西芹、胡萝卜、红椒分别洗净后均切丁。
2. 锅置火上，注入清水，放入大米煮至五成熟。
3. 放入淡菜、桑叶、西芹、胡萝卜、红椒煮至浓稠，加盐调匀便可。

功效

本汤羹具有清热解表、泻火发汗、健脾养胃的作用，适合夏季食用。

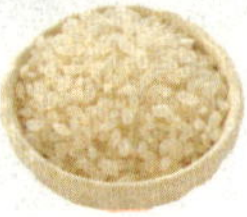

大米味甘淡，其性平和，是滋补之物，每日食用，能益脾胃、除烦渴。

薄荷冰糖茶

材料

薄荷3克，苹果块20克，茶叶10克，冰糖10克，冰块20克。

做法

1. 将茶叶、薄荷、苹果块分别清洗干净，放在杯内。
2. 以适量热开水冲泡，加盖闷10分钟。
3. 将冰糖放入，调匀即可饮用。

功效

本品具有清热利咽、发汗泻火、解表散热的功效。

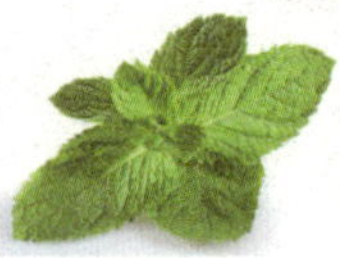

薄荷是一种常用中药材，含有薄荷醇，具有防腐杀菌、利尿、化痰、健胃、促消化等作用。

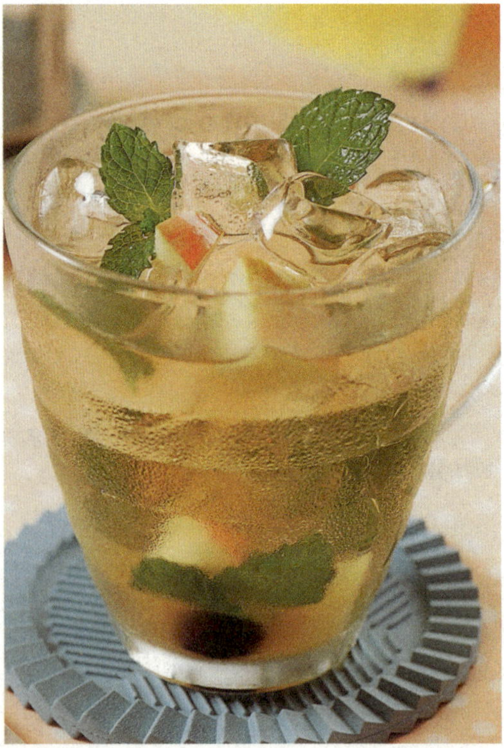

半夏薏米汤

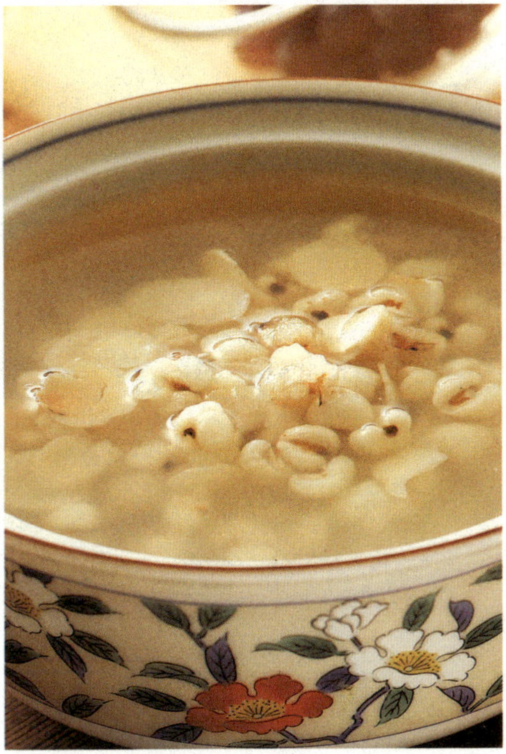

材料

半夏15克，薏米1杯，百合10克，盐2克。

做法

1. 半夏、薏米、百合洗净。
2. 锅中加水烧开，倒入薏米煮至沸腾，再倒入半夏、百合煮至熟。
3. 最后加入盐拌匀即可。

功效

本品具有健脾化湿、滋阴润肺、止咳化痰等功效。

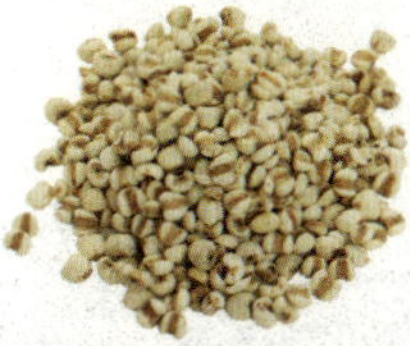

薏米具有很高的营养价值和药用价值，不仅可作为粮食食用，还具有清热利湿、除痹的作用。

冬瓜薏米鸭

材料

薏米20克，枸杞子10克，鸭肉500克，冬瓜200克，盐、蒜各5克，料酒20毫升，高汤1000毫升，食用油2毫升。

做法

1. 将鸭肉、冬瓜洗净，切块；蒜去皮切片；薏米、枸杞子洗净，泡发。
2. 在锅中倒油烧至热，加入蒜片和鸭肉一起翻炒，加适量盐，再加入料酒，翻炒均匀。
3. 再加入高汤，待煮开后放入薏米、枸杞子，用大火煮1小时，再放入冬瓜，煮开后转小火续煮至熟即可。

功效

本品具有运脾化湿、清热止渴、利尿消肿的作用，适合夏季食用。

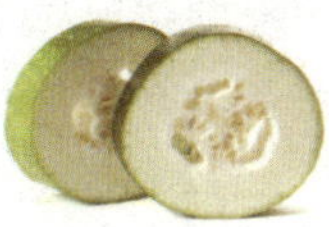

冬瓜具有利尿消肿、清热止渴等作用。

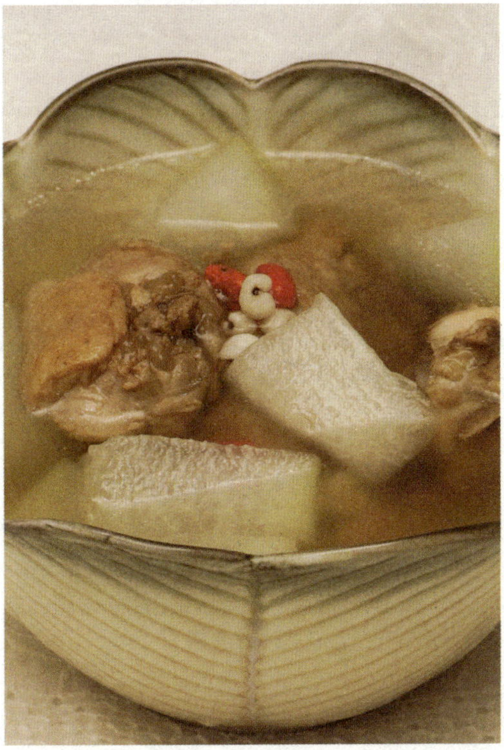

秋季药膳养生

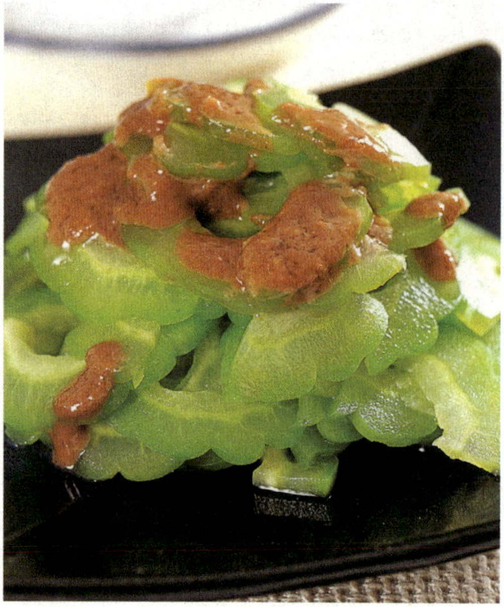

桔梗苦瓜

材料

玉竹10克，桔梗6克，苦瓜200克，花生粉1茶匙，山葵少许，酱油适量。

做法

1. 苦瓜洗净，对切，去子，切薄片，泡冰水中，冷藏10分钟。
2. 将玉竹、桔梗分别洗净后打成粉末。
3. 将玉竹粉、桔梗粉、花生粉、山葵、酱油拌匀，淋在苦瓜上即可。

功效

本品具有清肺润燥、止咳化痰，生津止渴的功效。

银耳雪梨煲鸭

材料

银耳10克，老鸭300克，雪梨1个，姜片、盐各5克。

做法

1. 老鸭斩件，洗净；雪梨洗净，去皮，切块；银耳泡发后切小朵。
2. 锅中加水烧沸后，下入鸭块稍余去血水，捞出。
3. 将鸭块、雪梨块、银耳、姜片一同装入碗内，加入适量清水，放入锅中炖2小时后调入盐即可。

功效

本品具有清肺润燥、生津止渴的作用，适合秋季食用。本品还能降血压。

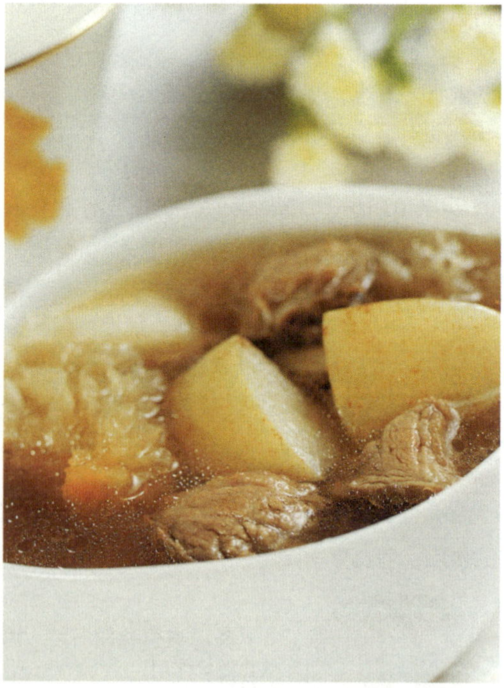

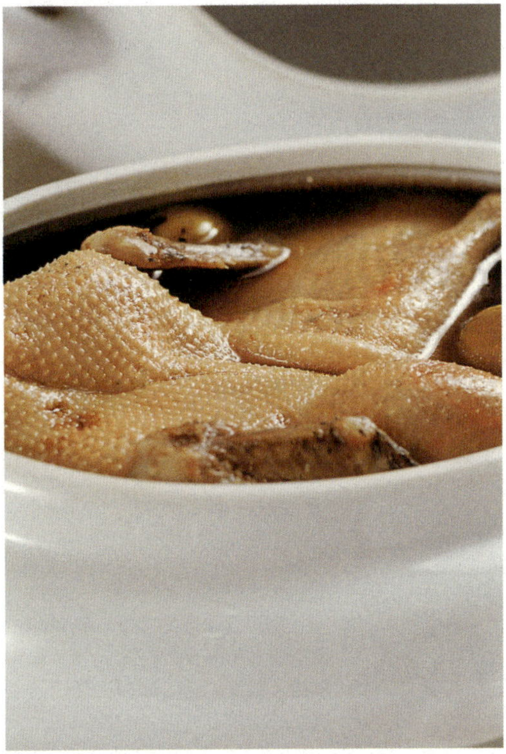

青橄榄炖鸭

材料

青橄榄8粒，鸭1只，猪瘦肉250克，料酒3毫升，生姜2片，盐5克。

做法

1. 将鸭洗净，在背部开刀；猪瘦肉洗净切成粒状，青椒橄榄磨碎。
2. 将猪瘦肉、鸭汆水去净血污，洗净后加入青橄榄碎、生姜、料酒，装入盅内炖2小时。
3. 将炖好的汤加入盐调味即可。

功效

本品能清热利咽、生津止渴、润肺止咳。

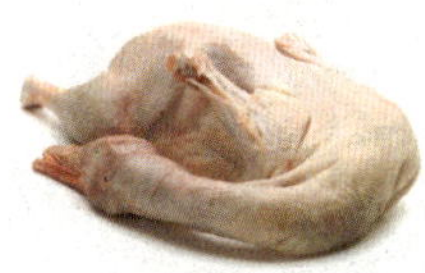

鸭肉性味甘、寒，入肺、胃、肾经，有滋补、养胃、补肾、除痨热骨蒸、消水肿、止热痢、止咳化痰等作用。

熟地百合鸡蛋汤

材料

百合50克，熟地20克，鸡蛋2个，蜂蜜5毫升。

做法

1. 将熟地、百合洗净；鸡蛋煮熟后剥壳。
2. 置锅于火上，将熟地、百合、鸡蛋一起放入锅内，加适量的水煮15分钟。
3. 晾温后再调入蜂蜜即可。

功效

此汤有养阴润肺、清心安神的作用，秋季食用可治疗阴虚久咳、虚烦惊悸、失眠多梦等症。

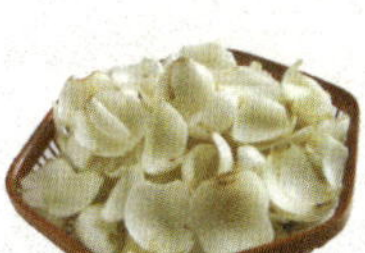

百合具有养阴润肺、清心安神、补中益气、健脾和胃、清热解毒、利尿、凉血止血的作用。

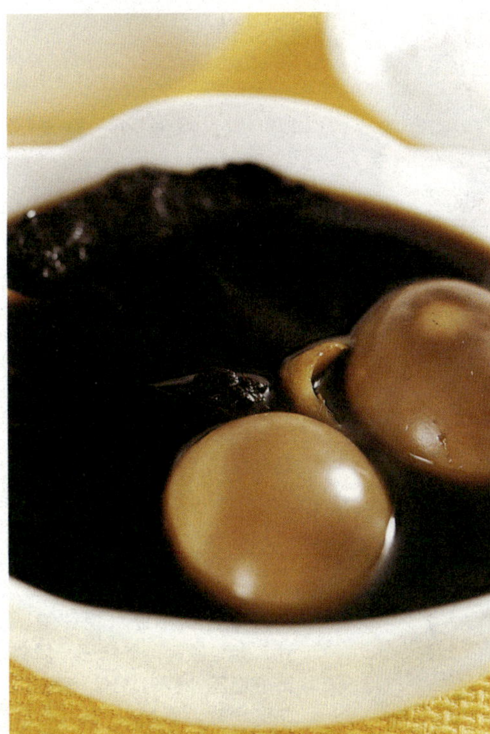

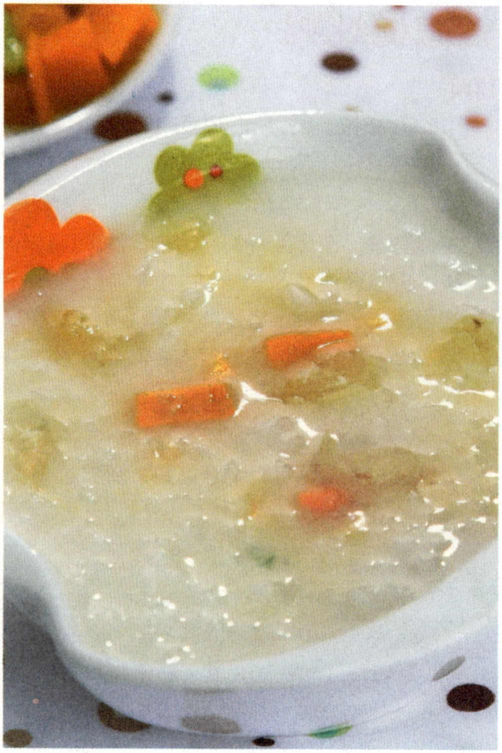

百合南瓜粥

材料

百合20克，南瓜20克，大米90克，盐2克。

做法

1. 大米洗净，浸泡半小时后捞起沥干；南瓜去皮洗净，切成小块；百合洗净，削去边缘黑色部分。
2. 锅置火上，注入清水，放入大米、南瓜，用大火煮至米粒开花。
3. 再放入百合，改用小火煮至粥浓稠时，调入盐拌匀即可。

功效

本粥具有清火润肺、养心安神、润肠通便的作用。

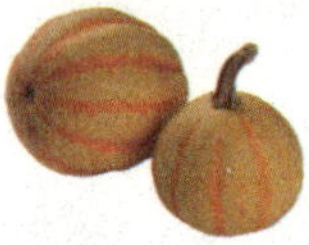

南瓜含丰富的多糖、氨基酸、类胡萝卜素及多种微量元素，具有解毒、帮助消化、降低血压、防癌抗癌的功效。

白梨鸡蛋糯米粥

材料

蜂蜜15克，白梨50克，鸡蛋1个，糯米80克，葱花3克。

做法

1. 糯米洗净，用清水浸泡；白梨洗净，切小块；鸡蛋煮熟，切小块。
2. 锅置火上，注入清水，放入糯米煮至七成熟。
3. 放入白梨煮至米粒开花，再放入鸡蛋，加蜂蜜调匀，撒上葱花即可。

功效

此粥具有清热润肺、生津止渴、止咳的作用。

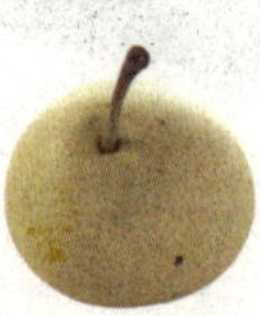

梨含有果糖、粗纤维、钙、磷、铁等营养物质，具有降低血压、养阴清热、润肺止咳的功效。

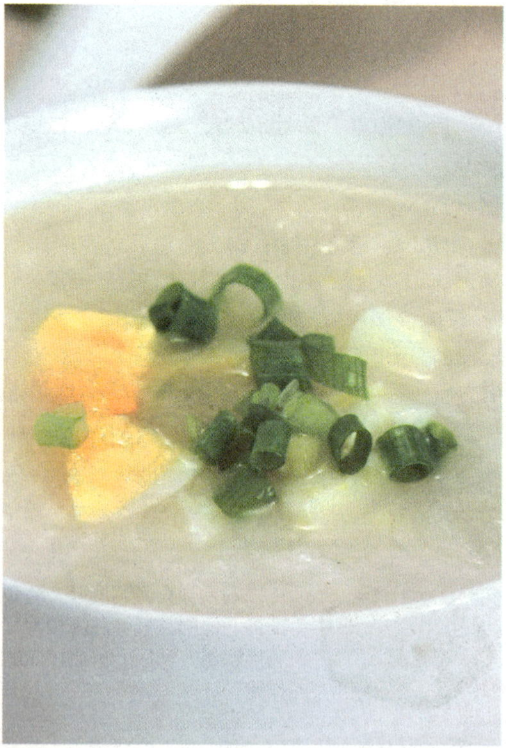

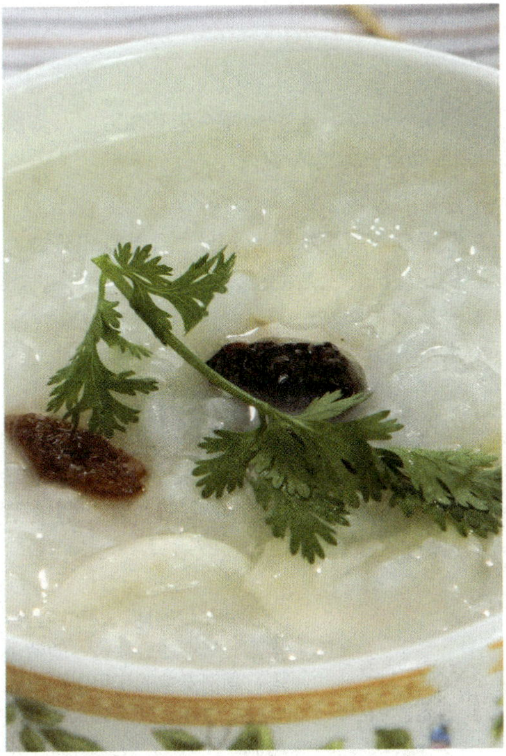

百合葡萄干粥

材料

百合30克，葡萄干20克，大米100克，白糖6克，香菜2克。

做法

1. 大米泡发洗净；葡萄干、百合分别洗净。
2. 锅置火上，注水后，放入大米，用大火煮至米粒绽开。
3. 放入葡萄干、百合，改用小火煮至粥浓稠时，加入白糖调味，最后以香菜装饰即可。

功效

此粥具有补肝肾、益气血、润肺燥、生津液、利小便的功效。

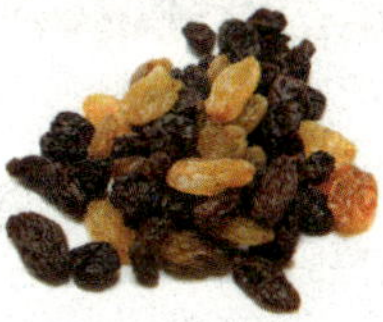

葡萄干与鲜葡萄的作用相近，都具有养血补血、生津除烦、益气止渴、美容养颜、提高免疫力、润肠通便等作用。

鸭蛋银耳粥

材料

银耳20克，鸭蛋1个，大米80克，白糖5克，香油、米醋各3毫升，葱花5克。

做法

1. 大米淘洗干净，放入清水中浸泡；鸭蛋煮熟后切小块；银耳泡发后洗净，撕成小朵。
2. 锅置火上，注入清水，放入大米煮至五成熟。
3. 放入银耳，煮至粥将成时，放入鸭蛋，加白糖、香油、米醋煮至粥稠，撒上葱花即可。

功效

此品可润肺生津、和中益气，适合秋季食用。

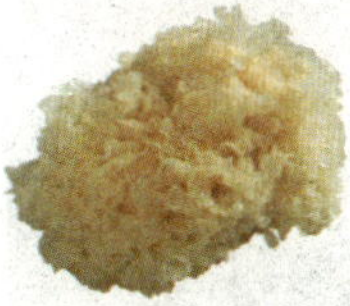

银耳具有润肺生津、滋阴养胃、益气安神、强心健脑等作用，为优良的滋补食物。

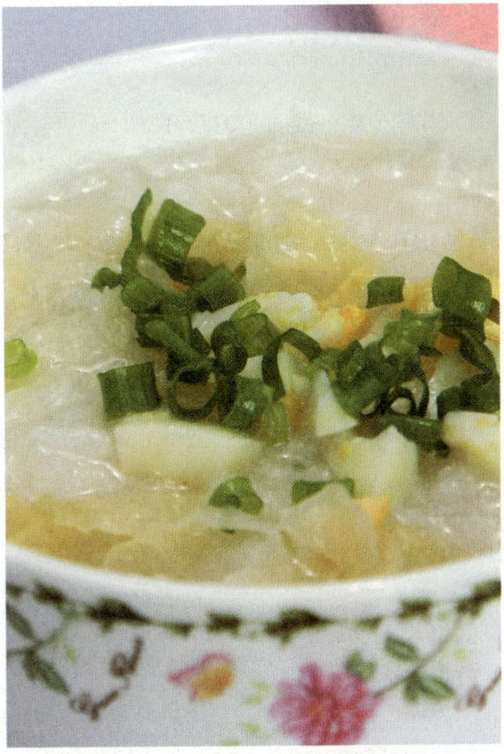

顺时养生，四季各不同

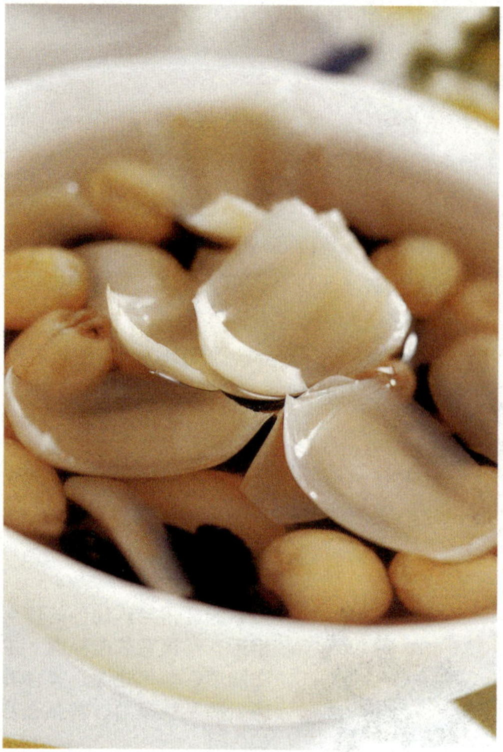

莲子百合黑豆汤

材料

百合20克，莲子50克，黑豆300克，鲜椰汁200毫克，冰糖30克。

做法

1. 莲子洗净用滚水浸半小时，再煲煮15分钟，倒出冲洗；百合泡浸，洗净；黑豆洗净，用开水泡发。
2. 水烧开，下入黑豆，用大火煲半小时，下莲子、百合，中火煲20分钟。
3. 放入冰糖，待溶化，调入椰汁即可。

功效

本汤能滋阴润肺、养心安神，常食还能美白养颜。

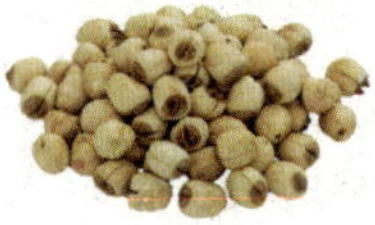

莲子中的钙、磷和钾含量丰富，具有益心补肾、健脾止泻、固精安神的作用。莲心具有强心作用，还能去火助眠、降低血压。

蜜橘银耳汤

材料

银耳20克，蜜橘200克，白糖150克，水淀粉30毫升。

做法

1. 将银耳水发后洗净放入碗内，上笼蒸1小时取出。
2. 蜜橘剥皮，去筋，留净蜜橘肉；将汤锅置大火上，加入适量清水，将蒸好的银耳放入汤锅内，再放蜜橘肉、白糖煮沸。
3. 用水淀粉勾芡，待汤烧开即可。

功效

本品可清热润肺、生津止渴，适合秋季食用。

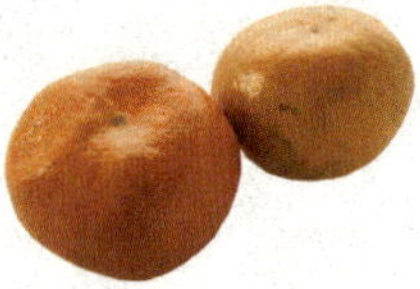

蜜橘味甘酸、性凉，具有开胃理气、止渴润肺、消除疲劳、美容养颜的功效。

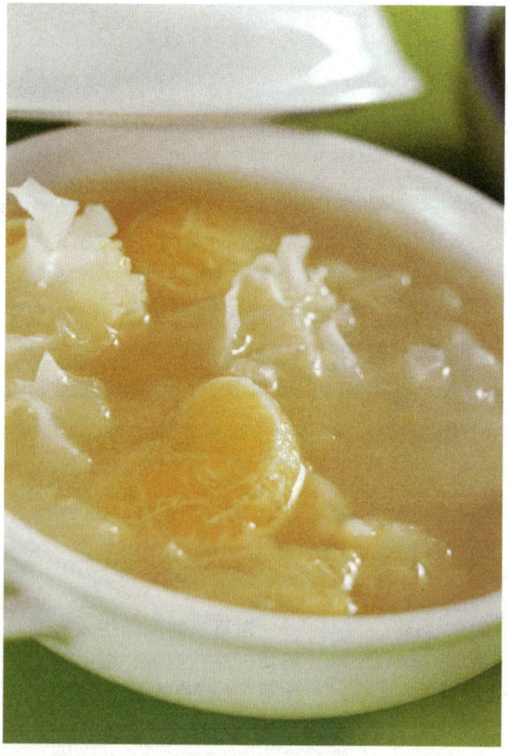

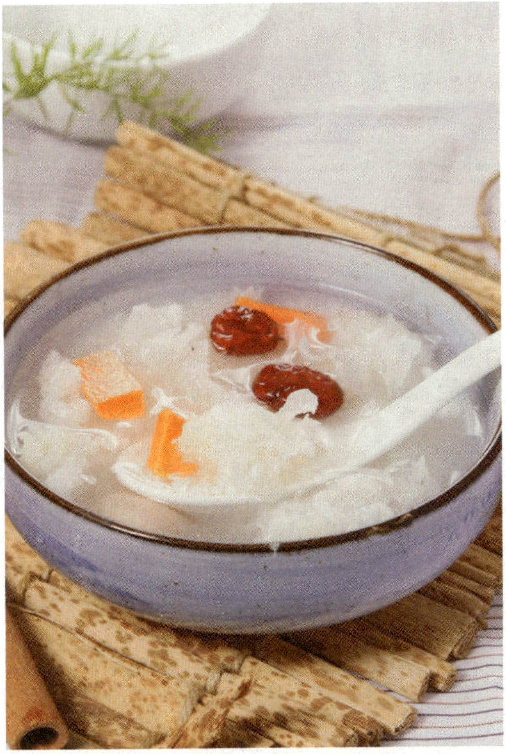

银耳木瓜羹

材料

红枣8颗，银耳50克，木瓜50克，西米100克，白糖20克。

做法

1. 西米泡发洗净，放入电饭锅中，加入适量水；将银耳泡发，洗净后撕成小朵，同入锅中。
2. 锅中加入白糖和红枣，拌匀；木瓜去皮、子，洗净，切块，入锅中。
3. 设定开始键，煮至开关跳起即可。

功效

本品具有补血养阴、润肺止渴、美颜润肤的功效。

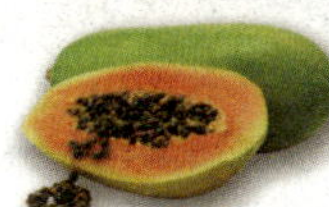

木瓜性平、微寒，味甘，富有营养且热量低，具有消暑解渴、润肺止咳、保健美容的作用。

罗汉三宝茶

材料

贡菊10朵，枸杞子8粒，罗汉果1个，蜜枣3颗，红茶包1包，冰糖5克。

做法

1. 将贡菊、枸杞子分别洗净；罗汉果洗净，掰成小块。
2. 将贡菊、枸杞子、罗汉果、蜜枣、红茶包、冰糖一起放入锅中，加水煮开后煲20分钟。
3. 将煮好的茶倒入茶杯即可饮用。

功效

本品具有清热润肺、止咳利咽、清肝明目等功效。

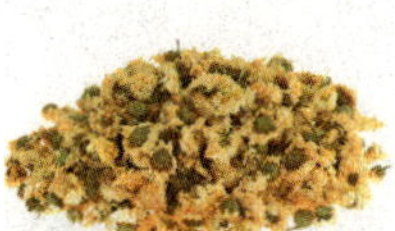

贡菊，是黄山市的传统名产，与杭菊、滁菊、亳菊并称中国四大名菊。具清肝明目、清凉解表之功效。

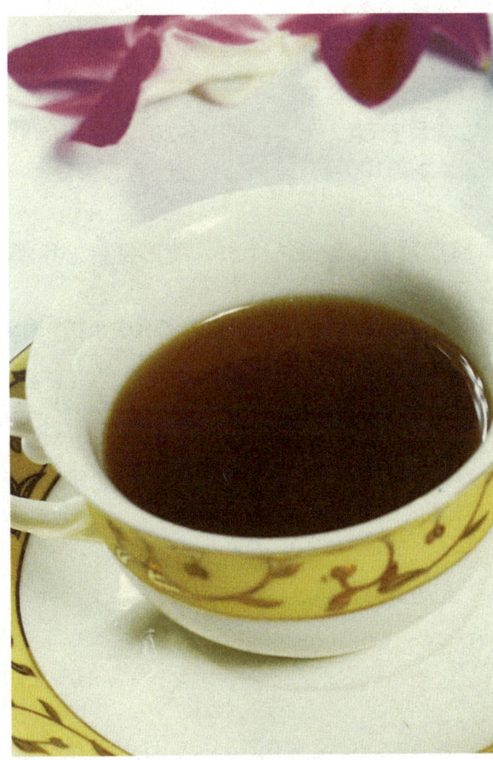

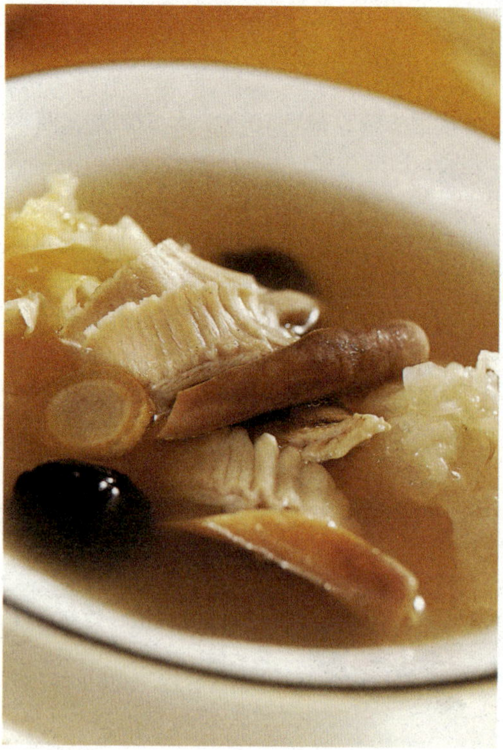

猪肚银耳西洋参汤

材料

西洋参25克，乌梅3颗，猪肚250克，银耳10克，盐3克。

做法

1. 银耳以冷水泡发，去蒂；乌梅、西洋参分别洗净。
2. 猪肚刷洗干净，汆水，切片。
3. 将猪肚、银耳、西洋参、乌梅和适量水以小火煲2小时，加盐调味即可。

功效

此汤有补气养阴、清火生津的作用，秋季食用可治疗阴虚火旺、内热消渴等症。

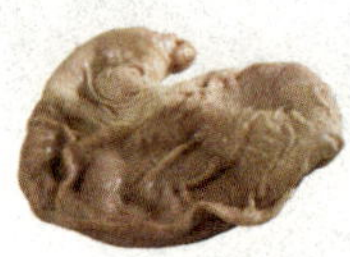

猪肚为猪的胃，富含蛋白质、钙、钾、钠、镁、铁等元素和多种维生素，是人们健脾胃的佳品。

莲子牡蛎鸭汤

材料

蒺藜子5克，芡实、莲子各20克，鸭肉300克，牡蛎肉100克，莲须3克，盐5克。

做法

1. 将蒺藜子、莲须洗净放入纱布袋后，扎紧袋口。
2. 牡蛎肉清洗干净；鸭肉放入沸水中汆烫，捞出洗净；莲子、芡实冲净，沥干。
3. 将鸭肉、牡蛎肉、莲子、芡实及纱布袋放入锅中，加适量水以大火煮开，转小火续炖2小时至鸭肉熟烂，取出纱布袋丢弃，加盐调味即可。

功效

此汤可滋阴补肾、固精止遗。

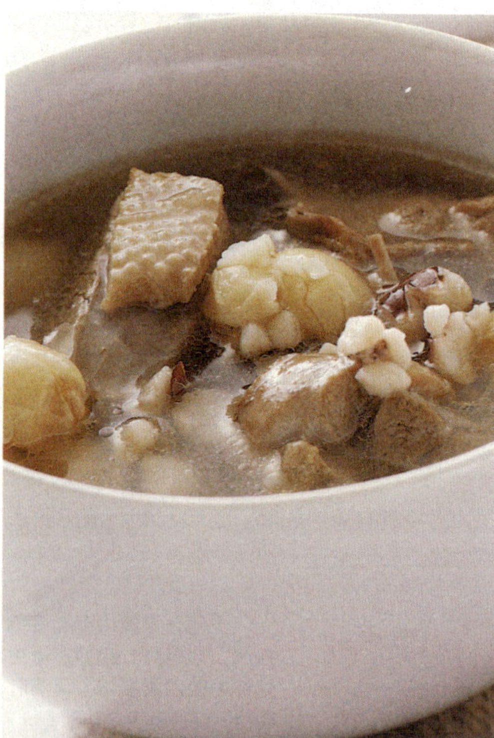

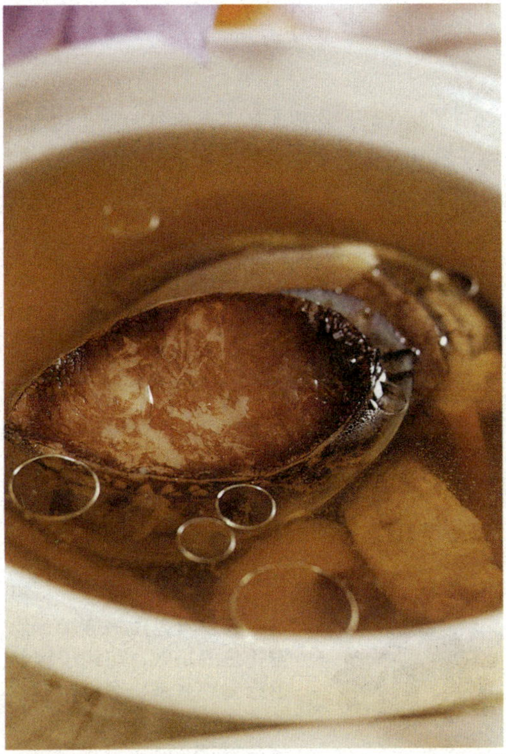

天冬龙眼参鲍汤

材料

天冬50克，太子参50克，鲍鱼100克，猪瘦肉250克，龙眼肉25克，香油15毫升，盐5克。

做法

1. 鲍鱼用开水烫4分钟，洗净；猪瘦肉洗净，切块。
2. 天冬、太子参、龙眼肉分别洗净。
3. 把天冬、太子参、龙眼肉、鲍鱼、猪瘦肉放入炖盅内，加开水适量，盖好，隔水小火炖3小时，放入盐、香油调味即可。

功效

本品具有补气养阴、生津止渴、补血养心的作用。

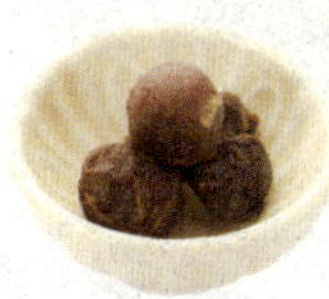

龙眼肉性平，味甘，含有维生素B_1、维生素B_2、抗坏血酸等化学成分，具有益气补血、安神定志、养血安胎的功效。

参麦五味子乌鸡汤

材料

人参片8克，麦冬25克，五味子10克，乌鸡腿1只，盐3克。

做法

1. 将乌鸡腿洗净，剁块，放入沸水汆烫，去掉血水；人参片、麦冬、五味子洗净。
2. 将乌鸡腿及人参片、麦冬、五味子盛入煮锅中，加适量水直至盖过所有的材料。
3. 以大火煮沸，然后转小火续煮1小时左右，快熟时加盐调味。

功效

五味子能补益肝肾，人参片大补元气，麦冬滋阴润肺。因此本汤具有养阴生津、益气补虚、润肺清心的作用。

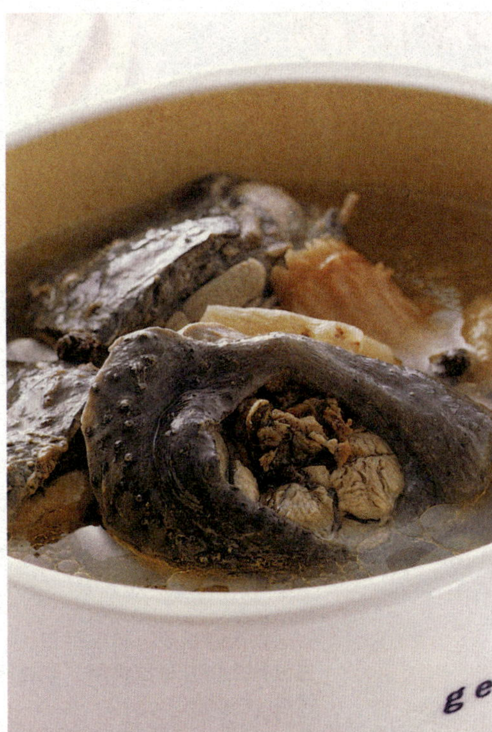

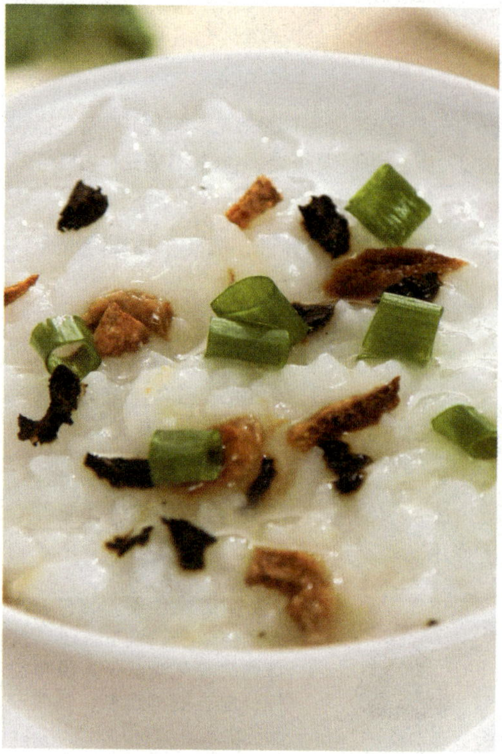

黄精陈皮粥

材料

黄精5克，陈皮3克，大米100克，白糖8克，葱花3克。

做法

1. 黄精洗净；陈皮洗净，浸泡发透，切成细丝；大米洗净，泡发。
2. 锅置火上，注入适量清水后，放入大米，用大火煮至米粒完全绽开。
3. 放入黄精、陈皮，用小火熬至粥成闻见香味时，放入白糖调味、撒上葱花即可。

功效

此粥具有滋阴补肾、补润心肺、行气健脾的功效。

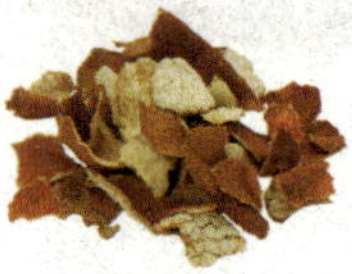

陈皮具有理气健脾、燥湿化痰的功效，可用于辅助治疗胸脘胀满、食少吐泻、咳嗽痰多。

沙参竹叶粥

材料

沙参15克，竹叶10克，大米100克，白糖10克。

做法

1. 竹叶冲净，倒入适量水熬至剩一半，去渣；沙参洗净；大米泡发洗净。
2. 锅置火上，注水后，放入大米用大火煮至米粒绽开。
3. 倒入熬好的竹叶汁，放入沙参，改用小火煮至粥成，放入白糖调味即可。

功效

本粥能滋阴润肺、清心火、利小便、除烦热，适合秋季食用。

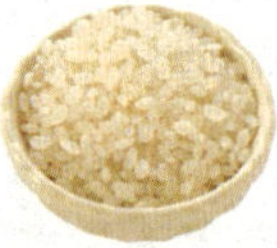

大米味甘淡，其性平和，是滋补之物，每日食用，能益脾胃、除烦渴。

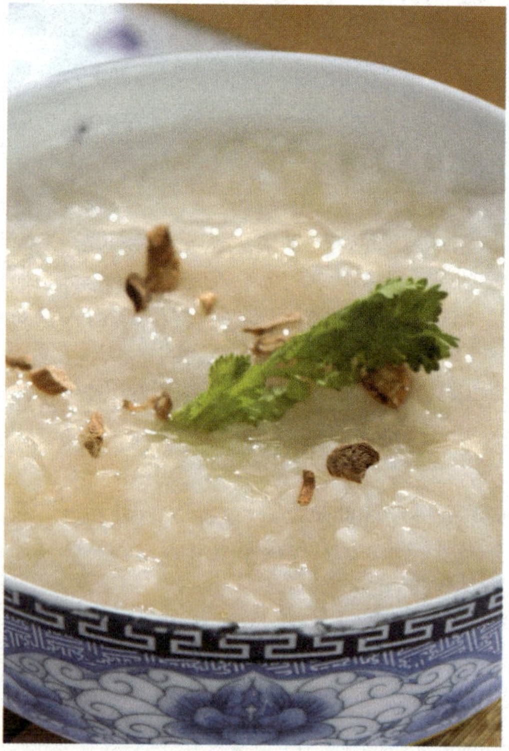

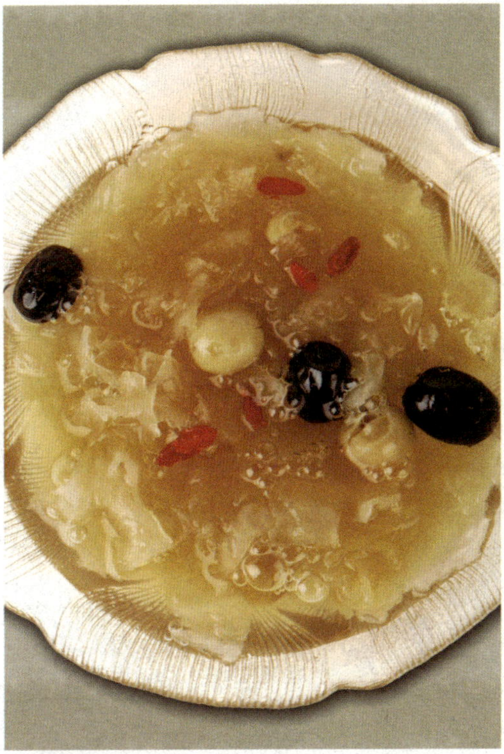

银耳莲子羹

材料

银耳10克，莲子6克，红枣10颗，冰糖5克，枸杞子5克，水淀粉30毫升。

做法

1. 银耳泡发后，除去根部泥沙及杂质；红枣洗净去核；枸杞子洗净。
2. 锅上火，加入适量清水，放入银耳、莲子、红枣、枸杞子熬煮。
3. 待银耳、莲子、红枣、枸杞子熟后，加入冰糖调味，并用水淀粉勾芡即可。

功效

银耳、莲子、冰糖均具有滋阴润肺、养胃健脾、美容养颜的功效，本品能缓解秋燥引起的皮肤干燥、咽喉炎症等。

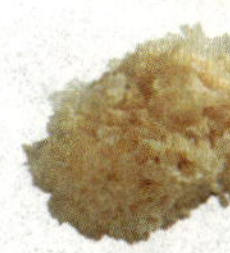

银耳

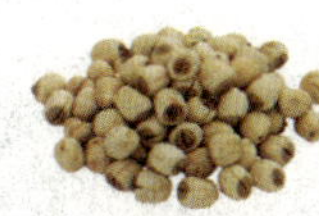

莲子

芝麻糯米羹

材料

花生碎30克，黑芝麻50克，糯米300克，冰糖适量。

做法

1. 糯米泡发，洗净；将黑芝麻洗净放入锅小火炒香，然后碾碎。
2. 将糯米冷水下锅大火熬10分钟后，放黑芝麻。
3. 慢慢搅拌，熬煮20分钟后放冰糖和花生碎即可。

功效

本品具有滋阴补虚、健脾益胃、止咳化痰、润肠通便等功效。

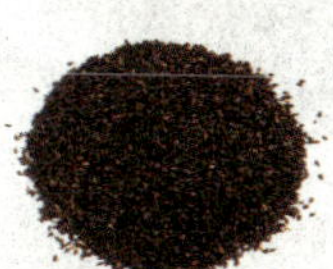

黑芝麻具有润肠、通乳、补肝、益肾、养发、强身体、抗衰老等功效，对肝肾不足所致的多种病症有益。

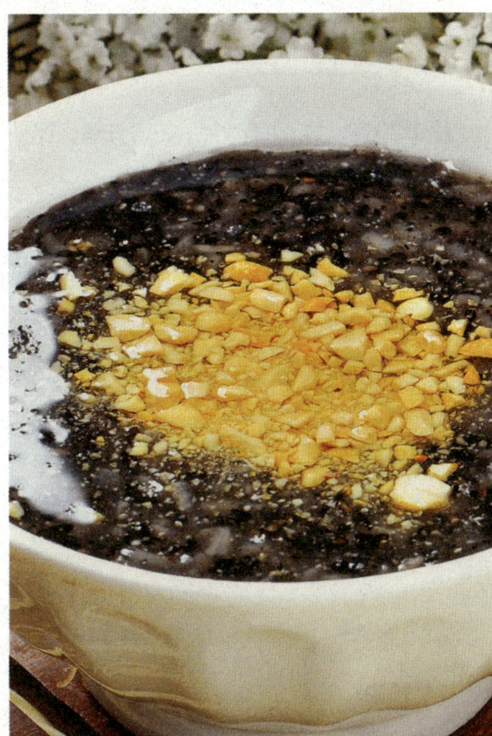

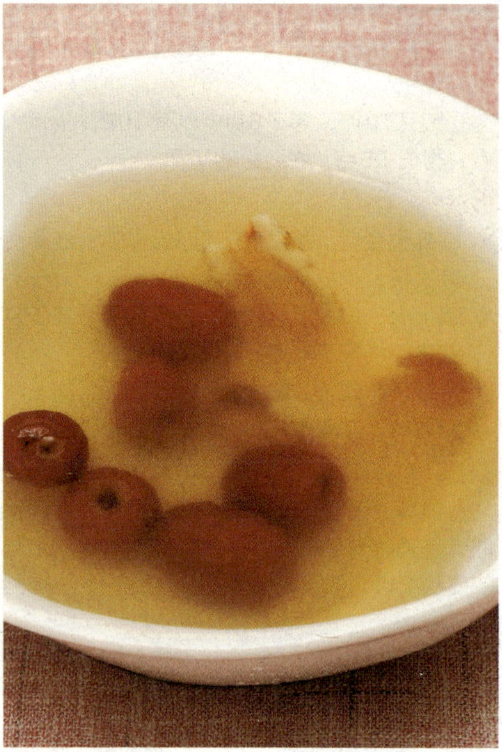

西洋参红枣汤

材料

西洋参3片，红枣6颗，冰糖5克。

做法

1. 将红枣、西洋参洗净，沥水；红枣剖开，去掉枣核。
2. 红枣、西洋参放入锅中，加适量水，煮开后，用小火再煮20分钟，直到红枣和西洋参的香味都煮出来。
3. 用滤网将汤汁中的残渣都滤掉，起锅前，加入适量冰糖煮至溶化即可。

功效

本品可益气生津、养血安神。

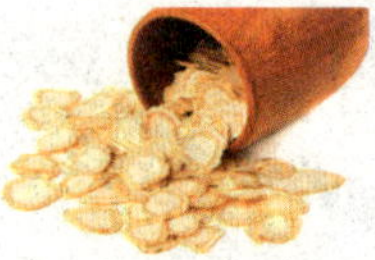

西洋参，是五加科人参属多年生草本植物，有补气养阴、清热生津的功效。可辅助治疗肺虚久嗽、失血、咽干口渴、虚热烦倦等。

沙参百合甜枣汤

材料

沙参20克，鲜百合30克，红枣5颗，冰糖10克。

做法

1. 鲜百合剥瓣，洗净；沙参、红枣分别洗净，红枣浸泡1小时。
2. 沙参、红枣盛入煮锅，加适量水，煮约20分钟，至汤汁变稠，加入剥瓣的百合续煮5分钟。
3. 汤味醇香时，加冰糖煮至溶化即可。

功效

本品具有滋阴润肺、生津止渴、养心安神等功效。

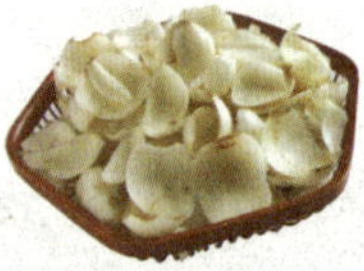

百合具有养阴润肺、清心安神、补中益气、健脾和胃、清热解毒、利尿、凉血止血的作用。

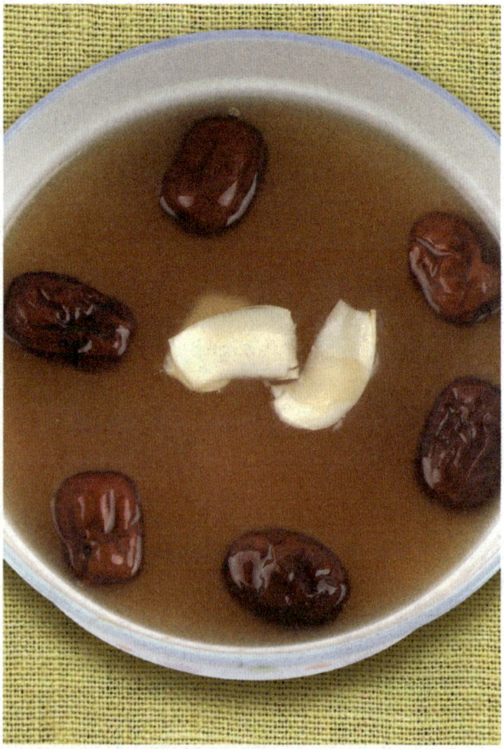

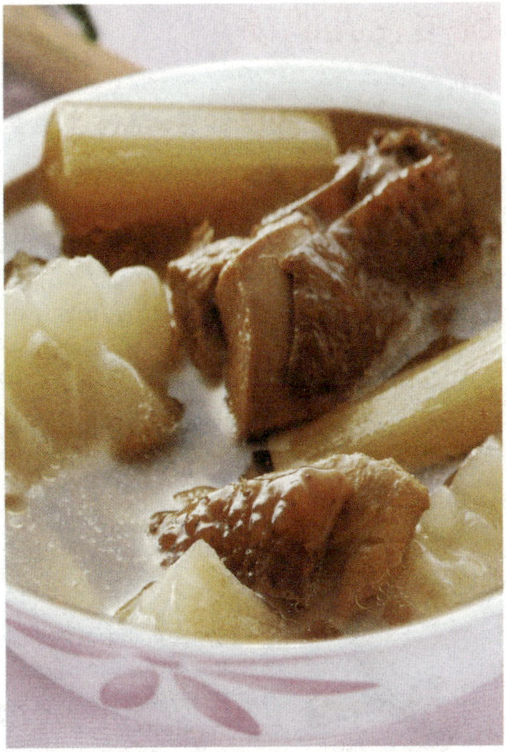

苦瓜甘蔗鸡骨汤

材料

甘蔗200克，苦瓜200克，鸡胸骨1副，盐5克。

做法

1. 鸡胸骨入沸水中氽烫，片刻后捞起冲洗净，再置净锅中，加适量水。
2. 甘蔗洗净，去皮，切小段；苦瓜洗净切半，去子和白色薄膜，再切块。
3. 将甘蔗放入有鸡胸骨的锅中，以大火煮沸，转小火续煮1小时，将苦瓜放入锅中再煮30分钟，加盐调味即可。

功效

甘蔗、苦瓜搭配同食，可清热泻火、滋阴润燥、利尿通淋。

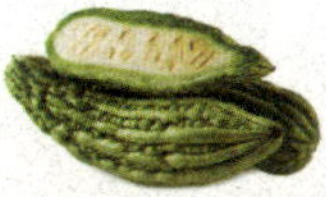

苦瓜味苦性寒，具有清热祛暑、明目解毒、降压降糖、利尿凉血、解劳清心、益气壮阳的作用。

北沙参茶

材料

北沙参20克，丹参、何首乌各10克，白糖5克。

做法

1. 将北沙参、丹参、何首乌分别洗净后放入砂锅，加水1000毫升。
2. 煎沸15分钟，取汁倒入茶杯。
3. 放入白糖，搅匀后待温饮用。每日1剂，分2次饮服。

功效

本茶饮具有益气生津、滋阴凉血、养心安神的功效。

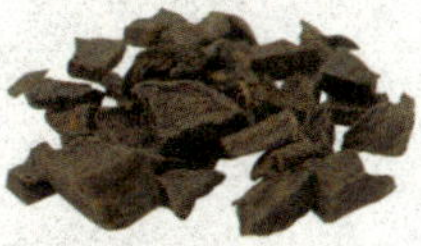

何首乌味苦甘涩，性微温，具有补肝益肾、养血祛风的作用。

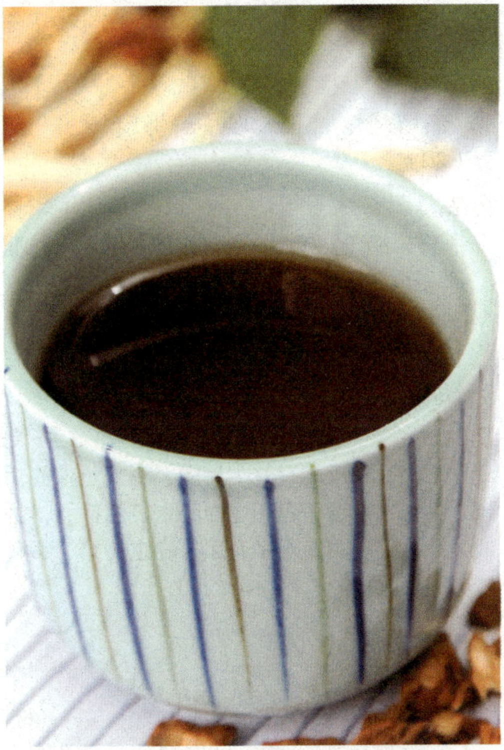

顺时养生，四季各不同

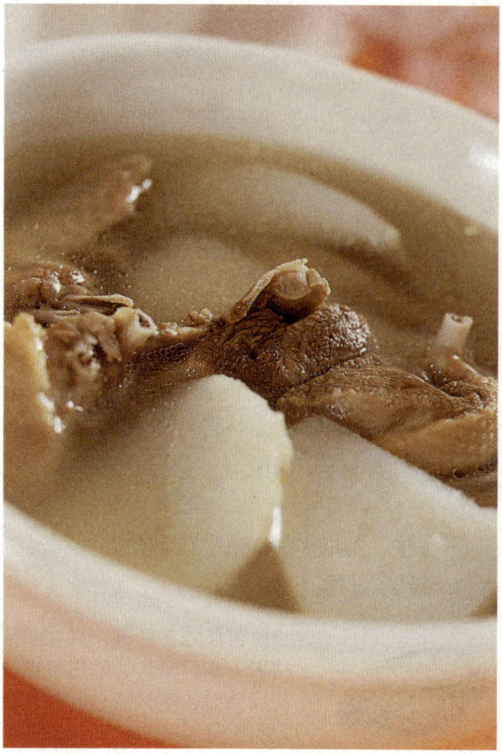

旋覆花乳鸽汤

材料

旋覆花10克，山药30克，乳鸽1只，盐3克。

做法

1. 将乳鸽去毛及肠杂，洗净切成小块；山药、旋覆花分别洗净。
2. 将乳鸽放入砂锅中，加入山药、旋覆花（用纱布包好）及盐、适量清水，用小火炖1小时至肉烂。
3. 取出汤水，待温度合适即可饮用。也可以喝汤吃肉。

功效

本品具有健脾益胃、宣肺固表、止咳化痰的功效。

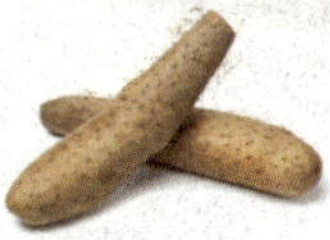

山药具有补中益气、健脾养胃、补肾涩精的功效，可用于治疗脾虚食少、久泻不止、肾虚遗精等症。

石榴鲜奶甘蔗汁

材料

石榴1个，甘蔗250克，鲜奶100毫升，葡萄干20克。

做法

1. 将甘蔗洗净，榨汁；石榴去皮，留果肉；葡萄干洗净。
2. 将石榴果肉榨汁，与甘蔗汁、鲜奶、葡萄干一起放入锅内，加入30毫升凉开水煮热后即可饮用。

功效

石榴、甘蔗均有滋阴润燥、润肺止咳的功效，牛奶、葡萄干可润燥益肠胃。四种材料做成果汁饮用，具有滋阴利尿、稳定情绪、缓解疲劳等功效。

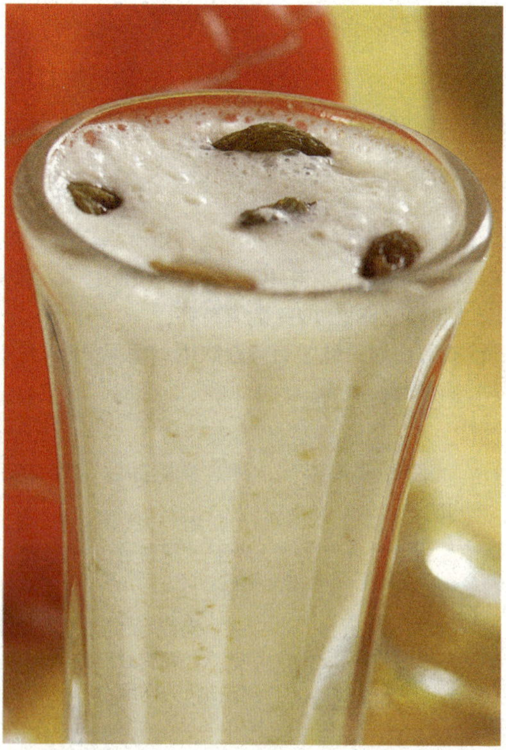

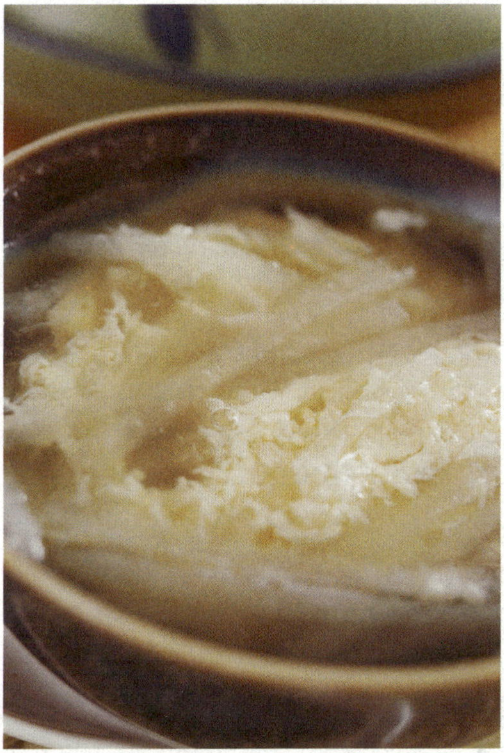

萝卜大蒜鸡蛋汤

材料

白萝卜250克，鸡蛋2个，蒜15克，香油2毫升，水淀粉30毫升，盐5克，食用油20毫升。

做法

1. 白萝卜洗净，切丝；鸡蛋打入碗内，搅匀；蒜洗净，剁成蓉。
2. 油烧热，爆香蒜蓉，加入萝卜丝略炒，加水煮沸5分钟，再入蛋液。
3. 然后加盐，用水淀粉勾薄芡，淋入香油即可食用。

功效

本品有疏风解表、解毒消炎功效，可辅助治疗秋燥引起的食积胀满、咳痰失音、吐血、痢疾等病症。

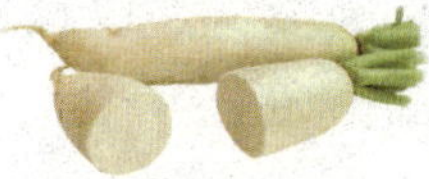

白萝卜

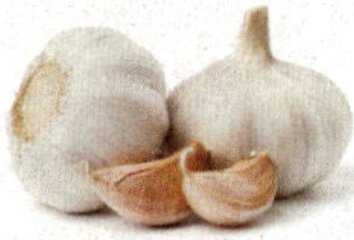

大蒜

杏仁萝卜肉汤

材料

白萝卜200克，罗汉果1个，杏仁25克，猪腱肉200克，姜2片，盐5克。

做法

1. 猪腱肉切块，放入开水锅中汆一下，捞出后冲洗干净；罗汉果、杏仁分别洗净。
2. 白萝卜洗净，去皮，切块。
3. 锅内烧开适量水，加入猪腱肉、白萝卜、罗汉果、杏仁、姜片，待开后改小火煲约2小时，放盐调味即成。

功效

本汤能宣肺止咳、健脾消食、利水消肿。

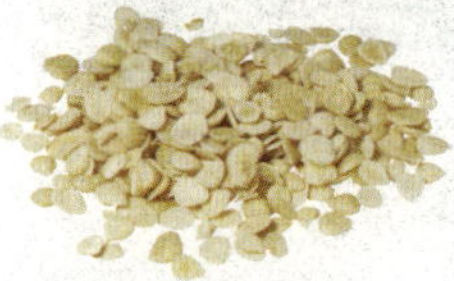

杏仁具有润肺、止咳、滑肠、消积食、散滞气的作用，而且杏仁能降低血液中胆固醇的含量，对保持心脏健康有益。

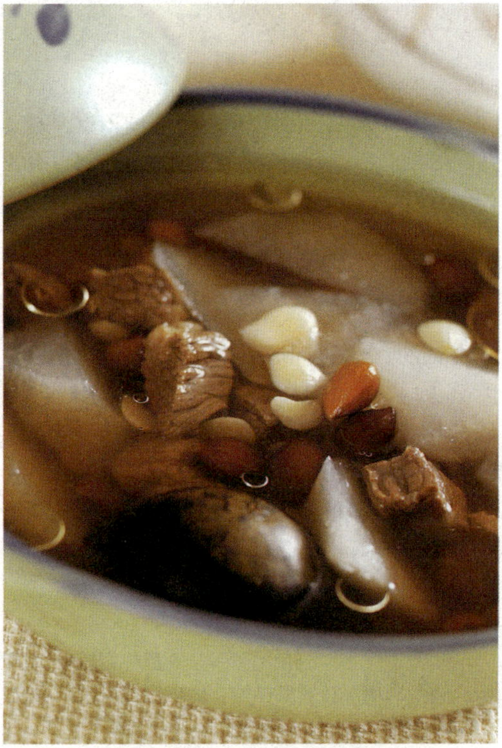

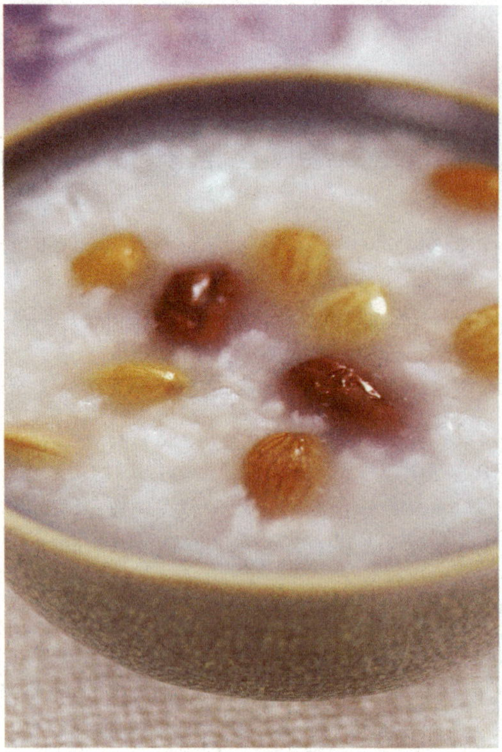

杏仁红枣粥

材料

杏仁20克，红枣15克，大米150克，白糖5克。

做法

1. 将杏仁放入清水中泡发；红枣洗净去核。
2. 再将红枣、杏仁、大米一起放入锅内煮成粥。
3. 待粥成后，加入白糖煮至入味即可。

功效

杏仁可止咳化痰，大米补肺气。两者同食，对咳嗽有很好的疗效。

TIPS

选购杏仁时，要选壳不分裂、不发霉、无染色的。购买的杏仁应有统一的颜色。优质新鲜的杏仁气味香甜。

豌豆烧兔肉

材料

兔肉200克，豌豆150克，姜末5克，盐2克，葱花3克，酱油、料酒各10毫升，食用油20毫升。

做法

1. 将兔肉洗净，切成大块；豌豆洗净。
2. 将切好的兔肉放入沸水中氽去血水，加入适量酱油、料酒腌制。
3. 锅上火，加油烧热，爆香葱花、姜末，下入兔肉、豌豆炒熟后，加盐调味即可。

功效

本品具有理气和胃、解郁疏肝的功效，可缓解老年人“悲秋”情绪，并能开胃消食、增进食欲。

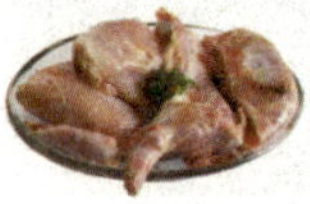

兔肉营养丰富且热量较低，具有健脑益智、保护血管、预防高血压、祛病强身、美容养颜等作用。

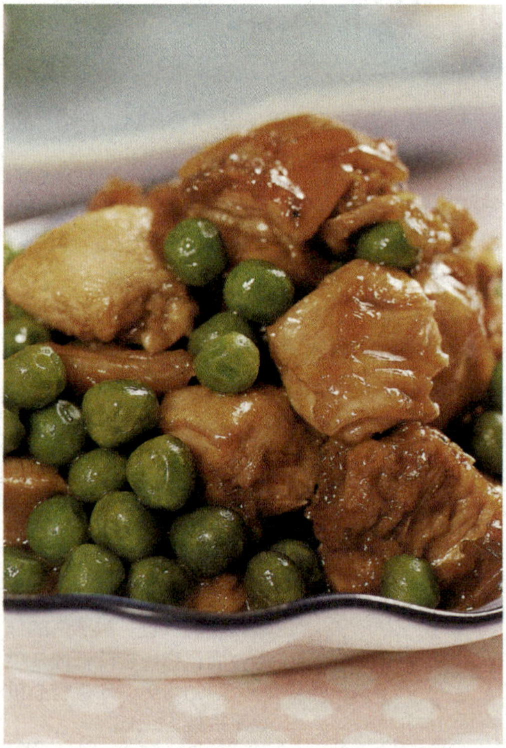

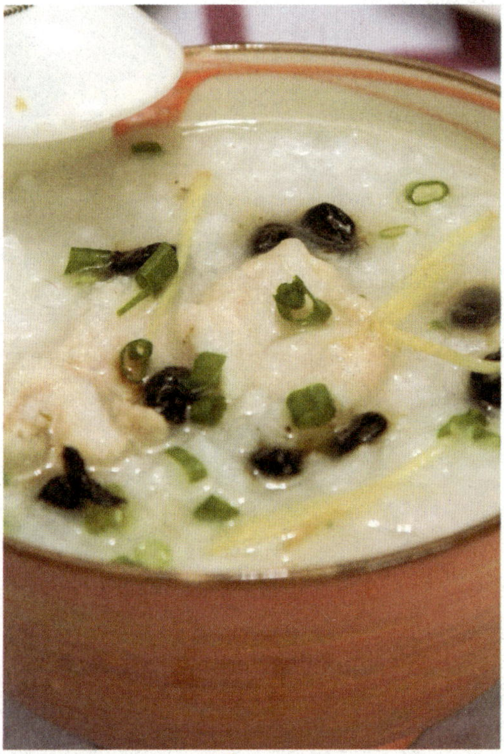

豆豉青鱼粥

材料

豆豉20克，青鱼50克，大米95克，盐、葱花、姜丝各5克，料酒10毫升，香油2毫升。

做法

1. 大米淘洗干净，用清水浸泡；青鱼洗净后，去刺，取肉切片，用料酒腌制去腥。
2. 锅置火上，放入大米，加适量清水煮至五成熟。
3. 再放入鱼肉、豆豉、姜丝煮至米粒开花，加盐、香油调匀，撒上葱花便可。

功效

本品能散寒解表，适合秋季食用。本品还能健脾暖胃、通脉下乳，非常适合女性食用。

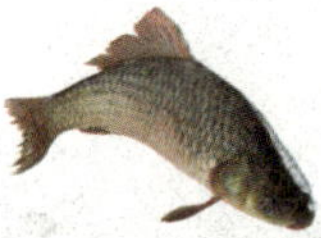

青鱼营养丰富，所含的蛋白质质优、齐全、易于消化吸收，具有很强的滋补保健功效。

红薯杏仁粥

材料

杏仁10克，红薯50克，大米45克，盐3克，香油2毫升，姜丝3克。

做法

1. 红薯去皮，洗净后切粒；大米、杏仁分别洗净。
2. 砂锅上火，注入清水，放入姜丝烧开，放入大米，再次煮沸后转小火慢煲。
3. 煲至米粒熟烂，放入杏仁、红薯粒，小火继续煲至成糊，调入盐，淋入香油即可。

功效

本品具有宣肺散寒、润肠通便、温暖脾胃的作用。

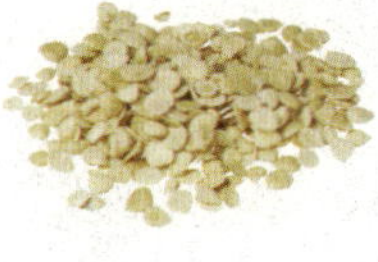

杏仁具有润肺、止咳、滑肠、消积食、散滞气的作用。

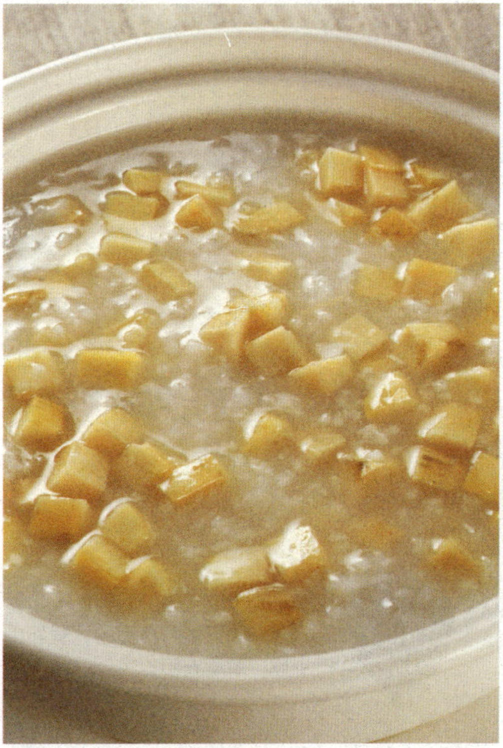

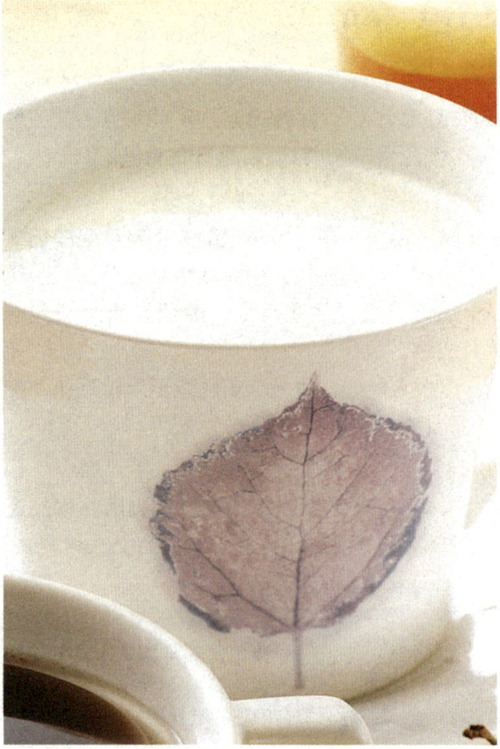

奶香杏仁露

材料

杏仁粉1大匙，鲜奶200毫升，白糖3克。

做法

1. 将鲜奶以微波炉加热1分钟。
2. 杏仁粉加入奶中，酌加糖拌匀。
3. 待温度适中，即可饮用。

功效

本品具有敛肺止咳、滋阴润燥、安神助眠的功效。

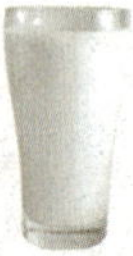

牛奶味甘，性平、微寒，具有补虚损，益肺胃，生津润肠的作用，还可养心安神，补脑益智、美白肌肤。

紫苏叶茶

材料

紫苏叶15克，红糖10克。

做法

1. 将紫苏叶清洗干净放入锅中，加适量水至没过叶子。
2. 以大火煮沸后再转小火煮10分钟左右。
3. 取汁加入红糖调匀即可。

功效

本品具有散寒解表、温中理气、增强免疫力等功效。

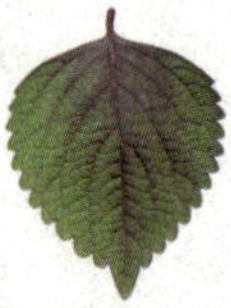

紫苏既能发汗散寒以解表邪，又能行气宽中、解郁止呕、解毒安胎。

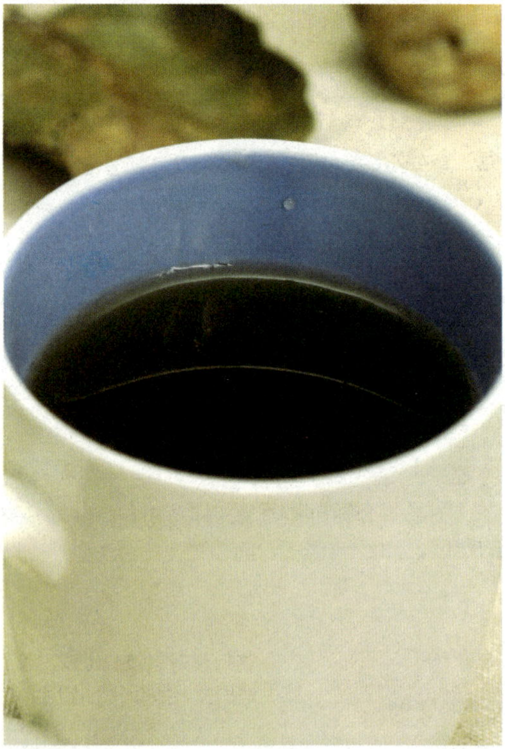

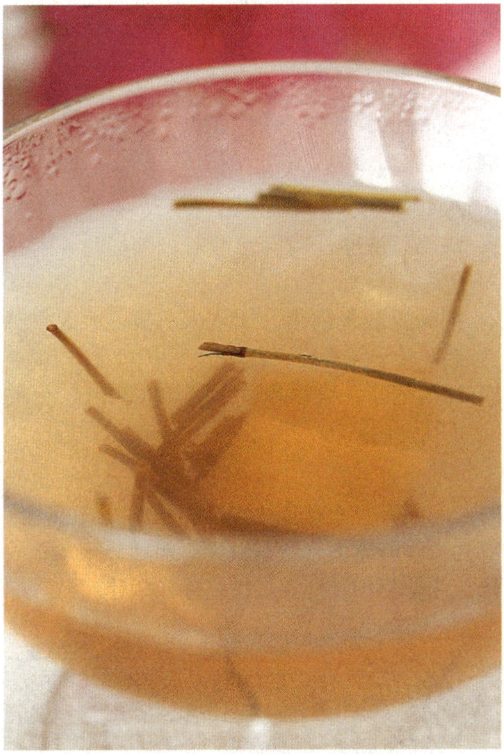

麻黄饮

材料

麻黄9克，生姜30克。

做法

1. 麻黄加适量的水煎煮半小时，去渣取汁；生姜洗净，榨汁。
2. 将两种汁兑服即可。

功效

本品具有发散风寒、辛温暖胃、宣肺止咳等功效，适用于秋季肺气喘急患者。

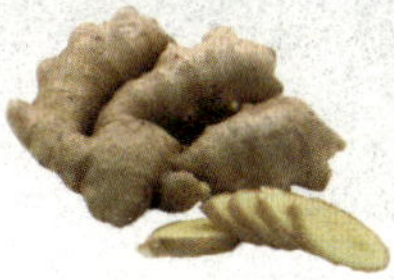

生姜具有温中散寒、回阳通脉、温肺化饮等功效，常用于脘腹冷痛、呕吐泄泻、肢冷脉微、痰饮喘咳等症的辅助治疗。

香菇白菜魔芋汤

材料

香菇20克，白菜150克，魔芋100克，盐3克，水淀粉20毫升，食用油20毫升。

做法

1. 香菇洗净，切成片；白菜洗净，切片。
2. 魔芋切成薄片，下入沸水中汆去碱味后捞出。
3. 将白菜倒入热油锅内炒软，再将500毫升水倒入白菜锅中，加盐煮沸，再放入香菇、魔芋同煮开约5分钟，以水淀粉勾芡拌匀即可。

功效

此汤能滋阴润肺，去除秋燥。魔芋被摄入体内后体积会膨胀，食用少量就易使人产生饱腹感，是减肥的理想食材，适合肥胖症患者食用。

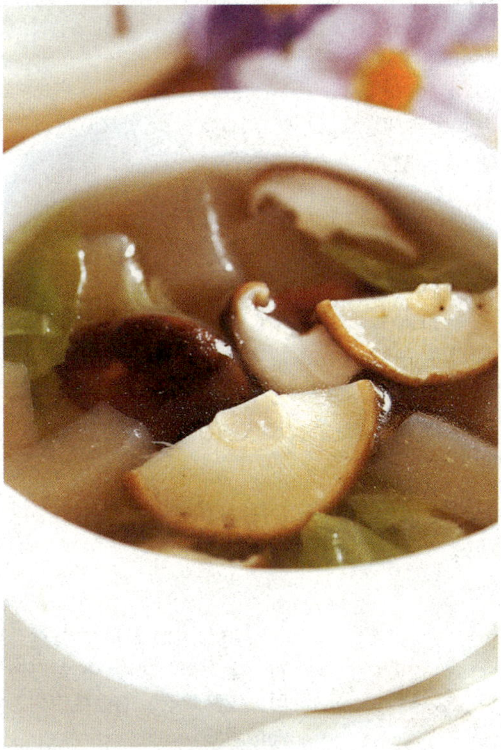

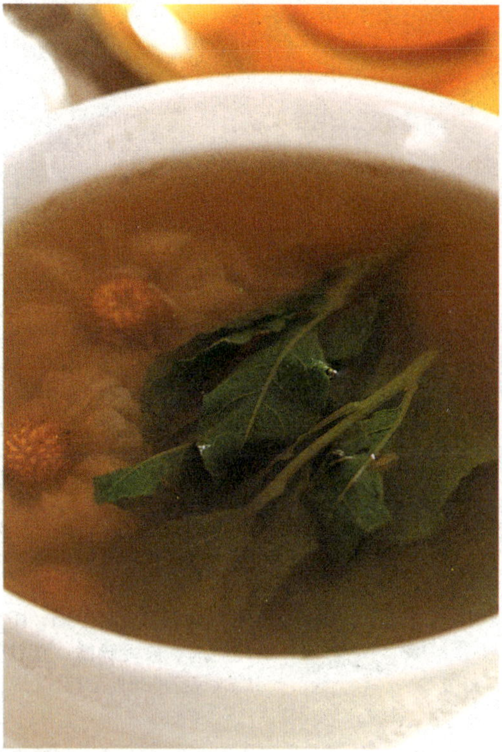

杞叶菊花绿豆汤

材料

枸杞叶100克，菊花15克，绿豆30克，冰糖10克。

做法

1. 将绿豆洗净，用清水泡发；枸杞叶、菊花洗净。
2. 把绿豆放入锅内，加清水适量，大火煮沸后，转小火煮至绿豆烂。
3. 加入菊花、枸杞叶、冰糖，再煮5~10分钟即可。

功效

本品具有清疏风热、清肺润燥、清肝明目的功效，非常适合秋季食用，对肺热咳嗽、风热头痛、目赤肿痛等热性病疗效颇佳。

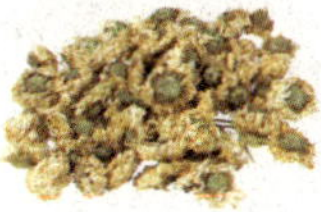

菊花味甘、苦，性微寒，具有平肝、明目、散风清热、消渴的作用，是清肝泻火的首选食物。

苦瓜胡萝卜粥

材料

苦瓜20克，胡萝卜10克，大米100克，冰糖5克，盐2克，香油2毫升。

做法

1. 苦瓜洗净，切条；胡萝卜洗净，切丁；大米泡发，洗净。
2. 锅置火上，注入清水，放入大米用大火煮至米粒开花。
3. 放入苦瓜、胡萝卜丁，用小火煮至粥成，放入冰糖煮至溶化后，调入盐、香油拌匀即可。

功效

此粥具有清暑涤热、清心明目、解毒的功效。

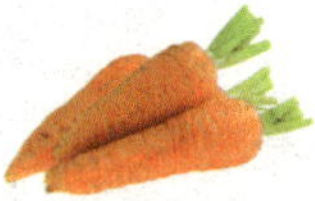

胡萝卜营养价值极高，有“土人参”之称，能益肝明目、健脾除疳、增强免疫力、降糖降脂。

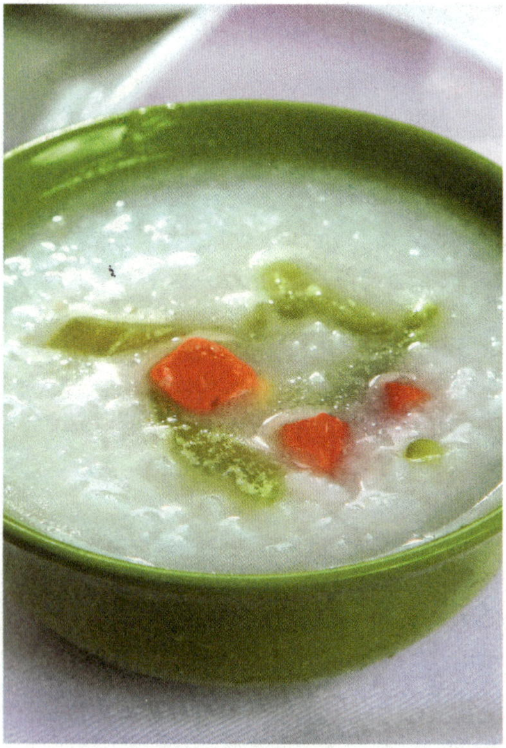

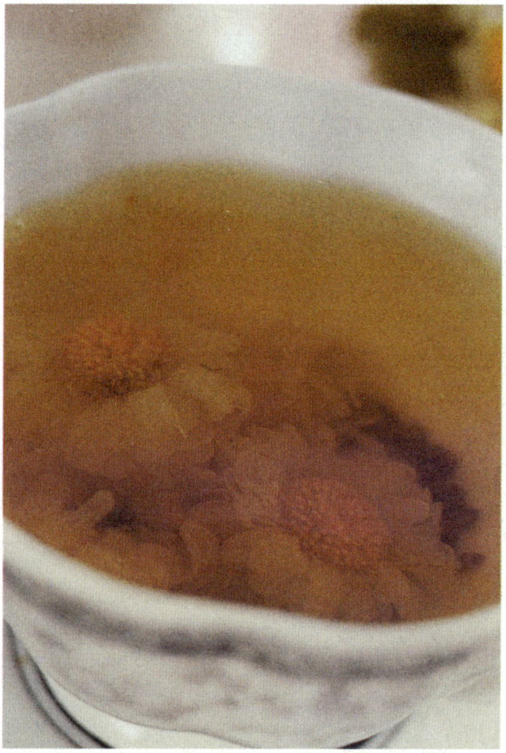

决明子菊花茶

材料

决明子10克，菊花5克，冰糖10克。

做法

1. 决明子盛入锅中，加600毫升水以大火煮开，转小火续煮20分钟。
2. 最后加入菊花、冰糖，待水煮开即可熄火。

功效

此茶能清肝明目、祛风止痛，改善视力减退、肝阳上亢、见光流泪等，并可调节血压、血脂，长时间饮用还有瘦身效果。

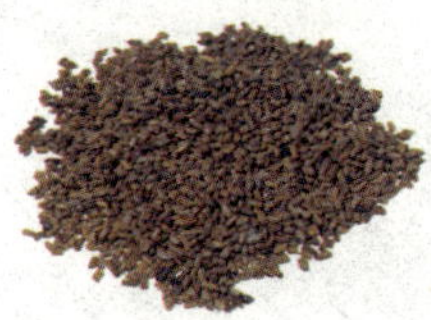

决明子具有清肝明目、利水通便、降压、降低血脂和胆固醇、抗菌的作用。

龙眼莲芡粥

材料

龙眼干、莲子、芡实各适量，大米100克，盐2克，葱5克。

做法

1. 大米洗净，泡发；芡实、龙眼干分别洗净；莲子洗净；葱洗净，切葱花。
2. 锅置火上，注水后，放入大米、芡实、莲子，用大火煮至米粒开花。
3. 再放入龙眼干，改用小火煮至粥成闻见香味时，放入盐入味，撒上葱花即可。

功效

本粥能养心安神、补肾健脾、缩尿止遗。

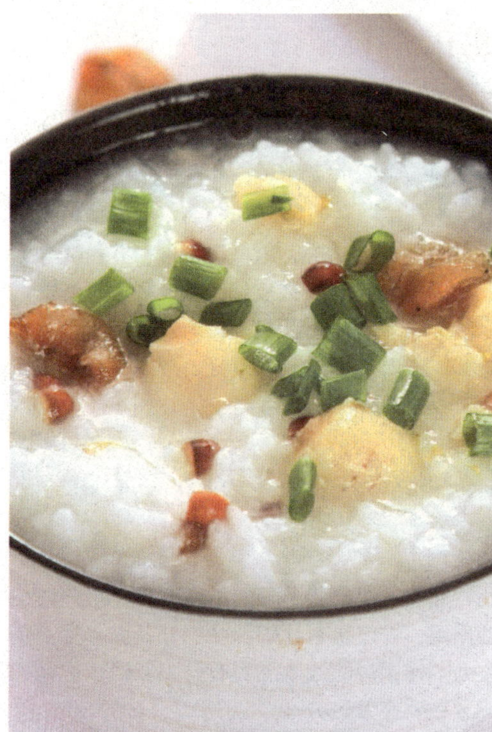

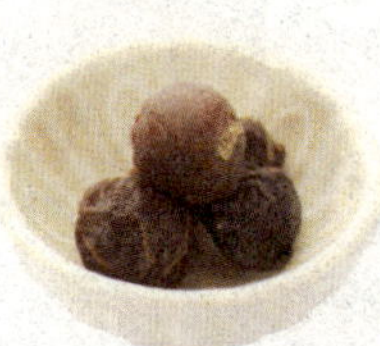

龙眼干性平，味甘，含有维生素B_1、维生素B_2、抗坏血酸等化学成分，具有益气补血、安神定志、养血安胎的功效。

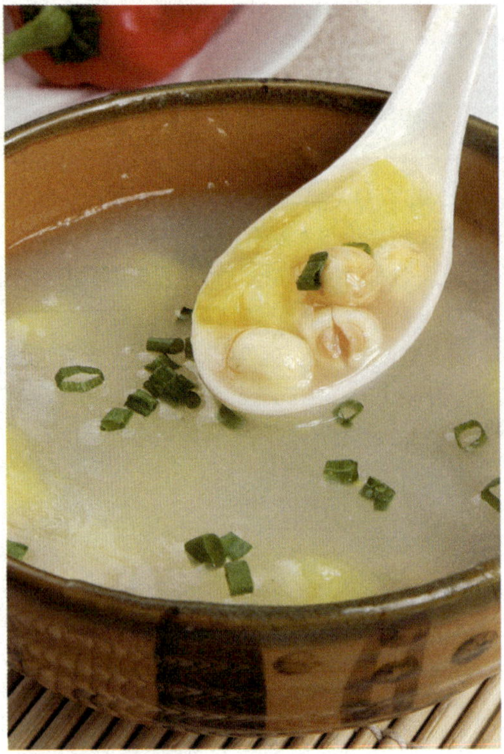

莲子菠萝羹

材料

莲子100克，菠萝1个，白糖25克，葱花3克。

做法

1. 锅置火上，加清水150克，放入白糖烧开。
2. 莲子泡发洗净，入糖水锅内煮熟；待糖水晾凉，捞出莲子，糖水入冰箱冰镇。
3. 菠萝去皮洗净切成小丁，与莲子一同装入小碗内，浇上冰镇糖水，撒上葱花即可。

功效

本品具有涩精止遗，养心安神等功效，能辅助治疗滑精早泄、失眠等症。

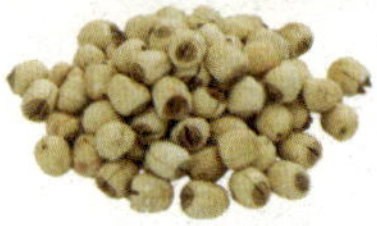

莲子中的钙、磷和钾含量丰富，具有益心补肾、健脾止泻、固精安神的作用。其中的莲心具有强心作用，还能去火助眠、降低血压。

韭黄蚌仔羹

材料

蚌仔90克，韭黄50克，黑木耳50克，鸡蛋1个，盐3克，水淀粉6克，姜5克，葱花5克。

做法

1. 蚌仔洗净，去壳，取肉，切丝；韭黄洗净，切段；姜洗净，去皮，切丝；黑木耳泡发，洗净，切丝；鸡蛋打散。
2. 锅内加水烧开，放入蚌仔、黑木耳、韭黄，以大火煮熟。
3. 将水淀粉放入锅中勾成薄芡，再倒入打散的鸡蛋液拌匀，出现蛋花时，加盐、姜丝搅匀，撒上葱花即可。

功效

韭黄具有补肾温阳、益肝健胃、行气理血的作用，蚌仔具有壮阳壮腰、补肾虚、提高免疫力的作用。因此本品具有升阳补肾、涩精止遗、滋阴补虚的功效。

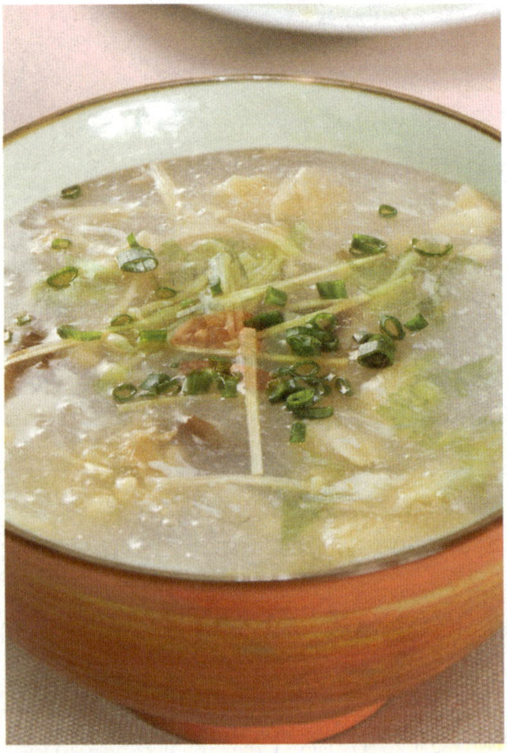

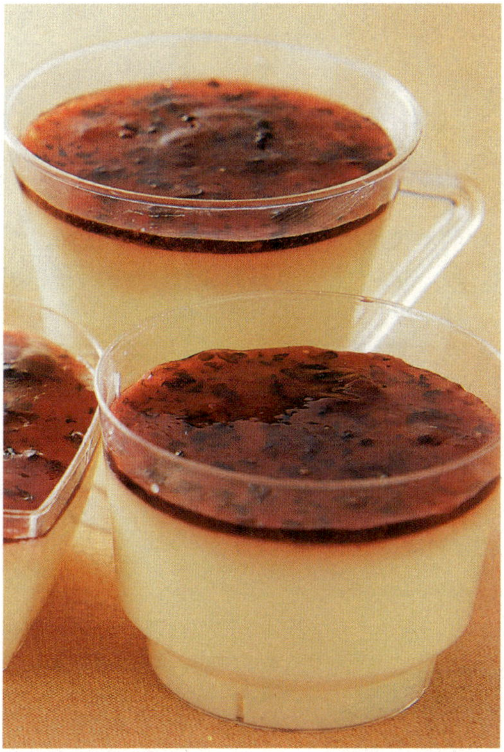

山茱萸覆盆子奶酪

材料

山茱萸10克，覆盆子果酱20克，吉利丁片2片，鲜奶1000毫升，鲜奶油100克，冰糖10克。

做法

1. 山茱萸洗净，加适量水煎煮，滤汁；吉利丁片洗净泡软，沥干。
2. 将鲜奶和鲜奶油、冰糖放入锅中，用小火加热至80℃，熄火后加入吉利丁拌至溶化，冷却到快要凝结时，倒入模型中，再放入冰箱凝固定型成奶酪。
3. 将备好的汤汁和覆盆子果酱一起煮匀后，淋在奶酪上即可。

功效

本品可益肾固精、缩尿止遗。

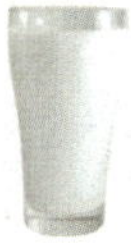

牛奶味甘，性平、微寒，具有补虚损、益肺胃、生津润肠的作用。

米酒煮元宵

材料

五味子15克，元宵150克，樱桃罐头20克，米酒50克，蛋清、冰糖各10克。

做法

1. 锅中加水煮沸，加入洗净的五味子，煎取汤汁，捞去药渣，再倒入元宵。
2. 等元宵浮上水面后，再放入米酒、蛋清、樱桃煮开。
3. 最后放入冰糖煮至溶化即可。

功效

本品具有滋阴补虚、固精益肾、缩尿止遗等功效。

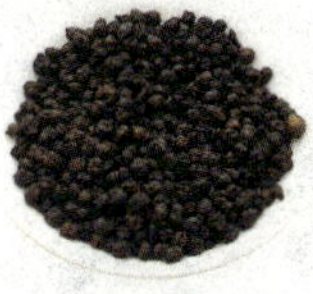

五味子是补益肝肾的滋补药材，具有收敛固涩、益气生津、补肾宁心的功效，还有降血糖、抗氧化、延缓衰老的作用。

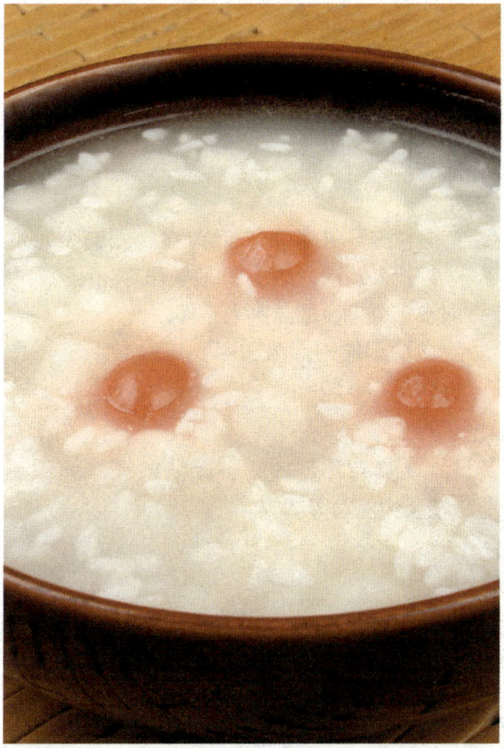

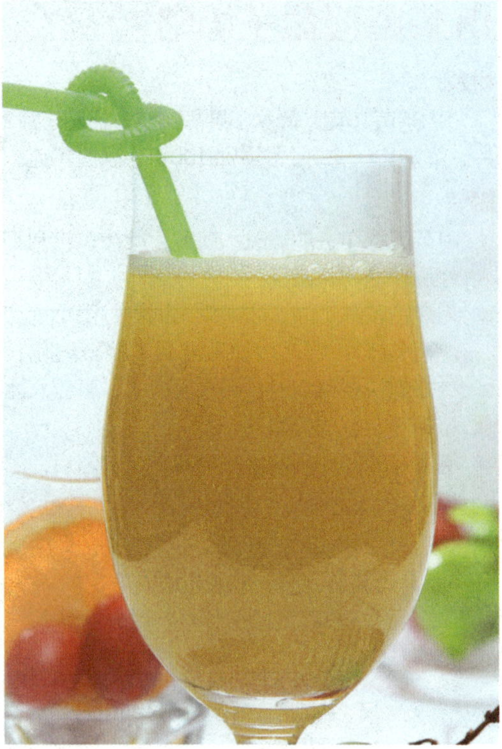

韭菜汁

材料

韭菜籽8克，韭菜、芹菜各100克，苹果1个，柠檬汁10毫升。

做法

1. 将苹果洗净，去皮，去核；韭菜洗净，切段；韭菜籽洗净；芹菜洗净，摘掉叶子，切成小段。
2. 将韭菜籽、韭菜、芹菜、苹果、100毫升水、柠檬汁全部放入榨汁机搅打成汁。
3. 滤出果肉取汁即可。

功效

本品具有补肾壮阳、降低血压的作用，可用于肾虚型遗精、早泄等症。

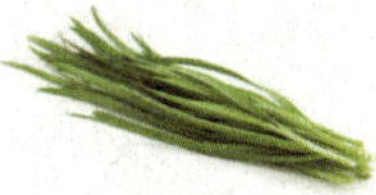

韭菜性温，味辛，具有增进食欲、健胃消食、散淤活血、杀菌消毒、护肤明目、补气壮阳、调经散寒的作用。

五味子山茱萸茶

材料

五味子5克，山茱萸、何首乌各5克，山楂3克，白糖5克。

做法

1. 将五味子、山茱萸、何首乌、山楂分别洗净，放入砂锅，加水1000毫升。
2. 煎沸15分钟，取汁倒入茶杯。
3. 放白糖，搅匀待温饮用。每日1剂，分2次服饮。

功效

本品具有补肾健脾、固精敛汗、缩尿止遗、增强免疫力等功效。

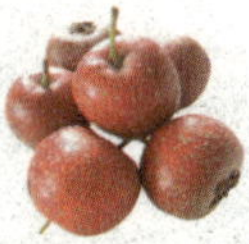

山楂味酸甘，性温，具有消食健胃、行气散淤、调理血脂的作用。

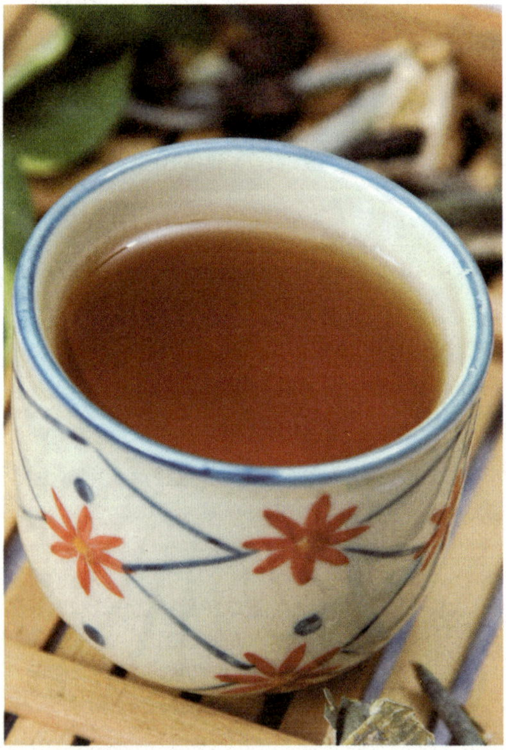

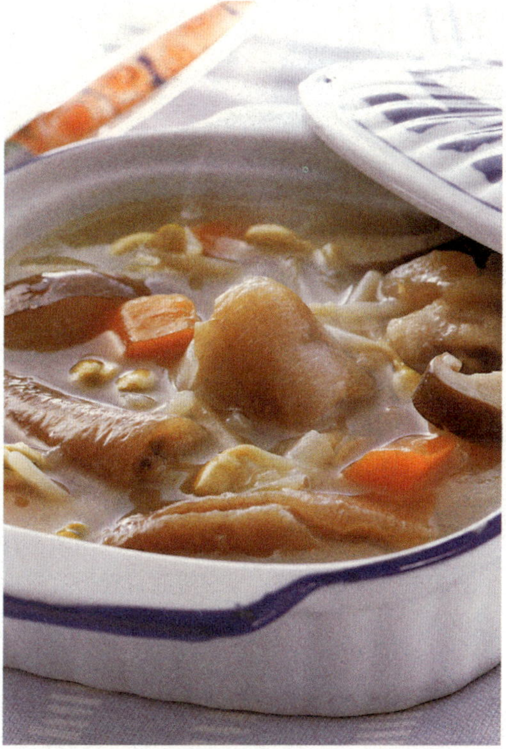

香菇豆芽猪尾汤

材料

枳实8克，香菇200克，黄豆芽200克，胡萝卜1根，猪尾500克，盐5克。

做法

1. 猪尾剁段，放入开水中氽烫后捞出。
2. 香菇洗净，去蒂，切厚片；黄豆芽掐去根部，洗净，沥干；胡萝卜洗净，削皮，切块；枳实洗净。
3. 将香菇、黄豆芽、胡萝卜、猪尾、枳实放入锅中，加水至盖过材料，以大火煮开，转小火续煮40分钟，加盐调味即可。

功效

本汤具有行气疏肝、补气益胃、降低血脂的作用。

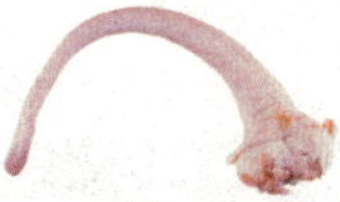

猪尾富含胶原蛋白，除了能美容肌肤，还有补腰力、益骨髓的功效。

佛手瓜炖猪蹄

材料

佛手瓜100克，鸡200克，猪蹄200克，鸡爪6只，鸡汤500毫升，火腿10克，姜片5克，盐、胡椒粉、糖各5克。

做法

1. 将鸡洗净，切块；猪蹄洗净，斩件；鸡爪洗净；佛手瓜及火腿均洗净，切片。
2. 锅中水烧开，放入鸡、猪蹄氽烫，捞出沥水后放入炖盅。
3. 加入鸡爪、鸡汤、火腿、姜片、佛手瓜，用大火炖3小时至熟，加盐、胡椒粉、糖调味即可。

功效

佛手有理气化痰、止呕消胀、疏肝健脾、和胃等作用，猪蹄能补充身体所需的胶原蛋白。因此本品具有理气疏肝、活血化淤、温中健脾的作用。

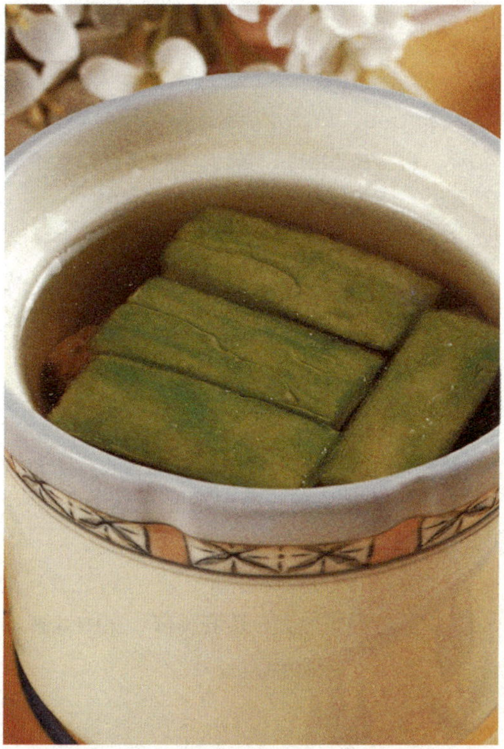

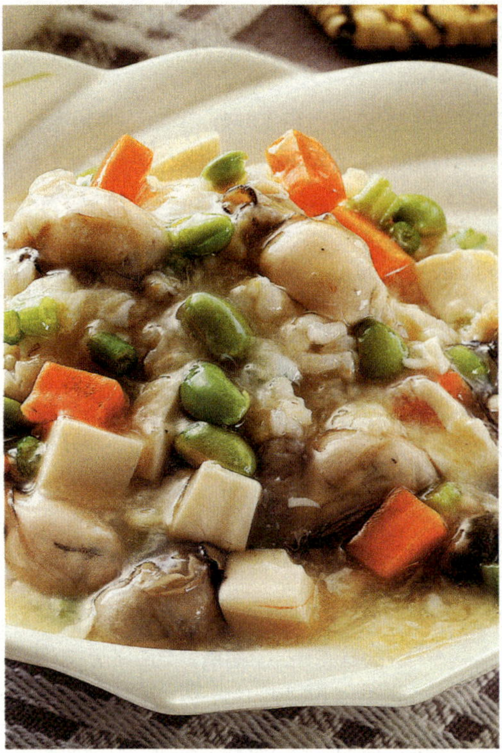

胡萝卜蒸牡蛎

材料

胡萝卜30克，牡蛎25克，毛豆10克，山药20克，肉苁蓉3克，当归2克，淀粉5克，盐3克。

做法

1. 胡萝卜、山药均洗净，去皮，切丁，入沸水中煮熟；淀粉加20毫升水拌匀；毛豆煮熟。
2. 牡蛎洗净，入蒸笼蒸10分钟，取牡蛎肉、汤汁；肉苁蓉、当归加水煎药汁。
3. 将胡萝卜丁、山药丁、牡蛎汤汁、适量水放入锅中，焖煮3分钟，加入水淀粉勾芡，再放入牡蛎肉及毛豆、药汁拌匀即可。

功效

本品具有疏肝和胃、滋阴补虚的功效，对秋季肝胃不和、忧郁、厌食等症者有一定的食疗效果。

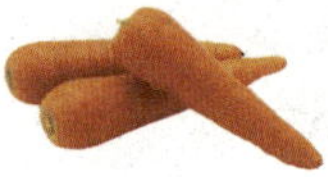

胡萝卜含有丰富的维生素A和胡萝卜素，具有保护视力、下气补中、健胃消食、调养五脏的作用。

香菇花生鲜蚝汤

材料

木香8克，生蚝250克，香菇25克，花生仁40克，猪瘦肉200克，姜片、盐各5克，食用油20毫升。

做法

1. 猪瘦肉洗净，切块；香菇剪去蒂，泡发，洗净；花生仁洗净；木香洗净；生蚝洗净，去壳取肉。
2. 生蚝洗净，飞水；烧锅下油、姜片，将生蚝爆炒至微黄。
3. 将适量清水放入瓦煲内，煮沸后放入所有材料，大火煮沸后，改用小火煲2小时，加盐调味即可。

功效

本品能理气燥湿、疏肝解郁、宽中健脾。

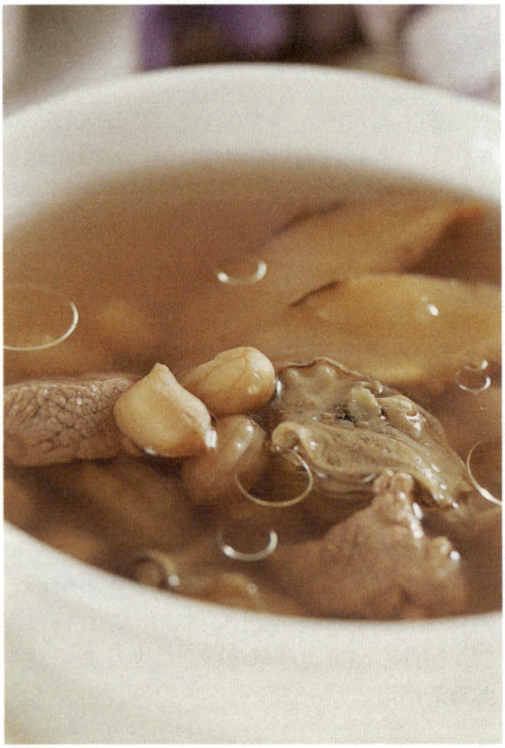

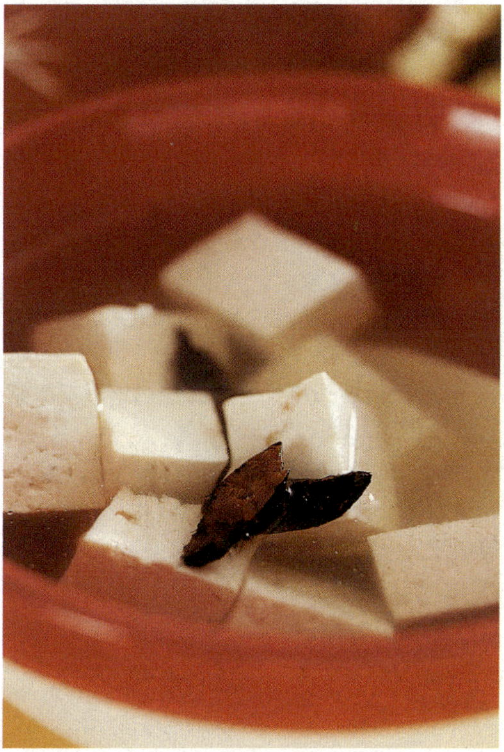

香附豆腐汤

材料

香附10克，豆腐200克，姜5克，葱3克，盐5克，食用油10毫升。

做法

1. 把香附洗净，去杂质。
2. 豆腐洗净，切成5厘米见方的块；姜洗净切片；葱洗净切段。
3. 把炒锅置大火上烧热，加入油烧至六成熟时，放入葱、姜爆香，注入适量清水，加香附，烧沸，放入豆腐、盐煮5分钟即成。

功效

本汤具有疏肝解郁、理气宽中、活血化淤的作用。

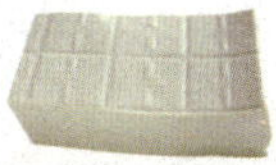

豆腐营养价值很高，其味甘、咸，性寒，具有宽中益气、调和脾胃、消除胀满、通大肠浊气、清热散血的作用。

枳实金针河粉

材料

枳实10克，厚朴10克，金针菇45克，黄豆芽5克，胡萝卜15克，芹菜茎15克，河粉90克，盐3克。

做法

1. 将枳实、厚朴洗净，与适量清水置入锅中，以小火加热至沸，滤取药汁。
2. 胡萝卜洗净，切丝；芹菜茎洗净，切小段；黄豆芽洗净，去根须；河粉放入锅中，加水煮熟，捞出；金针菇洗净。
3. 河粉、药汁放入锅煮沸，加入金针菇、黄豆芽、胡萝卜、芹菜茎煮熟，放入盐调味即可。

功效

本品能疏肝和胃、排毒消胀、消积通便。

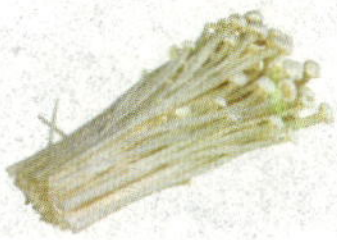

金针菇可降低人体内胆固醇含量、缓解疲劳、抑制癌细胞、提高身体免疫力。

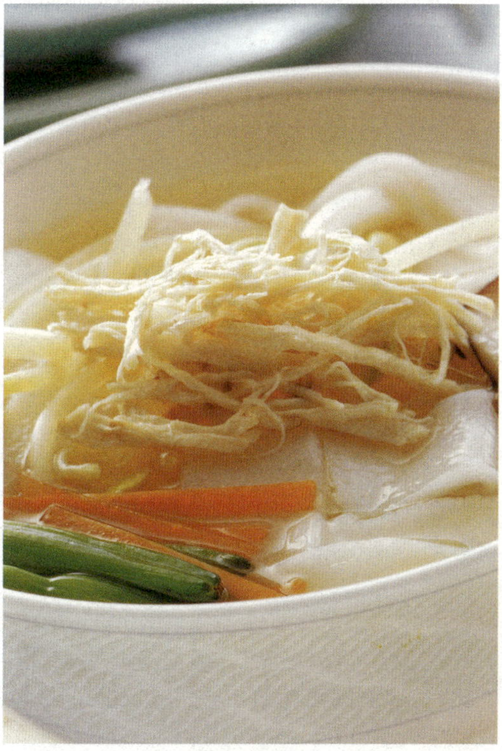

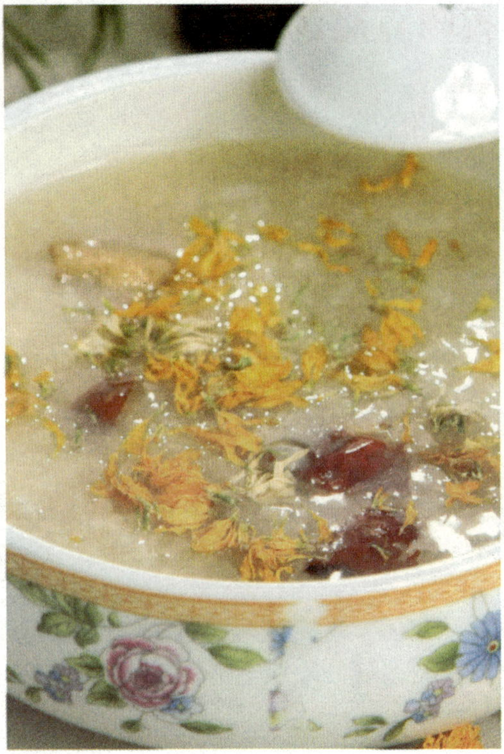

红枣菊花粥

材料

菊花瓣少许，大米100克，红枣30克，红糖5克。

做法

1. 大米淘洗干净，用清水浸泡；菊花瓣洗净；红枣洗净，去核。
2. 锅置火上，加适量清水，放入大米、红枣煮至九成熟。
3. 最后放入菊花瓣煮至米粒开花，待羹浓稠时，加红糖调匀便可。

功效

本品具有清肝明目、养血健脾、养血和胃等功效。

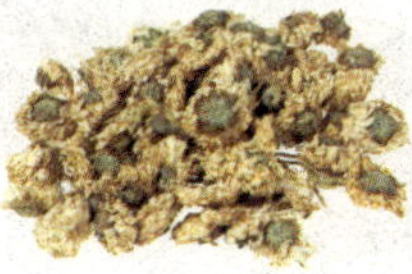

菊花味甘、苦，性微寒，具有平肝、明目、散风清热、消渴止痛的作用，是清肝泻火的首选食物。

白扁豆山药粥

材料

白扁豆30克，山药50克，大米100克，冰糖5克。

做法

1. 大米用清水洗净；白扁豆用清水洗净，泡发；山药洗净，切片。锅洗净，放入洗净的大米、白扁豆，加水1000毫升，用大火烧开。
2. 再将山药片放入，转小火慢煮成粥。
3. 最后放入冰糖调匀即可。

功效

本品具有和中健脾的功效，可辅助治疗脾虚引起的食欲不振、腹泻等症状。

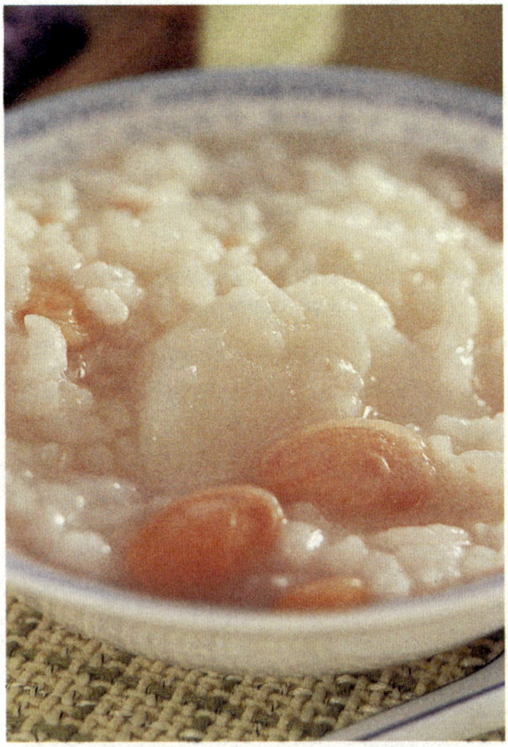

TIPS

白扁豆中含有皂素和植物血凝素两种有毒物质，必须在高温下才能被破坏。因此，白扁豆须煮熟透才能吃。

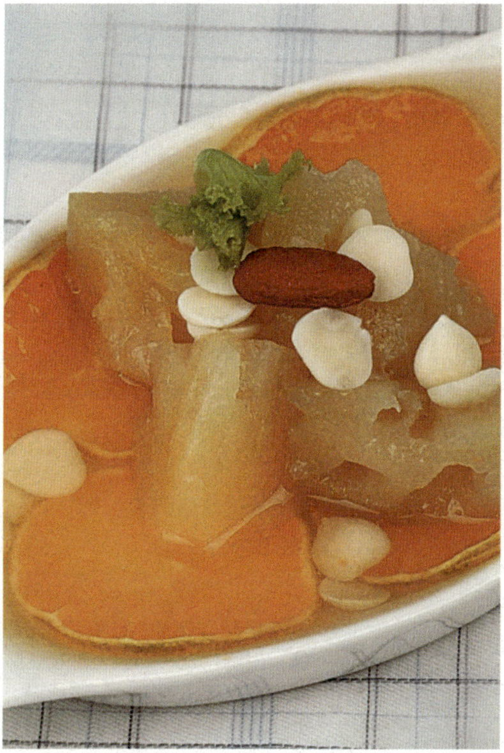

蜜橘杏仁菠萝汤

材料

杏仁80克，菠萝100克，蜜橘20克，冰糖50克。

做法

1. 将菠萝去皮，洗净，切块；杏仁洗净；蜜橘剥瓣。
2. 锅上火倒入水，调入冰糖稍煮。
3. 放入菠萝、杏仁、蜜橘煮熟即可。

功效

本品具有疏肝开胃、润肺生津、止咳祛痰的功效。

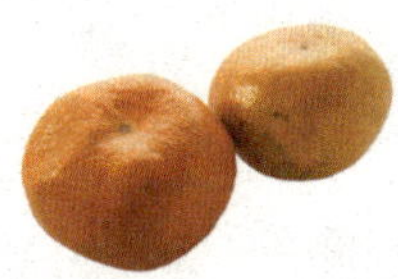

蜜橘味甘酸、性凉，具有开胃理气、止渴润肺、消除疲劳、美容养颜的功效。

菊花山楂饮

材料

菊花10克，山楂15克，红茶包1袋。

做法

1. 将菊花、山楂洗净，与红茶包一起加适量水煮沸。
2. 待沸腾后小火再煮10分钟。
3. 滤渣喝汤，可常饮。

功效

本品具有清肝明目、消食健胃的作用，能改善高脂血症、肥胖等。

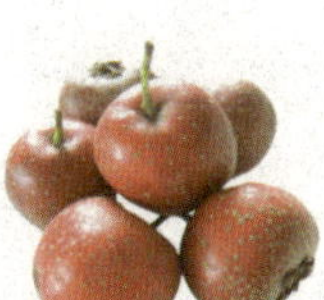

山楂

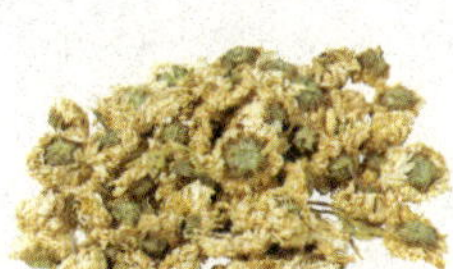

菊花

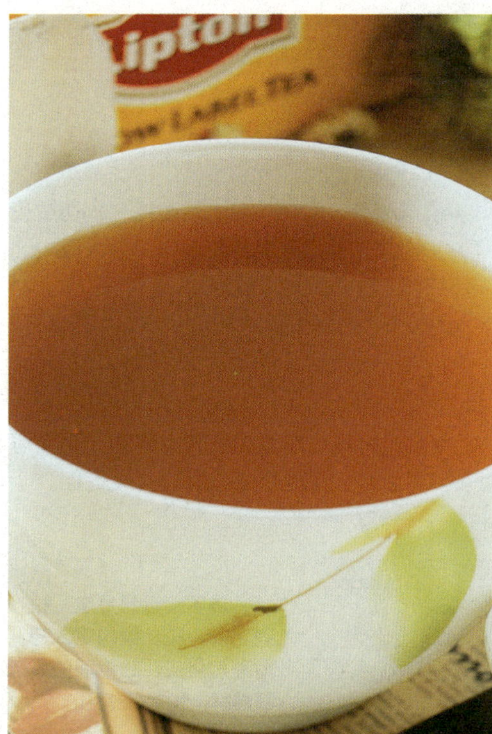

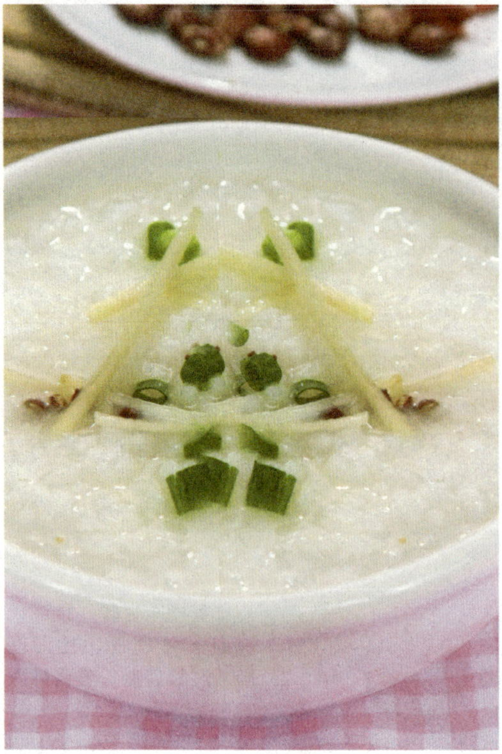

花椒生姜粥

材料

花椒、生姜各适量，大米100克，盐2克、葱花5克。

做法

1. 将大米浸泡半小时后捞出沥干水分；生姜去皮，洗净，切丝；花椒稍微冲洗一下。
2. 锅置火上，倒入清水，放入大米，以大火煮开，再用中火慢煮至浓稠。
3. 入花椒、姜丝同煮出香味，调入盐拌匀，撒上葱花即可。

功效

本粥具有健胃宣肺、发汗解表、解热止痛的作用，适合秋季食用。

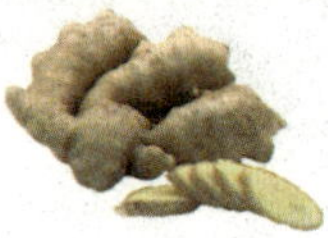

生姜具有温中散寒、回阳通脉、温肺化饮等功效，常用于脘腹冷痛、呕吐泄泻、肢冷脉微、痰饮喘咳等症的辅助治疗。

佛手酒

材料

佛手50克，白酒1000毫升。

做法

1. 将佛手洗净，用清水润透后切片，再切成正方形小块，待风吹至略收水气，放入瓶内。
2. 然后注入白酒，封口浸泡。
3. 每隔5天，将坛搅拌或摇动一次，10天后即可开坛，滤去药渣即成。

功效

本品具有疏肝理气、和脾温胃的作用。可用于脾胃虚寒、胃腹冷痛、慢性胃炎等症。

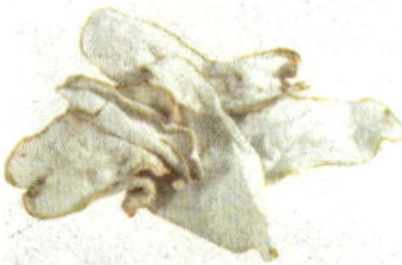

佛手全身都是宝，根、茎、叶、花、果均可入药，有理气化痰、止呕消胀、疏肝健脾、和胃等作用。

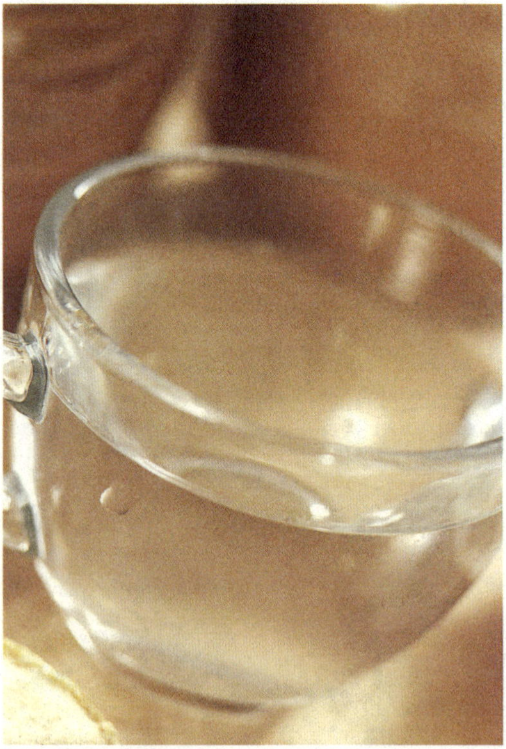

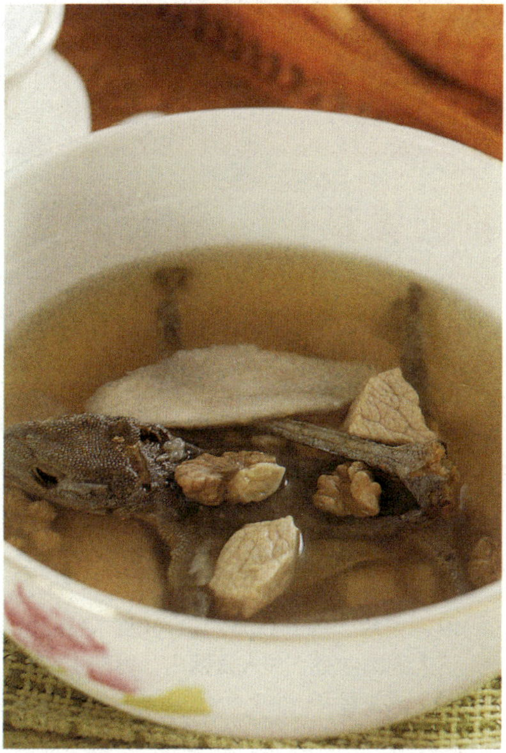

核桃仁淮山蛤蚧汤

材料

核桃仁30克，淮山30克，蛤蚧1个，猪瘦肉200克，盐5克。

做法

1. 核桃肉、淮山分别洗净，浸泡；猪瘦肉洗净，切块。
2. 蛤蚧刮去鳞片，洗净，浸泡。
3. 将清水2000毫升放入瓦煲内，水沸后加入核桃仁、淮山、蛤蚧、猪瘦肉，大火煲沸后，改用小火煲2小时，加盐调味即可。

功效

本汤能滋阴补阳、益肺固肾、定喘纳气。

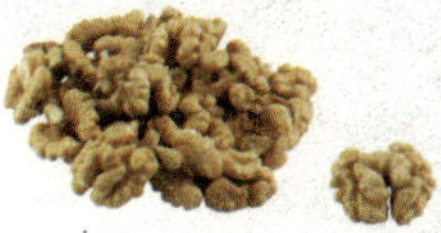

核桃仁具有润肺强肾、降低血脂、预防冠心病之功效，长期食用具有益寿养颜，抗衰老等作用。

人参鹌鹑蛋

材料

黄精10克，人参6克，鹌鹑蛋12个，白糖10克，盐3克，香油2毫升，酱油2毫升，高汤1000毫升。

做法

1. 将人参洗净煨软，取人参汁；将黄精洗净煎两遍，取其浓缩药汁与人参汁调匀。
2. 鹌鹑蛋煮熟去壳，一半与上述调匀的黄精人参药汁、盐腌制15分钟；另一半用香油炸成金黄色。
3. 把高汤、白糖、酱油等兑成调味汁，再将鹌鹑蛋同兑好的调味汁，加黄精人参药汁一起下锅中炖煮入味即可。

功效

本品具有平衡阴阳、健脾益肺、强壮身体的作用，适合秋季食用。

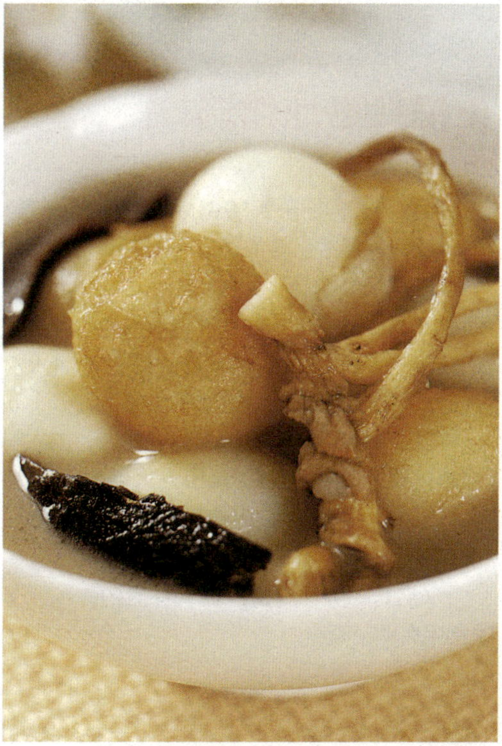

冬季药膳养生

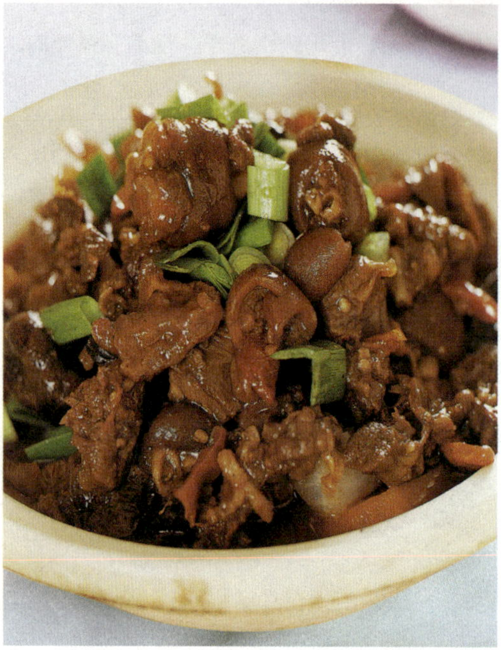

狗肉煲萝卜

材料

狗肉500克，白萝卜300克，青蒜叶10克，豆瓣酱10克，盐5克，红油、姜片、蒜、八角各适量。

做法

1. 狗肉洗净斩件；白萝卜洗净切块；青蒜叶洗净切段。
2. 白萝卜在锅中煮10分钟，捞出垫在煲底；狗肉汆水。
3. 爆香姜片、蒜、豆瓣酱、八角、青蒜叶，下入狗肉炒香，放入煲锅内，再加水焖2小时，调味即可。

功效

狗肉可温经散寒、抵御寒冷。因此本品适合冬季怕冷、易生冻疮、手脚冰凉的人群食用。

菟杞红枣炖鹌鹑

材料

菟丝子、枸杞子各10克，红枣5颗，鹌鹑1只，盐3克，料酒、香油各10毫升。

做法

1. 鹌鹑洗净，斩件，入沸水锅中汆烫去血污。
2. 菟丝子、枸杞、红枣分别洗净，用温水浸透，并将红枣去核、菟丝子切碎末。
3. 将以上用料连同适量沸水倒进炖盅，加入料酒，盖上盅盖，隔水先用大火炖30分钟，后用小火炖1小时，用香油、盐调味即可。

功效

本品具有滋补肝肾、益气补血的作用，冬季食用有助于暖身。

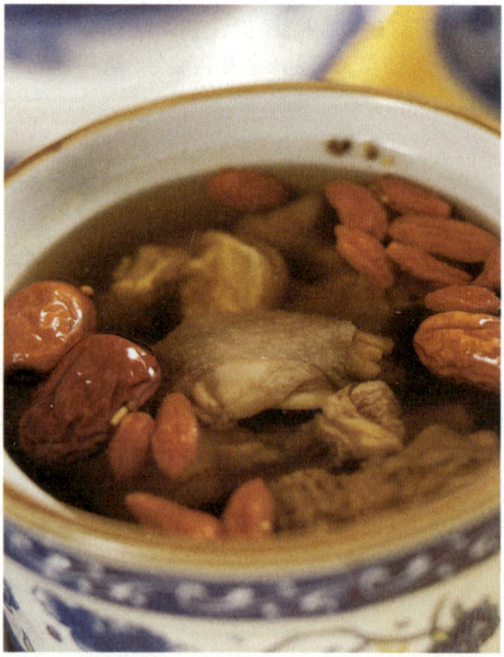

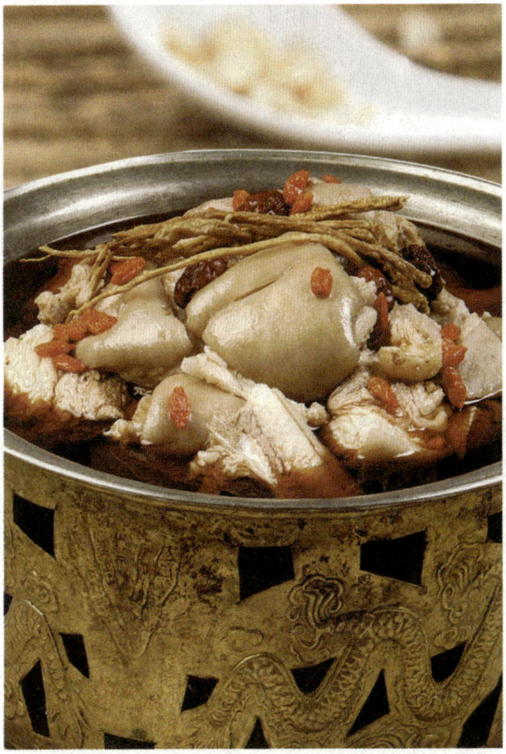

桂枝炖羊肉

材料

带骨羊肉800克，桂枝20克，枸杞子、红枣各10克，盐5克，酱油10毫升，红油10毫升。

做法

1. 带骨羊肉洗净，切大块，入沸水中氽去血水，捞出沥干；桂枝、枸杞子、红枣洗净泡发。
2. 锅中倒水，入羊肉、桂枝、枸杞子、红枣炖煮。
3. 待羊肉炖至八成熟时放入盐、酱油、红油调味，续煮片刻即可。

功效

羊肉可温里散寒，桂枝温经通脉。因此本品对冻疮有很好的防治作用。

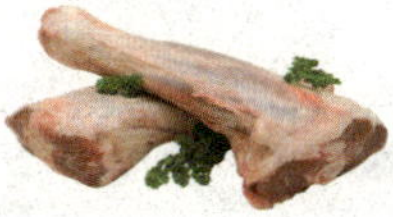

羊肉营养丰富，具有暖中补虚、补中益气、开胃健脾 、益肾气、养肝明目的作用，男性适合经常食用。

何首乌盐水猪肝

材料

何首乌15克，猪肝300克，花椒、大料、盐各5克。

做法

1. 猪肝洗净，切成片。
2. 将猪肝放入开水中烫3分钟，捞出洗净。
3. 将何首乌、花椒、大料、盐与猪肝同煮至熟，离火后将猪肝在汤里泡半小时，拣去大料，即可食用。

功效

本品具有滋阴补虚、益肾藏精、养肝补血等功效。

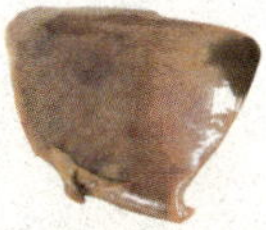

猪肝味甘、苦，性温，含有丰富的维生素A、维生素B_2、维生素C和铁，具有补肝、明目、补血养血的作用。

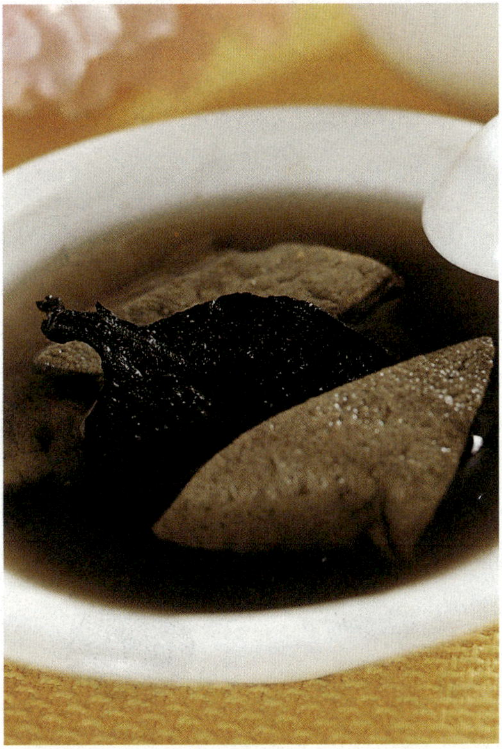

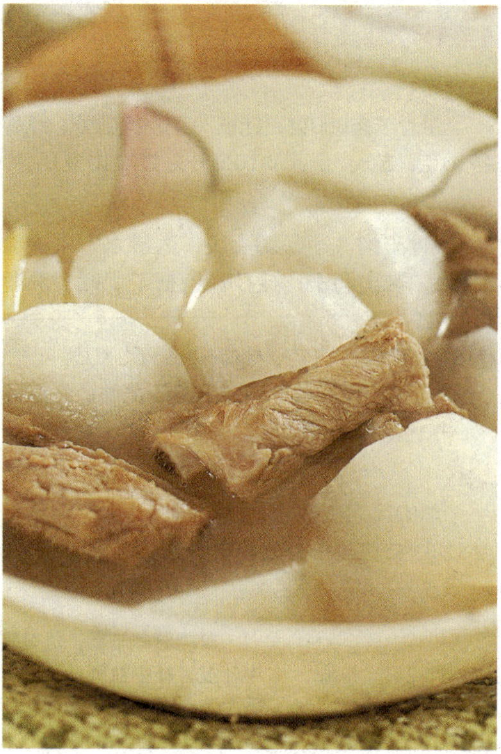

白萝卜炖排骨

材料

猪排250克，白萝卜200克，葱段、姜片各5克，料酒20毫升，花椒面、胡椒粉各2克，盐5克。

做法

1. 猪排剁成小块，入葱段、姜片、料酒、花椒面，用中火炖煮90分钟；白萝卜去皮，切块，用开水氽一下，去生味。
2. 排骨汤中投入萝卜块，炖15分钟，至肉烂、萝卜熟，加胡椒粉、盐调味即成。

功效

白萝卜可行气除胀，加上葱段、姜片、花椒、胡椒等调味料，有温胃散寒、消食化积的作用，适合冬季食用。

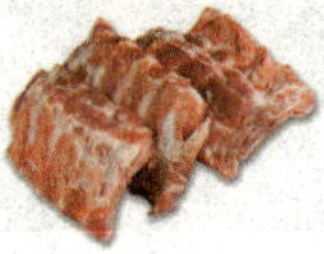

排骨具有滋阴壮阳、益精补血、强壮体格的功效。

芝麻豌豆羹

材料

决明子10克，豌豆200克，黑芝麻30克，白糖5克。

做法

1. 豌豆洗净，泡发，磨成浆；黑芝麻炒香，稍研碎。
2. 决明子洗净，装入纱布袋中扎紧。
3. 豌豆浆、决明子药袋入锅中熬煮，加入黑芝麻，煮至浓稠，捞起药袋丢弃，加入白糖拌匀即可。

功效

此羹具有补肾、养肝、明目、补血、生津、乌发、通便之功效，适合冬季食用。

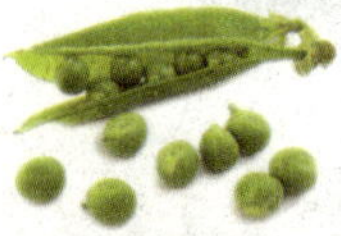

豌豆

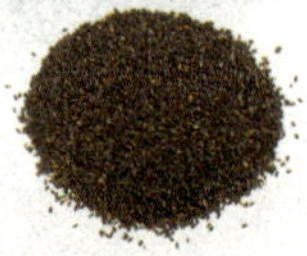

黑芝麻

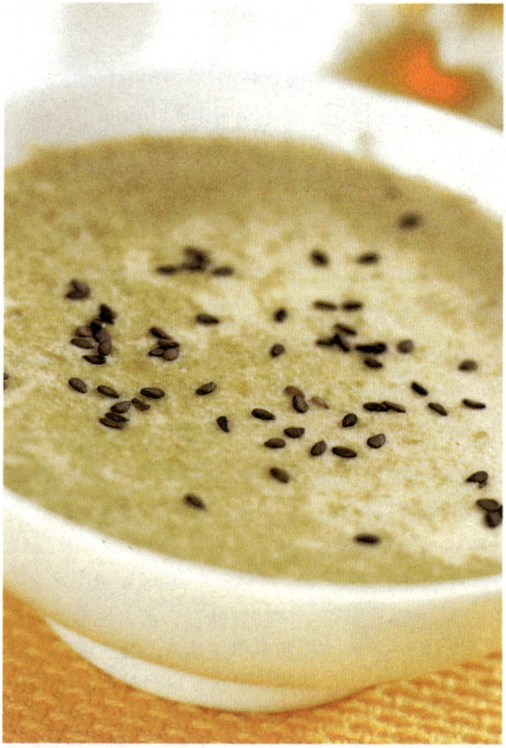

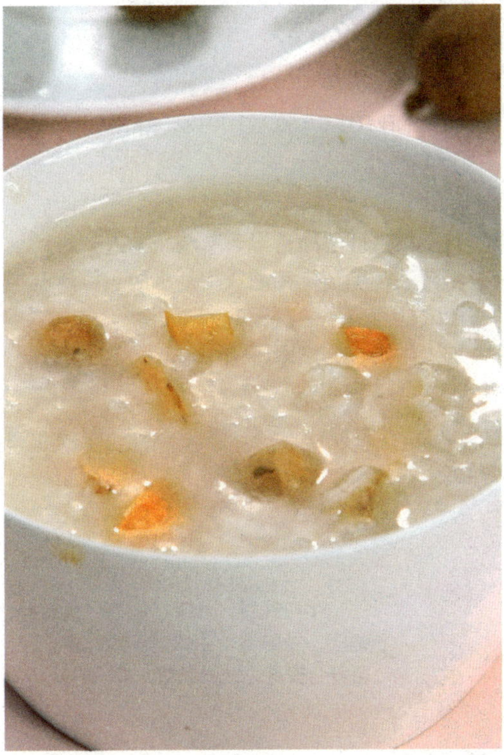

板栗龙眼粥

材料

龙眼肉、玉竹各20克，大米90克，板栗20克，白糖5克。

做法

1. 板栗去壳、去皮洗净，切碎；龙眼肉、玉竹分别洗净；大米泡发，洗净。
2. 锅置火上，注入清水，放入大米，用大火煮至米粒开花。
3. 放入板栗肉、龙眼肉、玉竹，用中火煮至熟后，放入白糖调味即可。

功效

此粥具有壮阳补肾、补益心脾、养血安神、润肤美容等功效。

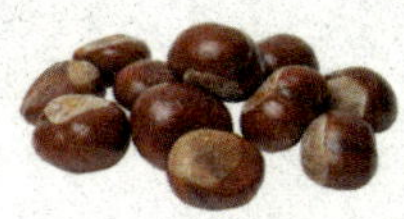

板栗能补脾健胃、补肾强筋、活血止血，对肾虚有补益之效，特别适合肾虚、大便溏泻等患者食用。

龙眼羊肉粥

材料

龙眼70克，羊肉100克，大米80克，盐3克，葱花5克。

做法

1. 龙眼去壳，取肉洗净；羊肉洗净，切片，氽水；大米淘净，泡好。
2. 锅中注入适量清水，放入大米，大火烧开，放入羊肉、龙眼肉，改中火熬煮。
3. 转小火，熬煮成粥，加盐调味，撒入葱花即可。

功效

本粥具有补心脾、益气血、养肾藏精、温中散寒的作用。

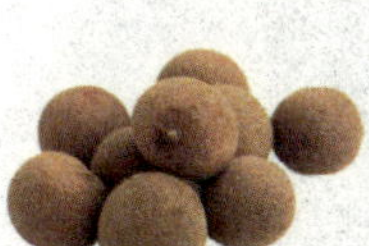

龙眼富含维生素P和维生素K，具有补虚益智、补益心脾、养血安神的功效，还有保护血管健康的作用。

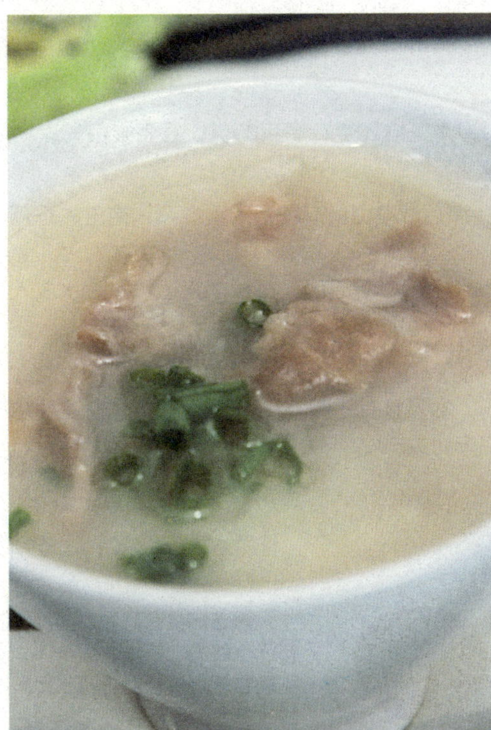

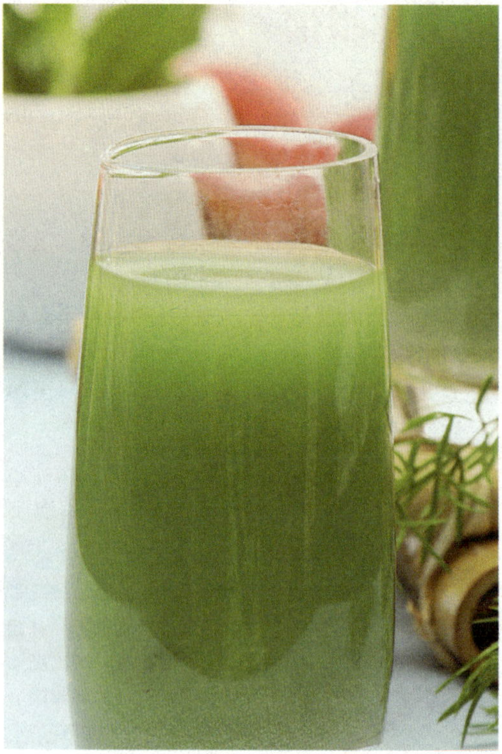

菠菜黑芝麻牛奶

材料

黑芝麻10克，菠菜100克，蜂密10毫升，牛奶80毫升。

做法

1. 将菠菜整棵洗净；黑芝麻洗净，去杂质。
2. 将菠菜、黑芝麻和适量冷开水放入榨汁机中榨成汁。
3. 加入牛奶、蜂蜜即可饮用。

功效

本品具有补肾藏精、滋阴补血、润肠通便等功效。

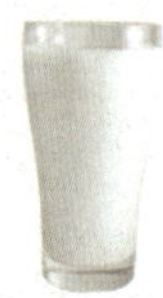

牛奶味甘，性平、微寒，具有补虚损，益肺胃，生津润肠的作用，还可养心安神，补脑益智、美白肌肤。

黑豆芝麻汁

材料

黑芝麻10克，黑豆20克，香蕉半根。

做法

1. 黑豆洗净提前泡发，入锅煮熟，捞出；香蕉去皮，切段。
2. 将黑豆、黑芝麻、香蕉加入适量冷开水放入搅拌机中搅打成汁。

功效

本品具有滋阴补肾、润肠通便、乌发并防脱等功效。

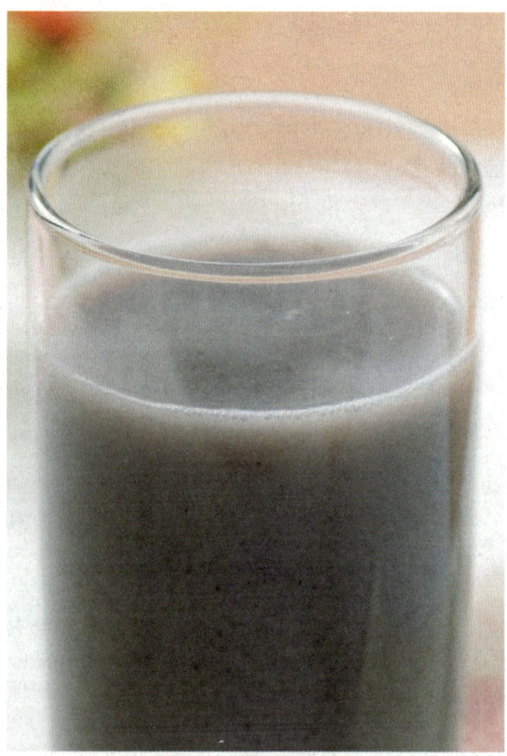

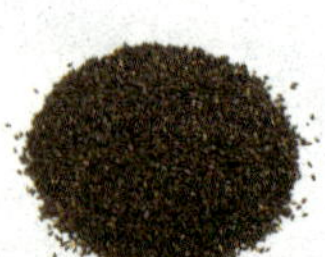

黑芝麻具有润肠、通乳、补肝、益肾、养发、强身体、抗衰老等功效，对肝肾不足所致的多种病症有益。

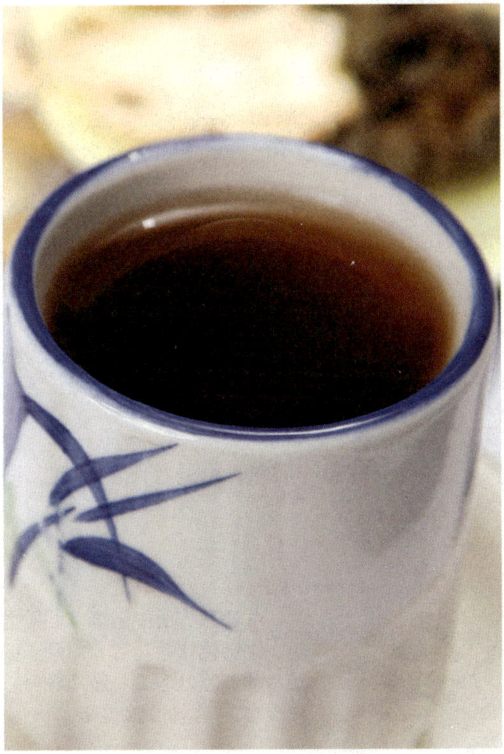

石斛熟地茶

材料

石斛10克，熟地20克。

做法

1. 将石斛、熟地洗净用消毒纱布包起来。
2. 把做好的药包放入装有500毫升开水的茶杯内。
3. 盖好茶杯，泡约5分钟后即可饮用。

功效

本品具有滋阴养血、补肾藏精、生津止渴等功效。

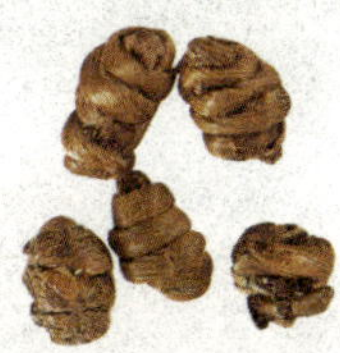

石斛味甘淡微咸，性寒，具有益胃生津、滋阴清热的作用。

牡蛎白萝卜蛋汤

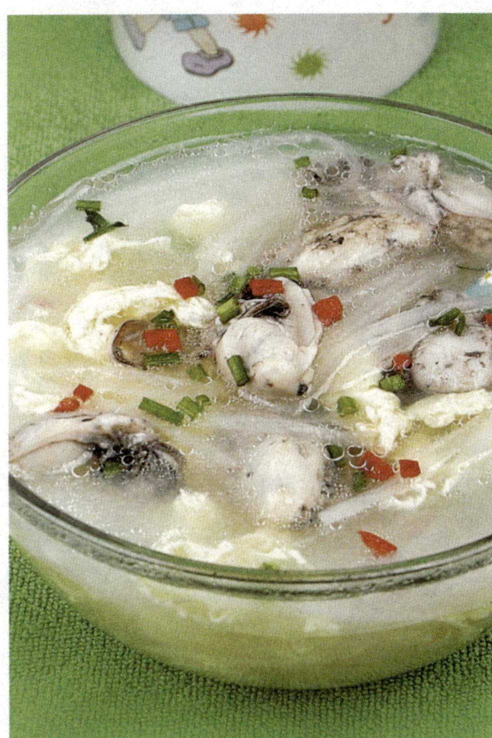

材料

牡蛎肉500克，白萝卜100克，鸡蛋1个，盐5克，葱花、红甜椒碎各5克。

做法

1. 将牡蛎肉洗净；白萝卜洗净，切丝；鸡蛋打入盛器搅匀。
2. 汤锅上火倒入水，放入牡蛎肉、白萝卜烧熟，调入盐，淋入鸡蛋液煮熟，撒上葱花、红甜椒碎即可。

功效

本品具有暖胃散寒、消食化积、补虚损的功效，尤其适合冬季食用。

TIPS

常吃白萝卜可降低血脂、软化血管、稳定血压，还可预防冠心病、动脉硬化、胆石症等疾病。

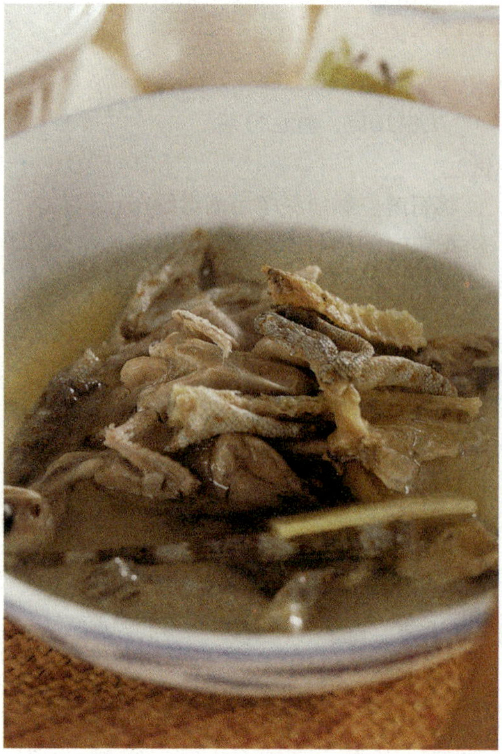

蛤蚧鹌鹑汤

材料

蛤蚧1个，鹌鹑1只，生姜3片，盐3克。

做法

1. 将蛤蚧洗净，用温水浸软，去皮，切小块。
2. 将鹌鹑宰杀，去毛、内脏，洗净；生姜洗净，切片。
3. 将全部材料放入砂煲内，加适量清水，大火煮沸后，改小火煲90分钟，加盐调味即可。

功效

本品具有温中散寒、补肾壮阳的功效，适合冬季进补。

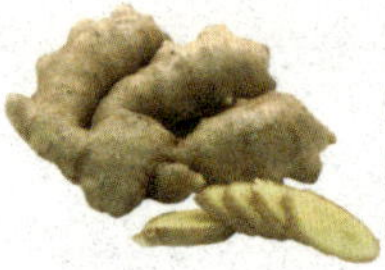

生姜具有温中散寒、回阳通脉、温肺化饮等功效，常用于脘腹冷痛、呕吐泄泻、肢冷脉微、痰饮喘咳等症的辅助治疗。

胡萝卜炖牛肉

材料

酱牛肉250克，胡萝卜100克，葱花5克，高汤1000毫升。

做法

1. 将酱牛肉洗净、切块；胡萝卜去皮，洗净，切块。
2. 净锅上火倒入高汤，下入酱牛肉、胡萝卜煲至熟撒上葱花即可。

功效

牛肉、胡萝卜均适合冬季常食，不仅能补气强身，还能暖身健胃。

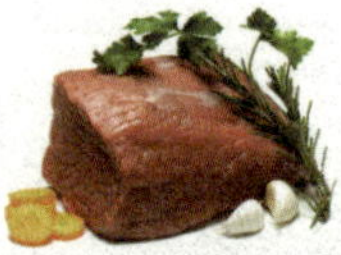

牛肉有补中益气、滋养脾胃、强健筋骨、化痰息风、止渴止涎的作用，还能增强免疫力，补充体力。

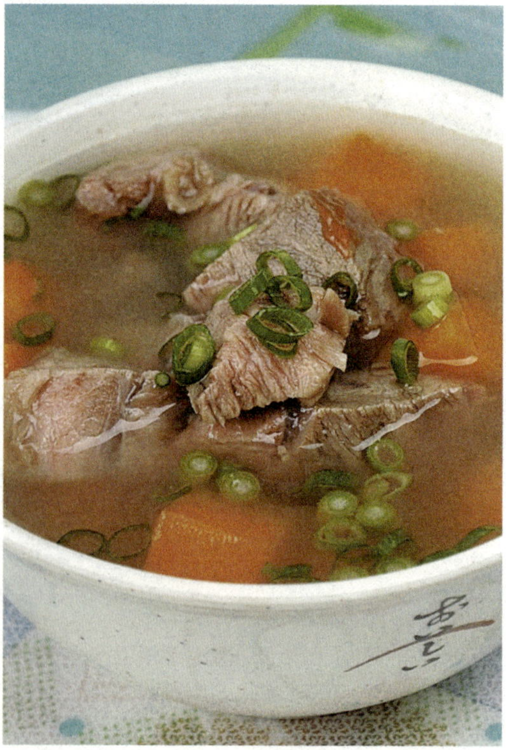

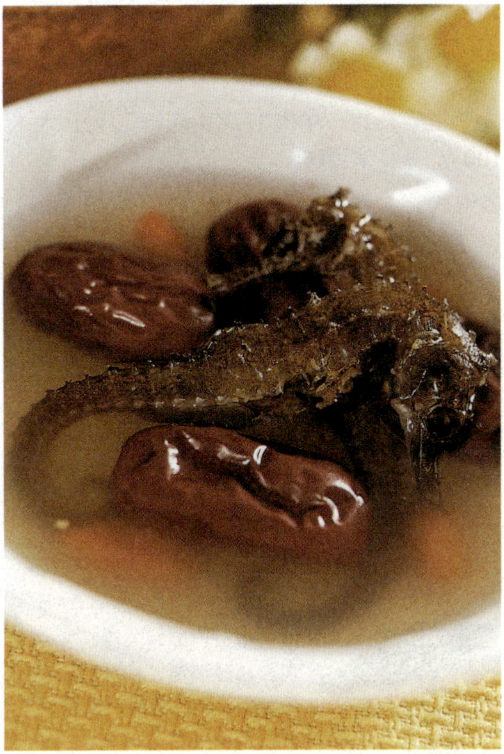

海马汤

材料

海马2只，枸杞子15克，红枣5颗，生姜2片。

做法

1. 将枸杞子、红枣分别洗净。
2. 海马泡发洗净。
3. 所有材料加水煎煮30分钟即可。

功效

本品具有温阳益气、补肾滋阴等功效，可以温中散寒，也可改善阳痿遗精、腰膝酸软等症状。

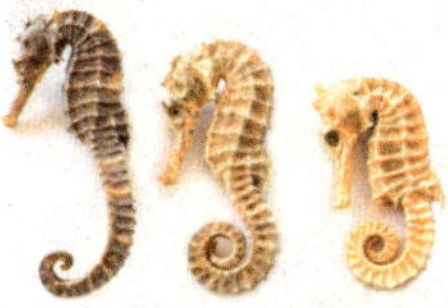

海马，属鱼纲，海龙科，又名龙落子，是珍贵的药材，有健身、消痛、强心、散结、消肿、舒筋活络、止咳平喘的功效。

补骨脂虫草羊肉汤

材料

补骨脂20克，冬虫夏草2克，淮山30克，枸杞15克，羊肉750克，生姜4片，蜜枣4颗。

做法

1. 羊肉洗净，切块，用开水汆烫去除膻味。
2. 补骨脂、冬虫夏草、淮山、枸杞、蜜枣均洗净。
3. 所有材料放入锅内，加适量清水，用大火煮沸后，改小火煲3小时，调味即可。

功效

本品可温补肝肾、益精壮阳，适合冬季进补。

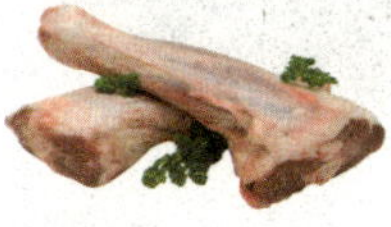

羊肉营养丰富，具有暖中补虚、补中益气、开胃健脾、益肾气、养肝明目的作用，男性适合经常食用。

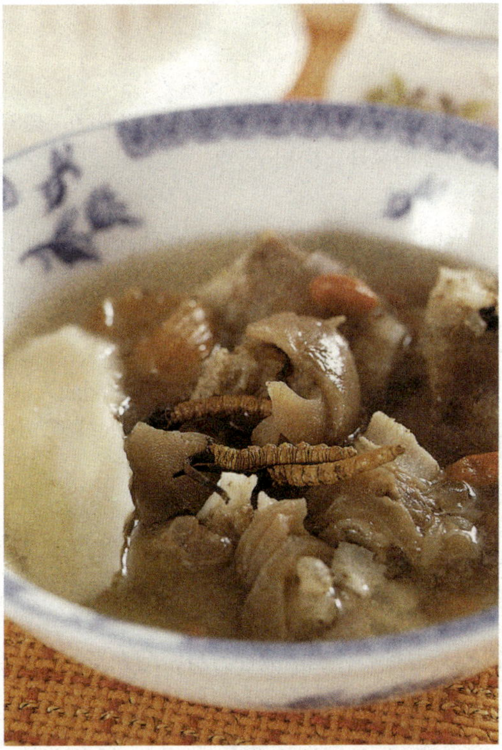

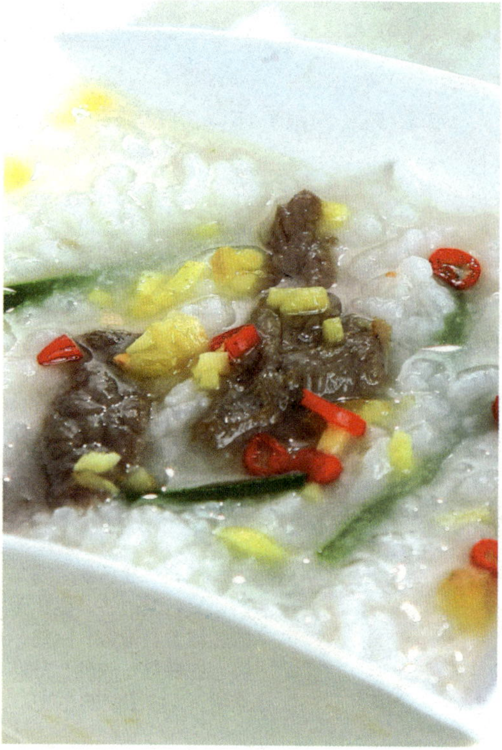

韭菜牛肉粥

材料

韭菜35克，牛肉80克，红椒20克，大米100克，盐、胡椒粉、姜末各5克。

做法

1. 韭菜洗净，切段；大米淘净，泡好；牛肉洗净，切片，汆去血污；红椒洗净，切圈。
2. 大米放入锅中，加适量清水，大火烧开，下入牛肉和姜末，转中火熬煮至粥将成。
3. 放入韭菜、红椒，待粥浓稠，加盐、胡椒粉调味即可。

功效

本粥可补肾温阳、益肝健胃、提高免疫力，冬季食用有暖胃驱寒的作用。

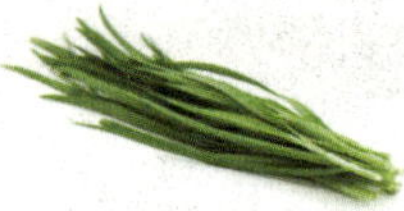

韭菜性温，味辛，具有增进食欲、健胃消食、散淤活血、杀菌消毒、护肤明目、补气壮阳、调经散寒的作用。

三七炖乌鸡

材料

当归20克，三七8克，乌鸡肉250克，盐3克，蚝油5毫升，枸杞子5克。

做法

1. 当归、三七分别洗净；三七砸碎；当归切成片。
2. 乌鸡洗净，斩块，放入开水中煮5分钟，取出过冷水。
3. 将当归、乌鸡块、三七、枸杞子一起放入锅中，加水适量，大火煮开，转小火续煮2小时，加盐、蚝油调味即可。

功效

当归可补血活血、祛淤护心；三七可化淤止痛、活血止血；乌鸡可调补气血，对心律失常、心肌缺血等症有良好的效果。三者合用，既能补血护心，也能滋补养身，增强身体抵抗力，有助于保暖和预防冻疮。

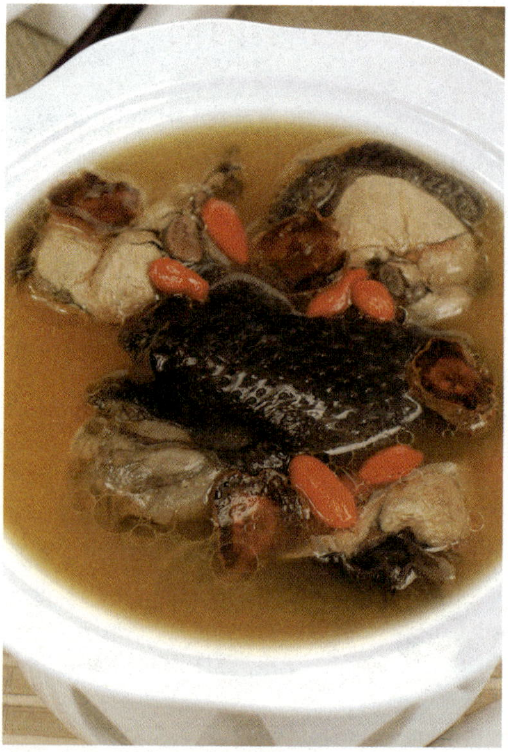

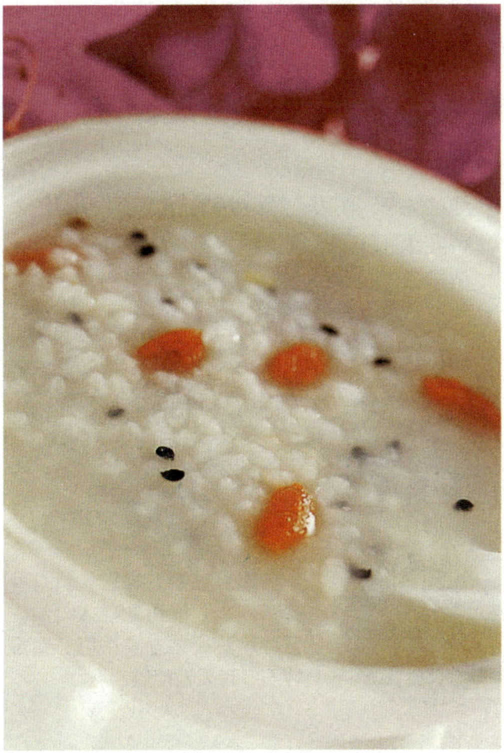

韭杞粥

材料

韭菜籽、枸杞子各10克，大米50克，盐5克。

做法

1. 将大米淘洗干净，放入砂锅中；枸杞子洗净。
2. 将韭菜籽洗净用小火炒熟，和枸杞子一并放入砂锅内。
3. 加入清水和盐，用小火煮至粥稠即可。

功效

本品适合冬季进补，具有温补肝肾、助阳固精的作用，可用于阳痿、遗精、精冷、夜尿增多、腰膝酸软等症。

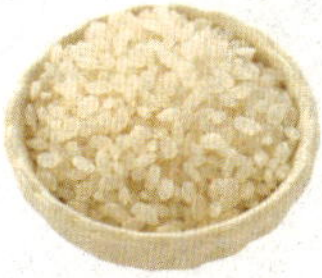

大米

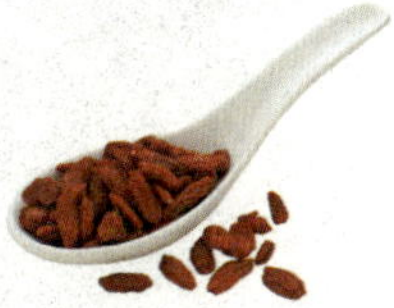

枸杞子

羊肉枸杞生姜粥

材料

枸杞子、生姜各30克，羊肉100克，大米80克，盐3克，葱花5克。

做法

1. 大米淘净，泡半小时；羊肉洗净，切片，汆去膻味；生姜洗净，去皮，切丝；枸杞子洗净。
2. 大米入锅，加水大火煮沸，放入羊肉、枸杞子、姜丝，转中火熬煮至米粒软散。
3. 小火熬煮成粥，加入盐调味，撒上葱花即可。

功效

本粥具有祛风止痛、温中暖胃、补肾助阳的作用。

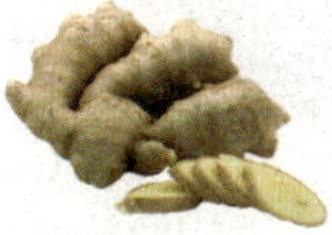

生姜具有温中散寒、回阳通脉、温肺化饮等功效，常用于脘腹冷痛、呕吐泄泻、肢冷脉微、痰饮喘咳等症的辅助治疗。

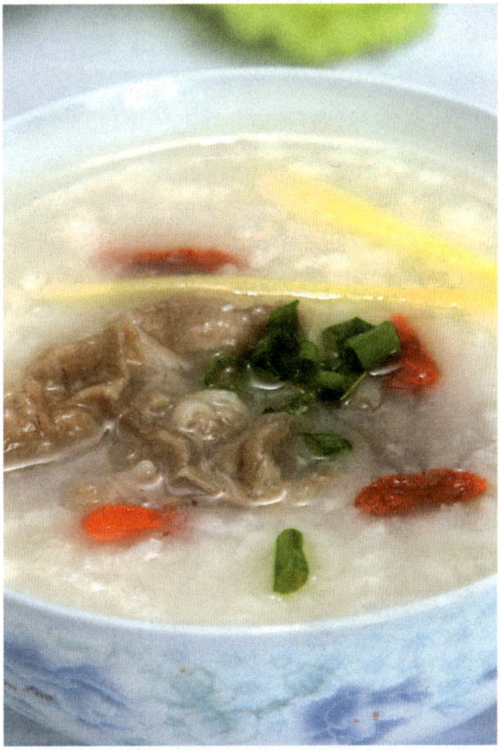

顺时养生，四季各不同

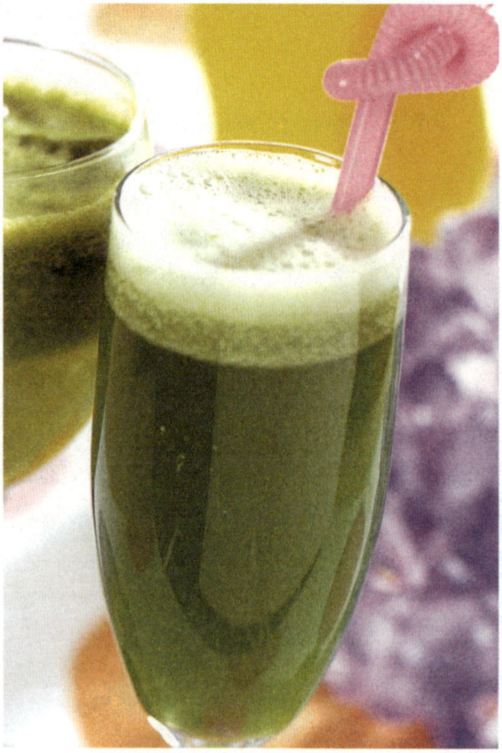

韭菜黑豆汁

材料

韭菜70克，黑豆100克，蜂蜜5毫升。

做法

1. 韭菜洗净，切段；黑豆洗净，泡发后去杂质。
2. 将韭菜和黑豆交错放入豆浆机里榨成汁。
3. 将榨好的汁调入蜂蜜即可。

功效

本品具有补肾壮阳的作用，适合冬季进补。本品还有乌发防脱、降低血脂的功效。

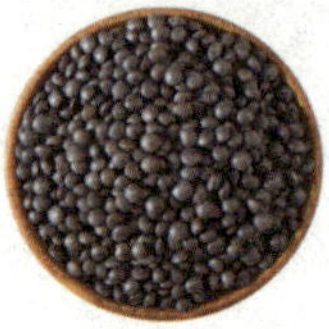

黑豆性平，味甘，具有补脾、利水、解毒的功效，对于各种水肿、体虚、中风、肾虚等病症有显著疗效。

何首乌续断饮

材料

何首乌、续断各5克，蜂蜜10毫升。

做法

1. 将何首乌、续断洗净。
2. 何首乌、续断加水750毫升，煮开后小火再煮20分钟。
3. 滤渣后稍凉再加入蜂蜜调匀即可饮用。

功效

本品具有补肾壮阳、强筋壮骨、乌发明目等功效，适合冬季进补。

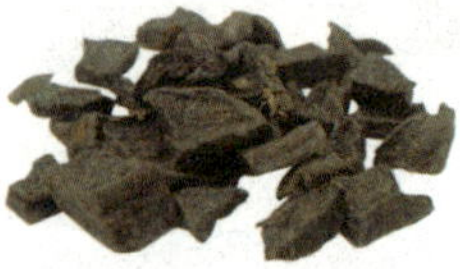

何首乌味苦甘涩，性微温，具有补肝益肾、养血祛风的作用。

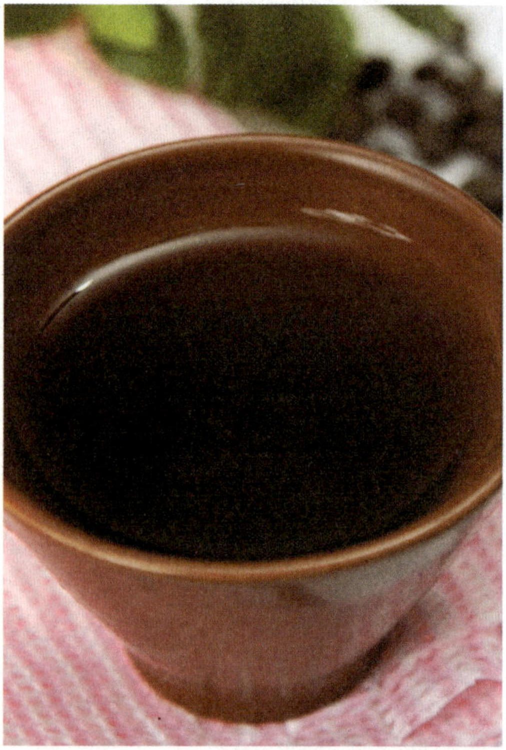

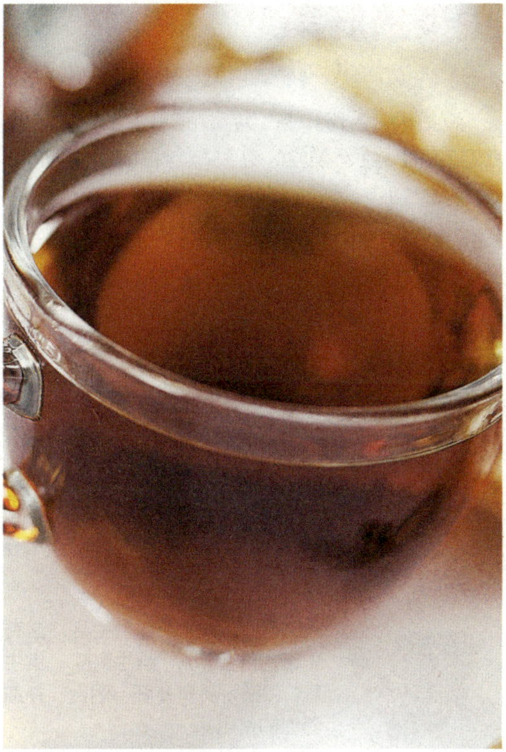

蛤蚧酒

材料

蛤蚧1对，白酒2000毫升。

做法

1 将蛤蚧洗净，去头足。

2 将准备好的蛤蚧浸入酒中，密封后置于阴凉处，半月后即可饮用。

功效

本品具有温肾散寒、补肾益肺的作用，可用于肺肾虚的气喘症、肾虚阳痿、畏寒症等症。

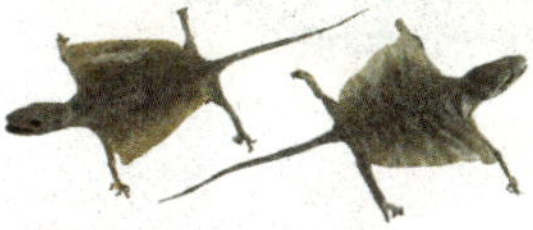

蛤蚧，又叫大壁虎，是一种药用动物，具有温中益肾、固精助阳、通淋、行血等作用。

枸杞川芎猪心汤

材料

枸杞子50克，川芎15克，猪心200克，香菜叶10克，淀粉20克，姜丝、盐各5克，食用油20毫升。

做法

1 枸杞子、川芎洗净；香菜叶洗净。

2 猪心切开，洗净后切片，用油、淀粉、盐、姜丝调味，腌制30分钟。

3 将清水放入锅内，煮沸后放入油、川芎、猪心，煮至猪心熟后拣去川穹，再放入枸杞子，酌情加盐，撒上香菜叶即可。

功效

本品能散寒除痹、益气养心、活血止痛。

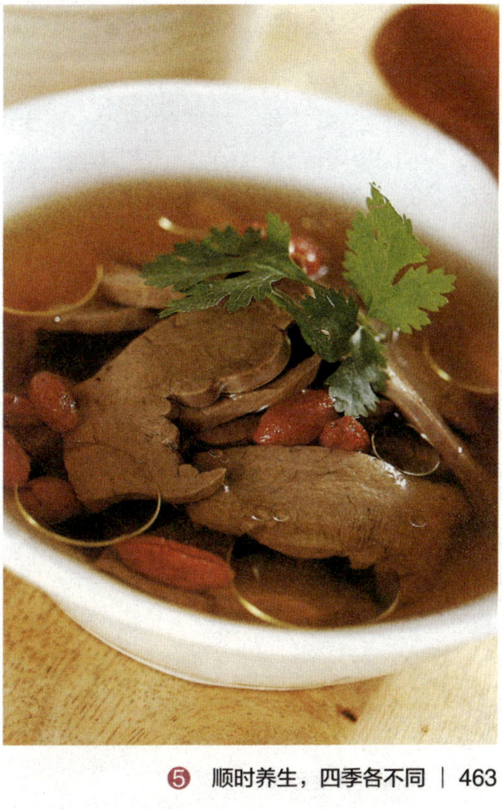

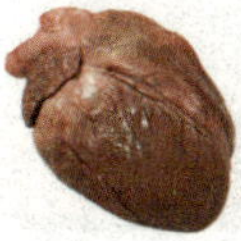

猪心含有蛋白质、钙、磷、铁、维生素B_1、维生素B_2、维生素C以及烟酸等，对加强心肌营养，增强心肌收缩力有食疗作用。

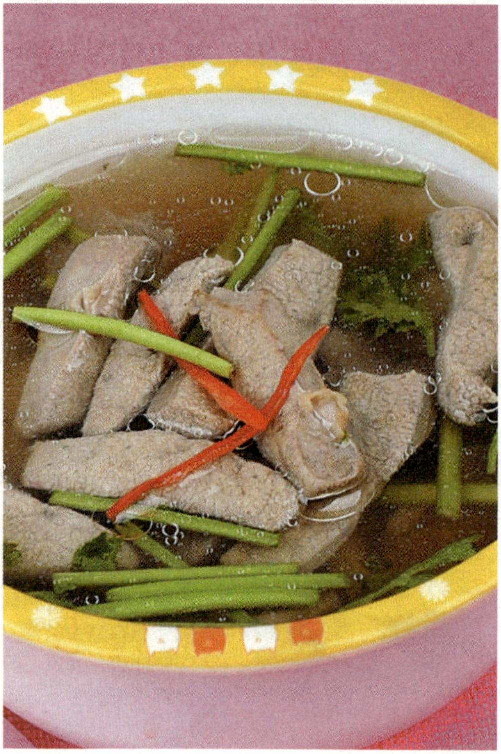

香菜猪肝汤

材料

酸枣仁、杏仁各10克，猪肝100克，香菜20克，盐3克，姜丝、红甜椒丝各3克，香油、食用油各4克。

做法

1. 将猪肝洗净，切条，汆水；香菜择洗净，切段；酸枣仁、杏仁分别洗净。
2. 净锅上火倒入油，将姜丝炝香。
3. 放入猪肝略炒，倒入水，加入酸枣仁、杏仁、盐，大火烧开，放入香菜、红甜椒丝，淋入香油即可。

功效

此汤具有宣肺散寒、养心安神、滋阴养肝的功效。

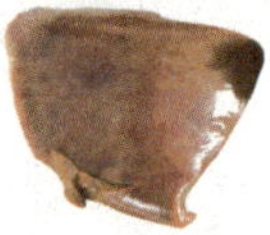

猪肝味甘、苦，性温，含有丰富的维生素A、维生素B_2、维生素C和铁，具有补肝、明目、补血养血的作用。

当归苁蓉炖羊肉

材料

核桃仁、肉苁蓉、桂枝各15克，黑枣6颗，羊肉250克，当归10克，山药25克，盐3克，姜3片，料酒20毫升。

做法

1. 羊肉洗净，汆烫。
2. 核桃仁、肉苁蓉、桂枝、当归、山药、黑枣洗净后放入锅中，羊肉置于药材上方，再加入少量料酒以及适量水，水量盖过材料即可。
3. 用大火煮滚后，再转小火炖2小时，加入姜片及盐调味即可。

功效

本品可补肾壮阳，对改善肾亏、阳痿、遗精等症状有很好的食疗功效。

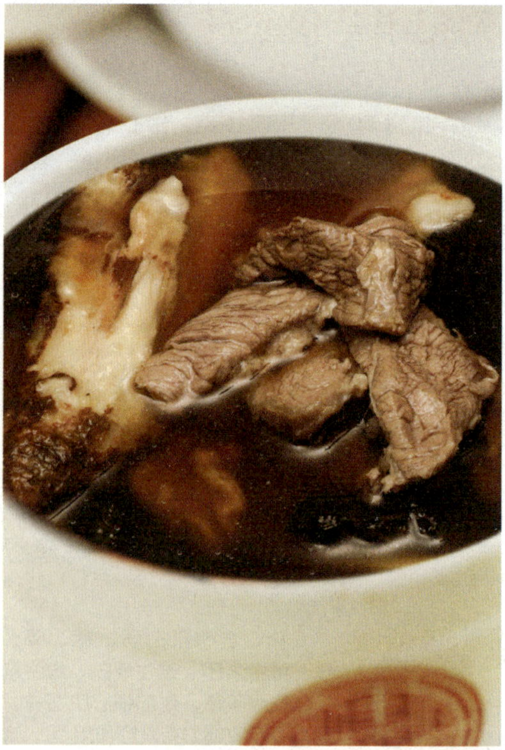

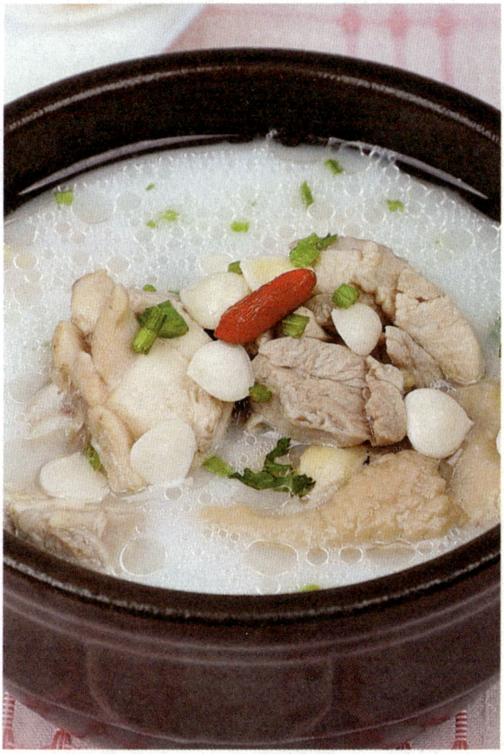

椰子杏仁鸭汤

材料

杏仁20克，椰子汁适量，鸭肉45克，生姜3片，枸杞子3克，盐2克。

做法

1. 杏仁洗净；鸭肉洗净，斩块。
2. 净锅上火倒入水，放入鸭块汆水，捞出洗净。
3. 净锅上火倒入椰子汁，放入鸭块、杏仁、生姜、枸杞子烧沸煲至熟，调入盐即可。

功效

本品具有宣肺止咳、利尿通淋、补中益气等功效。

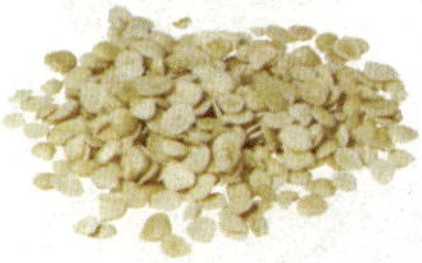

杏仁具有润肺、止咳、滑肠、消积食、散滞气的作用，而且杏仁能降低血液中胆固醇的含量，对保持心脏健康有益。

高良姜粥

材料

高良姜15克，大米110克，盐3克，葱5克。

做法

1. 大米泡发，洗净；高良姜润透，洗净，切片；葱洗净，切葱花。
2. 锅置火上，注水后，放入大米、高良姜，用大火煮至米粒开花。
3. 改用小火熬至粥成，放入盐调味，撒上葱花即成。

功效

本品具有祛风散寒、温胃止痛、行气化淤的功效。

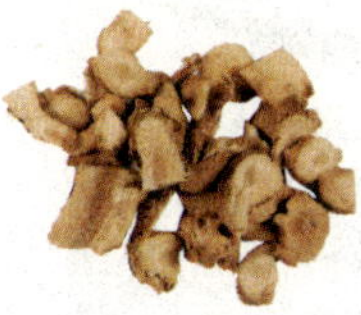

高良姜具有抗氧化、抗溃疡、抗腹泻、抗肿瘤、抗菌、抗凝血、抗血栓、降血压及镇痛等作用，临床应用于胃脘疼痛及脘腹胀满之症。

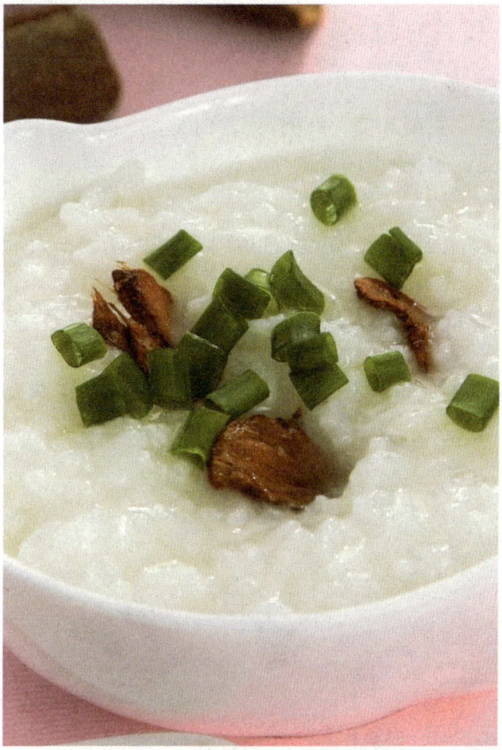

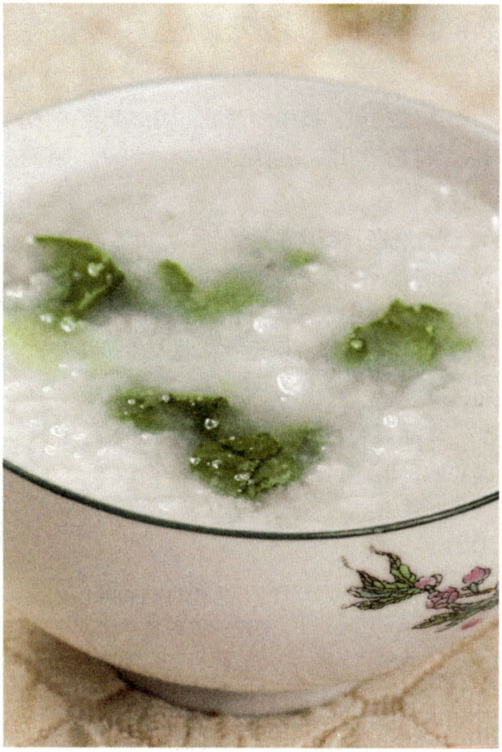

荠菜粥

材料

香菜10克，鲜荠菜90克，大米100克。

做法

1. 将鲜荠菜、香菜洗净，切成碎末。
2. 将大米淘洗干净，放入锅内，加适量水。
3. 把切好的荠菜放入锅内，置大火上煮沸，用小火熬煮至熟，撒上香菜末即可。

功效

本品具有补虚健脾、温中散寒、理气暖胃等功效。

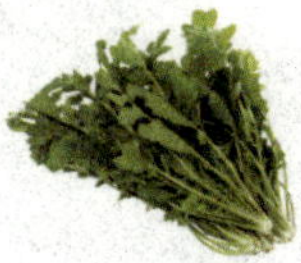

荠菜的营养价值很高，也具有很高的药用价值，有补虚健脾、利水消肿、止血、明目等功效。

萝卜姜糖粥

材料

生姜20克，红糖7克，白萝卜、大米各100克，葱花5克。

做法

1. 生姜洗净，切丝；白萝卜洗净，切块；大米洗净，泡发。
2. 锅置火上，注水后，放入大米、白萝卜，用大火煮至米粒绽开。
3. 再放入生姜，改用小火煮至粥成，最后调入红糖煮至入味，撒上葱花即可。

功效

此粥具有下气消谷、温暖脾胃、散寒解表等功效。

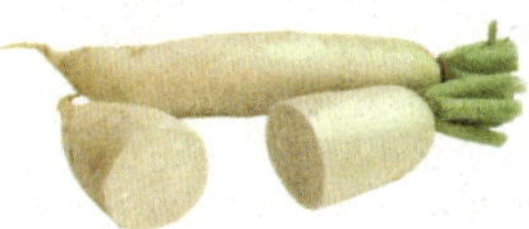

白萝卜

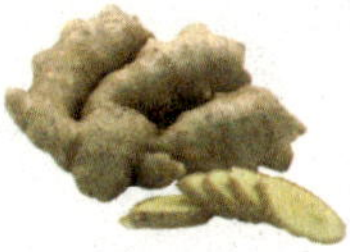

生姜

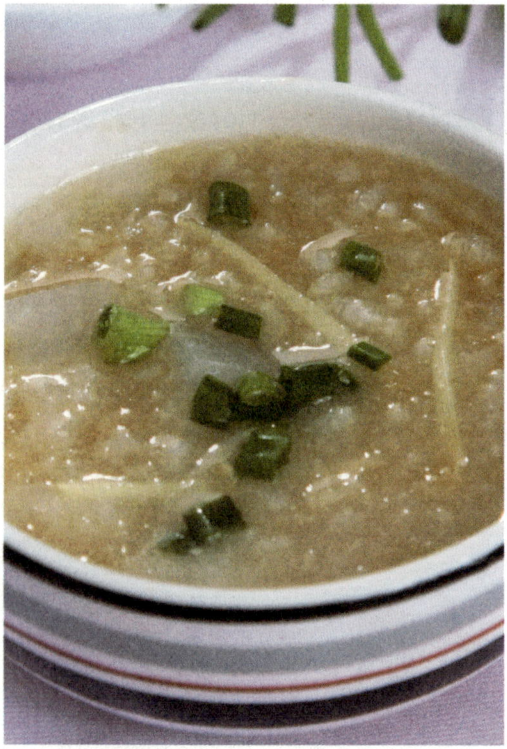

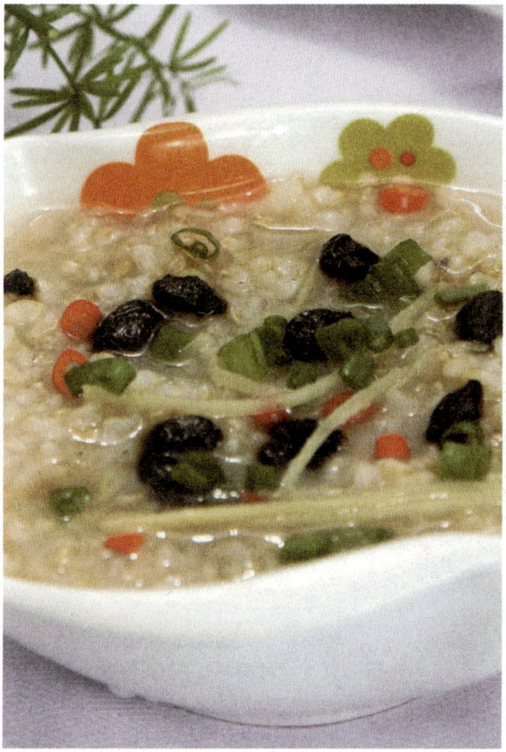

豆豉葱姜粥

材料

淡豆豉15克，葱、红辣椒、姜各5克，糙米100克，盐3克，香油2毫升。

做法

1. 糙米洗净，泡发半小时；红辣椒洗净，切圈；葱洗净，切葱花；姜洗净，去皮，切丝。
2. 锅置火上，注入清水，放入糙米煮至米粒绽开，再放入淡豆豉、红椒圈、姜丝。
3. 用小火煮至粥成，调入盐，滴入香油，撒上葱花即可。

功效

此粥具有散寒暖胃、润肠通便、发汗解表的功效。

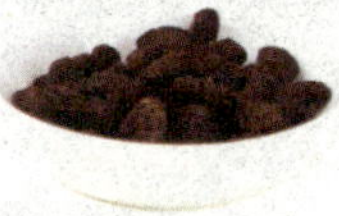

豆豉性平，味甘微苦，具有发汗解表、清热透疹、宽中除烦、宣郁解毒的功效。

荠菜豆腐羹

材料

豆腐1盒，荠菜150克，清鸡汤1袋，花椒面5克，胡椒粉3克，盐5克，香油、水淀粉各20克。

做法

1. 豆腐洗净，切小粒；荠菜洗净，切碎。
2. 把豆腐、荠菜过沸水后捞出。
3. 将清鸡汤及花椒面、胡椒粉下入锅中煮开，再把豆腐、荠菜放入锅内煮10分钟后用水淀粉勾芡，加盐调匀，淋上香油即可。

功效

本品具有散寒解表、温中健脾、发汗的作用。

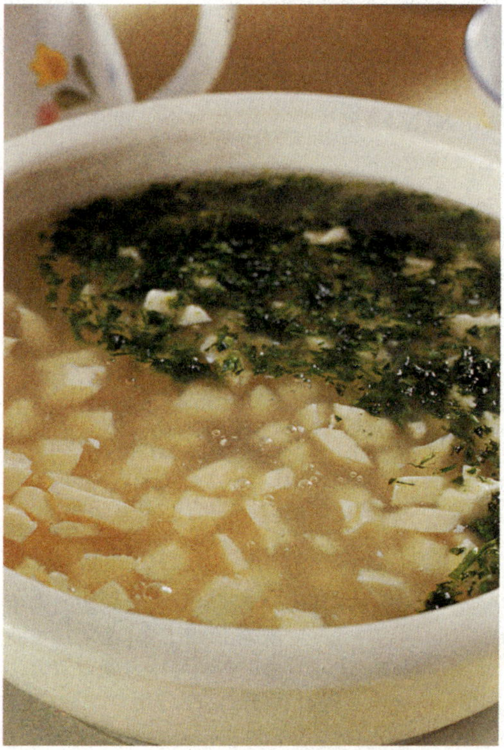

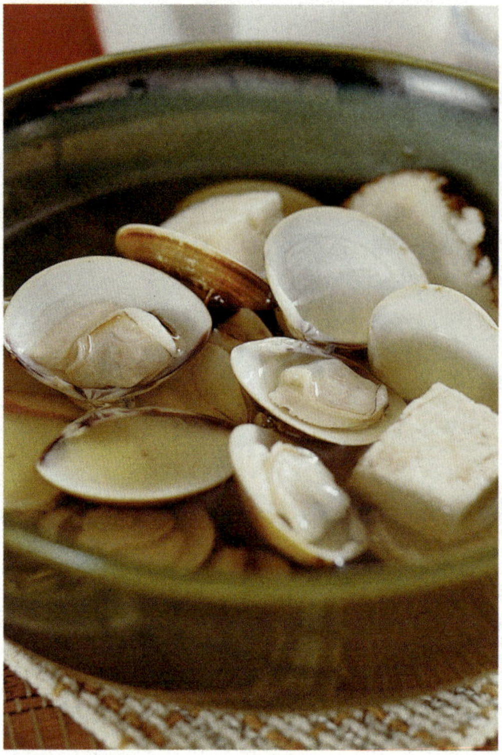

甘草蛤蜊汤

材料

当归、茯苓、甘草各3克，姜3片，蛤蜊500克，盐3克。

做法

1. 蛤蜊以少许盐水泡至完全吐出泥沙。
2. 锅内放入适量水，将当归、茯苓、甘草分别洗净后放入纱布袋，放入锅内，煮至开后改小火煮约25分钟。
3. 放入蛤蜊，煮至蛤蜊张开，拣去纱布袋，加入姜片及盐调味即可。

功效

此汤有和中缓急、润肺、解毒的作用。

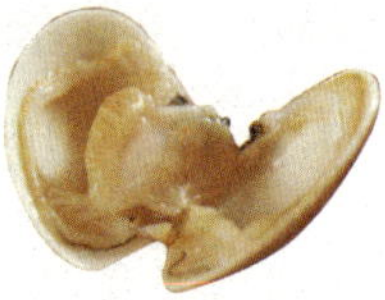

蛤蜊味咸性寒，具有滋阴润燥、利尿消肿、软坚散结作用。

胡萝卜甜椒汁

材料

胡萝卜1根，红色甜椒半个，柳橙半个，生姜10克。

做法

1. 将胡萝卜洗净，去皮，切成细长条形；红色甜椒洗净，去蒂和子。
2. 将柳橙去皮，切成梳子形；生姜洗净，切片。
3. 将备好的材料一起放入榨汁机中榨成汁即可。

功效

本品具有健脾暖胃、润肺止咳等功效。

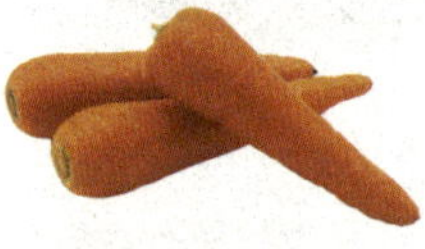

胡萝卜含有丰富的维生素A和胡萝卜素，具有保护视力、下气补中、健胃消食、调养五脏的作用。

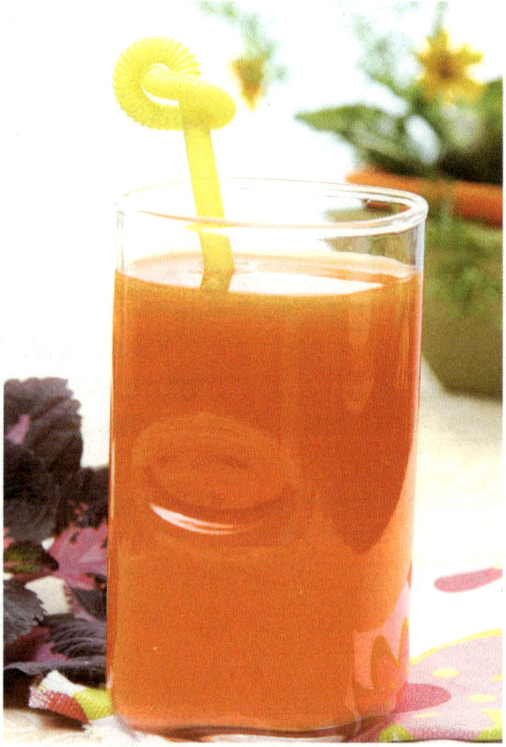

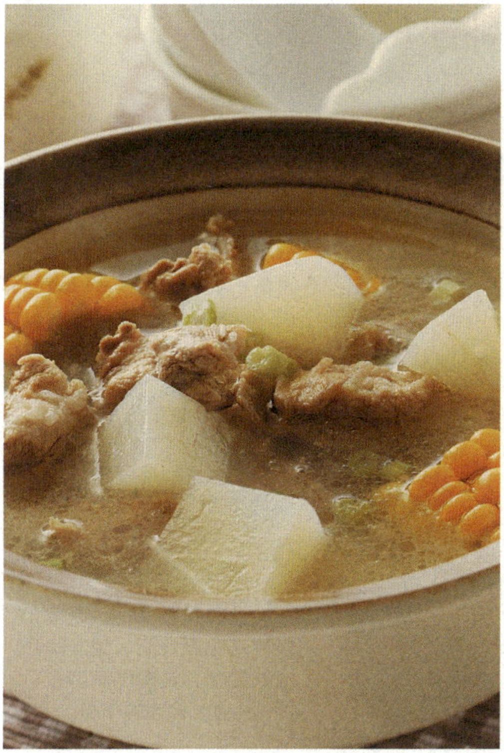

莱菔子萝卜汤

材料

莱菔子15克，猪尾骨半根，白萝卜1根，玉米1根，盐5克。

做法

1. 猪尾骨洗净后以开水汆烫；莱菔子、白萝卜、玉米均洗净。
2. 锅中加清水煮开，放入莱菔子煮沸，加入猪尾骨同煮1小时。
3. 将白萝卜、玉米切块，加入猪尾骨锅中续煮至熟，加盐调味即可。

功效

本品具有增进食欲、消食化痰的功效，适用于冬季消化不良、胃胀、痰多、失眠者。

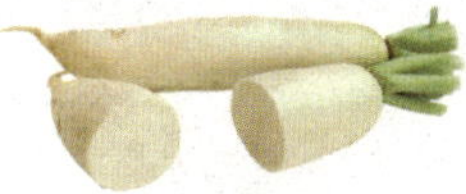

白萝卜

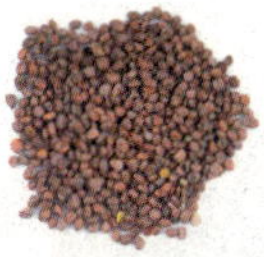

莱菔子

腐竹焖海参

材料

鲜腐竹200克，水发海参200克，西蓝花100克，香菇50克，姜、葱、盐、蒜、白糖各5克，蚝油、老抽、食用油各20毫升。

做法

1. 锅中放入水，放入姜、葱、海参煨入味待用。
2. 将鲜腐竹煎至两面金黄色；西蓝花掰成小朵汆熟。
3. 起锅爆香姜、葱，放入鲜腐竹、海参、香菇略焖，再放入所有调味料焖至入味后装盘，以西蓝花围边即可。

功效

海参补肾壮阳、养血润燥，对于气血不足、肾气亏虚引起的虚劳瘦弱、少精无精、性欲冷淡有较好的效果。气血充足则身暖体健，因此本品适合冬季食用。

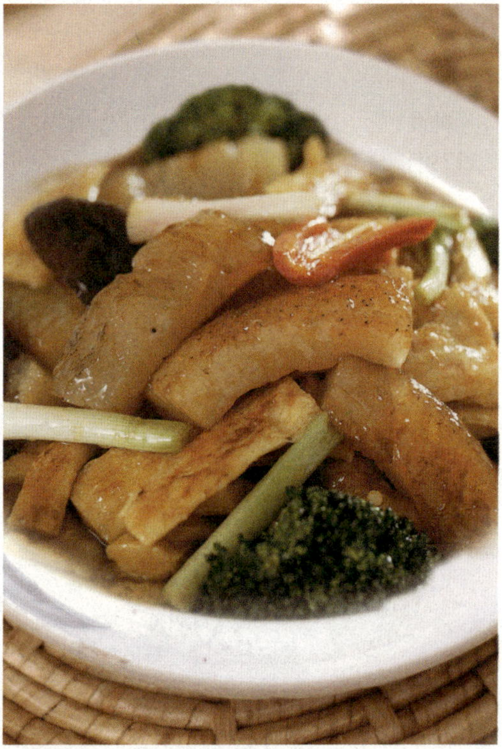

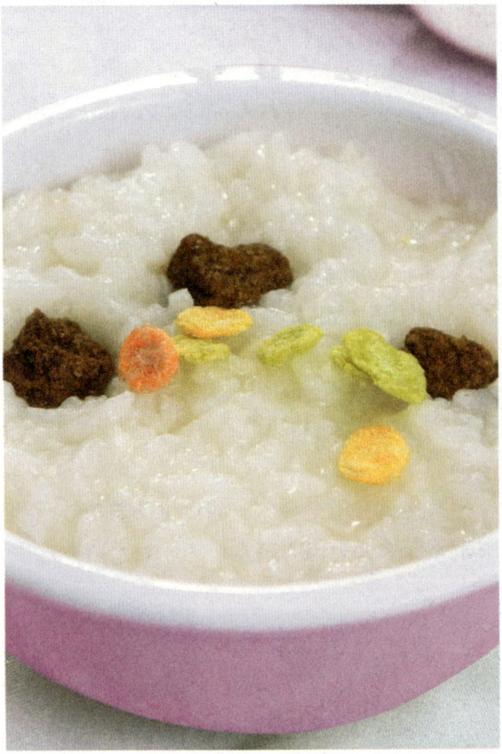

神曲粥

材料

神曲10克，大米100克，蔬菜干5克，白糖5克。

做法

1 大米洗净，泡发后，捞出沥水；神曲洗净。
2 锅置火上，倒入清水，放入大米，以大火煮至米粒开花。
3 加入神曲同煮片刻，再以小火煮至浓稠状，调入白糖拌匀即可。

功效

此粥有健脾消食、理气化湿、解表的功效。

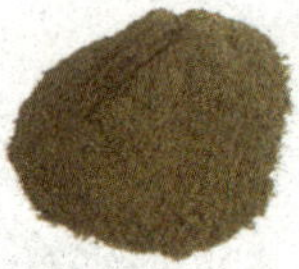

神曲是由麦粉、麸皮和多种药物混合后，经发酵而成的曲剂，具有健脾消食、理气化湿、解表的作用。

神曲谷芽粥

材料

神曲、炒谷芽各15克，大米10克，姜末、盐各3克。

做法

1 将神曲、炒谷芽分别洗净，加水煎煮半小时，去渣取汁。
2 放入洗净的大米，熬煮成粥。
3 再加入姜末、盐调味即可。

功效

本品具有消积开胃、增进食欲的功效。适用于因多食米饭类食物后呕吐或腹胀者。

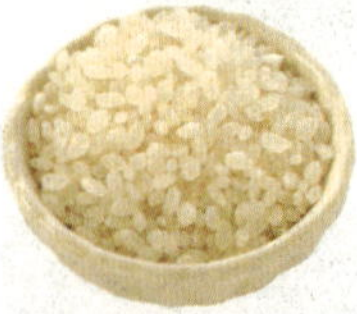

大米味甘淡，其性平和，是滋补之物，每日食用，能益脾胃、除烦渴。

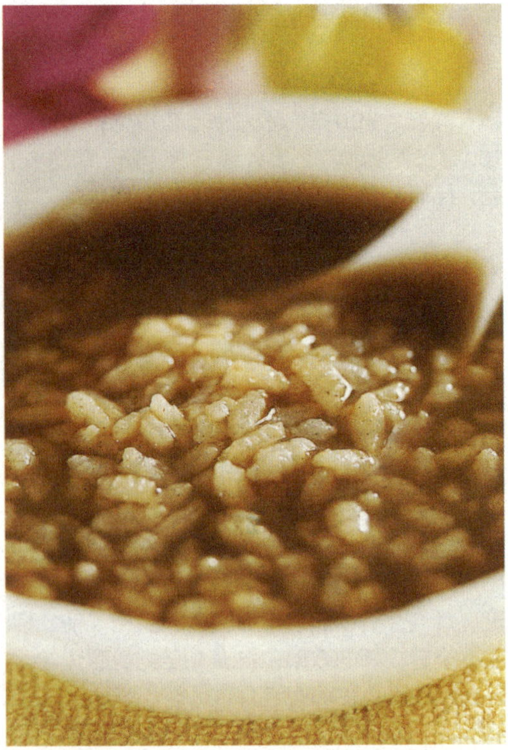

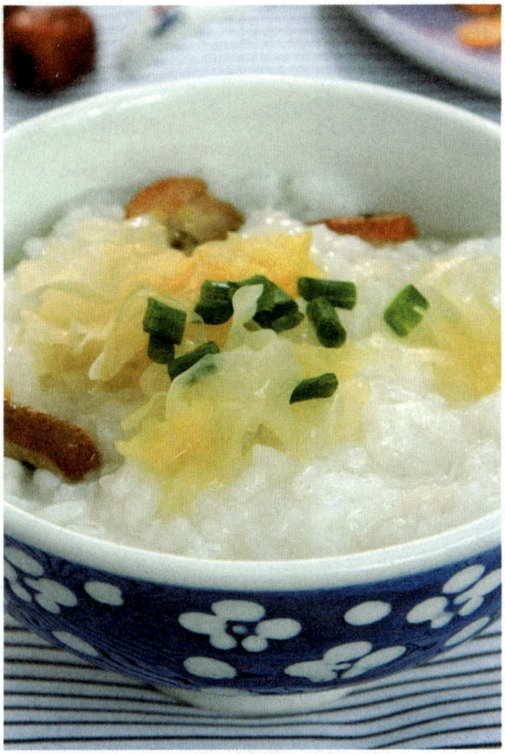

银耳山楂粥

材料

干山楂20克，银耳15克，大米100克，冰糖5克，葱花3克。

做法

1 大米洗净，用清水浸泡；银耳泡发后洗净，撕小块；干山楂洗净，切片。

2 锅置火上，放入大米，加适量清水煮至七成熟。

3 放入银耳、山楂煮至米粒开花，加冰糖熬稠，撒上葱花即可。

功效

本品具有滋阴濡胃、行气健脾、消食化积等功效，适合冬季养胃。

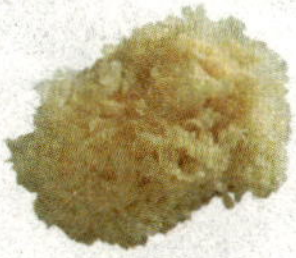

银耳具有润肺生津、滋阴养胃、益气安神、强心健脑等作用，为优良的滋补食物。

莱菔子粥

材料

莱菔子15克，大米100克，盐2克，葱花10克。

做法

1 大米洗净，置于冷水中浸泡半小时后捞出沥干水分；莱菔子洗净。

2 锅置火上，倒入清水，放入大米，以大火煮至米粒开花。

3 加入莱菔子同煮至浓稠状，撒上葱花，调入盐拌匀即可。

功效

此粥具有行气健脾、消食除胀、降气化痰的作用。

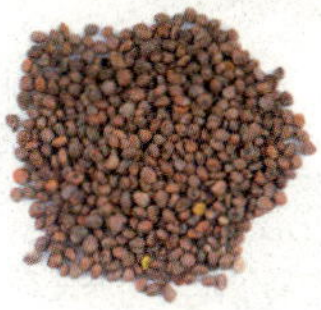

莱菔子性平，味辛、甘，具有消食除胀、降气化痰的作用。但气虚之人不宜食用。

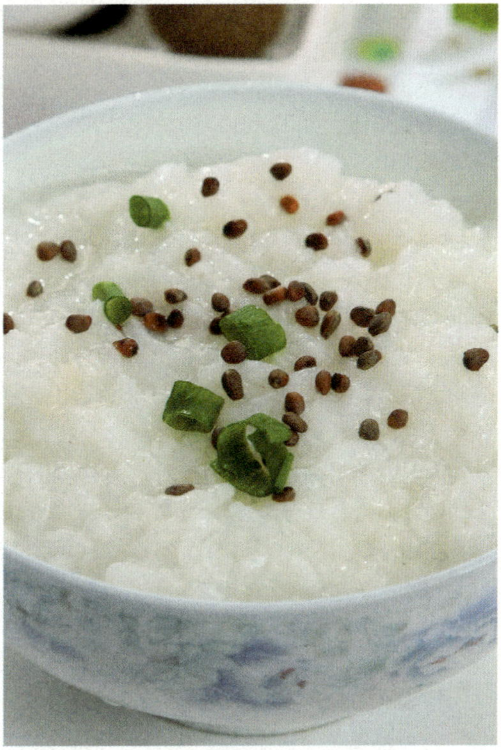

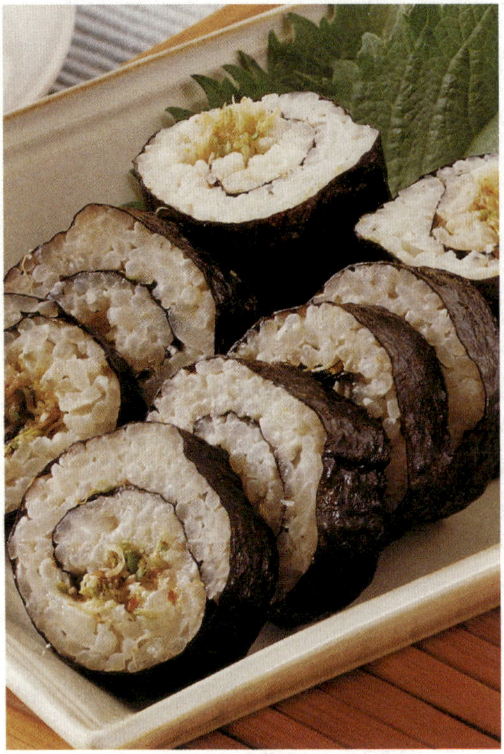

苜蓿麦芽寿司

材料

苜蓿芽35克，麦芽15克，生地8克，大米1杯，海苔片2片，白糖5克，寿司醋5毫升，盐5克。

做法

1. 全部药材放入纱布袋中，入锅煎煮，滤取药汁。
2. 大米洗净沥干，放入煮饭锅内，倒入药汁，煮熟后开启锅盖，趁热拌入全部调味料。
3. 苜蓿芽洗净沥干；海苔片摊平放置在卷帘上，铺上一半的米饭，再放上一半的苜蓿芽；卷成寿司形状，切成小块即可。

功效

本品能濡养脾胃、增加食欲，适合冬季食用。

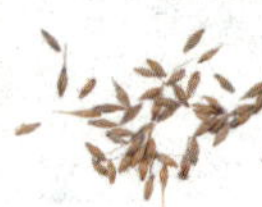

麦芽味甘，性平，含淀粉酶、转化糖酶、蛋白质、蛋白分解酶、B族维生素、卵磷脂、麦芽糖、葡萄糖等成分，能消化米面类食物，并可回乳。

荞麦红枣羹

材料

红枣30克，龙眼肉50克，荞麦100克，白糖30克。

做法

1. 荞麦洗净，泡发；龙眼肉、红枣均洗净，龙眼肉切碎末。
2. 砂锅中加水，烧开，放入荞麦、龙眼碎、红枣，先用大火煮开，再转小火煲40分钟。
3. 起锅前，调入白糖，搅拌均匀即可食用。

功效

本品具有补气健脾、养血补心、开胃消食等功效，适合冬季养胃。

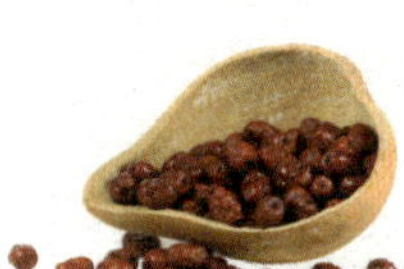

红枣

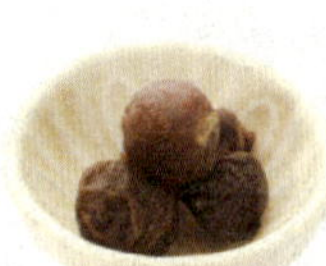

龙眼肉

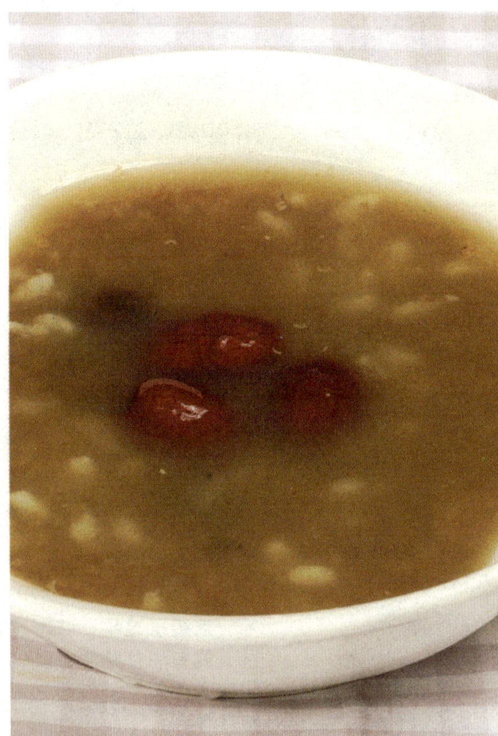

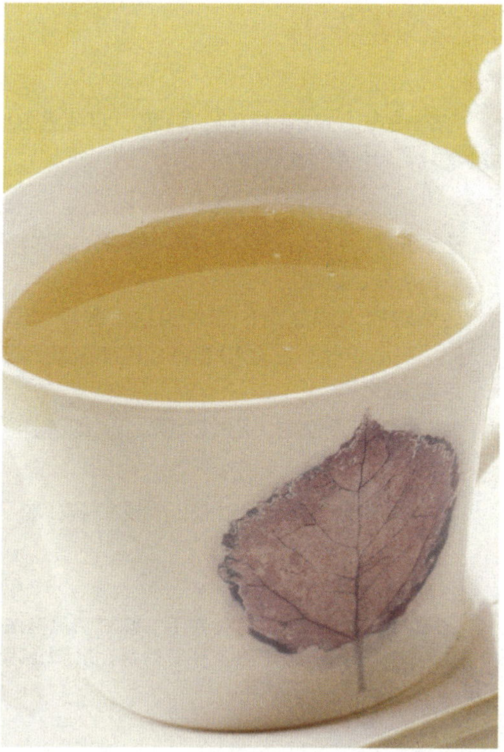

谷芽天冬汁

材料

谷芽10克，天冬8克，蜂蜜5毫升，葡萄柚2个，柠檬1个。

做法

1. 谷芽、天冬洗净放入锅中，加入适量清水，以小火煮沸，约10分钟后关火，滤取药汁放凉。
2. 葡萄柚和柠檬均洗净对切，利用榨汁机榨出果汁，倒入杯中。
3. 加入蜂蜜、药汁搅拌均匀，即可饮用。

功效

本品具有补脾健胃、善消谷滞、保湿祛疤的功效。

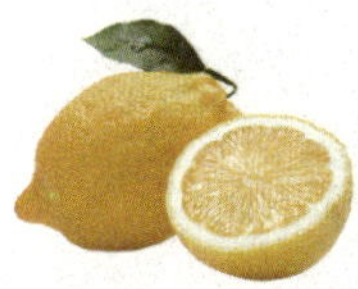

柠檬富含维生素C，能预防坏血病，还具有生津止渴、开胃解暑、清热化痰、抗菌消炎、美白肌肤等作用。

丹参红枣乌鸡汤

材料

丹参15克，红枣10颗，红花2.5克，杏仁5克，乌鸡腿1只，盐4克。

做法

1. 将丹参洗净，打碎；红花洗净润透；乌鸡腿洗净，切块；红枣、杏仁分别洗净。
2. 乌鸡块放入蒸盆内，加入所有材料，再加入300毫升清水。
3. 把蒸盆置于蒸笼内，用中火蒸2小时即可。

功效

本品具有活血通脉、祛淤止痛、安神宁心的功效。

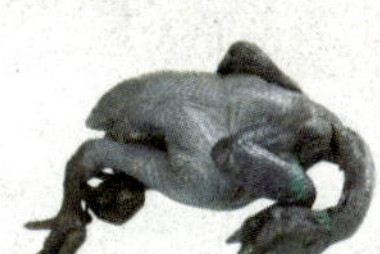

乌鸡性平、味甘，具有滋阴清热、补肝益肾、健脾止泻等作用。食用乌鸡，可延缓衰老、强筋健骨。

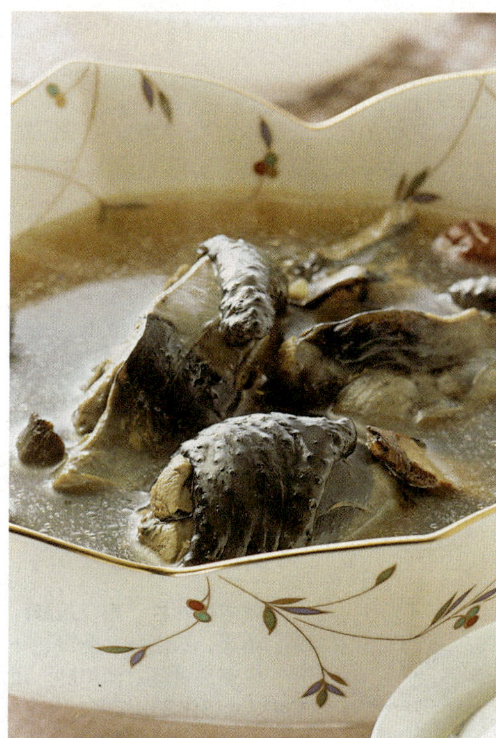

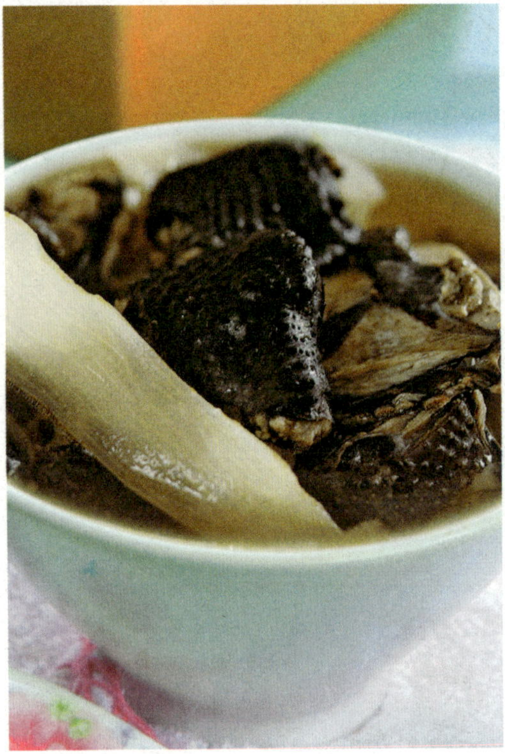

郁金炖乌鸡

材料

郁金9克，乌鸡500克，料酒、蒜片各10克，姜片、葱段、盐各5克。

做法

1. 三七洗净，打碎；郁金洗净，润透，切片；乌鸡洗净，切块。
2. 乌鸡块放入蒸盆内，加入姜片、葱段、蒜片、料酒、盐、三七和郁金，再加入300毫升清水。
3. 把蒸盆置于蒸笼内，用中火蒸2小时即可。

功效

本品具有补气血、祛淤血、消腹水等功效。

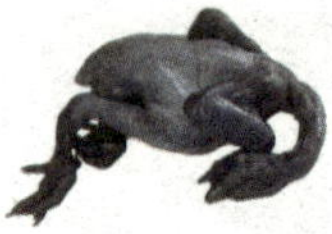

乌鸡性平、味甘，具有滋阴清热、补肝益肾、健脾止泻等作用。

五胡鸭

材料

五灵脂10克，延胡索9克，鸭肉500克，盐5克、醋5毫升。

做法

1. 将鸭肉洗净，用少许盐腌制入味。
2. 五灵脂、延胡索分别洗净，放入碗内，加适量水，隔水蒸30分钟左右，去渣存汁。
3. 将鸭肉放入大盆内，倒上药汁，隔水蒸至鸭熟软，食前滴少许醋调味即可。

功效

本品具有疏肝理气、活血散淤、护心止痛的功效。

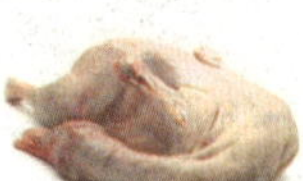

鸭肉性味甘、寒，入肺、胃、肾经，有滋补、养胃、补肾、除痨热骨蒸、消水肿、止热痢、止咳化痰等作用。

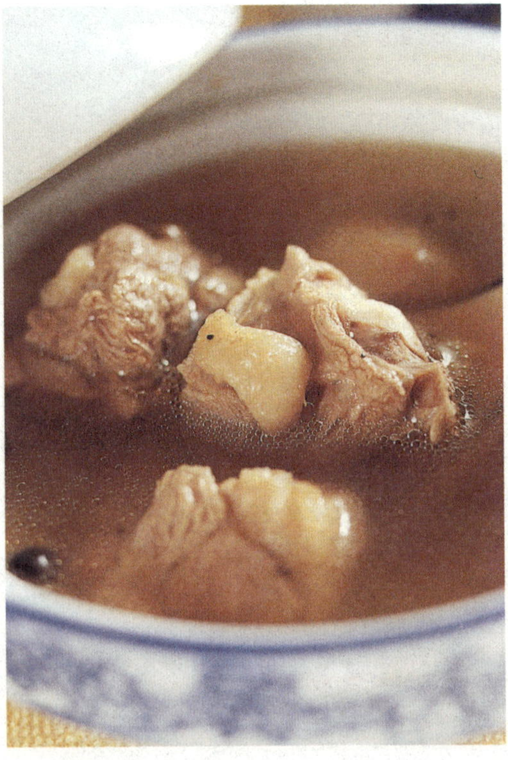

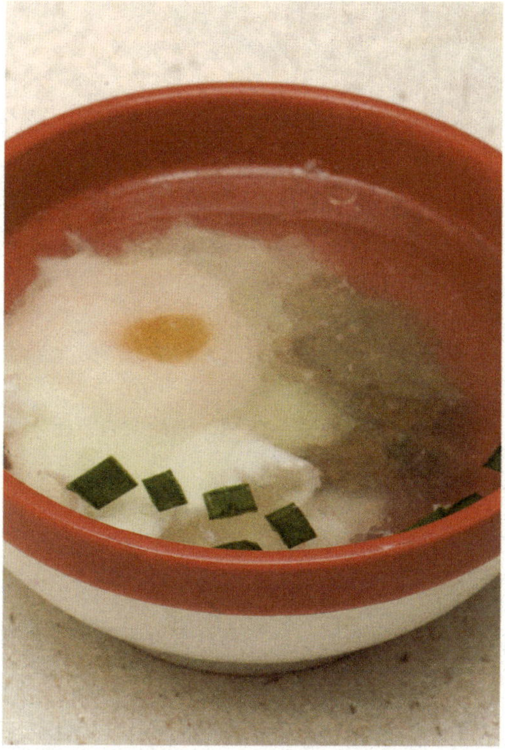

三七煮鸡蛋

材料

三七10克，鸡蛋1个，盐3克，蒜叶片2克。

做法

1. 将三七去除杂质，洗净。
2. 锅置火上，倒入适量清水，将三七加水煮片刻，捞起沥干。
3. 另起锅，倒入适量水，待烧开后，打入鸡蛋，煮熟，再将备好的三七放入锅中煮熟，加入盐调味，撒上蒜叶片即可。

功效

本品具有活血化淤、疏通血管的功效，适合冬季食用；也可用于高血压、动脉粥样硬化、冠心病等病症的辅助治疗者。

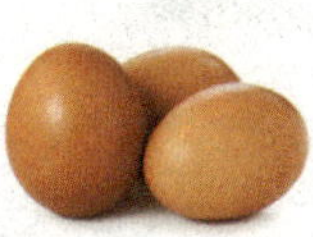

鸡蛋是扶助正气的常用食材，可补阴益血、除烦安神、补脾和胃，可用于气血不足、热病烦渴、胎动不安等。

人参猪心汤

材料

人参断8克，猪心195克，豌豆苗10克，枸杞子2克，清汤1000毫升，盐3克，姜末2克。

做法

1. 将猪心洗净，汆水；人参片洗净；青菜叶洗净。
2. 汤锅上火，倒入清汤，调入盐、姜末。
3. 放入猪心、枸杞子、人参段煮至熟，撒入豌豆苗即可。

功效

本品具有大补元气、养心安神的作用，可用于冬季气血虚所致的心律失常等症。

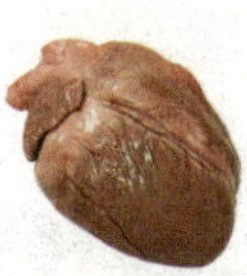

猪心含有蛋白质、钙、磷、铁、维生素B_1、维生素B_2、维生素C以及烟酸等，对加强心肌营养，增强心肌收缩力有很大的作用。

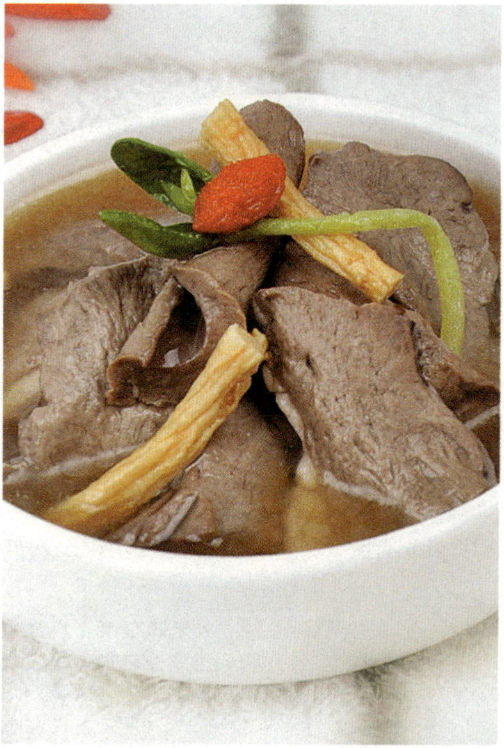

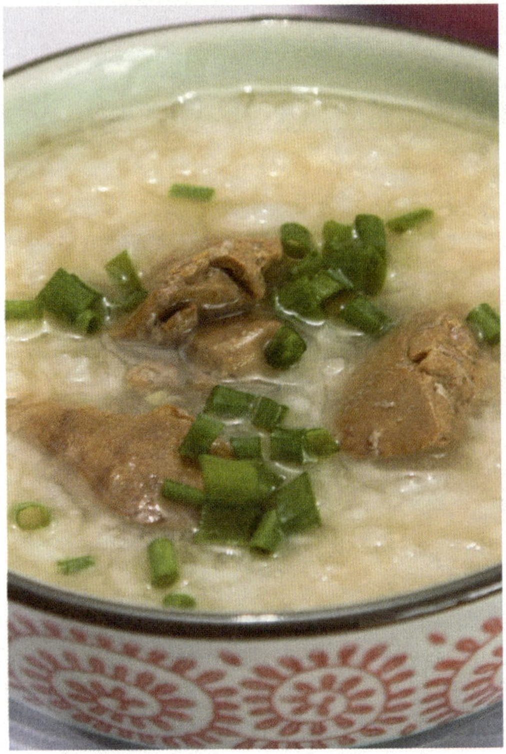

鸡肝桂皮粥

材料

桂皮50克，鸡肝150克，大米80克，盐3克，葱花5克。

做法

1. 桂皮洗净，熬煮取汁；大米淘净，泡好；鸡肝用水泡洗干净，切成片。
2. 将适量清水倒入锅中，下入大米大火煮沸，放入鸡肝，倒入桂皮汁，转中火熬煮至米粒开花。
3. 改小火将粥熬煮至浓稠，加盐调味，撒入葱花即可。

功效

本品能散寒止痛、温经通脉、养血护肝。

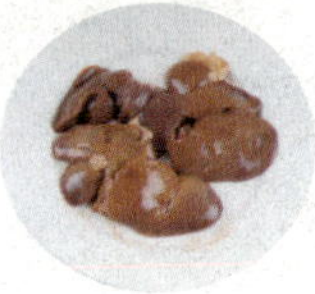

鸡肝含有丰富的营养物质，能补血养血，还能滋补肝肾，对肝虚目暗、小儿疳积、胎动不安有一定食疗作用。

刺五加粥

材料

刺五加8克，大米80克，白糖3克，葱花3克。

做法

1. 大米泡发，洗净；刺五加洗净，装入纱布袋中。
2. 锅置火上，倒入清水，放入大米，以大火煮至米粒开花。
3. 再下入装有刺五加的纱布袋同煮至浓稠状，拣出纱布袋，调入白糖拌匀、撒上葱花即可。

功效

此粥有益气安神、活血化淤之功效。

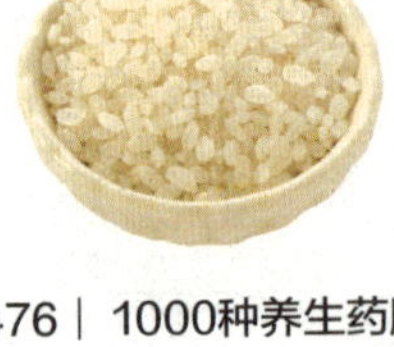

大米味甘淡，其性平和，是滋补之物，每日食用，能益脾胃、除烦渴。

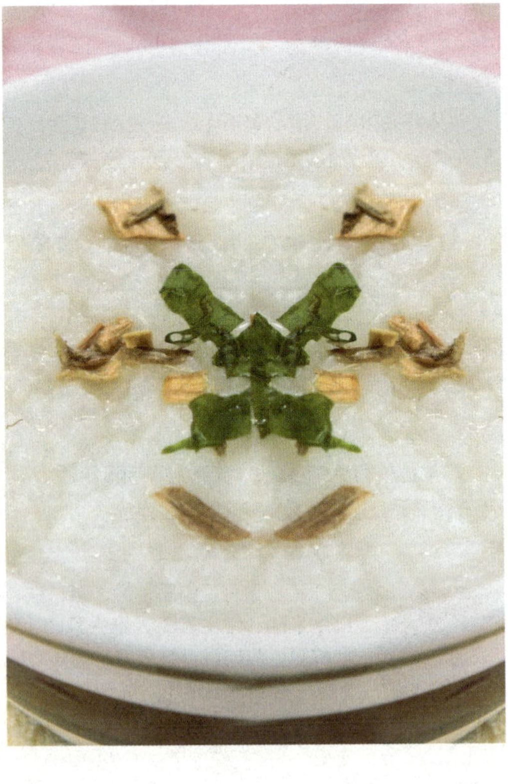

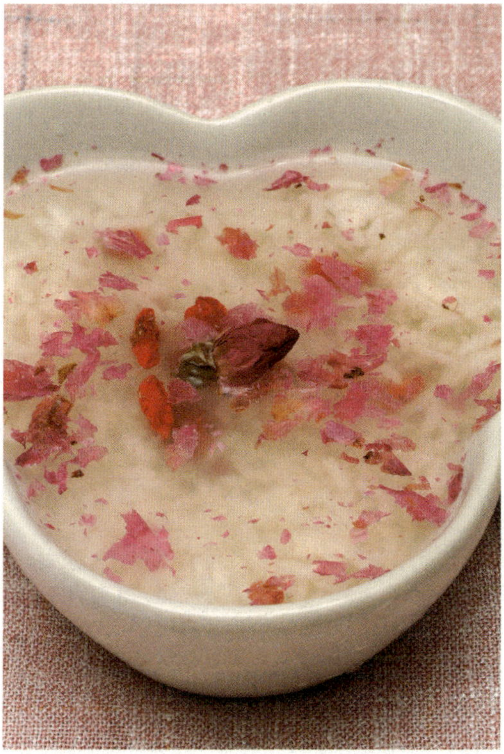

玫瑰枸杞羹

材料

玫瑰花瓣20克，枸杞子10克，醪糟1瓶，玫瑰露酒50毫升，白糖10克，水淀粉20克，醋2毫升。

做法

1 玫瑰花瓣洗净。
2 水烧开，放入白糖、醋、醪糟、枸杞子，倒玫瑰露酒，煮开后转小火，续煮30分钟。
3 用水淀粉勾芡，搅匀，撒上玫瑰花瓣即成。

功效

本品具有行气化淤、疏肝除烦的功效，适宜冬季养生之用。常食还可瘦身美白。

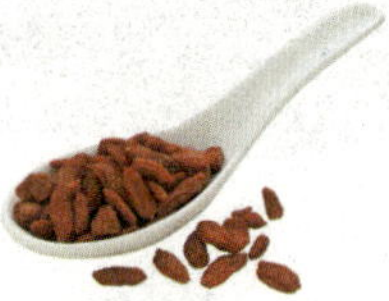
枸杞子

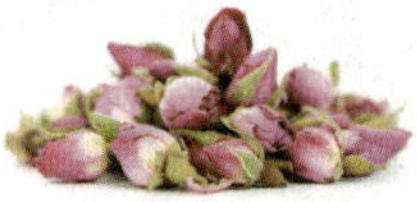
玫瑰花

甜酒煮阿胶

材料

阿胶12克，甜酒500毫升，片糖适量。

做法

1 阿胶洗净，烊化。
2 将锅洗净，加入适量清水，将甜酒倒入，加热至沸腾。
3 放入烊化的阿胶后搅匀，将大火改为小火，待开，再加入片糖，继续加热至阿胶、片糖完全溶化即可。

功效

本品有滋阴补血、活血化淤、养心安神的功效，适宜冬季进补。

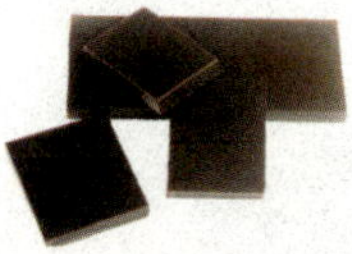

阿胶为补血养血、滋阴润燥的良药，具有润肺止咳、止血生血、定痛安胎的作用，长期食用还能美容养颜。

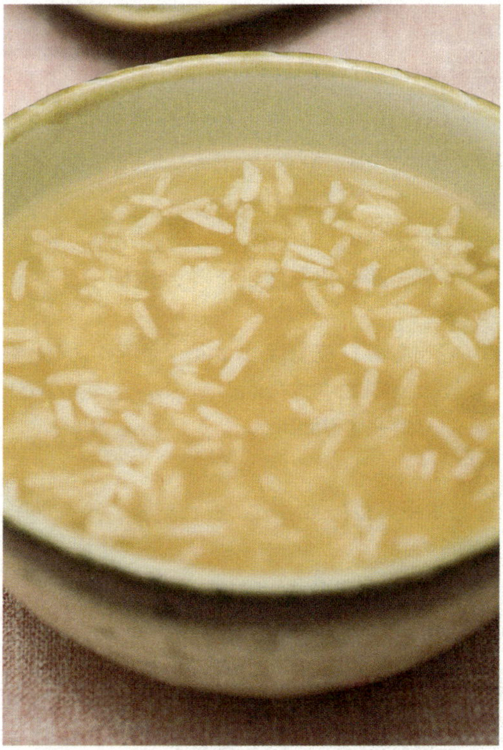

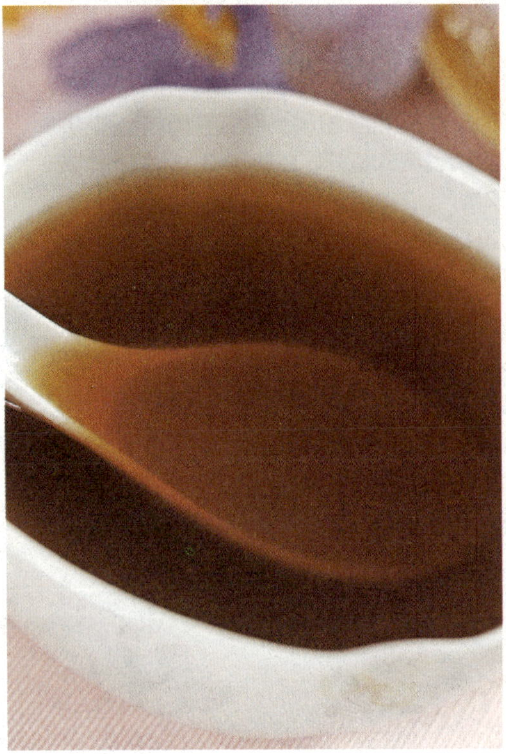

丹参糖水

材料

丹参10克，白糖50克。

做法

1. 将丹参洗净。
2. 丹参加水200毫升煎煮20分钟。
3. 滤去渣，加适量白糖即可。

功效

本品具有活血通经、祛淤护心的功效，对长期失眠患者有安神作用，对冠心病患者尤其有效。

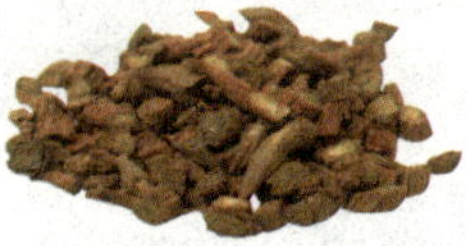

丹参具有活血调经、祛淤止痛、凉血消痈、清心除烦、养血安神的功效，在饮食中加入适量丹参，即可以食疗的方式改善健康状态。

双藤红枣茶

材料

鸡血藤、夜交藤、麦冬各15克，红枣5颗、枸杞子5克。

做法

1. 将红枣洗净，切几个刀口。
2. 将鸡血藤、夜交藤、麦冬、枸杞子分别洗净。
3. 把鸡血藤、夜交藤、麦冬、红枣、枸杞子放入锅中加水煮开后，续以小火煮约10分钟，拣去红枣即可。

功效

本品具有行血活络、祛淤护心、安神助眠的功效。

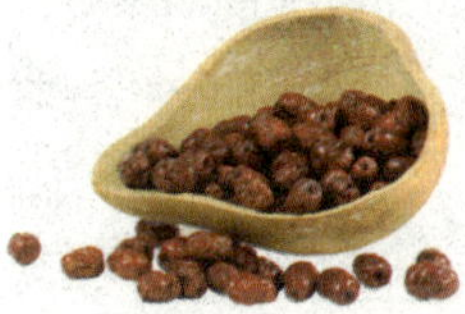

红枣具有补中益气、养血安神、健胃补脑、保护肝脏的作用，长期食用还可滋润肌肤，减少面部色斑，防止脱发。

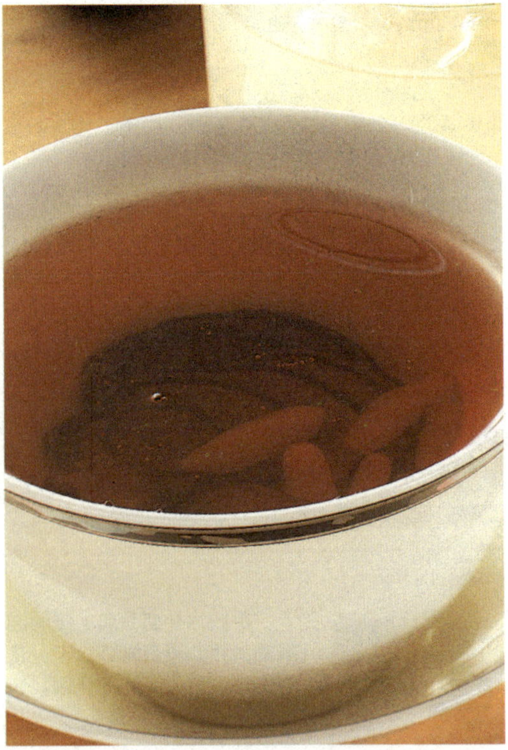

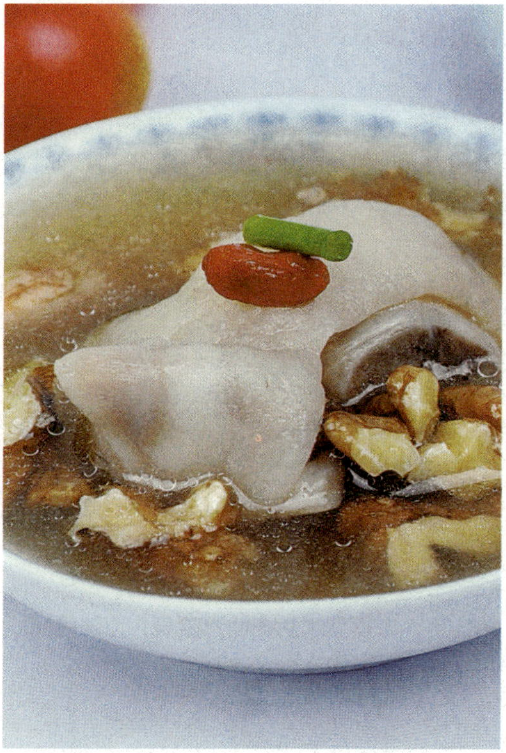

核桃仁猪蹄汤

材料

核桃仁15克，猪蹄300克，盐5克，高汤800毫升。

做法

1. 将猪蹄洗净，切块。
2. 核桃仁、花生米分别洗净。
3. 锅上火，倒入高汤，放入猪蹄、核桃仁，调入盐，煲至熟即可。

功效

此汤具有化淤散寒、宁心安神的功效，不仅适合冬季食用，还具有美容养颜的功效。

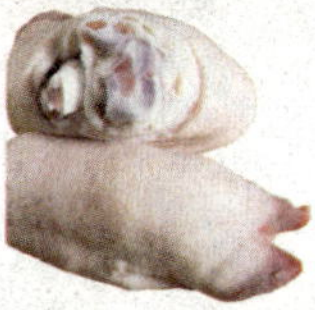

猪蹄性平，味甘咸，具有补虚弱、填肾精、健足膝等功效，含有丰富的胶原蛋白，不仅美容，也对老年人神经衰弱、失眠一定治疗作用。

五灵脂红花炖鱿鱼

材料

五灵脂9克，红花6克，鱿鱼200克，盐3克，姜、葱各5克，料酒10毫升。

做法

1. 把五灵脂、红花分别洗净；鱿鱼洗净，切块；姜洗净，切片；葱洗净，切段。
2. 把鱿鱼放在蒸盆内，加入盐、料酒、姜、葱、五灵脂和红花，注入清水150毫升。
3. 把蒸盆置蒸笼内，用大火蒸35分钟即成。

功效

本品可活血祛淤、消肿止痛，可用于血淤型心绞痛、痛经、月经不调等症，冬季食用可散寒保暖。

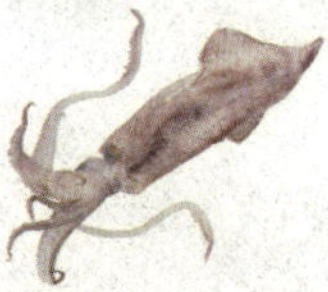

鱿鱼的营养价值很高，性味酸平，具有补虚养气、滋阴养颜、抵抗疲劳等功效。

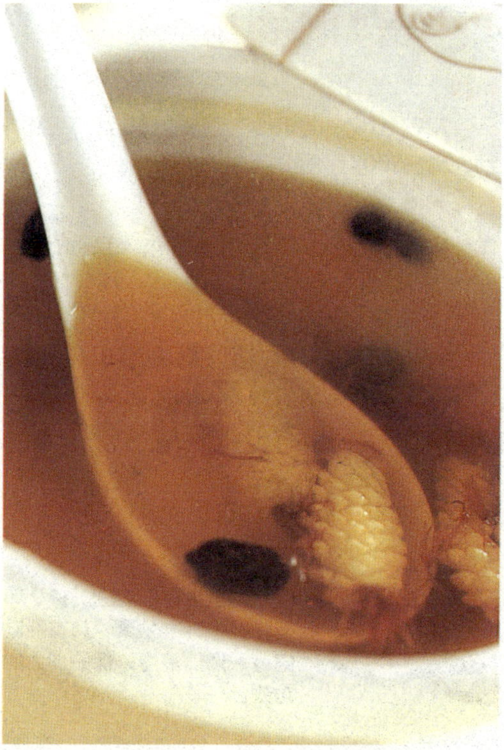

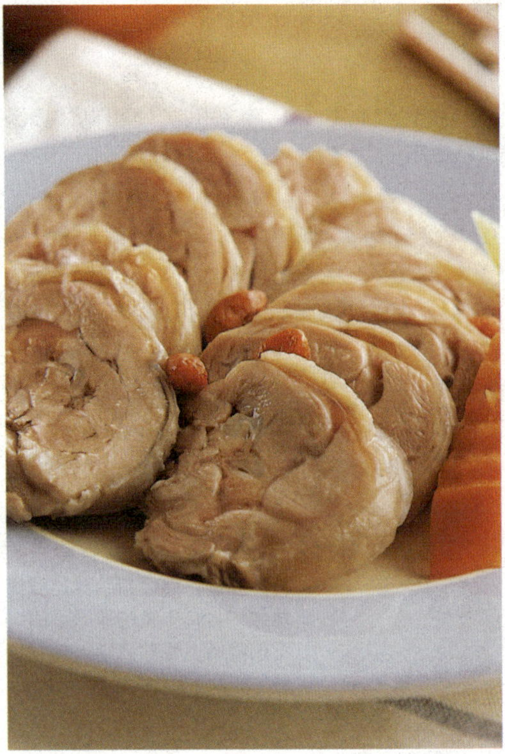

高丽参醉鸡

材料

川芎、当归、高丽参、红枣各5克，枸杞子10克，鸡腿100克，姜片、西洋芹片、胡萝卜片各10克，黄酒、米酒各10毫升，盐3克。

做法

1. 将全部药材放入锅中，煎煮，滤取药汁；鸡腿去骨，洗净，用棉线捆紧。
2. 姜片入锅，加水煮沸，放入鸡腿，焖煮5分钟；将药汁、米酒、黄酒倒入锅中拌匀，待鸡腿煮熟后捞出晾凉。
3. 另取净锅烧水，将西洋芹片、胡萝卜片放入开水中汆烫至熟；鸡腿切片，装盘即可。

功效

本品具有行气活血、化淤止痛、温经通脉的作用，冬季食用后能健胃暖身，增强体质。

川芎当归鳝鱼汤

材料

川芎10克，当归12克，桂枝5克，红枣5颗，鳝鱼200克，盐3克。

做法

1. 将川芎、当归、桂枝分别洗净；红枣洗净，浸软，去核。
2. 将鳝鱼剖开，去除内脏，洗净，入开水锅内稍煮，捞起过冷水，刮去黏液，切长段。
3. 将全部材料放入砂煲内，加适量清水，大火煮沸后，改小火煲半小时，加盐调味即可。

功效

此汤可行气开郁、祛风通络，适合冬季食用。

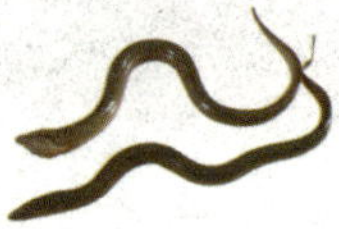

鳝鱼含有丰富的DHA、卵磷脂、多种维生素，具有补脑健身、清热解毒、保护视力的功效。

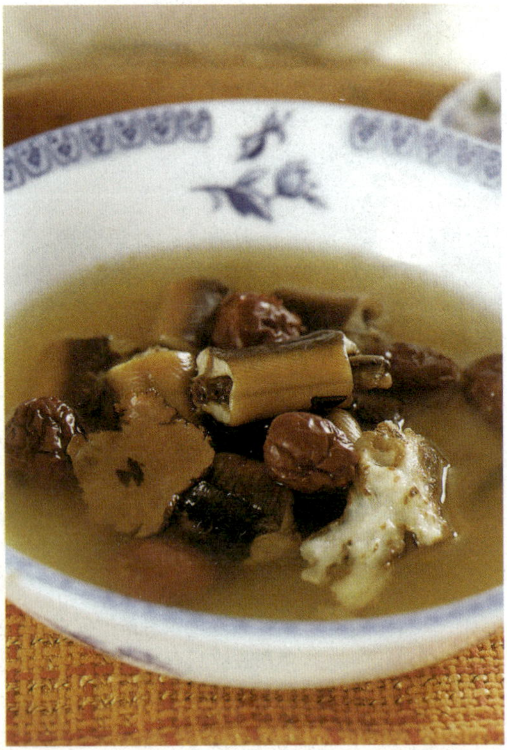

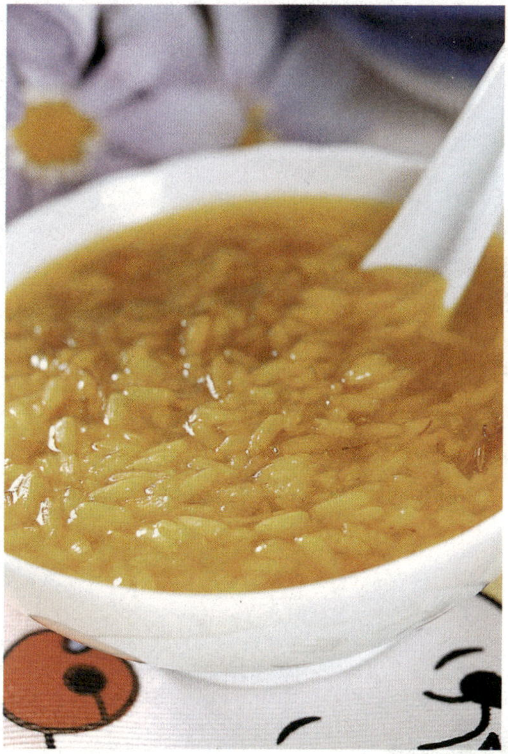

红花糯米粥

材料

红花10克，糯米100克。

做法

1. 将红花洗净；糯米洗净，泡软。
2. 糯米放入净锅中，加水煮30分钟。
3. 锅中再加入红花熬煮成粥即可。

功效

本品具有养血温经、行气活血、调经止痛的功效，适用于月经不调而又血虚、血淤者，也适宜冬季保暖。

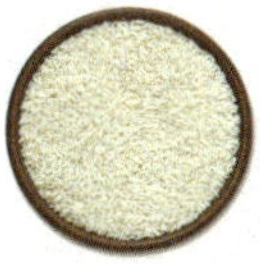

糯米能够补气养体，主要功能是温补脾胃，还能够缓解气虚所导致的盗汗，妊娠后腰腹坠胀，劳动损伤后气短乏力等症状。

炮姜桃仁粥

材料

炮姜3克，桃仁5克，艾叶3克，大米80克，葱花5克。

做法

1. 将艾叶、炮姜均洗净，加水煎成药汁，滤取药汁；桃仁、大米洗净。
2. 将桃仁、大米加水煮至八成熟。
3. 药汁倒入桃仁米粥中同煮至熟，撒上葱花即可。

功效

本品具有温经、化淤、散寒、除湿及润肤的作用，适合冬季食用。

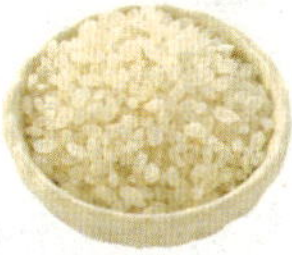

大米味甘淡，其性平和，是滋补之物，每日食用，能益脾胃、除烦渴。

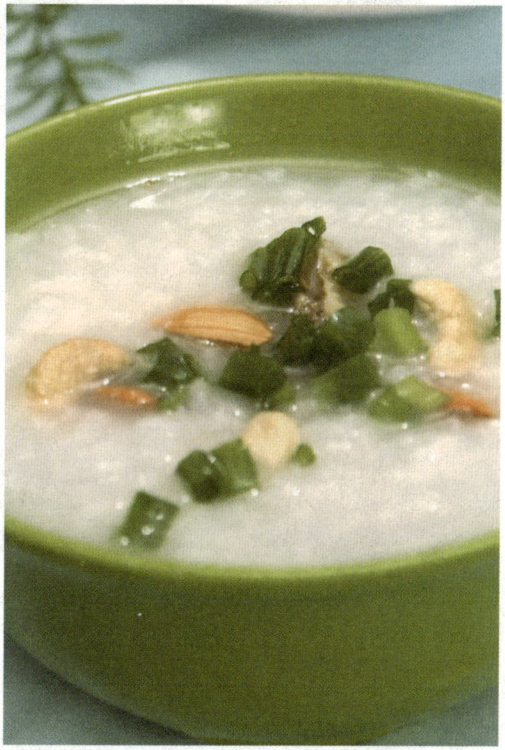

顺时养生，四季各不同

四季养生的常用药膳与食物

决明子

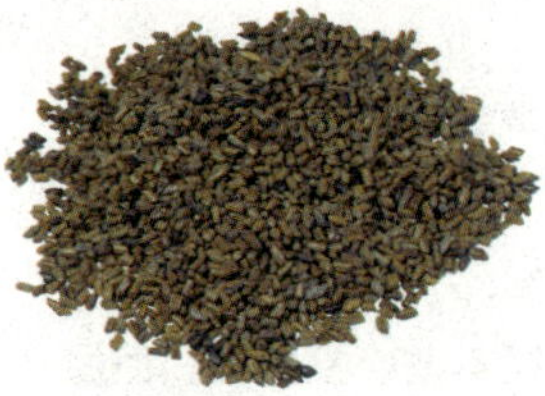

性味： 甘、苦、咸，微寒。
功效： 清热明目，润肠通便，平抑肝阳。

天冬

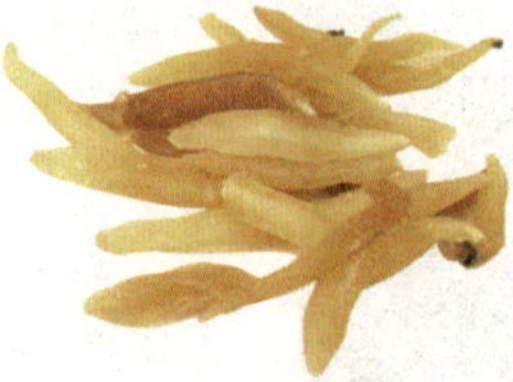

性味： 甘、苦，寒。
功效： 养阴润燥，清肺生津。

石斛

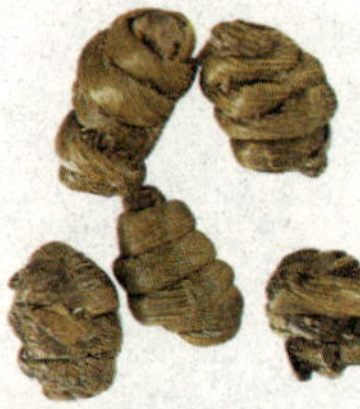

性味： 甘，微寒。
功效： 益胃生津，滋阴清热。

玉米须

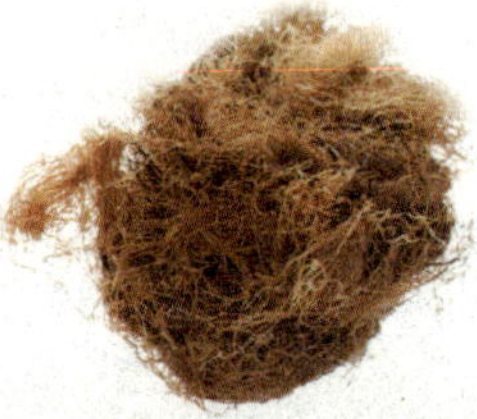

性味： 甘，平。
功效： 利水消肿，利湿退黄。

薄荷

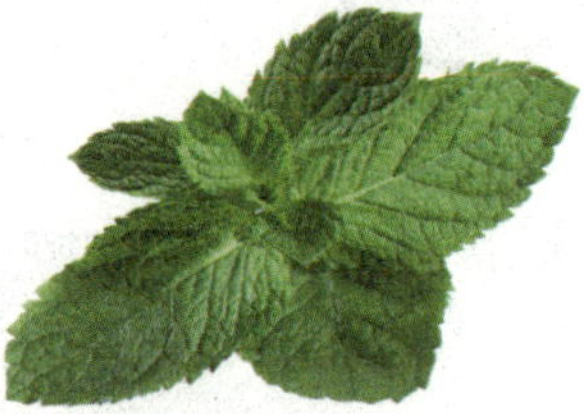

性味： 辛，凉。
功效： 疏散风热，清利头目，利咽透疹，疏肝行气。

玫瑰花

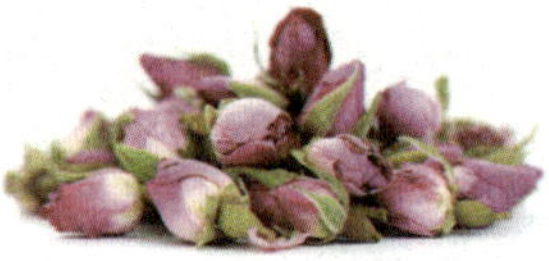

性味： 甘、微苦，温。
功效： 疏肝解郁，活血止痛。

银耳

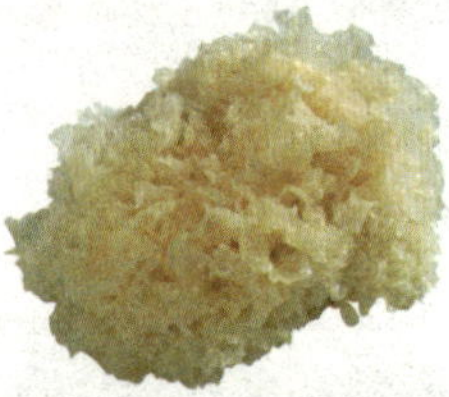

性味： 甘、淡。
功效： 补脾开胃，益气清肠，滋阴润肺，增强免疫力。

藿香

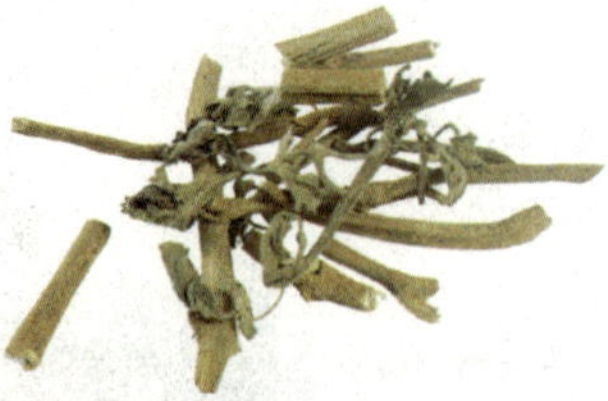

性味： 辛，微温。
功效： 化湿，止呕，解暑。

何首乌

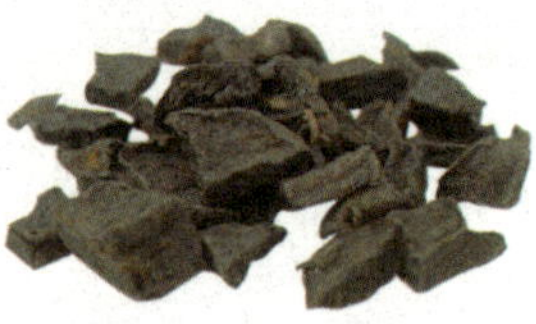

性味： 苦、甘、涩，微温。
功效： （制用）补益精血；（生用）解毒，截疟，润肠通便。

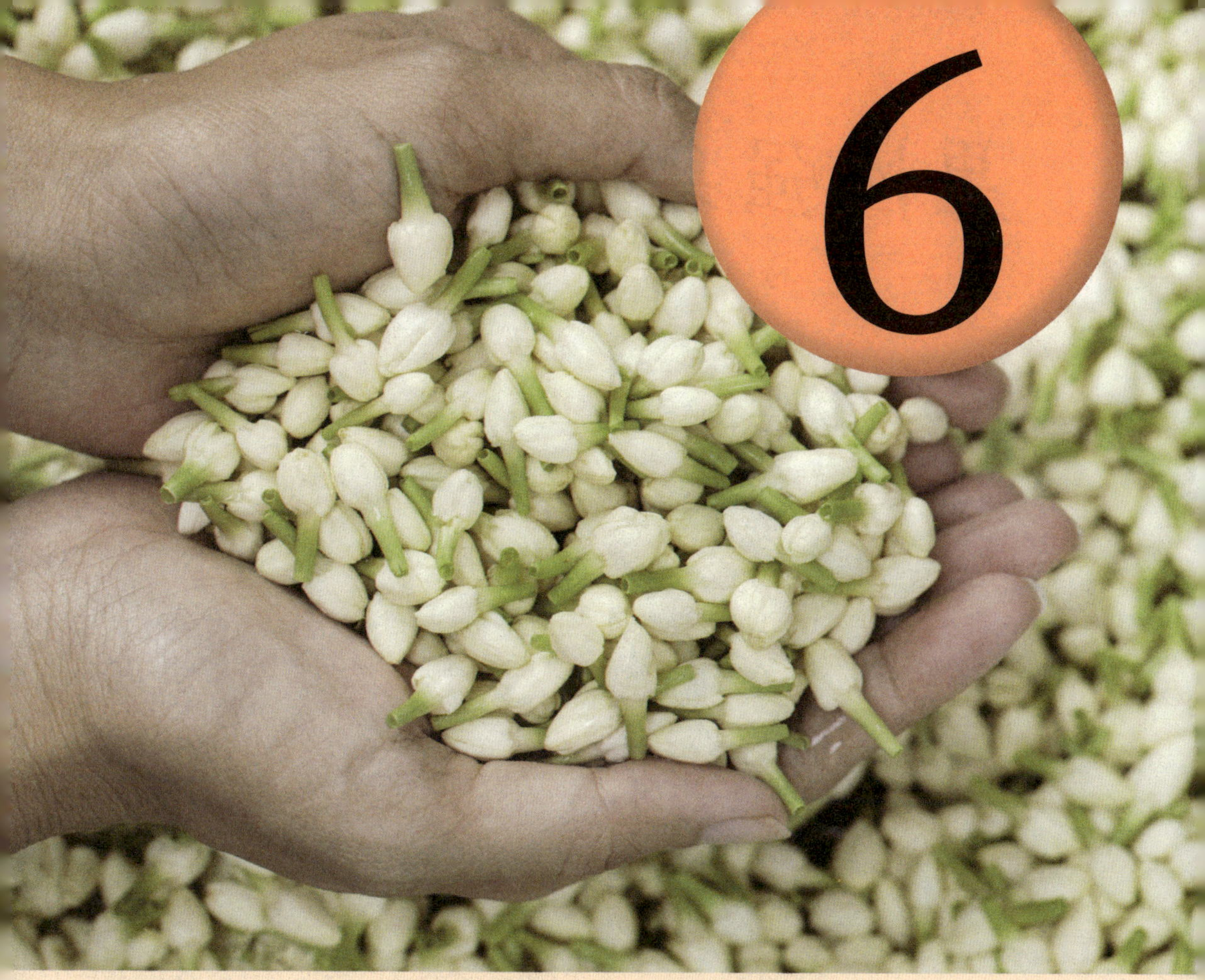

6

因人施膳最相宜

药膳的选择应当因人而异，即根据人的年龄、性别、从事的职业等方面的不同情况，选择不同类型的药膳。

男性强身保健药膳

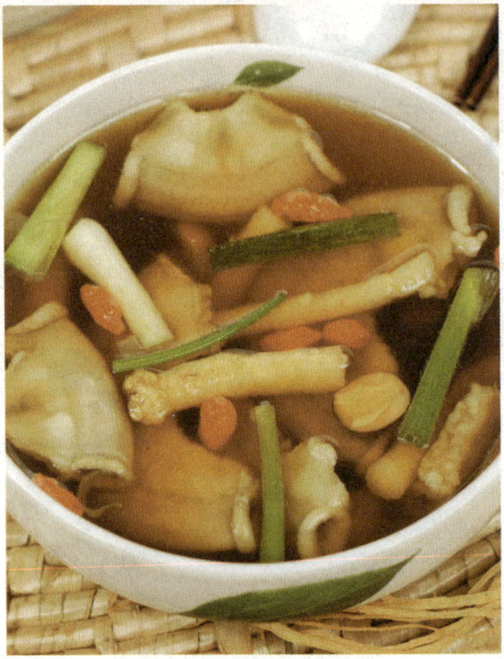

猪肠莲子枸杞汤

材料

猪肠150克，红枣、枸杞子、党参、莲子各适量，盐3克，葱段5克。

做法

1. 猪肠切段，洗净，汆水；红枣、枸杞子、党参、莲子分别洗净。
2. 瓦煲注水烧开，放入猪肠、红枣、枸杞子、党参、莲子，炖煮2小时，加盐调味，撒上葱段即可。

功效

莲子能强肾固精、养心安神，枸杞子能滋补肝肾、养阴润肺，党参可健脾养胃。所以此汤具有补脾润肠、祛风解毒、益肾涩精、养心安神的功效。

猪肝炖五味子

材料

猪肝180克，五味子15克，红枣2颗，姜2片，盐1克。

做法

1. 猪肝洗净，切片，汆水；五味子、红枣分别洗净；姜去皮，洗净，切片。
2. 炖盅装水，放入猪肝、五味子、红枣、姜片炖半小时，调入盐即可。

功效

猪肝具有补血养血的作用，五味子能安神。因此，本品具有补肾温精、养血安神的功效，对男性失眠多梦、头晕目眩等症有食疗作用。

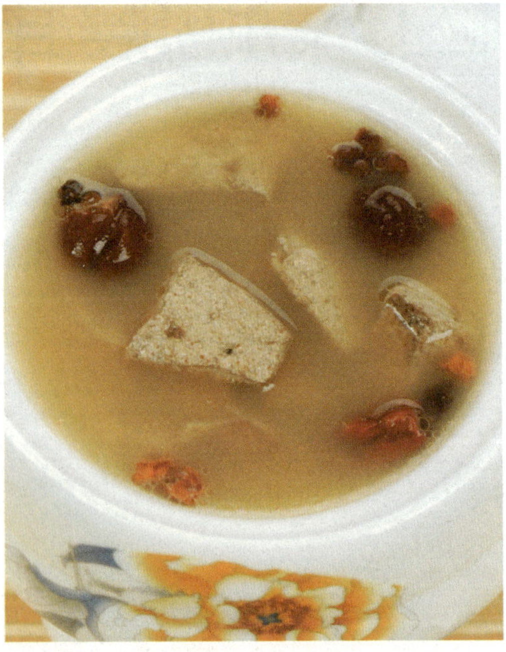

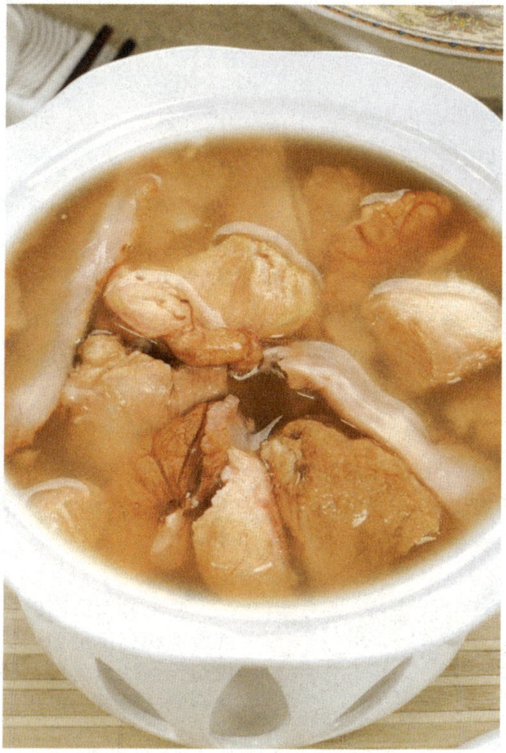

核桃仁当归瘦肉汤

材料

猪瘦肉500克，当归30克，核桃仁15克，姜2片，盐5克。

做法

1. 猪瘦肉洗净，切件，汆水；核桃仁洗净；当归洗净，切片；姜洗净去皮切片。
2. 猪瘦肉、核桃仁、当归、姜放入炖盅，加水大火慢炖1小时，调入盐，转小火炖熟即可食用。

功效

此汤具有补肾益智、润肠通便的功效，对男性便秘有食疗作用。

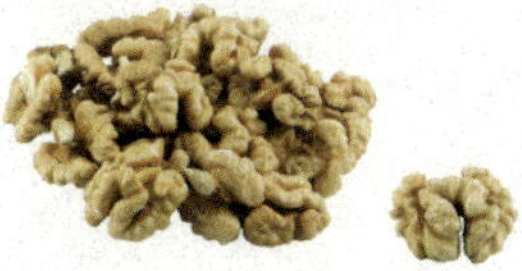

核桃仁具有润肺强肾、降低血脂、预防冠心病之功效，长期食用具有益寿养颜，抗衰老等作用。

薏米板栗瘦肉汤

材料

猪瘦肉200克，板栗100克，薏米60克，枸杞子2克，高汤1000毫升，盐3克。

做法

1. 猪瘦肉洗净，切丁，汆水；板栗剥壳；薏米泡发洗净。
2. 净锅上火倒入高汤，加入瘦肉、板栗、薏米，调入盐，撒上枸杞子煲熟即可。

功效

薏米能利水消肿，板栗补肾强身。本品适合男性日常保健食用。

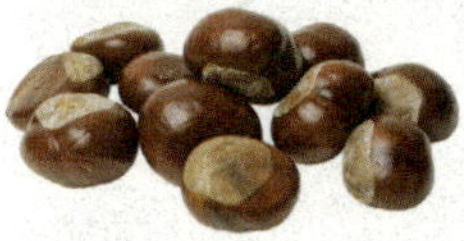

板栗能补脾健胃、补肾强筋、活血止血，对肾虚有补益之效，特别适合肾虚、大便溏泻等患者食用。

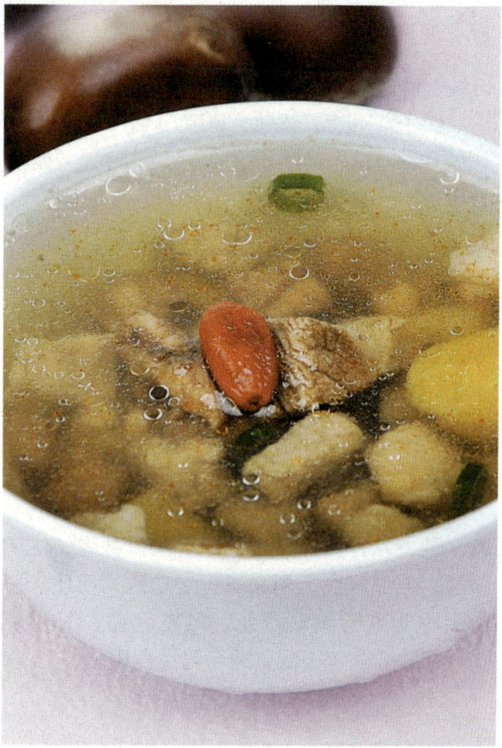

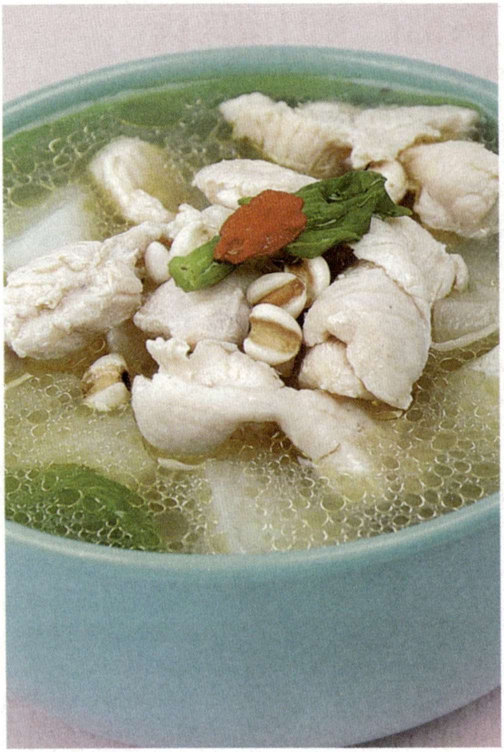

薏米鸡块汤

材料

鸡肉200克，山药50克，薏米20克，油菜叶、枸杞子各2克，盐5克。

做法

1. 将鸡肉洗净，斩块，汆水；山药去皮，洗净，均切成块；薏米淘洗净，泡发。
2. 汤锅上火倒入水，放入鸡块、山药、薏米、枸杞子、油菜叶，调入盐后煲至熟即可。

功效

薏米鸡块汤能祛风除湿、增强体质，适合风湿性关节炎、水肿、泄泻、癌症患者。山药有益精固肾的作用，因此本品适合男性保健之用。

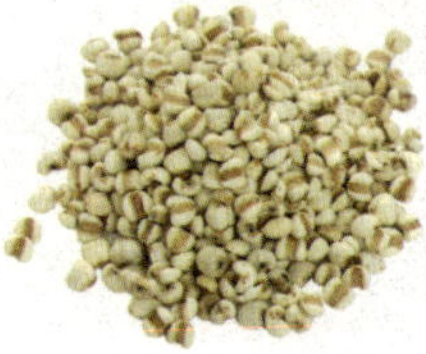

薏米具有很高的营养价值和药用价值，不仅可作为粮食食用，还具有清热利湿、除痹的作用。

松子仁核桃仁粥

材料

松子仁20克，核桃仁30克，大米80克，盐2克。

做法

1. 大米泡发洗净；松子仁、核桃仁均洗净。
2. 锅置火上，倒入清水，放入大米煮至米粒开花。
3. 加入松子仁、核桃仁同煮至浓稠状，调入盐拌匀即可。

功效

松子仁性平，味甘，归肝、肺、大肠经，含有油酸酯、亚油酸酯、蛋白质、挥发油、磷、铁、钙等营养成分，具有强肾补骨、滋阴养液、补益气血、润燥滑肠之功效，可用于肝肾阴虚所致的头晕眼花、须发早白、耳鸣咽干、腰膝酸软等病症，适合男性食用。

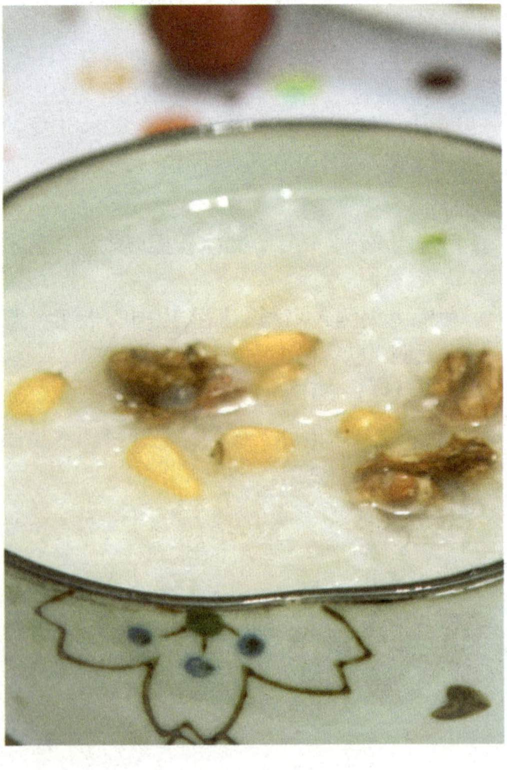

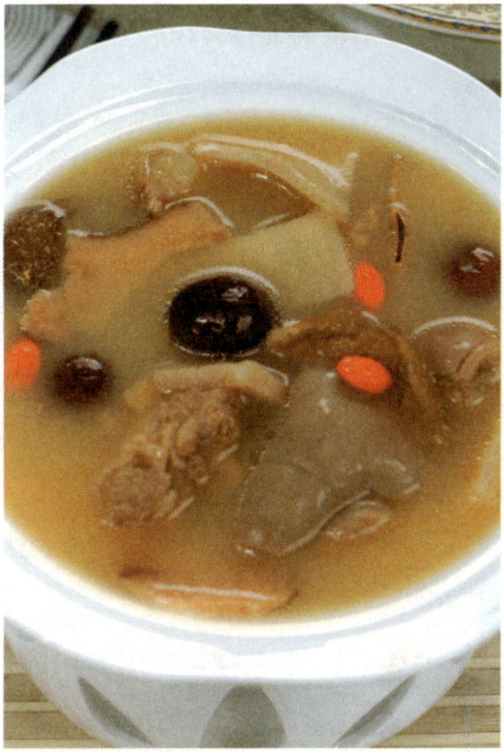

山药白术羊肚汤

材料

羊肚250克，红枣、枸杞子各15克，山药、白术各10克，盐3克。

做法

1. 羊肚洗净，切块，汆水；山药洗净，去皮，切块；白术洗净，切段；红枣、枸杞子分别洗净，浸泡。
2. 锅中烧水，放入羊肚、山药、红枣、枸杞子、白术，加盖炖2小时，调入盐即可。

功效

此汤具有补气健脾、益气补肾的功效。

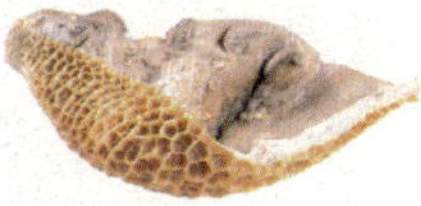

羊肚性平，富含蛋白质、维生素以及钙、铁等营养元素，具有补虚、健脾胃的作用。

山药鹿茸山楂粥

材料

山药30克，鹿茸5克，山楂条10克，大米100克，盐2克，菜叶丝5克。

做法

1. 山药去皮洗净，切块；大米洗净；山楂条洗净。
2. 鹿茸入锅，倒入500毫升熬至300毫升，取鹿茸药汁；原锅加适量清水，放入大米煮至米粒绽开，再放入山药、山楂同煮20分钟。
3. 再倒入鹿茸汁，以小火煮至粥浓稠，放盐调味，撒上菜叶丝即成。

功效

此粥具有补精助阳、强筋健骨的功效。

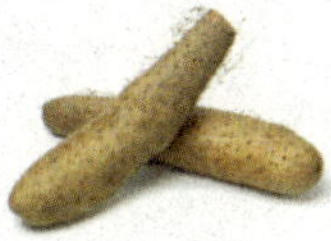

山药具有补中益气、健脾养胃、补肾涩精的功效，可用于治疗脾虚食少、久泻不止、肾虚遗精等症。

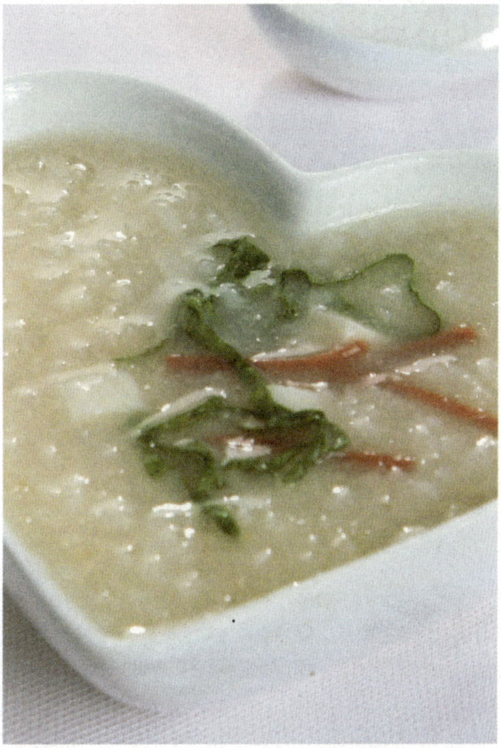

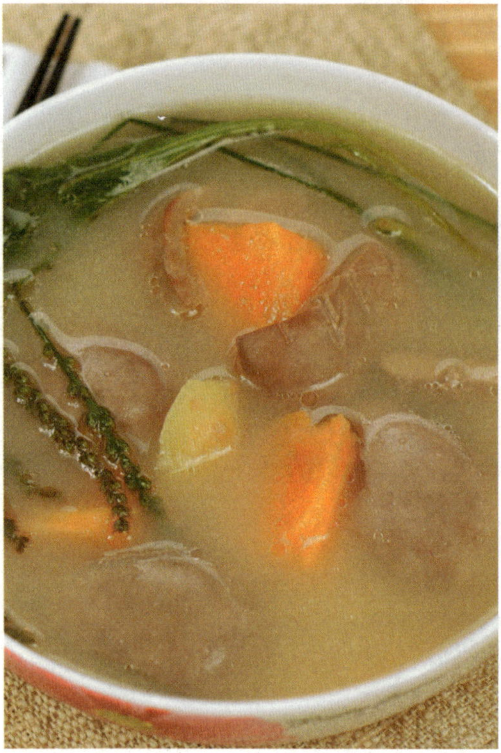

木瓜车前草猪腰汤

材料

猪腰300克，木瓜200克，车前草、茯苓各10克，盐5克，米醋10毫升，食用油20毫升。

做法

1. 将猪腰洗净，剖开，去除筋膜，切片，焯水；车前草、茯苓分别洗净；木瓜洗净，去皮，切块。
2. 净锅上火倒入油，加入适量水，调入盐、米醋，放入猪腰、木瓜、车前草、茯苓，小火煲至成熟即可。

功效

本汤能滋阴补肾、利尿通淋，适合阳亢火旺体质者，急、慢性肾炎患者，水肿胀满患者，尿路感染患者食用。

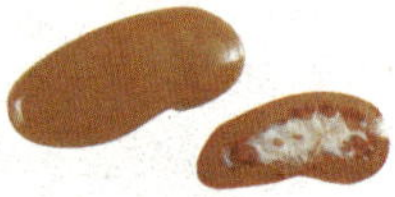

猪腰性平，味甘、咸，具有补肾气、通膀胱、消积滞、止消渴之作用。

虫草炖乳鸽

材料

乳鸽1只，冬虫夏草2克，五花肉20克，生姜20克，盐3克。

做法

1. 五花肉洗净，切条；乳鸽洗净，处理好；生姜去皮，切片。
2. 将所有原材料装入炖盅内。
3. 加水以中火炖1小时，最后调入盐即可。

功效

此汤具有补肾益肺、强身抗衰之功效。

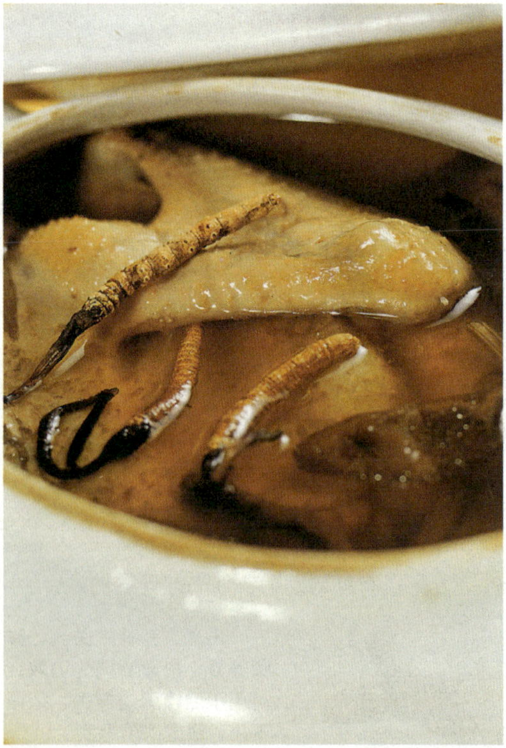

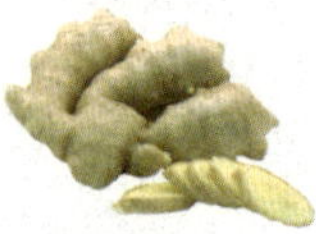

生姜具有温中散寒、回阳通脉、温肺化饮等功效，常用于脘腹冷痛、呕吐泄泻、肢冷脉微、痰饮喘咳等症的辅助治疗。

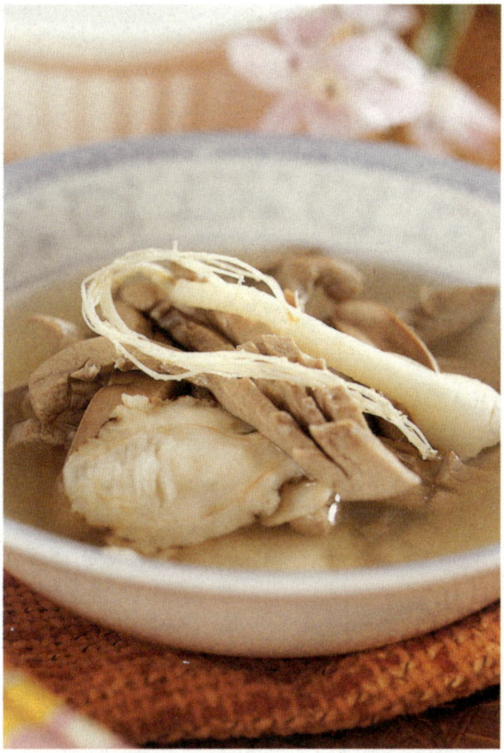

参归山药猪腰汤

材料

猪腰1个，人参、当归各10克，山药30克，香油、姜末各适量。

做法

1. 猪腰子剖开，去除筋膜，冲洗干净，在背面用刀划斜纹，切片氽水；山药去皮切片。
2. 人参、当归放入砂锅中，加清水煮沸20分钟。
3. 再加入猪腰片、山药，煮至熟后加香油、姜末即可。佐餐食用，每日1次，连服7天。

功效

猪腰性平，味甘、咸，归肾经，具有补肾气、通膀胱、消积滞、止消渴之功效；对肾虚腰痛、遗精盗汗、身面水肿等症有食疗作用。一般人群均可食用，尤其适宜肾虚腰酸腰痛、遗精、盗汗者以及肾虚耳聋患者。

山药杏仁糊

材料

山药粉2大匙，杏仁粉5克，鲜奶200毫升，白糖、龙眼肉各5克。

做法

1. 龙眼肉撕碎；鲜奶倒入锅中以小火煮沸，倒入山药粉与杏仁粉，并加糖调味，边煮边搅拌，以免烧焦粘锅。
2. 煮至汤汁成糊状，撒上龙眼肉碎即成。

功效

此品补中益气、温中润肺。适用于肺虚久咳、脾虚体弱等症，为适合男性补脾药膳。

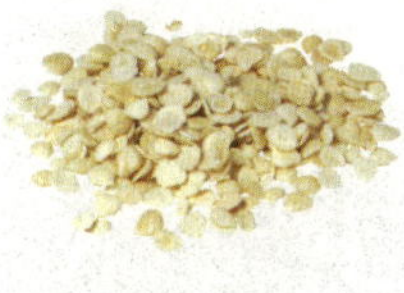

杏仁具有润肺、止咳、滑肠、消积食、散滞气的作用，而且杏仁能降低血液中胆固醇的含量，对保持心脏健康有益。

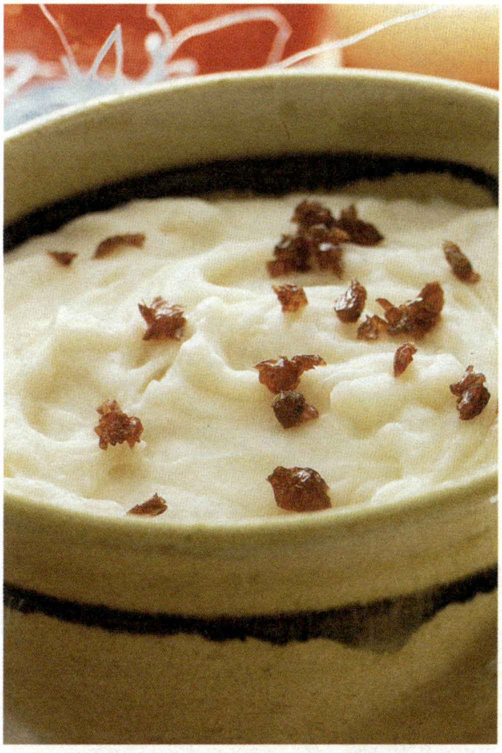

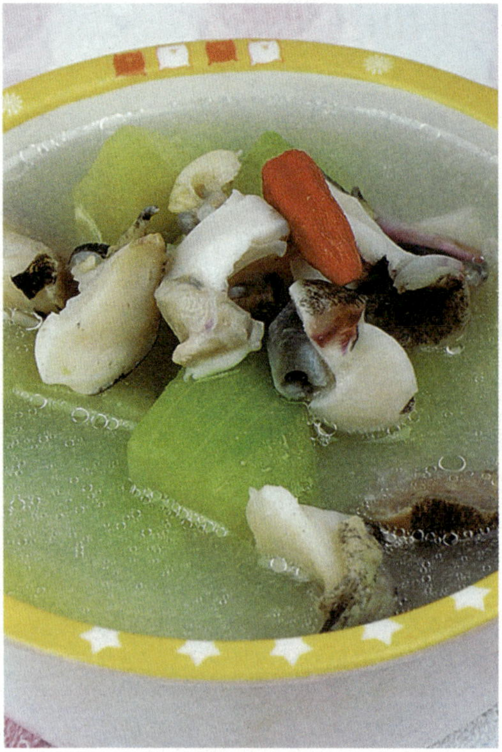

螺肉煲西葫芦

材料

螺肉170克，西葫芦125克，高汤1000毫升，盐5克。

做法

1. 将螺肉洗净；西葫芦洗净，切方块。
2. 净锅上火倒入高汤，放入西葫芦、螺肉，煲至熟，调入盐即可。

功效

本品清热利尿、消肿散结，适合急性肾炎、尿路感染、前列腺炎、尿路结石患者食用。

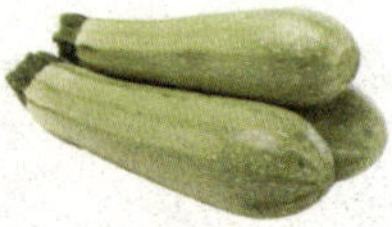

西葫芦富含植物纤维、矿物质和维生素等物质，具有清热利尿、除烦止渴、润肺止咳、消肿散结的作用。

葱油韭菜豆腐干

材料

韭菜400克，豆腐干200克，葱花10克，盐4克，老抽5毫升，香油2毫升，食用油20毫升。

做法

1. 将韭菜洗净，切段；豆腐干洗净，切成细条。
2. 炒锅加油烧至七成热，放入豆腐干翻炒，再倒入韭菜同炒至微软。
3. 加葱花、盐、老抽和香油一起炒匀。

功效

韭菜是壮阳蔬菜，豆腐能滋补身体。本品不仅适合男性食用，还具有降胆固醇、降血脂的功效。

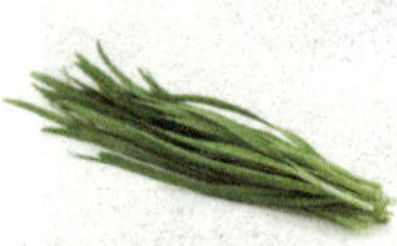

韭菜性温，味辛，具有增进食欲、散淤活血、杀菌消毒、护肤明目、补气壮阳、调经散寒的作用。

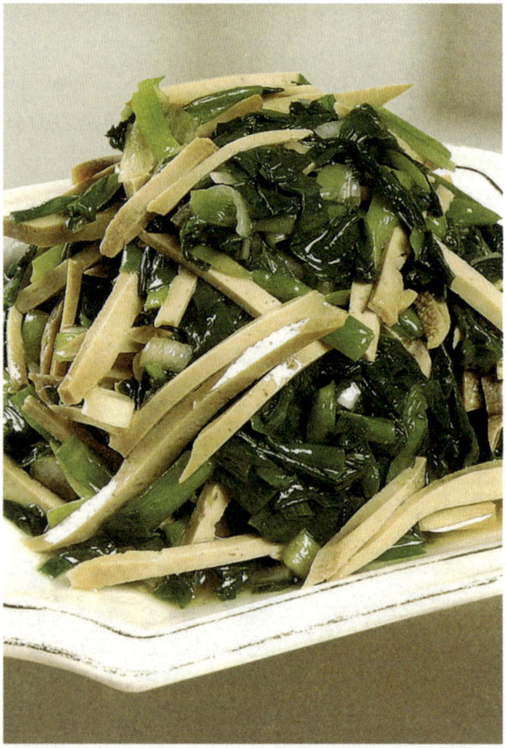

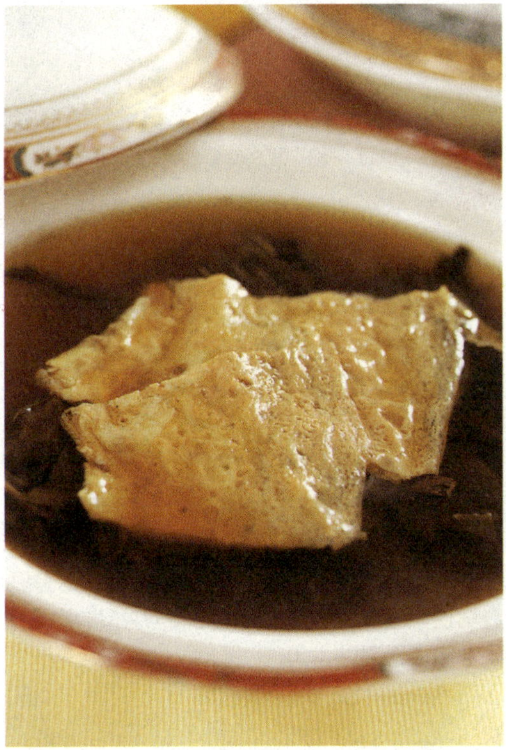

杜仲艾叶鸡蛋汤

材料

杜仲25克，艾叶20克，鸡蛋2个，盐3克，生姜丝2克，食用油10毫升。

做法

1. 杜仲、艾叶均洗净。
2. 鸡蛋打入碗中，搅成蛋浆，加入洗净的姜丝，入油锅内煎成蛋饼，切块。
3. 将以上材料放入煲内，加水以大火煲滚，改中火续煲半小时，加盐调味即可。

功效

本品具有补肝肾、理气暖身、温经散寒的功效，适合男性食用。

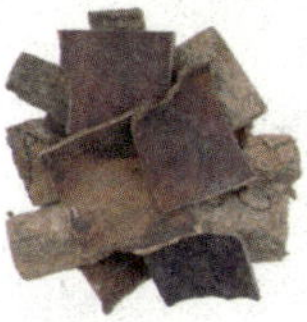

杜仲味甘，性温，具有补益肝肾、强筋壮骨、调理冲任、固经安胎的作用。

鹿茸山药熟地瘦肉汤

材料

山药30克，鹿茸10克，熟地10克，猪瘦肉200克，盐2克。

做法

1. 山药去皮洗净，切块；鹿茸、熟地均洗净；猪瘦肉洗净切块。
2. 锅中注水，烧沸，放入猪瘦肉、山药、鹿茸、熟地，大火烧开后，转小火慢炖2小时。
3. 放入盐调味即可。

功效

鹿茸能补肾壮阳、益精生血、强筋壮骨，能治肾阳不足、阳痿；熟地滋阴补肾。因此，本品具有补精髓、助肾阳、强筋健骨的功效。

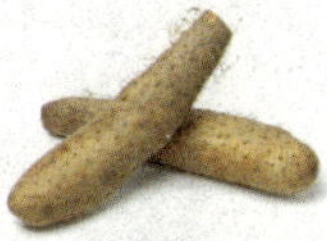

山药

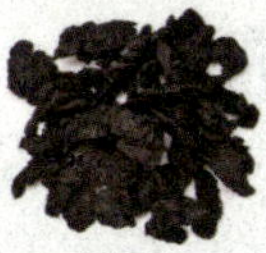

熟地

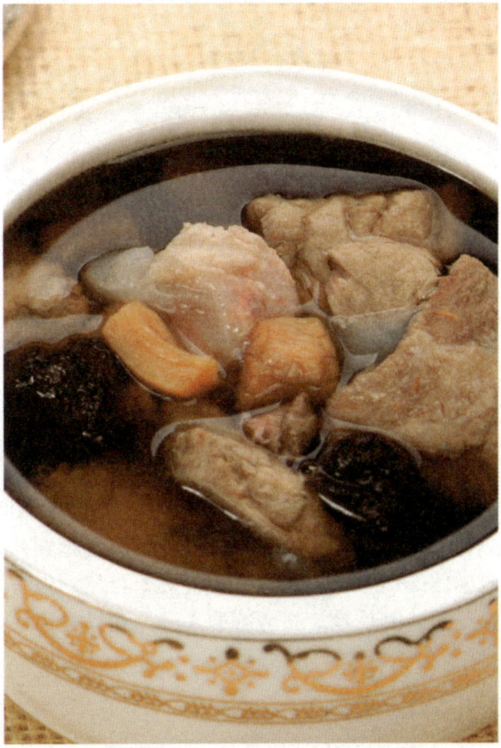

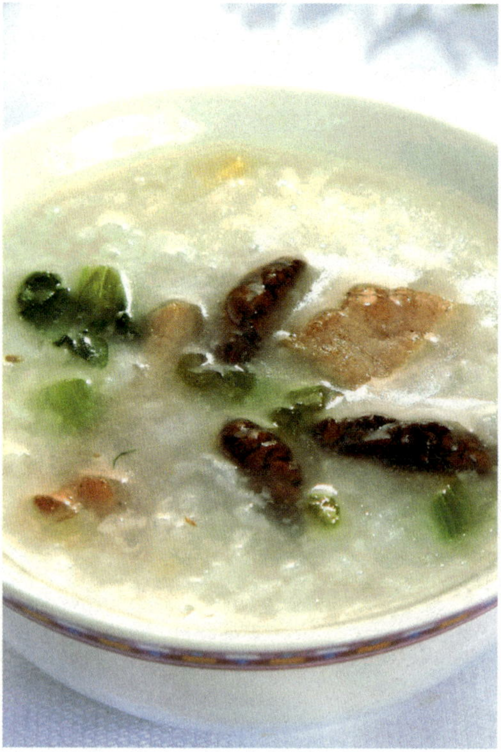

海参青菜瘦肉粥

材料

大米80克，猪瘦肉100克，水发海参50克，青菜30克，盐3克。

做法

1. 海参洗干净，切成小段；猪瘦肉洗净，切成薄片；青菜洗净切碎；大米淘净泡好。
2. 锅中注入适量清水，下入大米大火烧开，放入海参、猪瘦肉，煮至猪肉变熟。
3. 改小火熬煮成粥，再放入青菜煮熟，加盐调味即可。

功效

海参中含有的精氨酸最丰富，而精氨酸是男性性细胞的主要成分。此外，海参所含的锌、酸性粘多糖、海参素等活性物质，具有提高男性生殖能力的作用。因此，海参青菜瘦肉粥非常适合男性食用。

羊肉生姜粥

材料

大米80克，羊肉100克，生姜、葱花各5克，盐3克，胡椒粉2克。

做法

1. 大米洗净，浸泡半小时；羊肉洗净，切片；生姜洗净，切丝。
2. 锅中倒入适量清水，加入大米、羊肉，姜丝共煮粥。
3. 粥将熟时，加入葱花、盐、胡椒粉稍煮即可。

功效

羊肉有滋补壮阳，益气补血等效用。生姜具有化痰，止咳的功效。经常食用还可起到强身健体的作用。羊肉、生姜、大米合熬为粥有强身暖体的功效，适合各类人群，尤其是男性食用。

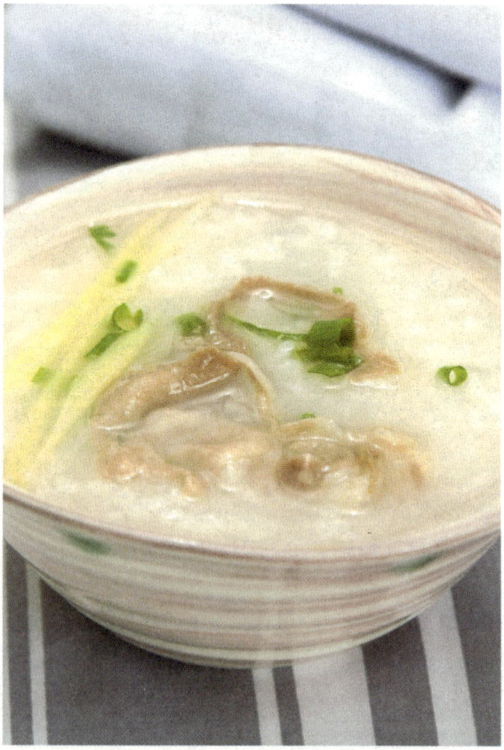

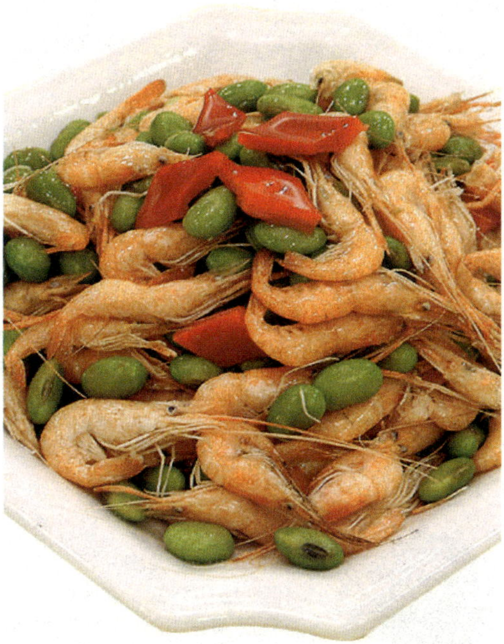

豌豆炒河虾

材料

河虾200克，毛豆150克，红椒适量，盐3克，香油10毫升、食用油适量。

做法

1. 河虾洗净；毛豆洗净，放入沸水锅中煮至八成熟时捞出；红椒洗净，切块。
2. 油锅烧热，放入河虾爆炒，放入毛豆仁炒熟，放红椒同炒片刻。
3. 调入盐炒匀，淋入香油即可。

功效

虾营养价值丰富，微量元素（磷、锌、钙、铁等）和氨基酸含量甚多，还含有特殊激素，有助于补肾壮阳。本菜尤其适合精血受损者食用。

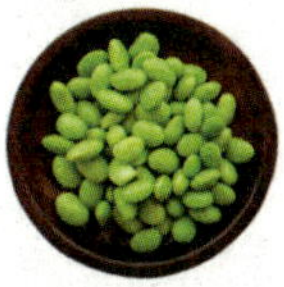

毛豆，含脂肪约20%，蛋白质约40%，还含有丰富的维生素，营养丰富。

白果莲子乌鸡汤

材料

白果30克，莲子50克，乌鸡腿1个，盐5克。

做法

1. 乌鸡腿洗净、剁块，汆烫后捞出冲净；莲子、白果洗净。
2. 将乌鸡腿放入锅中，加水至盖过材料，以大火煮熟，转小火煮40分钟。
3. 加入莲子，续煮15分钟，加入白果煮熟，最后加盐调味即成。

功效

莲子能益心肾、固精气、强筋骨、补虚损、利耳目，久服轻身耐老，主治男子遗精、心烦失眠、脾虚久泻、大便溏泄、久痢、腰疼、记忆衰退等症。故本品适合男性食用。

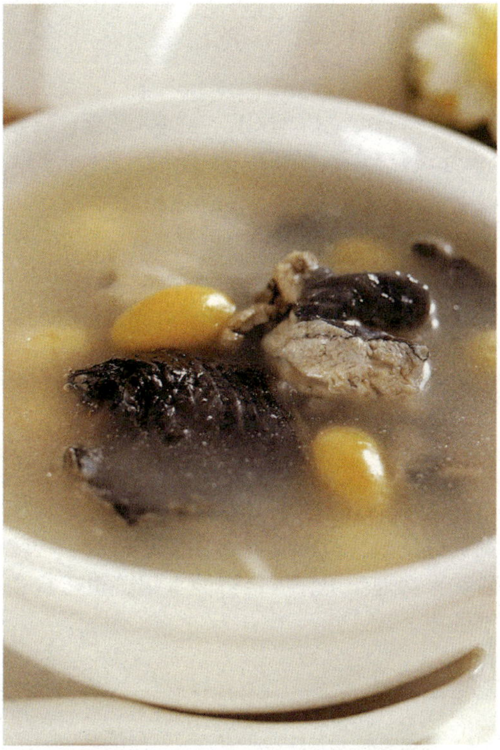

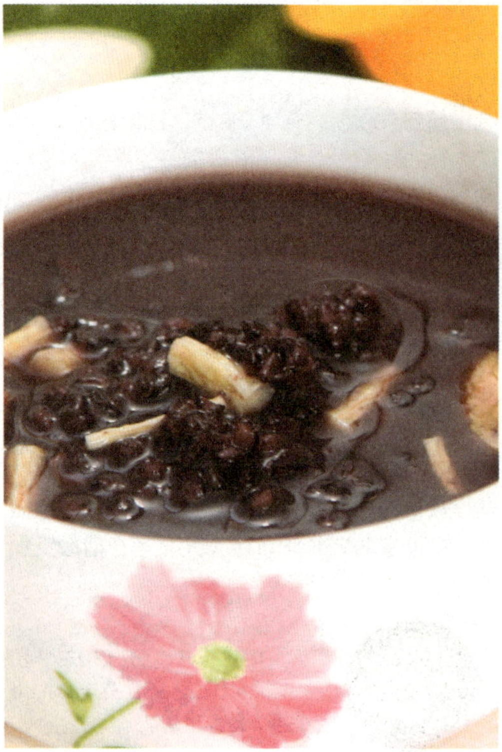

党参红枣黑米粥

材料

黑米80克，党参10克，红枣3颗，白糖4克。

做法

1. 黑米泡发，洗净；红枣洗净，切碎；党参洗净，切段。
2. 锅置火上，倒入清水，放入黑米煮开至开花。
3. 加入红枣碎、党参同煮至浓稠状，调入白糖拌匀即可。

功效

本粥具有养精固肾、健脾开胃、补肝明目、益气强身的食疗作用，尤其适合肾阴亏虚的男性患者食用。

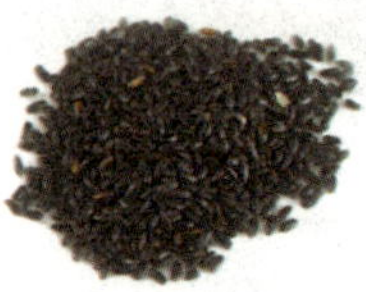

黑米色泽乌黑，营养价值非常高，具有健脾开胃、补肝明目、滋阴补肾、益气强身、养精固肾的功效，是抗衰美容、防病强身的滋补佳品。

羊肉虾米青菜粥

材料

羊肉60克，虾米50克，大米150克，料酒5毫升，姜末4克，葱白、盐各3克。

做法

1. 取大米洗净，放入锅中熬煮；青菜洗净，切碎；葱白洗净，切末。
2. 羊肉洗净切好，用料酒腌渍片刻，再放入锅中，与大米同煮至粥稠。
3. 加入虾米、姜末、葱白、盐，待其煮沸后即可食用。

功效

羊肉、虾米均为男性滋补佳品，同熬成粥能补肾壮阳，对体虚胃寒、虚劳羸弱、腰膝酸软有调理作用，适合男性食用，也适宜冬季进补。

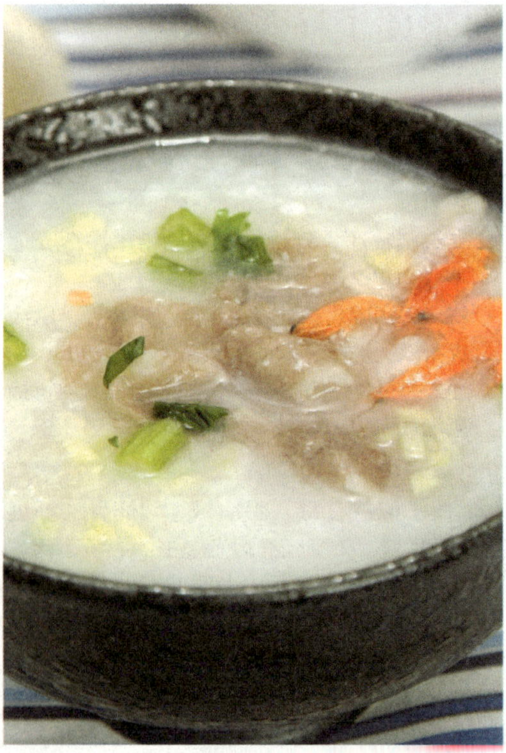

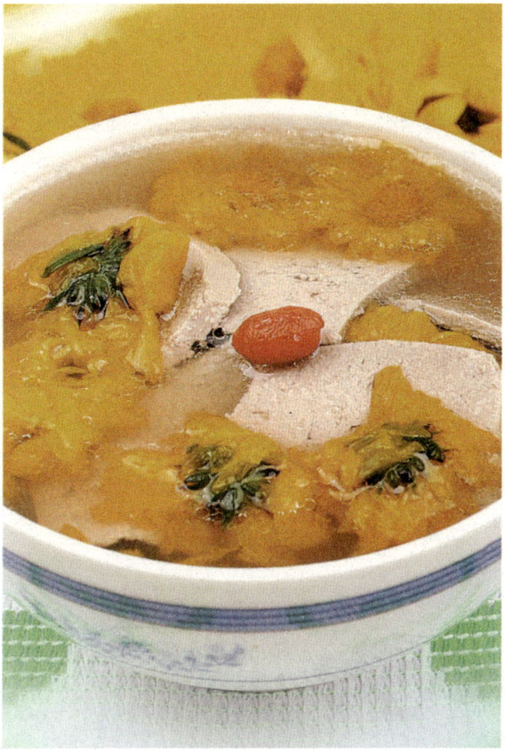

白芍猪肝汤

材料

白芍15克，菊花15克，枸杞子10克，猪肝200克，盐3克。

做法

1. 将猪肝洗净，切片，焯水；白芍、枸杞子、菊花均洗净。
2. 净锅上火倒入水煮开；放入白芍、菊花、猪肝煲至熟。
3. 再放入枸杞子略煮，调入盐即可。

功效

白芍有疏肝的作用，经常饮酒的人可以选择白芍加柴胡泡水饮用。本品还能养心补血、理气止痛。

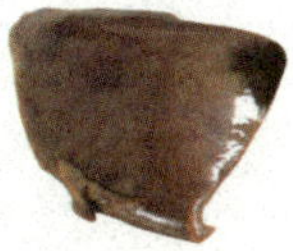

猪肝味甘、苦，性温，含有丰富的维生素A、维生素B_2、维生素C和铁，具有补肝、明目、补血养血的作用。

板栗排骨汤

材料

鲜板栗250克，排骨500克，胡萝卜1根，盐3克。

做法

1. 板栗入沸水中用小火煮约5分钟，捞起后剥去膜。
2. 排骨放入沸水中汆烫，捞起，洗净；胡萝卜削皮，洗净，切块。
3. 将以上材料放入锅中，加水盖过材料，以大火煮开，转小火续煮2小时，加盐调味即可。

功效

板栗能补脾健胃、补肾强筋、活血止血，对肾气虚亏、腰脚无力有良好的食疗作用，故又称“肾之果”。本品适合肾气虚亏、腰脚无力的男性食用。

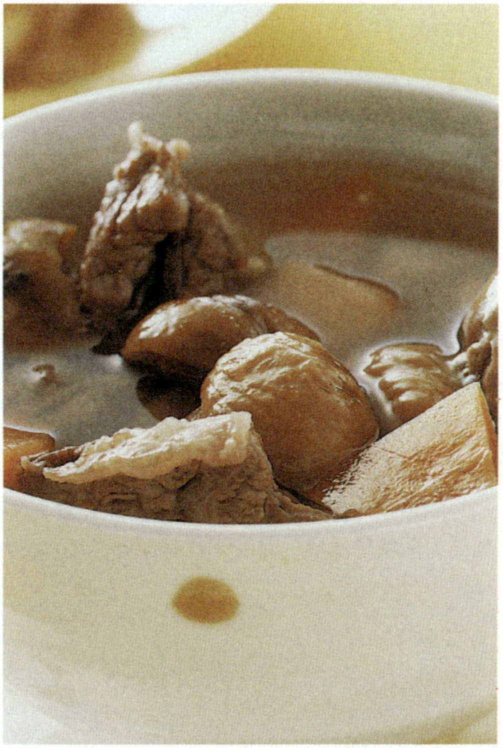

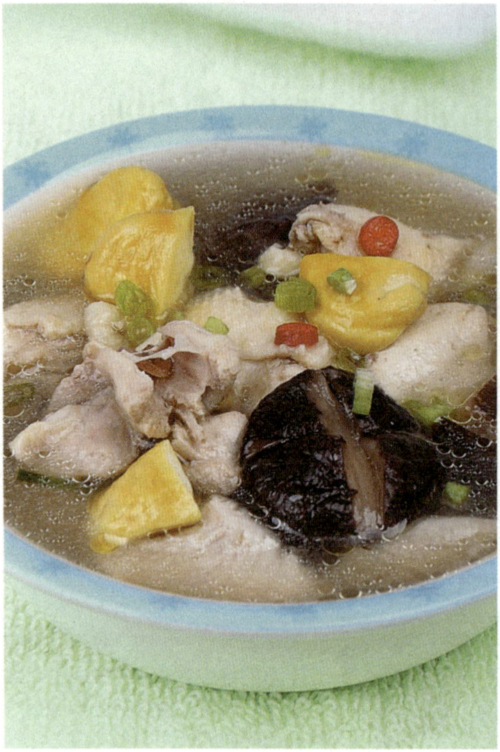

板栗香菇老鸡汤

材料

老鸡肉200克，板栗肉30克，香菇20克，盐3克，枸杞子、葱花各3克。

做法

1. 将老鸡洗净，斩块，汆水；板栗肉洗净；香菇浸泡洗净，切片。
2. 净锅上火倒入水，调入盐，放入鸡肉、板栗肉、香菇煲至熟即可。

功效

本汤能补肾强身，为男性养生保健佳品，适合常食。

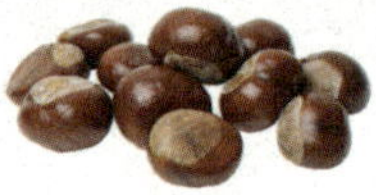

板栗能补脾健胃、补肾强筋、活血止血，对肾虚有补益之效，特别适合肾虚、大便溏泻等患者食用。

南瓜子小米粥

材料

南瓜子仁适量，枸杞子10克，小米100克，盐2克。

做法

1. 小米泡发，洗净；南瓜子仁、枸杞子分别洗净。
2. 锅置火上，加入适量清水，放入小米，以大火煮开，再倒入南瓜子仁、枸杞子。
3. 不停地搅动，以小火煮至粥呈浓稠状，调入盐拌匀即可。

功效

南瓜子中的活性成分和丰富的锌元素，能提高男性精子质量，对前列腺有保健作用。

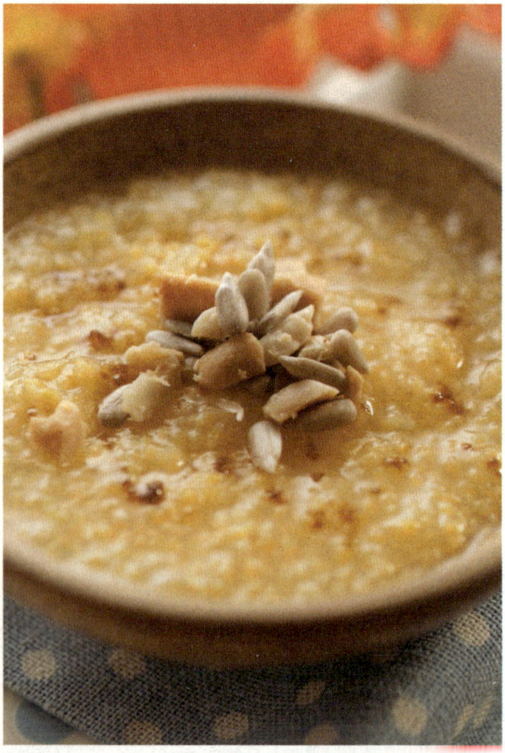

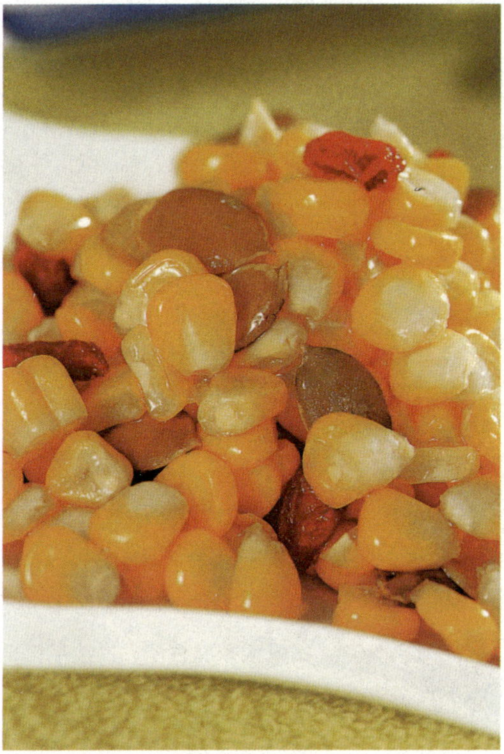

凉拌玉米瓜仁

材料

玉米粒100克，南瓜子仁30克，枸杞子10克，香油4克，盐3克。

做法

1. 将玉米粒洗干净，沥干水。
2. 再将南瓜子仁、枸杞子与玉米粒一起入沸水中焯熟，捞出，沥干水后，加入香油、盐拌匀即可。分两次服用。

功效

南瓜子仁能保护前列腺，提高精子质量；玉米粒能抗癌，抗肿瘤，延年益寿。本品还能辅助治疗糖尿病、高血压、蛔虫病等。

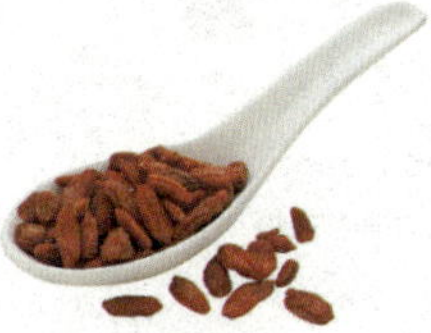

枸杞子

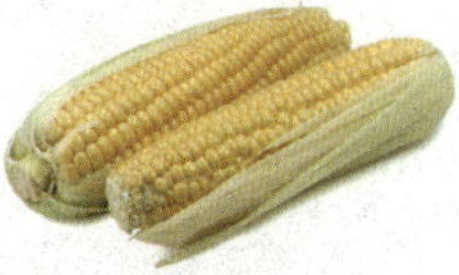

玉米

金针菇羊肉

材料

羊肉300克，金针菇100克，白萝卜50克，盐4克，香菜20克，姜20克，料酒10毫升。

做法

1. 将羊肉洗净，切成薄片；金针菇洗净；白萝卜洗净，切块；香菜洗净，切段；姜洗净，切片。
2. 锅中烧热水，放入羊肉汆烫片刻，捞起。
3. 另起锅，烧沸水，放入所有材料，倒入料酒，煮熟，最后撇净浮沫，调入盐即可。

功效

本品具有补虚劳、益肾气、助元阳、益精血、祛寒湿、养气血的功效，适合男性食用。

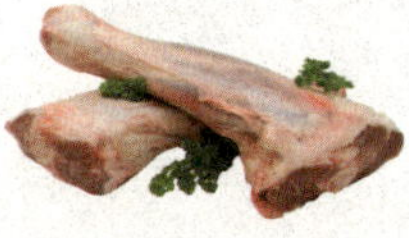

羊肉营养丰富，具有暖中补虚、补中益气、开胃健脾、益肾气、养肝明目的作用，男性适合经常食用。

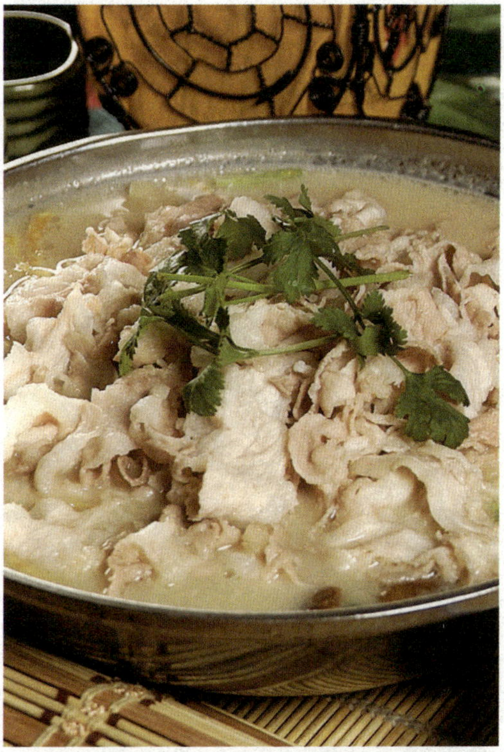

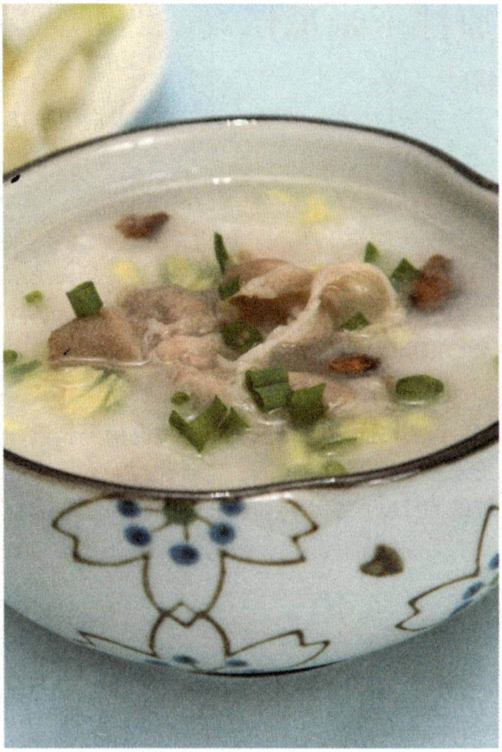

羊肉锁阳粥

材料

锁阳15克，羊肉100克，大米80克，料酒8毫升，生抽6毫升，姜末10克，盐3克，葱花3克。

做法

1. 羊肉洗净切片，用料酒、生抽腌渍；大米淘洗好；锁阳洗净。
2. 锅入水和米大火煮开，放入羊肉、锁阳、姜末，转中火熬至米粒软散。
3. 转小火熬成粥，加盐调味，撒入葱花。

功效

本品能补肾壮阳，适合肾亏所致的腰膝酸软、畏寒怕冷症状的男性患者食用。

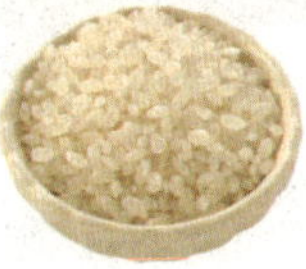

大米味甘淡，其性平和，是滋补之物，每日食用，能益脾胃、除烦渴。

杜仲狗肉煲

材料

狗肉500克，杜仲10克，盐5克，料酒10毫升，姜片、香菜叶各5克。

做法

1. 狗肉洗净，斩块，汆去血水；杜仲洗净浸透。
2. 将狗肉、杜仲、姜片放入煲中，加入清水、料酒煲2小时。
3. 调入盐，撒上香菜叶即可。

功效

本品具有补肾、益精、温补、壮阳等食疗作用，特别适合肾虚、腰膝酸软、阳痿早泄、精冷不育的男性患者食用。

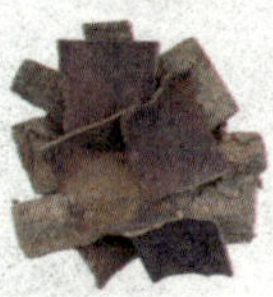

杜仲味甘，性温，具有补益肝肾、强筋壮骨、调理冲任、固经安胎的作用。

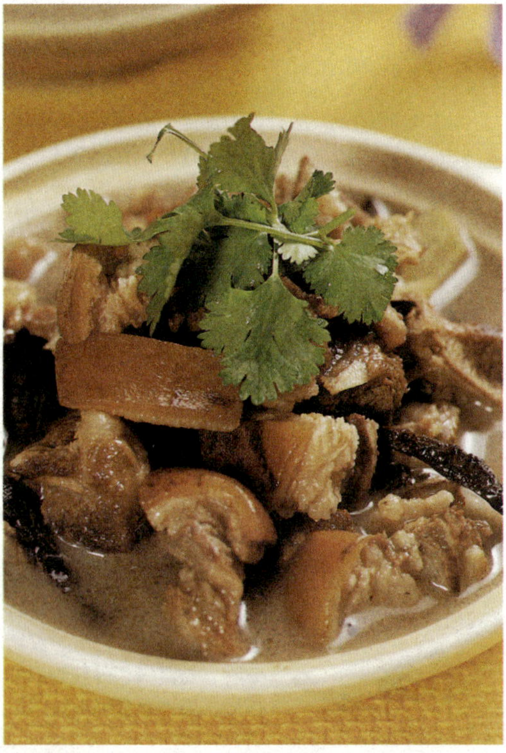

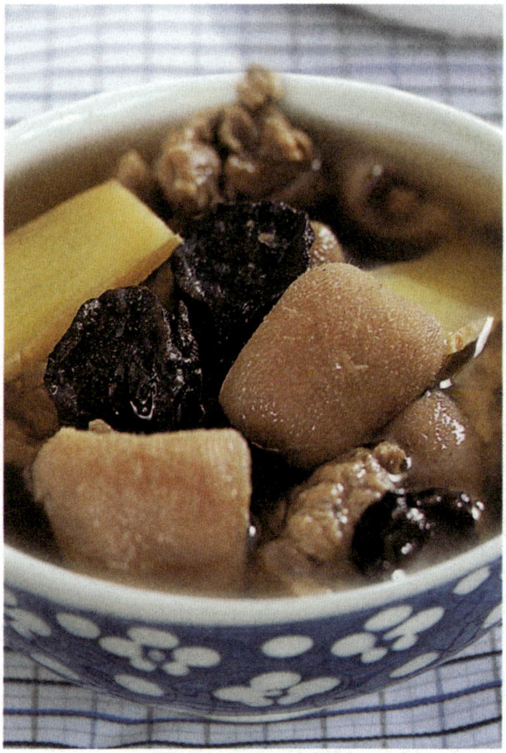

附子生姜炖狗肉

材料

熟附子10克，生姜100克，狗肉500克，胡椒10克，盐5克，料酒5毫升，八角、葱段各5克。

做法

1. 将狗肉洗净，切块；生姜切片，备用。
2. 锅中加水煨炖狗肉，煮沸后加入生姜片、熟附子，再加生油、料酒、八角、葱段等。
3. 共炖2小时左右，至狗肉熟烂后加入盐调味即可。

功效

附子、生姜与狗肉同炖，不仅味道特别鲜美，温肾散寒、壮阳化痰的功效也十分显著。冬春是服用本品的最好季节，夏秋两季应慎用。

菟丝子当归炖鸽

材料

酒炒当归、制香附、狗脊、炒川断、菟丝子、炒赤芍各9克，焦白术6克，炙桂枝、炒延胡索各2克，炮姜炭、茴香、煨木香各3克，鸽子1只，葱、姜各5克，料酒20毫升，盐3克。

做法

1. 鸽子洗净汆水斩块；姜拍松；葱切段。
2. 将所有药材洗净装入纱布袋，扎紧。
3. 锅上火加水，放入鸽子、药袋及调味料于大火上烧沸，转小火炖50分钟即成。

功效

鸽肉具有补益肾气、强壮性功能的作用，对男性阳痿、早泄、腰膝酸软等症均有食疗作用，也对贫血、体虚、心脑血管疾病等患者有一定的辅助疗效。

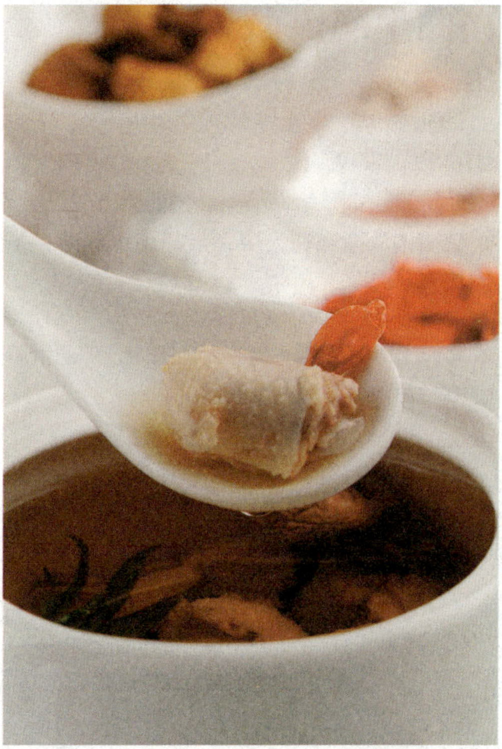

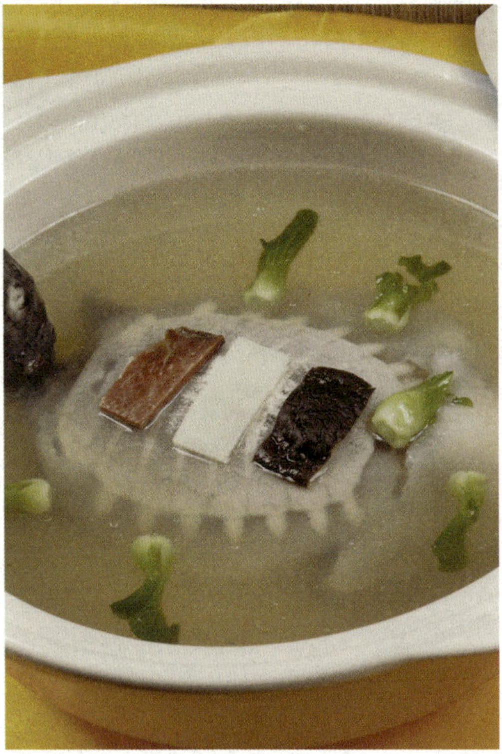

香菇甲鱼汤

材料

麦冬10克，甲鱼500克，香菇、油菜、豆腐皮各20克，盐、姜各5克。

做法

1. 甲鱼洗净；姜切片；香菇洗净对半切；油菜洗净；豆腐皮、麦冬分别洗净。
2. 甲鱼入沸水焯去血水，放入瓦煲中，加姜片、麦冬，加水煲至甲鱼熟烂，加盐调味，放入热水煮熟的香菇、油菜、豆腐皮摆盘。

功效

甲鱼具有益气补虚、滋阴壮阳、益肾健体、净血散结等食疗作用，因此本品适合男性日常保健食用。

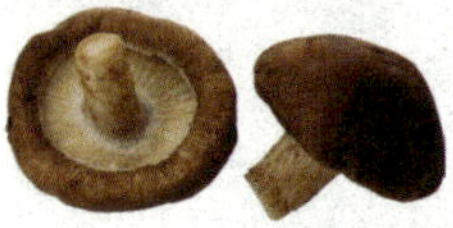

香菇富含蛋白质、多种氨基酸和维生素，能提高身体免疫力，延缓衰老、防癌抗癌、降血压、降血脂、降胆固醇。

当归牛尾虫草汤

材料

当归30克，冬虫夏草3克、牛尾1条，猪瘦肉100克，盐3克。

做法

1. 猪瘦肉洗净，切大块；当归用水略冲；冬虫夏草洗净。
2. 牛尾去毛，洗净，切成段。
3. 将以上所有材料一起放入砂锅内，加适量清水，待肉熟，调入盐即可。

功效

此汤具有添精补髓、补肾壮阳的功效，尤其适合中老年男性食用。

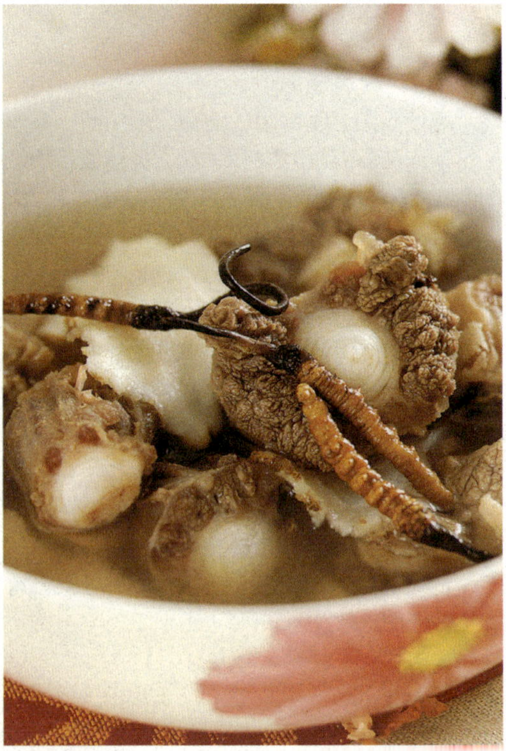

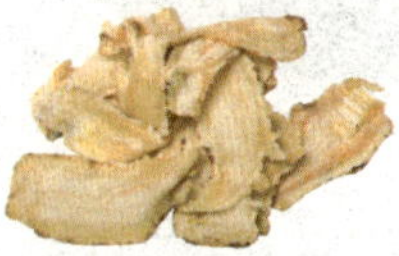

当归具有补血和血、调经止痛、润燥滑肠的功效，为调经止痛的理血圣药。

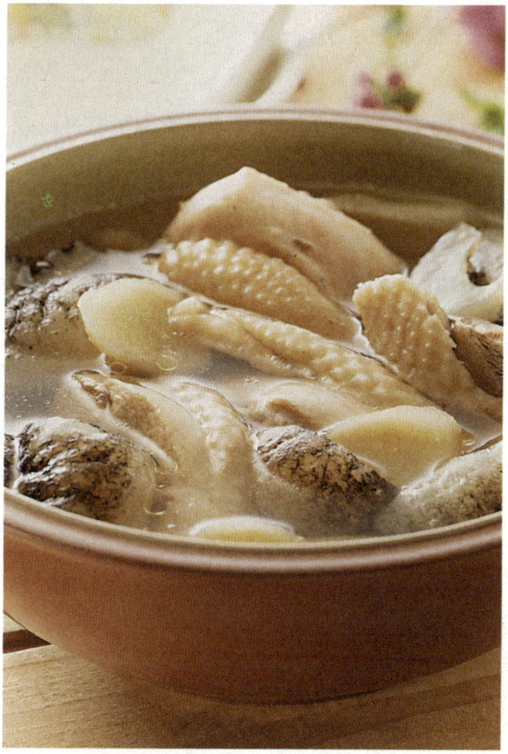

姜片海参炖鸡汤

材料

海参3只，鸡腿1只，姜1块，盐5克。

做法

1. 鸡腿氽烫，捞起；姜洗净，切片。
2. 海参自腹部切开，洗净腔肠，切大块，氽烫，捞起。
3. 净锅加适量水煮开，加入鸡腿、生姜煮沸，转小火炖约1小时，加入海参续炖30分钟，加盐调味即成。

功效

本品适合精血亏虚、性欲低下、心烦易怒、失眠健忘的男性患者食用。

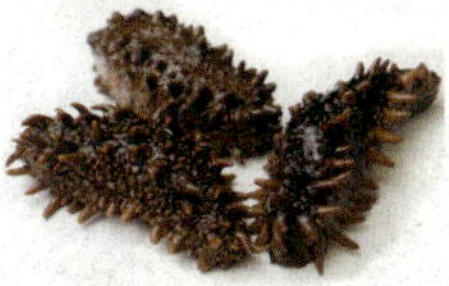

海参味甘、咸，性平，能补元气，滋益五脏六腑，除三焦火热，提高免疫力，还有补肾滋阴、养颜乌发的作用。

苦瓜炒虾仁

材料

苦瓜200克，虾仁150克，圣女果1颗，盐3克，淀粉20克，香油2毫升，食用油20毫升。

做法

1. 将苦瓜洗净，剖开，去瓤，切成薄片，放在盐水中氽一下，装入盘中。
2. 虾仁洗净，用盐和淀粉腌5分钟，下入油锅滑炒至玉白色。
3. 将虾仁捞出，盛放在苦瓜上，以圣女果点缀，再淋上香油即可。

功效

虾具有补肾、壮阳、抗早衰之功效，对阳痿体倦、腰痛、腿软、筋骨疼痛、失眠不寐、产后乳少以及丹毒、痈疽等症有一定的食疗作用；苦瓜则具有清热解毒、降低血糖的作用。因此，本品适合男性日常保健，也适合糖尿病患者食用。

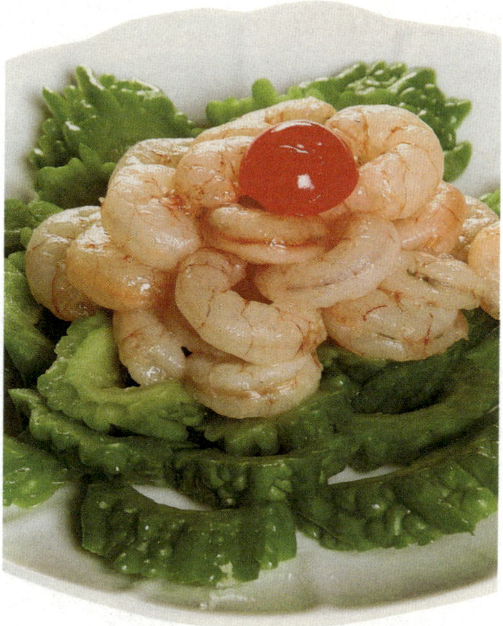

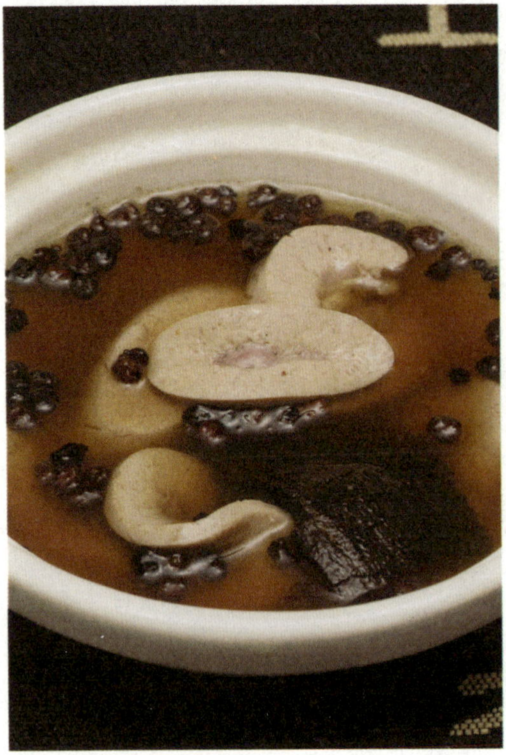

五味子羊腰汤

材料

杜仲15克，五味子6克，羊腰500克，姜末、盐各5克。

做法

1. 杜仲、五味子洗净入锅，加适量水，煎煮40分钟，去掉浮渣，加热熬成稠液。
2. 羊腰洗净，去筋膜和臊线，切成腰花，用上面熬制的稠液裹匀。
3. 锅置火上，加入适量水，煮至沸腾，再放入腰花、已熬制的稠液、姜末煮至熟嫩后，加入盐调味即可。

功效

五味子性温，味酸，归肺、心、肾经，具有敛肺、补肾、生津、收汗、涩精的功效，为治肾虚、精关不固、遗精、滑精之常用药。羊腰具有补肾强精的作用。因此，本汤适合男性食用。

枸杞猪尾汤

材料

猪尾150克，枸杞子5克，盐3克。

做法

1. 猪尾洗净，剁成段；枸杞子洗净，浸水片刻。
2. 净锅入水烧沸，放入猪尾汆透，捞出洗净。
3. 将猪尾、枸杞子放入瓦煲内，加入适量清水，大火烧沸后改小火煲40分钟，加盐调味即可。

功效

本品是平补肝肾的补养佳品，适合男性常食，还对糖尿病、高血压、肝功能异常、胃炎等有一定食疗作用。

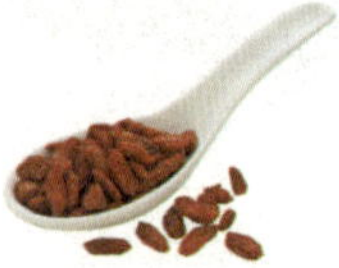

枸杞子

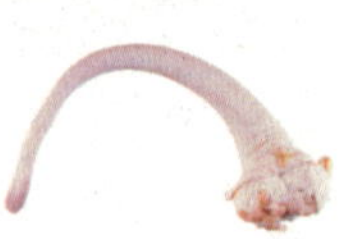

猪尾

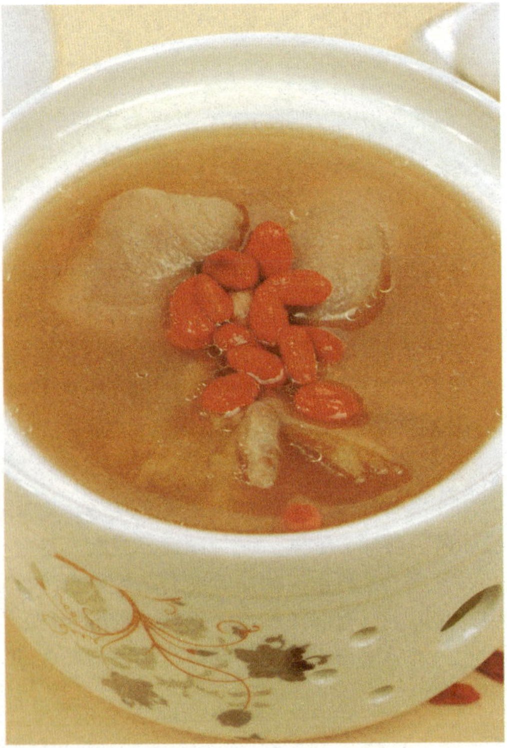

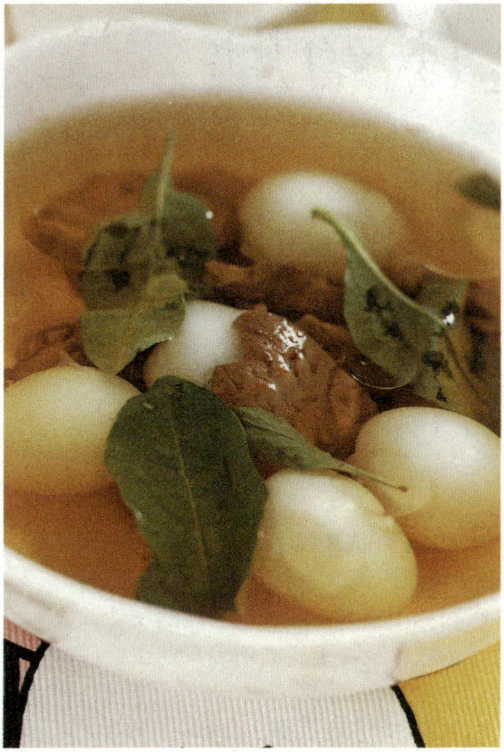

枸杞叶鹌鹑蛋鸡肝汤

材料

鸡肝150克，枸杞叶10克，鹌鹑蛋150克，盐5克，生姜3片。

做法

1. 鸡肝洗净，切成片；枸杞叶洗净。
2. 鹌鹑蛋入锅中煮熟后，取出，剥去蛋壳。
3. 将鹌鹑蛋、鸡肝、枸杞叶、生姜一起加水煮5分钟，调入盐煮至入味，最后拣去姜片即可。

功效

本品能强肾补肝，适合肝肾不足导致的视物昏花、失眠、肝病患者食用。

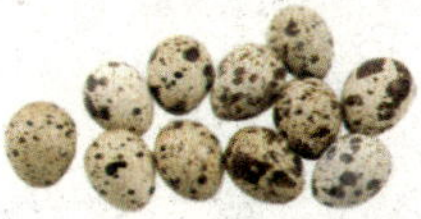

鹌鹑蛋味甘，性平，具有补益气血、强身健脑、丰肌泽肤等功效。

山茱萸丹皮炖甲鱼

材料

山茱萸50克，丹皮20克，甲鱼1只，红枣2颗，葱、姜、盐各5克。

做法

1. 将山茱萸、丹皮放入锅内，加2000毫升的水煮20分钟左右；甲鱼处理干净。
2. 将煮好的药汁和药料倒入炖甲鱼的砂锅内，然后再放入葱、姜、红枣。
3. 再用小火炖熬2个小时左右，最后放入盐调味即可。

功效

本品适合作为男性日常保健药膳，尤其适合肝肾阴虚、肝肾不足的人。

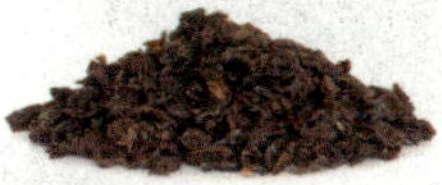

山茱萸可补益肝肾，既能益精，又可助阳，为平补阴阳之要药，具有补肝肾、涩精气、固虚脱的功效。

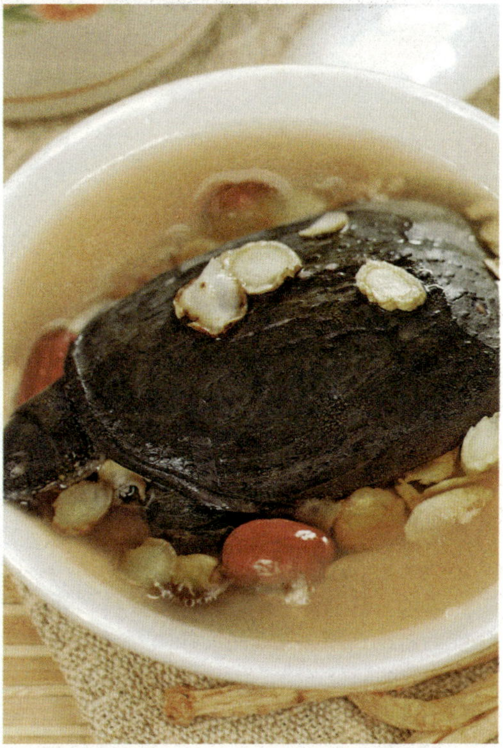

女性美容美体药膳

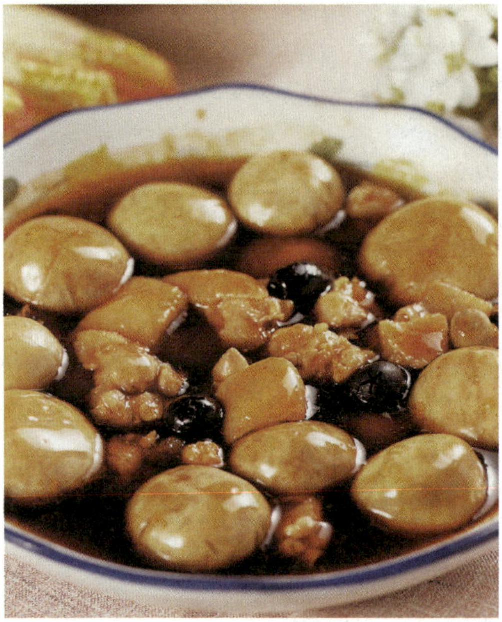

红酒蘑菇烩乳鸽

材料

蘑菇100克，乳鸽1只，洋葱1个，黑提3粒，干红酒100毫升，黄油50克，盐5克，吉士粉5克，生粉25克。

做法

1. 先将乳鸽洗净切块，氽水约20分钟；洋葱切片；蘑菇焯水。
2. 在锅中放入黄油，加入乳鸽煸炒，放水和调味料及除干红酒外的其他原材料，焖约30分钟。
3. 勾芡，放入干红酒，出锅装盘即可。

功效

乳鸽治肺肾亏虚，红酒可活血化淤、抗衰老，蘑菇能温胃益气。三者同食，可使气血通畅充盈，面色光润。

枸杞黄芪蒸鳝鱼

材料

鳝鱼350克，枸杞子、黄芪、麦冬各10克，生姜10克，盐3克，蚝油4毫升，老抽1毫升，胡椒粉2克。

做法

1. 鳝鱼洗净，去头、骨斩段；黄芪、麦冬分别洗净；枸杞子洗净，泡发；生姜洗净，切片。
2. 将鳝鱼用盐、老抽腌渍5分钟，去腥。
3. 将所有材料拌匀，入蒸锅蒸熟即可。

功效

黄芪可补中益气，枸杞子能补肾润肺，鳝鱼能治血气不调。故本品能养血固气，常食能使面色红润而有光泽。

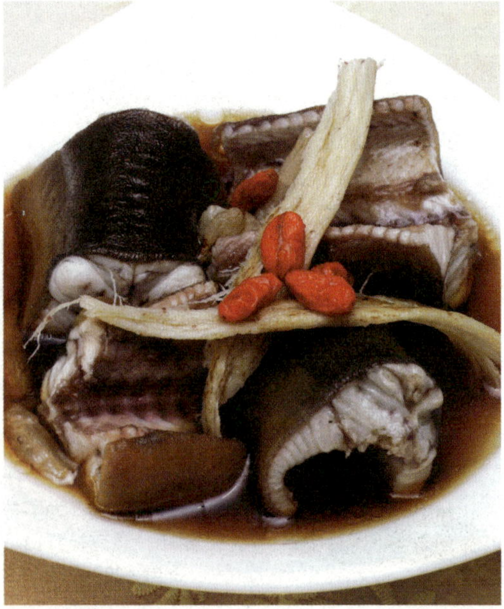

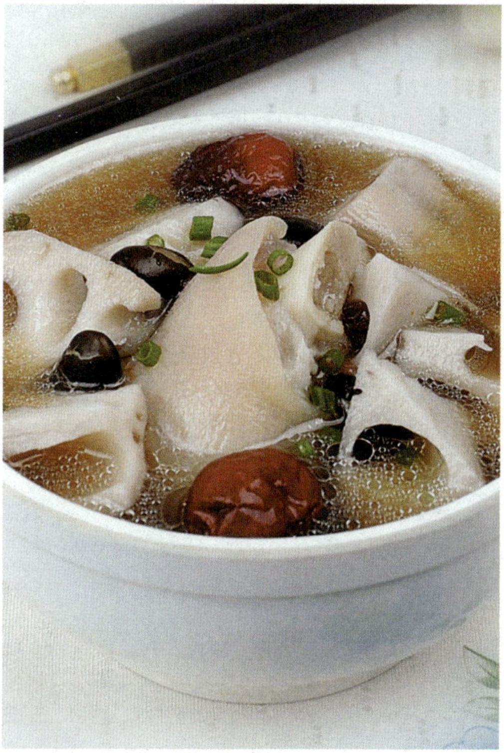

黑豆红枣莲藕猪蹄汤

材料

莲藕200克，猪蹄150克，黑豆25克，红枣8颗，当归3克，清汤800毫升，盐6克，姜片3克，葱花2克。

做法

1. 将莲藕洗净，切成块；猪蹄洗净，斩块；黑豆、红枣分别洗净浸泡20分钟。
2. 净锅上火倒入清汤，放入姜片、当归，调入盐烧开，放入猪蹄、莲藕、黑豆、红枣煲至熟，最后撒上葱花即可。

功效

猪蹄富含胶原蛋白，能补充肌肤营养、美化肌肤；红枣、当归补血活血，常食能使肌肤红润。因此，此汤具有美容养颜的功效。

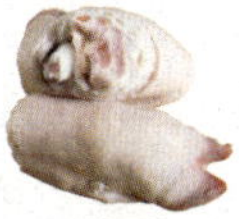

猪蹄

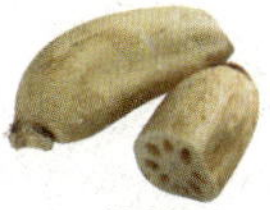

莲藕

木瓜雪蛤羹

材料

白芍8克，木瓜150克，雪蛤50克，冰糖5克。

做法

1. 木瓜洗净，去皮，切小块。
2. 雪蛤泡发；枸杞、白芍洗净。
3. 锅中倒入清水，放雪蛤、白芍，大火烧开，转小火将雪蛤炖烂，放入木瓜、冰糖，炖至木瓜熟即可。

功效

木瓜、雪蛤均为美容养颜佳品。本品还能滋阴养心，解郁除烦，辅助治疗失眠多梦、心悸虚烦等病症。

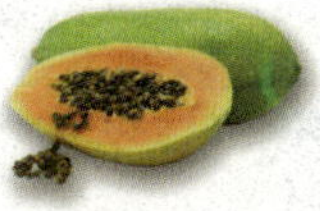

木瓜性平、微寒，味甘，富有营养且热量低，具有消暑解渴、润肺止咳、保健美容的作用。

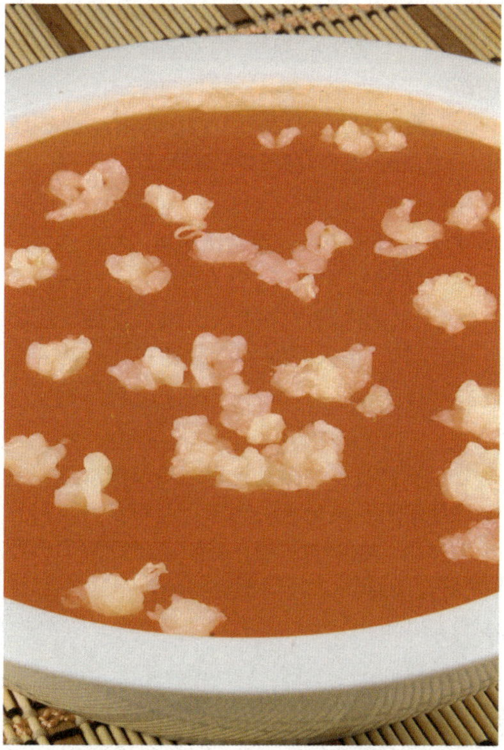

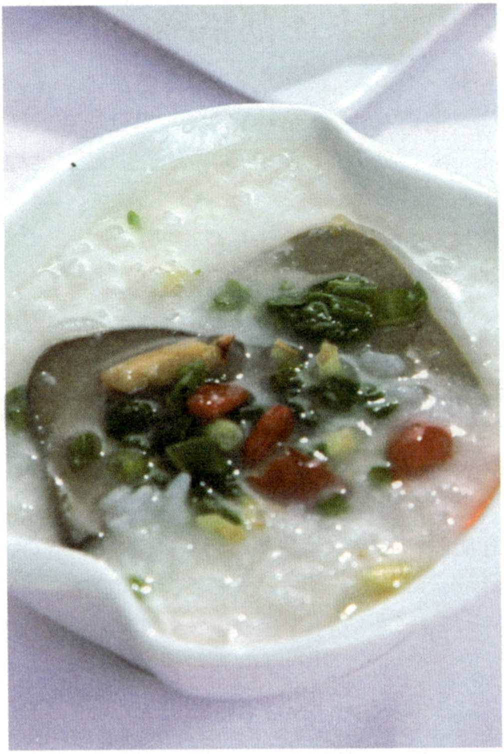

猪肝枸杞粥

材料

猪肝150克，枸杞叶50克，枸杞子20克，大米100克，姜末、葱花、盐各3克。

做法

1. 枸杞子、枸杞叶分别洗净；猪肝洗净，切片，汆水；大米淘净，泡好。
2. 锅中注水，放入大米，以大火烧开，放入枸杞子、姜末，转中火熬煮至粥将成。
3. 转小火，放入猪肝、枸杞叶，等猪肝熟透，加盐调味，撒上葱花即可。

功效

猪肝有明目、补肝养血等功效；枸杞有滋补肝肾、益精明目的功效。因此，本粥能养肝明目、滋阴补血，适合爱美的女性食用。

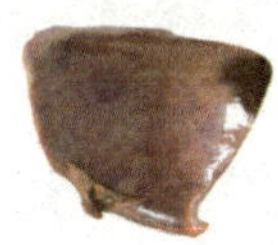

猪肝味甘、苦，性温，含有丰富的维生素A、维生素B_2、维生素C和铁，具有补肝、明目、补血养血的作用。

香附豆腐泥鳅汤

材料

泥鳅300克，豆腐200克，香附10克，红枣15克，盐5克，高汤1000毫升。

做法

1. 将泥鳅处理干净；豆腐切小块；红枣洗净；香附洗净，煎汁。
2. 锅上火倒入高汤，加入泥鳅、豆腐、红枣煲至熟，倒入香附药汁，煮开后，调入盐即可。

功效

豆腐含有多种微量元素，不仅能排毒，还能保湿美肌，恢复肌肤光泽；泥鳅具有抗菌消炎的作用，能帮助祛痘；香附能疏肝解郁，补中益气。因此，本汤可美容养颜。

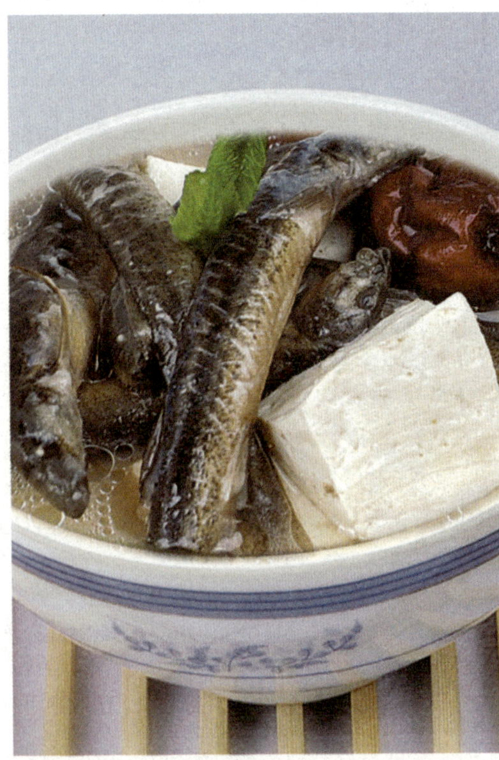

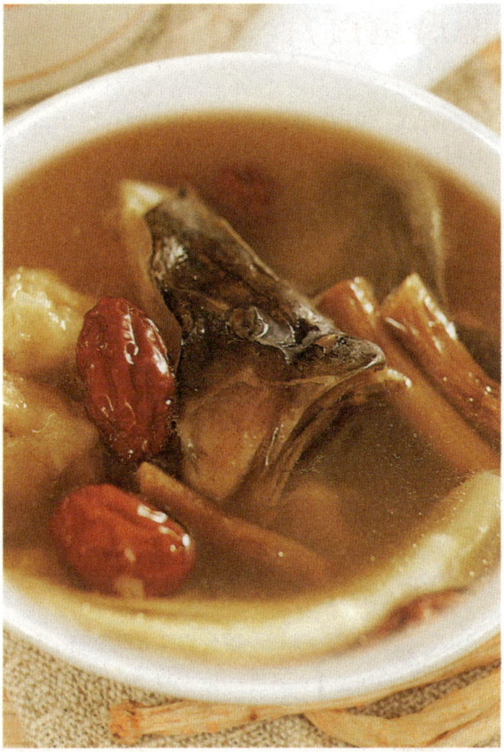

当归川芎鱼头汤

材料

当归15克，川芎10克，鳙鱼头1个，生姜5片，红枣5枚，盐5克、食用油20毫升。

做法

1. 将鱼头洗净，去鳃；起油锅，放入鱼头煎至微黄，取出；川芎、当归、生姜、红枣洗净。
2. 把鱼头、川芎、当归、生姜、红枣一起放入炖锅内，加适量开水，炖锅加盖，小火隔水炖两小时。
3. 加入盐调味即可。

功效

本品适宜女士调养气血，有宁神祛风、健脾补血、美容养颜之效。

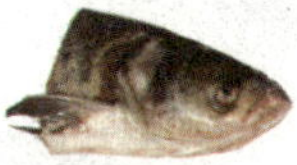

鱼头营养高、口味好、富含人体必需的卵磷脂和不饱和脂肪酸，对降低血脂、健脑及延缓衰老有好处。

西红柿阿胶薏米粥

材料

西红柿150克，阿胶10克，薏米100克，盐5克。

做法

1. 将西红柿洗干净，放入温开水中浸泡片刻，冲洗后，撕去皮，将其切碎，并剁成糊状，盛入碗中。
2. 薏米淘洗干净，放入砂锅，加水适量，大火煮沸，改用小火煨煮30分钟，倒入西红柿糊，继续用小火煨煮。
3. 阿胶洗净，放入砂锅中，待阿胶完全溶化，拌匀，再煮至薏米熟烂，加盐调匀即可。

功效

本粥具有补虚养血、益气调经的功效。

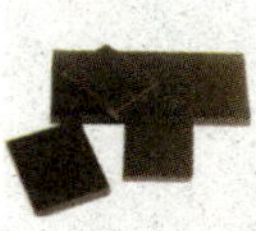

阿胶为阴虚心烦的补血圣品，具有滋阴润肺、补血止血、定痛安胎的功效。阿胶还能促进细胞再生，改善体内钙平衡，防止营养障碍，提高免疫力。

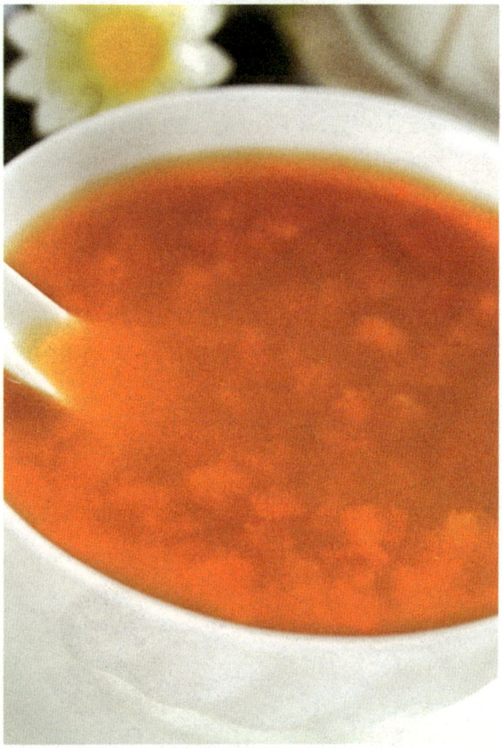

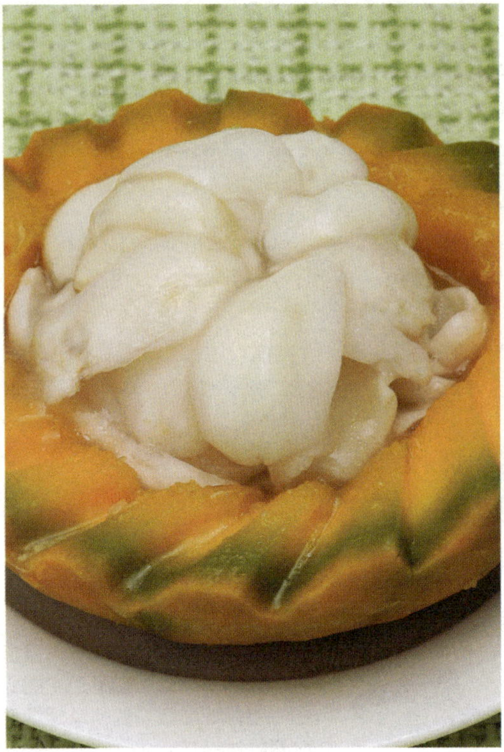

南瓜蒸百合

材料

南瓜、百合各250克，白糖10克，蜂蜜15克。

做法

1. 南瓜洗净，切成两半，然后用刀在瓜面切锯齿形状的刀纹做成南瓜盅。
2. 百合洗净，削去黄尖，用白糖拌匀，放入南瓜盅中，盛盘，放进锅中蒸煮，煮开后，大火转为小火，约8分钟即可。
3. 取出，淋上蜂蜜即可。

功效

南瓜补中益气、益心敛肺，可使肝脏调和，气顺血畅；百合能清心除烦。食用此品可缓解紧张、焦虑和烦躁的情绪。

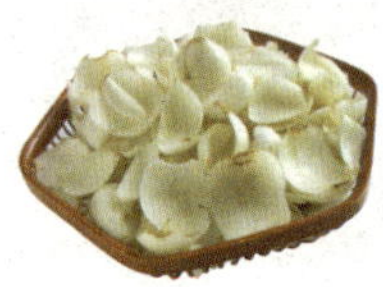

百合具有养阴润肺、清心安神、补中益气、健脾和胃、清热解毒、利尿、凉血止血的作用。

防己黄芪粥

材料

防己10克，黄芪12克，白术6克，甘草3克，大米50克。

做法

1. 将防己、黄芪、白术、甘草均洗净；大米淘洗干净，泡发。
2. 将防己、黄芪、白术、甘草放入水中，加适量清水用大火煮沸后，再用小火煎煮30分钟左右，滤去药渣。
3. 在药汁中加入大米煮成粥即可。

功效

本粥不仅能滋养肌肤，还具有利水消肿、祛湿减肥的功效，能辅助减肥。

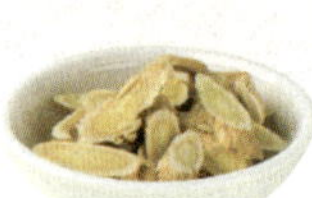

黄芪

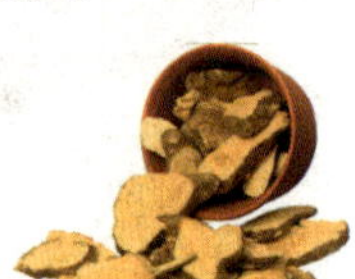

白术

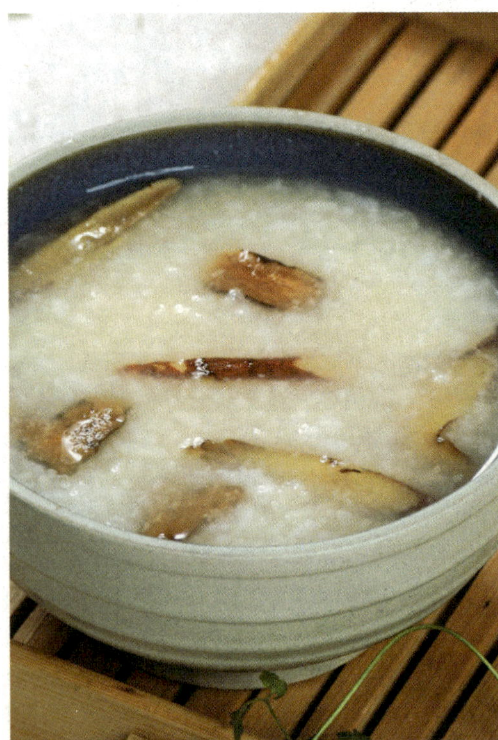

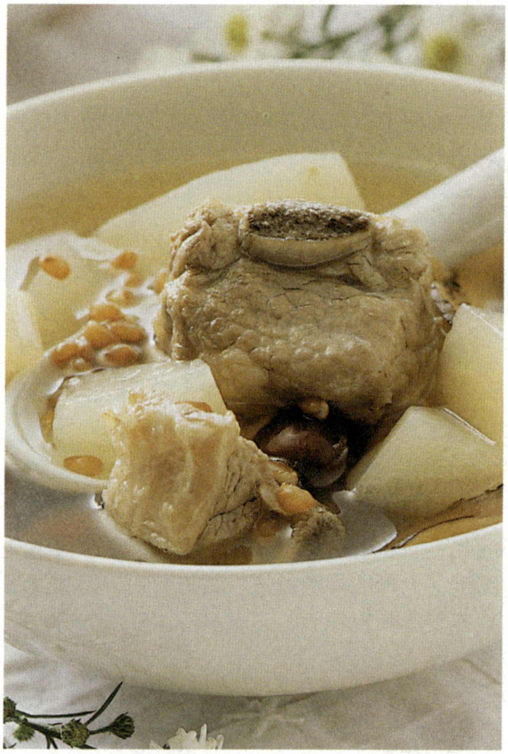

麦枣甘草排骨汤

材料

小麦100克，红枣10颗，甘草15克，白萝卜250克，排骨250克，盐5克。

做法

1. 小麦淘净，以清水浸泡1小时，沥干；红枣、甘草洗净。
2. 排骨洗净斩件，氽水，捞起洗净；白萝卜削皮，洗净，切块。
3. 将所有材料放入锅中，加适量水，以大火煮沸后转小火炖约40分钟，拣去红枣、甘草，加盐调味即可。

功效

小麦有养心安神的功效，红枣、甘草能补脾益气。三种中药合用，有助于宁神助眠，保持面色红润。

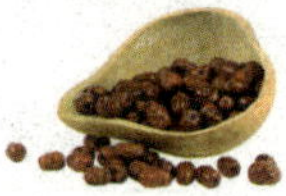

红枣具有补中益气、养血安神的作用，长期食用还可滋润肌肤，减少面部色斑，防止脱发。

茯苓豆腐

材料

茯苓30克，豆腐500克，枸杞子2克，香菇2朵，盐3克，料酒20毫升，淀粉10克，清汤300毫升，食用油20毫升。

做法

1. 豆腐挤出水，洗净，切小方块；香菇洗净，切成片；枸杞和茯苓分别洗净浸泡。
2. 豆腐块放入热油中炸至金黄色，捞出。
3. 将清汤、盐、料酒以及泡发后的枸杞子、茯苓，一起倒入锅内烧开，加适量淀粉，搅拌成汁，倒入炸好的豆腐块中搅拌切匀，与香菇片炒匀即成。

功效

此品可益脾和胃、祛湿减肥。

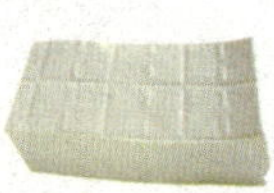

豆腐营养价值很高，其味甘、咸，性寒，具有宽中益气、调和脾胃、消除胀满、通大肠浊气、清热散血的作用。

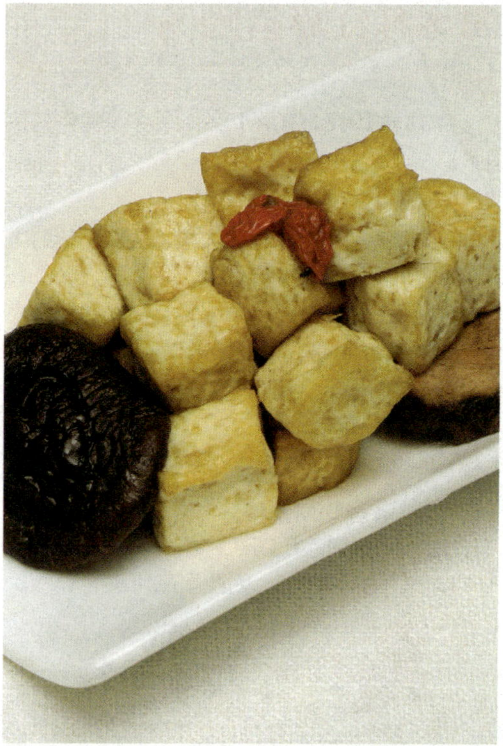

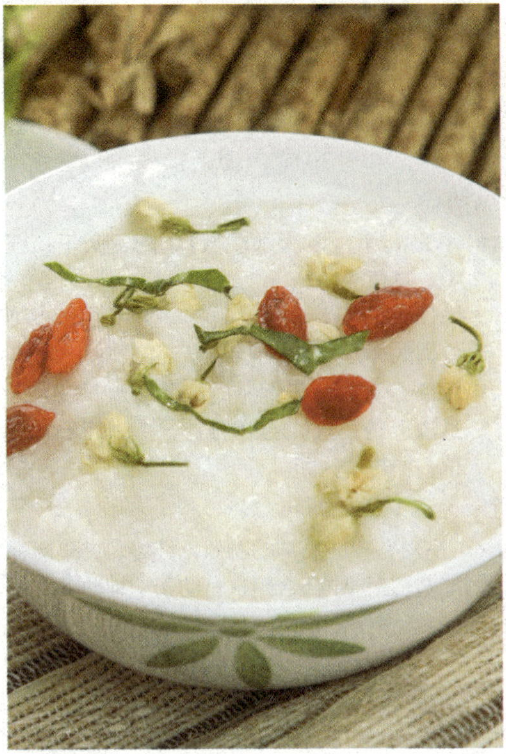

枸杞茉莉花粥

材料

枸杞子、茉莉花各5克，青菜叶10克，大米80克，盐2克。

做法

1. 大米洗净，浸泡30分钟后捞出沥水；枸杞子、茉莉花分别洗净；青菜叶洗净切碎。
2. 锅置火上，倒入清水，放入大米，用大火烧开。
3. 加入枸杞子同煮片刻，撒入青菜碎，转小火煮至粥稠，撒上茉莉花，加盐拌匀即可。

功效

枸杞清肝明目，茉莉花能帮助肌肤排毒、活化肌肤、滋润保湿、抗菌消炎，青菜含膳食纤维，大米能补中益气、润肺滋阴。因此，本粥不仅能美容养颜，还可健身减肥。

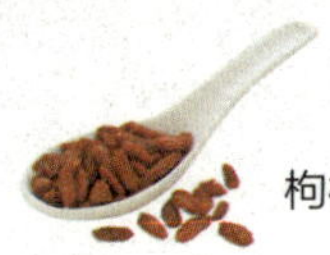

枸杞子

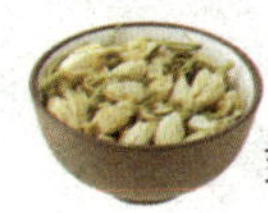

茉莉花

黑木耳红枣猪蹄汤

材料

黑木耳10克，红枣15枚，猪蹄300克，盐5克。

做法

1. 黑木耳洗净泡发；红枣去核，洗净；猪蹄去净毛，斩件，洗净后汆水。
2. 锅置火上，将猪蹄干爆5分钟。
3. 将清水2000毫升放入瓦煲内，煮沸后加入以上材料，大火煲开后改用小火煲3小时，加盐调味即可。

功效

猪蹄富含胶原蛋白，能防止皮肤干瘪起皱，增强皮肤弹性和韧性；黑木耳、红枣益气补血，又可抗癌美容。因此本品可美容养颜。

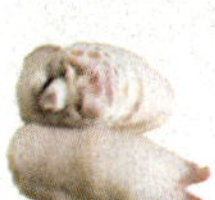

猪蹄

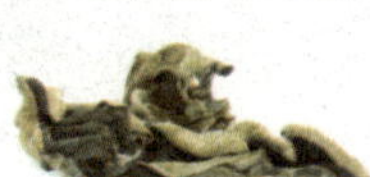

黑木耳

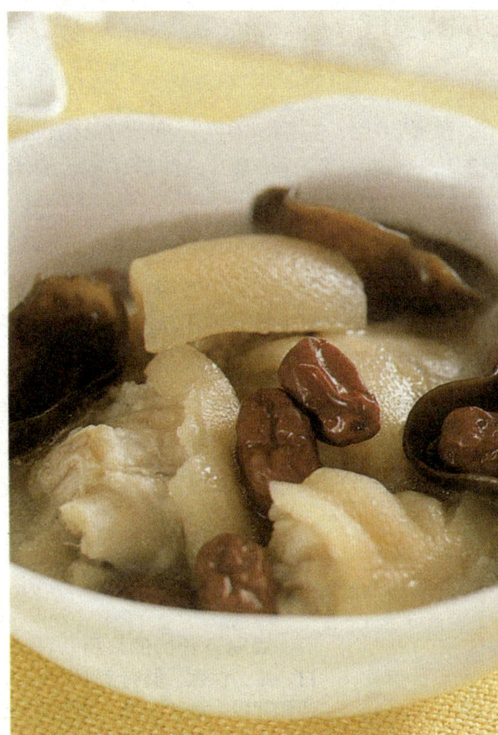

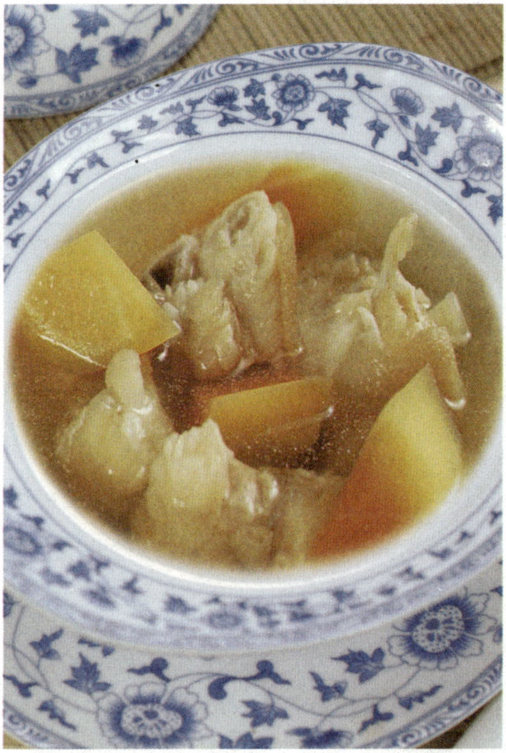

木瓜煲猪蹄

材料

猪蹄350克，木瓜1个，生姜10克，盐6克。

做法

1. 木瓜剖开，去子，去皮，切成小块；生姜洗净，切成片。
2. 猪蹄去残毛，洗净，剁成小块，再放入沸水中氽去血水。
3. 将猪蹄、木瓜、姜片装入煲内，加适量清水煲至熟烂，加入盐调味即可。

功效

猪蹄含有丰富的蛋白质，且多为胶原蛋白和弹性蛋白，搭配木瓜食用，具有和血、润肤、丰胸、美容的功效。

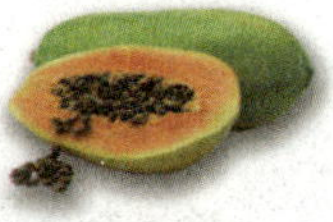

木瓜性平、微寒，味甘，富有营养且热量低，具有消暑解渴、润肺止咳、保健美容的作用。

冰糖炖木瓜

材料

木瓜65克，冰糖50克。

做法

1. 木瓜洗净，去皮、子，切成块。
2. 将木瓜、冰糖放入炖盅内，倒入适量水。
3. 将炖盅放入蒸笼蒸熟即可。

功效

木瓜可助消化，还能消暑解渴、润肺止咳，还可丰胸美容。因此，本品有美容功效。

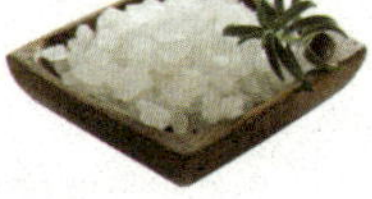

冰糖老少皆宜，对肺燥咳嗽、干咳无痰、咳痰带血等症状有一定缓解作用，此外还能保湿肌肤。

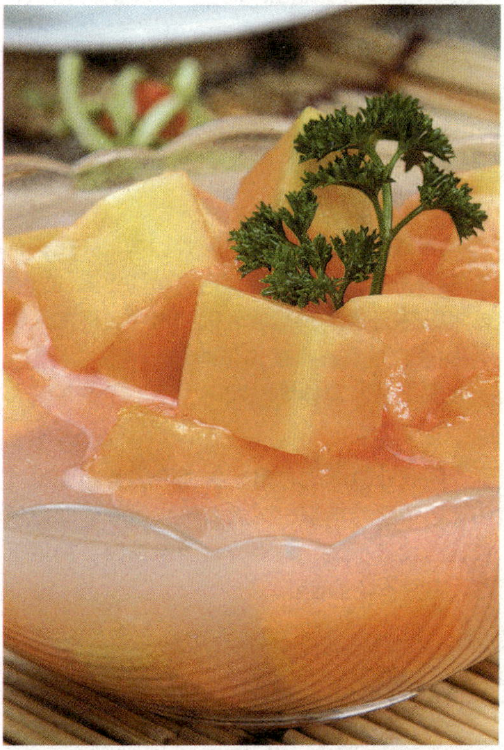

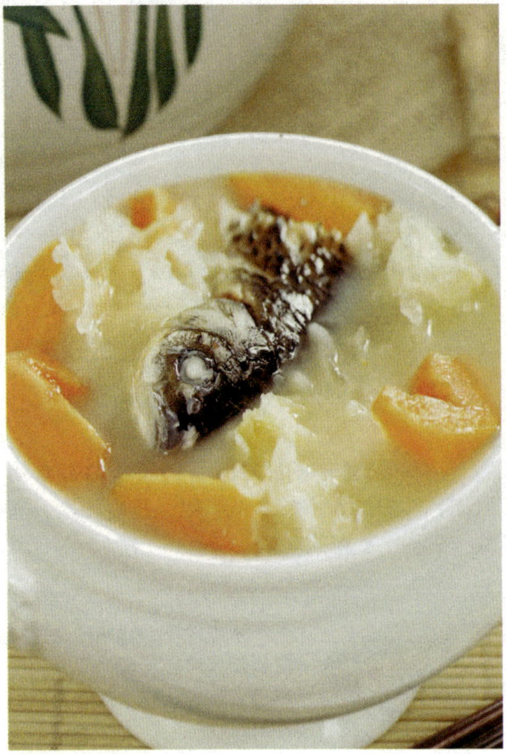

银耳木瓜鲫鱼汤

材料

银耳20克，木瓜400克，鲫鱼500克，姜、盐各5克，食用油20毫升。

做法

1. 鲫鱼处理好后洗净；炒锅下油烧热，爆香姜片，将鲫鱼两面煎至金黄色。
2. 银耳泡发，去除根蒂硬结部分，撕成小朵，洗净；木瓜去皮，去子，切块；红枣洗净。
3. 将1000毫升清水放入瓦煲内，煮沸后加入所有原材料，大火煲20分钟，加盐调味即可。

功效

本品具有补血益气的作用，能帮助女性改善气血亏虚导致的面色萎黄、乳房发育不良等状况。

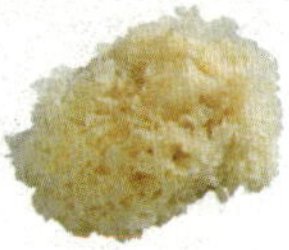

银耳具有润肺生津、滋阴养胃、益气安神、强心健脑等作用，为优良的滋补食物。

阿胶煮鸡蛋

材料

阿胶9克，鸡蛋3个，枸杞子3克，龙眼肉8颗，盐4克。

做法

1. 鸡蛋煮熟，剥壳备用；阿胶加水，烊化；枸杞子洗净，泡发；龙眼肉洗净切碎。
2. 将剥去外壳的鸡蛋放入阿胶水中，再加入枸杞子、龙眼肉碎煮15分钟。
3. 加盐调味，搅拌均匀即可。

功效

阿胶补血滋阴，是一种上等的补虚佳品，加上鸡蛋营养丰富、滋阴益气，可用于血虚所致乳房发育不良，还能改善面色苍白、神疲乏力、月经不调等症状。

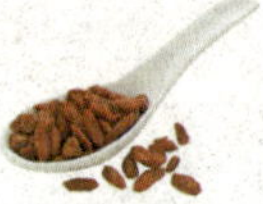

枸杞子

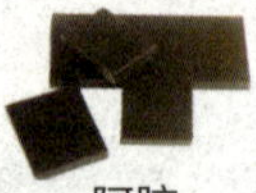

阿胶

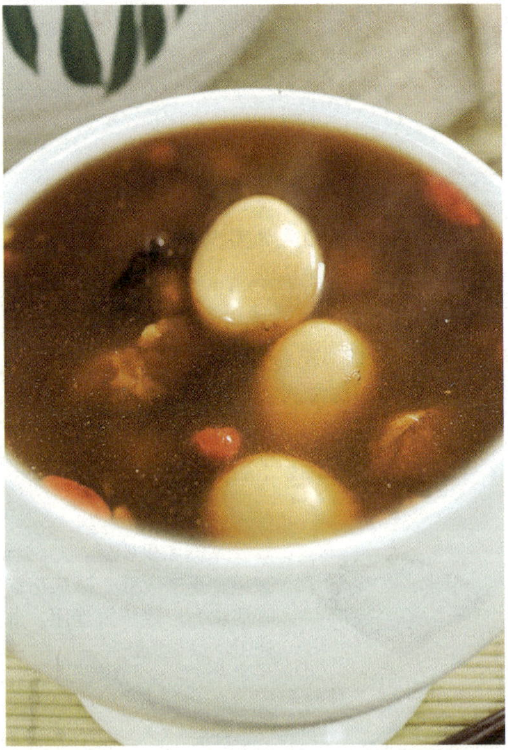

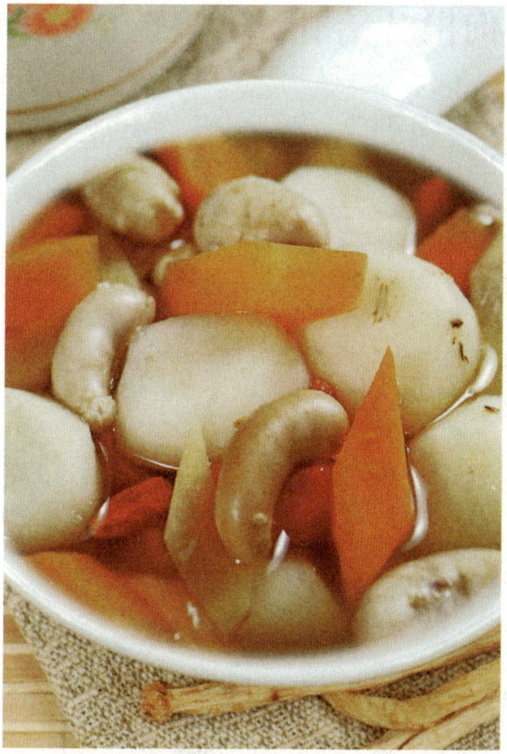

胡萝卜荸荠煮鸡腰

材料

胡萝卜、荸荠各100克，鸡腰150克，淮山、枸杞子、茯苓、黄芪各10克，姜5克，盐5克，料酒20毫升。

做法

1. 胡萝卜、荸荠均洗净，胡萝卜去皮切菱形，荸荠去皮；淮山、枸杞子、茯苓、黄芪均洗净；鸡腰收拾干净。
2. 胡萝卜、荸荠下锅汆水；鸡腰加盐、料酒腌渍后下锅汆水。
3. 所有材料放入锅中，加适量清水，大火烧沸后转小火煲熟，加盐调味即可。

功效

荸荠、茯苓均有利水消肿的作用；黄芪、山药可健脾益气，助脾运湿，能帮助消除水肿、减肥瘦身。

首乌核桃仁粥

材料

何首乌10克，核桃仁50克，大米100克，盐4克。

做法

1. 何首乌洗净，加适量水煎汁，以大火煮开，转小火煮15分钟，去渣留汁。
2. 大米淘净，加入煮好的何首乌汁煮至粥熟。
3. 再加入核桃仁、盐调味即成。

功效

核桃仁可补肾温肺，何首乌可益肾养血，大米可养胃明目。此粥具有温肾明目的功效，适宜眼眶发黑者食用。

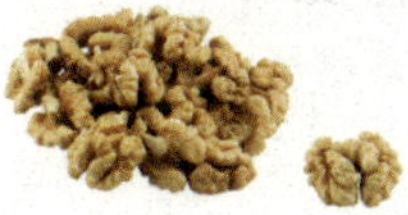

核桃仁具有润肺强肾、降低血脂、预防冠心病之功效，长期食用具有益寿养颜，抗衰老等作用。

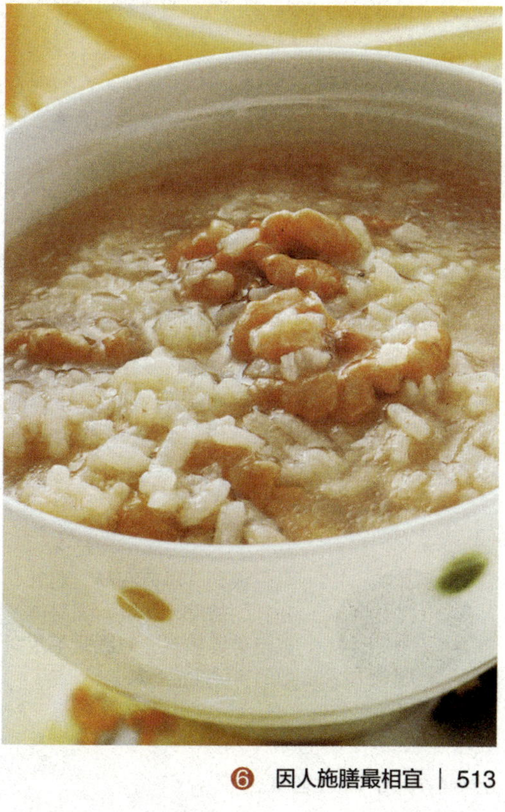

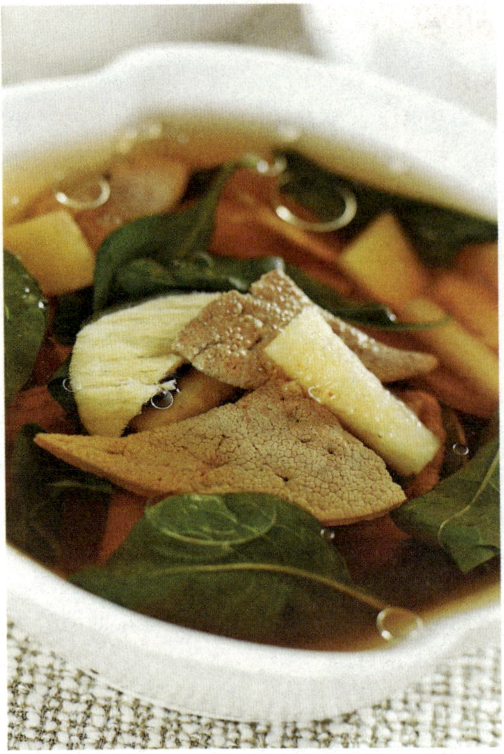

枸杞叶猪肝汤

材料

猪肝200克，枸杞叶10克，黄芪5克，沙参3克，姜片5克，盐3克。

做法

1. 猪肝洗净，切成薄片；枸杞叶洗净；沙参、黄芪润透，切段。
2. 将沙参、黄芪加水熬成药汁，滤去药渣。
3. 药汁中放入猪肝片、枸杞叶和姜片，煮5分钟后调入盐即可。

功效

猪肝具有补肝明目、滋阴养血的功效，枸杞叶可养血明目，黄芪治肾虚，沙参滋阴、养肝气。诸药配伍同食，具有补肝明目的功效，适宜女性眼眶发黑者。

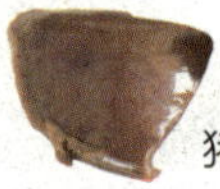

猪肝

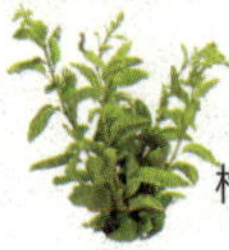

枸杞叶

黑芝麻乌鸡汤

材料

乌鸡300克，红枣4颗，黑芝麻50克，盐5克。

做法

1. 乌鸡洗净，切块，汆烫后捞起；红枣洗净。
2. 将乌鸡、红枣、黑芝麻放入煲锅内，以小火煲约2小时，再加盐调味即可。

功效

乌鸡性平、味甘，具有滋阴清热、补肝益肾、健脾止泻、补血等作用。常食乌鸡，可延缓衰老。

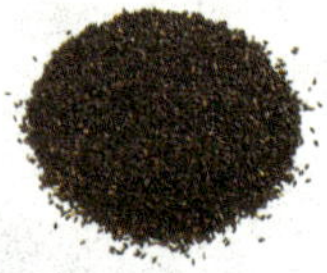

黑芝麻具有润肠、通乳、补肝、益肾、养发、强身体、抗衰老等功效，对肝肾不足所致的多种病症有益。

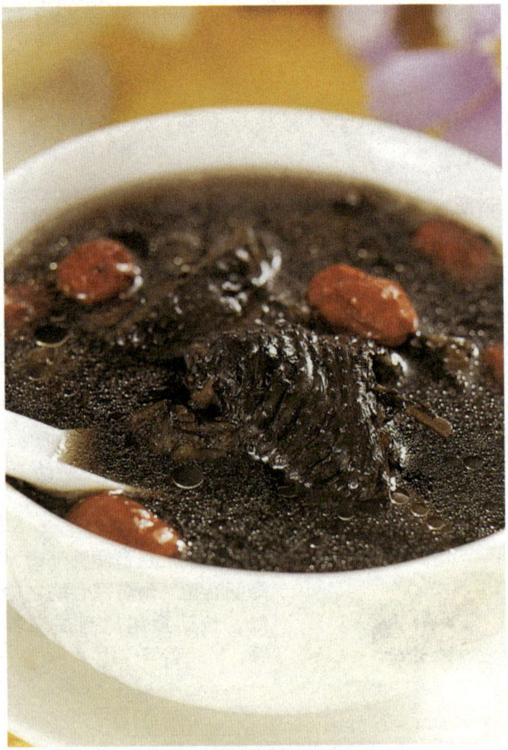

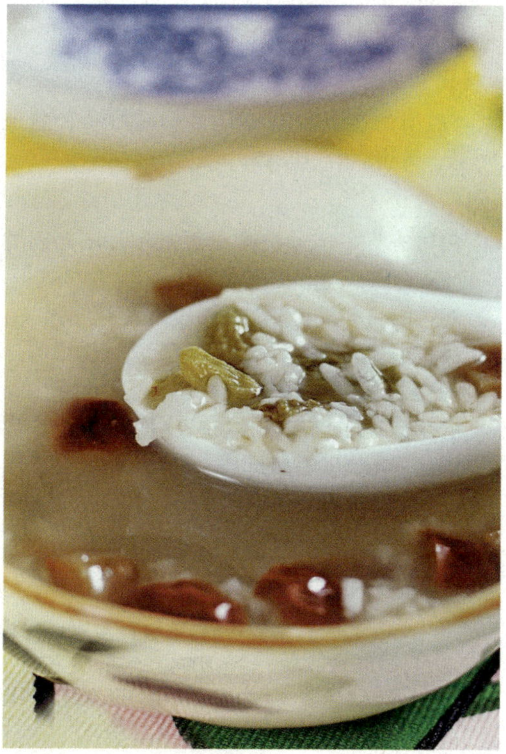

醪糟葡萄干

材料

醪糟150克，葡萄干20克，红枣10克，白糖3克。

做法

1. 将红枣洗净去核，再切成小粒。
2. 锅中加水，放入红枣粒、葡萄干煮开后，再加入醪糟。
3. 待煮至入味后，加入白糖继续煮稠即可。

功效

葡萄干具有补血气、暖肾的功效；红枣具有补中益气、养血安神的功效。本品中的铁和钙含量十分丰富，是女性、老年体弱贫血者的滋补佳品，可补血气、暖肾，治疗贫血。

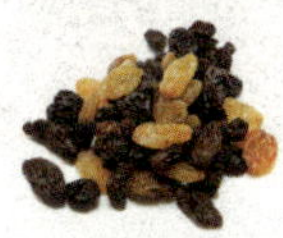

葡萄干

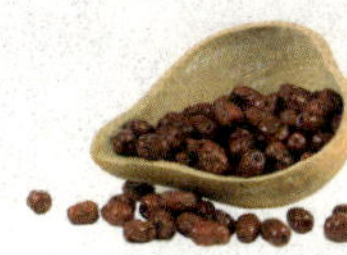

红枣

西芹山药炒木瓜

材料

西芹300克，山药200克，木瓜200克，盐4克，食用油20毫升。

做法

1. 西芹洗净切成小段；木瓜去皮去子切成块；山药去皮切块。
2. 锅置火上，加水烧开，放入西芹段、木瓜块、山药块稍汆后捞出沥水。
3. 锅上火加油烧热，放入原材料、盐一起炒至入味即可。

功效

西芹含有利尿成分，可消除体内钠潴留，利尿消肿，有一定的瘦脸功效；木瓜可祛脂减肥、帮助消化，还能通便排毒，加上山药同煮，还可预防营养不良，起到滋润皮肤，减少面部色素沉着的作用。

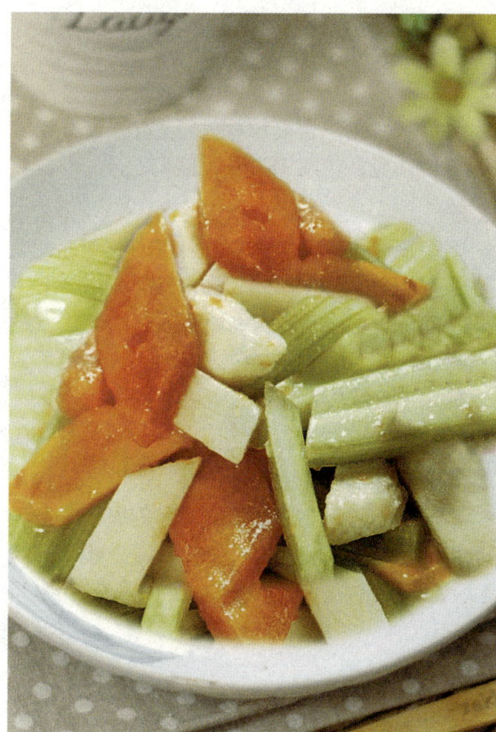

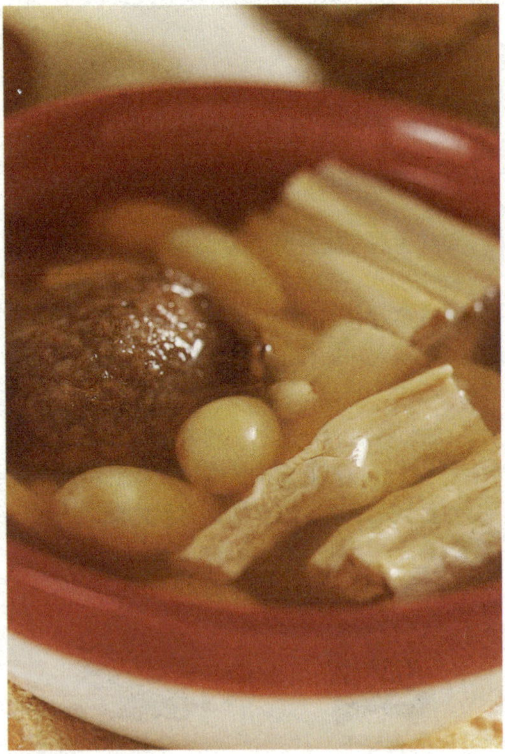

白果腐竹薏米汤

材料

白果15克，腐竹100克，陈皮10克，薏米50克，黑枣5颗，盐3克。

做法

1. 白果去壳取肉，洗净；薏米和陈皮分别洗净；白果、薏米提前泡发。
2. 腐竹用清水浸软，洗净切段；黑枣洗净。
3. 瓦煲内加入适量清水，烧开后放入白果肉、陈皮、薏米和黑枣，待水再滚起，改用中火继续煲1小时左右，再放入腐竹并以少许盐调味，再煲30分钟即可。

功效

薏米有助美白养颜，黑枣有补血生津的作用。本品适合女性食用。

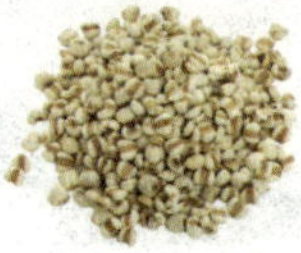

薏米具有很高的营养价值和药用价值，不仅可作为粮食食用，还具有清热利湿、除痹的作用。

莲子百合煨瘦肉

材料

莲子50克，百合50克，猪瘦肉250克，葱、姜各3克，料酒10毫升，盐4克。

做法

1. 将莲子洗净；百合洗净；猪瘦肉洗净，切成长宽约4厘米，厚约0.5厘米的块。
2. 将莲子、百合、猪瘦肉块放入锅内，加水适量，再加入葱、姜、料酒，用大火烧沸后，改用小火煨炖1小时，加盐调味即成。

功效

莲子、百合均有宁心安神的作用，适合女性因心脾不足导致的心悸、失眠多梦，以及肺阴虚、肺燥热引起的低热、咳嗽、少痰、无痰等症。女性常食，还能改善体质，美容养颜。

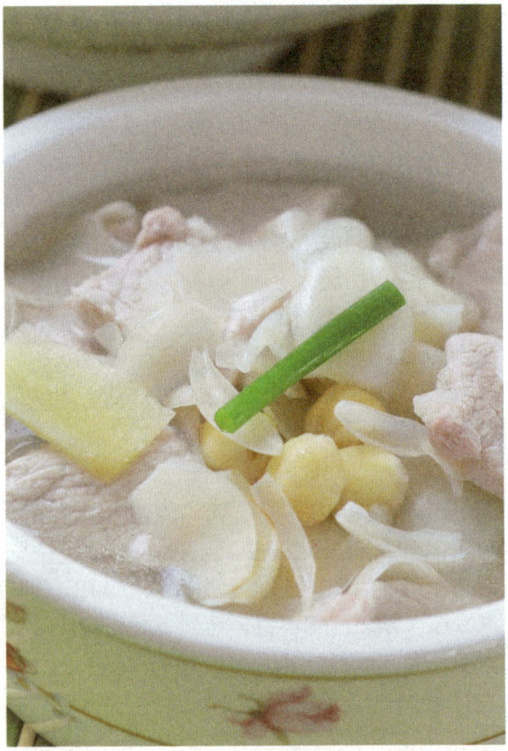

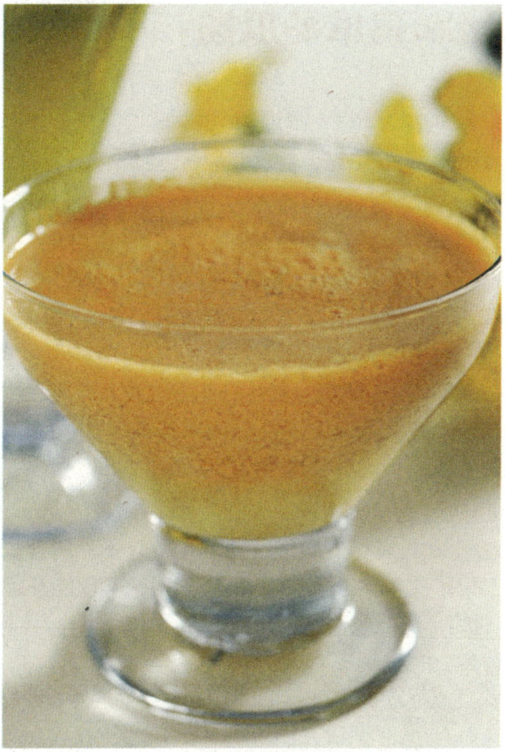

芹菜蔬果汁

材料

西芹菜梗1根，西红柿1个，葡萄柚1瓣，蜂蜜5毫升。

做法

1. 芹菜洗净切段；西红柿洗净切块；葡萄柚洗净，挤汁。
2. 将所有材料一起放入榨汁机中搅拌均匀。
3. 加蜂蜜调味即可。

功效

芹菜中含有一种能使脂肪加速分解的化学物质，且富含多种营养成分，使人在减肥的同时还可补充人体所需的营养；西红柿的热量和糖分很低，多吃也不会发胖；葡萄柚热量低，可帮助减肥。

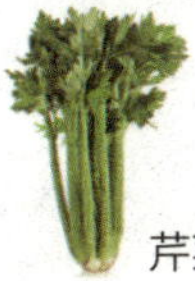

芹菜

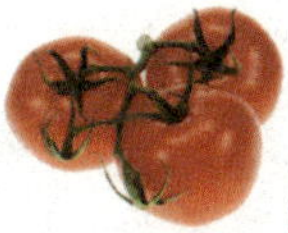

西红柿

鲜笋魔芋面

材料

魔芋面条200克，茭白、玉米笋各100克，西蓝花30克，大黄、甘草各5克，盐5克，酱油3毫升。

做法

1. 大黄、甘草分别洗净，加清水800毫升置入锅中，以小火煮沸，15分钟后关火，滤去渣取药汁。
2. 茭白洗净切片；玉米笋洗净，对半切开；西蓝花洗净，掰成小朵。
3. 魔芋面条入锅，加入茭白、玉米笋、西蓝花，倒入药汁加热煮熟，加盐、酱油调味，盛入面碗中即可。

功效

魔芋富含的葡萄甘露聚糖具有强大的膨胀力，可填充胃肠、消除饥饿感，且其热量低；茭白笋热量低，食后有饱足感却不会发胖。故诸材料搭配食用有利于保持苗条身材。

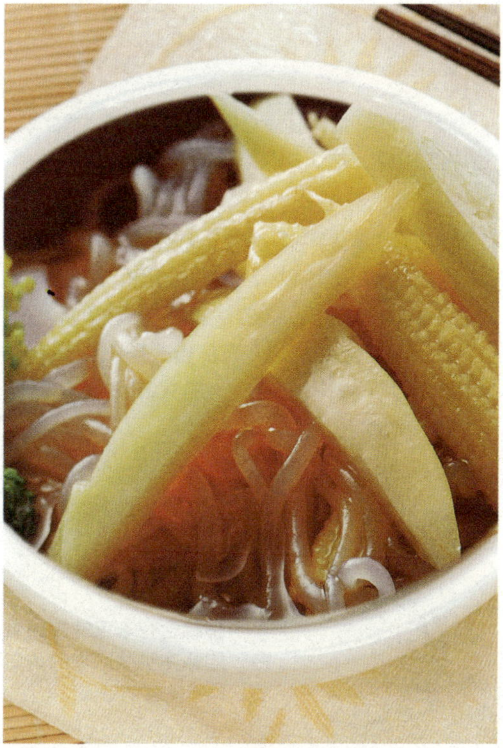

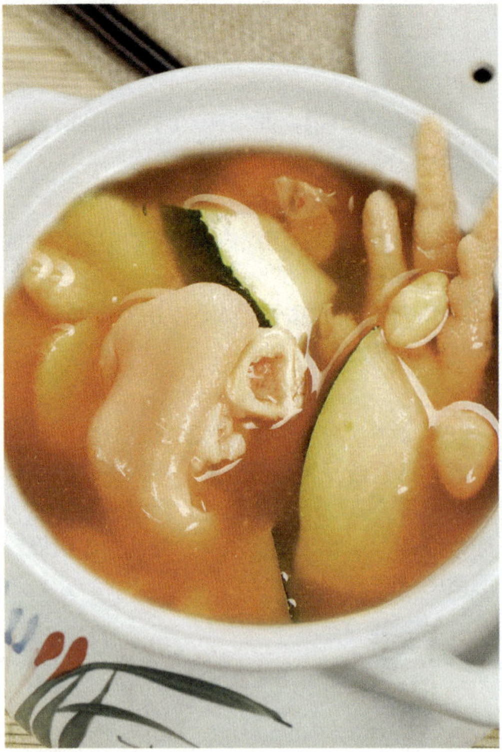

猪蹄鸡爪冬瓜汤

材料

猪蹄250克，鸡爪150克，冬瓜、花生仁各适量，木香10克，盐、姜片各5克。

做法

1. 猪蹄洗净，斩块；鸡爪洗净；冬瓜去瓤，洗净切块；花生仁洗净。
2. 净锅入水烧沸，放入猪蹄氽透，捞出洗净；木香洗净，煎汁。
3. 将猪蹄、鸡爪、姜片、花生仁放入炖盅，注入清水，大火烧开，放入冬瓜，放入木香汁，改小火炖煮3小时，加盐调味即可。

功效

木香可行气散结、通络化淤；猪蹄富含胶原蛋白，能滋养肌肤。两者同用，不仅能补虚通络，还能改善肤色。

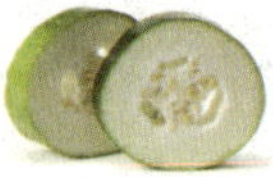

冬瓜具有利尿消肿、清热止渴等作用。

薏米猪蹄汤

材料

薏米200克，猪蹄2只，红枣5克，葱段、姜片各10克，盐、胡椒粉各5克。

做法

1. 将薏米去杂后洗净泡发；红枣泡发。
2. 猪蹄洗净斩件，氽水，捞出沥水。
3. 将薏米、猪蹄、红枣、葱段、姜片放入锅中，注入清水，大火烧开后改用小火炖至猪蹄熟烂，拣出葱、姜，加入胡椒粉和盐调味，出锅即可。

功效

薏米能利水消肿，猪蹄可美容养颜。本汤非常适合皮肤粗糙、无弹性者食用。

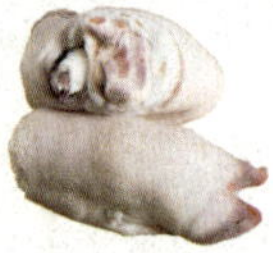

猪蹄含有丰富的胶原蛋白，能补充肌肤所需的蛋白质，具有美容功效。

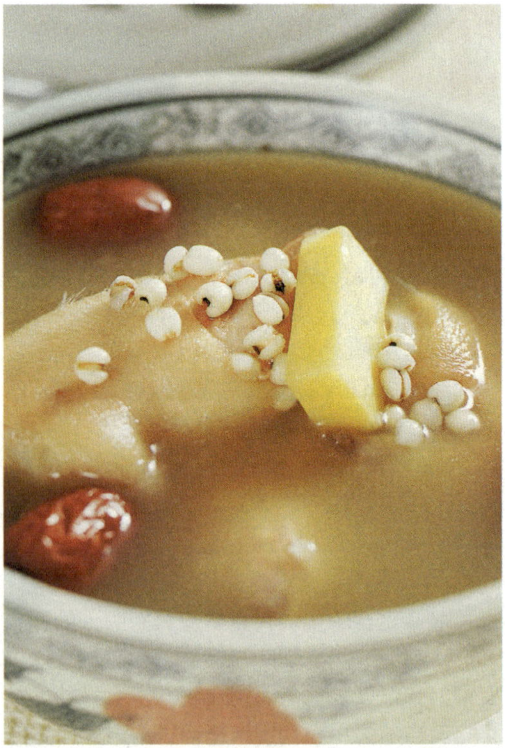

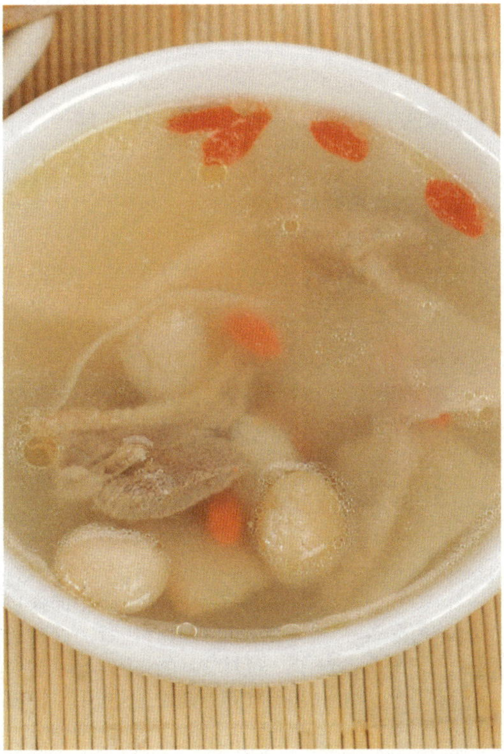

党参枸杞老鸭汤

材料

党参、枸杞子各15克，鸭肉200克，盐3克。

做法

1 将鸭肉洗净，切块，汆水。

2 将党参、枸杞子分别用温水洗净。

3 净锅上火倒入适量水，将鸭肉、党参、枸杞子一同放入锅中煲至鸭肉熟，最后加盐调味即可。

功效

本汤具有滋补肝肾、益气安神、明目养血等功效，常食可改善肤色萎黄、贫血、神疲乏力等症状。

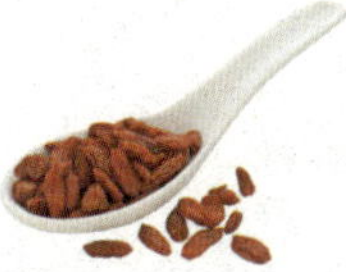

枸杞子能养肝、补肾、润肺，还有明目、降血糖、降血压等作用。

红烧猪蹄

材料

猪蹄500克，生菜50克，八角、桂皮、葱段、姜各5克，酱油5毫升，料酒20毫升，盐5克，食用油20毫升。

做法

1 将猪蹄切好，焯水后放入料酒、酱油腌制30分钟。生菜洗净摆盘。

2 锅中放油，放入葱、姜煸炒后放入腌好的猪蹄，煸炒至皮呈金黄色。

3 然后放酱油、料酒、八角、桂皮、盐翻炒，放入清水，放入高压锅中烹煮20分钟，至熟烂，盛出摆盘即可。

功效

本品含有丰富的胶原蛋白，也具有很好的美白养颜作用，能改善皮肤粗糙、祛除痘印等。

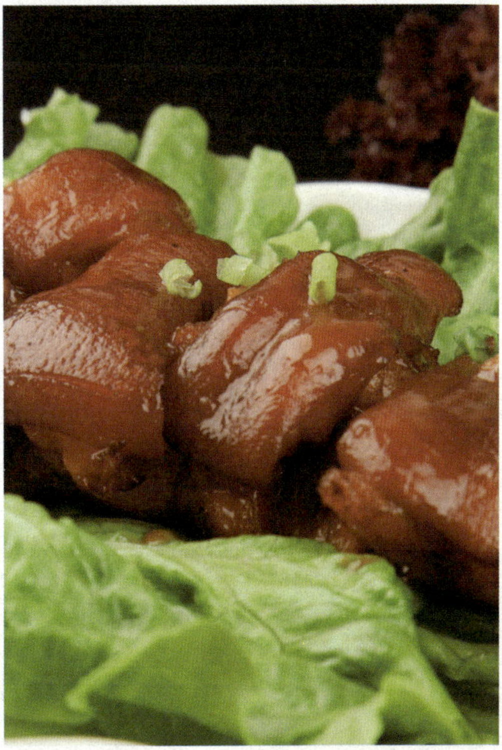

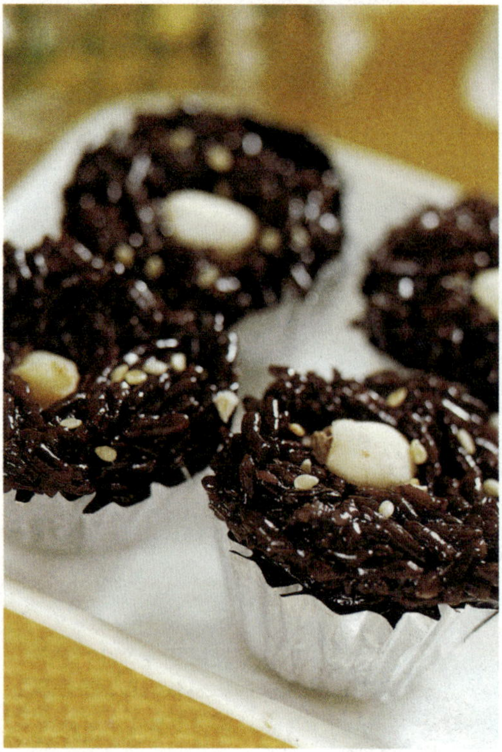

黑糯米糕

材料

黑糯米500克，白糖150克，莲子4颗。

做法

1 用温水将黑糯米泡发。
2 黑糯米中加入糖，拌匀。
3 再装入锡纸杯（模具），放上莲子，蒸40分钟，至熟即可。

功效

黑糯米不仅有补血养气的功效，常吃还能补肾。中医认为“黑气入肾，黑色多补肾”。黑糯米还可以使头发乌黑发亮，与桑葚、黑芝麻同煮效果最好。

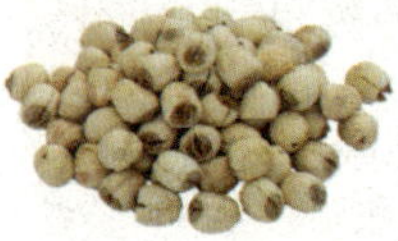

莲子中的钙、磷和钾含量丰富，具有益心补肾、健脾止泻、固精安神的作用。莲心具有强心作用，还能去火助眠、降低血压。

黑米红豆椰汁粥

材料

黑米60克，红豆30克，椰汁300毫升，陈皮5克，冰糖10克。

做法

1 黑米、红豆均泡发洗净；陈皮洗净，切丝。
2 锅置火上，倒入清水，放入黑米、红豆煮至开花。
3 倒入椰汁，加入陈皮、片糖同煮至粥浓稠即可。

功效

李时珍称红豆为“心之谷”，可健脾益胃、通气除烦、益气补血，还有很好的利尿作用，所以，红豆是很好的瘦脸美腿佳品；黑米则能滋阴补肾、健脾开胃、补中益气、活血化淤，还有乌发的功效。两者同煮粥食用，既能改善肤色，使面色红润，又能乌发生发、瘦身美体。

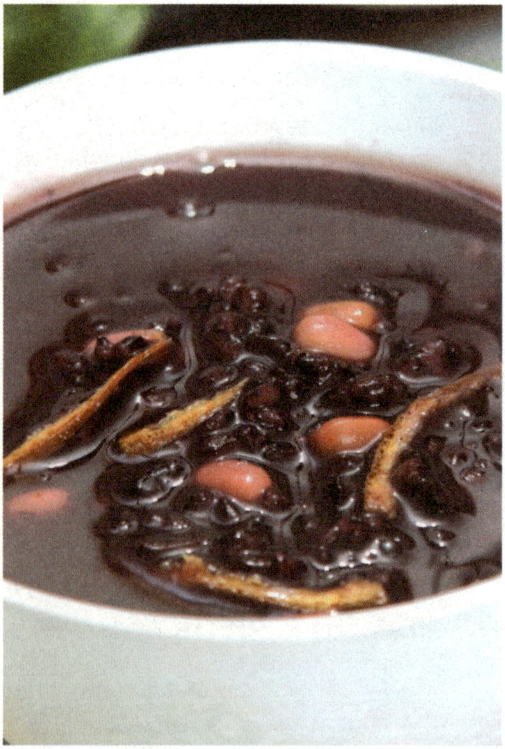

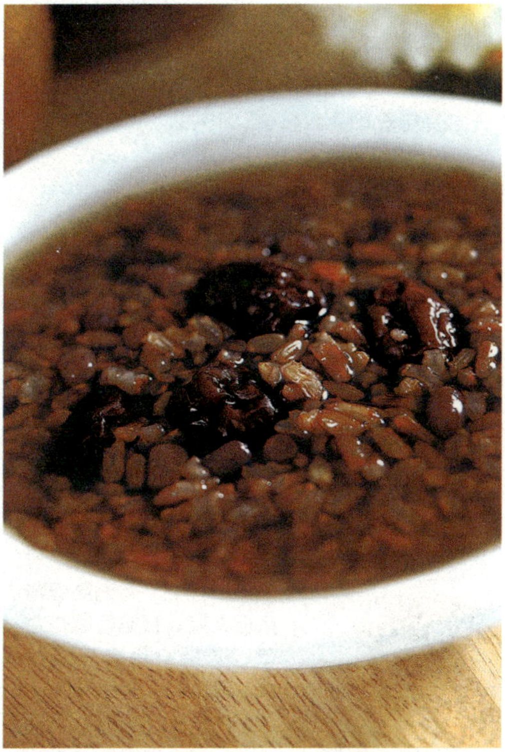

红米粥

材料

红米100克，红豆50克，红枣10颗，盐2克。

做法

1. 将红米、红豆、红枣分别洗净，用清水泡软。
2. 将红米、红豆入锅中加适量水煮成粥。
3. 红枣去核，待粥沸时加入，用小火再煮半个小时，调入盐即可。

功效

本品能健脾益气、降低降脂，同时还有助于补血和利尿，为减肥佳品。

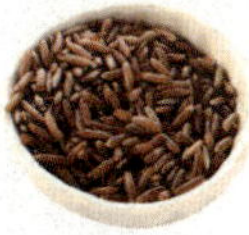

红米富含铁和多种维生素，具有补气养血、改善营养状况、缓解疲劳的作用。

龙眼绿豆粽

材料

龙眼、绿豆、燕麦片、红豆各30克，松子仁、南瓜子仁各15克，红枣、枸杞子各10克，红糯米200克，栗子2个。

做法

1. 红枣去核，和龙眼一起切碎；栗子切片。
2. 洗净红糯米、红豆、绿豆、燕麦片，倒入适量水浸泡，和红枣、龙眼、栗子一起放入锅中煮。
3. 快煮熟时拌入松子仁、南瓜子仁、枸杞子，用粽叶或锡箔纸包好，食用时再加热即可。

功效

红米具有健暖脾胃、活血祛淤的功效，红豆能益气补血、祛湿利尿，绿豆能清热解毒、抗菌消炎。因此本品不仅能补血活血，还能美颜美体，适合女性多食。

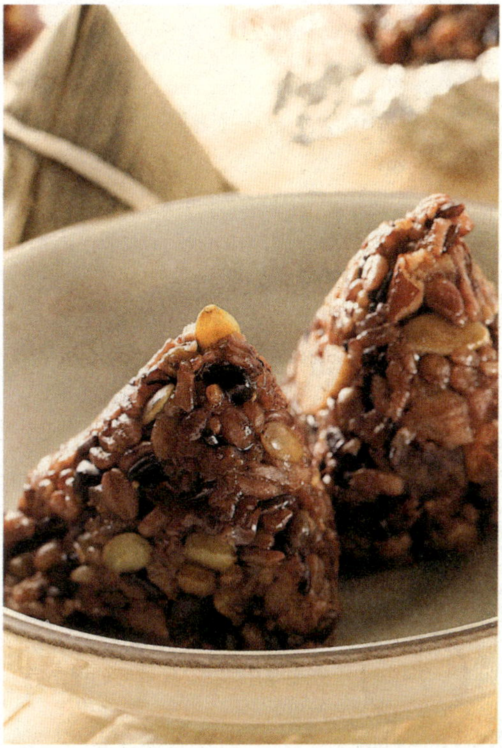

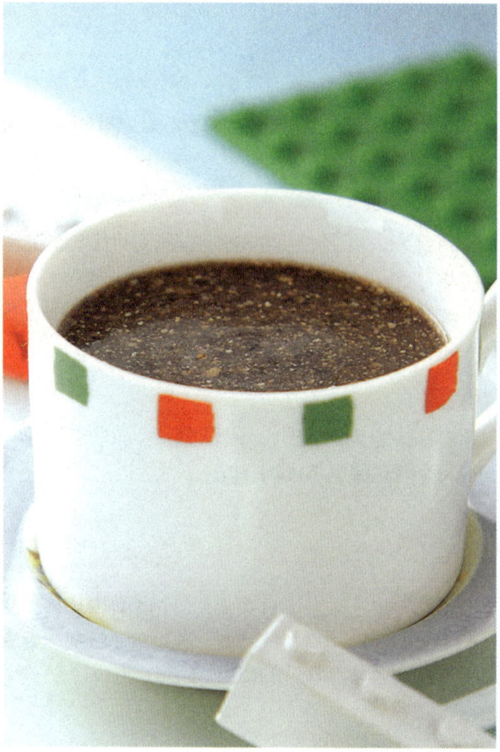

核桃仁芝麻糊

材料

白芥子10克，核桃仁15克，黑芝麻20克，杏仁粉10克，蜂蜜5毫升。

做法

1. 白芥子煎取药汁。
2. 核桃仁、黑芝麻一起用小火炒香，取出待凉后，放入搅拌机中搅打成细末，放入杯中，加入杏仁粉，倒入已备好的药汁，待冷却至60℃以下时再加入蜂蜜即可。

功效

本品可滋补肝肾、养血生发。

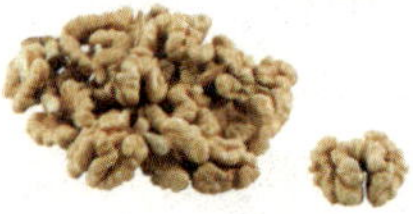

核桃仁具有润肺强肾、降低血脂、预防冠心病之功效，长期食用具有益寿养颜，抗衰老等作用。

人参糯米鸡汤

材料

人参片8克，红枣15克，糯米20克，鸡腿1只，盐3克。

做法

1. 糯米淘洗干净，用清水泡发，沥干；人参片洗净；红枣洗净，去核。
2. 鸡腿剁块，洗净，汆烫后捞起，再冲净。
3. 将糯米、鸡块和参片、红枣盛入炖锅，加水适量，以大火煮开后转小火炖至肉熟米烂，加盐调味即可。

功效

本汤可补气养血、敛汗固表、安神助眠，女性食用不仅可保养身体，还能美容养颜。

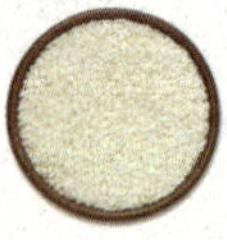

糯米能够补气养体，主要功能是温补脾胃，缓解劳动损伤后气短乏力。

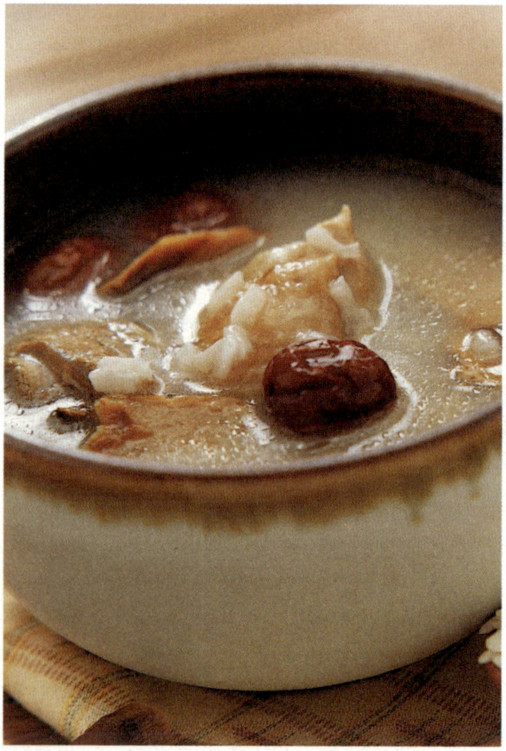

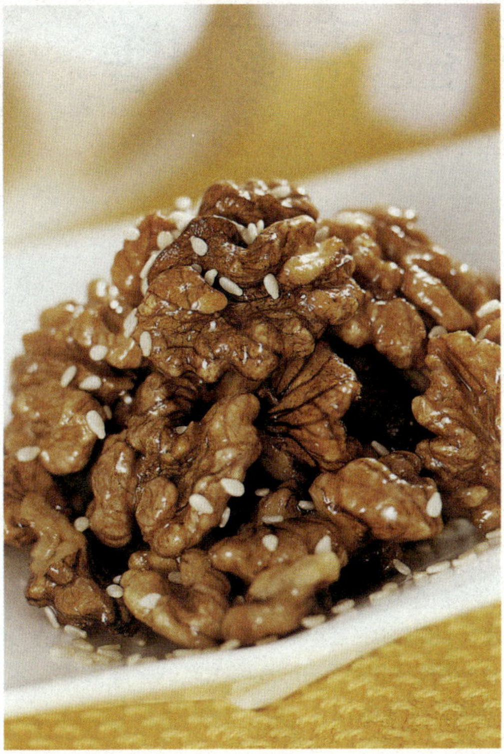

虎皮核桃仁

材料

核桃仁250克，白芝麻30克，白糖65克，盐2克。

做法

1. 将锅烧热，放入芝麻炒香，盛出。
2. 锅中加清水150毫升左右，放入核桃仁、白糖用小火慢慢熬制，待糖汁浓稠且紧包在核桃仁表面后关火盛出。
3. 再将核桃仁炸至金黄色，冷却后撒上白芝麻即可盛盘。

功效

本品不仅补脑益智，还能防治脱发、皮燥发枯、肠燥便秘等症状，女性食用后可帮助排毒养颜。不过，本品所含热量偏高，一次不宜食用太多。

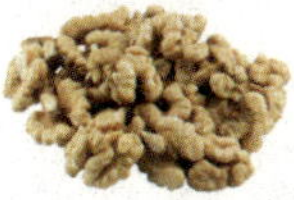

核桃仁具有润肺强肾、降低血脂、预防冠心病之功效，长期食用具有益寿养颜，抗衰老等作用。

核桃仁乌鸡粥

材料

乌鸡肉200克，核桃100克，大米80克，枸杞子30克，姜末5克，鲜汤1500毫升，盐3克，葱花4克，食用油适量。

做法

1. 核桃去壳，取果仁；大米淘净；枸杞子洗净；乌鸡肉洗净，切块。
2. 油锅烧热，爆香姜末，放入乌鸡肉过油，倒入鲜汤，放入大米烧沸，放入核桃仁和枸杞子，熬煮。
3. 小火将粥焖煮好，调入盐调味，撒上葱花即可。

功效

乌鸡能补血养颜，核桃能补血乌发。因此，本粥具有美容养颜的功效。乌鸡、核桃均为大补之物，因此，本粥还能健脾益肾、强身健体。

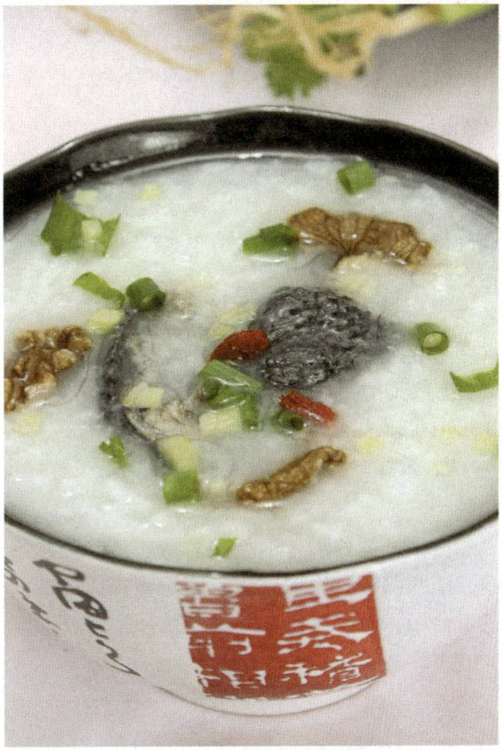

老年人延年益寿药膳

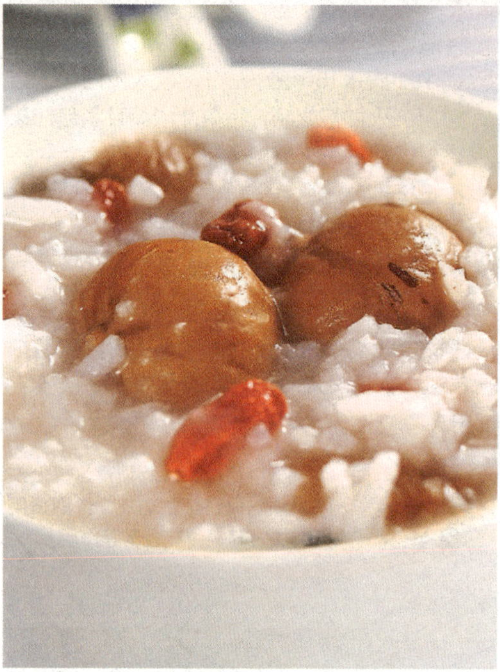

板栗枸杞粥

材料

板栗200克，枸杞子100克，大米100克，盐4克。

做法

1. 将大米用清水洗净。
2. 煲中加清水，放入板栗、大米，煲成粥。
3. 撒上枸杞子，加入盐，再煲至入味即可。

功效

板栗补肾益气，枸杞滋阴补肾、美颜抗衰老。此粥对中老年人、更年期女性有很好的滋补作用，可缓解肝肾亏虚引起的腰膝酸软、体虚倦怠等症状。

TIPS

常吃板栗可有效治疗日久难愈的小儿口舌生疮和成人口腔溃疡。

黄精牛筋莲子煲

材料

黄精10克，莲子15克，牛蹄筋500克，姜、盐各5克。

做法

1. 莲子泡发；黄精、生姜分别洗净，姜切片。
2. 牛蹄筋切块，放入沸水汆烫。
3. 煲中加入清水烧沸，放入牛蹄筋、莲子、黄精、姜片煲2小时，加盐调味即可。

功效

黄精补肾养阴；牛蹄筋含有丰富的胶原蛋白，能增强细胞生理代谢；莲子可补肾涩精。三者合用，对老年人有很好的滋补作用。

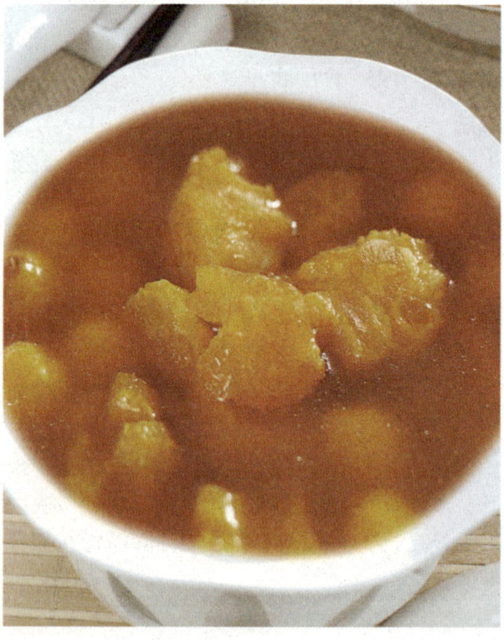

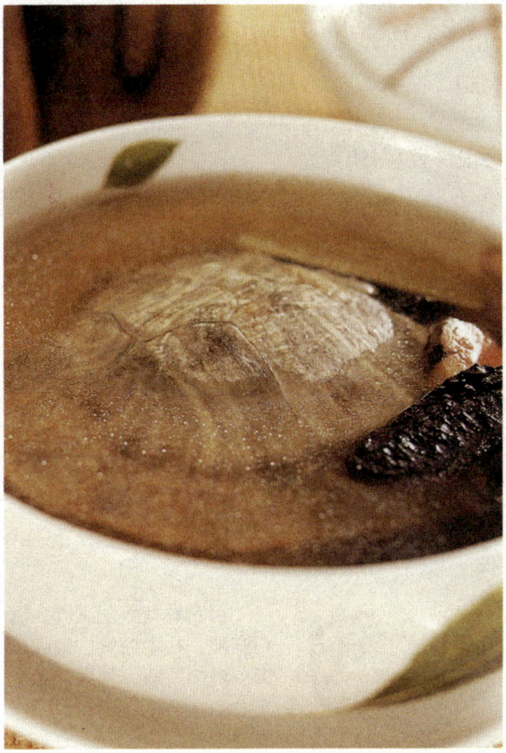

灵芝茯苓炖乌龟

材料

乌龟1只，灵芝6克，茯苓25克，生姜10克，盐5克。

做法

1. 乌龟置于冷水锅内，小火加热至沸，捞出，将龟去头和内脏，斩成大件。
2. 灵芝切块，同茯苓、生姜分别洗净。
3. 将以上用料放入瓦煲内，加适量水，以大火烧开，转小火煲2小时，最后加盐调味即可。

功效

乌龟滋阴补血、养心安神；灵芝、茯苓、山药均可养心安神、益气补虚。本品有很好的滋阴养心效果。

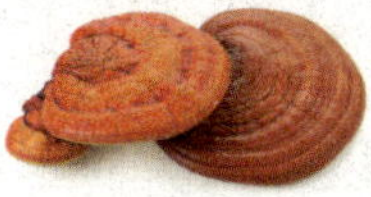

灵芝是养心益智、抗老防衰的佳品，具有补气安神、止咳平喘的功效。

杏仁核桃仁牛奶

材料

杏仁35克，核桃仁30克，牛奶250毫升，白糖10克。

做法

1. 杏仁、核桃仁放入清水中洗净。
2. 杏仁、核桃、牛奶放入炖锅内，加清水后将炖锅置火上烧沸。
3. 再用小火煎煮25分钟，加入白糖即成。

功效

本品能滋阴润肺、益智补脑、养心安神，适合老年人食用。

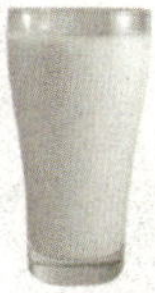

牛奶味甘，性平、微寒，具有补虚损，益肺胃，生津润肠的作用，还可养心安神，补脑益智、美白肌肤。

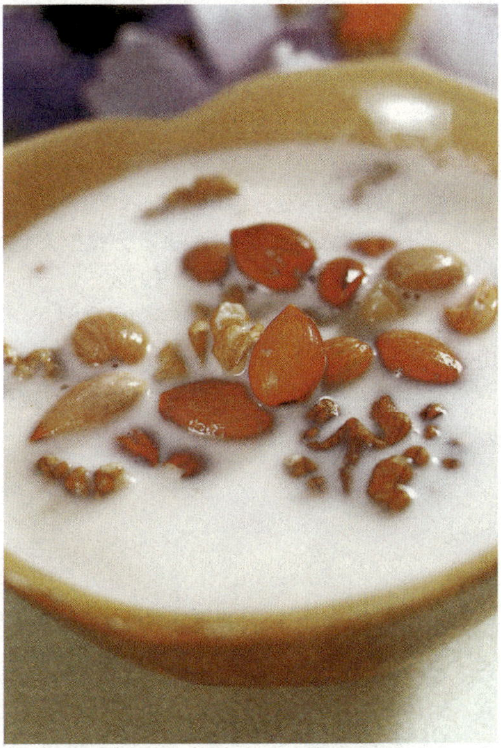

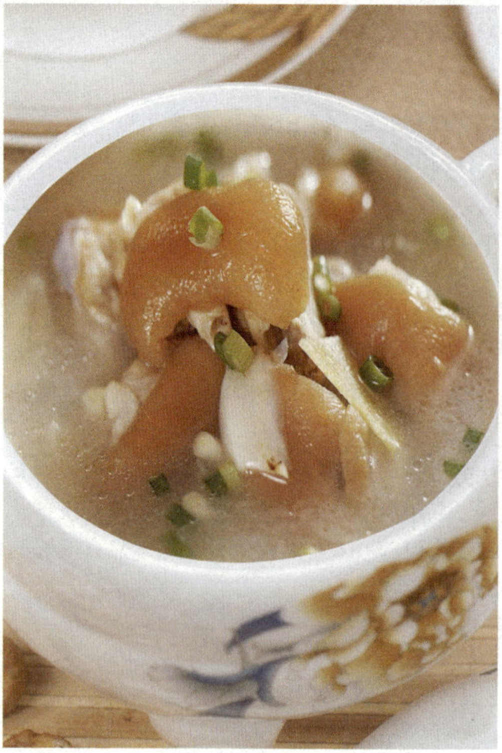

百合猪蹄汤

材料

百合100克，猪蹄1只，料酒20毫升，盐、葱段、姜片各5克。

做法

1. 猪蹄去毛后洗净，斩成件；百合洗净。
2. 将猪蹄块下入沸水中汆去血水。
3. 猪蹄、百合加适量水，加葱、料酒、姜片，大火煮3小时后，加入盐调味即可。

功效

百合、猪蹄均有滋阴润燥的作用，百合还能养心安神，猪蹄可补益心血。两者合用能促进皮肤细胞新陈代谢，防衰抗老。

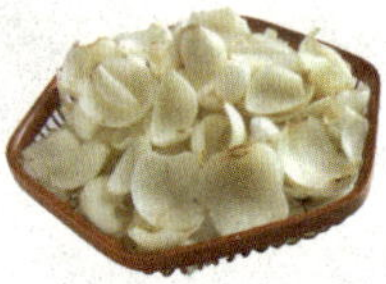

百合具有养阴润肺、清心安神、补中益气、健脾和胃、清热解毒、利尿、凉血止血的作用。

香蕉莲子汤

材料

香蕉2根，莲子30克，蜂蜜5毫升。

做法

1. 将莲子洗净，泡发；香蕉去皮，切段。
2. 先将莲子放入锅中，加水适量，煮至熟烂后，放入香蕉，稍煮片刻即可关火。
3. 待汤稍微冷却后放入蜂蜜搅拌即可食用。

功效

本品具有养心安神、润肠通便的功效，对心火旺盛所致的失眠、便秘等症均有改善作用。

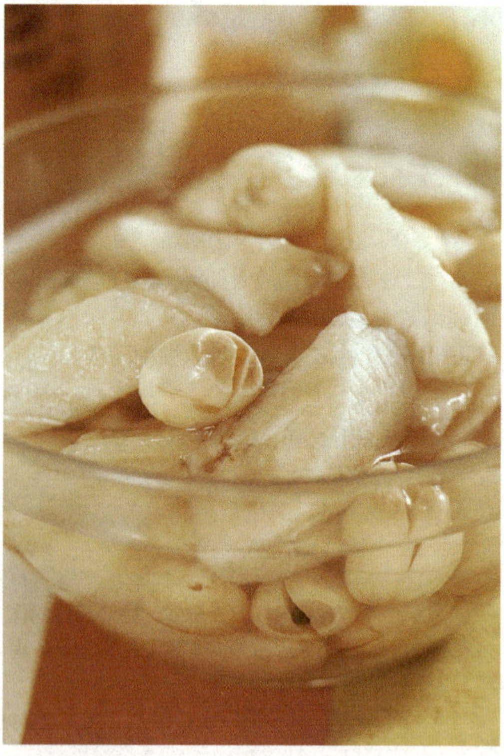

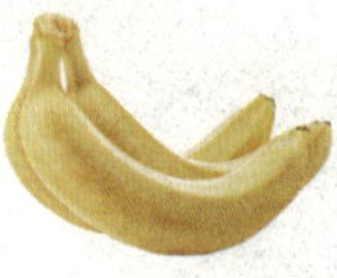

香蕉味甘性寒，可清热润肠，促进肠胃蠕动，但脾虚泄泻者却不宜多食。

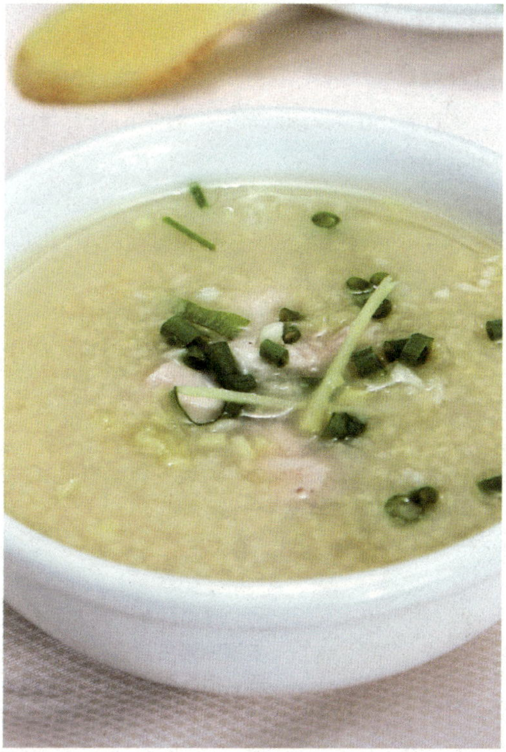

石决明小米瘦肉粥

材料

石决明20克，小米80克，瘦肉150克，料酒6毫升，姜丝10克，盐3克，葱花5克，食用油15毫升。

做法

1. 瘦肉洗净，切小块，用料酒腌制；小米淘净；石决明洗净。
2. 油锅烧热，爆香姜丝，放入腌好的瘦肉过油，捞出；锅中加适量清水烧开，放入小米、石决明，大火煮沸，转中火熬煮。
3. 小火将粥熬出香味，再放入瘦肉煲熟，加盐调味，撒上葱花即可。

功效

石决明具有平肝潜阳、清热明目的作用，为预防老年人中风的良药；小米富含多种营养物质，做成粥既能增强体质，也有助于消化吸收。因此，本粥非常适合老年人食用。

蒜香蚕豆

材料

蚕豆500克，大蒜10克，红甜椒碎3克，盐3克，香油5毫升。

做法

1. 将蚕豆洗净，放入沸水中煮熟，捞出装盘。
2. 大蒜去皮，洗净并剁成蓉。
3. 将蒜蓉与盐、香油一起拌匀，淋在蚕豆上，拌至入味，最后以红甜椒碎点缀即可。

功效

本品具有健脾化湿、杀菌解毒的功效，还有促生神经传递素多巴胺的作用，适合患帕金森病的老年人食用。

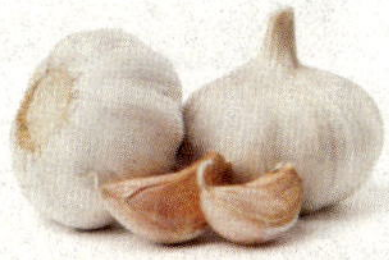

大蒜性温，味辛，具有杀虫解毒、消炎、祛寒健胃的作用。

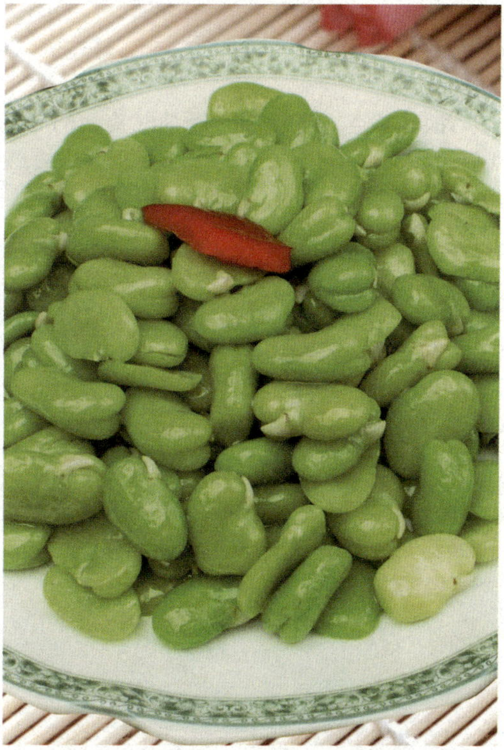

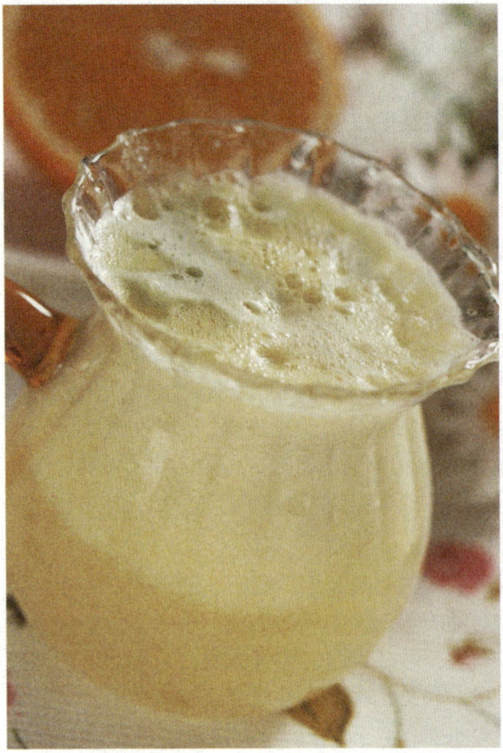

酸甜葡萄菠萝奶

材料

葡萄150克，柳橙半个，菠萝100克，鲜奶50毫升。

做法

1. 将葡萄洗净，去皮、去籽；柳橙洗净，切块后压汁；菠萝去皮切块。
2. 将葡萄、菠萝、鲜奶、柳橙汁、凉开水一起放入搅拌机内，高速搅打30秒后倒入杯中即可饮用。

功效

本品具有滋阴润燥、美容养颜、润肠通便的功效，对老年人大有益处。

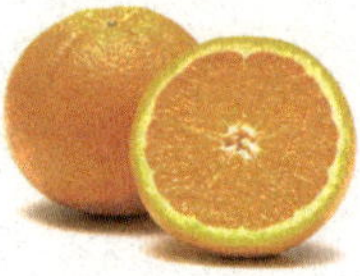

柳橙味酸，性凉，含有丰富的维生素C，具有止呕恶、宽胸膈、消瘿、解酒、解毒的作用。

银耳冰糖羹

材料

银耳30克，清茶6克，冰糖60克，枸杞子5克。

做法

1. 银耳用水浸泡20分钟，洗净，撕成小朵。
2. 银耳与清茶、枸杞子一同放入锅中用小火煮。
3. 煮开后调入冰糖即可。

功效

银耳可强精补肾、滋肠益胃、补气和血、强心壮志、补脑提神、美容嫩肤、延年益寿，与清茶、枸杞子、冰糖合用，具有滋阴清热、润燥利咽之功效，是传统的滋阴佳品，适宜老年人经常饮用。

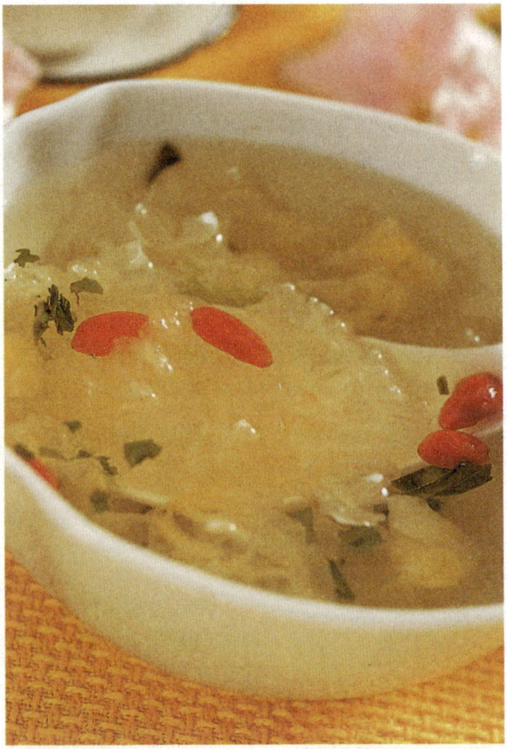

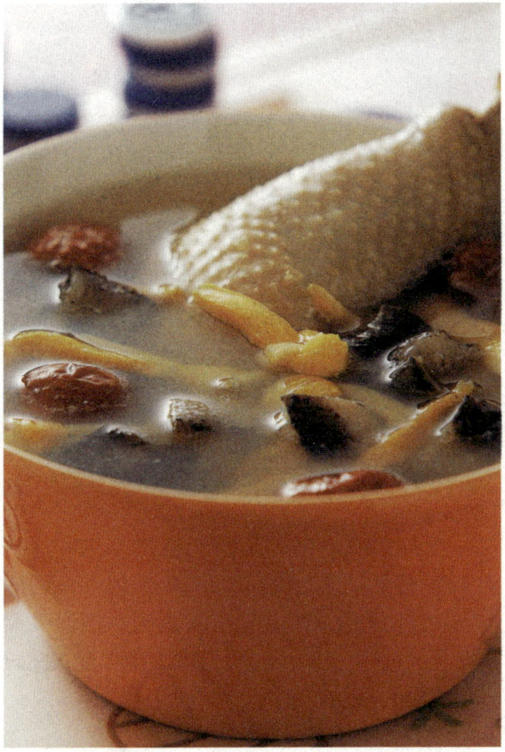

金针海参鸡汤

材料

干金针菇10克，海参200克，鸡腿1个，当归15克，黄芪、红枣各10克，盐5克。

做法

1. 当归、黄芪、红枣分别洗净，煎取汤汁；干金针菇洗净，泡软；海参洗净，切小块；鸡腿洗净，切块。
2. 将海参、鸡腿分别用热水汆烫，捞起。
3. 将金针菇、海参、鸡腿、枸杞子一起放入锅中，加入药汁、盐煮熟即可。

功效

本品具有疏肝和胃、健脾补肾的功效，适合于秋季食用，尤其适合体虚年老者食用。

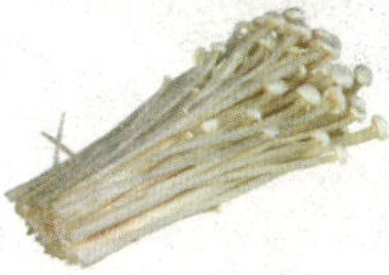

金针菇富含B族维生素、维生素C及多种氨基酸，可降低人体内胆固醇含量，缓解疲劳，抑制癌细胞，提高身体免疫力。

桑葚红枣米糊

材料

大米70克，干桑葚30克，红枣10颗，白糖5克。

做法

1. 大米洗净，用清水浸泡2小时；桑葚用温水泡开；红枣用温水泡开，去核。
2. 将以上食材全部倒入豆浆机中，加水至上、下水位线之间，按下“米糊”键。
3. 米糊煮好后，豆浆机会提示做好；倒入碗中后，加入适量的白糖，即可食用。

功效

桑葚红枣米糊可起到防治人体骨骼关节硬化、骨质疏松的作用，适合老年人食用。此外，米糊细碎，有利于消化吸收。

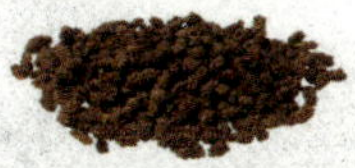

桑葚中含有多种功能性成分，具有良好的防癌、抗衰老、抗溃疡、抗病毒等作用。

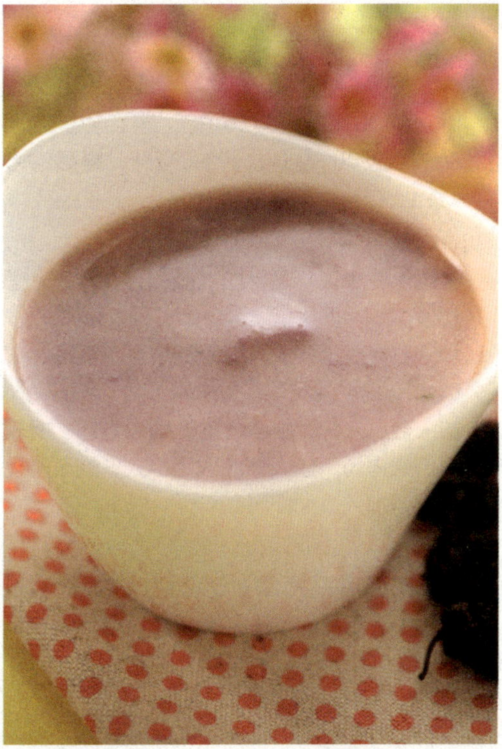

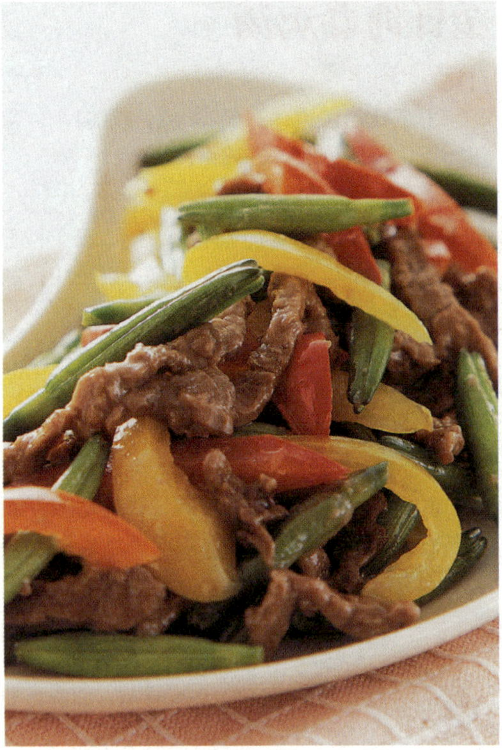

黄花菜炒牛肉

材料

牛肉250克，干黄花菜30克，红、黄甜椒各50克，蚝油10克，水淀粉30毫升，白糖、盐、白胡椒粉、食用盐5克。

做法

1. 牛肉切条，以调味料腌制30分钟入味；干黄花菜洗净，泡发；红、黄甜椒洗净，去子，切成长条。
2. 起油锅，放入牛肉炒2分钟，取出。
3. 将黄花菜、甜椒及调料放入原油锅拌炒，再放入牛肉炒至熟即可。

功效

黄花菜富含多种生物活性物质，能够有效镇静情绪、安神定志，缓解忧郁、失眠症状；牛肉营养丰富，老年人食用后能增强体质，延年益寿。两者同用，对改善老年人健康状况有益。

大蒜烧鳝段

材料

鳝鱼400克，大蒜150克，葱15克，食用盐5克，肉汤800毫升，酱油5毫升，料酒20毫升，香油2毫升。

做法

1. 将鳝鱼洗净去头尾，切成段；大蒜炸香；葱切段。
2. 炒锅置大火上，放入熟菜油烧至七成热，下鳝鱼段煸炒。
3. 加入盐、大蒜、料酒，炒至鳝段卷缩、酥软时倒入肉汤、放入酱油改用小火，烧至鳝鱼熟透，加入香油即可。

功效

鳝鱼可活血通络，大蒜为“血管清道夫”。两者合用，可降血压，预防动脉硬化，适合老年人常食。

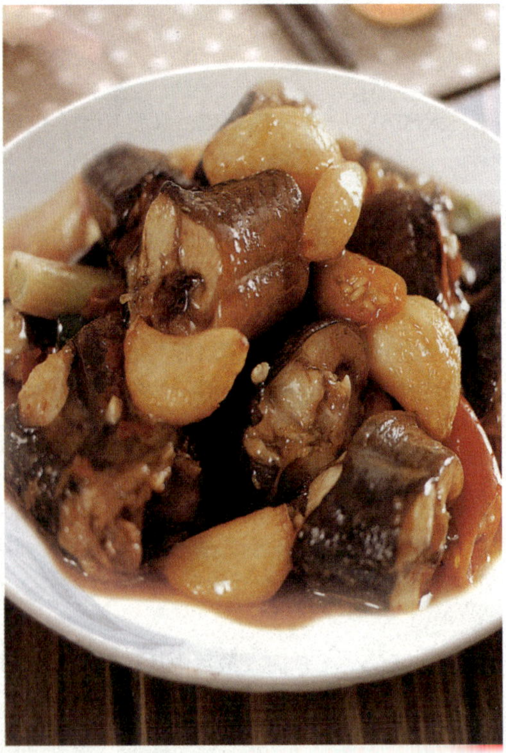

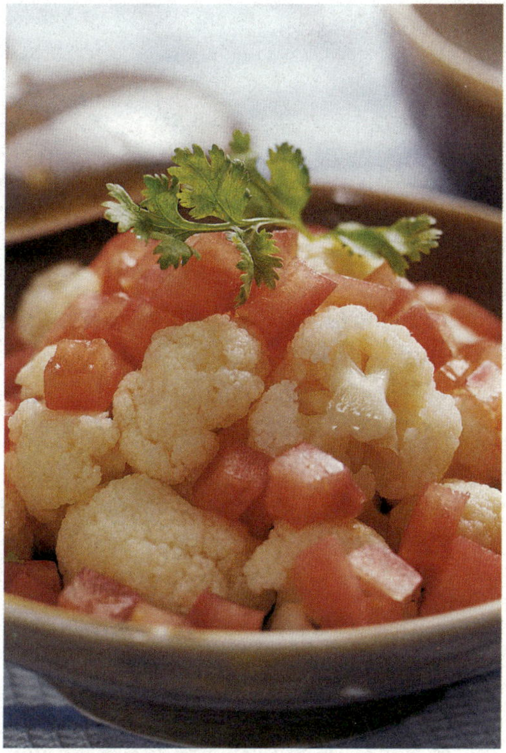

西红柿炒菜花

材料

菜花250克，香菜10克，西红柿200克，盐5克，食用油20毫升。

做法

1. 将菜花去除根部，切成小朵，用清水洗净，氽水，捞出沥水；西红柿洗净，切小丁；香菜洗净，切小段。
2. 锅中加入油烧至六成热，将菜花和西红柿丁放入锅中翻炒至熟。
3. 最后调入适量盐，盛盘，撒上香菜段即可。

功效

本菜降脂、降压，高血压、高脂血症的患者皆可经常食用。本菜还有预防中风的作用，老年人宜常食。

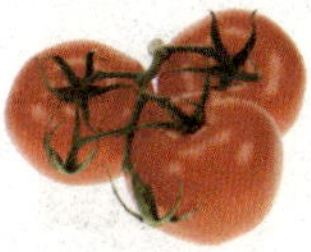

西红柿中维生素A、维生素C的比例合适，所以常吃可增强小血管功能，预防血管老化，还具有止血、降压、利尿、健胃消食、生津止渴、清热解毒、凉血平肝的作用。

菜花炒肉片

材料

菜花200克，猪瘦肉50克，盐3克，姜10克，干辣椒15克，食用油20毫升。

做法

1. 菜花洗净，切成小块；猪瘦肉洗净，切片；干椒切段；姜洗净，去皮，切片。
2. 锅上火，加油烧热，放入干辣椒炒香，再加入肉片、菜花、姜片炒匀，再加少量水，盖上盖稍焖，加盐调味即可。

功效

本品具有防癌抗癌、健脾益胃的功效，可减少食管癌、胃癌、直肠癌等癌症的患病率。

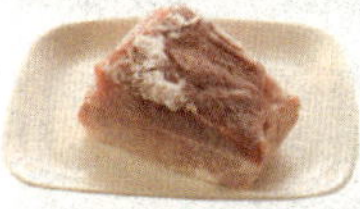

经常食用猪瘦肉可改善缺铁性贫血。

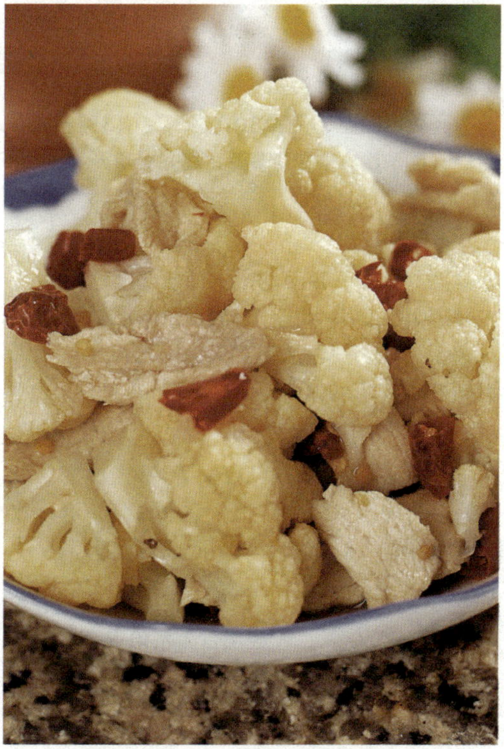

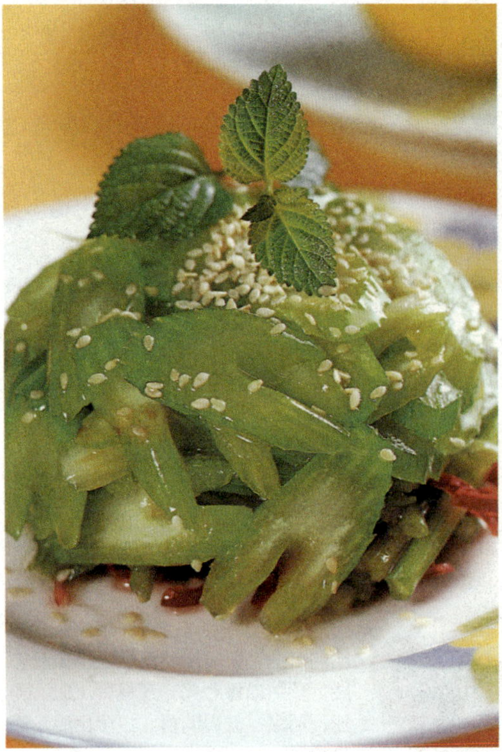

芝麻拌芹菜

材料

红辣椒2个，西芹300克，熟白芝麻20克，薄荷叶3克，蒜末、花椒油、盐各5克。

做法

1. 红辣椒洗净，去蒂，去子，切圈，装盘垫底用。
2. 西芹去叶留梗，洗净，切片，放入沸水中氽烫捞出。
3. 将西芹过凉水，沥干水分后装盘，再加入蒜末、花椒油、盐和熟白芝麻，拌匀点缀上薄荷叶即可食用。

功效

本品具有降压、降脂、保肝、利水、通便的功效，老年人常食可有效预防高血压、动脉硬化等心脑血管疾病。

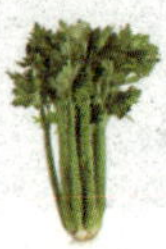

芹菜具有镇静安神、利尿消肿、平肝降压、养血补虚、清热解毒、防癌抗癌、醒酒保胃、美白护肤的作用。

芹菜烧豆腐

材料

豆腐300克，芹菜100克，辣椒3克，盐3克，酱油3毫升，白糖5克，香油2毫升，食用油20毫升。

做法

1. 豆腐切大块；芹菜切段；辣椒切圆圈。
2. 锅放油，爆香辣椒、芹菜，加盐、酱油、白糖、水烧开，放入豆腐煮2分钟。
3. 最后淋入香油即可。

功效

芹菜是典型的高钾低钠、粗纤维食物，具有一定的降压、降脂作用。常食本品，可有效降压降糖、降低血脂、预防心血管疾病。

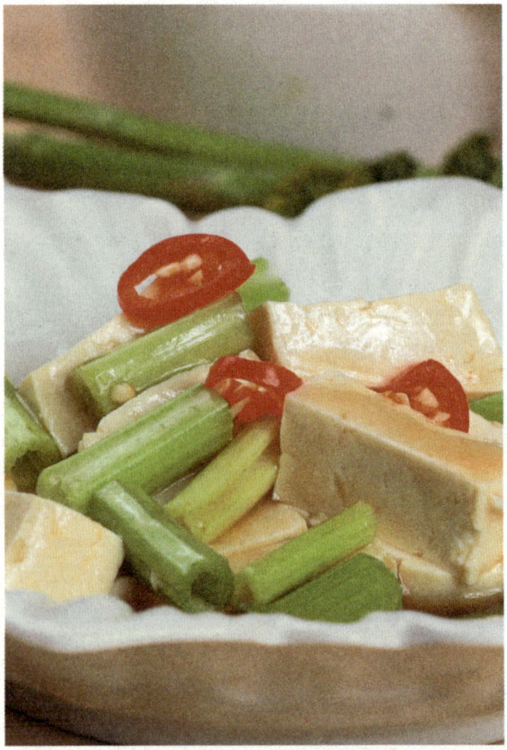

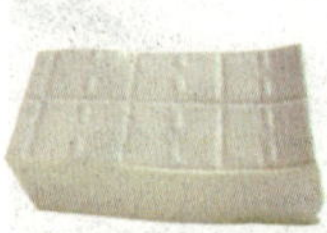

豆腐营养价值很高，其味甘、咸，性寒，具有宽中益气、调和脾胃、消除胀满、通大肠浊气、清热散血的作用。

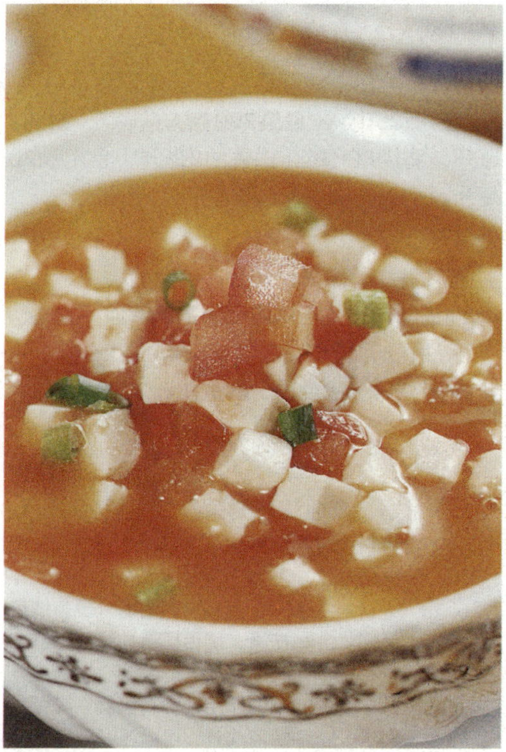

西红柿豆腐汤

材料

豆腐150克，西红柿250克，盐4克，淀粉、葱花、食用油各适量。

做法

1. 将豆腐洗净，切成小粒；西红柿洗净，入沸水烫后，剥去外皮，切成粒。
2. 豆腐入碗，加西红柿、盐、淀粉一起拌匀。
3. 将锅置火上，放入油烧热，倒入豆腐、西红柿翻炒出香味，加适量水再煮5分钟，撒上葱花即可。

功效

本品有降糖降压、清热解毒、养心润肺的功效，适合阴虚火旺的糖尿病患者食用。

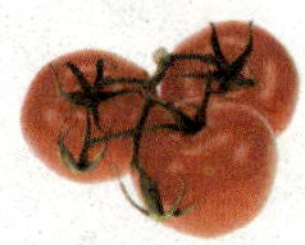

西红柿

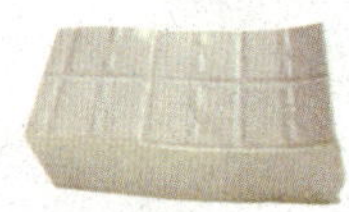

豆腐

附子参麦汤

材料

制附子10克，人参15克，麦冬20克，炙甘草8克。

做法

1. 将制附子、人参、麦冬、炙甘草均洗净。
2. 置锅于火上，加水800毫升，大火煮开，先放入制附子用中火煎煮1小时，再放入人参、麦冬、炙甘草续煮30分钟即可关火。
3. 滤去药渣即可饮用。

功效

本品具有大补元气、回阳救逆的功效，对心力衰竭有一定的辅助治疗作用，患者症见冷汗淋漓、四肢厥冷、脉微欲绝、心胸绞痛等。

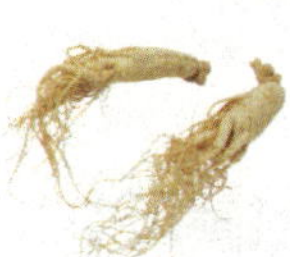

人参可调整血压、恢复心脏功能，适用于神经衰弱及身体虚弱等症。

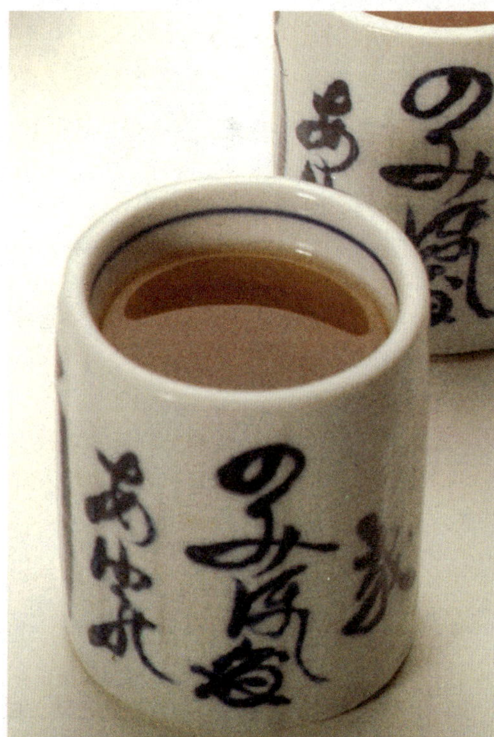

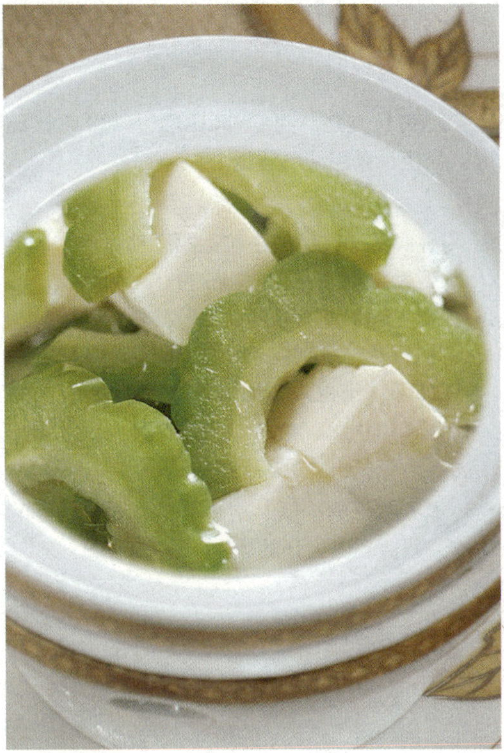

苦瓜炖豆腐

材料

苦瓜250克，豆腐200克，盐5克，酱油3毫升，清汤800毫升，香油2毫升，食用油20毫升。

做法

1. 苦瓜洗净，去子、切片；豆腐切块。
2. 油锅加热，将苦瓜片倒入锅内煸炒，加盐、酱油，加清汤烧滚。
3. 放入豆腐一起炖熟，淋香油调味即可。

功效

豆腐、苦瓜均是低热量、低脂、低糖食物，非常适合高血压、糖尿病、高脂血症、动脉硬化等患者食用。

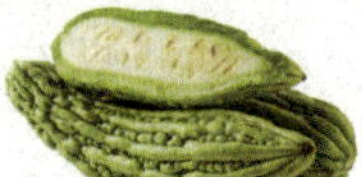

苦瓜味苦性寒，具有清热祛暑、明目解毒、降压降糖、利尿凉血、解劳清心、益气壮阳的作用，含有清脂、减肥的特效成分，可以加速排毒。

党参枸杞红枣汤

材料

党参20克，红枣、枸杞子各12克。

做法

1. 将党参洗净，切成段。
2. 再将红枣、枸杞子放入清水中浸泡5分钟捞出备用。
3. 所有材料放入砂锅中，加入适量冷水，煮约25分钟即可。

功效

本品具有益气养血、滋阴补肝肾的功效，还可抑制细胞老化、有效防衰抗老，老年人宜常食。

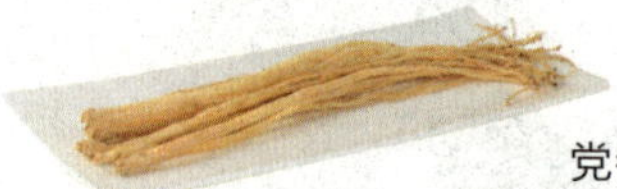

党参，是一味传统补益药，具有补气健脾、生津养血的作用。

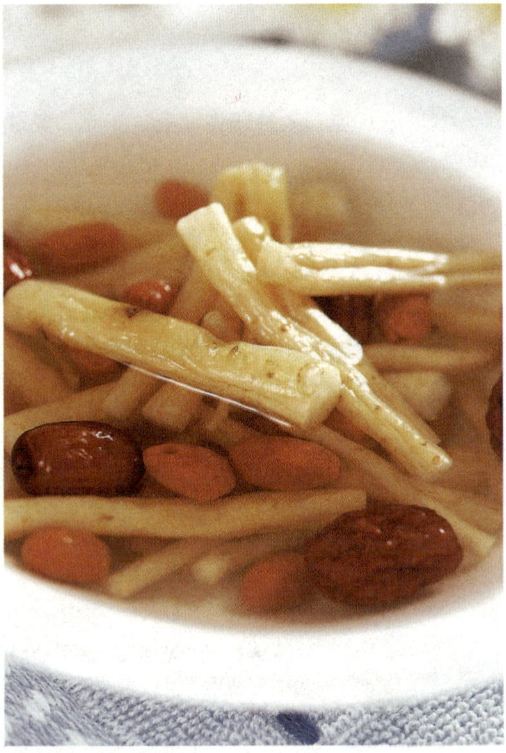

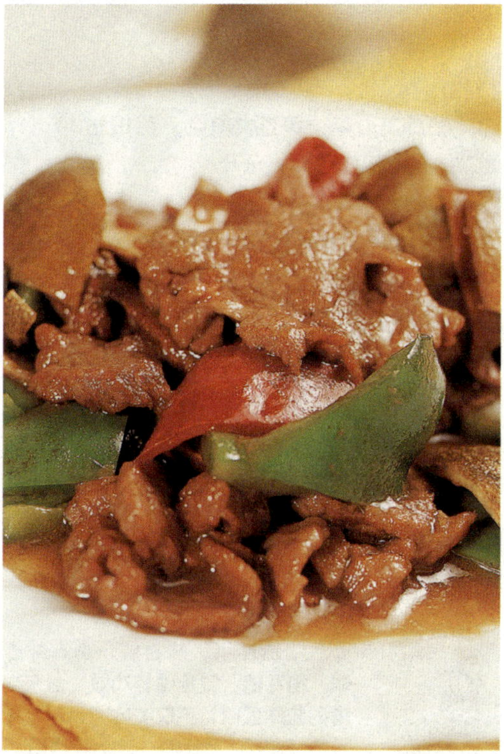

陈皮牛肉

材料

牛肉300克，陈皮20克，生姜，青椒、红椒片各10克，盐2克，生抽5毫升，食用油20毫升。

做法

1. 牛肉洗净切成大片；陈皮泡发切成小块。
2. 再将切好的牛肉片放入沸水中汆水。
3. 锅加油烧热，下入牛肉炒香后，再加入所有材料一起炒匀，调入盐炒至入味即可。

功效

牛肉可补气血、暖脾胃、长肌肉，是上等的滋补食物；陈皮可行气、除腹胀、助消化。本品非常适合老年人食用。

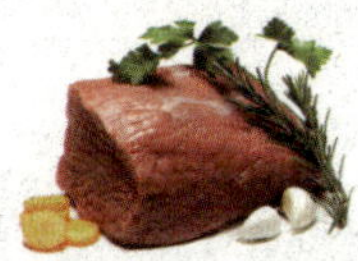

牛肉

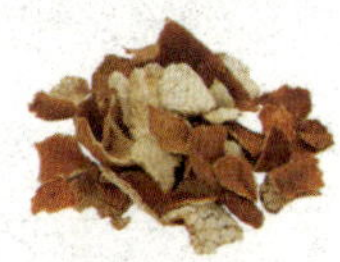

陈皮

芹菜拌黄豆

材料

芹菜200克，黄豆200克，盐3克，醋6毫升，生抽5毫升，干辣椒5克，食用油20毫升。

做法

1. 芹菜洗净，切段；黄豆洗净，用水泡发待用；干辣椒洗净，切段。
2. 锅内注水烧沸，分别放入芹菜与泡发的黄豆焯熟，捞起沥干，并装入盘内。
3. 将干辣椒入油锅中炝香后，加入盐、醋、生抽拌匀，淋在黄豆、芹菜上即可。

功效

本品可调节血糖，有利于清除血管壁上的胆固醇，防止血管硬化，还可通便。

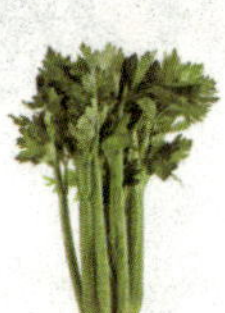

芹菜具有镇静安神、利尿消肿、平肝降压、养血补虚、清热解毒、防癌抗癌、醒酒保胃、美白护肤的作用。

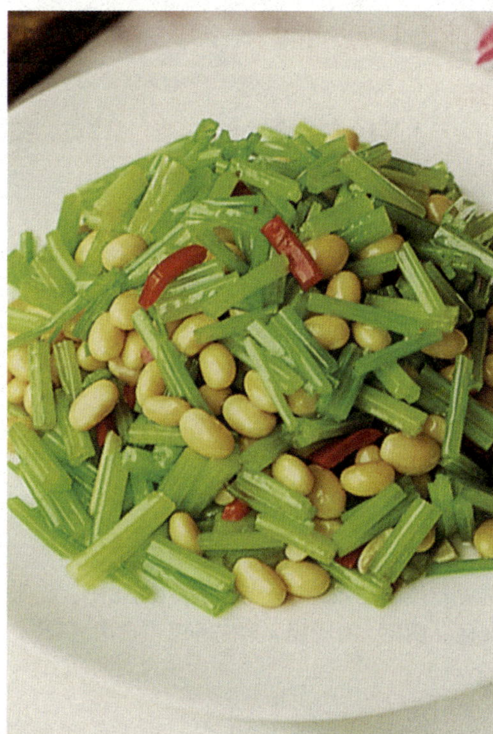

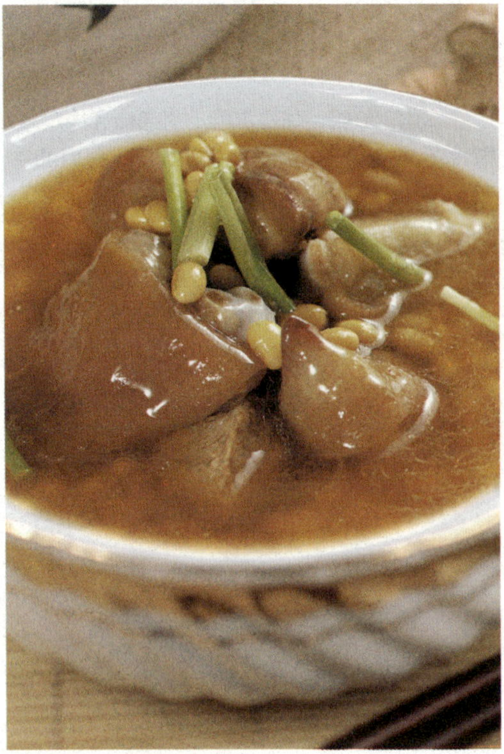

黄豆猪蹄汤

材料

猪蹄300克，黄豆300克，葛根粉30克，葱1根，盐5克，料酒8毫升。

做法

1. 黄豆洗净，提前泡发好；猪蹄洗净，斩块；葱洗净，切丝。
2. 锅中注水适量，放入猪蹄氽烫，捞出沥水；黄豆放入锅中加水适量，大火煮开，再改小火慢煮，至豆熟。
3. 加入猪蹄，再续煮约3小时，加入葛根粉，调入盐和料酒，撒上葱丝即可。

功效

黄豆、猪蹄均含丰富的铁，可防治缺铁性贫血、抗老防衰。

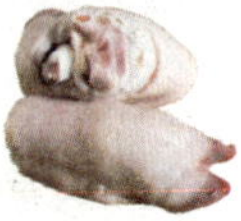

猪蹄性平，味甘咸，具有补虚弱、填肾精、健足膝等功效，含有丰富的胶原蛋白，不仅美容，也对老年人神经衰弱、失眠有一定治疗作用。

胡萝卜烩木耳

材料

干木耳10克，胡萝卜200克，盐3克，姜片、葱段各5克，食用油20毫升。

做法

1. 将干木耳用冷水泡发洗净；胡萝卜洗净切片。
2. 锅置火上，倒入油，待油烧至七成热时，放入适量姜片、葱段煸炒，随后放木耳稍炒一下。
3. 放入胡萝卜片翻炒至熟，再放入适量盐炒匀即可。

功效

此菜具有降血糖、降压降脂、滋阴通便、防癌抗癌的功效，适合糖尿病、高血压、高脂血症、便秘、直肠癌、胃癌等患者食用。

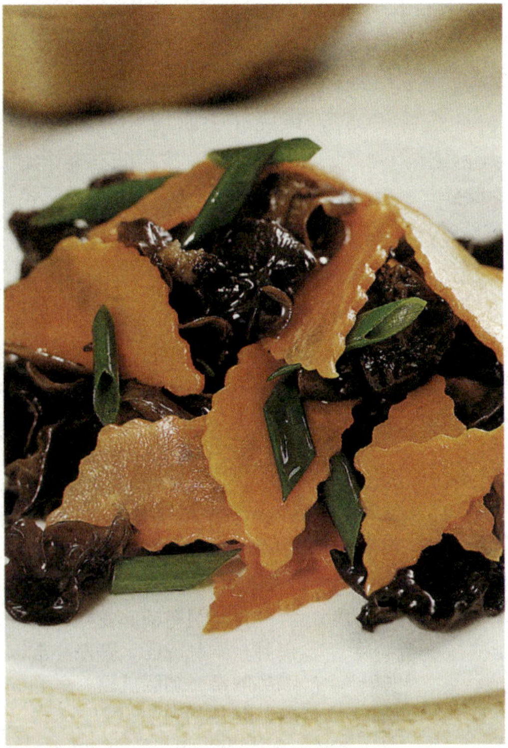

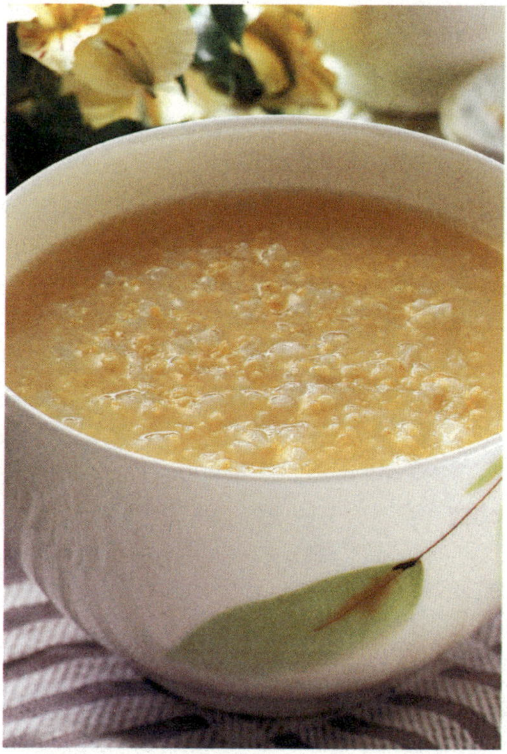

小米南瓜粥

材料

小米90克，玉米糁40克，南瓜30克，盐2克。

做法

1. 将小米洗净；南瓜洗净，切成碎粒，入沸水中煮熟，取出捣成糊。
2. 将小米、玉米糁、南瓜糊同放入电饭煲内，加清水后开始煲，煲至黏稠时倒出盛入碗内。
3. 加盐调味即可食用。

功效

南瓜含有的微量元素钴，能改善糖代谢，是糖尿病、高血压患者的理想食品。南瓜与小米熬粥，具有开胃消食、通利肠道的作用。

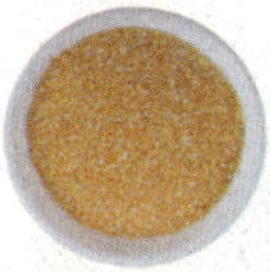

玉米糁中富含维生素E和玉米黄质素，能润肠通便、延缓衰老、降低血脂、保护眼睛、增强记忆力。

莲子红枣炖鸭

材料

鲜莲子200克，鸭1只，生姜1片，红枣6颗，盐5克。

做法

1. 鲜莲子、红枣、生姜分别用清水洗净，莲子洗净；红枣去核；生姜去皮，切片。
2. 鸭宰洗干净，去内脏，放入沸水中煮数分钟，捞起沥干水分，斩大件。
3. 将全部材料放入锅内，注入适量清水，炖2小时，以盐调味即可。

功效

本品益气补虚，对脾胃虚弱、少气懒言等体虚的老年人有很好的食疗效果。

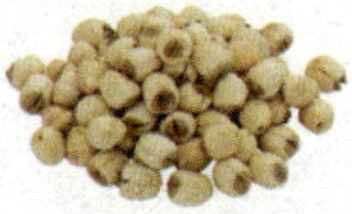

莲子

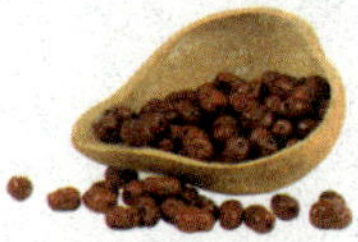

红枣

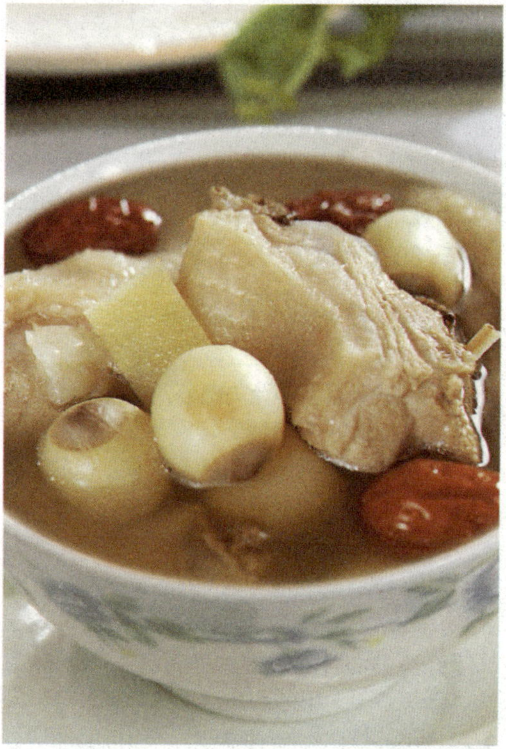

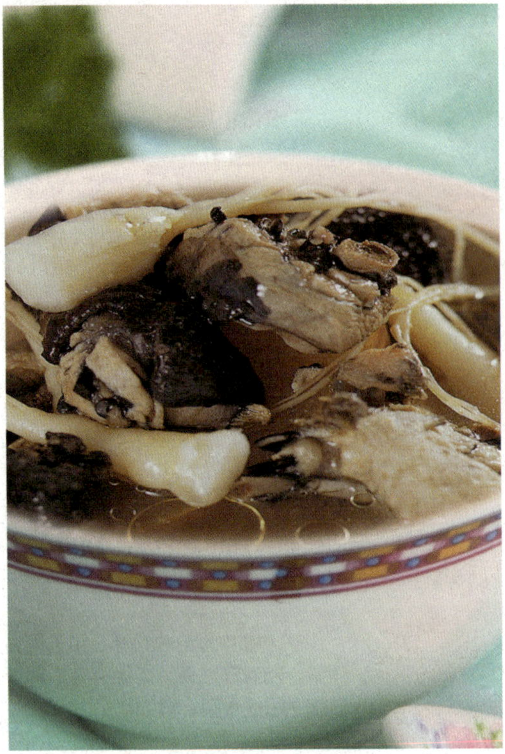

人参雪梨乌鸡汤

材料

乌鸡300克，雪梨1个，黑枣5颗，人参10克，盐5克，食用油20毫升。

做法

1. 雪梨洗净，切块，去核；乌鸡洗净，砍成小块，黑枣洗净；人参洗净，切大段。
2. 锅中加水烧沸，下入乌鸡块焯去血水后捞出。
3. 锅中加油烧热，把乌鸡块下入爆香后，加入适量清水，再加入雪梨、黑枣、人参一起以大火炖2小时后，调味即可。

功效

本品益气养血、滋阴润肤，老年人常食可抗衰老、延年益寿。

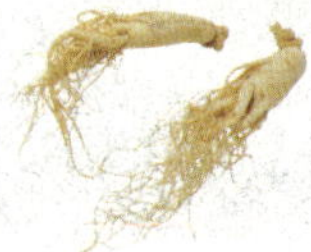

人参可调整血压、恢复心脏功能，可用于神经衰弱及身体虚弱等症。

甲鱼红枣粥

材料

大米100克，甲鱼肉300克，玄参10克，红枣10克，盐3克，鲜汤1000毫升，料酒20毫升，葱花4克、姜末2克、胡椒粉2克，食用油20毫升。

做法

1. 大米淘净，甲鱼肉收拾干净，剁小块；玄参、红枣分别洗净。
2. 油锅烧热、放入甲鱼肉翻炒，调入料酒，加盐炒熟后盛出。
3. 锅置火上，注入清水，兑入鲜汤，放入大米煮至五成熟；放入甲鱼肉、玄参、红枣、姜末煮至米粒开花，加盐、胡椒粉调匀，撒上葱花即可。

功效

红枣养心补血、健脾益胃，玄参滋阴降火、除烦解毒，甲鱼大补。本品对增进老年人健康，预防心、脑血管疾病有一定作用。

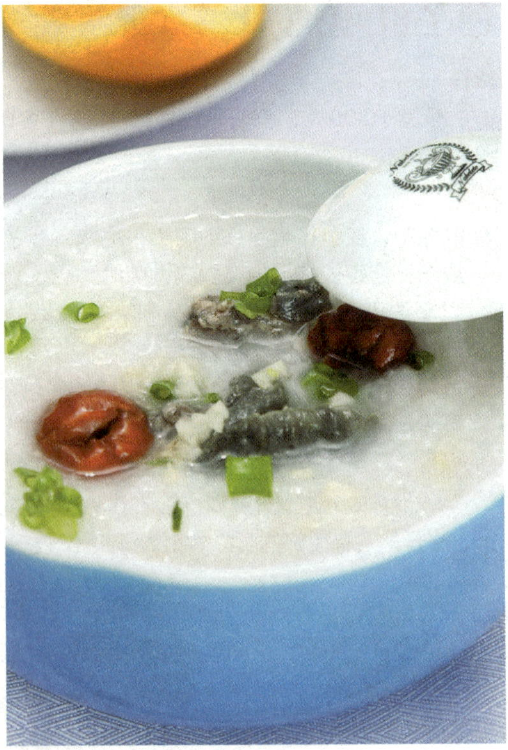

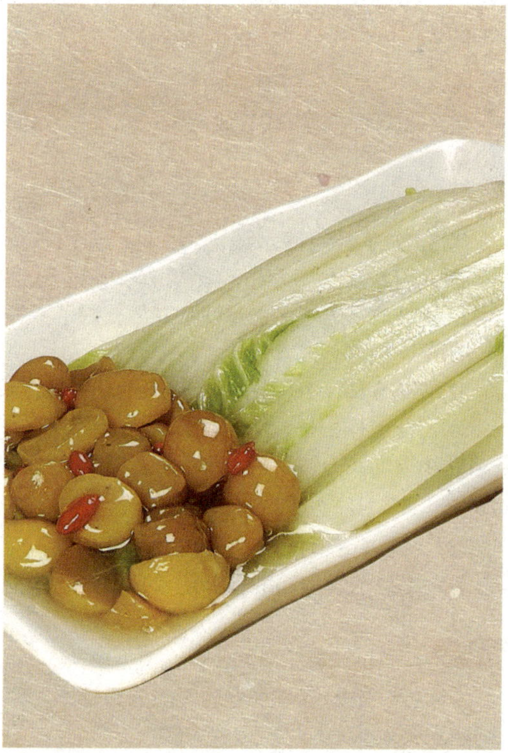

板栗扒白菜

材料

白菜300克，净板栗200克，枸杞子20克，盐5克，水淀粉30毫升，食用油20毫升。

做法

1. 将白菜洗净切条，入水焯烫至断生，捞出沥干水分，装盘；板栗洗净；枸杞洗净。
2. 锅中倒入油烧热，入板栗和枸杞翻炒，加水焖熟。
3. 加入盐调味，用水淀粉勾芡，炒匀，装入白菜盘中即可。

功效

板栗中所含的不饱和脂肪酸与多种维生素可治疗动脉硬化、高血压、心脏病等心脑血管疾病。

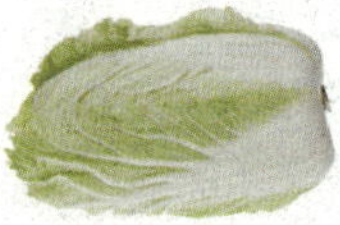

白菜中含有丰富的钙、铁、钾、膳食纤维等，主要作用是益胃生津、清热除烦。

牛奶红枣粥

材料

红枣20颗，大米100克，牛奶150毫升，冰糖5克。

做法

1. 将大米、红枣分别洗净泡发，红枣去核。
2. 再将泡好的粳米、红枣加入牛奶中一起煲45分钟。
3. 待煮成粥后，加入冰糖继续煮至溶即可。

功效

牛奶中所含碳水化合物为乳糖，有调节胃酸、促进胃肠蠕动和消化腺分泌的作用，可增强消化功能，增强钙、磷等元素在肠道里的吸收，适合老年人食用。

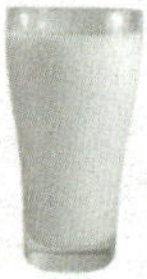

牛奶具有补肺养胃、生津润肠的功效，对人体具有镇静安神作用。牛奶含钙量高，且易被人体吸收，还能调节人体内钙的代谢，因此常喝牛奶可预防骨质疏松。

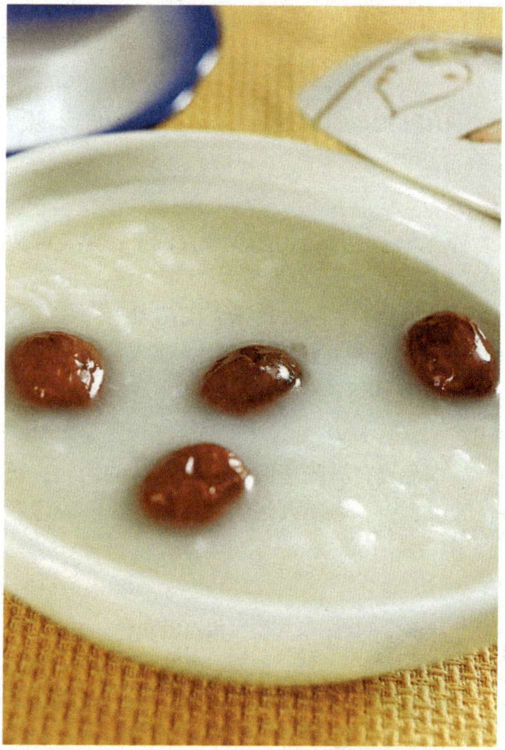

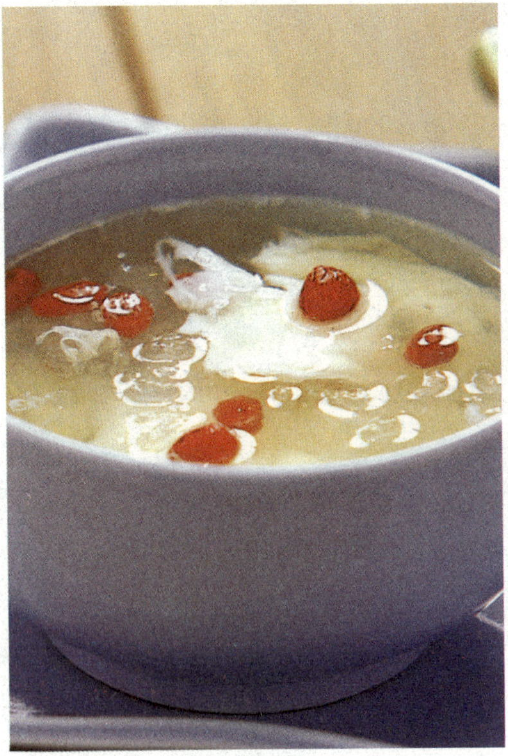

雪蛤蛋清枸杞甜汤

材料

雪蛤3只，蛋清20克，枸杞子10克，冰糖10克。

做法

1. 雪蛤洗净，用清水浸泡7小时；枸杞子洗净，用水浸泡30分钟；蛋清搅匀。
2. 把冰糖放在盘子里加少许水并放在炉子上加热至冰糖溶化。
3. 把泡好的雪蛤挑出残根放在炖盅内，倒入冰糖水，撒上枸杞子，加适量清水，大火烧开后转小火炖20分钟，最后倒入蛋清搅匀即可。

功效

本品具有滋阴润燥、美白润肤的功效，对老年人皮肤干燥引起的瘙痒症状有很好的改善作用。

TIPS

冰糖一定要溶在水里后再加进雪蛤里，否则糖水会入味不均。

山药芝麻羹

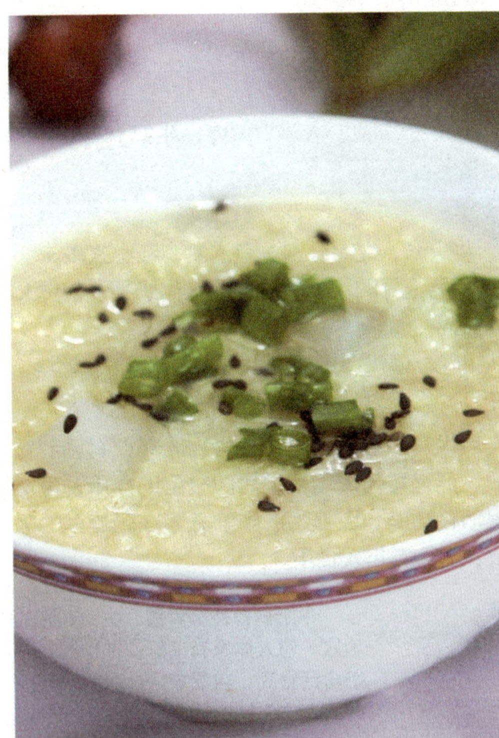

材料

山药30克，黑芝麻5克，小米70克，盐2克，葱8克。

做法

1. 小米泡发洗净；山药洗净，切丁；黑芝麻洗净；葱洗净，切葱花。
2. 锅中水烧开，放入小米、山药煮开。
3. 加入黑芝麻同煮至浓稠状，调入盐拌匀，撒上葱花即可。

功效

本品具有润肠通便、健脾补肾的功效，适合脾虚食少、老年人习惯性便秘、失眠等患者食用。

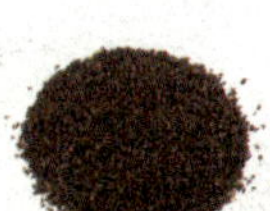

黑芝麻具有润肠、通乳、补肝、益肾、养发、强身体、抗衰老等功效，对肝肾不足所致的多种病症有益。

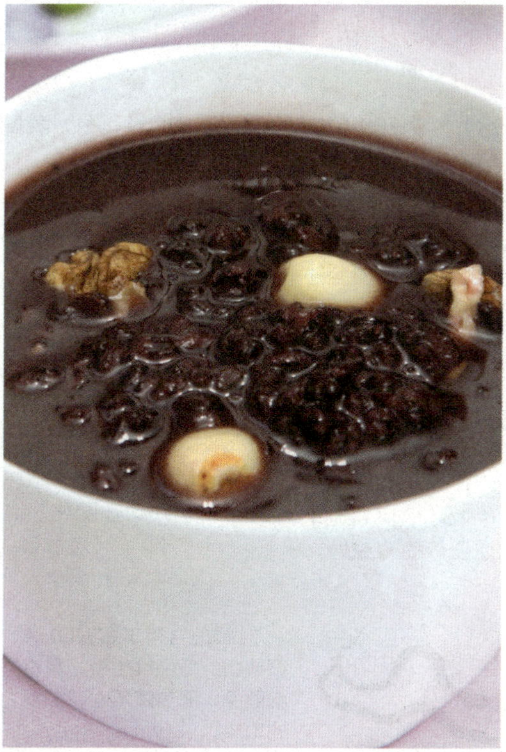

核桃仁莲子黑米粥

材料

黑米80克，莲子、核桃仁各20克，白糖4克。

做法

1. 黑米泡发洗净；莲子洗净；核桃仁洗净。
2. 锅置火上，倒入清水，大火煮开，放入黑米、莲子煮至八成熟。
3. 加入核桃仁同煮至粥浓稠，调入白糖拌匀即可。

功效

本品具有养心安神、补脑益智的功效，适合心律失常、失眠健忘等患者食用，便秘以及贫血的老年人也可经常食用。

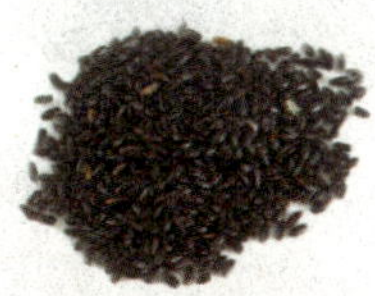

黑米色泽乌黑，营养价值非常高，具有健脾开胃、补肝明目、滋阴补肾、益气强身、养精固肾的功效，是抗衰美容、防病强身的滋补佳品。

龙眼黑枣汤

材料

龙眼50克，黑枣30克，冰糖10克。

做法

1. 龙眼去壳，洗净去核；黑枣洗净。
2. 锅中加水烧开，放入黑枣煮5分钟，加入龙眼肉。
3. 一起煮25分钟，再放入冰糖煮至溶化即可。

功效

本品具有补益心脾、养血安神的功效，可改善睡眠，提高睡眠质量，适用于神经衰弱、心悸、失眠、多梦等症，有助于预防和治疗阿尔茨海默病。

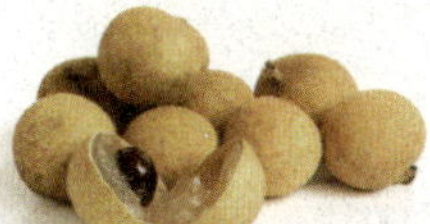

龙眼能补心脾，益气血，健脾胃，养肌肉，常食还有美容养颜、延年益寿的作用。

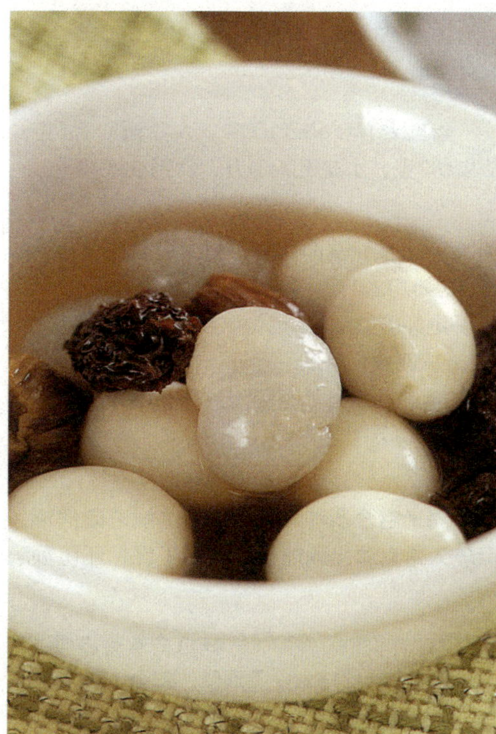

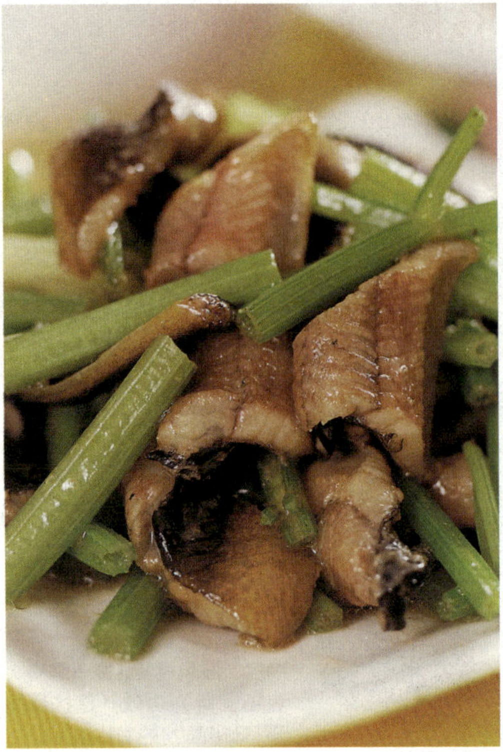

芹菜炒鳝鱼

材料

芹菜200克，鳝鱼25克，盐3克，葱、姜各5克，食用油20毫升。

做法

1. 将芹菜洗净后，切成小段；葱切段；姜切丝。
2. 将鳝鱼洗净，切成片，加盐腌制入味。
3. 锅上火加油烧热，爆香葱、姜后，放入鳝鱼爆炒，再加入芹菜段炒匀，加盐调匀即可。

功效

鳝鱼可滋补肝肾、通络化淤，芹菜可降压降脂。所以，本品对预防老年人动脉硬化、高血压等症有益处。

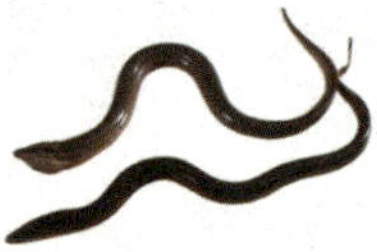

鳝鱼含有丰富的DHA、卵磷脂、多种维生素，具有补脑健身、清热解毒、保护视力的功效。

海米炒丝瓜

材料

丝瓜500克，海米100克，大蒜5瓣，盐5克，胡椒粉3克，水淀粉30毫升，食用油20毫升。

做法

1. 丝瓜去皮，洗净切段；海米泡发洗净；大蒜去皮切片。
2. 锅加油烧热，放入蒜片、海米，炒至蒜片出香味时放入丝瓜段翻炒。
3. 加盐、清水，炒至汤汁快干时调入胡椒粉炒匀，勾芡即可。

功效

海米富含多种矿物质，大蒜能杀菌消毒。老年人常食本品既能预防皮肤干燥，还可预防便秘。

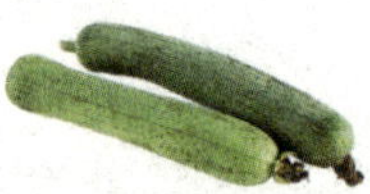

丝瓜有清暑凉血、解毒通便、祛风化痰、润肌美容、通经络、行血脉、下乳汁、调理月经不调等功效。

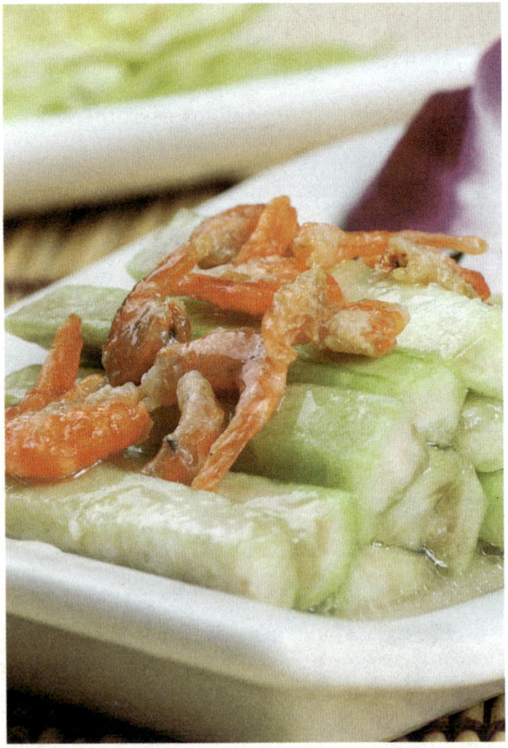

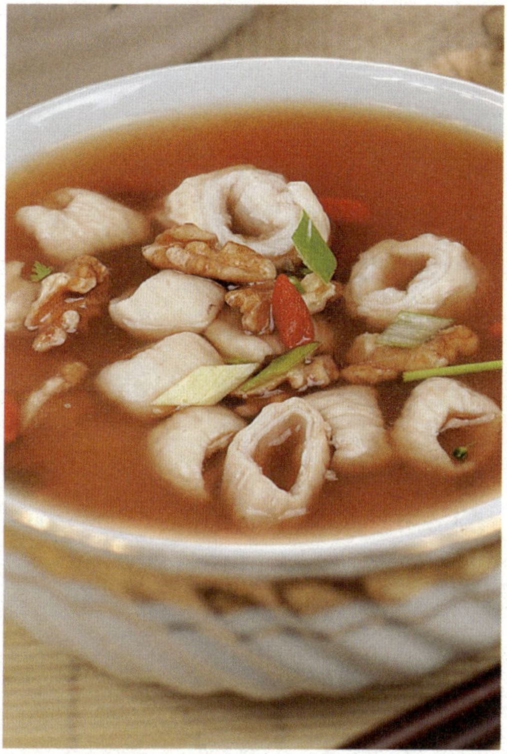

大肠枸杞核桃仁汤

材料

核桃仁35克，枸杞子10克，猪大肠250克，盐、葱、姜各5克。

做法

1. 将猪大肠洗净，切块，汆水。
2. 核桃仁、枸杞子用温水洗干净。
3. 净锅上火倒入油，将葱、姜爆香，放入猪大肠煸炒，倒入水，调入盐烧沸，放入核桃仁、枸杞子，小火煲至熟即可。

功效

本品补脾固肾、润肠通便，可用于脾肾气虚所致的习惯性便秘，尤其适合老年性便秘。

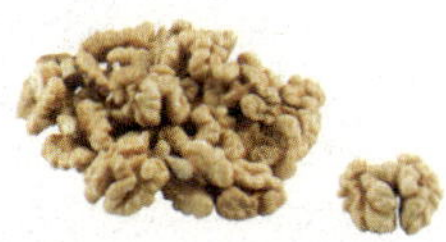

核桃仁具有润肺强肾、降低血脂、预防冠心病之功效，长期食用具有益寿养颜，抗衰老等作用。

龙眼莲子羹

材料

龙眼100克，莲子80克，枸杞子10克，红枣5克，白糖5克。

做法

1. 将莲子、枸杞子泡发；红枣去核；龙眼去壳。
2. 将所有备好的材料一起上火煲。
3. 煲熟后加入白糖搅匀即可。

功效

本品富含多种氨基酸，且维生素P含量丰富，既能补气血，还能养心安神、治疗神经衰弱、保护血管、防止血管硬化等。

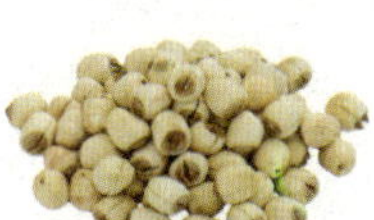

莲子

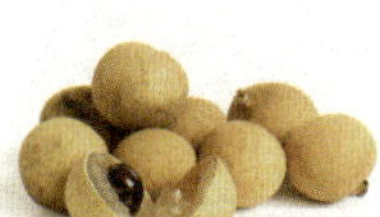

龙眼

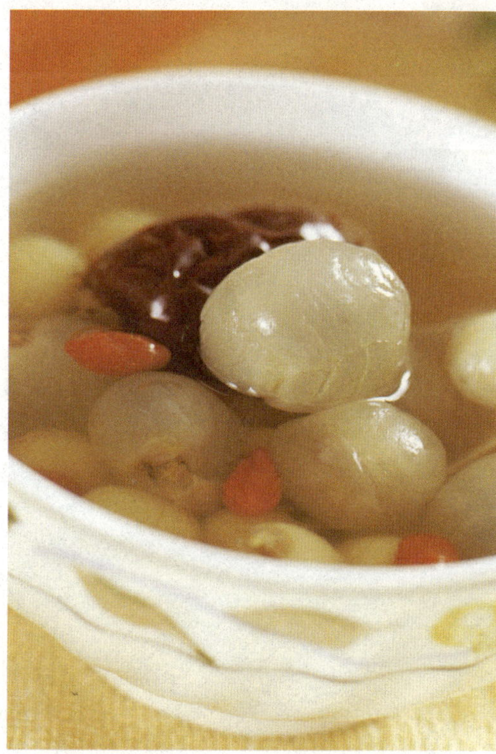